U0308499

『十二五』国家重点图书

近代名医医著大成

主编◎曹瑛 臧守虎

恽铁樵

医著大成

总主编◎王振国

北京·中国中医药出版社

图书在版编目（CIP）数据

恽铁樵医著大成/曹瑛，臧守虎主编 . —北京：中国中医药出版社，2019.4
（近代名医医著大成）
ISBN 978 – 7 – 5132 – 4469 – 5

Ⅰ.①恽… Ⅱ.①曹… ②臧… Ⅲ.①中医临床 – 经验 – 中国 – 民国
Ⅳ.①R249.6

中国版本图书馆 CIP 数据核字（2017）第 241205 号

中国中医药出版社出版

北京市朝阳区北三环东路 28 号易亨大厦 16 层
邮政编码 100013
传真 010 – 64405750
山东临沂新华印刷物流集团有限责任公司印刷
各地新华书店经销

开本 787 × 1092 1/16 印张 42.5 字数 982 千字
2019 年 4 月第 1 版 2019 年 4 月第 1 次印刷
书号 ISBN 978 – 7 – 5132 – 4469 – 5

定价 198.00 元
网址 www.cptcm.com

社 长 热 线 010 – 64405720
购 书 热 线 010 – 89535836
维 权 打 假 010 – 64405753

微信服务号 zgzyycbs
微商城网址 https://kdt.im/LIdUGr
官 方 微 博 http://e.weibo.com/cptcm
天猫旗舰店网址 https://zgzyycbs.tmall.com

如有印装质量问题请与本社出版部联系(010 – 64405510)

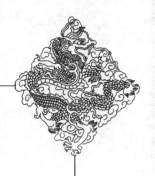

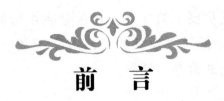

前　言

从 1840 年 6 月第一次鸦片战争到 1949 年 10 月中华人民共和国成立，近代百余年是中国社会政治、思想、文化、科技发生巨大变革的时代。具有悠久历史和灿烂文化的中国社会，面临数千年未遇之变局。国家的内忧外患以及思想文化领域的各种论争，诸如学校与科举之争、新学与旧学之争、西学与中学之争、立宪与革命之争、传统文化与新文化之争等，成为近代中医学生存发展的大背景。在这样浓墨重彩的大背景下，作为中国科技文化重要组成部分的中医学，发生了影响深远的重大变革，研究方法的出新与理论体系的嬗变，使近代中医学呈现出与传统中医学不同的面貌。"近代"在当代中国历史的语境下通常是指从 1840 ~1919 年"五四"新文化运动这一历史阶段，但为了较为完整地呈现中医学术的近代嬗变，本文的相关表述下延至 1949 年。

西学东渐与存亡续绝
——近代中医面临的社会文化科技环境

19 世纪中叶后，西学东渐日趋迅速。尤其是甲午战争、庚子事变等一系列事件之后，有识之士在悲愤之余，开始反思传统与西学的孰优孰劣。从一开始引进军工科技等实用技术，到后来逐步借鉴和采纳西方的政治、经济体制，西学慢慢渗入中国的传统政治、经济、文化体系核心。两种文明与文化的冲突与融合因之愈显突出，成为近代中国社会发展无可回避的问题。

西医学早在明末清初便由西方传教士传入中国，但影响不大，少数接触到这些早期西医学著作的传统医家也多持抗拒态度。鸦片战争后，西医学之传入除固有之目的与途径外，也常因强健国人体质以抵御外辱之需要而被政府广泛提倡。简言之，西医学在中国的传播，经历了从猜疑到肯定，从被动抗拒到主动吸收的过程。而随着国人对西医学的了解，中西医比较逐渐成为热门话题。

另一点不容忽视的是，西方近代科学哲学思想对中国人思维方式的影响。机械唯物论的严密推理，实验科学的雄辩事实，细胞、器官、血液循环等生理病理的崭新概念，伴随着西方科学的时代潮流日益深入人心，并在中国学术界逐渐占据了主导地位。中国医学领域内中西两种医学并存的格局，成为世界医学史上极为独特的一幕。

近代中医的历史命运一直与中西医碰撞紧密连接在一起，对中医学术的走向产生了难以估量的影响。受当时洋务派和"改良主义"思想的影响，中医产生了"中西汇通派"。中西汇通派的工作在于力图用西说印证中医，证明中西医学原理相通；同时深入研究比较中西医学的理论形态、诊治方式、研究方法上的异同，通其可通，存其互异；在临床治疗上主张采用中药为主加少量西药的方式。代表人物有朱沛文、恽铁樵、张锡纯等。中西汇通派的研究目的，主要在于缓和两种医学体系的冲突，站稳中医的脚跟，虽然成效不大，但启两种医学交流之端，功不可没。

进入 20 世纪后，中医的发展面临更加艰难的局面。1912 年，北洋政府以中西医"致难兼采"为由，在新颁布的学制及学校条例中，只提倡专门的西医学校，而把中医挡在门外，此即近代史上著名的"教育系统漏列中医案"。消息一经传出，顿起轩然大波，中西医第一次论争的序幕就此拉开。1913 年，北洋政府教育总长汪大燮再次提出废除中医中药。随后，教育部公布的教育规程均置中医于教育体系之外。中医界对此进行了不懈抗争，中医学校大量创办。1929 年 2 月，南京国民政府卫生部召开了第一届中央卫生委员会，提出"废止旧医案"。政府在教育制度和行政立法层面对中医施行的干预，使围绕中西医比较问题的论争逐渐脱离了学术轨道，而转化成了中医存废问题，中医面临着"张皇学术，存亡续绝"的重大抉择，并因此引发了一系列抗争。3 月 17 日，全国 281 名代表在上海召开全国医药团体代表大会，成立了"全国医药团体总联合会"，组成请愿团，要求政府立即取消此案。社会舆论也支持中医界，提出"取缔中医就是致病民于死命"等口号。奋起抗争、求存图兴成为中医界的共同目标。在政治上进行抗争的同时，医界同仁自强不息，兴学校，办杂志，精研基础理论，证诸临床实效，涌现出一批承前启后的中医大家。

借助他山与援儒入墨
——近代医家对中医学出路的探索

中国近代史堪称一部文化碰撞史，一方面是学习借鉴西方文化，另一方面是从各个角度批判中国传统文化。一百多年来，一批思想家"以冲破网罗"的精神向传统文化发起攻击，一再在价值观念领域宣判中国传统文化的死刑。这是一个"事事以翻脸不认古人为标准的时代"（闻一多），也是"科学"这一名词"几乎坐到了无上尊严的地位"的时代（胡适）。在这种情势之下，中国社会和教育的现代化不得不从移植西方文化开始。随着模仿西方的教育制度的建立，从西方传入的近代科学知识逐渐变成教育的核心内容，形成了对中国近代思想影响巨大的"唯科学主义"。中医学作为中国传统学术的一个重要组成部分，当然也不能摆脱这种命运。在"中学为体，西学为用"的改良主义思潮和"变法维新"的思想影响下，中医界的一些开明人士试图"损益乎古今"，"参酌乎中外"，"不存疆域异同之见，但求折衷归于一是"（唐容川），力求以"通其可通，而并存其互异"（朱沛文）的方式获得社会认同，由此开始了以近代科学解释中医，用近代研究手段研究中医，力求"中西汇通"以发展中医的艰难探索。

经历了"衷中参西""中西汇通""中医科学化"等近代以来种种思潮的冲击，传统的中医理论体系被重新审视。近代纵有清醒如恽铁樵者，指出："天下之真是，原只有一个，但究此真是之方法，则殊途同归……故西方科学，不是学术唯一之途，东方医术自有立脚点。"并强调只能借助西医学理补助中医，"可以借助他山，不能援儒入墨"，但终究未能脱离"居今日而言医学改革，苟非与西洋医学相周旋，更无第二途径"的学术藩篱。近人研究中医学术的基本思路大体上是"整理固有医学之精华，列为明显之系统，运用合乎现代之论，制为完善之学"。

3

这个过程的核心，是以"科学"的方法，以"衷中参西"或"中西汇通"为主导思想对中医传统理论体系进行整理，并通过仿西制办学校、设学会、创杂志等方式试图达到中医内部结构"科学化"、外部形式"现代化"的目标，新的学科范式按照西学模式逐步建立起来，中医学术体系发生了巨大的嬗变，我们称之为"近代模式"。这种"范式"，实际上规定了近代中医研究者共同的基本观点、基本理论和基本方法，提供了共同的理论模型和解决问题的框架，影响至今不衰。

发皇古义与融会新知
——近代中医各科的重要成就

在近代特定的历史条件下，中医学界涌现出一批著名医家和颇具特色的著作。据《中国中医古籍总目》统计，从1840—1949年，现存的中医各科著述数目为：温病类133种，伤寒类149种，金匮类56种，内科综合类368种，骨伤科177种，外科221种，妇科135种，儿科197种，针灸101种，喉科127种，中药类241种，方剂类460种。这些著作只是近代中医发展的缩影，整个社会医学的进步更有其自身的风采。众多活跃在城乡各地的医家，虽诊务繁忙，无暇著述，却积累了丰富的临床诊疗经验，在群众中享有崇高威望，形成别具一格的地域性学术流派或医学世家。如江苏孟河医派、近代北平四大名医、上海青浦陈氏十九世医学、浙江萧山竹林寺女科、岭南医学流派等，成为中医近代史上的重要代表。一些医家历经晚清、民国，阅历丰富，戮力图存，造诣深湛。虽学术主张不同，思想立场各异，但均以中医学术发展为根本追求，各张其说，独领风骚。其中既有继承清代乾嘉学派传统，重视经典研究，考证、校勘、辑复、诠释、传播中医学术的理论家，也有立足临床，以卓越的临证疗效固守中医阵地的临床家，更有致力于中西医学汇通和融合，办学校，编教材，探索中医发展新路的先驱者。

近代中医学术最尖锐的论争，是中西医之间的论争，而历史上长期遗留的一些论争，如伤寒与温病之争、经方与时方之争等，则渐趋和缓，有些已达统一融合。由于西医的传入，中医在生理病理、诊断治疗等方面，常常掺杂或借鉴一些西医理论，甚至有医家试图完全用西医的理论解释中医，也有医家主张西医辨病与中医辨证相结合。医经的诠释，除了传统的考证、注释等研究外，出现了用哲学及西理诠释经典的新视角。在伤寒与温病方面，随着伤寒学说与温病学说的融汇，许多医家在辨治方法上，将伤寒六经辨证与温病卫气营血辨证结合在一起，特别是将伤寒阳明病辨证与温病辨证相结合。时疫、烂喉痧的辨治，有了很大的突破。内科出现了一批专病著作，涌现了许多擅治专病的大家。外科及骨伤科有了较大发展，多取内外兼治，以传统手法与个人经验相结合。妇科、儿科、眼科、喉科等，亦各有千秋。随着各地诸多中医院校的成立，许多著名的中医教育家兼临床家组织编写了中医院校的课本。一些致力于中西汇通的医家，编撰中西汇通方面的著作，并翻译了一系列西医典籍。总之，在特殊的社会、政治、文化背景下，近代中医学各科的发展，呈现了与以往不同的新格局。

医经的研究，视角新颖，诸法并存。陆懋修运用考据学，进行《内经》难字的音义研究，著《内经难字音义》（1866 年），又运用运气学说解释《内经》，著《内经运气病释》（1866 年）、《内经运气表》（1866 年），其著作汇编为《世补斋医书》（1886 年）。杨则民著《内经之哲学的检讨》（1933 年），从哲学高度诠释《内经》。秦伯未对《内经》研习颇深，素有"秦内经"之美誉，著有《内经类证》（1929年）、《内经学讲义》（1932 年）、《秦氏内经学》（1934 年）。杨百城以西理结合中医理论阐释《内经》，著《灵素生理新论》（1923 年）、《灵素气化新论》（1927 年）。蔡陆仙《内经生理学》（1936 年）、叶瀚《灵素解剖学》（1949 年），则借鉴了解剖学的知识。

本草研究，除多种对《神农本草经》进行辑佚、注释的著作外，近代医家更注重单味药的研究，于药物炮炙、产地、鉴定等专题有较多发挥。近代制药学的发展，为本草学注入了新的生机。吴其濬根据文献记载，结合实地考察，编撰《植物名实图考》《植物名实图考长编》（1848 年），图文并茂，对于植物形态的描绘十分精细，可作为药物形态鉴定的图鉴。郑奋扬《伪药条辨》（1901 年）及曹炳章《增订伪药条辨》（1927 年），对伪药的鉴别有重要意义。1930 年中央卫生部编《中华药典》，系政府编撰的药典。方书方面，除了编辑整理前代著作外，在方义、功效等方面进行发挥者亦不少，经验方、救急方、成药药方的编撰，是此期的一大特色，如胡光墉编《胡庆余堂丸散膏丹全集》（1877年）、丁甘仁编《沐树德堂丸散集》（1907年）、北京同济堂编《同济堂药目》（1923年）等。以"方剂学"命名的医书开始出现，如杨则民《方剂学》（1925年）、王润民《方剂学讲义》（1934年）、盛心如《方剂学》（1937年）等，"讲义"类书多为各种中医学校教材。

中医理论研究方面，除了传统的理论研究外，常借鉴西医知识诠释中医。朱沛文《中西脏腑图象合纂》（1892年），刘廷桢《中西骨格辨证》《中西骨格图说》（1897年），张山雷《英医合信全体新论疏证》（1927年），皆带有中西汇通的性质。此期间出现了许多以"生理"命名的书籍，如陈汝来《生理学讲义》（1927年）、秦伯未《生理学》（1939年）等。陈登铠《中西生理论略》（1912年），将中医生理与西医生理进行对比研究，带有明显的中西汇通的特点。中医基础类书的编撰亦较多，如叶劲秋、姜春华、董德懋，分别编撰过《中医基础学》。病理研究的著作，除传统的中医病因病机理论探讨外，亦出现中西病理相对比的研究。石寿棠《医原》（1861年），强调致病因素中的燥湿之气。陆廷珍《六因条辨》（1906年），以"六因"为纲，对外感热病及温病的病因理论条分缕析。以"病理"命名的书开始出现，如汪洋、顾鸣盛合编《中西病理学讲义》（1926年），恽铁樵《病理概论》《病理各论》（1928年）等，其中包含了部分西医病理的内容。

中医四诊研究，既体现了传统中医学的特色，也借助了西医的方法与手段。周学海《形色外诊简摩》，在望诊方面有重要意义。周氏在脉学方面造诣亦深，著《脉义简摩》（1886年）、《脉简补义》（1891年）、《诊家直诀》（1891年）、《辨脉平脉章句》（1891年），合称《脉学四种》。曹炳章《彩图辨舌指南》（1920年），对舌的生理解剖、舌苔生成原理、辨舌要领及证治进行论述，附舌苔彩图119幅。时逸人《时氏诊断学》（1919年），在当时影响较大。秦伯未《诊断学讲义》（1930年），为中医院校教材。

对《伤寒论》的注释、发微，仍是传统经典研究中的重彩之笔，论著颇多。如黄竹斋《伤寒论集注》（1924年）、吴考槃《百大名家合注伤寒论》（1926年）。包识生概括伤寒辨证八字纲领，即"阴阳表里寒热虚实"，著《伤寒论章节》（1902年）、《伤寒论讲义》（1912年）。注重从临证角度阐释仲景学说，陈伯坛不落旧注窠臼，发明新意，著《读过伤寒论》《读过金匮卷十九》（1929年）。曹颖甫《经方实验录》（1937年），更具临床实用性。中西汇通的伤寒研究著作也成为一时风尚，恽铁樵著《伤寒论研究》（1923年），以传统研究"兼及西国医学"。陆渊雷少习训诂，长于治经，同时主张中医科学化，借助西医有关知识，以"科学"方法研究伤寒，著《伤寒论今释》（1930年）。伤寒方的研究，有姜国伊《伤寒方经解》（1861年）、陆懋修《金鉴伤寒方论》（1866年）。

伤寒与温病的辨治，出现了融合的趋势。陆懋修认为"阳明为成温之薮"，以伤寒阳明病阐释温病，著《伤寒论阳明病释》（1866年）。丁甘仁主张融合二家之说，将温病卫气营血辨证与伤寒六经辨证相结合。祝味菊重视人体阳气，治病偏用温热重剂，因擅用附子，人称"祝附子"，伤寒方面独有卓见，在伤寒传变的理论上，创"五段"之说代替六经传变之说，著《伤寒新义》（1931年）、《伤寒方解》（1931年）、《伤寒质难》（1935年）等。

温病时病的论著较多。对时病的辨治，较为突出的是雷丰，主张"时医必识时令，因时令而治时病，治时病而用时方"，对"四时六气"时病及新感与伏邪等理论进行论述，撰写《时病论》（1882年），论病列方，并附病案。时逸人擅长治疗温疫时病，著《中国时令病学》（1931年），指出时令病是因四时气候变化、春夏秋冬时令变迁导致的疾病，虽有一定的传染性，但与传染性疾病不同，包括感冒病及伤寒、温病，融合了寒温思想。又著《中国急性传染病学》（1932年），专门讨论急性传染性疾病的辨治。冉雪峰擅长治疗时疫温病，对伤寒亦有深研，认为"伤寒原理可用于温病，温病治疗可通于伤寒"，后人整理出版其未竟著作《冉注伤寒论》（1982年）。叶霖《伏气解》（1937年），对伏气致病理论进行阐述。此外，在鼠疫、霍乱、梅毒等方面，也都有相关论著问世。

内科诊治，出现较多专病治疗论著。王旭高长于温病的治疗，尤其重视肝病的辨证，提出治疗肝病三十法，著《西溪书屋夜话录》（1843年）、《退思集类方歌注》（1897年）等，后人汇编为《王旭高医书六种》（1897年）。唐宗海擅长治疗内科各种出血病证，阐发气血水火之间的关系，治疗上提出止血、消瘀、宁血、补血四法，著《血证论》（1884年）。施今墨力图将西医辨病与中医辨证结合，将西医病名引入中医诊疗，主张中医标准化、规范化，曾拟订《整理国医学术标准大纲》（1933年）。徐右丞擅治肿瘤及杂病，治疗肿瘤辨其虚实，施以攻补。关月波精于内科及妇科，提倡气血辨证，对肝硬化腹水的治疗有独特之处，在治疗时疫病如天花、麻疹、猩红热方面亦有专长。内科专病性的著作，有赵树屏《肝病论》（1931年）、朱振声《肾病研究》（1934年）、蔡陆仙《肠胃病问答》（1935年）等。

外科伤科的诊治，继承了传统手法，并有所发明。吴尚先擅长用外治法，用薄贴（膏药）结合其他手法治疗内外科病，撰有著名外科专著《理瀹骈文》（1864年）。马培之秉承家学，内外兼长，特别强调外科治病要整体辨证，内外兼施，同时善用传统的刀针治法，主要著作《马评外科证治全生集》（1884年）、《外科传薪集》（1892年）、《马培之外科医案》（1892年）、《医略存真》（1896年）等，后孟河名医丁甘仁尽得其长。石筱山擅长伤科，总结骨伤科整骨手法"十二字诀"，同时擅用内治法，强调气血兼顾，以气为主，晚年有《正骨疗法》（1959年）、《伤科石筱山医案》（1965年）。

妇科有较大的发展，著述较多。包岩《妇科一百十七症发明》（1903年），列述辨析经、带、胎、产117症，其理论承自竹林寺女科并有所发展，通过妇女生理病理特点，指出妇女缠足的危害。陈莲舫《女科秘诀大全》（又名《女科实验秘本》）（1909年），引述诸贤并有所发挥。张山雷《沈氏女科辑要笺正》（1917年），系清人沈尧封《女科辑要》，先经王孟英评按，再经张氏笺正，学理致深，成为浙江兰溪中医专门学校妇科读本，影响较大。顾鸣盛《中西合纂妇科大全》（1917年），用中西医对比的方法，论述妇科病的病因、治法、方药。其他如恽铁樵《妇科大略》（1924年），秦伯未《妇科学讲义》（1930年），时逸人《中国妇科病学》（1931年），各有发挥。

儿科著述亦多，其中综合性论著有顾鸣盛《中西合纂幼科大全》（1917年）、施光致《幼科概论》（1936年）、钱今阳《中国儿科学》（1942年）等，总体论述了儿科生理、病理、诊断、治疗方面的内容。而专病性的论著，则对小儿常见的麻、痘、惊、疳进行论述，突出了儿科特色。如王惇甫《牛痘新书济世》（1865年），在清人邱浩川《引痘略》基础上进行发挥，对牛痘的人工接种法进行详细记述，戴昌祚《重刊引种牛痘新书》（1865年）翻刻王氏书。以上牛痘专著，反映了此时期人工预防接种的水平。叶霖《痧疹辑要》（1886年），对小儿麻疹病进行辨析；恽铁樵《保赤新书》（1924年），主要论述麻疹与惊风的辨治；秦伯未《幼科学讲义》（1930年），论述痘疮（天花）的分期以及治疗。小儿推拿方面的专著，如张振鋆《厘正按摩要术》（1888年），对小儿推拿按摩的理论、手法进行了详细论述。

眼科在前代的基础上有所发展，借助西医解剖知识对眼科医理进行发挥。如徐遮遥《中医眼科学》（1924年），糅合了部分西医学知识，而陈滋《中西医眼科汇通》（1936年）最具代表性，运用西医眼部解剖知识进行论述，每病皆冠以中西医病名。其他眼科著作，如刘耀先《眼科金镜》（1911年）、康维恂《眼科菁华录》（1935年），对眼科理论及治疗，都有不同程度的发挥。

喉科辨治，较为突出的是白喉与烂喉痧。许多医家从病因、治疗方面辨识二者之不同，有"喉痧应表，有汗则生，白喉忌表，误表则危"的普遍说法。白喉著作，有张绍修《时疫白喉捷要》（1864年）。烂喉痧第一部专著，为陈耕道《疫痧草》（1801年）。丁甘仁《喉痧症治概要》（1927年），对烂喉痧论述较为系统，辨析白喉与烂喉痧的不同，颇具实用性，自述"诊治烂喉痧麻之症，不下万余人"。

针灸治疗方面也有一定进步，重要代表人物如承澹盦，他参考西医解剖、生理方面的内容，结合临床经验，对针灸理论及手法进行发挥，著《中国针灸治疗学》（1931年），此书连续出版增订，成为当时影响极大的一部针灸著作。其他如姚寅生《增图编纂针灸医案》（1911年）、焦会元《古法新解会元针灸学》（1937年）、曾天治《科学针灸治疗学》（1942年），从不同角度对针灸理论、手法进行发挥，其中结合了西医理论。气功方面的著作，如蒋维乔《因是子静坐法》（1914 年）、《因是子静坐法续编》（1922 年），较具代表性。

中西医汇通方面的著作较多，唐宗海《中西汇通医书五种》（1884 年），张锡纯《医学衷中参西录》（1909 年），吴锡璜《中西温热串解》（1920 年）、《中西脉学讲义》（1920 年），都是这方面的重要代表。丁福保曾留学日本，致力于中西汇通，翻译及编撰医书多达 160 种，其中翻译多部日文西医著作，如《化学实验新本草》（1909 年）、《中外医通》（1910 年）、《汉方实验谈》（1914 年）、《汉法医典》（1916 年）等。又与弟子共同编撰《四部总录·医药编》（1955 年）。

本次整理的原则要求

名家名著：丛书所收，并非诸位名医的全部著作，而是从学术价值、社会影响、流传情况等各方面综合考虑，选择该医家具有代表性、影响力和独到创见的著作。

底本选择：择其善本、精本为底本，主校本亦择善而从。

校注原则：尊重历史，忠实原著，校注简洁明了，精确可靠，尽量做到"一文必求其确、一义必析其微"，但不做繁琐考证。

本丛书因为工程量较大，参与整理者较多，不足之处在所难免，望各位专家及读者多多指教。

《近代名医医著大成》编委会

恽树钰（1878—1935），字铁樵，别号冷风、焦木、黄山，江苏省武进县（今常州市武进区）孟河人。少时主修文学，早年从事编译，后因长子病故发愤学医，弃文业医。19世纪20~30年代，恽氏于上海创办铁樵函授中医学校，受业者千余人，培养了陆渊雷等一批中医优秀人才。恽氏一生著述等身，先后撰写医学著作20余部，主持编撰《内经讲义》《伤寒论讲义》等函授讲义数十种。晚年虽瘫痪在床，仍然坚持口授著书。1935年7月26日在上海辞世。代表著作有《论医集》《群经见智录》《药盦医案全集》等。由其学生整理出版的《药盦医学丛书》汇集了恽氏医著22部，集中反映了恽氏的主要医学成就。

恽氏所处时代，正值中西文化交汇、中西医并存论争之时。余云岫刊布《灵素商兑》后，中医废存之争日趋激烈。恽氏从维护中医、发展中医的角度，对构成中医学理论基础的阴阳、五行、六气等令人费解之处做了比较圆满的解释，明白晓畅地解释了中医学朴素辩证的认知思维，学术上富有新见，对时人深有启发，对中医学术发展有一定影响。同时，恽氏认为革新中医必须重视中医理论本身，不可废医存药，但由于中医理论年代久远，应该在继承前人学术思想的基础上，吸取西医理论之长处以补充、提高和发展中医药学，"断不能使中医同化于西医，只能取西医学理补助中医"。恽氏既反对攻击中医、废止中医之说，同时也倡导中西医互补沟通，持论较为公允。整理、研究恽氏医著，对于我们今天更好地诠释、完善中医药理论，更好地继承和发展中医药学，仍具有积极重要的意义。

由于恽氏医著众多，此次整理，我们从不同角度选取了五部代表性著作：《论医集》《群经见智录》《脉学发微》《伤寒论辑义按》和《药盦医案全集》，以期收窥豹于一斑之功。《论医集》以1948年上海民友印刷公司铅印本（与《文苑集》合订）为底本，以《历代中医珍本集成·论医集》（第十七集）为对校本；《群经见智录》以1922年武进恽氏铅印本为底本，以1941~1949年《药盦医学丛书》（第二辑）铅印本（简称丛书本）为对校本；《脉学发微》以1936年上海章氏医寓铅印本为底本，以1928年上海恽铁樵医寓铅印本（简称28年本）为对校本；《伤寒论辑义按》以1928年上海商务印书馆铅印本为底本，以陈存仁刊刻《皇汉医学丛书》中《伤寒论辑义》（简称《皇汉医学丛书》本）、人民卫生出版社影印赵开美所刻《注解伤寒论》、人民卫生出版社影印元代广勤书堂刊本《脉经》等为他校本；《药盦医案全集》以1936年上海章巨膺医寓《药盦医学丛书》铅印本为底本，以1949年第三次出版的《药盦医学丛书》第八辑收入的《药盦医案》七卷本（简称七卷本）为校本。各书均以正文中涉及著作的通行本为他校本。

本书具体分工如下：《论医集》吕凌，《群经见智录》邰东梅，《脉学发微》臧守虎，《伤寒论辑义按》成建军、李玉清、步瑞兰、郝强收、韩涛、孔长征、曹金虎，《药盦医案全集》曹瑛、郭力铭、孙迪，《恽铁樵医学学术思想研究》吕凌，《恽铁樵医学研究论文题录》郭力铭。

主要校注原则如下：

1. 改繁体竖排为简体横排，并加标点。

2. "右""左"代表上下文者，径改为"上""下"。

3. 底本中的异体字、俗字与文中训释有关者保留原貌，其余一律径改，不出校。

4. 底本中的古字一般以今字律齐，如"藏"改为"脏"、"府"改为"腑"、"鬲"改为"膈"、"差"改为"瘥"、"内"改为"纳"等。

5. 通假字保留，不常见者出注说明。

6. 凡底本中因写刻致误的明显错别字，予以径改，不出校。

7. 药名中的不规范用字统一为规范字，径改，不出校。与文中训释有关者保留原貌，如《伤寒论辑义按》中"旋覆"统一作"旋复"。

8. 原书目录与内容个别不一致处，均按内容径改，目录缺漏者径补，不出校。

9. 书中某些字词，与现代通行的表述不同，如"酸素"，今作"氧"等，为民国时期的客观存在，本次整理均保持原貌。

10. 底本原有卷首署名如下：《论医集》"武进恽铁樵著，受业江阴章巨膺参校"；《群经见智录》"武进恽铁樵学，受业武进徐衡之、金山何公度、江阴章巨膺参校";《脉学发微》"武进恽铁樵著，受业武进徐衡之、江阴章巨膺参校";《伤寒论辑义按》"武进恽铁樵著，受业武进衡之徐铨、江阴巨膺章寿栋参校";《药盦医案全集》"武进恽铁樵著，子道周珍藏，受业宝山顾雨时、黟县李鸿庆、松江仲添澜编集，受业章巨膺增选"。今删。

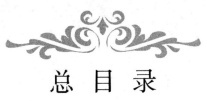

总 目 录

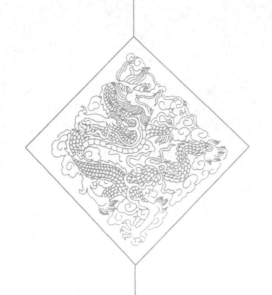

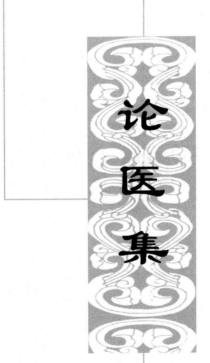

论医集

　　《论医集》为恽铁樵代表著作之一。本书作于中西文化交汇、中西医论争之时，书中收录的18篇文章，分别从医学管理、医学教育、临证经验、医学思考、制方分析等方面反映了恽氏的中西医汇通思想。恽氏认为革新中医必须重视中医本身理论，不可废医存药，但由于中医理论年代久远，应该在继承前人学术思想的基础上，吸取西医理论之长处，以补充、提高和发展中医药学。

论医集目录

呈中央国医馆意见书
（对于改进中医之意见）

中西医治病之成效，互有短长，其实精密考察，中医优点当占十之六七，西医十之三四尔。然而现社会信西医者实占十之六七，此因中医之学说，不能使普通人了解，实居最大原因。梁任公①《演说集》云："中医尽能愈病，总无人能以其愈病之理由喻人。"是故第一要义，在将古书晦涩之医理诠释明白，使尽人可喻。换言之，非设法使中医学理民众化不可，若仅仅搬出仲景、孙思邈，持高压论调，或专议五行六气，总难得现时代知识阶级之同情已。

其次改进中医，不在方药本身，在运用方药有真确之标准，此层功夫无止境。现在所急者，在明生理之真相，自当采用西国学说为重要工作之一，但亦不过诸重要工作之一种，万不可舍本逐末，以科学化为时髦，而专求形似，忘其本来，如但求科学化，则非驴非马，必有大害。又不可效法东洋，彼国现在医学，号称居环球第二，其所以致此，表面是科学化，里面仍是参用中国旧方药，可谓中医同化于西医，如此则中医学镕入西医，而中医本身消灭。在日本，中医学本非己有，自在不甚爱惜之列，且彼邦中医伎俩，本来只能拾取一二效方，未能窥见东方文化真相，宜其有此结果。我国若效法日本，本谈不到改良中医，废除可矣。惟我国广土众民，生活寒俭，科学化之西医，实不适用。又药业为全国千数百万人生活所寄，即欲废除，亦形格势禁。故断不能使中医同化于西医，只能取西国学理补助中医。质言之，可以借助他山，不能援儒入墨。复次采取西国学理，以生理、解剖、病理、组织各学为最合宜，若微菌学说，则不合用。拙著《伤寒辑义按》中，反对微菌学，谓是先有病而后有菌，不是先有菌而后有病，菌是病源之说，是倒因为果，此说为上海红十字会西医所承认，惟彼不肯正式宣布，助我张目耳。其余如太阳灯、镭锭爱克司光等，彼邦亦尚在试验之中，似乎改革中医，不必在此等处效颦。

复次药物改进，亦非采用化学提炼之谓。平心而论，天然物品所含之成分，其精密远过人工配置，且中医治病，以顺生理之自然为原则。动植同禀天地之化育而生成，人生脏气，失其平衡则病，因动植所禀，各有偏胜，取其偏胜，以纠正不平衡之脏气，故云药物补偏救弊，若加以提炼，便与顺自然之原则相背。天下事无绝对利弊，有表面精致悦目易服之利，便有里面反自然之弊。局外人不知，震惊于西方科学表面之美观，嗤议中医用树皮草根治病，为未脱原人时代色彩，彼又何尝念及西方文明，表面极绚烂，里面极恐慌，本是病态文明乎？且为此言者，以科学头脑自负，实含有一种虚矫②之气，不会为中医设身处地设想。我国医学，已有数千年历史，由习惯而酿成一种自然律，终不能因彼不负责任之言，惊表面之虚荣，而受里面之实祸。且提炼药物，非精于化学不能，药业中人，须聘专门技师，购外国仪器，尚有其他种种不能逆料之弊害，是可以牵一发而动全体，故此事当加以审慎之考虑，不能贸然盲从也。鄙意以为改进药物，当从医生治植物学始，而其最初之

---

① 梁任公：梁启超（1873—1929），字卓如，一字任甫，号任公，又号饮冰室主人、饮冰子等。广东新会人。

② 虚矫：虚伪做作。

一步，在将各种药物，制成标本，注明出处、性味、成效，此则为益多而无弊，且轻而易举。孜孜为之，一方既可以添学识，一方可以为医学校教育品，将来更可以自己种植，杜塞漏卮①，是一举而数善备也。若由国医馆组织团体为之，则成效更可以刻期而待。鄙见如此，壤流之细，不必有补高深，愚陋之忧，聊复贡其芹曝②。

恽铁樵谨具

（中央国医馆有征求意见令文，故有此书。）

对于统一病名建议书之商榷

六月二十六日，奉到上海市国医分馆转来贵馆学术整理会统一病名建议书，并附函令据陈意见，环诵之余，深幸渐就衰歇之国医，有渐入轨道之发展希望，下风逖听③，可胜额手④。惟兹事体大，且头绪繁复，缴绕⑤殊甚，情事既属创举，环境又复恶劣，初起考虑未周，将来必多周折，谨将一得之愚，聊当细流之助，条陈管见如下。

（一）统一当以中名为主

中西医学基础不同，外国以病灶定名，以细菌定名，中国则以脏腑定名，以气候定名，此因中西文化不同之故。建议书第二节云："天下事物，只有一个真是。西医病名，既立于科学基础上，今若新造病名，必不能异于西医，能异于西医，即不能合于科学，不然，科学将有两可之是。"此说可商。鄙意以为科学是进步的，昨日之是，今日已非，故不能谓现在之科学，即是真是。西医尽多议论与事实不符之处，是其明证，此其一也。天下之真是，原只有一个，但究此真是之方法，则殊途同归，方法却不是一个。譬之算学，用数学求得得数，用代数亦求得得数，方法不同，得数同也，如谓数学之得数，不是代数之得数，则非确论。故西方科学，不是学术唯一之途径，东方医术，自有立脚点，此其二也。今若以西名为主名，不废中国学说，则名实不相副；若废中国学说，则中医即破产，不于此，则于彼，更无回旋余地。例如《伤寒》一书，包括支气管炎、肋膜炎、腹膜炎、胸水、腹水，乃至流行性脑脊髓膜炎、日射病、虎列拉等等，假使用此诸名色，初步，《伤寒论》本文，将渐次无人研读；继一步，必《伤寒》方无人能用；及后一步，必讲究注射灭菌，如此则中医消灭、中药消灭。是故用中国病名为统一病名，在所必争，事非得已，不止名从主人而已，此其三也。名者实之宾，先有事实，然后有名，鄙意以为整理中医，当先从诠明学理起。今贵馆既从正名着手，自是一种方法，但定名之时，眼光须注重于本身学说，因学说是主、名是宾，今若不顾一切，惟名是务，则有宾而无主。改进中医，整理学术，是欲使退化之中医进步，欲使凌乱之学术整齐。今统一病名，而用西名为主体，则与本身之学术冲突，与整理改进之初心相背，仅有此统一之名，将来可以步步荆棘，则此番定名之工作何为者，此其四也。

（二）统一病名当先定标准

所以必须统一病名者，为其凌乱无次也，勘落一切繁芜无当要领者，取其扼要

---

① 杜塞漏卮（zhī 知）：比喻堵塞住利益外溢的漏洞。漏卮，有漏洞的盛酒器。

② 芹曝：谦词。谓所献微不足道。

③ 逖（tì 替）听：犹逖闻。在远处听到。表示恭敬。逖，远。

④ 额手：以手加额表示敬礼或庆幸。

⑤ 缴绕：说理、行文或问题、事情等纠缠不清。

适用者。有当取于古者，如《内经》中之煎厥、《金匮》之肺萎、《千金》之风缓、《外台》之尸疰；有当取之于近代者，如《金匮翼》之肾脏风、《吴医会讲》之白㾦；若中国无其名，然后采用西名，如急性传染病中之支气管炎。此与文字之代有孳乳①相似，荀子所谓"法后王"②，颇堪为取用近代病名解嘲，而最紧要者，每一病名，其内延之蕴义与外围之分际，一望可以了然者为最合度，即便各种病名不能尽如此，亦当于可能范围之内，以此为标准，而加以注解，则较为心安理得。若以为繁杂难能，而竟用西名，则嫌于欲适履而削趾。国人语言不通，迳用英语，亦是一时特殊现象，而其事不可为训。今统一病名，是图一劳永逸，若以用英语为喻，不啻用英语统一国语，而废本有之国语也。定名标准，举例如下。

煎厥　属肺肾病之一种，病灶在肺，病源在肾，病状吐痰夹血而遗精、盗汗，《内经》所谓汩汩乎若坏都，溃溃乎不可止。凡病此者，潮热、掌热、柴瘠，有如煎熬，以渐而深，而气血则皆上逆，故名。寻常值如此之症，概谓之肺病，当以此为准。

肺萎　肺劳之一种，病灶在肺，原因为肺系组织无弹力，病状面无血色，肺量缩小，吐透明胶样痰，通常谓之肺劳，今当以此为准。

尸疰　劳病之一种，其病恒限于家族，初起容易伤风，久咳不愈，男子遗精，女子多带，病至于卧不能起，扣足一百日死，直至将死之前数日，面色不变，故又谓之桃花疰。"疰"字，本是"注"去水加疒，此病一人死，则传染其同血统之一人，六七年后再死，如此转展传染不已，如一器中水注入另一器，故名。通常概谓之劳病，或谓之百日劳，今当以此名

为准。

风缓　即西名神经瘫，病此者浑身之运动神经皆弛缓无力，而感觉神经及植物性神经则无恙。详《伤寒》《金匮》刚痉、柔痉之名，似风缓即柔痉，但《伤寒》《金匮》所说，与现在所见病情不合，今据《千金》定此名。

白㾦　夏秋间热病末传所见之一种症候，西医书谓之丘疹，而不言其病理。详此物是皮下淋巴小腺枯，为热病中极重之一种病候。白㾦之名，始见于《吴医会讲》。

支气管炎　为咳嗽之一种，西医书属急性传染病，其病灶在支气管，其病状咳嗽、气急、鼻扇，有见寒化证象者，亦有见燥化证象者。见寒化证象者，小青龙汤；其见燥化、热化证象者，麻杏石甘汤加细辛良。中国医书，向无此名，今据《欧氏内科学》定此名，并注主治法。

（三）热病病名当另提讨论

中医病名之不统一，以热病为最，明清诸家，聚讼纷纭，几令人无所适从，统一之难，此为症结，而中医之大本营，亦即在此处。西医对于热病，以微菌为病源，此事与中医尤其扞格（理由详后）。窃意总当从自身打出一条出路，因中法治热病有效是事实，既有此事实，必有其理由，其事甚繁难，仓猝之间，无从解决，现拟暂用《伤寒论》名词及习用名词而详其病候，照《内经》因时定名例，冬曰伤寒，春曰温病，夏至后曰暑温，立秋后曰伏暑。此外有当提出研究者，如痉

---

① 孳（zī资）乳：派生，演变，滋生增益。

② 法后王：先秦以荀子、韩非为代表的"法今"的政治观。主张效法当代圣明君王的言行、制度，因时制宜。与"法先王"相对。

（即流行性脑脊髓膜炎，《千金方》中言之较详）、湿（通常所谓湿温）、暍（即通常所谓暑温）与伤寒相滥，又如痧子、喉痧之前驱症，亦与伤寒相滥，临诊时，在初期往往不能辨别。其相滥是何理由，其证象之几微区别若何，均当加以说明，俾得有详细界说，著为专书，颁之全国，一方令各医遵行，一方使各医报告经验上所发生之便利与扞格，国医馆汇齐其报告，加以讨论，逐年修改，至于尽善。如此办法，似乎比较妥当。前驱症与伤寒、副伤寒初起几日不能分别，西医亦然，此于治疗上尚无大害，抑亦无可如何。

（四）微菌学加入国医学当从缓

细菌之种类极多，有在人体不能为害之菌，如粪便中所含者是也；有外来之病菌，如诸急性传染病之病菌是也；有三段生命，以牛羊等为宿主，再入蔬菜之中，然后入人体，如节虫是也；有甲躯体之病菌，传染于乙躯体者，如肺病结核菌、梅毒螺旋菌是也。而最与中医有关系者，莫如伤寒菌与副伤寒菌。西国人以病菌定名，凡诊热病，非验血不能断定其为何种菌，即无从断定其病是正伤寒是副伤寒，此种是专科之学，绝非门外汉漫然[1]可以效颦者。而验血绝非易事，血中之菌，非仅恃千数百倍之显微镜即可窥见明晰，必须先染色，方能明了，而染色又非易事，欲知某菌受制于某药，则须培养，更须动物用血清试验其是否有凝集反应。凡此皆非中医所能办到之事，如谓不能办到此层，即无医生资格，则又不然。头项反折，神昏谵语而发高热，所谓脑脊髓膜炎是也，曾值脑脊髓膜炎之病与西医会诊，西医用脊椎穿刺法验之无菌，以为不是脊髓膜炎症，而告病家谓是伤寒症，其人住医院中六日竟死。此事吾甚疑之。适院中助手医生，是故人子，询之，据云"不

见脑炎菌，亦不见伤寒菌，故实不能断为何病"，后考之《欧氏内科学》，则其中载明流行性脑脊髓膜炎症亦有无菌者。细菌学之难如此，今改革中医，以此为必要条件，将来必有许多笑话，故不如其已也。又拙著《伤寒辑义按》，对于病菌有怀疑语，谓当是先病而后有菌，不是先菌而后有病，故指菌为病源，恐是倒因为果，此说为红十字会西医所承认。然则谓不治菌学，即无医生资格，非笃论也。又既研究病菌，当然须连带研究血清注射，让一步说，果然切实做到，已是完全西医，无复国医本来面目，故改进国医而欲参用细菌学，实为形格势禁不可能之事。

（五）《内经》不能废除也

按建议书中所采取较要国医书，自张机、巢元方始，而无《素问》《灵枢》，"建议理由"节有云："固守《素》《灵》《难经》可矣，何必谈整理。"是谓整理可以舍《素》《灵》也，一孔之见，则以为此又期期不可。仲景撰《伤寒》，自言用《素》《难》，巢元方以下，皆宗此书，《素问》之不可读，是不易懂，并非《素问》本书不善，即如"东方生风"，余云岫《灵素商兑》，痛加驳斥，其实余氏之言，只攻击到表面。风指动言，与风以动之风字，同一意义，佛家言地水火风，水火指燥湿言，地风指动静言，其意亦同。此所以古医书如《千金》，凡神经病手足肌肉及官能不由意志命令而自动者，统谓之风，此风字之意义，与余氏所说完全不同，惟其如此，所以风生木，木生肝，肝之变动为握，握训痉挛，肝之府为胆，胆之经气为少阳，少阳从火化，火曰炎上，下厥上冒，过在足厥阴少阳，如此则为厥颠疾，其语意是一串的。又《内经》以

---

[1] 漫然：随便。

肾属冬，以肝属春，以心属夏，《伤寒论》以足少阴经为末传，其病实属肾。何以知其属肾？伤寒少阴症，脉沉微，倦卧但欲寐，得附子便愈，其不可愈者，乃是病机已逸，治之太晚之故。附子是肾药，附子之药位在小腹，小腹为肾之领域，用附子而能愈，则可知病之属肾为真确，人身之腺体，以肾腺为根本，以汗腺为末梢，就形能研究之，在在可见其联带关系，故足少阴经病，则汗腺亦病，因而汗出恶风。今考《伤寒论》之用附子各方，其见症十九皆汗出恶风者，于是形能之关系，乃益显著。又如甘露消毒丹为温病特效药，此为现在中医界所公认，此丹专治暑温、湿温。暑温、湿温者，夏季之病也，《内经》以心属之夏，则暑温、湿温，实手少阴经病症。手少阴经，心也，何以证明暑温、湿温之属心，观于甘露消毒丹之为特效药，可以知之。何以故？因此丹有菖蒲之故。菖蒲，心药也，故孔圣枕中丹用为主药，甘露消毒丹之用菖蒲，实是引经药，所以变更药位者，因其病以暑为主要，是故温病单用菖蒲不效，甘露消毒丹中除去菖蒲亦不效。谚云：种瓜得瓜，种豆得豆。种瓜有时不必得瓜，而得瓜可以知其决不是种豆，故循因执果，有时靠不住，而执果溯因，则千百不失一。今执菖蒲、附子之药效，推求伤寒、温病之属肾、属心，非妄语也，此为千虑之一得，虽不必便是铁案，然其事实非偶然，据此是《内经》确有精义，并非扣盘扪烛①之谈。其他类此之事，五六年中，鄙人所发见者，有十余条，所惜不能全懂耳。

（六）宜令顺民心以期易行也

人类头脑中有潜在识力，其感觉最为奇妙。凡事之不可行者，与夫可行而不能行者，猝然遇之，意识未及分别，而此潜在识力，已感觉其不可与不能。故凡不能顺从众意之命令，辄不约而同，群起而反对，若复事理繁复，知识不能解决其缭绕，则客气乘之，而为无理由之争执，世间许多纷纷扰扰，罔不由此。信如建议书中之办法，一旦公布，群起反对，不待蓍蔡②，而现在之中医界知识，足以解决此事者，实寥寥无几，则必为无理由之争执，若云惩戒，则惩不胜惩，不惩反足损国医馆之威信，必致毫无结果，一场没趣，甚无谓也。窃意人之欲善，谁不如我，假使下令能取法于流水，收效必响应如风行，故不如缩小范围，先将热病名称，定有办法，刊为专书，考试医生，用此命题，解决纠纷，用此为准，如此则一般医生行且以不得此书为虑，则欢迎之不暇，又何待惩戒。程郊倩③注《伤寒》有云："实热攻肌表颜额，虚热攻四肢。"故吾侪诊热病，手按病人颜额，与手掌比较，两处之热孰甚，则可以测知其热之为虚为实，此为热度表所不能量者。西医笑中医，以为用手试冷热，粗而不确，岂知其妙用乃在热度表之上。又如女人停经，假使属瘀，则环唇必见青色；假使属孕，则脉滑而唇四白颜色华好。停经与有孕，属冲任子宫方面事，何故与环唇静脉有关，此其事有足以资研究者。第一步观宫监之无须，推知环唇与肾腺有联带关系；

① 扣盘扪烛：比喻不经实践，认识片面，难以得到真知。语出宋·苏轼《日喻》："生而眇者不识日，问之有目者。或告之曰：日之状如铜盘。扣盘而得其声。他日闻钟，以为日也。或告之曰：日之光如烛。扪烛而得其形。他日揣籥，以为日也。"

② 蓍（shī 诗）蔡：同"蓍龟"，指卜筮。

③ 程郊倩：程应旄，字郊倩，新安（今安徽徽州地区）人。清初医家，代表著作有《伤寒论后条辨》。

第二步观女人经阻小腹痛者，上唇辄显青色，因而推知子宫巢卵，与无须之标著，而冲任之血，仍与上唇有连带关系；第三步观女人之有孕者，环唇色泽华好，因而推知瘀则血凝，故静脉隐青色，孕则血活，故唇四白华好。如此逐步推测，以为诊断之法，是为形能之学，其事千百试而不一爽，此为事实，非可以口舌争也。子宫、卵巢、生殖腺与环唇静脉之关系，其途径若何，为解剖所不可见，故形能之法，有时贤于解剖。胎元、胎盘，同是血肉，同是能透爱克司光，故有孕与否，爱克司光不能断定，而中法能断定之，是形能之学，有时优于爱克司光也。类此之事，为鄙人所发见者多至数十条，故古书实无负于人，苦于后人不能研究耳。故云：东方学术，自有其立脚点。至于建议书中指摘叔和"寒毒藏于肌肤"之谬，古书谬误处甚多，加以纠正，是我改进医术所当有事，不足为古书病也。铁樵衰朽之余，名心都尽，鼯鼪①之技，自卫有余，为此喋喋，实无所冀，倘然斥为拘墟②，投之字簏③，何伤于下里④之狂愚，如其采及刍荛⑤，翻然改图，出自仁人之冲抱。此上

中央国医馆公鉴

恽铁樵谨具

呈上海国医分馆书

呈为研究国医，试办函授，以期精进，声请鉴核，准予备案事。窃中国医学，有悠久之历史，丰富之蕴蓄，徒以我国久无医政，民间以医为业之人，政府听其自生自灭，流品既杂，大势每况愈下。迨欧风东渐，猝然遇西医竞争，相形见拙，铁樵无状，恝⑥焉忧之，不自量度，远师前贤讲学之成规，近仿西国函授之方式，拟通讯讲习，定名铁樵函授医学，此事对于现在中医改进有利无弊。谨分四点说明如下。

五行旧说，为人诟病，而中医治病有效，则为事实。既有事实，必有理由，因留心与科学媾通之道，迄今垂二十年，虽所得不多，未尝不可为后来者识途之导。且富有常识者，不必知医而业医者，若无常识，通讯讲学，则汇多数人才，交互切磋，必能相得益彰，收教学相长之益，此其一也。

古书惟医家为最难读，一者因含意甚深，如《素问》全书皆涉及天文，通于易理，绝非寻常业医者所能领解；二者自古业医之人，不肯公开，所传医书，为妄人倒乱章节，如《伤寒》序所云"江南诸师秘仲景书不传"，因此多数不易明了，私意以为欲纠正古书之错误，须根据躯体之生理、病理，是则非富有经验之医生而又能读古书，则无以解决此困难。医学校中教员都是书生，不是医生，此事最为中医改进之障碍。铁樵一知半解，何敢言学，但筚路褴缕⑦，不敢逃责，今举其心得，公之大众，以造就人才，足为他日学校教员张本⑧，所编讲义，可为将来教材基础，此其二也。

---

① 鼯鼪（wúshēng 无声）：泛指小动物。

② 拘墟：即"拘虚"。比喻孤处一隅，见闻狭隘。语出《庄子·秋水》。

③ 字簏（lù 路）：纸篓。

④ 下里：乡里，乡野。

⑤ 刍荛（chúráo 除饶）：草野之人。刍，割草；荛，割柴草。

⑥ 恝（nì 逆）：忧思，忧伤。

⑦ 筚路褴缕：坐着柴车，穿着破衣服去开辟山林，形容创业艰辛。筚路，柴车。褴褛，敝衣。语出《左传·宣公十二年》。

⑧ 张本：起源，开始。

都会中国医常苦人才太少，若内地僻邑，尤苦无人，乡人呼吁无门，常向上海医生征求急救良方，此为近年来习见不鲜之事。准此情形，不但当刷新医学，并且非设法普及不可，藉非研究医学，虽有验方，不能用之适当，若办函授，则穷乡僻壤，有志医学者均可研究，此其三也。

现在国医，不但流品稍杂，著作亦极寒俭，自古学术，因时变迁，儒术与黄老合成文景之治，汉学与佛教合成道学之儒，阳明学说与西方哲学合成日本明治之政，大约甲学说与乙学说相摩相荡，则产生丙种新学说，此为历史上之公例。惟日本中医，明治维新以后，即归销灭，此由于彼邦中医入之不深，故不能与西医相切磋，仅以效方并入西医，是谓同化于西医。在彼邦，中医学本非己有，何所爱惜，我国现在医学著作，只能剿说①抄胥，否则拾东国人唾余。似此情形，何能改革。私意以为当先明解剖、生理，知脏腑内景，然后本生理诠明古书晦涩之义理，方是正当办法。铁樵所得虽不多，但既经公布之后，中国之大，必有闻风兴起者，如此则不久必能焕然改观，此其四也。

综上所述，用敢不揣谫陋②，勉为先驱，谨即遵章呈请贵馆鉴核，准予备案，俾得医学昌明，实为分便。谨呈

上海国医分馆

　　　　　　具呈人　恽铁樵

创办函授学校宣言

读吾书者，第一当知中国医学是平正的，非玄妙的；是近情着理人人可解的，非艰深难晓不可思议的。何以言之？将健体与病躯比较，见病躯种种异状而知其为病；从种种不同之病推究致病原因，而知病之来路；从种种病状观察其将来，而知病之结果；从病因病状以求免祸之道，而产生治法；以治法之有效者能愈甲病，更能用同样之法愈乙病，愈丙病，推而至于十百千万皆能愈者，著为定法，即医术也。然而健体与健体相较，不能无几微之差异，遗传其一也，环境其二也，年龄其三也，男女其四也。病状不同之中求其同，同样之病亦不能无几微之差异，山泽平陆，地之异也；春夏秋冬，时之异也；阴晴旱潦，气候之异也；剧劳盛怒嗜好，乃至大兵荒年、太平盛世，人事之异也。种种异点既极复杂，而各异点又复交互错综而生变化，则歧途之中又有歧途，从此诸多复杂、异点之中求得其公例，消息其治法，治甲乙丙丁而效，治十百千万人而皆效，然后著为定例，而为之说明；太繁冗也，为之术语；难辨析也，为之证例。夫是之谓医理，理与术相合，见病能知起源，循因能测结果，望颜色，听声音，诊脉搏，候权衡规矩，可知痛苦，可知寿夭，能预定可治与不可治，返躬可以自信，语人可以了解，著书可以传后，夫是之谓医学。吾闻国人之学西医也，述其师德人某之言曰：中国殆无医之国（此语见北京某医学杂志）。吾国现在之医生，诚不少笑话，然以卫生行政与泰西较，良有逊色，若以平均人民之寿夭言之，以人民之死亡数增殖数言之，虽无精密之统计，要亦相去不远。若以中德医生治病之功过言之，更不能指出确证可以轩轾③，

① 剿（chāo 抄）说：抄袭别人的言论为己说。

② 谫（jiǎn 简）陋：浅陋。

③ 轩轾（zhì 至）：车前高后低为轩，前低后高为轾。引申为高低、轻重、优劣。语出《诗·小雅·六月》。

若谓中医不能出国门一步，此则有国力关系，况现在情形是暂时的，统千百年计之，将来固未可知，又况现在科学能力非无限的，即让一步说，亦五十步之于百步。然则有则皆有，无则皆无，中国果可谓是无医之国，德国亦不可谓是有医之国，若云中国无医学，则更不然。夫执果可以溯因，循因可以测果，预言可以征验，语人可以了解，著书可以传后，若此者不足当学，吾不知学字之范围当如何而后可也。若云中国治医者，不能知脏腑之真相，体工之变化，以故不足当学，此尤更不然。脏腑、血肉、骨脉，躯体之内景也，喜怒、动作、痛苦，躯体所标著也。躯体，物质也，其所标著，物质所发生之势力也。凡物质皆有势力，凡势力皆附物质，物质消灭，势力消灭，物质变化，势力变化，就势力之变化欲明其所以然之故。而研究物质之内景，两两对勘，然后知内景若何变化，斯势力若何变化，此即西方人士自负之二十世纪新医学，见势力之变化，心知是物质内景之变化。然无术研求内景，仅仅就势力变化之不同，以推测内景而为之说，见某种势力有变化，悬拟①必其所附之物质内景有若何变化，结果其所悬拟，不能与真实相符，此即今日为人诟病之中国旧医学。新旧之争，千言万语，只此数言，已题无剩义。夫所悬拟不能与真实相符，旧医学之劣，已无从为之辩护，天演公例，优胜劣败，既确知其为劣，摧残之可也，废弃之可也，尚安足以言学，然此种见解，可以判断他种事物，不足以判断医学，尤不足以判断中国医学。何以故？曰：此其理由有三。

凡理论欲结果不误，必先前提不误，若前提有疑义，则结果鲜有能真确者。今问西国医学之优点，在能知躯体内景，西国治医者何故欲知躯体内景。夫亦曰躯体

为物质，疾病为势力，欲知势力之所以发生，必先明物质之若何变化。此语良是。然动物之躯体内景与其动作所标著之关系，确有不可思议之秘密，人为尤甚。如云物质消灭，势力消灭，而动物之死，躯体绝不消灭，即是一可怪之事，以故近顷学者颇注力于生命之研究。夫躯体机能完全存在，而有死时之动作忽然息灭，然则躯体为物质，疾病、痛苦为此物质所发生之势力，其然而不尽然也，抑不仅生命，即睡眠亦一绝大神秘。西国人谓睡眠是脑筋休息，或谓是仅仅官能休息，但何故睡中有梦，而又不定有梦，于是又有梦的研究，至今莫能揭破其秘密，而西医遇失眠症辄用安眠药。吾曾值三人，其二皆用安眠药不效，竟至数星期之久目不交睫，后延不佞诊治，用珍珠母丸应手而效。其一为同乡张琴粗之妹；其一为南市富豪沈某也；至于第三人，则为合肥李少川之老太太，因失眠西医予以多量之安眠药，竟长眠不醒，延不佞诊治时，已在大渐之顷，口唇目珠，均呈筋攀，如中风状，是似瘈而实非瘈也。据此，是人类之动作与躯体，其关系尤为不可思议，但就解剖以研究体工，对于治病果能胜任愉快无遗憾乎？此其一也。

中国古医书之荒谬者，无过于《难经》。《难经》号称秦越人著，而《汉书·艺文志》不见其目，《隋书·经籍志》亦无之，《新唐书》始列之，此必后出之书，当在东汉之后。夫躯体内景，决非肉眼可见者能于治疗有所辅益，以故古书皆不言，而《难经》独言之。肝何故沉，肺何故浮，胃重几斤，肠长几丈，粗劣荒谬，至为可笑。至于今日，乃劳时贤

---

① 悬拟：凭空虚构。

之习西医者，为汉医之剪辟[1]，岂知一为考校，肝沉肺浮之说出《白虎通》，肠长胃重之说出王莽时，是必不通医生，拾汉人唾余，托名伪撰之书，本无些微价值，何劳剪辟，然即此可见吾汉医对于躯体内景的确茫然所知，此亦时代为之，无可讳言者。然汉医对于外面可见之病状，所为之条例，创立之治法，则精确无误，往往神行意会，超乎象外，得其环中。例如呕血，面红而脚冷，血液奔迫上溢，此时之有效治法为热酒熨脚，则血可立止，又用生附子、麝香帖涌泉穴，则血可以不复上行。是故《内经》云：病在上而取之于下，病在下者取之于上。此有铜山西崩，洛钟东应[2]之妙，后世不知其妙，妄自造作，惯作神话，羌[3]无理由。社会普通人以为中医之治病，无非医者意也，而中医之不肖者，亦云医者意也，几何不令人齿冷？再就西医言之，例如遇呕血之病，谓是肺脏血管破裂，此于内景，诚不啻见垣一方。因血管破裂，血出如决堤溃防，无法可止，则口中、胸部均以冰冰之，于是血立止，然血虽立止，病人因去血过多，则呈心房衰弱症，于是注射强心药以为挽救，而病人则又发热，热甚则喘，肺张叶举，经脉坟[4]兴，所谓支气管毛细管炎症，继续发生，则于肺部加重冷罩，而以喷雾器助呼吸，更打盐水针以补血，一面仍用强心剂维持现状，设备可谓周矣，而病者喘之不已，热之不已。不但肺炎，又见筋挛抽搐之脑症，于是更用冰枕后脑，俾延髓不得发炎，于是病者之体温不能及于腮部，更不能及于肺部，四肢肠胃诸大小脉管，因失血过多起反应而变硬，心房因注射药之力，暂时局部兴奋，兴奋过当，全体不能得其平均，体工之作用全隳[5]，至于不胜压迫而死。今日西医学可谓神速进步时代，以吾所见西医治血症大

部如此法，吾曾见十人以上，无一幸免者，此种知内景讲解剖之治法，较之汉医不知内景者之治法，一相比较，其相去之悬绝，恐不止百里千里，又孰者当剪辟，孰者不当剪辟也？此其二也。

我国之医学，亘二千年无进步者也，日本汉医丹波元坚谓中国之医，自宋以后即渐渐退化。自鄙见言之，直是唐以后已无医书，第观王叔和之《脉经》，岂复有些微切于实用者。而自汉以前，文字既极简古，且又无书非残编断简，不佞所以疲精劳神治医学者，不过在此残编断简中，于无字处悟得数条精义，假使向者不能于此残编断简中有所领悟，则吾亦将谓中国无医。须知学问为内美，膏粱文绣[6]外美，世固不乏处膏粱文绣之中负有绝大学问之人，亦不乏用其学问猎取膏粱文绣之人。然内美外美，毕竟是两件事，而世人往往误认以为有外美者必有内美。以故劬[7]学穷儒，言虽是，不为世所重；缙神阀阅，言虽非，不为世所轻。此亦目光之视差，识阅之幻觉。此种视差幻觉，振古如斯，于今为烈，而西洋人为尤甚。吾国习惯，他种学问，内美外美尚不甚相远，

---

① 剪辟：犹剪除。

② 铜山西崩洛钟东应：比喻重大事件彼此相互影响。语出南朝宋·刘义庆《世说新语·文学》，刘孝标注引《东方朔传》："孝武皇帝时，未央宫前殿钟无故自鸣，三日三夜不止……居三日，南郡太守上书言山崩，延袤二十余里。"

③ 羌：连词，犹"乃"。

④ 坟：大。

⑤ 隳（huī灰）：毁坏，崩毁。

⑥ 膏粱文绣：指富贵人家的奢华生活。语出《孟子·告子上》。

⑦ 劬（qú渠）：过分劳苦，勤劳。

惟医学则极端相反，例如章太炎①、蔡鹤卿②、康长素③、梁卓如诸先生，皆负一时盛名，皆有名实相副之学问，假如有西国学者向以上四人叩中国中古哲学，吾知其答语必有价值，耐人寻味，不为中国羞也。而医学则愈负盛名者愈无所有，怀抱绝学者往往仅为乡医（如《诊余集》中之孟河贾先生，艺术之精如神工鬼斧而衣食不能自给。又东国三十年前亦有草鞋医生，其人常挈草鞋备阴雨，而能愈西医不能愈之病）。吾曾目击有西人挈洋行中买办为翻译，至某君处叩问中国医学，事在壬寅癸卯间。当时上海西医，仅寥寥数人，某固中医中收入丰而交游广者，然其医学仅《汤头歌诀》《验方新编》，西人甚热心，问中医治病以脉，脉学之究竟如何，又问五行真意若何，某既答非所问，而买办复以意译之，结果乃怏怏以去。度彼西人日记中，必有一条极可笑之文字。而某则扬言于人，谓西医来访中医学，其营业乃愈盛。世事阳差阴错，大都如斯，安有如玉盒子底盖相遇而吻合者？而此种视差幻觉，逐演成东方医学史之笑柄。又近顷治医者方奉叶天士为第二仲景，又谁则能知《难经》《脉经》皆谬妄者，此中最高手，方且死守其太阴湿土、阳明燥金之学说，自命为崇古守经，抵死不服从西国新医学，亦抵死不能为有条理之论议以自申其意，故中国医学为尤不易判断，此其三也。

现在西医无有不蔑视中医者，然就吾以上三个理由观之，蔑视果正当否，恐正多商量余地。鄙人此篇之作，初不欲向西医饶舌，但世有学习西医之人，对于中国国粹毫不爱惜，甚至谓轩岐杀人已四千年于兹，如此者其人神经实太躁急，得吾说而存之，亦一剂安脑药也。第二当知学术乃天下之公器，无所谓秘密，又当知凡学有必具之条件。条件云何？可以自喻，可以喻人，可以著书，可以传后。既如此，无所谓可以意会而不可以言传，中国医学所以如此破碎，皆"秘"之一字为之厉阶④。详秘之来由，仍因于无学，譬如吾有验方数十，持此方以治病，可以糊口致富，若公开之，则不复能得钱，因所有者仅仅此方，安得不秘。若医学，则如吾上文所言，有学理，学理至细密，辨别至不易，若小有讹误，毫厘千里，如此，苟不欲传人则已，如欲传人，耳提面命之不暇，又安所用秘。又凡学术之真际，皆演进的，其假象则退化的，拙著《伤寒研究》导言中已详言之。是故一种学术，吾受之于师，治之十年二十年，必有所损益，既有损益，必有变化，其所受学苟不误，则所损益变化，必为演进的。如此，则其学当成片段；既成片段，则其人必思于学术史上占一位置；既有此思想，则必设法使吾学能传而后已。此与传种思想同一天性，虽孔颜孟荀之贤圣，浑敦穷奇之凶恶，胥不能外此轨道，则又安有所谓秘密。《千金》云：昔江南诸师，得仲景方秘不示人，历年既久，遂使《伤寒论》破碎不完。所谓江南诸师，皆俗医不能读仲景书者，吾尝以此自验学力，一两年前，尚未能免俗，偶有心得，辄思秘而不宣，今则不然，乃知秘之一字未尽涤除者，学力限之也。客或难曰：君之不辞疲精劳神以讲医学，无非于古书中悟得数条精义，今既不秘，直捷宣布此数条精义可

①　章太炎：章炳麟（1869—1936），字枚叔，号太炎。浙江余杭人。

②　蔡鹤卿：蔡元培（1868—1940），字鹤卿。浙江绍兴山阴县（今浙江绍兴）人。

③　康长素：康有为（1858—1927），字广厦，号长素。广东广州人。

④　厉阶：祸患的来由。

矣，安用函授？曰：此却不然。所谓精义，当于无字处求之，是有本源，非可一蹴几者。况吾历无数艰苦，迄今凡十三年，乃仅得之，今兹所定课程，仅两年耳，安有两年书不读，而能得所谓精义者？读者又虑脉学不能了解，必须临诊，此亦不然。若如王叔和、李濒湖之脉学，虽耳提面命，亦不能了解，若吾所言者，苟一悉心探讨，无有不彻底明白者。实习固必不可少，然亦不必有师，第最初当于家人、父子、亲戚、朋友之有病者，潜心研求其脉，以观其究竟，既确有把握，然后可为人处方耳。凡医谓脉学仅可意会不可言传，皆自文之辞，不通之论也。

医学平议

余自壬戌著《群经见智录》以赠友好，见者都不甚注意，以为是不过为个人营业计之宣传作品。其实余之为此，专为余君云岫抨击《内经》而发。余君著《灵素商兑》，谓《灵枢》《素问》杀人五千年于兹，拙著《见智录》则《商兑》之反响也。《见智录》出版后，余氏又有驳议，载诸某杂志，余当时竟未置答，初非理屈词穷，实因撷拾科学以抨击中医，材料甚多，若捍卫中医，则须将其晦涩之理诠释明白，使举国皆能明了，然后能伸其说，否则竟无话可说也。诠释真理乃著作工作，非辩论时可以双管齐下者，故余尔时即立意著书，务使中医好处不随俗湮没。迄今十年，所成就者仅此，殊未能自慊①，但以吾今日所得，《商兑》已不足一抨击也。西医菲薄中医，中医不能自伸其说，社会复附和之，此之为潮流，潮流非即真理，虽举世非之，宁加贬哉？云岫现在似已变其说，余所主张者，亦非复《见智录》论调，不知云岫对此，其评论

又复何如。总之此事乃天下之公言，非吾两人间之利益冲突，惟后来之取缔中医，实导源于《商兑》，而余之努力著书，亦《商兑》实激动之，故旧事重提，以为本篇之缘起。

入主出奴②为明达所不免，但立言公而非私，便是言者无罪。以中医界之现状，为西医所不满，亦固其所，故《商兑》之薄中医，与其谓余氏排挤中医，毋宁谓是中医自己取侮。乃《商兑》出版十余年，竟无一人反省，是可异也。前年西医之当路者取缔中医，是西医已与中医正式开战，其所以取此断然手段者，有三种意思。其一，远师日本明治维新之废中医；其二，即因《灵素商兑》之无反响；其三，因自己头脑已经科学化，恨国人之梦梦③。今与中医正式开战，使之理屈词穷，则必能唤起国人之同情，嗣后④患病之人咸就西医，则不难取中医而代之。

就此后中医杂志中之言论观之，以为西医之为此，纯出乎营业竞争、媚外卖国、蹂躏国粹，千言万语，不出此三句话。此三句话与西医三个意思绝不相当，譬之以奕，两人对局，其一人操围棋白子，方以东洋九段自命，而对方一人所操者则为象棋，埋头尽着，各走各路，虽有施范，无从取胜，其为状至为可笑。以故西医界中人至今愤愤，谓中医徒取鬼蜮伎俩，不为旗鼓相当之辩论，可谓无耻。

---

① 慊（qiè 切）：满足，满意。

② 入主出奴：崇信一种说法，必然排斥另一种说法，以己所崇信者为主，以所排斥者为奴。比喻学术思想上的门户之见。语出唐·韩愈《原道》。

③ 梦梦：昏乱，不明。语出《诗·小雅·正月》："民今方殆，视民梦梦。"

④ 嗣后：以后。

今试就两造之所持者一评判之。西医第一个意思，是东国事实上之成例，虽日本与我国情形小有不同，大段固不甚相远；第二个意思，审察对方之实力，确可以取而代之，然后发作，可谓知己知彼；第三个意思，洞见国人安常习故，因循守旧之惯性，知中医所以能延喘，即在于此，非予以猛烈之攻击，不能醒觉，可谓洞见症结。至于中医所说三句话，营业竞争固然，然此不足以罪西医。易地以处，将不竞争乎？医生之职责在愈病，病家延医之目的亦在愈病，为医生者苟能真实愈病，病愈而能彻底无后患，不作江湖语欺人，不取巧以敛财，如此诚无所用其竞争，抑当今之世亦莫能与之竞争。媚外卖国云云，西医亦无从承认，大之如外交处置失当，小之如奸商破坏抵制外国货，骂之以媚外卖国，诚无以自解，若以西国医术运用于本国，正是优秀分子之所为，鄙人亦是中医，颇以未能留学西洋为憾，未知科学为耻，同业诸君并非别具肺肠，顾独无此思想乎？如云西医得贿，为外人推销药品，为此言者，有证据则可，否则风影之谈，不能入人之罪。国药有许多是日本货，吾侪苦于无植物学知识，未能抵制，责己未遑，亦安足以难西医乎？至于蹂躏国粹，自是彼此争执之焦点。然西医主张取缔中医之理由，即在不承认旧有医学为国粹。彼等以为旧医无价值，中医须说出旧医之价值，值得保存，使西医无可反驳，然后可以开西医之口，若囫囵囵囵只有保存国粹四个字，是未能证明国医确是国粹，亦何能禁人之蹂躏？

照以上所说，西医所持之理由，虽有商量余地，却言之成理，中医所持以为反抗者，则无理可说，所谓强颜耳。乃此次争执之结果，西医丁科学潮流最汹涌之时，更假借政治势力，竟不能奈何此老朽

腐败之中医，诚出于彼等意料之外。今中医得政府允许予维持矣，首都且建国医馆矣，其中一切情形无须深说，但吾敢正告同业，此次之幸而无事，绝非代表请愿之效力，亦绝非集会结社、刊印杂志之效力，其唯一之续命汤，即时机未熟耳。

时机如何是成熟，如何是未熟，从各方面观之，皆有显然之迹象。例如废止中医，则西医之入口激增，中药之损失绝大，此其一也；全国间接、直接托命于药业者何止千万人，一旦废止中医，则此千万人尽失其业，必致掀起风潮，此其二也；西医诊费稍高，与下层阶级经济状况不相应，废止中医，则贫病者将无从就医，此其三也；西医虽不少，以我国版图之广，三五年中西医人不敷分配，突然废止中医，则乡镇将无医可求，此其四也。

时机未熟云者，是暂时的，非永久的，自西医言之，中国政事未定耳，定则此问题总当解决。又现在虽有国医馆，徒拥虚名，一事不能为，卫生行政，固操诸西医之手，是不废等于废也。但观中医校不予列入学校系统，即可知中医现在处若何地位，而吾同业弹冠者有人，自炫者有人，排挤倾轧者有人，大多数则不识不知，惟日夜希望其子孙之能守世业，黠者则令其子弟入学校治西医，为将来啖饭计，至于保存国粹云者，口头禅耳。凡此罔非人情，吾亦不愿持苛论，惟区区之愚，则别有感想。臧谷①以牧羊为业，其职责在羊，假使亡羊，则博塞读书均之有

①　臧谷：出自成语"臧谷亡羊"。《庄子·骈拇》："臧、谷二人牧羊，臧挟策读书，谷博塞以游，皆亡其羊。"后因以为典，喻事不同而实则一。

罪。故用江湖术欺人以求食，固是诡遇①；若稗贩②陈言，东抄西掇，充自己著作，则天壤间多一部医书，使后来治医者多一条歧路，是不但无补于垂亡之医学，且从而速其亡也，岂非与彼操江湖术欺人者立于同等地位乎？故余甚恶无新义发明，而以著作自眩者。集会结社是对外的，排挤倾轧是对内的，而排挤倾轧即从集会结社来，此不须辩论，可以明白。中医之存亡，乃学术有用与否问题，绝对非票数多寡问题，故不能用政党运动之方法，达保存之目的，则对内之排挤倾轧，更何为者？至于此时弹冠相庆，似乎太浅，令子弟治西医，假使其意在昌明中医，未尝不可，特恐彼子弟是陈良之徒陈相③，见许行而大悦，吾未见其有补于中医学也。

是故在此情形之下，苟有可以兴废继绝，使中医奠基础于磐石之安者，正不必待他人为之。古训所谓匹夫有责，所谓当仁不让，不待他人之谓也。鄙人因不自量，引为己责，兹请言鄙人个人之见解，以为中医有保存之必要，与其改良之方法。

余敢大胆昌言曰：西医不能替代中医也。其所以不能替代之故，不但如普通一般人见解。普通人见解，是相对的，有商量余地的，余之见解，是绝对的，无商量余地的，请得覼缕④言之。

普通一般人于医学上无深切之研究、真确之认识，谓西医是科学，贤于中医；或云西医仅能治外科，其治内科反不如中医；又云中医有数千年历史，决不受淘汰。凡此说法，罔非皮相，毁之既非是，誉之亦非是，总之不中肯而已。其稍稍涉猎旧医书而右⑤中医者，与夫略知西药讲卫生而右西医者，尤其如御颜色眼镜辨颜色，其所说去事实弥远。医学之事，原非

容易，然医学为吾人生命所寄，如何可以不了了之。西国解剖学、生理学、组织学、医化学，无一不精而且详，入细而真确；我国旧医籍粗而无条理，夸诞而恍惚，两者比较，岂但不可同年而语，直令人欲将旧医籍付之一炬而后快。故就今日之现状但从表面观之，我国旧医籍断不能例于世界医学之林，中医之科学知识，远在零度以下，可以无须饶舌。然医学之目的在疗病，种种学术应用于医事者，其目的亦只在疗病。彼西医应用之科学虽精，治医之功能则不健全，岂但未达健全境界，尚有多数病症未能与中医较一日短长，事实具在，试一调查，即能明了，不必以口舌争也，在理形端者表正。西医治病之工具如此之精，而治疗之成绩不与相副，此则必有其故。人情恒宽以责己，严以责人，在西医未尝不自知其成绩之劣，然必强自宽假曰：此中必尚有未明之故，要必有待于科学之解决，彼中医何知，特幸中耳。为中医者，则云西医治内科病殆真不如中医，彼虽振振有词，我既有一节之长，要亦足以自存，吾且以自了而已。如此则非学者态度，苟且偷安，亦何能自

---

① 诡遇：违背礼法，驱车横射禽兽。比喻用不正当的手段去追求、取得某种东西。语出《孟子·滕文公下》：“吾为之范我驰驱，终日不获一；为之诡遇，一朝而获十。”赵岐注：“横而射之，曰诡遇，非礼之射，则能获十。”朱熹集注：“诡遇，不正而与禽遇也。”

② 稗贩：小贩。

③ 陈相：战国时期儒家学派代表人物陈良的弟子，后拜许行为师，成为农家学派的忠实信徒。滕文公元年（前332），孟子游滕，遇到陈相，展开了历史上著名的“农”“儒”论战。详见《孟子·滕文公上》。

④ 覼（luó 罗）缕：详述。覼，繁，琐细。

⑤ 右：崇尚，重视。

了，吾今为平心之研究，明其所以然之故如下，曰反自然，曰执着，曰试药，曰未知四时五行。

何以谓之反自然？盖病状之显，均由脏气不循常轨，药物之为用，拨乱反正则病愈。拨乱反正者，乃顺自然之谓。体内各脏气，本是此呼彼应，一处受病，则他处起而救济，欲救济而不能，则为病态，此乃各种疾病之原理。根据此原理以为治疗，则当以药力助生理之救济，万万不可以意干涉。若以意干涉，是与生理之救济为难，是为反自然。西法治病，处处皆可证明其为反自然。例如治热病而用冰与泻药，详所以发热，躯体外层为寒气所逼，浅在感觉神经当其冲，则凛寒，甚且战栗，体温起救济，则集表而发热；其继一步，胃消化受影响，肠神经随而失职，推陈致新之功用全失，燥矢或胶粪在曲肠不得下行，体温向里奔集，组织亦兴奋以为救济，则为炎肿。表层发热为初步，其后全身热化为第二步。第一步即旧籍所谓太阳症，第二步即所谓阳明经症，其肠部炎肿者乃阳明腑证。其病灶在肠，虚而自利者，为少阴证。阳明证有谵语，热则上行，脑受熏炙故也，阳明腑与少阴亦有谵语、郑声，交感神经与副交感神经失其平衡故也。凡少阴证，心房之迫动必甚微弱，即是制动与催动两种神经失其平衡之证据。旧法先治太阳，使表层之感觉复常，此目的既达，而遍身热化不已者，则用凉药，使其退热；内部因停积而炎肿，则用泻药去积；因虚而自利，此自利亦是体工救济，不过神经平衡失常，组织全无弹力，欲去积而不能，则用温药刺激之，使其无弹力者得药而兴奋，以助其去积之功能。以故太阳用发汗解肌，使侵逼之外寒从体温外散，则表层感觉复常。阳明腑之所以肠部炎肿，即因欲去积而不得，故

用泻药攻下，少阴症亦因欲去积而不得，其症结在组织无弹力，故用温药刺激兴奋之，少阴症常有服附子而胶粪得下者，即是此理。其阳明经之热化，病在救济作用一往不返，体工本为去寒而发热，既热之后，吸酸除炭之功能，因血行速而失其常度，其热遂有进无退。阳明腑证是局部性炎肿，阳明经症是普遍性热化，普遍性热化症结在血行速，用凉药为治，使血行缓，拨乱反正之功，乃立见矣。凡此皆助体工之救济功能以治病，故云顺自然。

阳明经症热至百零四度以上，则神昏谵语。神昏谵语为脑症，西法之用冰枕，所以护脑也，然本是因外界寒逼而热，热所以祛寒，今用冰，是专与体工之救济为难矣。或曰阳明经症普遍性热化，旧法用凉药，旧医称凉药治热病为逆折，固与用冰不同乎？曰：不同。所谓凉药、热药，非物理上有若何变化，入热度表于白虎汤与四逆汤中，其水银柱之伸缩同也，惟病人饮白虎汤则有消炎作用，饮四逆汤则有热化作用，以是区别，是药之温凉专在体工反应下观察而得，非理化方面事。用冰则非但不能消炎，且使体工起反应而增热，故凉药不可与冰同论。曰用冰既是反自然，与生理救济为难，则病当不得愈，然就平日所见言之，热病西医用冰不愈者固多，然亦有得愈者。何以故？曰：此非用冰而愈也，《伤寒论》云：伤寒二三日，阳明、少阳症不见者，为不传也。所谓阳明、少阳症，心烦、口渴、胸满、呕吐是也。经文简古，云少阳、阳明证之下，实省去少阴、厥阴字样。所谓少阴厥阴症，胫股酸痛是也。凡胫股酸痛之甚者，为神经痛，热病之兼神经性者，属厥阴，而少阴症之脚踡，实即因神经酸痛之故，不过兼见但欲寐脉微者，为偏于虚的方面，故谓之少阴症，胫股酸痛即是踡卧

之前一步。本条《伤寒论》之全文，当云伤寒二三日，阳明、少阳、少阴、厥阴症不见者，为不传，即发热恶寒之病至二三日，不口渴、胸满、呕吐与胫酸者，为不传。何以有兼见少阳、阳明、少阴、厥阴之症，亦有不兼见者。凡热病有积则兼见阳明、少阳症，本虚则兼见少阴、厥阴症，既无积，又不虚，则不兼见。不兼见者，不传，不传者，谓发热数日即自愈也。病起于太阳，即自愈于太阳，故云不传。顾仲景虽如此说，毕竟热病无兼证者甚少，无兼症发热即自愈者，亦不足为病。其因虚而初起即兼见少阴症者，冰之固无不死；其因积而初起即兼见少阳、阳明证者，冰之亦无不死，但并非用冰立刻即死。胃肠与皮毛体工之形能，本是此呼彼应，表层感寒，则消化必受影响，因而停积，若复冰之，则表层之病加重，胃肠受影响亦加甚，则胸脘乃益不适。西医即常用冰治热，亦常用泻药攻积，此时见其胸脘痞闷、呕吐拒按等食积见症，用泻药攻之，则为不当下而下，里病益复加重，此即犯《伤寒论》表邪未罢不可攻下之戒，表里病皆加重，于是其传变不可思议，危险之重症层出不穷，治不胜治，以至于死。惟阳明腑证虽亦见普遍性发热，而重心在肠部，是则当攻下，当攻而攻之，其人复向来不虚，得适当之攻下，积除脏气得安，纵有热未解，亦等于不见少阳阳明不传之病。此种攻之可愈，其实是得适当攻下而愈耳，且为道甚狭，所失固多也。不得适当之时而用攻下之为反自然，其理由与用冰同。

又如治急性肺炎之用酸素。所谓急性肺炎者，支气管炎症也。支气管炎症之为病，剧咳而气急鼻扇，病人常感窒息。此病之病灶，在气管炎肿而变窄，其来路最当注意者，为自发性与续发性。所谓自发

性者，伤风咳嗽初起一二日即见气急鼻扇是也；所谓续发性者，往往由热病转属而来，亦有因伏湿传变而见者，其在热病，辄见于第四步阴虚而热之时，试将其病理详晰言之如下。

古人云肺主皮毛，又云肺肾同源，此皆就形能说也。凡伤风咳嗽，其起因在感风寒，风寒之感，皮毛受之，而其病症则为咳嗽。咳嗽，肺部事也，故云肺主皮毛。初起伤风时，咳恒不爽，迨用药疏解，或衣被温覆令微汗，则咳恒较爽，执果溯因，遂有肺为风束之说，肺为风束，亦就形能上立说也。其云肺肾同源，乃从慢性病观察而得，凡病瘵（即色劳）之人，因多内而戕肾，其后辄见咳嗽，就病形言之，则为肺病，就病源言之，则为肾亏。又有一种气喘，其人因多内之故，三十五或四十以后，患喘，治肺不效，治肾则效，古人谓之肾喘。喘症明明是呼吸系病证，属肺，乃就病形言之则在肺，就病能言之却在肾，凡此皆肺肾连带关系，显然与人以可见者，故曰肺肾同源。

详咳嗽之原理，本是肺之一种防卫作用。体内各脏器直接与外界空气相接触者，厥惟气管，既直接与空气相接触，则外物之侵入也易，故其防卫亦极周密，第一为鼻孔中硬毛，第二为鼻腔中黏膜，第三为舌咽神经，第四为气管黏膜下分泌腺。鼻孔硬毛专事滤秽，若有外物通过硬毛间隙而侵入，则鼻黏膜阻止之。此黏膜表层具感觉神经，其感觉最为敏捷，温凉小有过当，即起救济作用，以故空气稍冷，即感鼻塞，有物阑入，即作喷嚏，或增多分泌黏液，以捕猎阑入之物，皆此黏膜营防卫职务也。若阑入之物，竟得通过二道防线，则舌咽神经立起救济，一面感刺激或痒或辣，即是传入纤维报告于大脑；一面筋肉收缩作咳，以驱逐阑入之

物，或亦增加分泌，以捕获阑入之物，并载之而出，即是传出纤维行防卫之运动。是以伤风初一步常感鼻塞多涕，继一步感喉痒而咳嗽多痰。然有一事不可不知者，凡增加分泌以捕获阑入之物，与作咳作嚏以驱逐阑入之物，必其物之有形质者，而后此救济功能能发生相当之效力。若冷空气之侵入，则为无形质者，救济功能不能发生相当效力，而体工乃无知识的机械运动，空气侵入不已，则咳亦不已，同时黏膜下之分泌腺亦加紧工作，增多分泌，则愈咳愈剧，痰涎则愈吐愈多，卒之因咳频而炎肿，感觉益敏，痒亦益甚，其炎肿渐渐波及气管，则痒处乃渐渐下移，从咽喉而总气管，而支气管。至总气管时，苦于剧咳不能疗痒，至支气管时，则感窒息而鼻孔扇张矣，鼻孔扇张所以救济气管之窄，故见鼻扇即可以知是支气管发炎。此种由伤风剧咳起三数日即见者，是特发症。其有初起虽咳不甚，而见形寒发热之太阳症，由阴胜而寒，递变至阴虚而热，然后见气急鼻扇者，谓之转属症。特发症可治，《伤寒论》之小青龙汤是也；转属症不可治，《内经》所谓其传为索泽，其传为息贲，死不治者是也。是为对于支气管炎症之我见，就古书研求，得形能之大略；就西书研求，得生理内景之大略；复就临床经验所得，合成以上之说明。故我见二字，差非掠美，抑此事所关涉者极为繁复，不止如上所述者之简单。《内经》所言与《伤寒论》所言，均须加以甚详细之说明，方能实地应用，否则经文仅足以壮观瞻而已，惜乎本篇不暇及此，后文当有可以互证之处，阅者自能明了，今姑置之。至于西说，亦什九与吾说不同，兹撮要节录《欧氏内科学》之一章下，以见西医对于急性支气管炎症之真相。

西国所谓流行性感冒，实即我国所谓重伤风。然重伤风之界说，向来无定，重伤风之名词，在医籍中亦不经见，盖著书之人，都以治大症自命，以为重伤风不算病，故皆置之不谈。其先起咳嗽后来发热之病，则都入之温病之中，而温病之界说，又复不明了。其实伤风之真相，自古大医知之者几人？细处不肯切实研究，大处自不免含糊应付，宜乎医学之无进步也。至于西医，则叙病之详细明白，可谓不遗余力，此种优点，足以提醒吾人知前此之错误。惟西医建基础于科学之上，偏重物质方面，愈详细乃愈繁复，转因详细之故，失其重心，致有歧路亡羊之憾。即如流行性感冒，《欧氏内科学》所记，转觉繁重不得要领，故仅节录有关系者数语，赘以注释，以能明白为限。《内科学》流行性感冒条下云：呼吸道之黏膜自鼻道以达肺气泡，可视为此病之屯集区，病之轻者，起时显鼻流涕等状，与急性卡他热相似，惟身体之疲倦或困顿则较甚。呼吸系统之危重情况，系支气管炎、胸膜炎、肺炎、三者所显之支气管炎，大概与寻常者相似，无甚特别处，然咳出之痰系一要状，有时极多极薄，内含脓块，间或显极重之支气管炎，细支气管亦受累，故病者显皮色青紫，甚至于窒息。此等流行感冒性肺炎，乃一千九百十八年大流行病之一特状，因此致命者非罕。治法倘热高而谵妄，可戴冰帽；凡心部虚弱者，宜服激动药；在恢复期宜用番木鳖素足剂量；恢复期之调养，尤宜注意，大都须数星期或数月始克复元，良佳之饮食，调换空气，处境顺遂，系调理此病之要素。

又《病理学》论百日咳云：此病有时呈流行性，然在各地方亦时或散发，病由痰接触传染，且能因病儿而毒留住宅、学堂等处，间接传染。小儿在第一及第二生牙期最易患此。百日咳之症状，病之潜伏期，自七日以至十日不定；在卡他期内，则显寻常伤风之症状，起时或略发热，鼻流涕，眼红，显支气管干咳，有时此种干咳或略有阵挛性痉挛之朕兆，早显连续不止之咳嗽系一要状；其阵发性咳期，每一阵咳嗽十五声至二十声连续不断，咳声短而苦，且不能吸气，咳时病儿面色青紫，迨阵咳止，始突然深吸，而有空气入肺，在此时期，阵咳将终而呕吐者，尝见每日咳五六阵，重者每三十分钟即发作一次，其最重致命者，每日或百余次。

以上所录者为流行性感冒又百日咳两条之节文，本文记病状、病史、治法、原因、豫后皆极繁复。原因则微菌为主，治法则贵族式疗养及注射番木鳖素及服激动药，高热则戴冰帽，颇觉西人之治病与其所研求而得之病理不能相应，以故叙病甚详，而治法甚简，且于治法之适当与否，亦无详细之讨论。近年西医对于百日咳之见支气管炎者，用酸素助病人呼吸为不二法门。问何以用酸素，则其答语为人缺养故窒息，用喷雾机所以增养气也。此三者结果不良，西医未尝不自知，然至今日上海各著名西医，仍墨守成法，余今试为探讨，以质国之知医者。

注射番木鳖素，即所谓强心针，凡脉搏微弱而无胃气者，虽在临命之顷，得强心针，则脉波圆活，湛然应指。余常闻病家言，既无可挽救，不如延西医打一救命针，救命针之嘉名，可谓名不副实。盖脉波之所以圆活，乃心肌神经兴奋之故，心房之动，为血动也，假使病人呈郁血症象，心房之势力不能及微丝血管，则内呼吸之吸酸除炭作用淹然停止，即动脉血不能流入静脉，静脉血亦不流，此时小循环当其冲，呼吸必促。心房不得静脉回流之血，若听其衰弱，可延一日，用药强心，且仅延半日，盖物质上维持力只有此数，伸绌相抵，大略如此。又假使病人为血液枯涸，至于危险境界，尔时而用强心针，竟可以于一二时中使心房搏动寂然歇绝，因病人无血，无所资以为搏动也，此两事吾皆数次遇之。至于用冰，若因高热而用冰，在活体当然有反应，热得冰而退缩，乃暂时的，此理易明，人人可晓。其有因吐血而用冰者，薄厥之证，呕血倾盆盈碗，用冰止之，为效最捷，其有止后，大血管再破，至凝血成条而出者，吾亦遇之，但此种为少数，为例外，其大多数固止之得止，止后是否有遗后症，余见闻不广，不敢妄说。不过呕血为血管破裂，用冰制止，不失为从权救急之法，并非与生理救济为难，然亦因此可以证明高热而用冰，确是与生理救济为难也。用酸素喷雾机治支气管炎症，骤视之似于理论上可通，事实上亦合，支气管炎呼吸之所以促，由于窒息，而所以致窒息之故，由于缺养，今以养气助呼吸，正是对症治法，是于理论上可通也。肺之呼吸与心房之迫动相应，假使听其窒息，可以须臾之间即起郁血，至于郁血，即心肺皆坏，虽欲治疗，无可措手，故苟有可以疗窒息者，更无所用其犹豫，用酸素疗窒息，其效可以立睹，是更无商量余地，此所谓于理论上、事实上皆合也，然仔细按之，则于两者都不妥当。

按，呼吸之于人身，可谓第一重要，故研究此事，亦为非常繁难而不容易之一事。今就西国生理学求之，吾等仅有普遍知识之人，可以明白者有两事：其一，呼吸之原动力在中枢神经，刺激此神经，则呼吸改变；其二，呼吸之调节力最著者为血中之炭、养，变更血中炭、养之压力，则呼吸改变。《哈氏生理学》云，呼吸中枢位于中枢神经系之一特别小区内，此中枢所发之兴奋，循脊体下行，达分布呼吸肌之脊神经中枢，此中枢亦接受数种传入纤维，其最重要之纤维，为包含于迷走神经干内者。分布呼吸肌之脊神经中枢，亦谓之副呼吸中枢，副呼吸中枢不但受迷走神经等传入兴奋之感动，亦受来自大脑之支配，故略能随意节制呼吸运动。无论呼吸中枢与脊神经中枢，苟有一处败坏，则呼吸停止而死，然使割断迷走神经纤维，或设法冻断迷走神经纤维之一侧，呼吸并不立刻即停，有时且见呼吸增强，经反复试验，乃知迷走神经含有两种纤维，一种系增强呼吸中枢吸气部分之作用，一种系增强呼气部分之作用，而呼吸之所以有节律，尚非此神经纤维为之原动力，否则割断之后，呼吸当立停也。更求之空气与血之化学成分，则有以下诸说，浅促呼吸完全为刺激肺之结果，如刺激肺泡内部，或使栓子（凝血小块）入肺管内，皆可致呼吸浅促，欧战时所用之毒气，是其证据。盖空气一千二百五十分中含氯气一分，即能增加呼吸速率，与减小呼吸深度，又如用油注射于山羊之颈静脉，则有栓子成于其肺之小动脉内，亦使呼吸增速而深度变浅。此外呼吸中枢渐弱时，入体之养过少，又如脑血之温度增高，与空气中含养太少，皆能致呼吸浅促。又有一说，真正刺激呼吸中枢者，为血内酸质之总量，即轻游子之浓度，凡血中二养化炭增加时，若他种情形不变，即能增加轻游子浓度，以激刺呼吸中枢。然在甚高之处，虽血内二养化炭减少，其轻游子浓度仍不改变，因其肾同时多排泄碱类故也。欲明白此节，须略知血中酸碱平衡之理，兹更节录酸碱平衡节大略如下。

溶液内之酸度，系赖液内轻游子之数而定，溶液内之碱度，系赖液内轻养游子浓度而定，纯蒸馏水能解成同数之轻及轻养二种游子。吾人谓水为中性，系因其酸碱性相等，并非谓其无酸性及碱性也。血液对于石蕊呈碱性，但因并含轻游子，故亦有酸性，血之轻游子浓度小至几不可思议，为十万万分之三十二，即每三千二百万立特中含轻游子一克，此数虽微小至此，然倘小有改变，却能使生理作用大受障碍。例如动脉血之轻游子浓度增至十万万分之三十四，呼吸即有明显之改变；若增至五十，呼吸即感困难。血之酸性，主要系其炭酸所致，若渐增加，通过水或生理盐之炭酸气，则其液之轻游子浓度亦与之俱增。炭酸常自组织放入血中，平常并不过增血内轻游子，故血之酸碱性无甚改变，此因血浆含有能化合二养化炭之缓冲质也，防止血液酸性增加之缓冲质为炭酸轻钠。各种细胞及组织[①]所需营养之物，几尽为中性，故维持血内酸碱平衡作用极为重要，而最易受血内轻游子浓度改变之影响者，厥惟呼吸中枢酸血症（因轻游子浓度增加影响呼吸中枢者，名酸血症），不但增加肺之换气量，且因血之酸碱性反应与呼吸中枢之作用互有关系，故呼吸中枢作用改变，亦必影响于血之酸碱平衡。（此说精绝。）假使吾人制止其呼吸，则血浆溶解炭酸气之量必增加，若能努力制止其呼吸，至溶解于血浆内之炭酸气增之一倍时，则其血内之轻游子浓度亦必增加一倍；倘行与此相反之实验，减少其血内炭酸气至一半时，其血内之轻游子亦只为一半，此类效果可于炭酸轻钠不改变得之。但此种假定，殊不确实，因轻游子之调节不仅赖乎肺也。二养化炭为气体，由肺排出；重炭酸钠为固体，溶解于液内，由肾排出，故知肾亦为调节血内轻

---

① 织：原作"识"，据文义改。

游子浓度之器官。血内过多之炭酸气，能刺激呼吸中枢，则血内过多之重炭酸钠，（亦即谓血内碱性过度。）亦自能使肾之作用增加。是以上述之实验，用强呼吸减少炭酸气时，血浆之碱性增加，因此肾即排泄重炭酸钠，其量亦增加，以故酸碱之比例，恒无大改变。至于何以肺与肾如是合作以保持血中酸碱平衡，至今尚难解答。（酸碱平衡，肺肾合作，于中医治肾喘之法，可以收释疑辨惑之助，而中医说肺肾同源，于此亦得一有力之佐证。至末一语殊无意思，问肺肾何以合作，不啻问生物何以能生。）

　　根据以上节录各条观之，则如喷雾机用酸素治急性肺炎之无有是处。盖急性肺炎所以窒息，由于气管变小，其在神经方面，症结在呼吸中枢；其在医化学方面，症结在血中酸碱不得平衡，而空气中含一千二百五十分之一之氯气，即能使人窒息，增加轻游子浓度十万万分之十八，即能使呼吸浅促，此皆生理学明白告人者。今认定支气管炎为缺养，究竟此认识是否真确，藉曰真确，亦只一半，因尚有呼吸中枢及迷走神经变性，非缺养二字可以包括者。况用酸素结果不良，执果溯因，可以知缺养之认识为不确，且用喷雾机激动酸素，使病室中空气骤变，大气中二养化炭之减少，何止平地与高山之差。此时肾脏且不及起救济，血中轻游子殆无有不改变者，生理学中精妙议论所谓"呼吸中枢作用改变，必影响血中酸碱平衡"，西医当临床用酸素之顷，殆已悉数忘之矣。我故曰支气管炎症而用酸素，于理论事实两者均不妥当也。

　　执着之弊，亚于反自然，人体之显病状觉痛苦之处，恒非其受病之处，此殆成为公例。若病灶、病源在一处者，乃甚细事，不为病也，《内经》于此为最讲究，

故有形能之说，主从之辨。后世医家虽不尽能读《内经》，然秉承《内经》之教训，颇以头痛医头为卑劣手段，此可谓虽无老成人，尚有典型，而西医不然也。同乡刘叔轩之女，病一脚抽搐，三日夜不止，初延西医视之，谓是舞蹈病，用两板夹其胫腿，更以绳固缚之，不令动，半日许，病人痛甚，呼号不成寐，不得已解去夹板，则胫腿已漫肿，乃延余诊之。脉甚平，面有火色，有微热，神气微蒙，则痛甚所致，其一脚则依然抽动，无须臾停时。余问：得毋病前曾创头部否？曰：然。渠在校中读书，偶自楼下，梯不尽者数级，失足而颠，当时虽撞头部，亦无破损处，越一日而发热，胫酸，更一日而舞蹈病作。余曰：是矣。此因头脑震动受内伤所致，予以安脑丸，三日病除，五日霍然以起，迄今六年，绝无遗后症。《内经》云：病在上取之于下，在下取之于上。而西国解剖学则云：下肢之运动神经起于大脑之第一回转偏上。此则余所根据也。凡跌打损伤皮破血流者，其创在外；表面绝无损伤者，其创在里。此因力有重心，撞击毁坏者，力之重心即在毁坏之处；撞击而不毁坏者，则为震力，其重心在里，拳技家所论内伤者，即是此种。西医见其病灶在脚，因脚痛医脚，假使不变更方法，则刘女士必跛无疑，此其执着之弊为何如也。此所举者不过最显著之一事，余所值类此之事多乃不可胜数，且寻常病症随所指而论列之，亦无在不可以显见其执着之弊。即如脊髓膜炎症，西国用脊椎穿刺法，因病灶在延髓，故从延髓设法；中国《千金方》用胆草，苦以降之，为效甚良，则可知病源并不在延髓。寻常脊髓膜炎用中法三日愈，用西法六日愈。又脑症之不属脊髓炎，而延髓不紧张，头不后仰者，用胆草苦降亦效，西法则因其

病在脑，从脑着手，如用安眠药，结果有耳聋、白痴、脚软、哑不能言诸遗后症。两法比较，执着之弊，岂不可见。凡病初起，从其所受而病，继一步所显之症状，为体工之救济，此时失治，则第三步为传变，传变多死，其不死者，第四步则为痼疾，痼疾多不可治，病毒归结之处，恒为药力所不及，此为形能上所得之公例，虽非板定程序，大段罔不如此。治脑症所以有遗后者，即病毒归入局部而为痼疾之故，听神经当之，则聋；舌咽三叉神经当之，则哑；影响于下肢运动神经根，则脚软；病毒侵入识域，则为白痴也。又如女子经阻头痛，此在旧医籍谓之天白蚁症，乃冲气上逆月事不下为病，冲任之脉上通颠顶，故头痛也。十年前商务书馆张菊生先生之姪媳患此，西医治之不效，不得已而验血，见血中有微菌，断为梅毒，然病者夫妇均极规矩，则以为遗传，病者母家为南浔刘氏，其父母亦无此病，则谓是隔代遗传，当时盖不知费去几许唇舌，而病卒不治。临命时曾邀余一诊，其目已盲，余心知是血渊渟①不行之故，血瘀故生虫，此所以有天白蚁之名，非梅毒菌也，然无术可为挽救，徒唤奈何。又余门人陆霄春有戚属，五十许，乡村老妇，患井泉疽，溃烂而不红不痛，惟奇臭，阴症也。西医治之，经月不效，断为梅毒，服药致呕不能食，濒危乃延余诊之，余以阳和汤予之，三数日后，能食而疽微痒，连服三十余剂，病霍然以愈。此两事皆可以见西国医术执着之弊，盖西医所以为根治者，不外病菌，菌之种类以数十万计，其分别之法，以形之短长弯直，有毛无毛，以染色，以反应凝集，而此诸方法，不足以尽数十万种微眇②之区别，则必有其疑似难解决者，于是其诊断不能真确，然而成见横亘于胸中，不肯怀疑也。又健体血行有

序，则能化，若血行不以程序，或有一部分停止，则虫生，如天白蚁，如井泉疽皆是。又都市中空气虽较山林为混浊，若流动则不为病，若不流动，则疫疠必作，此证之事实而不爽者。今病而验血，血中有菌，则执菌为病源，究竟因病而有菌乎，因菌而有病乎，此当为先决之问题，乃未闻有明确之理论，何邪？故鄙意以为执病灶以治病，与执微菌以治病，同为执着不切于事实者。

试药之弊，最是一纠纷难得说明者。中医用药，汗、吐、下、温、凉、和、补凡七法，尚有在七法之外者，如《千金方》中寻常不甚经见之方，约略言之，为弛缓神经剂，为消毒剂，为增加组织弹力剂，共得十法。后三法旧籍所未言，乃吾从经验悟得者。凡此十法，与西医异趣，有可得而言者。药物入口，病人所显之症状，各药不同，就其不同为之类别。凡发热口渴得药而解者，谓之凉；形寒肢冷得药而热者，谓之温。此就病躯反应所见言之也。得麻黄则肌表出汗，他不与焉；得大黄则肠胃泄泻，他不与焉。升麻、柴胡效力专在身半以上；怀膝、威灵仙效力专在身半以下，则药效有地位之辨焉。川连泻心，得吴萸则因拂逆而胸痞者以解，得木香则肠炎腹痛即除，得猛桂则躁烦不得寐者立愈，于是药效之地位，可以副药左右，有听吾人躯使之妙焉。凡此种种，一言以蔽之曰：是建基础于人身之上，于物理学、医化学、显微镜无干也。西国医药则不然，血中含有相当成分之铁质则血红，否则血色素不足，则提炼矿物之含有铁质者以补之，刚柔不问也；肌肉瘦削，审其为缺蛋白质，则用肉类之富有

---

① 渊渟：潭水积聚不流貌。
② 眇（miǎo 秒）：细小，微小。

蛋白质者补之，于发热宜否不问也；脉搏不匀，多思虑不易寐，审其为神经衰弱，则用砒素兴奋之，温凉不问也；脉搏起落不宽，知为心房衰弱，则用强心剂刺戟之；热度太高，脑受薰炙，神昏谵语，则用冰退热，用麻醉剂安脑，虚实不问也。最近二十年来，由细胞而知微菌，由微菌而发明血清，血清之治法为最新，彼中所谓根治，如治痢疾、脑脊髓膜炎、喉症，其最著者，然结果都不甚良，其脑脊髓膜炎治法，似尚未能与鄙人发现者较一日短长。吾有相识西医留学德国而归者，患痢，自注射爱梅丁至百数十针，几死，其后听其自然，半年乃愈；喉症则十五年前吾大儿即断送于某医院者。凡此种种，一言以蔽之曰：建基础于科学之上，与体工疾病之形能无与也。惟其与形能无与，而又执着于病灶，故治甲病而乙病继见，则转而治乙病，丙病继见，则转而治丙病，甲病与乙、丙病之联带关系则不甚注意，是以竭厥奔赴，常在病之马后，有焦头烂额之功，无曲突徙薪之事。又惟其建基础于科学之上，凡热度表所不能量，显微镜所不能见，则置而不讲，故药性无温凉，药效无定位，因而药方无君臣佐使，有效药，无效方。科学非即事实，舍试验则无从得特效药，故所重者在试验。体工之为物极神秘，其病状可以随所投药而呈变相，无有穷时。不讲形能，则照例常追随于病后，则其试验亦无有穷时。故由西医之道，可以终身在试验之中，此则试药之真相也。

五行为近人诟病，五尺童子亦羞称之，然平心论之，五行之不通，尽人易晓，五行之秘奥，尽人不知。木火土金水五字，可谓不伦[1]，用五字代表天地中万有，更从而为之说，曰若者相生，若者相克，是诚痴人说梦。然以余所知，五行实从四时出，不啻四时之代名词，其云木火金水，所以代表春夏秋冬。动植非土不生，故四者之外益之以土，而于四时所相当之名，故释之曰土为万物所归，寄王于四季。又提长夏以配之者，因空气中养气少则窒素胜，名之曰湿，湿之病人，专在腹部，所谓太阴湿土，便于称说而已。四时五行六气五脏六腑，实际参差不齐，古人并不以为病，以为日月运行，本有岁差，无从齐其不齐也。春夏秋冬之序，生长收藏应之。春夏相继，木生火也；秋冬相属，金生水也。揆其本意，似云夏之所以能长，由春之生来；冬之所以能藏，由秋之收来，含有阴阳消长之理，并不如字面之解说。仅如字面解说，则木生火、火生土云云，不可通矣。故《内经》云：冬不能藏，则无以奉春之生气，夏为寒变。是则明白说出本意。无以奉生者，当春之时，生气已甚觳觫[2]，由春入夏，大气变换，其无以应夏之长气，更甚于春时，不能与大气相应，即不能生活于此世界之中，则显反常之病象，此所以当火王之时而有寒变之病。凡此所说，皆阴阳消长、盈虚消息之理，何尝就金木水火土字面立说。盈虚消息是东方学说之骨干，懂得盈虚消息，便凡事不为已甚。以治病论，可治者，当然不敢放失；其不可治者，则知其死期，与之期日而已。此与西国学说恰恰相反，西人之治病，一往无前，胸中横亘一科学万能之观念，处处以征服天行为能事，所失实多。中国治法，人事方面，尽其在我，其无可如何者，付之天命，不勉强也。所谓天命，实即自然律，不背自然律行动，然实际上所全反多也。就以上所言，虽不敢谓即此便是定

---

① 伦：条理，次序。

② 觳觫（húsù 胡素）：恐惧战栗貌。

论，读者试平心衡之，毕竟中医当废如东国明治维新之所为乎，抑中医尚勉强当得国粹两字有保存之价值，而西国医学之科学化尚有未尽美善，不如中医之处在邪。此非一身一家之事，可以个人私意左右，而主奴之见，更无是处，读吾书者，当有公论。

人生意味

人生观之研究不彻底，则各种学问之研究亦不得究竟，时无论今古，地无论东西，万有学问，可谓皆对此一的奔赴。西国究研人生究竟，用哲学与自然科学为工具，而胎生学、生理学实占重要位置；《内经》虽谈医学，研究人生之色彩最浓，吾人苟不于此点注意，总不能得其要领，而收实在之效用也。

《上古天真论》以无为为乐，恬淡为训，就此两语观之，可知《内经》之主旨不在治病，而在养生。治病是对人，是外的；养生是对己，是内的。外的为艺，内的为道。《内经》为黄老之学，为道书，自当以内的为主，抑养生不讲，亦何能治病，此则吾人读此书首当注意之点。无为恬淡，是养生极则。毕竟若何能无为恬淡，身处一室之内，神游八荒之外，苟不揣其本而齐其末，愈无为愈不能无为，愈恬淡愈不能恬淡，是非人生观有彻底之究研不可。假使能彻底，则不期无为而自无为，不期恬淡而自恬淡，虽终日碌碌，心神安谧，日接绚烂，淡泊自如。反是虽名山古刹，佛火蒲团，亦魔障自生而致死也。

日本人某著《生物学与哲学之境界》一书，即所以彻底研究人生观，求解决人生之意味者。惟其书长于医学，绌于文字，艰深之意，多不能达，故上卷可观，下卷都不可晓，结论转觉浅薄。书虽日人手笔，大半探集欧洲最新学说，今试摘要一探讨之，以为吾说之发端。

该书排斥二元学说，主张一元学说。所谓二元学说者，以躯体与魂灵为对待，以为人类能运动，有智慧，必有不可思议之灵魂住宿于躯体之中，为之主宰。宗教家言，与近顷之灵学，皆属此种。该书对于此说，痛加排诋，以为是上古蒙昧时代之幼稚思想。所谓一元学说者，就一个躯体，从两面考察之，一面是物质的，一面是超物质的。即一面是生理，属于自然科学范围内者；一面是心理，于躯体之中，故曰一元学说。此盖近顷欧洲新芽怒苗之学说，而其研究之工具，即自然科学与哲学，然超物质的智慧，何以人类独有，他种动物无之？在理，他种动物属于哺乳类者，同是血肉之躯，应当亦有两面，与人类相同，今不尔，何也？如云他种动物确与人类相同，不过有程度之差，此语未为精当。盖他种动物，虽有智慧，不能逾物质之势力范围，如犬类有时有不可思议之举动，而其所恃者在嗅觉官能，此不可谓之超物质的智慧。如云他动物确与人类不同，则同是血肉之躯，何故不同？又人类之死，有细胞、血肉、筋骨完全坏变，而神明不乱，至大渐之顷，猝然而绝者，当其全体坏变之时，智慧之继续不绝，何自供给？当其溘然淹化之顷，知识何以猝亡？凡此皆未能予吾人以满意之答复，是西人所谓一元学说，不过认此为解决人生观之适当方法，非谓用此方法已能解决人生问题也。

吾尝谓人身之神经系，以电池、电线为喻，最能得其近似，不过有精粗之辨耳。脑可以比之蓄电池，中枢神经有如总线，神经纤维，则分线也，脑为知识所居为府，神经为知识所行之路，然谓知识出于大脑，则此语容有未当。盖蓄电池能贮藏电气，不是能发生电气，电气当另是一物。然此说近乎两元学说，即脑为知识所居之府，并非知识出于头脑，知识为另有一物，是即灵魂说。若从一元说，则当云脑是发电机，即知识由脑而生，无复别有灵魂，然大脑若何制造知识，则疑问较之灵魂说更多，兹为分别研究如下。

但就新旧约中所谓灵魂者观之，只为迷信，别无理由可供探讨，若佛说则有深理奥旨，初非吾侪浅人可以信口反驳。然佛说论回，毕竟有谁见来，总不免怀疑，吾常问之友人之深于佛学者，仅云：佛如此说，须知佛是不打狂语的。吾人只能以信佛者信灵魂之确有，此乃信仰佛法与否之答语，非研究人生观之答语。吾尝思之，对于佛说，得如下之解释。

大约头脑愈简单，则神鬼迷信之彩色愈浓厚，故文化幼稚时代，尽人皆信鬼神为确有，而传闻之说，不合理论，则不加思索也。例如人死为鬼，以为鬼是离躯体之灵魂，灵魂如其人生时之状貌，此犹可说也，乃鬼又必有衣服，笔记中记鬼之衣，辄为其人殡殓时所衣之衣，此明明是见鬼者自己脑中之幻影，非外界真有其物，否则人有灵魂，衣亦有灵魂耶？此在稍有思想者，当无有不怀疑者。

凡人即死，即不得复活，其复活者，皆其未死者也，死既不可复活，则死后之事，无由使生人得知。凡宗教家言，及社会上一切相传迷信之说，皆由生人推想，为之臆说，既是臆说，更参之以脑中之幻影，当然人各不同。其为说不中理者，乃其程度之卑下者，其比较中理者，乃其程度较高者，总之臆说而已。人生百年，总归于死，死之原因，最明显者是病是老。病与老，乃血肉官能坏变之名词也，如谓躯体死而有物不死，必其物与躯体无关系者，或虽有关系，必其物能命令躯体，而不为躯体所牵率者，果有此物否乎？如其有之，则躯体老死，此物必不与俱老死，谓该物为魂灵，不可谓之武断也。

脑之功用，因神经而显著。神经大别之凡三类：曰运动，曰感觉，曰知识。运动、感觉，固不能与躯体歧而为二，知识亦复与躯体有密切关系，例如白痴、神经紊乱，遂无知识可言。且患白痴病者，其躯体往往柴瘠，且发育不全，无性欲，不能生殖。就形能之公例言之，神经与知识、与各种官能，有直接关系，即各种官能与知识，有间接关系，是则躯体死，知识殆无有不死者。又如患脑炎病者，当其未病时，神明清楚，病毒侵及神经系，即知识昏蒙，若用药治之而愈，则知识恢复常度。以上为最显著之二例。

又经谓：肾者作强之官，伎巧出焉。此所谓肾，与西医籍所谓肾者不同。《内经》所指者，当然是内肾，然实该生殖腺而言。肾脏之利尿作用，《内经》则属之膀胱。又虽指生殖腺而言，所谓作强伎巧，并不指生殖，其主要之点，与西国所谓 ABRENALIN 之功用吻合。ABRENALIN 者，西人近顷发明之一种内分泌也。经旨盖谓肾脏充实，则其人精神满足，不畏难而能奋勉，是之为作强；百凡艺术，皆须精神足以举之，如精细之雕刻、优美之文艺，皆所谓伎巧。第从反面观之，《内经》所言，可以证明其不误，凡多内病瘵之人，无论何事，皆畏难苟安，神昏而气短，虽其人未死，生气索然。然则准此以谈，躯体与精神不能分而为二，是其第三例。

又阴虚者肝必王。所谓阴虚者，即血干液少；所谓肝王者，即神经过敏。此病浅者，不过多疑善怒；较深者，辄手颤脚软，矢燥多悲；尤深者，语言不能出，神经错乱，其卑愫①证，即此病之最深者，无食欲性欲，无思想，无记忆力，无鉴别力，畏人，喜独处，日常恐怖，惕惕然如人将捕之，其精神如此之觳觫，而其致此之由，仅因血液少而神经枯燥，是精神与躯体不能离而为二，是其第四例。

由以上四例观之，不但躯体能左右精神，精神亦左右躯体，二者实交互为用，不但如辅车之相依②，简直是一物之两面。超物质之精神，即产生于物质之躯体，是躯体死，精神即无有不死者，"生物与哲学境界"即根据类此之观念，排斥二元学说为蒙昧幼稚，然此问题，实际上实不能如此简单，或者竟是西国哲学尚在幼稚时代，亦未可知。鄙人于哲学、自然科学、佛学，所知均极寒俭，今仅以说明本问题为止，各种学术之优劣，固不许妄有评论也。

心与肺之运动，血管与淋巴管之输送液体，以及体中其他部分不由意志命令而自动者，生理学家谓之植物官能，其眼、耳、鼻、手、足，由意志命令而动者，谓之动物官能。植物官能之动作，当然是躯体本身所发生；动物官能之感觉，亦何莫非躯体所发生。然佛家以眼耳鼻舌身意为六贼，由眼耳鼻舌身所发生之感觉色声香味触为五尘。五尘六贼，并不认为即是灵魂，且佛以意为第六识，末那为第七识，阿那耶为第八识，必勘落第六识，第七识始见，勘落第七识，第八识始见，至八识全不执着，而后得见真如，真如方是真正灵魂。持此以较西方哲学家言，精粗之分，不待言说，故吾疑西方哲学家之程度尚幼稚也，所惜世之治佛学者无不蹈空，其所言辄不能与科学家头脑相合，因群名之为玄学。至今日风尚所趋，玄字几成为罪恶名词，大有匹夫无罪，玄学其罪之雅。其实平心论之，明理而已，吾又安知

其玄与否。

是故超物质之精神，由动植物官能而发者，皆非所谓灵魂，皆能随躯体而死，其不由动植物官能而发生者，方不随躯体而死，此不随躯体而死之体，即佛所谓不生灭性。

按，《楞严》：佛告波斯匿王，三岁时见恒河，与六十岁时见恒河，所见丝毫无异，谓是不生灭性。佛又申言：汝今伤白发，面皮皱，而观恒河与昔同，是性未曾皱。皱者为变，不皱非变，变者受灭，不变者无生灭。此节乍观之，似尚非极成之论，因见由于视觉，三岁时与六十岁时同是见，固然。然身死，则视觉随之而死，不能于死后有所见，亦不能于垂死之顷，视觉不生差别。三岁、六十岁所见固同，六十岁与临危时所见恐不能同，抑初生时与三岁时亦不能同。又就事理推考，所见者为恒河，能见者为视觉，在恒河则逝者滔滔，前水迥非后水，在人体则细胞新陈代谢，环境感觉，今昔特殊，虽云同是见河，外而所见之物质，内而因见觉而起之感念，固自完全不同。然佛说精密，迥非吾侪凡庸所能窥测，即治十年佛学，亦不必能入其堂奥③，就《楞严》言之，在外者为见相，在内者为见性，佛云不生灭，乃专指见性，欲穷见性不生灭之理，乃读《楞严》者所当有事。不佞于佛未尝学问，不敢妄说，不过性灵不灭，就我思想所得者，似尚能言之成理，可以自喻喻人。此当分三节以研究之：第一，性灵

----

① 愫（dié 蝶）：恐惧。

② 辅车之相依：颊骨和齿床互相依靠。比喻两者关系密切，互相依存。辅，颊骨；车，齿床。语出《左传·僖公五年》。

③ 堂奥：深处。喻深奥的义理，深远的意境。

是何物；第二，不灭之证据；第三，身死后此不灭之性灵作何究竟。

人类自呱呱坠地时，仅知吮乳与啼哭，其后知识乃逐渐增加，凡百学问，皆自外输入的，而非与有生俱来的，就知识输入论，更当分二层说明之。（一）人类能输入知识，兽类不能输入知识，若精密言之，兽类虽亦能输入知识，是有限的、机械的、生理冲动的。例如蚁能列阵而斗，蜂知互助而群，皆属机械的，无不测之变化；猴与犬最慧而不能言，鹦鹉、鹳鸲能言而不解语言之意义，是有限的；古时有舞马，闻音乐而能舞；近日有警犬，利用嗅觉能缉盗：虽能输入，其能力既限于由脏器机能而发生，而其奔走效忠亦只限于受豢养与积渐之习惯，是仅仅限于筋肉神经诸生理上之感觉冲动而止。人类则不然，是无限的，是变化不测的，是能控制生理冲动的。人类血肉筋骨、神经脏腑，与高等之兽类略同，在胎生学上最初之胚胎亦同，乃至由细胞分胚叶，由胚叶成脏器，产生而后由哺乳而逐渐发育，亦无不相同。人类知识所以无限，所以不测，所以能控制生理冲动，全赖乎输入。输入之方法以学，兽类不能学，并非不能学，实是不能受。人兽之血肉脏腑官能略同，生理之功用亦同，何以有能受与不能受之辨，是必人类于同样躯体之外，多一能受学之物，此物竟不能以自然科学证明之，是此物竟是超科学的，将来是否能以科学方法证明此物，固未能断言，现在则确处于超科学地位。（二）收受知识，不止一面，而大部分则在教育。人类以教育收受知识，亦由同样方法输出知识，若仅以所受者授之于人，则不过如一桶水倾入另一桶，是则无多意味。所奇者，从各方面收集知识，如蜂之采花酿蜜，必加以一番蕴酿，自出机杼，然后著之于书，见之

于行为，己身受之于先觉者，还以授之于后辈。又其从各方面采集知识，加以蕴酿，不仅集各种知识加以调和变化而已，又必发明新义，有所增益，此实人类进化之源泉，决非他动物所能有。既为他动物所无，可以测知必然与血肉之躯所具之生理机能无与，是又不得不假定有一超科学之物实主宰之，是即吾人所谓性灵者是也。

就以上所言，性灵之为物，其体与用之界说如下：是人类所独有，非物物所共有，非专就物质研究之自然科学所得推测；是无实质，不可以数量计的；能使识阅收受各种知识；能调和各种知识，加以连络贯串或化合；使成片段的知识，能发生新义，使成进化之源泉。

欲研究性灵是否与躯体同死，则有如下当注意之各点。第一，死乃躯体坏变，凡躯体皆不遽死，其来以渐，死之前一步为病，病之前一步为老，是为正命。其未老而病、病而死者，非正命。非正命虽不老，然必病，病是死者，神经细胞脏器各官能坏变，至不能维持，骤现断灭之谓。非正命，当然是病理上事，今仅言属于正命者。死之前躯为老，而照《内经》所言，人生之前半节为生为长，以生长与老病对勘，则知凡壮盛，皆由萌芽发展而来；凡老死，皆由壮盛渐衰而致。日中则昃，月盈则蚀，人生既壮而后，无有不逐渐衰老者，故人生无有不死者。而此超物质无数量之性灵，却与躯体相反，苟能知修养，不加以戕贼，则阅年愈久，愈形盛大。《论语》所记四十不惑，五十知命，六十耳顺，七十从心，其明证也。渐趋壮盛是生路，渐就衰歇是死路，然则性灵不死，固自有其显明可证之理。其次，当证明是否性灵与躯体无关，如其真确无关，当然不与躯体俱死，否则不死之说，总不

成立。前文谓性灵为人类所独有，血肉之躯，则人与高等动物所不同者几希。是西国之主张一元学说者，谓躯体之有灵魂，如盾之两面，一面是物质的，一面是超物质的，其说不为圆满。盖彼所指为超物质的，仅指感觉思想知识之根于生理冲动而发生者，不能包括高踞其上之性灵。欲证明此说，亦非难事，假使谓性灵亦由躯体发生，则戕贼躯体，性灵当有影响，补益躯体，性灵当受影响，乃事实上殊不尔。自古圣贤豪杰，处穷困境地，乃至图圄①之中，大杖之下，极人世所难堪者，往往坦然受之，举止转觉安详，神志反形清朗，此种事实，随在皆是，孟子所谓"富贵不能淫，贫贱不能移，威武不能屈"，是其证据。因富贵、贫贱、威武之势力，仅仅及于躯体之苦感快感，即有波及于意识方面，亦限于由生理冲动而发生之低等知识，惟性灵高踞于此等知识之上层，不由于血肉官能发生，为富贵贫贱威武势力所不及，故不能淫，不能移，不能屈也。至于药物，当然是脏腑官能血肉方面事，虽亦有改勇为怯，变贞为淫之事实，然充其量不能出生理冲动之范围，鸦片烟、吗啡针，能兴奋精神；割换青春腺，能令衰老之人增食欲、性欲，无论如何，总不能因吃药打针之故，使宵小变为君子，俗物变为雅人，是可知变化气质是学问上事，非物质方面之改变，所能左右者，此则尤为显著者矣。

性灵果与躯体无关，何以事实上有因嗜好之故，累及人格者？又自古巨人长德，无不讲修养，人格宜若性灵方面事，修养之目的，保其天真，亦性灵方面事；嗜好，当然是生理冲动方面事，既各不相涉，何以能累，又何自修养，宁非甚费解者？按：躯体之物质方面，血、肉、筋、骨、神经、腺体、脏腑、官能，人类大略与高等兽类相同；超物质方面，如喜、怒、爱、恋、嗜欲、记忆、认识，亦复大略相同。其有不同者，乃环境习惯不同之故。若夫仁、恕、廉洁、慈悲、信义、诸道德方面事，兽类则绝对无之。人类于初生期，亦仅具胚胎，成人之有诸道德者，全在乎感染，其最要条件在能受，是道德之发生，全赖乎能受之性灵，与输入之学问。（道德最初发生当是从恕字起，其后逐渐繁复，全赖推理的思想，亦为他动物所绝无。）此种岂但非从生理发生，且从各方面精密考察，实与由生理发生诸肉欲嗜好立于敌对的地位，此伸彼绌，互为消长。既立于敌对地位，非出一源，尤为明显。故有时道德克制情欲，有时躯体累及性灵，惟其如此，故有待乎修养。修养之法，人各不同，大约东方哲人，泰半偏重**于性灵**方面；西方哲人，泰半偏重于躯体方面。

佛主超世法，持苦行，修真如，绌肉欲，乃其最走极端者。西人偏重物质文明，修明政治，划清群己，其种种设施，无非欲达到乐利目的，亦其最走极端者。宋儒抬出天理克制人欲，而又排斥佛学，是亦走极端，且不免自相矛盾。以上三者，均有可议。佛学、宋学，千余年来得失，已昭然可见；西方物质文明，处处征伏天然为能事，结果天行复仇，受祸亦至酷，科学愈发达，贫富愈不均，下层社会蠢蠢欲动，上层社会乃非常恐慌，而欧风东渐，中国之受祸尤为酷烈。今日荆棘满地，淫书、媚药、跳舞场充斥于都市，非孝、离婚已为习见不鲜之事，是皆非吾家所固有，不过此种欧化，未免橘逾淮泗，变本加厉耳。惟其欧人科学万能之观念太深，故研究性灵问题，总觉格格不相入。

───────
①　图圄（língyǔ 灵语）：监狱。

孔门以六艺为教，曰礼以节文，乐以和志，则心身并重。孟子对于性灵问题，色彩最为鲜明，教人则云毋养一指而失肩背，主旨在求放心；律己则云不失其赤子之心，又云吾善养吾浩然之气，皆以性灵为主，以躯体为附属品也。

准以上所谈，则有一问题，即我字之意义是也。试问何者是我，一为思索，殊耐人寻味。盖我字不过一假定名词，若认躯体为我，而遗其性灵，宁非颠倒？洗浴而去垢，剃头而剪爪发，此垢与爪发实是躯体中已死之细胞，可谓一部分之我死去，然寻常不认为死者，以躯体有新陈代谢之功能，有新生者为之补偿，故不名为死。然若去其一肢或一官能则何如，即如下走，病瞆二十年，耳不闻钲鼓，是听官已死，亦无新生之物以为补偿，然只自认躯体残废，不认我之为我，已不完全，无他，以为性灵未尝残废也。普天下之残疾人，皆与我同具此种心理，是普天下之残废者，皆认灵魂为我，不认躯体为我也。至寻常所谓死，乃全躯体一时断灭之谓，此与一肢体一官能之死，如五十步百步之相去。

躯体之死，为细胞新陈代谢之作用，一时断绝之故，其断绝有前驱，曰病、曰衰老。躯体与性灵，不能并为一谈，而性灵若得其所养，则愈老愈壮盛，是性灵不与躯体同死，已真确无疑。既不与躯体同死，则躯体死后，此性灵作何状态乎？现在吾侪仅具普通常识之人，知星球皆如地球，其行动有一定轨道可以测算，是地球自身之动作，是机械的，是可计量的，是物质的。而地球上产生之有机物，任指一种，其构造动作，繁复不可胜数，就中最灵为人类，人类之生活状态，任指一种，一加研究，皆不可究诘。吾侪知识之短浅，恰与吾侪躯体之在沉沉大块之中之渺

小程度为正比例。思想不可仿佛之事何限，而灵魂尤不可捉摸，将谓人类为地球之主人翁，如古人所谓三才，以人与天地并列乎？其然，其不然，不知也。将谓人类之上，更有不可见之仙佛神圣，为地球之主人翁乎，是亦不可知也。若据理推测，当认人类为地球上万有之主宰，而仙佛宜存而不论，至人类死后之灵魂，其可知者，为无苦楚，盖人世一切苦乐，皆发生于躯体。故老子云：吾之大患，在吾有身，无躯体，则无恐怖挂碍，是可断言者。其次，决非如世俗所传神鬼之具有形体，如生时形状者，因躯体形骸已经死去，宁复留有此幻影之理。凡寻常人之相惊以伯有者，皆属心理作用，藉曰有之，当不过如《易经》所谓游魂，乃躯体之余影，决非所谓性灵。又其次各个人死后之性灵，是否仍为各个体，亦无得而拟议。凡地球上产物，皆为地球所有原质之集合体，性灵自不能为例外，或者竟如电流，亦未可知。如云是个体，便有分别，有分别，便有数量，宜不致至现在尚未发明，以既有数量，便非超科学的故也。

人死不能复活，现在生存者又从未死过，而性灵之为物，又无数量，不可以科学测验，则死后作何状，又孰得而名状之。故可以推测者，仅能如上所言而止。本文之目的，本不在研究死后之性灵，惟在明白人生之意趣，是不可知者，不妨置之。

明白人生意趣奈何，照以上所言，共得两要点：其一，躯体非我，性灵是我；其二，死不足惧，世界不足恋。而第二点即从第一点来，性灵是我，躯体是附属于我者，认之既确，决不至于颠倒。如孟子所云养一指而失肩背，人格不期高而自高，然主从认得真确，却非易事。孟子谓一箪食一豆羹，得之则生，勿得则死，呼

尔而与之，行道之人勿受，蹴尔而与之，乞人不屑。又乡为生死而不受，今为宫室之美而为之；乡为身死而不受，今为妻妾之奉而为之；乡为生死而不受，今为所载穷乏者德我而为之。此两节实将寻常人不能认得真确之病根，说得深刻显著，无可躲闪。常谓贫困而丧其操守者，为最下品，其次为枉尺直寻①者，其次为利令智昏者，其次为沉溺宴安者，其次为临难苟免者，以上五种，有程度深浅之不同，其实同一颠倒，同一不认得主从。彼因贫困丧所守者，仅仅知有躯体，不曾知有灵魂，故当最下；其余皆因躯体之故，而累灵魂者。而尤劣者，在虚荣心，大约此层最难克制，宫室之美，妻妾之奉，所识穷乏者得我，此三事，皆有一个虚荣心在内。就我国最近三十年社会上事实，一考虑之，可谓种种纷扰，皆此虚荣心为祟。例如负债而坐汽车住洋房，拥资数万乃至数十万而营投机事业。问既负债，何故必洋房汽车？既已拥有巨资，何事尚行险侥幸？则虚荣心继长增高为之也。惟其虚荣心胜，则精神外倾，即孟子所谓有放心而不知求，于是种种败德之事，相缘而起，而社会乃多事矣。孟子谓使民养生救死之不赡，奚暇治礼义哉？顾亭林②谓学者先治生，此皆言凡人处境，不可太穷，虽云无恒产而有恒心，然必内顾无忧，然后可以治学。颜夫子箪瓢陋巷，屡空宴如，亦毕竟须有陋巷可以栖身，箪瓢可以果腹。中国旧俗，重视人格与学问，不必言甚盛时，即乱世亦如此。王宏以都督之尊，屈驾至陶靖节五柳之宅，赏花荒径，饮酒东篱，此等事，可谓在今人头脑中，意想不到者。即在近世先达奖借后进，以专阃③之贵官，与布衣订交者，自曾文正④以后，直至光绪末叶，此风未泯。二十年来，拜金主义渐渐普及于社会，学问乃不

为人贵视，在巨人长德，有何损失，所可惜者，莘莘学子，不复知有国学，欧化又不甚道地，谓为中国人，既名不副实，谓为外国人，又似是而非，而中国学术乃不期而破产，是使国家先无灵魂也。是故就吾人个人之立场言之，处境稍裕者，当屏除虚荣心；处境寒俭者，当亟图自立；既有恒产，或是恒业，即当潜修学术，不复孳孳为利，此所谓从吾所好，不以心为形役之道也。

或谓，现在生活难而失业者众，正是养生救死不赡之时，以云自立，谈何容易。应之曰：此固非本文所欲言者，然救济之道，不外在人人能认清主从。譬如富人而营正当事业，则五十万资本之实业，间接直接赖以存活者，当数千人；以五十万资本而投机，一旦失败，间接直接蒙害者，当亦如之。又如贫人而得职业，安常守分，则资本家亦受其利，营业发达，则外国银行存款减少，而国中实业增多，安在职业之难得。故世界治乱，只在人心一转移之间。

西国学说有极精到语，值得吾人注意

---

① 枉尺直寻：曲折的只有一尺，伸直的却有一寻。比喻在小处委屈一些，以求得较大的好处。枉，弯曲。寻，古量词，八尺。语出《孟子·滕文公下》。

② 顾亭林：顾炎武（1613—1682），本名绛，字忠清；后改名炎武，字宁人，亦自署蒋山佣，学者尊为亭林先生。明朝苏州府昆山（今江苏省昆山市）人，与黄宗羲、王夫之并称为明末清初三大儒。

③ 专阃（kǔn 捆）：专主京城以外的权事。语出《史记·张释之冯唐列传》："臣闻上古王者之遣将也，跪而推毂，曰阃以内者，寡人制之；阃以外者，将军制之。"

④ 曾文正：曾国藩（1811—1872），初名子城，字伯函，号涤生，谥文正。湖南湘乡（现属湖南省娄底市）人。

者。哲学家谓人类乃追目的性动物，此语甚耐人寻味，其含意与庄子"哀莫大于心死"句同。何以言之？追目的者，谓凡人皆有一目的，不论美恶大小，总之必有。夫所谓目的，谓其事为心愿所祈望而未能实现之谓，欲其实现，须尽力奔赴，是名为追，尽人皆有此种性情，故名追目的性。凡人前途有希望，虽处穷困不堪之境，亦油然有生气，不以为苦；若前途全无希望，愈是处绚烂境界，愈是恐慌。然恐慌云者，犹有死中求活意；若竟不恐慌，则其心已死，无复生气，就有更可哀于此者。是庄子此语，已明白指出人为追目的性动物矣。吾人既知性灵是真我，躯体不过附属品，而人世一切物质，仅与躯体生关系，势不能视物质方面事，较重于性灵方面事。

所当注意者，生理冲动所发生事，能累性灵，则虽明知躯体为附属品，要不能置之不问。吾人既入世网，自身纵能穷饿，然室人交谪，啼饥号寒，则性灵受累矣，于此可知学者先治生一语，有若何意味。其次当知躯体之累性灵，不但是贫困之境，贫困固累人，富贵尤甚。谚云：人世无百年富贵。何以无百年富贵，不仅世家子弟多宴安耽毒，大约人类苦于眼光短浅，知躯体穷饿之可怕，不知学问饥饿之尤可怕，故处艰苦之境，则努力奋斗，其追目的性能充分发挥，追既席丰履厚，则此种本能渐失，一再传后，变为无目的之人，有之，亦不过饮食男女为目的，不败何待？于此可知，《论语》君子谋道不谋食数语，有若何意味；孟子所谓无名之指，简直是指贫富，求放心是指学问。

是故，依赖为害群恶德，人贵自立，古训早已明白诏人，若夫衣食既足自给，则苟有苟完，不当更贪多务得。如云性灵虽是真我，然人世一切绚烂繁华，皆与躯体生直接关系，只恐富不可求耳，否则吾宁暂阁真我，取快一时，世人作此想者自居多数，然苟明知真我非躯体，而犹有如此错误者，可谓之自暴自弃。盖声色嗜好，恣所欲为，即人生仅有之生趣，已被蹂躏净尽，此在稍有阅历者，类能言之，而就医学上一加考察，则声色嗜好之流弊，其予人类以苦痛，竟有不可究诘者。试问一般富豪达官，亦知湿为何物，咳嗽、吐血、中风之远因为何事乎？苟一为详细诠释，恐抱快乐主义诸君，翘舌汗下，不能自制也。

文孔老庄，为中土四圣（此本章太炎先生所著之《菿汉微言》），故吾亚洲文明，当以《易经》《论语》《道德》《南华》为正干，周秦诸子为枝叶，综合之，为一切学术之大源。比诸佛学，是世法的，非超世法的；比诸欧洲，是超物质的，非物质的。其主要有三事，曰立德、立言、立功。何谓立德，即不以嗜欲害性灵也；何谓立功，谓自身有德，能为人群模范，能感化人类，使去恶迁善也；立言，则以己身受之先民者，加以蕴酿，著之简策，传之后来，言其纲要，如此而已。近日一般欧化学者，但论及古代学术，便下一总括之批评曰玄学，其面部辄显一种不屑之表情，若曰：是不足学，抑亦不能得学。夫所谓玄者，谓其言空洞，带有神秘色彩，令人不懂之谓。自不佞视之，古代学术实不如此，欧化学者自不懂耳，何尝玄。

中国学术，非但不玄，亦且平淡无奇，然却如布帛菽粟，不能一日无之。今之青年，大多数不复知有旧学，此非青年之过，尸其咎者何人，将来历史上自无所逃责，不待吾之饶舌也。不过以有五千年历史之古国，竟因喜新厌旧之故，使先民遗留之故物荡焉无存，谓非奇耻大辱，吾不信也。抑吾犹有说，无论古今中外之哲人，佥谓人类为宰制地球上万有之主人翁，果如所言，毕竟人类以何种资格取得此主人翁之位置乎。吾知最多数之答语，必为物质文明。何以故？因物质文明能征服自然。今日之枪炮飞机，固然是物质文明，即古代之纲罟①舟楫，何尝不是物质文明，假使上古无弧矢②，兽蹄鸟迹遍中国，人类绝灭久矣。然而今之物质文明，其价值有可注意者，杀人之器械日精，国家之负担日重，制造机器愈进步，社会之贫富愈悬殊。科学益进，人民益苦，谓长此以往，便是地球主人翁之生活，吾总疑之；若云尚须别谋他道以图救济，则吾说虽老生常谈，未始非壮热时一帖清凉散矣。

既认明性灵是我，躯体不是我，可以省却无数的无谓纷扰。既知人类同有追目的性，则仰事俯蓄有余力，当别立目的以自课；知宴安酖毒之足以杀身，知席丰履厚之足以丧志，则所谓别择目的，决不是声色货利。而古训之诏我者，可以心领神会，无扞格不入之患矣，然后知绚烂无可乐，恬淡可乐，虽有所为而胸中空空恫恫无有成见，大功不必自我而成，政令不必由我而出，简直等于无为，是则黄老之学之微旨也。读吾书者病未能乎，何不即以此事为目的，而努力修持之，是即躬行实践之已。

或问性灵不死，而躯体死后，性灵作何状，竟不可知，亦毕竟有何意味。既不可知，即最后无有归束，难怪宗教家创为天堂地狱之说，以范围人心。而桀黠之徒，当人欲横流之际，觑破神道设教之毫无凭证，于是倒行逆施，肆无忌惮，此社会所以多事，而人心所以不平。今本篇题曰人生意味，对于此点不能解决，则千言万语，徒辞费耳，应之曰此自有说。

第一当知者，为推理所得，百无一差。例如佛经上说，见角知牛，墙外有牛，吾未之见，仅见其角，知必是牛，此由推理而得，不能谓因未见牛，否认此推断为不确。又如《左传》见披发于伊川，知百年而为戎，此与见角知牛同理，不过时间较长，为事较不易之耳。不但此也，算学之测量，亦同此理，隔河有塔，测算其高度，用已知之三角，推算未知之三角，得数同实地丈量，且千不爽一，万不爽一，宁得因未经实地丈量，而怀疑测量之得数为不确乎？

其次当知感应之理，燧寸之效用在取火，假使浸之水中，而欲其燃烧，则必不可得，是即《易经》所谓水流湿，火就燥，同声相应，同气相求，故积善有余庆，作恶有余殃。《左氏传》云：祸福无门，惟人自召。书传类此之文字，多至不胜缕指。

明乎此二者，则性灵之为物，于人死后，其体态虽无从拟议，但以见角知牛为例，可以知其必有。以声应气求为推断，假定其为物为电流为以太，可知其必与光风霁月为伍，决不与朽坏浊秽为邻。是故佛说真如，当是从推断而得，说西方极乐，当是从感应而言，至若恣情于声色货利，心放而不知求，则积非成是，不复有恻隐羞恶诸良知，是即性灵汩没，虽其躯体未死，已等于行尸走肉，是尚不如草木之经得朽腐，更何有死后性灵。

是故，吾人当认定真我，不使受累，更不容有疑虑。但就上文所述者之外，更有一事当补充言之，孟子谓浩然之气至大至刚，孔子谓申枨多欲不能刚，合而观

---

① 纲罟（gǔ 谷）：指鱼网。纲，提网的总绳；罟，鱼网。
② 弧矢：弓箭。

之，可知所谓善养，即是去欲，所谓欲则不刚，即是多欲能戕贼性灵之证据。食色两字，实有连带关系，西人割腺术，验之于鼠，足以证明之。鼠之甚老将死者，予之食不能食，亦无牝牡之求，割其肾腺，以幼鼠之腺易之，则斗见壮盛，性欲食欲皆增，是即所谓返老还童术也。然生老病死，根乎天运，故《内经》以合四时之生长收藏。欲求真个返老还童，除非真个虞渊[①]返日，不问返日，则所谓返老，总属假而非真，试问以乙鼠之腺接之甲鼠，杀其一，生其一，所增益者何在。若以山羊之腺接之于人，当更有不可思议之流弊，亦许以人而产羊，亦许所产者虽仍是人，竟尔性灵不具，或竟为人兽混和的头脑，而呈一种空前未有之怪象，则为之奈何。况所谓返老还童，不过缓死须臾，并不是长生久存，是亦不可以已乎。昔苏省某绅，本负时望，有令誉，因割换外肾之故，秽德彰闻，被其毒者，饮恨切齿，致将其手书绮语，付诸影印，到处播扬。某绅死时，报载其致死之由，因进团子十二枚之故，七十老翁，一餐食尔许，食量固可惊，然不可谓之考终正命。准此以谈，是创此术者与受术者，皆可谓之不智。《孟子》君子不立乎严墙之下句，与《论语》惟酒无量不及乱句同。何以言之？严墙能压人，酒能乱性，于此等处加以戒慎，不以一指失肩背，自全之道也！古代能乱性之物，仅仅是酒，今则危机遍地皆是，如返老还童术，即其著者，吾侪既不能如苦行头陀，亦无为无端自取堕落，修身以俟命，则人生之正轨也。

更进一步，验之人情。人类既含有性灵，则人与人交接，必不止物质上交换，性灵方面当然有甚繁复之交换事件。物质无价值，性灵当有价值，然则性灵之交换为事何如，通常所为情谊，凡根于利欲

者，仍非超物质的。其最有价值者，但有两事：其一，感念旧恩，不渝生死，此言报施，虽初起之事实，总不离物质，其后却纯粹是性灵，人类一切优美行为，皆筑基础于此两字之上，若欲详晰言之，累纸不能尽，读者潜心思索，当自得之；其二，是先觉觉后觉，此是教育，人类之知识，既全赖感受，则教育事业，当然是超物质的，故为学不厌，诲人不倦，是孔子生平一件大事。

此两事以现在流行语译之，前者是小己的人格，后者是互助的精神。就人格言之，无论学说如何变更，国家社会组织如何变更，此基础却绝对不能变更。或者谓感恩报德，是寒士心理，数年前曾于报端见此论调，为此语者，真是胡说，岂席丰履厚，便可以忘恩负义乎？不过因感情冲动，倒置重轻，热烈一时，境迁情冷者，当然不可为训，然此当纠正以学问，非性灵本能之罪也。就互助方面言之，此事之范围绝广，时与境均不足以限之，古人嘉言懿行，既常在人心，而东西学术切磋，亦全无国界。是认定性灵为主，躯体为副，则居重要事业之第一位者，当是不朽事业，死亡虽大事，当屈居第二位，而兵轮炮火，强权霸业，究其真际，竟是无谓之纷扰。

除此二者之外，其他种种，吾人既有此身，当然是不可省，然亦不过不可省而止，如题应付，无造恶因。古哲人无心流露之言，往往有此意味，如《论语》富不可求，从我所好，蔬食饮水，富贵浮云等，又如陶渊明寓形宇内复几时，曷不委心任去留，胡为皇皇欲何之，皆是。犹忆有人曾谓陶渊明是废物，此语亦于前数年

――――――――――

①　虞渊：亦称"虞泉"。传说为日没处。语出《淮南子·天文训》。

报端见之，此因物质文明、功利主义，深中人心，遂有此种见解，将来总有自悟其非之一日，无待不佞饶舌也。既明白以上种种，则知百凡人事，总不过过渡生活，纵有所为，自不背无为之旨（无为之为读如字，即无为而天下治之意），而真正可乐之境界，总不在世人所谓绚烂之场，是则孔孟亦同此旨趣，不必黄老为然矣。

惊风经验谈

惊风之辨证 欲治惊风，须先明何者是惊风症。通常以抽搐戴眼者为惊风，抽搐戴眼者，惊风已成之候也，已成而延医，便多危险。因为真能治惊风之医生，截止今日为止，无论何处，实不多见，而惊风为病甚急，延医既需时，买药又需时，鲜有不误事者，若医生医术不高明，更不必说。病家有鉴于此，往往购藏惊药，以为预防。然而治惊之药，都非平善之品，小有不合，为祸甚烈，凡夭折之惨祸，由此因缘而酿成者，盖不知凡几，故辨症实为诸重要节目之先务。

惊风之朕兆 凡小孩发热，热壮，寐中惊跳者，咬牙者，手指自动者，口唇鼻旁青色者，唇干绛、面色青、手指冷者，啼无涕泪者，目光异常者，皆真惊风之朕兆也。此外更有极恶劣者四种，一嗒嘴，二弄舌。嗒嘴，唇辟阖如尝物辨味然；弄舌，恒以舌舐出唇外。三唇舌发黑，四两手冷热不同。既见种种惊风朕兆，复见此四种恶候，其为病之险恶，异乎寻常，虽未见抽搐，已可知其必抽搐，且可以断定是凶多吉少之症。此外更有一种，不发热，仅目光呆钝，啼声低缓，有时亦能笑，惟神气总不敏活，此种最不易觉察，惟细心之父母与经验多之医生，为能知之。此种极不易治，患此之病孩，其年龄以两岁者为最多，且多肥硕之儿，其血色脉象，往往甚好，尤能令医者迷惑。

惊风已成之病症 继前朕兆而见者，为抽搐，亦云瘈疭，谓手足痉挛也。凡抽搐，皆阵发，当发作时，手足牵掣，面部之肌肉亦牵掣，如眼皮口唇皆牵动，而目则上视，为状至为可怕，约亘一两分钟渐渐自定，既定后，神气恢复常度。如无病者，抽搐时手脚或冷，定后亦渐温，抽搐时面青，定后则转红润，脉则缓滑有胃气，逾半日或一日再发。若不得适当治法，照例愈发愈频，可以一日二三十次发，当发一二次时，定后完全无病象可见，三四次发作之后，则目必微歧，或微斗，其两眸子之所向，不作平行线，此即病候渐深，变症将作矣。

以上所述者，可分为两层，第一层是朕兆，未即成惊，其发热者，以退热为主，以治惊为副。凡唇红而干，舌色干绛，有汗，手微凉，鼻旁隐青色者，葛根芩连加龙胆草、安脑丸主之，方如下。

葛根一钱　黄芩一钱　川连三分　龙胆草二分　安脑丸一粒，药化服

按：惊风，古时概以痉名之，痉即伤寒之一种，拙著《热病学》《保赤新书》有详细说明，此处惊风由热病转属而来，亦与后文兼证相同。既云治热为主要，治惊为次要，则凡治热之药，悉照伤寒法办理，病证同葛根芩连汤症；其无汗者，葛根芩连加麻黄三四分；其唇不绛，舌不干，汗出而形寒者，加桂枝三四分；而治惊之药则胆草、安脑丸，惟分量不可重，倘不及够，宁可再服一剂，乃万无一失之道也。

前列朕兆之最后一种，即不发热而目光有异征，神气有时不敏活者，虽未见抽搐，亦须照惊风已成法治之。惊风在朕兆已见，尚未实现抽搐之时，兼见四恶候

者，为难治。四恶候中之唇黑，与目呆啼声低缓两证，结果都不良，盖前者初起即唇黑，其血已死；后者虽较缓，其病根在先天故也。其理由言之颇冗长。本篇恕不详赘。

其已成惊风而见抽搐者，纵有发热之兼证，亦以治惊为主，热度无论高低，如不暇兼顾时，皆姑置之，方如下。

薄荷一钱　天麻一钱　独活六分　龙胆草三分　炙蝎尾一分，研末冲　防风八分　归身三钱　知母一钱　细生地三钱　安脑丸三小粒，药化服

上为治惊最有效之方，服法，每剂药分三次，每次用安脑丸一粒，药化服。其进药时间，病重者每次相距一点钟，一剂服完，再作一剂；病轻者，可以相隔四五点钟，饮食或乳，须减少其量；若在穷乡僻壤，夜深市远之时，即不用药方，但服安脑丸，用温开水化服。

惊风之变症　凡惊至一日十余次发，当然生命极为危险，用寻常惊药治之，即使幸免，其结果亦不良，最多之变症，为痫、为耳聋、为哑、为瘫痪、为解颅（头颅放大）、为项反折（即后文之脑脊髓膜炎症）、为白痴，或延喘至数月之久，仍归一死，或成终身之累，变为废人。其为祸之酷，令人言之惊怖，惟用安脑丸治之，则统无此等流弊。

安脑丸专治两大症，其一为惊风，其二为脑脊髓膜炎症。

脊髓炎与惊风不同之处。惊风抽搐神昏，脊髓炎亦抽搐神昏；惊风阵发，脊髓炎初起亦阵发；惊风变症有项反折，脊髓炎亦项反折，此皆其相同者。其不同之点，脊髓炎为流行性，同时同地同病者可数十百人，惊风则非流行性；惊风限于婴儿，三岁以前最多，三岁以后较少，八岁以后更少；脊髓炎则无论童稚、成人或老人，皆能患之。此外更有不同之点，详下节病状。

脊髓炎之病状　脊髓炎之病状，大段与惊风同，其不同者，在初期目赤、头痛、后脑酸痛，其发热甚者，浑身振振动摇，凡此皆非惊风所有。就中发热一项，惊风虽有之，非必具条件，脑炎则无有不发热者。其在中期，惊风阵发，当其定时，神色甚安详，脑炎则躁烦、骨楚、头痛、脘闷、泛恶等症，错杂而见，病情与伤寒相似，故仲景《伤寒论》谓痉、湿、暍与伤寒相滥，痉即现在流行性之脑症也。其在末期，不但项反折，脚亦踬，谵语奇多，不但谵语，且叫号，凡此皆为惊风所无，此其大较也。

脑炎亦有等差，有此较平善者，谓之普通脑脊髓炎；有甚凶险者，谓之恶性脑脊髓炎。此其病源病理，与我所发见与西医不同之处，皆非简单数语可了，欲知其详，实非本篇所能，今仅言其有效之治法，其方如下。

乌犀尖三分　鲜生地三钱　蝎尾二分，炙研冲　防风一钱　薄荷一钱，后下　独活一钱　安脑丸三粒，药化服

凡平善之普通脑脊髓炎，往往颈反项折，至五日以上，不变不动，初起发热，后来热度较减，若有若无，此种虽比较平善，然项反折可以百药不效，延至五日至七日，殆无有不变者，恶性者一二日即可以致命。总之，既患此病，便生命在不可知之数，即较平善者，亦未容轻视。上方每剂分三次服，每次隔一点钟恣予之，不论剂数，以病情增减为进退，若谵语除，神志清，仅余项反折，则稍疏阔其进药时间。

犀角甚贵，无力者不易办，乡曲亦不易得，果仓猝不及措手，即不用犀角，亦效，惟胆草则为流行性脑症必需品。

安脑丸之历史与效力　安脑丸为鄙人创获之方，根据平日读《伤寒论》《千金方》《药证真诀》三书之心得，证以实地经验，斟酌成方。最初在民十四，用以治虹口殷楚记小孩脑脊髓膜炎症，嗣是以治惊风及脑症，效果之良，迥出他药之上，大约治普通流行脑脊髓炎，及寻常惊风，可以十愈其九，惟恶性者仅得半之数。民十九，上海流行性脑症盛行，报载西医界药水感缺乏，商会某君宣言欲用飞机向欧洲办治此病之血清。余固灼知此病之病理与治法，且中药之良，确有一日之长，而且治愈之后，并无白痴、耳聋等遗后症，尤为特殊优点，乃登报发售，意在挽救浩劫于万一。视市侩谋利以含有毒质之品，大登广告，专事宣传者，原有薰莸①之判，然泾渭同流，清浊莫辨，颇招细人之猜忌。无已，乃呈请卫生局化验及得证书，前后相距已半年。其后未继续登报者，一因疫势已稍减杀，二则因此丸治恶性脑炎仅得半之数。究竟彼不愈之半数，其故安在，年来悉心研求，分量颇有增损，成绩则较前更良，近来江浙各地流行脑病复炽，外埠来函指购此丸者，日有数起。现在之成绩，治普通惊风及流行脑症，可谓已在百分之九十以上，惟仍未能十全，兹将未能十全之病症列后，并略言其所以然之名故。

（一）见惊风朕兆，又兼见气急鼻扇者，此种咳嗽必不爽，乃惊风与急性支气管炎症并发之病。所谓炎，必具三个条件，曰红，曰肿，曰痛。支气管发炎则气管变窒，呼吸不利，鼻孔与气管，生理上有此呼彼应之功能，气管觉窒息，则鼻孔扩张以为救济，以故见鼻孔扇动，即可知其气管炎肿。单纯之支气管炎症，为急性肺炎，其险恶不亚于脑病，若惊与鼻扇并见，是肺脑并病，单用安脑丸治脑，肺炎不兼顾，当然无良好效果，而治此种急性肺炎极难，以我经验所得，较为稳捷有效之法，用无价散半分冲服，如无无价散，则须临时延医。

此种肺脑并见之症，十九皆出痧子，当以透发为主，胆草既不能不用，却不可多用，尤忌推拿，是皆不可不知者。

（二）误药之坏病　误药之种类甚多，无从悉数，扼要言之，失表使病内传，误汗至于动血，悍药攻里创其内部，皆是。

（三）风缓　神经紧张，则为拘挛，为痉；神经弛缓，则为风缓。拙著《热病学》中，曾证明风缓即是柔痉。柔痉实较刚痉为难治，近来发见，凡柔痉致病之由，虽不止一途，而病人若本有潜伏性梅毒者，苟患脑症，辄归属柔痉，其症状遍身无力，不但不拘挛，并不能转动，如此者，则安脑丸不能取效，须用金匮大建中汤，此种虽不拘挛，其神昏目歧诸脑症，仍然可见。所谓潜伏性梅毒，亦有种种症据，如爪疥、鹅掌等是，在婴儿，则其病从先天来，故花柳病为害之酷烈，实有不胜究诘者，若尽人能明白此中利害，当无有更向青楼中自寻死路者。不但青楼，凡反自然之媾合，即能致花柳病，拙论皆从生理、病理上立脚，读者幸勿视为村夫子迂腐之谈，则此后沉沦苦海者当减少其数，或者于卫生强种之道，不无小补矣乎。

宜慎之药　本篇为安脑丸而设，今号于众曰：惊风为病，各种药都不可服，只可服我之安脑丸，岂非笑谈。安脑丸纵十全，亦安知安脑丸之外，竟无药可用。且此种口吻，非有饭大家吃主义，窃所不

---

① 薰莸：香草和臭草。用以喻善恶、贤愚、好坏等。语出《左传·僖公四年》。

取。不过凭学理与经验而言，实有不容不声明者，既有误药坏病不可救治之病症，岂容置之不加讨论，所当注意者如下。

表药不适用　上文谓见朕兆未成惊风时，以退热为主，此言由伤寒热病转属之症，若起病即见诸惊朕兆，而兼见一二恶候，则其病本非伤寒，表药只能增病，不能去病（伤寒二字是广义的，包括一切热病说，表药二字亦包括诸发汗解肌药说）。此可以一言解决，各种热病是荣卫为病，即体温反射为病，惊风乃神经系病证也，喻嘉言①欲以桂枝汤治惊，彼为时代所限，不知有神经系，又强不知以为知，故其持论无些微价值。

攻药不能一例适用　攻药者，通大便之药也。徐灵胎②有云：痉病初起时，有以大黄攻之而生者，若其病候已成，则百无一治（见《兰台轨范》。余未检查，大意如此）。小孩停积，因胃丛神经紧张，影响中枢神经，而成病者，乃惊风之一种，去积可效，然限于初起仅见朕兆之时。今就经验言之，亦只宜消导，断非大黄，若大胆用大黄，创其内部，脏气骤乱，即是坏病。舌苔厚腻而泛恶者，胃有积之证据；舌苔黄厚当脐痛放屁者，肠有积之证据。胃积可消导，枳实、竹茹、腹皮、楂炭之类；肠积用皮硝缚当脐，最稳捷；若中脘及腹部按之皆痛，乃肠胃并实，是有大险，不攻固不可，攻之而小有不当，伤及肠胃神经，惊乃益甚。胃肠并实，虽非死证，已无十全办法，此惟有平日慎食。余曾治此种病多起，皆十三四岁小孩，早起赴学校时，购粢饭团及粽子等为食。盖沪人惯晏起，小孩上学，家中早膳未备，给以铜币数枚，听其自购，其弊在贪图便当，大约经济在中线以下人家，十九如此。此等食物，在将消化未消化时，不幸遇惊怖，或气候剧变，即成大

病，若值脑症流行时，则此孩更无幸免之理。凡攻积之药太悍，最能使脏腑受伤，仲景对于三承气用法，非常审慎，正是注目在既下之后之变化，并非畏承气汤本身之效力，今人往往有用大黄三数钱者，自谓能师法古人，其实心粗胆大，不知艰难耳。

惊药与推拿　普通惊药，皆含有攻下性，皆当审慎，凡服惊药而下痰及青粪者，其内部已受伤，此其理由，非简单数语能明，只能暂从阙略。推拿于惊风之因积而成者，确有效力，惟将出痧疹之病，绝对不可推拿，故在一地方痧疹流行之时，小孩如其发热，须照拙著《痧子调护法》办理。

痧子调护法

痧子有顺逆，顺者不药亦愈，逆者调护得法，亦十愈八九。近来沪上此症盛行，我一日诊十数出痧小孩，多半都是逆症，而且有十成之三不及救治者，推究原因，都是不知禁忌之故，兹为详说如下。

第一不可泻大便。凡是发热的病，有外感必有内因，原来是单丝不成线，外感是风寒，内因是食积，热病的原因，在成人是很复杂的，在小孩什九都是这个风寒食积，这是大家都知道的。因为小孩的病不过是风寒食积，于是一见发热，不问情由，先给他些泻药，以为先去食积，无论

---

①　喻嘉言：喻昌（1585—1664），字嘉言，号西昌老人，江西新建（今江西南昌）人。明末清初医家，著有《寓意草》《尚论篇》《医门法律》等。

②　徐灵胎：徐大椿（1693—1771），原名大业，字灵胎，晚号洄溪老人，江苏吴江松陵镇人。清代医学家，著有《医学源流论》《医贯砭》等。

如何，病势可以减少一半，不但病家有医药知识的如此设想，便是医家亦都是如此设想，岂知按之事实，这设想竟错了。

有大多数热病，初起时都应该从发汗解肌治的，倘然先给泻药，那热就阴阳怪气，时轻时重，或者日轻夜重，老是不退，胸脘痞闷，肚皮隐痛，这些花样，就统来了，这个名为内陷。仲景《伤寒论》中三令五申的说，表邪未罢，不可攻下，他这话真好比金科玉律，他那部《伤寒论》太阳篇，有许多方法，都是救误下的，无奈后人都不很注意，如今西法更是动不动讲究通大便，所以往往小病弄成大病，这还是讲的普通热病，若是痧子初起时先通大便，更是受累不浅。

痧子这个病，一定要皮肤见红点，然后病毒能减少，红点见得愈多，病毒减少得愈快，红点见之无可再见，病毒净尽，病就好了，可以说得红点就是病毒的出路，那病毒，罚咒不肯从大便出去的。当病孩初见红点之时，若用药透发，红点续续而多，病孩就渐渐爽慧，本来咳嗽不爽快也会爽快，本来手足微冷也会转温，本来多迷睡也会清醒，本来恶心吐乳也会不吐，本来阴阳怪气发热，或是日轻夜重，就会热一个爽利，一日半日慢慢退清。倘然初见红点之时，用泻药通大便，大便一泻，已见的红点就会隐没不见，同时就会手指尖发冷，而本来的高热，也就变做阴阳怪气，这病从此就一天一天的重了，这个就是内陷。此时尚勉强可救，病家若误认热陷为热退，不思变计，那就糟了。

第二衣被寒暖要当心。痧子要温保，衣被常要带暖，病孩不可吹风，这是大家都知道的，但也不是一句笼统话。须知温保，只能适可为止，若过于盖得暖、着得多，病孩大汗淋漓，已出的痧子亦能隐没，而且受热变病，较之受凉更是难救。

大汗淋漓，汗腺启闭失职，就会亡阳，此种是漏汗，最是危险的。然则如何而可，这问题的答案很简单的，就是衣着被盖的多寡，须以病孩浑身蒸蒸有汗为标准，最好用三层薄履，汗多则去一层，汗少则加一层。尤其不可不知的是季候，冬天可以用毛织物，春夏只能用棉织物，若在清明以后，用皮或是驼毛毯子，那就逼热向里，浑身无汗暵①热，只消几点钟工夫，就会使得小孩起惊，各种热病的调护都是如此，不但是痧子。

第三病孩的面孔不可露在外边。痧子有特例，红点要见得多固然，但是要面部见得多是顺的。若是面部甚少，胸背臀部臂腿手脚各处，无论如何多，都是逆的；若是面部见得多，身上各部见得很少，或竟无有，亦是顺的。逆的有险，顺的无险。痧子又有第二个特例，热即出，凉即隐，例如正在出痧之时，一手露在被外，那手上定不出，面孔露在被外，面孔定不出，若全身受风着凉，全身都不出，此所以痧子贵温保。不过温保过当，至于漏汗，那更是危险，因为漏汗仅能致虚，并不能透达痧子，人家不懂调护之法，往往将病孩重重厚覆，却将面部露在外面，于是面部则因冷而不出，其余各部分则因过热而汗多，虽痧点甚多，亦无益于病，竟有因此致命者。故衣被当适可而止，而面部则须注意不可露在被外，大约此层在冬令最为紧要，春寒时尤甚。

第四不可吃荤。《内经》谓热病不可吃肉，原是凡发热都应守此禁，而痧子为尤甚，若犯此禁例危险非常，而且难救。不但是吃荤，即猪油气味亦不可闻嗅，又茶食中有猪油者，如杏仁酥、米花糖之类，皆在禁忌之列。其乳孩出痧疹，乳母

---

① 暵（hàn 汉）：干。

亦须吃素。

第五药禁。用药本是医生的职务，不是病家的事情，然而有病家不可不知者数条，兹为简单说明如下。

（甲）回春丹不可吃。前四年我著《保赤新书》，亦曾有此声明，证以近年阅历，此话益发证明不错。凡是痧疹流行之时，小孩见伤风咳嗽，便须防是痧疹，立刻要屏除荤腥，予以疏解药；若见发热，须解肌药；若热盛神昏，或指头自动，或寐中惊悸，此时是有惊意，惊尚未成，可以凉解，于凉透药中加消导药最好，不必忙着吃各种惊药，亦不必推拿，尤其不可的是回春丹。按：回春丹的药味，是犀黄、腰黄、麝香、冰片、辰砂、天竺黄、胆星、川贝、防风、羌活、天麻、僵蚕、全蝎、白附子、蛇含石，论这十五味药，可说得有五个作用：其一是清血热开闭，前五味是也；其二化痰，天竺黄等三味是也；其三是疏散外风，防风等三味是也；其四是祛内风，僵蚕、全蝎是也；其五温化行药，白附子是也；其蛇含石一味，只是镇惊。综观各药，亦甚寻常，然服此丹者，往往下青色粪，痰从大便出，此盖由于天竺黄、蛇含石、胆星、犀黄并用之故。凡小儿皆不知吐痰，此丹能使痰从大便出，故病家信之，其实各种热病，以热为主，能退得热，痰自不为患；不能退热，徒化痰无益，而下青色粪最是不妥。须知青色是胆汁，是人体中消化要素之一，胆汁从大便出，便是消化机能失职，若是服药之后而见青粪，便是不当攻下而误攻之证据，这是极显明的理论，而切合于事实的，惟其如此。所以痧子初起误服回春丹，是无有不内陷的。如何是内陷，就是本来面色红的，药后发青，本来大便实的，药后泄泻。（乙）不可吃葶苈。痧子无有不咳嗽的，虽亦有例外，不过千份之一。当痧疹流行时，总是伤风咳嗽起头，以后逐步加重，至于无时不咳，又咳不出，因而气急鼻扇，须知这是肺闭，不是肺实。古人用葶苈，分量极轻，而且炒过制过，今人往往一钱八分，并不炒。古人用此的标准，是胸中有饮，喘满不得卧，主要是痰是水；小孩出痧子，咳嗽气急鼻扇，是肺为风束，主要是风。葶苈性格是向下，是能开胸结利水肿的，痧子病症宜透发不宜攻下的，因此之故，痧子用葶苈无不误事，若仅根据喘满泻肺等字面，便胡乱放胆用药，未免看得医道太容易了。（丙）不可服猴枣。按，猴枣能治痰热惊痫，相传其功用等于犀黄、马宝，医家所以用猴枣，是因为他能化痰，以我经验所得，寻常热病有服猴枣而无败象者，亦有不可收拾而病家告我曾服猴枣者，是否因猴枣而坏，未能断言。不过痧子因服猴枣而愈者，见闻所及，竟无一人。以病理衡之，痧子无论在初期或末传，其咳嗽完全是风热，即初起受寒，亦无不化热，绝非化痰清热可以济事。因所以有痰，所以化热，皆因风邪闭不得出，疏散则愈；因为此病总是热的，故温散不愈，必定要清凉透达方愈；因为此病是血中热毒向皮肤宣泄，为唯一愈病之路，故甘凉嫌其遏抑，初起时必须苦寒兼透发方愈。猴枣既与犀黄作用略同，即可知与上列各要点不合。凡是犀黄一类的药，虽云清血毒，但他的路径是使病毒从大小便出去的，可以施之于他种疾病，不能施之于痧子。（丁）不可服远志。远志照古方的效用看来，是心肾药，痧子是肺风胃热，可谓与远志丝毫无关，且此物是温性，与痧子当清凉透达的公例不合。（戊）不得妄用麻黄、石膏。麻黄、石膏是当用之药，痧子当初起时，咳嗽不爽，壮热无汗，非麻黄不解，若复烦躁引饮口渴，更非用石膏不可，若当此之时，仅用麻黄，不用石膏，可以虽用多量麻黄，竟不出汗，况痧子当壮热无汗，烦躁大渴之时，不用麻黄、石膏，更有何药可用。不过用此二味，须有两个条件：其一，须壮热、无汗而喘、烦躁、大渴引饮四种见症皆具；其二，药量与病候宜相得。尝谓凡用伤寒方而偾事者，小半是见证未能吻合之故，大半是药量不中肯之故。吾用麻黄以三分至四分为止，石膏一钱半至三钱为止，如其药力不能及够，则继进一剂，此从《伤寒论》及《圣济总录》方后悟得。《伤寒》方后常云水若干，煎若干，分三服，得汗后，止后服。《圣济》则一方研末，取四五钱匙煎服者，比比是也。吾留心计算其药量，往往悍药有每服不及一分者，同道中人不知其故，妄相诋议，甚至吾之被开除学徒某甲，亦以此为口实。又陆九芝、章太炎两先生，均著有药量考，考据真确，自是读书人所当致力者，然医家之最要条件，仍在实验，能愈病即是真确。近见有妄人用细辛一钱半乃至三钱者，病人涣汗失神，不过尚未遽绝，而彼妄人且引以自豪，谓胆识迈越古人。吁！用药顾可意气用事哉。近见日本人渡边熙著《和汉医学实验》一书，谓"汉医之秘不告人者，即在药量，《伤寒》《金匮》中所记，有一日之药量，亦有一剂之药量，总之不可尽信"，是则经验之谈也。近见痧子夹惊风而发者甚多，所以有此，盖因脑症流行之故，此病极难治，绝非麻黄、石膏可以济事，昧者不察，往往以重量膏、麻予之，上文所谓病症不吻合，药量不中肯，两皆犯之，病何由治。吾于本年三月中一个月，治痧子与流行性脑炎及急性支气管炎三病并发之险症，凡二十余人，吾大孙儿亦罹此重症，吾用清透药与脑炎药加无价散救治，全愈无后患者十余

人，凡曾服葶苈、远志、回春丹，与大剂不合病症之麻黄、石膏者，均不能挽救。吾今坦白言之，毫无隐秘，愿吾同道稍加注意也。

第六救治急性肺炎法。肺炎之症状，即是咳不爽气急鼻扇，医多用葶苈、远志，只能增病，若以无价散予之，则为效甚良。此物只能用一次，且多不过一分，最好先予半分，不瘥，再予半分，用清透药冲服。痧透咳爽，鼻孔可以不扇，是即病机转变之好现象，若不出痧子，气急鼻扇咳嗽，亦能减退。通常用此治痧子，余屡次经验，审其治肺之功效，先自服验其药性，然后施之于人，为效良佳，惟限于肺为风束，气急鼻扇之支气管炎症，其他寻常伤风咳嗽非险症，无须乎此，其慢性咳嗽、肺燥肺萎等，当然不合用也。无价散内地药店恒不备，此物系用腊月中健全小儿之粪，倾入银罐内盐泥封固，炭火煅赤，令成灰，加麝香、冰片少许，同研而成。吐血用童便，痧不得出用无价散，均极效，真可谓道在矢溺矣。

第七芫荽烫熨，最为稳当有效之法。此法人多知之，然苦于不知其详，用之不得法，即无效，故虽知之，无多用处，兹为详细说明如下。芫荽即香菜，此物最能透发痧子，然而并非当药吃可以透发痧子，曾屡见医者用芫荽一撮，以为药引，却丝毫于病无益。凡药，顺的病症用他不着，逆的病症，不能救险，都是无用之物。芫荽之效力，不在内服，全在烫熨，烫熨之法，于病孩咳嗽发热，身上已见红点之时行之，用芫荽菜一斤，分两次，先用半斤，沸水一大壶，大盆一个，入芫荽盆中，以沸水泡之，切不可煎，亦不可用火燉，泡则香，燉则臭也。泡时须将房间中门窗皆关闭，使香菜气味充满室中，最为合法，既泡之后，却乘热用洁净毛巾，

蘸透绞干（巾须甚热，绞须极干）。用此热巾，向病孩面部轻轻熨之，频频熨之，巾须着肉即起，不可揿紧在面上，又不可揩，揿则烫痛，揩则皮破也，须连续不已，使病孩面部之肉红，红则痧透故也。巾不须摊开，只须总把握在手中，以一部份着小孩之面。巾之一部份冷，则翻转用较热之一面，一巾冷则更换一巾，盆水冷，则更换一盆（即泡第二个半斤）。烫熨之主要部分，在病儿之鼻旁、口唇之上，颊肉之微近中部处，此处在医书上谓之人王之部。凡病孩痧子内陷，或欲出未得，人王之部必白而不红，且微隐青色，于此处熨之，其痧即出，乃陷者举之之最稳捷有效之方法也。凡烫熨，当专注力于人王之部，他处可以不问，手脚固不必烫，胸背两部尤不可，因解衣则着凉，反添病也。烫熨之时间以药后五分或十分钟时开始行之，最为适当，既熨之后，即行温保，勿使面部外露，如此，则病机必转，若翌日热尚未退，痧尚不多，咳尚不爽，可再如法烫熨之。

以上七条虽甚浅而易懂，却是痧子极紧要关键，皆从实地经验得来，丝毫无疑义者。余固以此告病家，然医家正未可因其浅易而忽之，今之小孩患痧子之险症，无一非由小事化为大事者，岂尽病家之咎哉。

致严独鹤书

独鹤先生台鉴，近日余君云岫等倡议取缔中医，而中医界则函电交驰，声言不能承认。本月九日见先生《快活林》谈话，议论极持平，然在西医方面，必以为尊论左袒中医，盖西医不但营业关系，其心目中以为中医有铲除之必要，固自以为所言公而非私也。中医之争，则不免辞不达意，横说中国医学数千年，竖说中国医学数千年，无非中医有悠久之历史，如此便不当废。岂知西医所持者，纯为学术问题、进化问题，中医惟其年久而无进步，陈腐已甚，留之徒为污玷，非去不可，中医数千年一语，不足为自己辩护也。故此事欲图解决，非有彻底明了之理由，总无由使人洽心而首肯。自鄙见言之，西医之言，虽似乎近理，毕竟有主奴之见，其实似是而非，中医之说，则未能搔着痒处，倘双方长此争执，或中医竟被取缔，或幸而保存，总觉未能涣然冰释于心，今欲使此事得一允当解决，爰为疏其理由如下。

此可分两层说明之：第一，人的问题；第二，学的问题。中医比较西医，可谓腐化已甚，而衡量中西医二者，却是中医较适宜于社会。既是腐化，何以又适宜于社会，岂我国之社会腐败已甚，侔色揣称①，当用此腐败之中医乎，果尔，亦复成何话说。然则此话怎讲，中医学的价值，当于后文大略说明之，其所以适宜于社会者，则以治法简捷而为效良也。中医之所以有效，其根柢自在古书，然仅仅读书，不能取效，必须有经验，以所经验证所谓古书，则古书真义，可以明了，而效果可以操券②。经验愈多，体会变化之公例，因习见而多所领悟，古书之明了者愈多，则望色可以知病，而其治法乃益简捷，效果乃益良好，昔人所谓见垣一方者，即是指此。王冰序《素问》，谓未尝有行不由径出不由户者，盖中医之成，舍此道以外，亦竟无他途。此中有两要点，值得吾人注意者：其一，以此种方法成功学医，与现在科学方法完全不同，中医竟

---

① 侔（móu 谋）色揣称（chèn 衬）：形容描写景物，恰到好处。侔，相等。称，好。语出南朝宋·谢惠连《雪赋》。

② 操券：即"操左券"，比喻事成有把握。

无由加入环球医学研究会，且以如此方法成就，当其未成之时，治病必多出入，用药必多错误，故苏东坡有学医费人之语。然此层并不足为病，即用科学方法研究成功之西医，亦何尝不有待于经验，亦何尝不学医费人；其二，由经验以明古书，由古书以明体工变化之公例，此种工夫，非等闲之辈可以梦见，必旷代一遇之良医然后能之，自春秋战国和、缓、扁鹊以至今日，其学说有记载可以考见者，二千四五百年之中，不过寥寥三数十人耳。明乎以上二者，乃知中医所以有今日晦盲痞塞之现状，其症结即在此处，盖彼旷代一遇之良医，当其未成之时，在学医费人之试验时期中，本无多成绩可言，及其成功，则已头童齿豁[1]。人类多劣根性，而自私自利，乃诸劣根性中之最强有力者。血气既衰，戒之在得，苟无学问以克明之，则此自私自利之劣性，至老而势力愈张，一也；社会重虚荣，政府奖功利，上下不重艺术，二也；少年多好上人，后生薄视前辈，其甚者虽不必有犯上作乱之事，总不免有逢蒙杀羿[2]之嫌，三也；我国自古以宗教治国，子孙因袭之习惯，即是人生意味之究竟，传世之观念太浓，四也。彼名医者，自问区区心得，乃共毕生精力所寄，当其行将就木之年，自当谋妥善处置之法，因在前述四种情形之下，于是满志踌躇，而定一传子不传女之政策。《记》云：医不三世，不服其药。医之有世业，在表面不过箕裘弓冶[3]，在里面造成世业之原料，则不外上述各节，殆今古一辙也。但《礼记》所说，亦不圆满。医必三世然后服其药，为其有经验也，然使尽人如我，则彼为医者，虽三世何从得经验，若云在我必须三世之医，在人不妨就初悬壶者诊治，是以他人之生命，供医家之试验，待其成功然后我就之，如此则不

恕已甚，抑世业何尝能精。生儿象贤，自古难之，况治医须有天才，彼良医之以绝诣传子，不过予以大好饭碗，席丰履厚，惰性以起，非但不能勤求古训，并前人已得之公例，亦范然不知其故，结果只有一纸效方，病与方合者效，病与方不合者不效，至于何以效，何以不效，因不明体工变化公例，不能知也。故时医能治之病，往往限于最习见之伤寒、温疟、痢病，以有效方故也，然此数病变化甚多，不明公例，则不变者能治，变者不能治。然毕竟轻病多重者少，不变者多变者少，庸医所愈病仍在百分之五十以上，此中之黠者，值病之已变者无术挽救，只予以不能愈人并不能杀人之方药，而社会以其能愈过半之病，趋之者渐多，其后见就诊者多，群益趋之，其业日隆，其名日高，而为医者世故愈熟，趋避愈工，而治病之方愈劣。

阁下曾吃过中医之苦，吾知必属于此种情形下之中医。

阁下谓尤其是大名鼎鼎之中医该取缔，亦即此种情形下之中医也，一般人见中医名愈高业愈隆，技乃愈劣，百思不得其故，其实不过如此。吾侪必明白其症结所在，然后可以对证发药，局外人当知择医之标准不在乎二世三世，亦不在乎门庭如市之医生，局内人当知传子非计之得者，且非勤求古训，仅执一二纸效方不足

---

① 头童齿豁：头顶秃了，牙齿稀了。形容人衰老的状态。童，原指山无草木，比喻人秃顶。语出唐·韩愈《进学解》。

② 逢蒙杀羿：逢蒙，夏代之善射者。相传曾学射于后羿，尽羿之道，思天下唯羿胜己，于是杀羿。事见《孟子·离娄》。

③ 箕裘弓冶：子弟由于耳濡目染，往往继承父兄之业。比喻祖上的事业。语出《礼记·学记》："良冶之子，必学为裘，良弓之子，必学为箕。"

自存，则师与弟子继续研求，后先继美，中医之取信于社会，当视今日且倍蓰①，所谓适宜于国情也。至于当取缔与否，则当问中医学自身有真价值与否。苟有价值，虽欲取缔而不能，苟无价值，虽欲保存而不得，此则学术问题。凡学术之优劣，欲说明之，至少著书成帙，决非八行信纸所能济事者，今既以西医取缔中医，则吾不妨将中西医之短长一相比较，证诸事实，贤于空论，虽是非不必由此而定，要之群众可以较明白也。其一是伤寒，西医无特效药，只有对证治法，听其自然传变，必须二十一日乃可脱险，然用中医仲景法，一日而愈；第二是喉证，弟之豚儿，西医院治之十六日发猩红热而死，嗣后值同样之症，弟用中药麻杏石甘汤两日而愈（以上两事皆吾自己儿女所亲历，详拙著《伤寒研究》中）；三曰脑脊髓炎证，中医前此无治法，嗣吾用虫类惊风药收效甚良，详拙著《医案》中；四曰舞蹈病，同乡刘束轩之女，西医治之不能愈，而吾愈之；五曰颠狂病，新靶子路三民纸厂吴震环，西医治之不愈，断其必死，而吾愈之；六曰单腹胀，虹口胡桢祥，西医不能愈而吾愈之；七曰女人卵巢病，王襄臣君之夫人，多数西医断为必须割治，吾以一《千金方》丸药愈之；八曰乳岩，同乡钱琳叔之女公子，多数西医皆谓必须割治，吾以《千金方》丸药愈之。其他尚有十余案，以不能举病者姓名之无征，兹不复赘。吾不愿自伐，亦不愿自贬，以上所言，皆事实逐节可以复按者，此就吾个人言之，乃群众中医中之一分子之成绩，未知亦可以证明中医学之价值否？更就西医方面言之，中医之病，在对于脏腑内景不甚明了，西医之病，在对于脏腑内景过分明了。过分明了，何足为病，病其反自然也。近世学者，常言天行

复仇，例如机器发明，可以省人力增出品，利也，结果社会之经济不平衡，造成劳资冲突之恐慌，其弊害乃甚于所得之利益；清洁居处，精美饮食，讲究卫生，体魄健康，利也，结果体内抗毒素减少，向来不病人之病菌，亦得而侮之，其弊害乃甚于所得之利益，如此者谓之天行复仇。西医因精密之研究，知脏腑之内景，对于疾病恒喜以己意左右天然以为治疗，其结果天行复仇之事以起，其显著者，如治呕血而含冰，防脑炎而用冰枕，治肺炎而用酸素喷雾以助呼吸，结果均不甚良好是也。

阁下谓曾吃西医之苦，吾知必属于此种情形之下者也。又体工之此呼彼应，实有解剖所不能见者，例如肺与大肠相表里，中国《灵枢》之旧说也。肺与大肠有若何关系，解剖不能知也，近见译本《欧氏内科学》肺病门，以中国墨饲天竺鼠，墨由食道入胃肠，其结果乃肺中蓄有墨汁，某医博士谓，将来或能考察得各种肺病，均由大肠传变而来之证据，亦未可知云云。是中医二千年前所已知，而为西医近顷所觅得者。此非由于附会，中法治呕血用五胆药墨，其效甚良，即是证据，且中西书籍俱在，可以覆按也。就我所已发见者，类此之事，有十数节之多，俱在拙著《伤寒辑义按》中，不知此颇足以证明中医之价值否？

抑吾尤有说者，西医之治病也，权力甚大，病人之会客，亲友之探病，皆须得医生许可而后可，此在欧美贵族，已视为照例文，我国则国民性不惯。此等削趾适履之举动，假使谓非此不可，吾无訾焉，然中医之良者，纯任自然，未尝不能取

----

① 倍蓰（xǐ 喜）：亦作“倍屣”“倍徙”。谓数倍。倍，一倍；蓰，五倍。语出《孟子·滕文公上》。

效，则又何也。遇传染证，衣服被褥，必须消毒也，病室必须隔离也，空气必须清洁也，然吾前此豚儿入某公立医院，住二等病房，迨后发猩红热，则移入十数患猩红热者同居之一室，则又何也。又如真性伤寒，与副伤寒病相似，而菌不同，必须验菌、验血而后知。如脑炎、急性肺炎、急性粟粒结核，莫不各有其菌，而在某时期时，各病均有相似之点，非验菌不能明白也，然通常西医都不验菌，惟值富家，西医则劝其慎重而验菌。验菌有专家，每验一次，须洋十元，验菌与治疗无关，则菌学为无益，验菌与治疗有关，则不验菌为非是。将悉数验之乎？将惟择富人而验之乎？籍曰悉数验之，中人之家，财力有不及，将奈何？贫民小家，又将奈何？此所谓不适于国情也。此外如其取缔中医而用西医，则凭空当增数千百万金之西药入口，同时当增数千百万药店失业之人，一方则间阎①骚然，一方则财用愈竭，不知将何以善其后也。弟虽以医为业，鉴于前人传子不传女之失所，有一知半解，悉数公布，已印之书，已有八种，昭昭在人耳目，而豚犬儿子，亦已毕业高中入商界，取缔中医与否，于我丝毫无所损失，不过因卫生当局此举之失当，全国明此中真相者少，故不辞词费，觌缕言之。弟方惧名高为累，因先生曾发表意见于《快活林》，故将其所蕴蓄者一吐为快，若云借此出风头，为自己登广告，吾敢矢言天厌之也。此颂

台安！

弟恽铁樵顿首

论血压致庄百俞先生书（一）

百俞老哥台鉴，前日小女自尊处归，得悉贵恙近状，鄙意血压高不足为患。凡患病最苦是不知真相，既不知以前来历，又不知以后变化，复不知现在当如何摄养，则虽小病亦非常之苦，假使悉数了了，虽大病亦可以坦然。按，血压之所以高，由于脉管变窄，西医治此病，其主要方法在使脉管扩大。若问脉管何以变窄，其实乃年龄为之，不是病也。脉管壁膜之中，藏有两种纤维神经，其作用专能调节血行。一种是交感神经，主催动；一种是迷走神经，主制动。此两种神经，互相颉颃，互相箝制，如此则有节律。肺呼吸中枢与心房动脉，都有此两种神经，浑身脉管壁中，处处有之。生理之设施，不是两种，不能有节律。不平衡既是两种，则必有一种先坏，一种先坏，则不得平衡，不平衡即呈病态。凡因工作勤奋而血压亢进，因而见血压高者，交感神经为病也；不因工作勤奋，而亦见血压高者，迷走神经为病也。盖催动力强，则血压高；制动力弱，则血压亦高。问制动力何故会弱，则一半是气候关系，人身与气候之燥湿寒暖，息息相关，气候有变迁，则神经亦起变化，然此种情形，必在中年以后然后见之；若年富力强，则体内各种机件伸缩力都强，不起变化也。准此以谈，因工作而血压高者，是兴奋性；因气候变迁而血压高者，是衰弱性。因兴奋者，休息则愈；因衰弱者，法当补益。安居是休息，寻快乐是休息，避免刺激是休息；吃药是补益，适当运动亦是补益。

西医见血压高，则谈虎色变：见尿中有蛋白质，以为是血压高之故；见心房扩大，以为是血压高之故。于是用利小便之药，用强心之药，种种方法以为试验，自从发明血压计以来，截至今日，尚在试验期中，而病人却不蒙其福，只受其害。弟所见者数十人，结果都不良，未服西药之前，面色华好，行动如常，既服西药之

---

① 间阎：平民。

后，面色枯黄，甚至卧床不能动弹，或者弟所见者不是高明西医，原未可据此论定西国医学。然毕竟是严墙之下，故鄙意奉劝老哥，少吃西药，专此奉肃。即颂

痊安！

弟铁樵顿首

论血压致庄百俞先生书（二）

百俞老哥大鉴，大函拜悉，王说见血压高有五种病症，原是对的，但此种病理极繁复，若欲与事实相合，却不是粗枝大叶一句话。王说五种病，从第二种起至第五种，只是一个中风病，不过是四个阶级。其第五种猝然而死者，乃中风最重之恶候。所以猝然而死，脑中脉管壁硬化，无伸缩能力，气候剧变、人事剧变，脑中聚血，逾于能容之量，血管猝然破裂，病者数点钟即死，死后解剖，见脑中聚血，故西医谓中风是脑充血之病。若问何故脉管硬化，又何故硬化之脉管却在头脑，此则来源甚远，天下无无因之果，此事在今日，有从速说明之必要，故弟不辞词费，不但为老哥释疑辨惑也。

中风病之来源有四，最重者是潜伏性梅毒。最初肾脏生殖腺受病，为横痃，为白浊，无论中西，只能治愈十之七八。其二三成之余毒，从肾脏内传入胃，则为中毒性胃炎；入肝则浑身筋骨酸痛；由肝脏从血分传脾，则为贫血性阴黄病；由淋巴入枝节溪谷，则为关节炎痛风；从此而达皮肤，则为种种风湿症皮肤病；由急性而转慢性，则为鹅掌疯为石灰指甲，此为病毒由肝脏一条路内传之第一二期，其第三期则入脑。凡病毒传肝者，无有不入脑，故此一条路最劣。入脑之后，神经逐渐硬化，脉管壁亦逐渐硬化，此时若用血压计量之，则见高压，因年龄关系、气候关

系、人事关系，会逢其适，病发则血管破裂，此为第一种。其次为酒风，凡酒家大户，年深月久，至中年以后，汗腺受病、神经受病，启闭失职，则容易出汗，皮肤变性，亦形成风湿，亦有变为骨脊痛、心悸、咳嗽等症，若值拂逆忧郁，则亦入脑，因人事气候关系，病发则手脚不仁，不必猝死。其所以然之故，因中酒精毒者，不过神经麻痹，其脉管壁之韧力仍在，故虽发病血管小破裂，中风病可以医治与不可以医治，其分别即在此处，此为第二种。其次为多内，钟鸣漏尽，夜行不休，乞灵于春药，如此者则有种种不可思议之病症，百份之五十以上，都得中风之结果。当其精枯血竭，外强中干之时，病虽未发，用血压计量之，则见高压，此为第三种。其次为厚味，体格强盛、食欲强盛，非红烧煎炙不足以快朵颐，如此者年深月久，血中所含化学成分变性，而为自身中毒，则神经亦硬化，若量其血压，常在二百度以上。此种表面恒不见病态，百份之四十为糖尿病，百份之三十为心房病，百份之三十为中风病。常见因吃粽子等辄患中风，旧时谓之食中即是此种病，虽在脑，其重心则在胃神经，此为第四种。就大多数言之，只有潜伏性梅毒发病，则多有猝然而死者，其余都为王说之第三四级病。此四种之外，更有病毒从遗传来者，则其发作常在二十四岁之前。至于王说之第二级病，是中风症之最轻者，但何以限于一局部，则弟尚不能言其故。至于王说之第一级病，则为另一件事，即弟前函所说之衰弱性，不必定为中风也。

我辈措大吃苦一世，最容易患心脏病、胃病，若中风则居少数，即使有之，亦极容易料理，断乎不病第三四级重症，更无论第五级。兹将预防之法，略述如下。最轻之药方，为滁菊、钩尖，其次为

西洋参、钗斛、羌活、防风、秦艽，其次为犀角地黄汤，其次为回天丸、活络丹，此其大略。其中有寒化、热化、兼外感、兼食积、兼虚、兼肝气，种种不同，用药亦不同，短简不能尽也。亦有因神经弛缓血压太低者，则为类似中风之风缓症。

老哥怵于西医之言，终日忧虑，即此忧虑，可以致病。岂知无其因，必无其果，今见血压高，更心中惴惴，惟恐患猝死之中风，此如未经人道之处女终日以产私生子为愁，同一不经，岂不令人喷饭。西医对于脑病至今无良好办法，尤劣者是放血，惟其无办法，宜乎谈虎色变也。今人讲乐利主义，精神外倾，中风之四种原因，犯之者多，得吾说而存之，可以略有忌惮，则于社会风俗，不无小补，故趁此机会，力疾详言之，贱恙亦属神经病，所以坦然不忧者，正因明白因果之故，诸维鉴察，即请台安。

弟铁樵顿首

按：血压高，是脉管变窄，血量过于脉管能容之量，则见高压，故西医治中风症，有放血一法，即是将过分之血放去，减少血压之高度。若问脉管何以变窄，就病理推论，却是脉管壁纤维神经紧张之故，故血压高之为病，其症结不在血，而在神经。西医用血压计可以测知血压之高度，中医并无此项器械，而血压之高否，仅恃诊脉，并不能知，则此事当为西医特长，非中医所能置喙。余初时便以此为疑，如其必待西医诊断病人血压高，然后中医据西医之诊断商量治法，如此则中医不成其为医学，则此后将何以自立。如其必须依赖他人，鄙人亦无须饶舌矣，须知此病既属神经性，则自有其神经性之证据可见，例如手指震战，肌肉瞤动，古人谓是风信。所谓风信者，其意义即是中风之前兆。西医见血压高，断为其人将中风，是血压高即为中风之前兆，此与中国风信之说，

正如一句话，不是两句话。不过古人所谓风信，因无科学帮助，言之不详，是则时代限之，非古人之过也。今就余研究所得，风信当分两种，甲种可谓之神经性，乙种可谓之中毒性。手指瞤动、手战、肌肉瞤动、心跳、筋骨酸楚、脉搏不匀，及见各种风信，而兼见脉弦脉紧者，是甲种神经性风信也；舌本强、舌麻、死肌、爪疥、鹅掌、黄涕、鼻中息肉，凡见此种而兼见脉硬者，是乙种中毒性风信，无论何种风信，观其面色（凡将患中风之病，其人面上必有风色），合之脉象，可以测知其人血压之高，若见风缓症象，并可以测知其人血压之不及够。鄙人曾经试验十不爽一，百不爽一，不过不能知血压高至何度，低至何度，然色脉合参，有时能先西医而知。此如热度表，中医不用，仅能知病人发热，不能知病人热至若何度数，然候病人颜额、后脑、手掌此数处，热度孰高孰低，合之病症脉象，则能知其热之虚实，优点反在热度表以上，此与不用血压计，同一巧妙。至于血压高者，不定有中风之症，其非见中毒性风信而患中风，必不至于猝死，手脚不仁，不限于中风一症，都是事实，不容以口舌争者，因书中并未说明此点，读者不免疑不能明，故附说明于此。

铁樵自识

庄先生来函云，西医王完白在电台播音中报告，谓血压高分五种：一不耐繁剧，多想多动多说，即觉疲劳；二嘴唇歪牵；三右手足不能动作；四全身不遂；五猝然绝命。故恽师覆函中，有王说见血压高有五种病症云云。

巨膺[1]附记

---

[1] 巨膺：章巨膺（1899—1972），又名寿栋，江苏江阴人。师从恽铁樵。1949年后参与筹建上海中医学院。著有《温热辨惑》《脉学新论》等。

答张仲纯君殇女函（附张君来函）

铁师函丈：

小女佩兰，近竟因惊风夭折矣。因惊夭折，夫复何言。然所以成惊与治惊不效之理，窃惑莫能解也。惑之不解，岂惟误女，且将误人。学医至此，曷胜悲愧，用敢前来渎①问，望吾师悯其愚而教之，则幸甚焉。兹将小女病状及所服方药，胪举如下。

女年五足岁，自幼大病数次，以调护得宜，体格不怯羸也。去年十月左右，两颐齿龈作痛，两颊时红，红则痛益烈，甚至饮食不敢入，服《金鉴》肥儿丸加芜荑，得色滞微溏大便，并蛔虫数次，全愈，愈后饮食如常。乃月余后，食欲忽异常不振，审别无他病，大便次数如常，惟微溏滞浊差异平时，余认是前药寒凉克削太甚所致，用香砂六君为丸，间作理中汤调理之，半月不效。正疑虑间，面目微浮，又数日，足亦微浮，兼见舌白滑，尿短赤，形寒，微渴，间微呼头痛等症，是病湿兼感寒之象，改服五皮饮加杏仁、防风、苏叶、花粉、木通一剂，尿长肿消，余症亦减，此一月十八九日事也。廿一日复大呼头痛，恶寒、无汗、微渴，饮食下咽即吐，服二陈汤加藿香、白芷、羌活、麦冬、生姜等药，为温覆得微汗，汗后发热。廿二日早尽退，问之，头痛全愈，恶寒已微，呕亦略止，食粥二三匙，可不吐，惟唇较红，口较渴，苔厚白微带黄，大便次数微溏如旧，色则更老黄，溲仍短赤，知是里热，尚带表寒之故，用花粉、麦冬、姜夏、竹茹、木通、甘草，少加薄荷、芥穗，服之，入夜仍发热。廿三早复尽退，不复恶寒，粥量有加，惟二便如昨，呕仍未全止，口益渴，唇益红，舌黄厚而燥，是阳明经病已显，用竹叶石膏汤、温胆汤加减，生石膏、麦冬三钱，姜夏、竹茹、木通钱半，枳实、甘草八分，川连六分，复因间有燥咳，佐杏仁二钱，川贝钱半，煎为二份，分廿三、廿四两日服尽，·呕止，渴瘥，苔润，黄退，夜亦不热，粥量愈增，且能啖生荸荠、花生等物。至廿五见其病状全消，胃益健旺，因念前本胃弱，何可过服寒凉，停与服药，谁知剧变竟于是日作耶。先是廿五晨，呼其食粥，时睡眼张开，微带上视，颇疑之，然呼之目随还原状，问所苦，胥曰无有，抚其四肢及小脑延髓各处，亦不热，余念神识既清明，旁无发惊见症，疑始释。傍晚进粥，复睹上视状，斯时神识虽仍清明，尚能啖粥半碗，然已知其里热必未清，随检旧购存桑叶、竹叶、滁菊各若干，嘱室人煎与服，煎毕夜已昏，室人抱之起，方拟进药，讵惊搐已作矣，俄惊稍定，即将药一饮而尽，时唇愈红，面色与目中结膜亦红，且能多饮药汁，足证其口必渴，可见表虽不热，其里必热无疑。急往配药施救，计夜八时进竹沥数匙，少佐姜汁，历三时，惊不止。十一时思其数日来大便虽微溏，究仅一日一次，分量甚少，而色老黄，昨夜至斯时，且未大便，近数日进粥，又迭见加多，爰根据《保赤新书》小儿手足抽搐、热壮、面赤（表实无壮热），皆属胃中有积之理，仿千金龙胆汤意，用钩藤、胆草、大黄、蝎尾等与服。又三时许，得微溏老黄大便二次，惊仍不止，五时复将《热病学》中犀角地黄协诸风药方与之（虎骨缺，未用，安脑丸未备，以牛黄丸代），亦不效，最后遂知觉全失，手足厥冷，而循衣摸床等恶象毕作。余细揣其面赤、唇红、

---

① 渎：烦琐。

口渴（因各药饮皆立尽而知），又无吐泻、汗出亡阳等症，明知厥冷抽搐由里热，决非古书所谓慢惊、慢脾等可用辛热之阴寒症，惟清凉、攻破均不效，是病无理可喻，此心宁不被其转移，因煎炮附钱许，参倍之，拟与服，以尽人事，而图幸中。适天大明，招同道邓君来商，邓君对参附不甚主张，谓是痰迷心窍，主服盐蛇散，姑从之，服半瓶，复毫无影响。日午勉将前煎参附进，亦绝不效，后且舌起白泡，是附不受之证也。本日日夜计抽搐死而复苏者，殆十余次，余以技穷，并认其难度今宵，不再与药，不料廿七天明残喘依然，且抽搐略止，进粥尚能纳受，无可奈何中，午前继进演山截风丹，重加生地、当归一剂，午后三时，目还原状，手足抽搐止，惟语仍不开，咬牙作声，颈项反折如旧。余坐觇[1]其变，六时目上视，手足抽搐复作，是夜犹从容进粥数匙，廿八早牙关始闭，不复能饮食，奄奄一息，至廿九早夭逝。

此吾女惨死史也，吾女之死，吾实杀之，咎何能辞，然有惑而莫解者数点如下。

（一）当食欲异常不振时，认是肥儿丸寒凉克削太过，以香砂六君与理中调补之，半月而面足浮肿，及服五皮饮利水祛寒，而尿长肿消，是前药误，后药相得，为病湿感寒无疑。然在食欲不振之初，何以绝无寒湿病象，必半月后始见浮肿形寒等症，且六君理中汤之术、苓、香砂、干姜，独不能去寒湿乎？此其一。

（二）廿一日之大呼头痛，无汗、恶寒、呕吐，是太阳伤寒而与脑炎初起症，亦甚相似，第就药效言，首服羌、芷等，得汗而头痛恶寒愈，化热后，服石膏等而呕止，余症全消，治伤寒成效已见，可知初起决非脑症。又至廿四各症尽除，病确

出险，何以廿五突变如许剧烈之脑症？药误欤？则前症当不因药误反尽瘳。新感欤？则更无若何诱因与他种预兆。此其二。

（三）自惊作，心乱投药，自知太杂，然似尚未出吾师治惊学理范围，何以均不效？此其三。

（四）服胆草、大黄、犀角、牛黄后，而手足厥冷（时脉亦甚迟），与古籍所谓慢惊、慢脾等应用辛热药之阴寒症颇相类似，惟观其唇红、面赤、口渴、与前服石膏而呕吐止，后用参附而舌起泡，及厥[2]冷后亦绝无吐泻交作汗出亡阳等寒象，故始终认其表虽不热，其里必热，决非寒症。在诊断上，究否有误？此其四。

（五）每见惊风多痰声辘辘，表热如炙，治以竹沥、姜汁合药，或龙胆汤辄效，此则始终不闻若何痰声，表亦不热，窃思古人风痰常相提并论，与惊由热炙神经而起之理，岂无痰表不热，亦足致惊耶？此其五。

（六）吾师发明之安脑丸，治此能对症否？此其六。

渎问六点，非函授范围内事，亦非通函论症要求治方也，为学理不明求解惑耳。吾师其许之乎，嗟乎，家人多病，学医自救，何图自误，乃莫知所由，遗恨其何能休。用敢前来渎问，伏乞赐予指教误治理由，庶免再误他人，藉可稍赎此愆，则拜赐多矣。临纸依依，不胜翘企，肃此。敬请

诲安！

受业生张仲纯顿首
三月十二日

本篇问得甚好，是当竭诚奉答。我想

---

① 觇：看，偷偷地察看。
② 厥：此后原衍“厥”字，据文义删。

学员如遇有类似此等之事，不妨随意发问，又不但此也，即鄙人亦当值有此种疑难事情，当公布之，供大众讨论。个人之心思才力有限，众擎则易举，必如此然后能实收教学相长之效，中医改良方法，无有逾于此者，直可比之《吕览》悬之国门，幸吾同志注意于此，敝月刊不惮扩充篇幅以容此种文字也。张君所问者，敬答如下。

按：肥儿丸确是苦寒克伐之品，不知当时用多少分量，鄙人尝用九味芦荟丸治虫积，用量不过三四分，已经应手可以取效，可知多则无益有害。大约此等苦寒之品，多服则俞气化薄，而当时或竟不觉，观后文手脚面部皆肿而可知，是脏气受伤（凡外面之肿，都是里面脏气有伤，此事古所未言，鄙人从实地体会而得）。此其一。理中丸之干姜最不适用，凡用姜必须唇舌都从寒化，腹满自利，肢冷汗出，然后适用，否则当时不过略著热象，其后脏气热化上行，则必见头痛齿衄舌红等症，而面色则反见寒象。故姜附等温药用之而当，起死回生者十之一二；用之不当，轻病致重，重病致死者，十之七八。此亦多年悉心体会，然后知之，此其二。又凡寒凉克削之药误之于先，最忌用温剂救之于后，此其理由极充足而极难懂。寒凉误之于先，脏腑是活体，本来自起救济而化热，克伐误之于先，脏腑亦自起救济而组织兴奋，寒凉之失，当然救之以温，克伐之失，当然救之以补，但只能用极平和之剂，极轻之分量，徐俟其复，若药猛药量重，往往令脏气乱，是治丝而棼也。此其三。廿一日之大呼头痛，就原理推之，寒邪外束，胃气因逆，胆火上行，故得疏解药而瘥，解其外面之束缚，复以石膏清之，所以得瘥。服大黄而手足厥冷，恐又是药量太重，压之过当，冲气无有不上逆

者，流行性脑症本是上行性病，别无其他巧妙，安脑丸良效。此其四。既无痰声，不宜竹沥，须知阴虚从火化之病都无痰声，脑炎之所以成，不在痰不痰，而在肝胆与胃之经气逆不逆。肝胆与胃经气皆下行，此《内经》之训也，里热为外寒所束，不得外达，则必逆而上行，神经受熏炙而紧张，则见抽搐。阴虚无液，则无痰，竹沥虽非误，嫌其用之不当，理中加姜，尤其可商，此皆为古人成法所拘之故。此其五。至以后用参附则甚可商，恐非治。此其六。以上六点都有研究之价值，但亦不必懊丧。死生有命，古言三折肱为良医，《离骚》且言九折臂，自古虽仓公、扁鹊，其成功都从颠踬[①]中来，所以东坡说学医费人。抑吾言亦不必便是，神经系病症，经得探讨，现在无论新旧医学，都在六十五分左右，不曾到七十分。鄙人曾与德人某医（此德人前数年在沪上有盛名）会诊，我已知病人必死，而德医尚未知。又曾与俄国博士会诊急性脑病，余认为无法，彼则以为有法，乃治之廿八日毫无功效，直致病人于死，此医乃脑病专科博士也，而鄙人于治脑症，常致垂头丧气。故我辈现在研究脑症，平心而论，实在幼稚地位，后有神经系病理治疗，言脑症较之《保赤新书》所言者，详细不止倍蓰，兹不赘。

铁樵谨覆

（注：本篇公布于《铁樵医学月刊》故有第一段之语调也。）

苦　笑

《尚书》美大禹之言曰：惟汝不矜，天下莫与汝争能，惟汝不伐，天下莫与汝

---

① 颠踬：困顿，挫折。

争功。讲到人生正轨，勋劳著乎旗常，名字垂诸竹帛，德泽被荫人群，功罪听诸后世，此乃第一等大丈夫之所为。其次人生总有一节之长，能自知所短，虽有寸长，自视坎①然，亦不失为正人君子。倘然有一知半解可取，便自以为是当世豪杰，惟恐人家不知，向人强聒，说来说去，不过这一点能耐，那就不免令人齿冷，如此者叫做丑表功。我们历来相传的孔子的教训，专勉人以不矜不伐，而以丑表功为戒，西洋人则不然，凡事不肯退然自处，如有寸长，非尽量宣传不可，这是东西文化大异之点。所以近来人说中国文明是反省的，是克己民族；西国文化是向前的，是争斗民族。这都不在话下，我现在要说的，是我们切己关系的医学。我有一位朋友某君，他是在国医馆办事的，偶然见枉，我问他国医馆办得怎样了，他皱着眉说没有一件事办得好，中国医学要改良，是做不到的。我说你们弄错了方针，改良这件事，是要向青年后进说话的，老一辈的只好听其自便。某君瞿然道，就是老一辈的反对，说中医只要望问闻切，用不着什么改良，因此凡事掣肘，言下太息。当时我亦不肯深说，事后我想只要望闻问切，用不着什么改良，就这两句话推敲，可知是有些误会。一者是误认改良是用仪器改变诊法，以为如此则中医根本动摇，所以不肯改良；其次是误认历来相传之望问闻切，以为可以诊病有把握，用药有标准。据我看来，这两层都不甚靠得住，假使改良要讲求仪器，乃就连带要讲求病灶，研究微菌，研究提炼药物，岂但中国旧学说根本动摇，简直是将旧法根本铲除，如此改良，不如爽快学了西医。此事鄙人与国医馆来往文件，已经大略说明是不妥当的。至于第二项，若说旧法之望问闻切，可以诊病有把握，用药有标准，正

未必然。第一照王叔和《脉经》左寸候心候小肠，左关候肝胆，左尺候肾，右寸候肺候大肠，右关候脾胃，右尺候命门，处处模糊影响。至于论浮沉，讲三粟六粟之重，又如《濒湖脉诀》，拍拍而浮是洪，如榆荚似毛轻是浮，如此说法，更是可以使人堕入五里雾中，是切字靠不住。《内经》有五色诊脉，假使无所发明，不能心知其故，单就字面推敲，《内经》说黄高是心病，又说黄是脾病，肝病者颜青，脾病者唇黑，诸如此类，无一可以施诸实用，如此则望字靠不住。又戴北山②说伤寒无臭味，温病有臭味，请问我们同业中人，无论何人，每天都要看几个温病，究竟这个臭味，是如何辨别法子，如此则闻字靠不住。热病口渴，有因内热而然，有因阴虚而然；头痛有因风寒头痛，有因肝胆上逆而头痛，假使不能心知其故，即使问了病人，病人明白告诉，你还是莫明其妙，如此则问字又靠不住。《内经·举痛论》篇云：言而可知，望而可见，扪而可得。并非欺人之谈，即如拙著《脉学发微》，虽甚简陋，却是扪而可得。又如鄙人《与国医馆意见书》，说上唇青者停经是瘕，上唇不青别无病症而见滑脉者是孕，其理由是由宫监无须推勘而得，这个却是望而可见。至于拙著各书，变更金元以来论病方法，参以西国学理，确是言而可知，凡此事实俱在，不必以口舌争胜，孰是孰非，彰彰明白，难道可以不改良么？天壤间无论何种事物，积久无有不敝，不能不与时推移，这是一个公例，所以《易经》上说，穷则变，变则通，准

---

①　坎：不自满。

②　戴北山：戴天章（1662—1722），字麟郊，晚号北山，清代医家。著有《广温疫论》等。

此以谈，中医学要改良，是必须的，是无贰无疑的，不过照我的方法改良，是否是不二法门，我可不敢说。照事势平心衡量，鄙人的方法，虽不高明，大约是十不离九。诸君须知前数年取缔中医，其真相可怕。取缔中医之原动力，因为近来我国潮流趋势，一味崇拜外国，有许多人看见日本明治维新之后，中医渐归消灭，以为这个是中国应该遵循之轨道，齐巧当时科学化的呼声甚高，两个原因，凑合起来，取缔中医之议发动了。但是这不过是动机，西医因营业竞争的原故，将他从西洋斗争民族学来的向前文明，用以推倒中医，就本有之动机，推波助澜，于是取缔中医的议论一时如荼如火的爆发起来，等到时机成熟的时候，西医界中人，忘其所以，只觉中国医学非连根消灭不可，其实何尝是合于事实的正当理论。当时中医界呼号奔走，力竭声嘶，向政府请愿，总算勉强苟延残喘，这件事到如今已五年多，但是一为回想，历历在目。所以得苟延残喘，并非奔走呼号之功，乃是千数百万人托业于医药，以故形格势禁，不能遽废，而西医界中人，一种嫉视的情形，尚在在可见，并未减少，二度取缔自在意中，不过时间问题，等着罢了。《孟子》上说"及是时，明其政刑"，现在中医假使能努力改良，假使能急起直追，照鄙人的方法不消三年，可以唤起全国知识界的同情，等到二次取缔发作之时，中医改良已经粗有头绪，反对嫉视的人，虽欲取缔而无从，即使不然，我们亦不至于毫无抵抗，而受城下之盟，这是讲的事实。至于功效方面，改良之后，一层是诊断方面确有把握；二层是用药方面确有标准；三层是循因执果，见角知牛，用推理方法，因甲以知乙，用已知以例未知，从多数之中可以求得公例，如此则不但可以自喻喻

人，并且可以得无穷进步，而此种学术，以比较现在欧洲之科学，亦绝对无愧色。我所说这些话都是有事实可以证明，不是单单说得好听，但我不愿再说，我不难叙述医案说明改良中医优点，如今付诸阙如，是不愿背孔子之训，专做丑表功工作。我常想我们中国向来所尚的是孔子的伦理与文学，伦理是做人之道，不是吃饭本领，文学不过是治学问的基础，亦不是吃饭本领，单就这上头打转，当然国势日见其衰。现在人超万万，失业激增，仔细算来，没有一样可以抵抗外国，而商业方面、军事方面，外国人进步一日千里，以后中国只有自己实业上有所发明，然后是一条活路。改良中医，说到发明两字，尚多惭愧，然而能维持药业，抵抗外药侵入，是实在的，及今不为，以后医药两项营业，可不堪设想。鄙人衰朽余年，有何希冀，如今为此喋喋，真正出于不得已罢了。《孟子》说越人弯弓而射之，则己谈笑而道之，其兄弯弓而射之，则涕泣而道之，我用丑表功为说，有些滑稽色彩，究竟是谈笑而道，还是涕泣而道，如其说谈笑而道，委实是哭不出而笑，只好说是苦笑。

医学盛衰之关系

凡事皆有盛衰，孟子说：自生民以来，一治一乱。这一治一乱，即是盛衰，其大者如国运，如孔子，如释迦大道，二千年中盛衰之迹，历历可数；其小者如个人之运命，乃至一虫一鸟，综计其一生，亦必有一时期，有飞腾之乐，得意之鸣。此大约根于天运，故无大无小，不能外此公例。但概括言之，所以有盛衰之故，有两种。其一合于时势之需要而盛，背于时势之需要而衰；其二为人利用而盛，至无

可利用而衰。前者是本身有价值，而为时势所旋转，后者是本身无价值，而为时势所激扬，无论何种，虽外观之迹象有盛衰，其本身实际却是不垢不净，不增不减。有价值者，大而如宗教，小而如艺术；其无价值者，如明清两朝之八股文、试帖诗；其有价值者，如水沤之在波涛中，有起必有伏，有兴必有废；其无价值者，会逢其适，为人利用，当其盛时，虽亦如火如荼，及其衰废，遂一落千丈，不可复振。医学之兴废，当是属前一种之有价值者，绝对不是八股文试帖诗，故医学之衰落，不必为抱杞忧，医学之兴盛，亦绝非人力所能左右。

时势于中医之需要

孔佛之道，如日月行天，所以有盛衰起伏者，亦不外乎自然之趋势。《史记·孔子世家》载齐景公欲用孔子，晏子阻之，谓儒者之道，繁复而难行。按：晏子之学，与乐毅略同，一再传而为盖公、为曹参，成汉朝文景之治，执果溯因，晏子实为黄老之学，以恬淡无为为宗，故不以儒术为然。晏子为齐相，而孔子不得志于齐，岂非时势之需要关系。汉高既定天下，博士定朝仪，然后知皇帝之尊，此时儒术已有蓬勃兴盛之势，至汉武遂定为一尊。观其兴盛之所以然，岂非时势须要关系，今后恐孔子之道当衰落，而佛教当盛行，盖礼教渐废，人心诡诈，非地狱之说，不足以范围，故其趋势如此，此其盛衰之故，又莫非时势需要为之。

我现在口不择言，讲了这样一篇大话，似乎话说得太大了，与题目不相称，如今捡小的说，中国艺术中，如围棋，其盛衰之迹，亦有可得而言者。围棋发源甚古，至唐而大盛，王积薪[1]、柳吴兴[2]当时都是内廷供奉；再盛于北宋，苏东坡、

黄山谷[3]诗文中都屡及围棋；第三次最盛时期，就在清乾隆时，此后渐渐衰落，却移植于日本，日本之本因坊[4]，现在已第十九代。围棋虽无用，却自有其真价值，细按其盛衰之迹，与国家之富力为正比例。从宗教之大、围棋之小两方面考察其兴衰之故，都可以推测今后中医之趋势。

诸公知道黄绵袄子的价值高过于狐裘么。此话怎讲？狐裘是富贵东西，黄绵袄子可以衣被苍生，无论何人皆可以御寒，不比狐裘单限于少数人受用。围棋是有价值的，所以不消灭，医学更是有价值的，当然亦不消灭。围棋之兴废，既与国家富力为正比例，实在是一件富贵东西，那末中国医学呢，恰恰与之相反，正正当当是一件黄绵袄子。何以言之？譬如将西医来比较，西医诊病，要用仪器，中医无需的；西医诊病，要验血验尿，量热度听肺，中医无需的，望闻问切够了；西医用药，要讲化学，要提炼，要注射，中医无需的，树皮草根够了；学西医必须大学专科，试验室、解剖学、医化学、微菌学种种，中医无需的，只要肯将自己心得告诉人，不鄙吝，不秘密，说句笑话，像鄙人的缄授，就够了。所说够了，并不是一句空话，西医与中医表面上看来，是文野不

---

① 王积薪：唐玄宗时棋手。根据前人和自己的实践经验，总结出围棋《十诀》。

② 柳吴兴：柳恽（465—517），字文畅，南朝梁国著名诗人、音乐家、棋手。曾两次出任吴兴（今浙江吴兴县）太守。

③ 黄山谷：黄庭坚（1045—1105），字鲁直，自号山谷道人，晚号涪翁，又称豫章黄先生，洪州分宁（今江西省九江）人。北宋文学家。

④ 本因坊：日本最大、最有影响的围棋世家，江户时代围棋四大家之首。

同，实际上成效却如鲁卫之政①。近来人都说中医用树皮、草根治病，是野蛮，我说这话不对的，毛布底鞋子平实，走得路、耐得着，何必皮鞋；绵布丝绸男子一裹圆、女子旗袍，好看而受用，何必洋装；西瓜皮帽子，实在说不出不如铜盆帽的所在。树皮草根，野蛮不过形式上的事，何关重要，总不能因此一句空话，将本有的药材，搁起不用，平空添千百万西药进口。前文说时势需要则兴，不需要则废，讲到现在中国情形，就因为中医简单有效，民间对于此项学术之需要，几乎到百分之九十五以上。说到此处，我要掉两句文，叫做"天之所兴，谁能废之"。

医学进步与我们的医学

是故医学本身，是有真价值之物，其兴废视时世需要与否为进退，绝对与八股试帖不同，故现在虽极衰落，不久即循一治一乱之常轨，而渐趋于兴盛方面。医学以治病为目的，食功而非食志，其衰落毕竟是民族健康上吃亏，然则其兴盛，当然要收同登寿域之效果，但其事又不如常情之观察，其理由如下。例如通常习见之病，伤风咳嗽为第一级；发热为第二级；发热而有进行性，即是正式伤寒、温病为第三级，各种流行性热病，如痧子、喉症亦第三级；热病而误药，或食复劳复之感，则其病为比较难治，当是第四级；第四级之病症失治，延日久而见败象者，为第五级；脏器已坏，败症悉见，不可救药者，为第六级，初起即见甚复杂之恶性病，医药无从用力者，亦属第六级。此六级之病，庸手仅能治第一、二级，高手能治第四级乃至第五级，庸手值第六级之病，盲然不知厉害，高手则不但知其不治，且可以知致命之时日。所谓医学进化者，有竖的进化，有横的进化，如其个人研究至于极深地步，多所发见，前此不知者能知之，不治者能治之，此竖的进化也；个人以其研求所得，不秘不私，公诸大众，使各都会各通商大埠，以及乡僻之处，平添许多良好医生，此横的进化也。无论若何进化，病家可以完全不知，何以故？因高手治第四级以前之病，治之而愈，完全不以为意，庸手治第一、二级之病，治之而愈，即已意气不可一世；高手必值第五、六级之病，然后告病家已有危险，否则不肯多作危言，庸手则值第二、三级之病，为自己卸责地步，必多作耸人听闻之语；高手治难症，往往举止安详，外面无所表见，庸手遇难症，则胸中漆黑，神气骚扰。凡此等处，病家无从辨别，方且颠倒是非，以为庸手之能过于高手，此如巧宦拙官，其所得之利益，与其所尽之义务，往往处于相反地位，世人只以获禽之多寡为优劣，岂知其中有诡遇获禽，范我驰驱②两种。

虽然学术进步，表面上若与事实不相侔，其实如其真真进步，则实际亦迥然不同，此可以证之我们的医学。吾非谓我们的医学有若何特长，但其中有两点，一经指出，其事显然共见共闻，绝无模糊影响。所谓两点，其一古书满纸五行，无论何人不能彻底明白，不但外行不明白，即业医数十年乃至数代之世家，若随便于何书检出古人议论一两节，一相质证，则可以瞠目不能致答，我们医学则不然，尽人可懂，不但师弟授受，毫无鉴说，即无论

---

① 鲁卫之政：比喻情况相同或相似。语出《论语·子路》："鲁卫之政，兄弟也。"

② 范我驰驱：按照规矩法度去驾车奔驰。比喻按规矩办事。语出《孟子·滕文公下》："吾为之范我驰驱，终日不获一；为之诡遇，一朝而获十。"

何人，取吾书读之，只要其人文理清通，便能了然明白；第二点古书之议论，往往于诊病用药不能相应，故不满于旧医学者甚多，我们之医学则不然，凡病有其见症，病之进行有其一定之程序，病有主从，药有主从，据当前病症，可以推求起病之原因，可以测知将来之变化，此则理论与诊治打成一片，此则我们医学之特色。以上所据两点，既非自伐，亦无取撝谦[①]，老实话而已。由此两点，更产生出两点，因理论与事实相合，给对不模糊影响，故能采取他人之长，以补自己之短，此其一；因理论与诊治相合，故诊病即是读书，其医学之基础不建筑于古书之上，而建筑于病人躯体之上，此其二。此产生之两点，实为我们医学之命脉，因有此两点，无论何人，苟治我们医学而肯刻苦用功，无有不突飞猛进者，盖此两点乃进步之原则，故就个人而论，人人可以得竖的进化，就我们团体而论，时时可以扩张而成横的进化。有竖的进化，则日新月异，不难与西医竞争；有横的进化，则医生固然内行，久而久之，病家亦成内行。如此则有两层好处，其一医生能得病家之谅解，用药可以不掣肘，可以不代人受过，而受无谓之冤抑；其二凡业医者，非有真实功夫不可，凡欺人江湖术，无从滥竽。准此以谈，前文所说六阶级，庸手与好手病家往往颠倒是非之弊，但得我们医学，果能逐渐昌明，则此种弊病，可以一扫而空矣。

脑炎救治法

脑炎是新名词，可不是什么新病，病名是外国来的，病症可不是外国来的，切莫要弄错了以为这个病，只有西医会医。话虽如此，不过要将病理弄明白，若是以意会之，胡乱用药尝试，是不会有效的。

脑炎病起病的情形和病的变化，种种不同，各种不同之中，有一个相同之点，就是初起见头痛，其次见抽搐，其次见神昏。寻常头痛，痛在两太阳，流行性脑症头痛，痛在颈项，就算两太阳亦痛，却必定兼着颈项酸痛，这是因为延髓膜紧张的缘故，所以这个病的正当名称，该说是流行性脑脊髓膜炎。那第二步的抽搐，就是我们常见的小孩子惊风的样子，手脚抽动，两目上视，形状极可怕，到手脚抽动，本无有不神昏的，不过抽动一阵，会自己停止，神气仍能略为清楚，到第三步就没有清楚的时候了。

此病与惊风不同之点：一，惊风只孩子会病，脑炎却无论老幼男女都会病；二，惊风是难得有的，脑炎是流行性，同时一地方同患的，不计其数；三，惊风病因是惊吓、食积、风寒，脑炎不必定有惊吓、食积，真病源是空气中一种微菌，不过就事实上推考，微菌之外，还有一种原因，就是人体内的抵抗力弱。微菌显微镜看得见的，这种抵抗力是看不见的，不过就事实上推考，确有这样东西，西国人名这种看不见的东西，叫做抗毒素，若是健体，这种抗毒素是很有效力的，微菌难入，人身不会患病，要是抗毒素失了效用，微菌一入，就无有不病了，故所以说脑炎病的病源是微菌，这句话是不完全的，专用灭菌的方法治脑炎，这治法是不健全的。要知道菌在空气之中，无人不呼吸空气，就无人身中不有微菌，然而有病有不病者，即是抵抗力有健全与不健全的缘故，所以菌入人体是外因，抵抗力健全与否是内因，单有外因不病，单有内因亦

----

① 撝（huī 灰）谦：谓施行谦德，泛指谦逊。语出《易·谦》。

不病。既病之后，除去外因病可愈，振刷内因亦可愈。两法比较，还是振刷内因的治法健全，因为抵抗力不强，单靠杀菌，那菌是继续由空气中输入人身的，所以此病初起时，用西法要五六天才愈，用中法两天就好了，用西法有耳聋、疟疾等遗后症，用中法可是没有的。而且西国人极怕此病传染，我从各方面考察，敢断定不是传染的，果真传染，难道带一个嘴套子就济事了么？

此病之治法，有兼症与不兼症之别。已成脑炎后之效方如下。

犀角尖磨冲，三分　胆草五分，炒　细生地四钱　蝎尾二分，炙研冲　川连三分　归身三钱　安脑丸两粒，药化服

病重者须连服四五帖，并且第一帖可以加羚羊二分，此指最重者而言，其实亦难得遇着，通常只要照安脑丸仿单服药，即已妥当，其初起伤风发热而后见脑症者，照伤寒兼证治。

安脑丸

（方药）金钱白花蛇六条，去头，隔纸烘，研筛，入土①蝎三条　白附子一钱五分　薄荷三钱　梅片三钱　独活五钱　川生乌二钱　天麻三钱　明雄二两　麻黄二两　犀角一钱五分　麝香一钱

上药陈酒熬膏制丸如绿豆大，如无金钱白花蛇，真蕲蛇可代用，真蕲蛇约须六钱。

此丸曾经于民国十九年一月呈请中央卫生试验所化验，奉有成字二二三号验单在案。

（说明）本方学理说明，参考《惊风经验谈》。

（用法）小孩发热，指头自动，寐中惊跳，唇红而干，口渴无泪，服丸半粒，薄荷一钱煎汤化服。

手脚抽搐，两目上视，角弓反张，其发作阵一日二三次发作，发时面青，种种恶候并见，不发时，略如平常无病光景，此是惊风已成，不必慌乱。俟其发过，用薄荷一钱，酒炒龙胆草二分，煎汤二三羹匙，用此丸一粒化服即安，隔六小时再服一粒，仍用薄荷一钱，龙胆草一分，煎汤化服，即不再发。惊风最厉害者，一天可发二三十次，亦只照样煎服，无有不愈。

有一种惊，发作时手脚痉挛抽搐，面色发青，两目上视，不发作时，面色不转，目光不正，两眸或微斗，或一眼向前，一眼旁视，此是病毒已经入脑之证据，而且兼虚，病候较深，切勿乱药，各种发汗攻积方法，只能添病，不能愈病，只有此丸非常灵验。服法用归身一钱，细生地一钱，清炙甘草四分，酒炒龙胆草二分为一服，煎汤，取约三羹匙，将此丸一粒化开，灌入病儿口中，再将余药徐徐灌入，抚之安眠，不可惊动，三小时后，再服一次，照前配药分量同，第三次须隔六小时，药量亦照前，共服药三服，丸三粒，便能霍然。

更有一种，病孩后脑发酸，颈项反折，此是脑脊髓膜紧强之故，即近年江浙两省流行之脑炎症，此病不但近年流行，无论何时何地，都可以有。又不但小孩会患此病，成人患此病者，亦常遇之，不过这两年为最多耳。此症之起病与兼症亦各不同，有头痛后脑酸，起病第二三日即颈项反折者；有初起即与手脚抽搐角弓反张同见者；有先是惊风，后来变为脊髓炎症者；有急性两三日即死者；亦有慢性五七日不变不动者；有神昏谵语者；亦有神气比较清楚者，总之无论若何变化，颈项反

---

① 入土：此2字疑有误。诸本同。

折，是其主症。所谓颈项反折，并非角弓反张，角弓反张是全身反张作弧形，颈项反折乃仅仅头向后仰。此病最恶劣，一见颈项反折，便可以百药不效，自古无治法，西国亦只有脊椎穿刺一法，据说有最新发明的一种血清能治此病，百人之中，可愈四十多人。然成人之行脊椎穿刺法者，当用血清换水之后，辄感剧烈之头痛，故婴儿太小者，不能任受，则尚未臻完善之境，且此种血清，上海常感缺乏，更无论内地，惟有此丸，专能治此病。不佞四年前治虹口殷楚记小孩，于无可如何之中，发见此方。殷楚记小孩八岁，病由发热，惊风转属而来，颈项反折，头后脑与背相附着，其颈之弯曲如黄瓜，病二十余日，颈弯曲六日不变不动，百药不效。病孩之父，声言不惜财，不责备医生，但愿有法。吾乃以九元之代价，修合药丸六十余粒，每六时服药一粒，两粒后其颈项觉酸，头仰得减，知已中病，继续再进，仅六粒而头仰全除，殷即以余药相赠。嗣是值此病用此药，其效如响，无论男妇老幼，无投不利，惟旧有风湿，更患脑脊髓膜炎症，则结果不良，除此之外，可谓十全，且愈期不出三日。计此四年中修合此丸，已达二百余元，向因其价太贵，且用时为量甚少，故病家须用此丸时，一例不取赀，今已效验真确，且无流弊，故敢出而问世。用法凡见颈项反折头向后仰，不论兼症若何，用西洋参、当归身、细生地各一钱，酒炒龙胆草三分煎汤，化服丸药一粒，隔六小时再服一粒，其效如响。如其病儿牙关劲强，药不得入，可用丸一粒捣碎，指醮擦其牙龈，其口即开。

（意）凡药须与病对证，故有一病即有一药，绝无一药能治万病之事，此丸确是非常之效，然只能治上列之病，用时须照仿单，可保万无一失。若未见惊风证

据，千万勿存一预防的意思，冒昧予服。若照仿单服，绝无流弊，寻常惊药，往往令儿不慧，此丸绝对无之。

回天再造丸

（方药）蕲蛇四两　当归二两　血竭八钱　没药一两　川楝肉二两　龟版一两　元参二两　天麻二两　白芷二两　当门子五钱　犀角八钱　两头尖二两　毛姜一两　全蝎二两五钱　冬白术一两　乳香一两　细辛一两　首乌二两　熟附子一两　制松香五钱　青皮一两　黄芪二两　山羊血五钱　制香附一两　广地龙五钱　赤芍一两　麻黄二两　乌药一两　大黄一两　红曲八钱　虎胫骨二两　熟地二两　母丁香一两　威灵仙二两五钱　草蔻仁二两　防风二两　羌活一两　甘草二两　白蔻仁二两　姜黄二两　川芎二两　葛根二两五钱　冰片二钱五分　藿香二两　姜蚕一两　川萆薢二两　天竹黄一两　广三七一两　犀黄二钱五分　沉香一两　桑寄生一两五钱　茯苓二两　肉桂二两　辰砂二两　穿山甲二两

（说明）中风之症状，通常习见者，为半身不遂，口眼㖞斜，语言蹇涩，古籍名此为类中，此两字先不妥当，余初习医时，因如此之病为类中，必更有所谓真中者，乃遍考各书，杳不可得也。患中风者，喉间多痰，有因以痰为中风之病源，又此病往往见唇舌干绛诸热象，有因以火为中风之病源，此更不妥当，须知此为神经病，痰与火，皆由神经失职所致，况此病有大多数无痰，而有少数属寒证，须重用附子、吴萸者，现在西医谓是脑充血，其病之经路与小孩惊风略相似，而病源则甚深远，迥非惊风之比。我国医书对于此病之治法，最有价值者，为《千金方》，此丸方虽《千金方》无之，却是千金派。所谓千金派者，其用药与《伤寒》《金

《匮》之讲君臣佐使者迥然不同，乃聚四五十味药混和之，使之正负相消，宽猛相济，别出一总和之效力，此种药方之来源，当远在周秦，意《汉书·艺文志》所载经方，即是此类，孙真人收集而保存之，成为《千金》，今此回天丸方有是许效力，亦即此理，其来源当亦甚远，特无从考证耳。

（用法）凡中风猝然昏迷，手脚抽搐，有两目上视者，亦有不上视者，有手握者，亦有手开张者，有便溺不禁者，不论何种，急用此丸一粒，开水化开，扶病人仰卧，徐徐灌之，但悉数下咽便有良效。然此时效力，表面直看不出，两点钟后，再灌一粒，服第二粒时，便不如第一粒之艰难，从此每隔六点钟服药一粒。痰多可用胆草、竹沥、半夏，火盛（如目赤唇干舌绛）用菊花、钩尖、鲜生地，风盛（即抽搐利害）用虎骨、天麻、独活，虚甚者可以加参，若诸证并见，即诸药并用，又有全见寒象，痰室不通而有冷汗者，可重用附子、吴萸，凡诸药分量，须延医生临时酌量配合。以上为急救法，有病重两三日不能清醒者，只坚守此法，不疾不徐，锲而不舍，服丸至二三十粒，自然清醒，清醒之后，即是危险时期已过，当用调理法。

病缓者，须缓治，病急者，须急救，此一定不易之理。故霍乱吐泻当救以大剂姜附，因其势暴，药须与病相得故也，中风在猝然发作之时，为势何尝不暴，但危险时期既过，即属慢性。此病往往种因于少年之时，结果于中年之后，其伏因甚远，故其愈极难，既入调理时期，便只能缓药缓治，一面清心寡欲，以修身养性，期以半年一年，可以得尺寸之效，盖各种慢性病，皆须俟体中细胞生灭，经一度新陈代谢，然后可愈。中风之原因为神经钝麻或萎缩，钝麻者可冀以渐恢复，萎缩者只能使病毒归入一处，而维持其余不病之处，使不与病处同化，欲其恢复，欲其不同化，莫妙于缓缓常服。

丙种宝月丹

（方药）白薇一两八钱　泽兰一两二钱　当归六钱　白芷九钱　卷柏二两　桂心一两五钱　藁本一两二钱　川芎六钱，酒洗　石膏二两　桃仁一两五钱　麦冬一两二钱　人参九钱　蜀椒一两八钱，炒出汗　茯苓一两二钱　橘皮三钱　炒车前一两八钱　蒲黄一两五钱　赤石脂六钱　紫石英三两　庵䕡子二两　蛇床子六钱，炒　覆盆子一两五钱　干地黄一两八钱　泡干姜一两八钱　白龙骨一两二钱　炙远志一两二钱　太乙余粮一两二钱　北细辛一两八钱

上药蜜丸如梧子大。

（说明）女子欲求生育，必先经期准确，颜色正当。此丸功能调经种子，药性平和，功效王道，无论经期超前落后，或经前经后，腹痛或色黑不多，或色淡如黄水，或经来腥臭，或经来结块如猪肝，或腰酸带下，或白淫赤带等等，此丸悉能治之，并能治痞块、癥瘕、乳岩、颈疬等痼疾。须少服常服，以渐取效，病浅者二十日见功，病深者百日全愈，病大深者二百日全愈。

（服法）每服两小粒，每日一服，开水下，食远服，病重者每日早晚各一次，亦每次两小粒，不可间断。

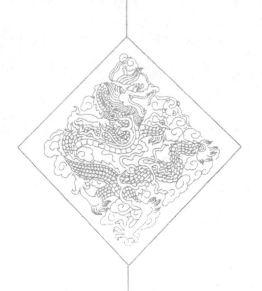

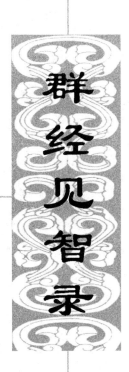

群经见智录

　　《群经见智录》三卷。卷一首论《内经》之发源、成书、读法及总提纲，次述《内经》与《易经》的关系，以及五行、四时、甲子等与中医学相关的问题；卷二剖析扁鹊、仓公医案，将《内经》治法与仲景《伤寒论》互证，并对标本中气、七损八益等专题进行讨论，以求证古本《内经》，并说明古人如何运用《内经》法则；卷三系针对余氏《灵素商兑》误解《内经》、否定阴阳五行学说观点的专篇辩论。

　　本书总计十六个专题，六十五篇医论，从多角度阐发《内经》要旨，对《内经》理论大胆提出了新见解。恽铁樵博考历代医学，纠正王冰、张隐庵等诸多讹误，归纳出"揆度奇恒，道在于一，神转不回，回则不转"是《内经》之总纲领；同时认为，《内经》认定人类的生老病死皆受四时寒暑之支配，故四时为《内经》全书之总骨干。据理驳斥了《灵素商兑》否定中医理论之谬误，并对中西之学从研究角度、研究方法等方面加以对比分析，反对穿凿附会地以西学否定《内经》之价值。

　　本书实为批驳余云岫攻击中医之谬说而作。说理汇通中西医学，博古论今，不袭成说，见解独到，对后世颇多启发，亦为治《内经》学者所重视。

自 序

　　凡治中医者，罔不知《素问》《灵枢》《伤寒》《金匮》之可贵。卒之治医者，或不读以上四书，或虽读之而茫无所得，不敢用其方，即用之亦不能尽其变，则且功过不相当。若是者，亦安在其可贵哉！自世风不古，浅者忌人能而炫其能，炫者愈多，其说愈枝[①]，去真愈远。有真能者，偶发一言，则众讙[②]乱之，必使缄口结舌然后已。彼能者，自度口给不足御人，袖手而退，甘心抱残守缺，思得其人以传之。卒之不得其人，则其所能者渐就湮没。盖学术不见重于世也久矣。晚近欧亚媾通，我黄农华胄，在在相形见绌，几无一长可录。推究因果，岂不以此？固不独医学为然。然紫色夺朱，郑声[③]乱雅，其最难辨识者，必其最精深者，故百凡[④]艺术之衰歇，医为尤甚。

　　鄙人治医才十年耳，其始知并世医家之技能，其后知宋元以下医家之著述，就各家著述，得略知《伤寒论》之方药，以之治病多验，然总未奠确立不拔之基。偶读西医余云岫《灵素商兑》一书，未尝不废然思返也。是时应亲友之招，日不暇给，间有西医谢不敏，不佞治之竟愈者，而治病之方，则出自《伤寒》。而仲圣《伤寒》自序，则谓撰用《素问》。其始因《素问》难读而畏之，因《素问》满纸五行、甲子而愈畏之，然因仲圣之序而读《难经》，因而罗列《千金方》《巢氏病源》《甲乙经》诸书，复从诸书以证仲圣之书，稍有所得，则益信《素问》。间尝思之，医书浩瀚，必通《素问》，然后得其纲领，《素问》难读，必通甲子、五行，然后破竹而下。偶阅张介宾《图翼》，而悟《易经》所谓四象八卦，从四象八卦而悟《内经》所谓气运，因而得甲子之说，得五行之说。于是知《易经》无所谓神秘，《内经》无所谓神秘。王冰、张隐庵注疏可商处甚多，其所以然，总以《内经》有神秘，故不能涣然冰释。而明清诸家，因一王叔和纷争聚讼，真众讙耳。不佞已确知

---

① 枝（qí 齐）：歧，旁出。
② 讙（huān 欢）：喧哗。
③ 郑声：指春秋战国时郑国的诗歌音乐，引申指与雅乐相反的"淫靡之音"。
④ 百凡：犹"凡百"，泛指一切。

《内经》之可贵，若云治病，功过相掩，则尚有志未逮。世有继我而起者，庶是编比之五夜鸡声，去大明出地①为不远矣，以故不敢自秘。九原不作②，其书常存；见仁见智，在人自择。我不能见其全，此《见智录》所以名也。

壬戌七月既望武进恽铁樵自识

---

① 大明出地：光明一步一步出现在地面上。语出《易经·晋卦》。

② 九原不作：指死者不能复生。语出《国语·晋语》："赵文子与叔向游于九原，曰：'死者若可作也，吾谁与归？'"九原：春秋时晋国卿大夫的墓地所在。

群经见智录目录

卷　一

《内经》发源第一

春秋时当有别本《内经》

《内经》托始于黄帝，尽人知其不确，然其发源则甚远。今本《内经》为王冰修改之书，王冰之前，必更经多次集合与删节，今本去原本甚远，不能以文字推测也。今就《左传》秦和之言一探讨之，颇有可推想《内经》发源之远者。

秦和诊晋侯之言曰："天有六气，降生五味，发为五色，征为五声，淫生六疾。六气，曰阴阳风雨晦明也。分为四时，序为五节，过则为灾。阴淫寒疾，阳淫热疾，风淫末疾，雨淫腹疾，晦淫惑疾，明淫心疾。女，阳物而晦时，淫则生内热蛊惑①之疾。"赵孟曰："何为蛊？"曰："淫溺惑乱之所生也。于文，皿虫为蛊，谷之飞亦为蛊；在《周易》，'女惑男，风落山，谓之蛊'，皆同物也。"

《内经》以气属天，以味属地，以五色、五声配五脏，与"天有六气"数语尽合。惟《素问》之六气为风寒暑湿燥火，此云阴阳风雨晦明。《内经》云"风胜则动，热胜则肿，燥胜则干，寒胜则浮，湿胜则濡泻"，与此处"阴淫寒疾，阳淫热疾"六句亦不同。晋侯淫溺惑乱而病蛊，意当与《玉机真脏论》"少腹冤热而痛出白"之病同。秦和引文字为说，引谷飞为说，引《周易》为说，独不及《内经》，何也？《汉书·艺文志》有《黄帝内经》《黄帝外经》，又有《扁鹊内外经》《白氏内外经》，其书皆无可考证。意扁鹊之著《内经》者，当是轩岐时人；战国时卢医治扁鹊之书，因号扁鹊，亦未可知。果尔，春秋时当有数种《内经》，且其书必为医师所秘藏，故不见于他种载籍。秦和所以独不及《内经》，又或者秦和博学，文学亦长，因"风寒暑湿燥火"为医家术语，语之不知医者，不易索解，不如"阴阳风雨晦明"为普通语言，不烦疏证，因而变其文以说。二者均未可知。仅据秦和之说，已可想见医学在春秋以前至少有千数百年历史，且可知春秋以前，早已有《内经》之书。藉非医者秘不示人，《内经》之书名，断无不见于他种古籍之理。《汉书·艺文志》所以有《内经》之名，则因汉朝求遗书也。

《内经》成书第二

内外经

《内经》之名，始见于《汉书·艺文志》。汉文帝时，淳于意奏对，犹言《黄帝扁鹊脉书》，不名《内经》。观意奏对各医案，是所谓《黄帝扁鹊脉书》者，当即今本《内经》（说详下章）。第观仓公医案，以脉色为主，则公乘阳庆所有者，当仅为今《内经》之一部份，故不言《内经》而言《脉书》。内者，对于外

---

① 蛊惑：《左传·昭公元年》作"惑蛊"。

之辞。有《内经》，自必有《外经》。《外经》今不传，以《庄子》内、外篇例之，犹可得其想象。《庄子》成序①云："内以待外立名，内则谈于理本，外则语其事迹。事虽彰著，非理不通；理既幽微，非事莫显。"又，《内经》有"上经下经""揆度奇恒"之语，《病能篇》曰"上经者，言气之通天；下经者，言病之变化"，亦是一例。准此，《内经》当为论患病原理之书，《外经》当为论治病方法之书。

汉以前无《内经》

然无论内外经，当非汉以前所有，其缘因无他，简策本不便，学问以记诵。战国时，学者竞言著述。医师则秘其真者，宣布其伪者；或传授子弟，秘其一部分，宣布一部分。医学在当时遂不能露头角于学界，而和、缓、越人仅仅以名医见称。推究所以致此之由，厥有二端：其一为自私自利而秘，孙真人谓"江南诸师秘仲景要方不传"，以后例前，当相去不远；其二为珍惜学术而秘，故《内经》常言"非其人勿教，非其真勿传②"，以故公乘阳庆谓仓公"尽去而所学③，非是也"。《内经》言脉者，仅《脉要精微》《平人气象》等数篇。仓公所得，似不止此数。《仓公传》中所用方名，亦为今《内经》所无，殆无不因于"秘"之一字。《内经》之名不见于汉以前之书，是不得谓汉以前有《内经》也。

《内经》有三种文字

《汉书·艺文志》云："汉兴，改秦之败，大收篇籍。广开献书之路。孝武时，建藏书之策，置写书之官。"又，河间献王、淮南王亦竞求遗书，意《内经》必于此时出世，以献书可以得上赏也。夫既人守其师说秘不示人，必多讹误，此时之《内经》必不易读，故仲景《伤寒》序云"观今之医，不念思求经旨"，则因难读，读者少也。献书为求赏，自多多益善，故一时内外经并出，且至三家之多。且既人守师说，必彼此互异，或此有彼无。又必曾就所得数十种校勘一过，则必曾经侍医李柱国之手，有所增损删润，然则今日《内经》中，有春秋以前文字，有战国时人文字，有西汉人文字也。故其古者甚古，如《太始天元册》文，"太虚寥廓，肇基化元"等十四句，绝似太公《阴符经》、老子《道德经》。《内经》中凡类此之文字，皆饶有古意，所当深思潜玩者。劣者甚劣，如岐伯对黄帝云"此所谓圣人易语，良马易驭"，此岂古代臣下对君主所宜有？较之《尚书》中都俞吁咈④，宁不有雅郑之辨？凡若此者，恐皆识字不多之医生所为，而为李柱国、王冰修改时淘汰未尽者。其平易通顺，类《礼记》中《防记》《乐记》诸篇者，疑皆西汉人手笔也。宋儒谓《素问》为战国时人所为，盖未深考，想当然耳。

①　成序：指成玄英《庄子注》序文。成玄英，隋唐道士，字子实，陕州（今河南陕县）人。通儒学经典，尤重文字训诂学。对老庄之学颇有研究。

②　传：《素问·金匮真言论》作"授"。

③　所学：《史记·扁鹊仓公列传》作"方书"。

④　都俞吁咈：皆为古汉语叹词。吁，不同意；咈，反对；都，赞美；俞，同意。形容君臣论政问答，融洽雍睦。语出《书·尧典》："帝曰：'吁！咈哉！'"又《益稷》："禹曰：'都，帝，慎乃在位。'帝曰：'俞！'"

《内经》读法第三

当以怀疑的眼光读《内经》

居今日而欲知《内经》，当先研究《内经》读法。读法奈何？曰：就《内经》读《内经》，不易通也。《内经》之成书，既如上章所述，则不但文字复杂，理论亦必不能首尾贯通。观今《内经》篇次，气运七篇之外，余篇全不衔接，可知非原书体例；而六气、五脏、五声、五色、五味，全书一律，无"阴阳风雨晦明"等字样错杂其间，必曾经修改故也。

《汉书》以前不见"内经"之名，而《汉书》之"内经"多至六种。考《汉书》撰成之日至仲景之世，才及百年，而所谓黄帝外经、扁鹊白氏内外经五种之名，均不见于著述，嗣后亦遂无可考者，忽然而有，忽然而无，殊不可解。如谓经董卓之乱，乘舆播迁，书遂散轶，则后世必有得之者。今考仲景以下，王叔和、皇甫谧、孙思邈均不言，是仲景之前已无此书。岂西汉时献书者惟利是图，多立名目，其实所谓"扁鹊""白氏"者，仍不过《黄帝内经》，后遂废去两种，仅存《黄帝内经》欤？又所谓《扁鹊内经》者，岂即今之《难经》欤？《难经》之名，仅见于《新唐书·艺文志》，他无可考。即以文论，亦决非仲景以前文字。然则仲景以前，别有《难经》欤？仲景所根据之《难经》，若即《扁鹊内经》，又以何时改名乎？

各种古书，当以医籍为最不可究诘，其所以然之故，业医者私心多而通人少也。总之，无论是否如此，吾侪今日读《内经》，当以怀疑的眼光读之，不当盲无别择，一味信仰，遇不可解之处，曲为

之说。甚且原文不误，注释反误。如张志聪之注《内经》，则流弊无穷矣。

错简举例

《内经》之章节，错简甚多。例如《灵兰秘典论》云："未至而至，此为太过，则薄所不胜，而乘所胜也，命曰气淫不分，邪僻内生，工不能禁。"王冰注云："此上十字，文义不伦，古人错简。次后'五治'下，乃其义也。今朱书之。"此是王注朱书之有迹可寻者，全书类此者尚多。

错简误注举例

其次，书本错简，王注曲为之说者，亦复不少。例如《刺热论篇》第一节："肝热病者，小便先黄，腹痛，多卧，身热。"第三节云："脾热病者，先头重，颊痛，烦心，颜青，欲呕，身热。"此两节明明当互易。凡病黄者，小便无不黄。《内经》以五行五色分隶五脏。黄，脾之色也；青，肝之色也。如云"脾病而色青，为木乘土；肝病而溲黄，为肝虚，脾无所制，因薄所不胜而见黄色"。然则第二节"心热病者……面赤无汗"，何以不云"面白"或"面黑"？一章之中不能自乱其例，此又可以反证吾说者也。惟《甲乙经》于此两节不认为错简，而去"颜青"二字。王冰因《甲乙经》在前，遂亦不复更正。注第一节云："肝之脉，循阴器抵少腹而上，故小便先黄，腹痛，多卧也。"按：多卧为脾病，脾为湿困则嗜卧；肝虚者多惊，肝郁者善怒，恒苦不能成寐。王注如此解释，则于"多卧"两字，囫囵吞枣矣。其注第三节云："胃之脉，起于鼻，交额中，还出挟口，环唇，下交承浆，却循颐后下廉，出大迎，循颊车，上耳前，过客主人，循发际，至

额颅，故先头重，颊痛，颜青也。"按：此处不当引胃脉，而当引足厥阴之脉。足厥阴脉环阴器，抵少腹，挟胃，属肝，络胆，上贯膈，布胁肋，循喉咙之后，上入颃颡，连目系，上出额，与督脉会于颠。文中"颊痛"字，当是少阳之兼见者。且如王注，"颜青"两字亦只滑过。是不可为训也。

经文不误 注家误释举例

其次，各家误解经文，致文理不顺，病理亦舛。遇此等处，觉理论不圆满，即当多方思考，务使底面平服，洽心贵当①而后已。例如《生气通天论》云："风客淫气，精乃亡，邪伤肝也。因而饱食，筋脉横解，肠澼为痔；因而大饮，则气逆；因而强力，肾气乃伤，高骨乃坏。"王冰注云："风气通于肝，风薄则热起水干，肾气不营，精乃亡。亡，无也。"《新校正》引全元起注云："淫气者，阴阳之乱气。"张隐庵释"精乃亡"为"出精"。今按：各家于三个"因而"，全无理会。不佞疑此节文字为西汉人手笔，故文从字顺，转折分明，本绝无难解之处，不知何因，各家尽误。今试申鄙意，释之如下。

"风客淫气"，谓风客于人身，而浸淫于气分。"精乃亡"者，精气于是日以消亡。乃，始也。"邪伤肝也"句，是自下注脚，即：何以精气日以消亡？因为邪伤肝也。精气既日以消亡，应当如何珍摄？却又因而饱食，因而大饮，因而强力，则当见痔与气逆与骨坏之病。"因而饱食"三句，是说不知摄生。三个"因而"，跟着上文"乃"字来。"因而"字意义，等于《孟子》"牛羊又从而牧之"句之"又从而"三字。须知"风客淫气"，"风"为主词，"客"为动词，"气"为受词，"淫"为副词。"精乃亡"

句，"乃"字亦副词。"淫"言风之若何客，"乃"谓精之逐渐亡，不得将"淫气"字释为一个名词，亦不得将"乃"字取消，释为"无精"或"出精"。全书类此者虽不多，然即不佞所发见者，已不止一二处也。

讹字举例

其次，为字之错误。例如"肺移寒于肾，为涌水。涌水者，按其腹不坚，水气客于大肠，疾行肠鸣濯濯，如囊裹浆，水之病也"。《甲乙经》"水之病也"四字作"治主肺者"。似此之类，多不胜举。不能认为《甲乙经》与《素问》之不同为偶然，为无关系，当推究其何由而异？二书之说孰长？当何去何从？凡此皆极难，须于读书时用箚记②，积年累月，虽仅得数条，亦不为少。不佞尚病未能，第能贡其法于吾同业。倘仿而行之，数年之后，必有异也。

宜博考唐以前名家之说

其次，当博考唐以前医家之学说，以推求《内经》之旨趣。为此者，有两种意义。

其一，可以分析《内经》之真伪。吾侪居数千年之下，读数千年以上之书，已为极难。而《内经》之成书，既如吾以上所言，即文字论，已有三种，其中背于经旨而无迹象可求者，当不在少数。讹误处既无迹象可求，以意会之，相去弥远，必当有证据，有比例；既得证与例，然后有系统，有范围；既定系统与范围，

① 底面平服洽心贵当：比喻文章言语通顺，合乎情理。

② 箚（zhá 炸）记：读书笔记。箚，同"劄"。

然后不合此系统，不在此范围之内者，乃知其非真矣。吾闻欧洲文艺复兴时代，学者研究柏拉图之学说，以其弟子亚里士多德之书为标准。凡亚里士多德书中所称引者，定为真柏拉图之书；所未称引者，定为非柏拉图之书。吾侪若采此法以读《内经》，用唐以前诸名家之书以证《内经》，彼等去古未远，总较后人所见为真。彼等所言，有显然与《内经》之某节相背者，则此一节《内经》即在可疑之列。若此，虽不必尽中肯綮①，已相去不远。更进一层，将诸名家学说交互印证，则当能得其统系，得其范围。前此诸注家，往往据《内经》以驳正诸名家之说，其事适相反。夫据《内经》以驳后贤，乍视之，若甚正当，细按之，乃不合理论。此为学问之出发点，此点既误，人各见其一偏，于是纠纷并起，甚至门户水火，甚嚣尘上。时至今日，《内经》之残缺不完，依然如故，掷光阴于虚牝②，无谓已甚，则此误点之关系，殊非细故也。

其二，可以实地应用，用《内经》学理以诊病。须知书与病恒不相谋，往往有读书虽多，临病榻则茫然无措者。以故人之病，病病多；医之病，病方少。盖书有定，而病无定，以有定之书，应无定之病，其道必穷。譬之伤寒麻、桂两方，《伤寒论》之定例：风伤卫，有汗，恶风；寒伤荣，无汗，恶寒。有汗用桂枝，无汗用麻黄。释之者曰"恶风者，见风则恶；恶寒者，虽无风亦自恶寒也"。然则今有病人，处深房密室重闱之中而发热、有汗、恶寒，则医当穷于应付。谓是寒伤荣，则不当有汗；谓是风伤卫，则不当无风而亦恶寒。因之用麻黄或桂枝，不能有真知灼见，称有不当，祸不旋踵，则归咎《伤寒论》。故时医有恒言曰："十年读书，天下无可治之病。"凡若此者，

皆为不善读书之人。医不读书，若何为医？岂真行医者不必多识字乎？仲景序《伤寒》云："观今之医，不念思求经旨，以演其所知，各承家伎，始终顺旧。"此数语，朴实忠厚，耐人寻味。推究所以不善读书，皆因中国学术不能循序渐进，必待一旦豁然贯通之故。不佞常谓：中国人治学，为太极式的；西国人治学，为宝塔式的。西人治学，由浅入深，愈深则人数愈少，至于峰极，全国或仅得一人。而其学则有阶级可循，持之以恒，尽人可以造就，大有"发奋为雄，安在无土不王"之雅。中人治学，如宋人所谓无极，混混沌沌，不知经几何年月，忽然判分两仪，从此两仪而四象，而八卦，千头万绪，包举万有，故鄙谚有曰："一法通，万法通。"其所成就，视其所积，积厚者厚，薄者薄。既成之后，锲而不舍，则亦可以渐扩充其范围，惟不必尽人皆可造就，故诗有"别肠"③，文曰"慧业"④。若改此太极式，用宝塔式，辄扞格不入，此亦事理之最奇特者。是故苟非性之所近而治医，总不免事倍功半。"十年读书，无可治之病"，亦深知甘苦之言也。虽然，读有方之书，施之实用，在性与医近，而能读书者，原不甚难；读无方之书如《内经》者，而欲施诸实用，恐非有十倍常人智慧之人而又苦学，不能为工。仓公之脉色，仲景之汤药，皆运用无方之书，而施诸实用者，诚不得不推为医中圣人也。

---

① 肯綮：筋骨结合的地方。比喻要害或最重要的关键。

② 虚牝：谓白白地浪费。

③ 诗有别肠：写诗要有另外一番肚肠，不是人人学得会的。指作诗的前提要有天赋。

④ 慧业：佛教语。指智慧的业缘。

宜集中精力　勿讲外观

所谓施诸实用者，非于方案中引一二句《内经》以壮门面之谓。吾观古今医案，案中引证《内经》各条，皆不免意在装潢门面。王冰注《内经》，可商处尚多，若隐庵之注，实功不掩过，而陈修园推崇备至，此可见历来医家之不求甚解，然则彼引证《内经》者，非装潢门面而何？仲景《伤寒》撰用《素问》，乃全书不见引证《内经》，仅序例中《阴阳应象论》数语，其余无迹象可寻，此真能读《内经》者。吾愿今后医家以能真实运用《内经》为目的，不必讲外观，精神有所专注，然后收效乃宏。专讲门面，荒其真实功力矣。

《内经》之总提纲第四

神转不回　回则不转

吾欲就《内经》全书，觅一总提纲，以为吾书发端之语，意者其惟"神转不回"乎？《玉版论要篇》曰："揆度奇恒，道在于一。神转不回，回则不转，乃失其机。"此数语之各家注释，自一孔之见言之，殊未能满意。而此数语为《内经》全书关键，倘此处不能了了，即全书不能了了。在此吃紧关头，不容小有含糊，兹为讨论如下。

张注之商榷

张隐庵释此曰："此篇论脉因度数出入。五脏之气，相生而传，一以贯通，外内环转，如逆回，则为病矣。与《脉要精微》《平人气象》诸论之脉病不同，故曰奇病也。一者，神也。神者，五脏血脉之神气。盖脾为中央土，以灌溉四旁，五脏受气，转而不回者也。如逆传其所胜，是回则不转，失其相生旋转之机。故曰'五脏相通，移皆有次'。"

本文曰"道在于一"，张释"一以贯通"，不知何指？"奇恒"释为"奇病"，然经文并无奇病。相克而传之病为奇病，则病之不奇者又当何如？一既为神，又若何一贯？是否五脏血脉一贯？若云五脏血脉之神一贯，血脉之神与血脉介说若何？曰与《脉要精微》诸篇之脉不同，是否诸篇之脉，或回或转，均无关系？是否诸篇之脉，与五脏不一以贯通？然则奇病是否即一以贯通之产物？又"脉因度数"，"因"字何解？是否"因"为介辞？是否"脉因"是一名词？如是名词，"脉因"究是何物？如是介辞，脉若何因度数而出入五脏？隐庵为清初人，其文字支离如此，且当时负盛名，而解释《内经》费解如此，宜乎《内经》一书至今日而在若有若无之间也。

王注之商榷

王冰注曰："血气者，神气也。《八正神明论》曰：'血气者，人之神。不可不谨养也。'夫血气顺四时，递迁囚王[①]，循环五气，无相夺伦，是则神转不回也。回，谓却行也。然血气随王，不合却行，却行则反常，反常则回而不转，回而不转，乃失生气之机矣。夫木衰则火旺，火衰则土旺，土衰则金旺，金衰则水旺，水衰则木旺，终而复始，循环不已，此之谓转不回也。若木衰水旺，水衰金旺，金衰土旺，土衰火旺，火衰木旺，此之谓回而

① 递迁囚王：比喻事物的不断发展变化，文中借以指人体气血随四时更替而发生的盛衰虚实变化。语出汉·王充《论衡·命禄》："春夏囚死，乱冬旺相。"囚，拘禁。王，通"旺"。

不转也。然反天常轨，生之何有耶？"

"血气者，人之神"，盖谓血气旺则神旺，血气衰则神衰，是血气之标著者为神，在理可通。云"递迁囚王"者，盖谓血气之在五脏者，有顺序变化之常轨；"循环五气"者，依五行相生之气而行，环转不已；"无相夺伦"者，谓次序不得凌乱，如是谓之神转不回，逆则为回而不转。譬之四序，成功者退。母气既传于子，则母气当衰，子气当旺，故木衰火王，火衰土王，为转不回；母气不传于子，则为回不转。此其解释，甚为圆满。其释"行所不胜曰逆"曰："木见金脉，金见火脉，火见水脉，水见土脉，土见木脉。"例如脾病而见肝脉，则为回而不转之脉象，即其病为逆。释"行所胜曰从"曰："木见水火土脉，火见金土木脉，土见金水火脉，金见土木水脉，水见金火木脉，如是者皆可胜之脉。"凡此令人于临诊时，但除去克贼之脉，即晓然于从逆之理，其道易从。隐庵谓相生而传为顺，相克而传为逆，毕竟囫囵颟顸。试问从隐庵之说，临证时若何辨其为相生而传、相克而传？隐庵注不明了者，几于满纸皆是，较之王冰、张介宾，相去甚远。凡议论不能证之事实者，皆纸上谈兵也，况又不能自圆其说乎？

王注是矣。然"揆度奇恒，道在于一"，一者何也？如云一为神，神为血气之所标著之神气，此神气若何转而不回？如云转而不回者，即是血气，是血气递迁、血气循环，则经文何以不说血气转不回，而曰神转不回？且血气明明是二物，何以言道在于一？又，血气"递迁囚王，循环五气"，意谓人身五脏之气血随五行相生之常轨，以次传行，循环不息。如此解释，已毫无疑义。然试问五脏之气与五行有何相干？五行又是何物？何故相生？

又何故相克？假使王冰复活，则其答话当为："《内经》者，综贯三才。风寒暑湿燥火，天之气；五行，地之气；三阴三阳，人之气。人生一小天地，生之本，本于阴阳。天为阳，地为阴；日为阳，月为阴。大小三百六十日成一岁，人亦应之。"凡此皆《内经》中所集见，尽人能言者也。五脏与五行之关系，五行生克之理由，仅仅得此答语，不能谓圆满也。不佞所知者则异于是，今试将奇恒、揆度、回、转、道、一之理，解释如下。

释　义

岐伯曰："奇恒者，言奇病也。"此即隐庵释为"奇病"之根据，岂知经文意义不如此也。"奇"对于"恒"言，恒，常也；奇，非常也。不病，人之常也；病，人之非常也。即奇，病也；恒，不病也。揆度奇恒，审察其人病不病也。岐伯曰"奇恒者，言奇病也"，盖谓奇恒之法乃揆度不循常轨而病之法，固不言循常轨而不病者。深一层言之，其人虽有病，苟循常轨，病无害也；其人虽无病，苟不循常轨，大病且来，预测之而不爽也。何以知其循常轨或不循常轨？曰：此所谓奇恒也，当有事于揆度，故曰"奇恒事也，揆度事也"。揆度奇恒，其道奈何？曰：道在于一。一者何？天也。故曰"善言人者，必有验于天"。天之意义若何？曰：远矣，大矣。虽然，亦即《内经》全书之所言也。不佞求之于《易》，然后知之。《内经》者，言病者也。病为奇，不病为恒，奇从恒比较而出，故《平人气象论》曰："常以不病调病人，医不病，故为病人平息以调之为法。"准此以谈，是《内经》全书皆言奇病也，故隐庵释"奇病"为"奇异之病"，相去何止万里。王冰释"奇"为"反常"，固自不误，然循绎其所注释，实不足以尽经文之意义也。转为恒，回为奇，故"奇恒回转"可为《内经》之总提纲。奇恒之道在于一，则"一"又为总纲之总纲，不明了此"一"字，千言万语，均无当也。欲明白此"一"字，非求之《易经》不可。

《易经》第五

《易经》无神秘

自来言《易》者，辄有一种心理，以为此书参天地，通神明，阐幽显微，彰往察来，有不可思议、不可知能之神秘。《四库提要》注《易》者九十余家，其书汗牛充栋。不佞谫陋，未尝学问，然可以间接测知，此九十余家皆有上述之心理，不然不至《易》理至今不明，仅仅用之卜筮。自来医家皆言医通于《易》，而无明白晓亮之理论，亦上述之心理囿之。自一孔之见言之，《易经》简直无神秘，其有稍深之处，亦非不可以言语说明，而此书于《内经》则有密切之关系。今以数百字简短言之，或者不至取厌读者。

《易》之基础在四时

《内经》常言"少壮老病已""生长化收藏"，此十字即《易》之精义。含生之伦，无论动植，莫不有少壮老病已、生长化收藏。而尤妙者，在生则必长，少则必壮，壮则必老，老则必已，已者自已，生者自生，万集纷纭，绝无一刻停息。毕竟孰为之？孰令致此？则时序为之也。夏暖秋必凉，冬寒春必温。假使无温凉寒暑之变化，则无生老病死之变化。自今日言之，南北极终年冰雪，动植不生，殆近于无变化者。古人虽不知有南北极，然早已

洞明此理，故《内经》全书言四时，其著者如"彼春之暖，为夏之暑；秋之愤，为冬之怒"，如敷和、升明、备化、审平、静顺各纪之类。《易经》则曰："法象莫大乎天地，变通莫大乎四时。"知万事万物无不变易，故书名曰"易"。知万事万物之变化由于四时寒暑，四时寒暑之变化由于日月运行。欲万物不变，非四时不行不可；欲四时不行，非日月不运不可。故曰"易不可见，则乾坤或几乎息矣"，"乾坤毁，则易不可见矣"。四时为基础，《内经》与《易经》同建筑于此基础之上者也。

万物愈变愈繁

然尚有一义，为《易经》六十四卦之所由来，即万物愈变愈繁是也。盖仅言变化，变有常经；愈变愈繁，则变化莫测。《易》从一画而三，三而六，而六十四，所以象万物由简趋繁也。由简趋繁，有原动力，两性是也。含生之伦有雌雄，时序有昼夜寒暑，人事有善恶动静，皆相反而相成。两性不显，变化不见，《易经》谥之阴阳，象之以奇偶，故奇—以象阳，偶－－以象阴。－－从一变化而来，一为太极，－－为两仪，故曰太极生两仪。－－从一生，是阴生于阳也，故《内经》有"同出异名"之语（详见下文"七损八益"）。阴生于阳，阳能生阴，则两仪当然更生变化，故曰"两仪生四象，四象生八卦"。然易数何以尽于六十四？此则有精深之理，盖所谓"法象莫大乎天地"也。

物竞天择

四时为一周天，得三百六十五昼夜而强，过此以往，为另一周天，其数有尽者也。质言之，地球之大，可以测量计算，

其数有尽；万物之由简趋繁，繁而更繁，生生不已，其数无尽。无尽之物，即生于有尽之四时，亦犹之--生于一，亦即无尽数之物，生于有尽数之地。以无尽者托生于有尽者，则无尽者有时而穷，穷则变，变则通，故有损益剥复，即"物竞天择，适者生存"之理也。

然此足以说明天地之数有尽，不足以说明《易经》之尽于六十四。太极生两仪，何不以两为尽数？两仪生四象，何不以四为尽数？四象生八卦，何不以八为尽数？曰：是必尽于六十四也。

余之太极第六

始于八　终于六十四

《易经》之图象，--以象阳，阴爻以象阴。《说卦传》云："立天之道，曰阴与阳；立地之道，曰柔与刚；立人之道，曰仁与义。"此言圣人本天、地、人以画卦，故卦有三画；天、地、人之道，皆秉两性，兼三才而两之，故《易》六画而成卦；六画之变，尽于六十四，故《易》止六十四卦。今不必言三才，不必变六画，第就太极、两仪、四象、八卦绘为圆图，其数亦适尽于六十四，此则大可寻味者也。

周邵之太极图

宋周茂叔[①]著太极图，明天理之根源，究万物之终始，以阴阳动静为说。不佞仅根据《宋史》，周之太极图何状，实未之见，其即世俗所传者乎？邵尧夫[②]亦有太极图，景岳采入《类经》，其拙劣乃不可名状。

周邵所创者是否即此两图？余固未深考，然亦不必深考，以余所欲知者，非太极图之历史也。《宋元学案》黄晦木[③]

"太极图辨"一节，录之如下："考河上公本，图名无极图，魏伯阳得之以著《参同契》，钟离权得之以授吕洞宾，后与陈关南隐于华山，陈刻之华山石壁。陈又得先天图于麻衣道者，皆以授种放，种放以授穆修，修以先天图授李挺之，挺之以授天叟，以授子尧夫。修以无极图授周子，周子又得先天图于寿涯。"是邵康节之图为先天图，周茂叔之图本名无极也。凡含生之伦，皆有两性，两性凝合而后生化，此为第一步。阳之中有阴，阴之中有阳也，则两半之中，各复含有阴阳。阴中之阳，不能独阳也，为之配者为阴，阳中之阴，不能独阴也，为之配者为阳，则分而为四，此为第二步，即四象也。四象既判，阴阳既分，则阴之中复有阳焉，阳之中复有阴焉，此为第三步。第三步之阴阳判为两，则其数为八，是为八卦。八卦之中复各含有小点，此小点为何物？吾意以此为太极。何以故？因此一点不复可分。故老子曰："有物混成，先天地生。"天地者，为既判之阴阳；混成者，为未判阴阳者也。证之近顷胎生学，凡动物结胎最初期，其形状人胎与兽胎无别，遑论其为男女、牝牡。是未判阴阳之先，已有此混成之一物，则老子所言，竟非空想，乃视

① 周茂叔：周敦颐（1017—1073），字茂叔，号濂溪，道州营道（今湖南道县）人，北宋思想家、理学家、哲学家、文学家，学界公认的理学鼻祖，称"周子"。主要著作有《太极图说》《易通》。

② 邵尧夫：邵雍（1011—1077），字尧夫，生于范阳（今河北涿州），移居河南，北宋哲学家。

③ 黄晦木：黄宗炎（1616—1686），字晦木，一字立溪，明末清初浙江余姚人，学者称鹧鸪先生。与兄黄宗羲、弟黄宗会号称"浙东三黄"。

之可见、触之有质者。植物之种，羽虫之卵，皆是此物。推之人事，则现在几何学上之起点，亦是此物。

太极当以渐扩大

或谓：如汝所言，则何必止于八？继此而第四步、第五步，安见最小一点不可分？应之曰：此非易理也。易理以有尽之数与无尽之生对勘而生变化，所以卦止于八者，为八之自乘为六十四，六十四，数之终也。试申言之，万物之变迁，皆时间为之。时间者，虽有万钧之力，不能止其一秒，则此图当活看。譬如几何学上之一点，必引而长之，然后成线，不引而长之，则终为一点而已。今图中未判阴阳之点，不终为一点也。彼必受时间之鞭策，循由简趋繁之公例，渐扩渐大而判阴阳，而生两仪、四象、八卦。上图共含有八点，八点皆扩大，皆含有八卦，是六十四卦也。然则合一圆象中所含之八分而言，则为八卦；若就八分所含之一点分别言之，则一点为一太极。从太极起，至八卦止，生生不已，得六十四为一段落。其后之太极，再生两仪、四象、八卦者，当为另一段落，故易数尽六十四也。

六十四之意义①

或问：--生于一，是由一而二，二所以象天地；天地之中有人，因于二之中加一以成三；奇偶变化，三之变尽于八，因有八卦。是一与二，与三，与八，皆为有意义的。六十四之数何来？如谓八与八自乘而得，则何故自乘？且又何故不六十四自乘而为四千零九十六？鄙意以为此问题不烦解释。《系辞》谓"生生之谓易"，何以能生？由于能变。何以能变？由于阴阳。故奇偶以象阴阳，八卦以象变化，八数自乘以象生生，至六十四截然而止，以

示数之有尽，变之有穷。《易》卦终以未济，正如画龙点睛，揭出此层意义。此所以八必自乘，而六十四不再自乘也。

新陈代谢

更有一义，一圆象之中含有八卦，即八个太极，生生不已，至太极各复有八卦为止。其数起于八，尽于六十四。新者既生，旧者当谢。至六十四，而旧有之圆象不可见矣，则可以悟《系辞》所谓"精气为物，游魂为变"之理。先时有其物，今不可见，是游魂也；现在无其物，将来必有，是精气也。精气，远在太极未生以前；游魂，远在数尽已谢之后。准此以谈，是《南北史》中创《神灭论》之范缜，为能知鬼神之情状，而近顷欧洲之鬼学，为无当也。又惟其因有尽而生无穷，则争竞以起。故《系辞》曰："作《易》者，其有忧患乎？"而西方"物竞天择"之学说，亦殊途同归矣。

《内经》与《易经》第七

《易经》与《内经》吻合之处

吾言《易经》，欲以明《内经》也。易理不明，《内经》总不了了；易理既明，则《内经》所有、《易经》所无者，可以知其所以然之故。既知其所以然之故，则《内经》所谓"揆度奇恒，道在于一"者，乃明白如话，不复有疑似者在矣。例如，易理剥之极则一阳来复，即《内经》所谓"寒极生热，热极生寒"，"阳胜阴复，阴胜阳复"者也。《易》之坎为水，中一画为阳，离为火，中一画为

---

① 六十四之意义：此篇原无，据丛书本补。

阴,即《内经》标本中气之理。《内经》标本中气,凡阳经必以阴经为中见,阴经必以阳经为中见,例如少阴之中见为太阳,厥阴之中见为少阳,所谓"阳中有阴,阴中有阳"者也。《易·乾》之"初九,潜龙勿用[1]",为阳气潜藏;"上九,亢龙有悔[2]",则其道穷,即《内经》"亢则害,承乃制,制则生化"之理也。此《内经》与《易经》吻合之处,非附会之谈,明眼人自能辨之。

然而书有一节相同或一部分相同,亦事所恒有。若《内经》与《易经》,则其源同也。欲知两书之同源,不当于两书同处求之,当于两书不同处求之。

《内经》言质

王冰不知"素问"之义,《新校正》引《乾凿度》之言曰:"有太易,有太始,有太素。素者,质之始也。"此说精当不易。然《内经》言质之介说若何?不先明易理,殆不能有精确之答语。须知精气远在太极之前,游魂远在太极之后,皆《内经》所不言。精气、游魂不可见,《内经》则言其可见者,故《易·系辞》曰"能知鬼神之情状"。而《内经》则不问鬼神之情状,此为《内经》言质之明白介说。质为素,《内经》为黄帝君臣问答之辞,则"素问"之名,可以无疑义矣。

六十四为人生寿命之数

《易经》始于八,终于六十四,吾虽详释于前,然尚有待于《内经》而其义益显者。盖两书交互为证,则两书之不明者皆明。《内经·上古天真论》:一八肾气实,二八肾气盛,八八天癸尽。《内经》何以以八为言?盖即《易》之始于八,终于六十四。《易经》何以以六十四为止?盖即《内经》之《天真论》六十

四,人之寿数也,天癸尽,人道毕,过此不死者为例外。两书皆演天人之理,所谓"善言天者,必有验于人"也。

《内经》有五行甲子之所以然

《内经》言五行、甲子,《易经》不言五行、甲子,盖《易经》在说明阴阳消长、吉凶治乱之道,虽云"变通莫大乎四时",明其变化可矣,无取乎计日。《内经》本四时以言病,则年月日皆所当详。故《易经》仅言天动地静,不言天地作何状,盖其所必要者,只在动静两字。《内经》则确凿言天地之状况,以所必要者在司天在泉之气化,不明天地之状况,气化之说不能言之成理也。

"大气举之"之真诠

兹录《内经·五运行大论》一节而讨论之。

帝曰:论言"天地者,万物之上下;左右者,阴阳之道路",未知其所谓也。岐伯曰:所谓上下者,岁上下见,阴阳之所在也……帝曰:何谓下?岐伯曰:厥阴在上,则少阳在下,左阳明,右太阴;少阴在上,则阳明在下,左太阳,右少阴……帝曰:气相得而病者何也?岐伯曰:以下临上,不当位也。帝曰:动静何如?岐伯曰:上者右行,下者左行,左右周天,余而复会也……帝曰:地之为下否乎?岐伯曰:地为人之下,太虚之中者也。帝曰:凭乎?岐伯曰:大气举之也。

尽人皆知《内经》言地圆,为我国

---

① 潜龙勿用:乾卦的象辞,隐喻事物在发展之初,虽然势头较好,但比较弱小,所以应该小心谨慎,不可轻动。

② 亢龙有悔:乾卦的象辞,形容居高位者不免招祸。亢,至高的;悔,灾祸。

古书中一大特色，然不能知《内经》何以言地圆。又惜其既知地圆，不知地动，为未达一间，致使力学不明，亚东物质文明遂迟至今日西人之后。然由今思之，《内经》所以言地在太虚之中，四无凭依者，正因司天在泉之气化。盖古人创此学说，即因体会得大地无凭之故，然实未能知其所以然之理，仅知有不齐之气候绕地而行。故岐伯曰："天地动静，五行迁复，虽鬼臾区其上候而已，犹不能遍明。"司天在泉之说，仅知大地空凌无凭，即已足用，故亦不复深求，所以《内经》仅有此"大气举之"一语，此外更无一字论及地在太虚中作若何状况也。然则学术之发明，皆有一定程序，虽有圣智，不能无因而得。所谓因，即时机成熟之谓。吾侪若因《内经》知地圆沾沾自喜，以为亚洲人智慧不居人后，则未免感情用事，而失古代学术之真相矣。吾为此语，非贬《内经》，求其真耳。

气运学说有研究之价值

《内经》虽不知地动，然地之动与人俱，人为土著（二字借用），则地静之说，在知觉上诚有讹误，在测验气候事实上实无差别。《内经》治病能有功效者，亦正为此。故不佞认为，此学说有研究之价值也。以上所言，骤视之若于医学无甚关系，其实为《内经》症结，故不辞辞费①如此。

释疑当研究五行甲子

惟《内经》言病，与《易经》泛说阴阳消长者不同，故有"不知年之所临，气之所加，不可为工"之语。五行、甲子，即所以明年之所加，气之所临者也。五行、甲子最为现在通人所诟病，吾将因其为人所诟病，遂亦从而附和之乎？抑从

而研究之，以祛此疑团也？

五行之研究第八

五行为近人诟病

五行之说，殆起于古之史官。上古史官辄兼巫祝之职，一切学术皆出焉。《汉书·艺文志》所载阴阳家言不啻数十种，后世因之，其流不可胜竭。其书之古者，多不传，若沿流以溯之，类皆带术数迷信气味。独《内经》不然，第《内经》亦言之不详，致使后人以《内经》之五行侪②于阴阳家之五行。近世之排击五行者，求五行之理不可得，则以古代印度、欧西有四行之说，以反证五行说之不成立，又以近世化学八十原质，证明五行之当为八十行。凡此种种，不胜证引。一言以蔽之，五行者，迷信、腐败、不通、无价值而已。夫在今世，排击五行，夫岂不易？譬之二十许少年，握拳振臂，向一九十许之就木老朽较腕力，彼老朽者，宁有抵抗之勇气，顾为彼少年计之，亦复胜之不武。且不佞今兹不惮辞费，为五行之研究者，初非有爱于彼老朽而为之祖护，特欲平心静气以判决此老朽之后嗣，是否当斩焉否耳。不佞谫陋，不能多所引证，今兹所言者，仅就其一己思想之所得，公诸当世，愿与当世贤达平心一讨论之。

五行为四时之代名词

《内经》言五行配以五脏，其来源本于天之四时。脏有五，而时仅四，故以六

---

① 辞费：指话多而无用（多用于批评写作）。此作谦辞。语出《礼记·曲礼上》："礼不妄说人，不辞费。"

② 侪：等同。

月为长夏，以配脾。何以言之？五行木生火，非谓榆柳枣杏可以钻燧取火也。如谓木生火是钻燧取火之意，则石亦能生火，是不仅木生火矣。金生水，亦非谓金能生水也。金类手触之而润，乃空气凝结，古人虽愚，不至认此为金生之水。火生土，亦非谓灰烬。土生金，亦非谓矿质。水生木，亦非木得水而荣之谓。盖如此解释，均属牵强。《内经》认定人类生老病死皆受四时寒暑之支配，故以四时为全书之总骨干。四时有风寒暑湿之变化，则立六气之说以属之于天；四时有生长收藏之变化，则立五行之说以属之于地。五行、六气皆所以说明四时者也。今姑置六气而言五行。春为发陈，乃万物向荣之候，此时植物之生意最著，则用"木"字以代表春季。夏日溽暑，骄阳若火，则以"火"字代表夏季。秋时万木黄落，有肃杀之气，比之兵革，则以"金"字代表秋季。金，兵也。冬令冱寒①，惟水亦寒，冬为夏之对，水为火之对，故以"水"字代表冬季。夏至一阴生，其时为一岁之中央，其气候多湿，故以"土"字代表长夏。

五行相生之理

其云木生火者，谓春既尽，夏当来，夏从春生也。火生土者，谓夏之季月为长夏，长夏从夏生也。土生金者，谓长夏尽为秋，秋从长夏来也。金生水者，秋尽为冬日也。水生木者，冬尽则为春也。春主生，所以能成生之功者，实拜冬日秘藏之赐。夏主长，所以能成长之功者，拜春日发陈之赐。秋主收，所以能成收之功，拜夏日长养之赐。冬主藏，所以能成藏之功，拜秋日成实之赐。故曰相生也。

五行相克之理

春行秋令，勾萌乍达，肃杀之气加之，春之功用败矣。夏行冬令，严寒折盛热，闭不得发，长养之功隳②矣。秋行夏令，收束不得，发泄无余，秀不实矣。冬见长夏郁蒸之气，寒水不冰，当收反泄，盖藏竭矣。长夏为夏至阴生之候，行春令，则阳亢不和矣。故曰克也。其春行冬令，为至而未至，谓春气当至而不至也；春行夏令，为未至而至，谓夏气未当至而先至也。夏、秋、冬三时同。未至而至为有余，至而不至为不足，虽能病人，犹贤于克贼，不为克也。顾虽不克，其气则有偏胜，胜之甚者，必有反应。偏胜为胜，反应为复，故言胜复。敷和、升明、备化、审平、静顺，为平气；委和、伏明、卑监、从革、涸流，为不足；发生、赫曦、敦阜、坚成、流衍，为有余。有余不足，皆能为病，遇所不胜之气则甚，病甚复遇克贼则死。《天元纪》以下七篇，皆言此也。是故五行相克云者，换言之，即春行秋令，即当生长之时见肃杀之气，以本气当受克耳。余三时同。五行之在术数巫祝口中，诚不免荒诞，然古代亦必有说，特吾侪不知耳。其在《内经》，当如此解释为长也。

五行六气为宾四时为主

《内经》言：在天为六气，在地为五行，在人为五脏六腑，在药为五味，见之于面者五色，证之以耳者五声，其在食物有五谷、五畜、五臭，在地有五方，在天有五星，在时有五声、六律。凡此种种，

---

① 冱（hù 户）寒：寒气凝结。谓极为寒冷。

② 隳（huī 灰）：毁坏。

自当以天、地、人为主，其他各种皆伴色揣称，以为配合，由四时推论而得者。然若据此以攻击《内经》，如谓"水何以生咸？咸何能生肾？"则未为知言，以此非《内经》之破绽也。声、色、五味、谷、畜等为宾，六气、五脏、五行为主。若进而求六气、五行之所从来，则四时为主，六气、五行、五脏犹是宾也。以故《天元纪》以下七篇，皆以甲子为言，是即四时为全书总骨干之证据。今试证之病证。

四时为主第九

气血运行以四时为法则

春风、夏热、长夏湿、秋燥、冬寒，此不难索解也；肝风、心热、脾湿、肺燥、肾寒，此无从索解者也。何则？心肝脾肺肾，同是血肉，何得有寒热燥湿之分？而《内经》所以言此者，则以人之五脏配合四时之五气，故五脏之燥湿寒热，直谓之假定的可也。《内经》盖认定人为四时之产物，而又赖四时以生活者。大地苟无四时寒暑之变化，则动植不生；有四时寒暑，然后有生物，是人为四时之产物，乃确实之真理，放诸四海而准者也。天食人以五气，地食人以五味，气与味皆四时为之，是人资四时以生，乃确实之真理，放诸四海而准者也。惟其如此，则人与四时自然息息相通，人身气血之运行，自然以四时为法则，而莫或违背。此为《内经》之基础，无丝毫含糊假借者。基础既正确，然后本此推论，则委曲悉当。

四时的五脏

是故春生物，授之夏；夏长物，授之秋；秋成物，授之冬；冬藏物，以待春之

再生。故四时之序，成功者退，母气既衰，子气代王。《内经》以肝属之春，以心属之夏，脾属之长夏，肺属之秋，肾属之冬，则肝当授气于心，心当授气于脾，脾当授气于肺，肺当授气于肾，肾当授气于肝。故《内经》之五脏，非血肉的五脏，乃四时的五脏。不明此理，则触处荆棘，《内经》无一语可通矣。然此事甚费解，不辞辞费，再述病情以明之。

中西病理之不同

有人于此，初病腹满浮肿，已而四肢皆肿，以手按之，肿处陷下，须臾复起，此为何病？何以故？则得两种答语如下。

其一，病名水肿，原因静脉血归流障碍，小血管内血压增加，或因管壁之渗漏机过盛，凡有以上原因，液体集于皮之蜂窝织内部，故肿。其远因，凡患心脏瓣膜病者，最易罹此证。

其二，病名水肿，肾病也。肾何以能聚水而生病？肾者，胃之关，关门不利，故聚水而从其类也，上下溢于皮肤，故肤肿。肤肿者，聚水而生病也。水之始起也，目窝上微肿如新卧起之状，阴股间寒，腹乃大，其水已成矣。其原因在湿土太过，阳光不治，而大寒在下，肾气伤也。故《气交变大论》曰："岁水不及，湿乃盛行。长气反用，民病腹满身重，濡泄，寒疡流水，腰股痛发，腘腨股膝不便，烦冤，足痿，清厥，脚下痛，甚则胕肿。寒疾于下，甚则腹满浮肿。"

上第一答语为西国医学，第二答语为《内经》。以两说一相比较，则所同者为水肿之病名，至病理则完全不同。西说从血肉之躯研究而得，《内经》则从四时运行推考而得。若据西说以研究《内经》，则有最不可解之两点：其一，血管壁之渗漏机过盛，液质集于皮之蜂窝织内部，究

与肾脏有何关系，而《内经》指为肾病？其二，所谓心脏瓣膜病者，谓心房回血管有三尖瓣、僧帽瓣，血行时此瓣司启闭，启闭不密，则脉搏不匀而心跳，此则《内经》所谓"宗气泄，左乳下跳动应衣"者也。患瓣膜病者，易患水肿，与手少阴心有关系，与足少阴肾无关，谓之肾病何也？而《内经》之意义，则谓"水不及，土太过，无阳则大寒在下，故肿"。且《内经》于此病独有方，云："治以鸡矢醴，一剂知，二剂已。"鸡矢醴，治脾者也。病源病理既与实地考验者不同，何以治脾而效？于是可知《内经》之所谓肾，非即实地考验之肾。其物是，其名是，其用则非。《内经》谓"十一、十二月冰复，人气在肾"，又云"肾者主蛰，其华在发，其充在骨，为阴中之少阴，通于冬气"（其他不备举），凡此皆非解剖所能明了，亦非由解剖而得，乃由四时推考而得者也。不知五行生克之理即本四时之生长化收藏而来，则求五行之说不可得；不知五脏气化亦由四时之生长化收藏而来，则求五脏之说不可得。五行、五脏不明了，则《内经》全书皆不明了。刻苦好学之士，只知其然，不知其所以然。凡不知所以然，勉强说法，必多误解，张隐庵之注释是也。下焉者不耐探讨，妄拾程明道①之言，谓："气运之说，除非尧舜时五风十雨始验。"明道非医家，不料此语竟为后人口实。须知，将气运之说抹去，则《内经》且无一字。不知彼一面口中尊《内经》，一面谓气运之说不可从者，对于《内经》之见解何如也？至于今日欧风东渐，则多一重障碍。西医谓中国之药庸②有可采取者，有说则谬。在西医云然，又何足怪？而为中医者与之譁辩③，谓"吾国医学，流传已四千年"云云，是欲以中国医学与西国医学

争齿德也。

道在于一

是故《内经》之理论，即《易经》之理论。《内经》是否根据《易经》而作，无可考证。自古医卜并称，或者两书同时发生，亦未可知。《内经》所以言五行、甲子者，即根据四时以论病之故。《内经》所根据者既在四时，其所言脏腑皆以四时为法则，顺四时者不病，逆四时者病。四时气候有不齐之时，不齐能病人；饮食男女亦自有顺四时之道，违之则病；喜怒哀乐亦有乱脏腑循四时之顺序者，乱其序亦病。不幸犯克贼之时序，则病甚，正气不支，至于不胜之时日则死矣。圣人知之，故为无为，乐恬愉④，顺时以养生。顺时云者，谓不犯不乱，使吾身脏腑之气，与天地运行之气，合而为一也。能一者不病，不能一则病，故曰："揆度奇恒，道在于一"。《脉要精微篇》"补泻勿失，与天地如一，得一之情，以知生死"，是"道在于一"之注脚也。《难经》《脉经》《甲乙经》皆有言天人合一之处，惜言之不详，仔细探讨，总不如《内经》明了，故仅就《内经》言之。

---

① 程明道：程颢（1032—1085），字伯淳，学者称明道先生。河南洛阳人，出生于湖北黄陂。嘉祐进士，神宗朝任太子中允监察御史里行。曾和其弟程颐学于周敦颐，世称"二程"。北宋哲学家、教育家、诗人和北宋理学的奠基者。著有《定性书》《识仁篇》等，后人集其言论所编的著述书籍《遗书》《文集》等，皆收入《二程全书》。

② 庸：大概；或许。

③ 譁辩：大声声辩。譁，喧哗。

④ 恬愉：清静淡泊。同"恬澹""恬淡"。

甲子之研究第十

甲子纪数之说

《内经》最重要者为五行、甲子，最费解者亦五行、甲子。今人攻击《内经》，最是五行、甲子为其目标。五行既如我以上所言，甲子究何理乎？或谓：甲子，上古用以纪时日者，一甲子六十日，六甲子得一年，如此而已。谓：甲子有生克，最荒诞。周天分三百六十度，《内经》六气为一时，四时为一岁，是每时得九十度。今测量家以水平至天顶为九十度，此九十度为三百六十度四分之一，犹之四时为一年四分之一。今云某干支与某干支相生克，犹之指测量用之圆仪中四十度与四十五度相生克，诞孰甚焉！

虽然，古人为此，岂遂毫无意识乎？因为如上之推想，虽未能尽当，甲子之不为计数，昭然可见也。

甲子所以齐不齐

地球绕日一周，得三百六十五日又四分日之一；月球绕地一周，得二十九日又二分日之一。物候每五日一变化，初五日东风解冻，次五日蛰虫始振，后五日鱼上冰是也；节气每十五日一更换，立春阅十五日雨水，又十五日惊蛰，又十五日春分是也。故五日为一候，三候为一气，积六气为一时，得九十日；积四时成一岁，得三百六十日为一年。此非实际一年，可命之为一气候年。气候年比之地绕日一周，少五日强；比之月绕地十二次，多六日。即地绕日一周，较气候年多五日强；月绕地十二次，较气候年少六日。有此参差，气候因而不齐，故三年一闰，五年再闰。然虽置闰月，气候之不齐，总无术以齐之。

甲子者，所以齐不齐也，故《天元纪大论》云："所以欲知天地之阴阳者，应天之气，动而不息，五岁而右迁；应地之气，静而守位，六期而环会。"岁，即年；期，亦年也。"五岁而右迁"，"五"字句；"六期而环会"，"六"字句。天地之阴阳，谓日月也。"五，岁而右迁"，谓日行（古人为日行）每岁右迁者五日，盖上者右行，下者左行，谓每一岁，日在子午线之右，多行五日也。"六，期而环会"，谓月每年在子午线之左，少行六日，是月左迁六日也。日每年多五日，月每年少六日，如此者，年复一年，两相会合，故曰环会。日五而月六，总不得齐。五六之积数为三十。是必统三十年纪之，两数方无参差。今试画一圆圈，中央直径画子午线，分圆圈为两半，再分圈之四围为六十度，是每半得三十度。右半个三十度以五分之，得六个五；左半个三十度以六分之，得五个六也。三十年，共三百六十个月，七百二十个节气。月行每年少六日，积三十年共少一百八十日，是仅得气候年之半，不齐之数犹未尽也，故必重之，合两个三十年，其数乃尽，故经言："七百二十气为一纪，千四百四十气，凡六十年为一周。不及、太过，斯皆见矣。"此即一甲子必须六十年之理由。然经文"千四百四十气，凡六十年"云者，亦仅举其成数。因月行每年少六度，积六十年，适少三百六十；而日行每年多五日强，积六十年，实多三百日零三百六十点钟，即三百十五。此三百十五日，皆以闰月匀摊之，计一甲子凡置闰月二十二个，又减去小建三百五十一日，然后日月运行之数相等。总之，必六十年，然后太过、不及之数皆可见耳。故《内经》有"日行一度，月行十三度有奇"之文，月球绕地之精密计算，为二十七日七时四十三分强，惟月旋转时，地之自身亦在旋转，两数之差为十三度有奇也。此其大略。凡以上所言，皆各家注释所未言。不佞既未习天算，又未习术数谶纬之学，故研求颇苦，不知古人亦曾有言此者否？盖一甲子何故六十日，最难得真确之答语，得此为之释然。然则甲子非为计数而设，当了然矣。

天干地支数之由来

甲子之数六十，既如上文所言。天干之数十，地支之数十二，又何自来乎？曰：此即从五六产生者也。日年多五日，故曰天数五；月年少六日，故曰地数六。月绕地而行，地绕日而行。以绕日之数属天，绕地之数属地，本极相当。古人初不知之，以为日月是敌体的，特以阳配天，阴配地耳。五六之和数三十年，其差度仅及周天之半，必重三十为六十，然后数尽，则五必重为十，六必重为十二，势有必然者矣。是故天干之数十，地支之数十二。

干支只是五六

犹有一义。《易经》《内经》皆以阴阳为说，可谓之两元的学术。一数而重之，亦阴阳之义也。故虽天干十，地支十二，而《内经》之旨所重者，只在五与六。故《天元纪》云："甲己之岁，土运统之；乙庚之岁，金运统之；丙辛之岁，水运统之；丁壬之岁，木运统之；戊癸之岁，火运统之。"又曰："子午之岁，上见少阴；丑未之岁，上见太阴；寅申之岁，上见少阳；卯酉之岁，上见阳明；辰戌之岁，上见太阳；巳亥之岁，上见厥阴。"皆两元之故，故五行有阴阳，如甲为阳土，己为阴土之类；故六气有正对，如子为正化，午为对化之类。又复交互言之，以地应天，以天应地，故天以六为节，地以五为制。

"天不足西北"释义

《内经》最不可解者，为"天不足西北"，"地不足①东南"，又复申之曰："故西北方阴也，而人右耳目不如左明也；东南方阳也，而人左手足不如右强也。"手足、耳目数语，无甚深意，或者出于附会，今姑置之。但"天不足西北，地不满东南"何解？一孔之见，以为即由日余五日、月欠六日而来。《内经》以地始于东南震位，上者右行，下者左行。月既常不足，是不足在东南方；以斗宿为天顶，以候日之有余，则有余在西北。然古人误认天动，以为日逆天而行，日之有余正是天之不足，故有"天不足西北，地不足东南"之说。此原无关医理，吾所以言此者，一者见《内经》中此等为无关紧要文字，吾侪不必语语据为典实，一者所以正后人注疏谬误。盖不知此理，愈说愈歧也。其尤可笑者，以为天之西北、地之东南皆有大窟窿，宜乎西学东渐而后，视古说无丝毫价值矣。

甲子合五行宜有更圆满解释

审甲子之用，天干虽从日行多五日而来，在甲子之测气候，天干殆用以代表气候年者，故曰："天有十日，日六复而周甲，甲六复而终岁，三百六十日法也。"所以六复而周甲，六复而终岁，即因地支之十二与天干参差之故。地支从月行欠六日来，惟其欠六日，所以有参差不齐之气候；亦惟欠六日，方有气运之学说。然有一疑问如下。

---

① 足：《素问·阴阳应象大论》作"满"。

古人以甲子纪日，其纪年者，则另有岁阳、岁阴之名，如甲曰阏逢、乙曰旃蒙、丙曰柔兆等为岁阳；子曰困敦、丑曰赤奋若、寅曰摄提格等为岁阴，见于《尔雅》《史记》，司马光《通鉴》年表犹用之。今按：岁阳为天干，岁阴即地支，无他意义，故不备录。今《内经》岁运甲子，在古代当是岁阳、岁阴，此亦无须探讨者。惟甲子合五行，殆不得其解。一岁之中，四时之序合于五行，已如前章所述。一甲子之六十年，每年亦合五行，固知从主时之五行推演而来者。然五行既主时，又用以主岁，是四时有生长化收藏之作用，不齐之气候亦有生长化收藏之作用也。鬼臾区曰："五气运行，各终期日，非独主时。"其下文引《太始天元册》之文曰："万物资始，五运终天。"鬼臾区之所本者即此。不佞反复思之，不得其解。注家皆不能为根本之解释。吾言五行为四时之代名词，四时之变化由于天运，各年不齐之气候亦由天运，不过与四时大同小异。盖一昼夜之子午，比一年之二至；黎明、薄暮，比一年之二分。故《伤寒论》每经之衰王有时，是一年有寒暑之变化，一昼夜亦有阴阳昏晓之变化。一甲子既各年气候不齐，安得无阴阳乘除之变化？是以甲子合五行不为无理。五行既可为四时之代名词，似亦可为年岁的代名词。然此答语不甚圆满，不知有更圆满之答语否？

鄙意气运之说，本属难知，复无精密之测验，仅凭空洞之理想，此学总无发达之时。吾之所为，为读《内经》者释疑辨惑，却非教人向此中讨生活。吾侪当从有凭有据处切实探讨，以期寡过，斯得之矣。

世之自命能知五行、甲子者，聆其理论，类皆星命术数家言，此乃熊宗立以人之生年月日说《内经》之类。不佞于星命家言固未尝学问，然恐一落此等科臼①，不免堕入魔道也。

---

① 科臼：窠臼。

卷　二

扁鹊医案第十一

《内经》自仲景、皇甫士安而后，已为定本，自王冰改后，遂为今本。观今坊本，与宋版林亿、高保衡等校正者，已有出入，则可知林、高等校本，视王冰本必有出入，此皆有迹象可求者。欲知今本之误，求宋版者可矣；欲知林、高等校本与王本之出入，非博考唐以前医书不可；欲知仲景时之《内经》真相若何，自非研求《伤寒》《金匮》，更求之古医案之见于古史者不可。不佞谫陋，固不足任此，惟无征不信，仅取《史记·扁鹊仓公传》及仲景《伤寒论》一讨论之，虽言之不详，亦可以见当日《内经》之一斑，且可以观古人如何运用《内经》也。

《史记·扁鹊传》第一案

扁鹊过齐，桓侯客之。入朝见曰："君有疾在腠理，不治将深。"桓侯曰："寡人无疾。"扁鹊出，桓侯谓左右曰："医之好利也，欲以不疾者为功。"复见，曰："君疾在血脉，不治恐深。"桓侯曰："寡人无疾。"扁鹊出，桓侯不悦。后五日，复见，曰："君有疾在肠胃，不治将深。"桓侯不应。扁鹊出，桓侯不悦。后五日，扁鹊复见，望见桓侯而退走。桓侯使人问其故，扁鹊曰："疾之居腠理也，汤熨之所及也；在血脉，针石之所及也；其在肠胃，酒醪之所及也；其在骨髓，虽司命无奈之何。今在骨髓，臣是以无请

也。"后五日，桓侯病，使人召扁鹊，扁鹊已逃去。桓侯遂死。

此节仅望色，未治病，亦未言齐侯面色何似，似无讨论之必要，然扁鹊实运用《内经》，颇有迹象可求。《内经·阴阳应象论》云："邪风之至，疾如风雨，故善治者治皮毛，其次治肌肤，其次治筋脉，其次治六腑，其次治五脏。治五脏者，半死半生也。"又曰："邪之客于形也，先舍于皮肤；留而不去，入舍于孙络；留而不去，入舍于脉络；留而不去，入舍于经脉，内连五脏，散于六腑肠胃。"此两节经文大同小异。扁鹊所谓腠理，即经所谓肌肤；所谓血脉，即经脉；所谓肠胃，即六腑；所谓骨髓，与经文五脏虽异，均言病之极深而已。其云汤熨、针石、酒醪，亦与《内经》相合。《血气形志篇》云："病生于肉，治以针石；病生于筋，治以熨引；病生于咽，治以甘药；病生于不仁，治以按摩、醪药。"又《玉版论要》云："其色见浅者，汤液主治；见深者，必齐主治；大深者，醪酒主治；色夭面脱，不治。"至其所以知齐侯之病者，亦与今《内经》合。《内经》屡言"上工治未病"，"上古使僦贷季理色脉而通神明，合之五行八风，变化相移，以观其妙，以知其要"，曰："善诊者，察色按脉，先别阴阳。审清浊而知部分，视喘息、听音声而知所苦，观权衡规矩而知病所主。"观此，则知扁鹊所以知齐侯之病，初无其他巧妙，全是今《内经》所有者。

按：《内经》言病理虽主四时，而病

之所由得不外三因，即五志为内因，六淫为外因，饮食男女为不内外因。凡病由腠理而肠胃，而血脉，而骨髓，皆为天之六淫，无论其为风寒暑湿燥火，当其在腠理，在血脉，在肠胃之时，病人当无不自知之理。今齐侯不自知而扁鹊知之，宁非不中于理？然惟不中理，斯为神奇。

间尝思之，仅有外因无内因者不病，是故大疫盛行之岁，死者枕藉，而不病者自若，西医谓之免疫性。譬如患喉痧、猩红热者，一次病愈，则不复传染也。虽如此，苟其人起居无常，嗜欲不节，本体之正气不足抵抗外邪，则免疫者亦必不免。至于望色，尤有证据。例如颜枯黑者，知其肾病；傍晚颧赤者，知其阴虚；妇人目眶黑者，知其腰酸、带下；咳声如在瓮中者，知其中湿。此较之扁鹊之望色知病，有浅深之辨耳，其理一也。且扁鹊必有佐证。凡治一艺而名家者，其心思必灵活，当时之气候，齐国之土宜，齐侯之嗜好，之意志，之环境，必曾一一注意。常人用意不能如此，扁鹊之言遂神。是故国家虽有敌国外患，苟内政修明，谗间不行，总不亡国。见披发于伊川，知百年而为戎。此则事理通于医理者矣。

《扁鹊传》第二案

其诊虢太子尸厥之证曰：

闻病之阳，论得其阴；闻病之阴，论得其阳。试入诊太子，当闻其耳鸣而鼻张，循其两股以至于阴，当尚温也……扁鹊曰："若太子病，所谓尸厥者也。夫以阳入阴中，动胃缠缘，中经维络，别下于三焦、膀胱，是以阳脉下遂，阴脉上争，会气闭而不通，阴上而阳内行下[1]，内鼓而不起，上外绝而不为使，上有绝阳之络，下有破阴之纽，破阴绝阳之色已废，脉乱[2]，故形静如死状。太子未死也。夫

以阳入阴支兰藏者生，以阴入阳支兰藏者死。凡此数事，皆五脏蹙中之时暴作也。良工取之，拙者疑殆。"乃使弟子子阳厉针砥石，以取三阳、五会。

其云"闻病之阳，论得其阴"，与《内经》"知阴者知阳，知阳者知阴"及"从阳引阴，从阴引阳"合。《内经·缪刺论》云："邪客于手足少阴、太阴、足阳明之络，此五络皆会于耳中，上络左角，五络俱竭，令人身脉皆动，而形无知也，其状若尸，名曰尸厥。"此尸厥之名见于今《内经》者。《伤寒论》云："少阴脉不至，肾气微，少精血，奔气迫，上入胸膈，宗气反聚，血结心下，阳气退下，热归阴股，与阴相动，令身不仁，此为尸厥，当刺期门、巨阙。"观《内经》《伤寒》之尸厥，皆与《扁鹊传》之尸厥相同。《内经·缪刺》言络，《扁鹊传》亦言络。《内经》"手足少阴、太阴之络皆会于耳中"，即扁鹊所谓"当闻其耳鸣"。《内经》"身脉皆动"，即扁鹊所谓"脉乱"。《伤寒论》所谓"热归阴股，与阴相动"，即扁鹊所谓"阳入阴中，阳脉下遂"及"循其两股至于阴，当尚温也"。夫既有三个相同之点，固不能谓为偶然相合。然谓扁鹊所根据者即为今本《内经》，却又可疑。

扁鹊所谓"阳入阴中，动胃缠缘，中经维络，别下于三焦、膀胱，是以阳脉下遂，阴脉上争，阴上而阳内行下"者，固与《内经》"邪客于手足少阴、太阴、足阳明之络"者迥然不同，与《伤寒论》"少阴脉不至，肾气微，少精血，奔气迫，上入胸膈，宗气反紧，血结心下，阳

---

[1] 下：似当属下句。

[2] 破阴绝阳……脉乱：《史记·扁鹊仓公列传》作"破阴绝阳，色废脉乱"。

气退下，热归阴股"者亦复殊异。然此犹可为说。三焦为厥阴之腑，膀胱为少阴之腑，胃为足阳明，原与《内经》大同小异；"阴上阳下"，亦与《伤寒论》吻合。然所刺各不同，何也？

《史记·扁鹊传》云："刺三阳、五会。"《正义》云："三阳，《素问》手三阳、足三阳；五会，百会、胸会、听会、气会、臑会。"

《伤寒论》云："当刺期门、巨阙。"

《内经》云："刺其足大指内侧爪甲上去端如韭叶，后刺足心，后刺足中指爪甲上各一痏；后刺手大指内侧去端如韭叶，后刺手心主，少阴锐骨之端各一痏。"

今按：三阳之络为飞扬穴，属足太阳膀胱经，在外踝骨上七寸。又，三阳络穴属手少阳三焦经，在臂上大交脉支沟上一寸。扁鹊云："中经维络，别下于三焦、膀胱。"则"三阳、五会"之三阳，当属飞扬穴或三阳络穴。《正义》注以"三阳、三阴"为说，非是。五会：百会在颠顶，属督脉；臑会在肩前廉，去肩三寸宛宛中，为少阳与阳维之会；听会在耳前微陷中，上关下一寸，动脉宛宛中，张口得之，属足少阳胆经；气会在两乳下，属三焦；胸会去结喉三寸，为手足六经交会之点。扁鹊谓"会气闭而不通"，当是指胸会。阳入阴中，阳脉下遂，阴脉上争，致胃气不通而厥。督脉，阳络之总纲，取百会引清阳上升，取胸会开已闭之气，闭开阳升，浊阴自下，所谓"从阳引阴，从阴引阳"也。因阳气下行，别下于三焦、膀胱，故取膀胱之飞扬穴、三焦之三阳络穴，其理可通，则《史记》所言不误。

再按：《伤寒论》云"刺期门、巨阙"，期门穴在直乳下二肋端，乃足厥阴、太阴、阴维之会；巨阙穴在鸠尾下一寸，脐上六寸半，属肾脉，为心之募。因宗气反聚，血结心下，故取巨阙以散其结；因其病在络，而气迫血逆且厥，故取期门。

再按：《内经》足大指内侧，足太阴隐白穴也；足心，足少阴涌泉穴也；足中指，阳明厉兑穴也；手大指，太阴少商穴也；手心主，少阴之神门穴也。所谓手足少阴、太阴、足阳明也。夫病在手足少阴、太阴、足阳明，即刺手足少阴、太阴、足阳明，与"从阴引阳，从阳引阴"之说不合，此则当质之有经验者。所可异者，尸厥之为病，病状略同，病理亦略同，而治法则三书皆不同。《伤寒》异于《内经》，或者其病本殊异，以伤寒专为猝病之热病说法？若《内经》与扁鹊不同，将病异邪？《内经》误邪？抑扁鹊所受于长桑者，《内经》之别本邪？吾欲据《史记》以改《内经》，不知深于《内经》之学者谓何如也？

仓公医案第十二

《仓公传》凡二十五医案，仅节取其关系较显，可以了解者录之，以见一斑。

齐中御府长信案

齐中御府长信病，臣意入诊其脉，告曰："热病气也。然暑汗，脉少衰，不死。此病得之当浴流水而寒甚，已则热。"信曰："惟，然。往冬时，为王使于楚，至莒县阳周水，而莒桥梁颇坏，信则揽车辕，未欲渡也，马惊，即堕，信身入水中，衣尽濡，有间而身寒，已热如火。至今不可以见寒。"臣意即为之液汤火齐逐热，一饮汗尽，再饮热去，三饮病已。即使服药，出入二十日，身无病者。

所以知信之病者，切其脉时，并阴。脉法曰："热病，阴阳交者死。"切之不交，并阴。并阴者，脉顺，清而愈。其热虽未尽，犹活也。肾气有时间浊，在太阴脉口而希，是水气也。肾固主水，故以此治之。失治一时，即转为寒热。

此条骤视之，病情若不甚重，其实因有仲景之《伤寒论》，故医法为我辈所习知。在当时，庸工不辨寒热，类皆视为不治之死证。《伤寒论》中救逆诸法，皆为误下、误汗、误温而设。自非能手，孰能解此？故仓公奏对及之。其云"病得当浴流水而寒甚，已则热"，即《内经·热病篇》"人之伤于寒也，则为热病"，亦即《伤寒论》"病反其本，得标之病"。云"汗出脉衰不死"，曰"阴并"，曰"阴阳不交"，皆与今《内经·评热病篇》吻合，汗出而脉尚躁盛者，为阴阳交，病不为汗衰，脉不为病衰，复不能食，其寿可立而倾也。此病非阴阳交，而仓公言阴阳不交不死，可见仓公所畏者，即为阴阳交，可知《内经》断为必死者，直无不死之理。"肾气有时间浊"句，"浊"一作"黾"，"黾"，猛也。此医案未言何时，观"暑汗，脉少衰"句，当在夏日。《内经·脉要精微论》云"夏胃微钩曰平"，"胃而有石曰冬病"。石，肾脉也。肾脉见于太阴脉口，是为肺之部，肺肾同源，皆为水脏。热病汗出，脉已衰，而肾脉仍时见于太阴之部，故知其病为冬时感寒而为水气也。以病理度之，其人目下必有横纹，或卧而微喘，或呼吸微有音。横纹、喘、有音，皆水气之客。据《逆调论篇》，所谓察色听声，声色合脉，病无遁形，仓公虽未言，其理可推也。

齐王后弟宋建案

齐王黄姬兄黄长卿家，有酒召客，召

臣意。诸客坐，未上食。臣意望见王后弟宋建，告曰："君有病。往四五日，君腰胁痛不可俯仰，又不得小溲。不亟治，病即入濡肾。此所谓肾痹也。"宋建曰："然。建故有腰脊痛。往四五日，天雨，黄氏诸倩[1]见建家京[2]下方石，即弄之，建亦欲效之，效之不能起，即复置之。暮，腰脊痛，不得溺。至今不愈。"建病得之好持重。所以知建病者，臣意见其色，太阳色干，肾部上及界腰以下者枯四分所，故以往四五日知其发也。臣意即为柔汤使服之，十八日所而病愈。

按：《刺腰痛篇》筋脉之令人腰痛者，不胜偻指[3]，惟云："衡络之脉，令人腰痛，不可以俯仰，仰则恐仆，得之举重伤腰，横[4]络绝，恶血归之。"言腰痛得之举重伤腰者，仅见此条。又，《气穴论篇》：大寒流于溪谷，卷肉缩筋，肋肘不得伸，内为骨痹。又，《四时刺逆从论》云：太阳有余病骨痹，不足病肾痹。据此，可知仓公知此病之故。

"衡络之脉，令人腰痛，不可以俯仰。"衡络，带脉也。《灵枢·经别篇》："足少阴之正，至腘中，别走太阳而合，上至肾，当十四椎出，属带脉。"带脉之来源为少阴，其别支之来源为太阳。少阴病，则腰强痛，不得俯仰，其病必从寒化、湿化。所谓风恒中身半以上，湿恒中身半以下。其病而痛，痛而着，所以知其必为寒湿也。此节有"天雨"字，中湿尤显。凡阳邪从下上行，阴邪从上下行。带脉者，膀胱、小肠亦病。寒湿本下行，

---

[1] 倩（qìng 庆）：女婿。
[2] 京：仓廪。
[3] 偻指：屈指可数。
[4] 横：《素问·刺腰痛》作"衡"。衡，横也。

寒胜痛，湿胜重，痛则气不举，气不举则气血皆坠。膀胱气化则溲出，寒湿胜则阳微，阳微则气不化，可以断定其不得小溲也。五色之诊，肾主黑。凡肾阳不足者，其颜必黑，故《五脏生成篇》曰："黑脉之至也，上坚而大，有积气在小腹与阴，名曰肾痹。"此与仓公所谓"肾痹"者相合，与"太阳色干，肾部上及界腰以下者枯"皆合。惟云"四分所"，云"往四五日知其发"，则《内经》所无，当为仓公之经验。

然有可疑之处。考之《内经·痹论篇》："痹之所由生，曰风寒湿。筋、脉、肌、骨、皮，各以其时受病，则痹有五。筋、脉、肌、骨、皮，五脏之合也。久而弗去，即由合入脏。居处失常者，风寒外客；饮食不节者，肠胃内伤。如此，则邪客于六腑，故十二经皆有痹。"其肾痹之见证为遗溺，为胀，为尻以代踵、脊以代头。仓公曰"不亟治，病即入濡肾"，是即由合入脏之谓。其得之举重，仓公本不之知，乃宋建自言者。举重腰病，由于横络之伤。力生于膂，横络附着于背膂。横络绝，则恶血归之；横络伤，则外邪从而客之。其所感者为寒湿，则为阴邪，阴胜阳微，肾病之色乃见于面，或者兼见卷肉缩筋，肋肘不得伸，不得俯仰。而黑色之外，又必见不足之色，故一望而知之。然《痹论篇》肾痹之证为遗溺何也？仓公谓肾痹之病不得小溲，与《内经》相反，颇不得其解。

《金匮·五脏风寒积聚病篇》："肾著之病，其人身体重，腰中冷，如坐水中，反不渴，小便自利，饮食如故，病属下焦。身劳汗出，衣裹冷湿，久久得之。腰以下冷痛，腹重如带五千钱。"此实言带脉为病。病名虽异，病源、病状实同。云"腰冷痛，腹重如带五千钱"，其不可俯仰，不言可知；得之劳汗，与得之举重亦同；"饮食如故"，宋建能赴黄长卿家宴会，故当饮食如故。然而《金匮》则言"小便自利"，若云"仅仅风寒湿三气由合传脏者则遗溺，得之举重则不得溲"，则《金匮》明言身劳汗出，因劳伤带脉，汗出受湿，实与天雨举重无异；若云遗溺仅指"传变之先，邪在合未入脏"者而言，则仓公固言"不亟治，将入濡肾"，此实一可疑之点。各家注释均未及。鄙意宋建之不得小溲，并非点滴俱无之癃闭。假使点滴不通四五日，在理不当能赴宴。然则所谓不得小便者，不过如淋病，小便不禁，涩痛不利。自其涩痛言之，是不得小便；自其不能自禁言之，可谓遗溺。是当活看。

齐王侍医遂案

齐王侍医遂病，自炼五石服之。意过之，遂曰："不肖有病，幸诊遂也。"臣意诊曰："公病中热。论曰：'中热不泄[①]者，不可服五石。'石药精悍，公服之，中热，得数溲[②]，亟勿服，色将发痈。"遂曰："扁鹊曰'阴石以治阴病，阳石以治阳病。'夫药石有阴阳水火之齐，故中热即为阴石柔齐治之，中寒即为阳石刚齐治之。"臣意曰："公之所论远矣。扁鹊虽言如是，然必审病诊，起度量，立规矩，称权衡，合色脉表里、有余不足、顺逆之法，参其人动静与息相应，乃可以论。论曰：'阳疾处内，阴形应外者，不加悍药及镵石。'夫悍药入中，则邪气辟矣，宛气愈深。诊法曰：'二阴应外，一阳接内者，不可以刚药。'刚药入则动

---

①　泄：《史记·扁鹊仓公列传》作"溲"。
②　中热得数溲：《史记·扁鹊仓公列传》作"不得数溲"。

阳，阴病益衰，阳病益著，邪气流行，为重困于俞，忿发为疽。"后百余日，果为疽发乳上，入缺盆，死。

此案前言五石，后言诊法。五石与《内经》无关，不佞别有专篇考之，兹仅言其大略，亦可见《史记》足补医经之缺。按：《巢氏病源》所载五石散、《千金》所载寒食散、《金匮》侯氏黑散，三方从一方化出，皆有痕迹可寻。《病源·寒食散发候篇》："寒食药者，世莫知焉（盖谓世莫知其所起），或言华佗，或曰仲景。考之于实，华佗之精微，方类单省；而仲景经有侯氏黑散、紫石英方，皆数种相出入，节度略同。然则寒食、草食二方出自仲景，非佗也。"巢氏之言，亦仅想当然耳。仓公之世，去仲景已三百五六十年，齐王侍医更引扁鹊，则五石方发源之远，几于不可究极。藉非《史记》，亦何从窥见古代医学之盛况哉？

其言诊法，《内经》虽无吻合之文字可证，然方法则不甚相远。《生气通天论》曰："阴者，藏精而起亟也；阳者，卫外而为固也。"准此，则阴在内，阳在外也，故《金匮真言论》曰："夫言人之阴阳，则外为阳，内为阴。"《阴阳应象论》曰："阴在内，阳之守也；阳在外，阴之使也。"《玉版论要篇》则云："阴阳反他，治在权衡相夺。"又云："揆度者，度病之浅深也。奇恒者，言奇病也"，"揆度奇恒，道在于一。神转不回，回则不转"。仓公曰："阳疾处内，阴形应外者，不加悍药及针石。"夫云"阳疾处中，阴形应外"，是阳在内，阴在外；阳当在外，反在内为逆，亦即阴阳反他之意。《内经》以转为顺，以回为逆，逆即回而不转之意。病人是否转而不回，抑系回而不转，此在诊病之医，当衡权揆度，故又云："奇恒事也，揆度事也。"仓公

谓遂曰："公所论远矣。扁鹊虽言若是，然必审病诊，起度量，立规矩，称权衡，合色脉。"此可谓与《内经》吻合。其云"阳气既在内，刚药入动阳，阴病益衰，阳病益著，邪气流行，为重困于俞，忿[1]发为疽"，此与《内经·阴阳别论篇》"是故刚与刚遇，阳气破散，阴气乃消亡"，及"开阖不得，荣气不从，逆于肉理，乃生痈肿"，又，"阳气有余，荣气不从，乃发为痈；阴阳不通，两热相搏，乃化为脓"等亦皆吻合。据此，即谓公乘阳庆所谓古先遗传之黄帝扁鹊脉书五色诊病者，即为今本《内经》，亦不为过。

仲景《伤寒论》第十三

《内经》治法与《伤寒》互证之一斑

仲景《伤寒论》撰用《素问》，全无迹象可求，苟非仲景自言，直不知《伤寒论》从《素问》而出，此如九方皋相马[2]，在牝牡骊黄之外。盖其所采取于《素问》者，纯系《素问》之里面，而非《素问》之表面。今不辞老生常谈，一讨论之，亦本书所当有事也。

《内经·至真要大论》云："微者逆之，甚者从之。"又曰："逆者正治，从者反治，从多从少，观其事也。"又曰："塞因塞用，通因通用，必伏其所主，而先其所因。"又曰："诸寒之而热者取诸

---

① 忿：原作"奋"，据《史记·扁鹊仓公列传》改。

② 九方皋相马：寓指在对待人、事、物的时候，要抓住本质特征，不能为表面现象所迷惑。事见《列子·说符》。

阴①，诸热之而寒者取诸阳②。"《阴阳应象论》曰："不治王气。"又曰："其盛也，可待衰而已。"又曰："血实宜决之，气虚宜掣引之。"凡此所引，试为诠释。

逆，谓正治也；从，谓反治也。病热治以寒，病寒治以热，药与病相逆。热药所以祛寒，寒药所以清热，于理为正当，故曰正治。病寒治以寒，病热治以热，药与病相从。热药岂不助热？寒药岂不增寒？于理为反，故曰反治。今观《伤寒论》三阳证中，麻、桂解表，青龙愈烦，无汗者以麻黄发汗，里热者以石膏清热，药与病反，皆"微者逆之"之类；少阴病发热辄用附子，药与病相类，乃"甚者从之"之类也。以寒药治热病，以热药治寒病，有迎头痛击之势，故曰逆；以寒治寒，以热治热，药之寒热从病之寒热，故曰从。何故如此？则以病有真假也。病浅者，见证多属真象；病深者，见证多属假象，故微者当逆，甚者当从。附子汤之附子二枚，麻黄附子细辛汤之附子一枚（此据明版赵开美本），真武汤术、附为主而兼白芍阴药，四逆、白通不兼阴药，则所谓"从多从少，观其事也"。热结旁流而反下之，通因通用也；气满腹胀而反补之，塞因塞用也。

"伏其所主"，《新校正》释"伏"为"制"，谓制病之本；"先其所因"，为求病之源。既得其本，而以真治真、以假治假也。《伤寒论》云："下利清谷，身体疼痛，急当救里；身体疼痛，清便自调，急当救表。"同是身痛、清便自调者，身痛是主病，所以身痛，为表寒，故表寒病之本也；下利清谷，清谷是主病，所以清谷，为里寒，里寒是病之本也。桂枝以救表，四逆以救里，伏其所主也。太阳证，发热、恶寒，宜发汗也。然热多寒少，其脉微弱不可汗，尺脉迟者不可汗。

热多寒少，脉微弱为无阳，无阳者不可发汗，宜桂枝二越婢一汤；尺脉迟者血少，宜小建中加黄芪汤以养其血。发热、恶寒为病之主，所以热多、汗少、脉微弱，因于无阳；所以尺脉迟，因于血少。有此二因，虽当伏其所主，其因之关系甚大，不可不先事斟酌，故曰"必伏其所主，而先其所因"。抑"主""因"云者，当活看。每一方无不有两种以上用意，无非是"主""因"之故。例如大承气之朴、枳、硝、黄，病在燥矢不下，以大黄攻之，必协芒硝软坚；桃花汤之赤石脂、干姜，病在下利、便脓血，用石脂涩止散结，必用干姜以祛寒。皆有"伏主""先因"之意在。

至如"诸寒之而热者取诸阴"，天冬、玉竹、阿胶、鸡子黄，是其例也；"诸热之而寒者取诸阳"，萸、附、姜、桂，皆其例也。盖热之而寒者，阳虚之寒；寒之而热者，阴虚之热。故《伤寒论》有"身大热，反欲得衣，热在皮肤，寒在骨髓；身大寒，反不欲近衣，寒在皮肤，热在骨髓"之文，《内经》则曰"阳胜则热，阴胜则寒，阴虚则热，阳虚则寒"，其理皆相通也。"不治王气"，"盛可待衰"，柴胡愈疟，必以迎送，是其例也；血实宜决，抵当之类；气虚宜掣引，诸柴胡救逆，皆其例也。是故《内经》之治法为法律，则《伤寒》之用方即其例案，此仲景运用《内经》之最易见者也。

《内经·标本病传论》云：病有标本，刺有逆从，奈何？岐伯曰：凡刺之

---

① 阴：原作"阳"，据《素问·至真要大论》改。

② 阳：原作"阴"，据《素问·至真要大论》改。

方，必别阴阳，前后相应，逆从得施，标本相移，故曰：有其在标而求之于标，有其在本而求之于本，有其在本而求之于标，有其在标而求之于本。故治有取标而得者，有取本而得者，有逆取而得者，有从取而得者……先病而后逆者治其本，先逆而后病者治其本，先寒而后生病者治其本，先病而后生寒者治其本，先热而后生病者治其本，先热而后中满者治其标，先病而后泄者治其本，先泄而后生他病者治其本。必且调之，乃治其他病。先病而后生中满者治其标，先中满而后烦心者治其本……病发而有余，本而标之，先治其本，后治其标；病发而不足，标而本之，先治其标，后治其本。谨察间甚，以意调之，间者并行，甚者独行。

此所言乃先后传变之标本也。先后传变之标本，先病者为本，后病者为标。所谓"刺有逆从"者，即下文治反为逆，治得为从，即正治与病相反者为逆，从治与病相得者为从。"有其在标求之标，有其在本求之本"，如《热病论》云："人之伤于寒也，则为病热。"寒乃病之所从生，本也；热乃病之传化，标也。其在《伤寒论》，风寒伤荣卫，恶寒恶风。恶寒恶风，病也，所以有此病者，以感受外寒也。外寒即为病之本，以麻、桂祛其外寒则病愈，此"有其在本而求之本"也。迨寒既传变而化热，则但恶热，不恶寒，甚且汗出烦躁、大渴引饮。病本伤寒，而见如此热证，此由传变而来，寒为本，热为标也，治以石膏、芩、连，此"有其在标而求之标"也。"有其在本而求之标"者，例如太阳证，外未解，医反下之，遂为结胸。太阳证其本，结胸证其标，治法主陷胸，但治其标，不治其本也。"有其在标而求之本"者，阴病阳越，而热，而燥，而叉手自冒，此里寒为本，见于外者为标，治用真武、四逆、白通、通脉等者，但治其本，不问其标也，故曰："先病而后逆者治其本，先逆而后病者治其本，先病而后生寒者治其本，先热而后生病者治其本。"此所谓本，即指所先者而言。其曰"病发而有余，本而标之，先治其本，后治其标；病发而不足，标而本之，先治其标，后治其本"者，则以病气强弱为言。例如"阳胜则热，阴胜则寒"，此有余为病也。一脏有余，则害及他脏；一经有余，则害及他经。阳本卫外，阴本内守。阳独胜，则侵犯阴之地位，渐渐从外内传，卒之阳反在内，即仓公所谓"阳病于中，阴应于外"，其在《伤寒》即太阳为病，从标阳而化热。病气有余，热则大炽，太阳未罢，阳明已病。如此者，则先解其太阳之邪。此在《内经》有公例，所谓"由外而之内者，先治其外；由外之内而甚于内者，先治其外，后调其内"。彼粗工凶凶，以为可攻，卒致结胸胸痞，或自利不止，甚且脏厥者，皆背《内经》之公例。惟仲景能研求《内经》而心知其意也。此"本而标之"之说也。

其"标而本之"者，可以隔反。盖病而不足，则不但不能侵他脏、他经，而他脏、他经反从而乘之，故当先治其标，后治其本。例如竹叶石膏为阴虚而热者设，新加汤为阳虚而寒者设。竹叶石膏之胃虚热而呕，胃阴虚也；新加汤之邪尽而痛，阳虚而痛也，为"阳虚则寒，阴虚则热"之病，是不啻《内经》"病发而不足"之注脚。其曰"间者并行，甚者独行"，谓病浅者可以兼治，病甚者治当专力。观于四逆汤、大承气汤药力之单纯，可知"甚者独行"之谓何也。

"即病不即病"存疑

《伤寒例》云:"《阴阳大论》云:春气温和,夏气暑热,秋气清凉,冬气冰冽,此四时正气之序也。冬时严寒……触冒之者,乃名伤寒耳。其伤于四时之气,皆能为病,以伤寒为毒者,以其最成杀厉之气也。中而即病者,名曰伤寒;不即病者,寒毒藏于肌肤,至春变为温病,至夏变为暑病。暑病者,热极重于温也。"

按:此节病温、病暑,即《内经·热论篇》"凡病伤寒而成温者,先夏至日者为病温,后夏至日者为病暑。暑当与汗皆出,勿止"之文也。然《内经》并无"不即病者,寒毒藏于肌肤"之文。大是可疑,兹申鄙意如下。

其一,经云:"阴胜则阳病,阳胜则阴病","阳胜则热,阴胜则寒","重寒必热,重热必寒",又曰:"阳胜则阴复,阴胜则阳复"。冬令天寒,人应以太阳,伤于寒则阴胜,阴胜例无不复,复则阳胜,阳胜者其病温,此所以春必病温也。凡阴阳偏胜,不能复则死;凡未至于死者,无有不复。复之迟早,则有种种关系。天之寒,寒至若何度数?人之抵抗力强弱何如?及伤寒在冬初或在冬秒①?皆是经所以不言者,活法在人耳。惟冬伤寒而冬病,春伤寒而春病,其治不同,故别名之曰温病。凡胜而复,断无隔一季之久者。

其二,《内经》言"冬伤于寒,春必病温;春伤于风,夏生飧泄;夏伤于暑,秋必痎疟;秋伤于湿,冬生咳嗽",盖就四时推论,自当如此。若云"冬伤于寒,寒邪伏于肌肤,至春不病,至夏至而病暑温",则春伤于风,夏伤于暑,亦有隔季而病者乎?无,或有,皆当有迹象可寻。如"冬伤于寒,春必病温",而春之病温

有不仅由于伤寒者,故又有"冬不藏精,春必病温"之文。今春伤风,夏伤暑,隔季而病者,无有也。即伤寒隔季而病者,《内经》亦无有也。

其三,今日西医实地考验,伤寒潜伏期不过十余日,多至二十。西医所言病理,固迥然不同,谓伤寒之原因由于棒椎形之微菌。此层当于注释《伤寒》时继续论之,今非本文范围内事,不复深说。惟此潜伏期则确实可据,今谓隔季而病,究何理乎?

鄙意以为,冬季伤寒,阴胜而寒;春季病热,阳胜而热,胜之病也。冬伤于寒而春病温,非寒之伏,乃阳之复;春伤于风,夏生飧泄,非风之伏,乃阴之复也。经文寒温对待言之,似当从胜复之说为长,且经文可如下解释之。

"凡热病者,皆伤寒之类也",其下文云"人之伤于寒也,则为病热。"此不限于冬令。人身非如兽类有天然御寒物,劳而汗出,或衣薄,或入冷水,皆能伤寒,伤于寒则病热。冬伤寒病热,春伤寒亦病热,夏伤寒亦病热,故曰"凡"。惟冬病热名伤寒,春病热名温病,夏病热名暑温,所以然之故,主时之经气不同也。主冬令之太阳、少阴,非即主夏令之太阳、少阴。四时皆如此,独不言秋者,省文也。观夏名暑温,则知秋必名湿温,而春之温病可名为风温。《热病篇》末节曰"凡病伤寒而成温者"句,似泛指四时之伤于寒者言,故曰"凡"。曰"先夏至为病温,后夏至为病暑"者,诏人以热病当从时令命名。此有深意,盖从时令命名,则从时令治疗也。然则《伤寒例》"寒毒藏于肌肤,至春不即病"两语,岂

---

① 秒(miǎo 秒):尽头。多指年月或季节的末尾。

不有商榷余地？且从《伤寒例》之说，枝节横生，并《内经》亦不可解，以故纷呶①聚讼，不可究诘。或谓《序例》"此则时行之气也"句以上，皆仲景原文，引《外台秘要》为证，以《外台》"时行之气"句下有"王叔和曰"四字。然则苟非《伤寒论》在唐之前已有讹误，即不佞之解释《内经》为未当耳。姑存疑以待明者。

标本中气之研究第十四

从各家注释则有三个疑问

《六微旨篇》云："少阴、太阳从标从本，少阳、太阴从本，阳明、厥阴从中。"释之者曰：少阴本热，太阳本寒，标本不同气，故或从标，或从本；少阳标阳本火，太阴标阴本湿，标本同气，故从本。阳明燥金，太阴湿土为之中，则燥从湿化；厥阴风木，少阳相火为之中，则木从火化，故不从标本而从中气。问：何为中气？曰：一脏一腑互相联络者为中气。

如此解说，则有三个疑问：（一）脏腑互相联者何物？神经乎？血管乎？官能乎？可得闻欤？（二）本篇经文云"本之下，中之见也；见之下，气之标也"，此"下"字何解？若云"太阴之上，湿气治之；阳明之上，燥气治之"，经既云"上"，"下"者对"上"而言，则"上"字何解？若曰"天有六气，谓之六元，人之三阴三阳上奉之"，则"中"字何解？（三）注《伤寒》者每以《六微旨》此节为言，毕竟《内经》之标本中见是否只说足经？抑《伤寒》亦言手经乎？如云《伤寒》亦言手经，其证据何在？如云《伤寒》只说足经，其理由何在？此亦聚讼不决之一问题，请申鄙意如下。

六气标本从天运来

《内经》全书皆言天，本篇言天者尤多，则标本中气自当从天运来。天运者，阴阳四时也。从阴阳四时说，则三个疑问均不难解释。六腑与五脏相联络，非神经、血管、官能相联络，乃病状有相联络者，如心移热于小肠，肺移热于大肠，是其例也。因脏与腑有如此显著关系，故一脏配一腑，五脏配四时，十二经亦配四时，于是有标本气化。天有六气，三阴三阳上奉之；六气在天，十二经在人。天上人下，故有上下；因是二元学说，故有中气。《伤寒》言足经者，因太阳、少阴主时之故。试申言以明之。

配肝脏之腑，胆也，肝主春，胆亦主春；配心脏之腑，小肠也，心主夏，小肠亦主夏；配肺之腑为大肠，肺主秋，大肠亦主秋；配肾之腑为膀胱，肾主冬，膀胱亦主冬。然试问：肾与膀胱，于冬有何关系？肝与胆，于春有何关系？则不能得其关系之迹象。今命肝为厥阴，胆为少阳，肾为少阴，膀胱为太阳，则与春、与冬有关系。故肝之为厥阴，肾之为少阴，非"肝是厥阴，肾是少阴"，乃命之为厥阴，命之为少阴。名也，非实也。肝与春、肾与冬，非肝肾之实与春冬有关系，乃肝肾之名与春冬有关系。此所以言《内经》非解剖的脏腑，乃气化的脏腑，质言之，时序的脏腑耳。何以如此？则因人身生老病死之变化，以天地之生长化收藏为法则也。生老病死，言其大者耳，其实无时不变化，无刻不变化。此种变化，虽是血肉，却不能谓之血肉，无以名之，名之曰气，故言经气。经气者，气之有常经者也。天有六元，故人有六经。

---

① 纷呶（náo 挠）：纷乱喧哗。

厥阴少阳释义

厥阴者，阴将尽也。阴尽则阳生，故与厥阴配者少阳，以此为六经之始，故曰：初之起，一日四分之，则厥阴之气司鸡鸣至平旦；一年四分之，则厥阴之气司小寒至春分。因是两元学说，其阴阳为交互的，同出异名的，故阴中有阳，所以少阳为中气，然此一时期主生长。凡百动植，所以能生长，皆赖有初生之阳气，决不赖垂尽之阴气。此所以厥阴之治，当从中见之少阳也。所谓从者，谓厥阴而病，当问其中见之少阳盛衰何如，从而消息用药，并非凡百厥阴之病，只须治胆火也。

夏季之少阴太阳

心主夏，在一日为平旦至日中，在一年为清明至夏至。在生长化收藏之五运，此居第二；比易卦之六画，此为五爻。故以君火当之，此一时期无祁寒①盛暑，少阴主其上半，太阳主其下半，因寒暑相等，故少阴、太阳或从标，或从本。夏长为养，承受春之发陈。春时之有生气，为一阳来复之故，所谓阴中之少阳；夏日之有长气，即此少阳渐为壮火之故，而君火实为阳中之少阴。立夏而后，为一年阳气最盛之时，故主此时者为太阳，虽云从标从本，毕竟从阳化者顺，从阴化者逆，故曰"君火以明"，又曰"天明则日月不明"也。

太阴阳明

肺主秋，为之配者阳明。岁半以前为阳，岁半以下为阴，而太阴与阳明合主秋季者，阳明之主秋，犹之厥阴之主春。厥阴，阴之尽；阳明，阳之尽也。经言"少火之气壮，壮火之气衰"，即是阳明为阳尽之证据。秋初，长夏之暑湿犹在，故太阴从本湿；深秋，阴气至盛，故阳明从中见之太阴。

冬季之少阴太阳

肾为少阴，冬为寒水，肾主冬，则为重阴，故经又言少阴为阴中之阴。人之生不能纯阴，凡外寒者里必热，故少阴本热，寒热各走极端，故少阴或从标，或从本。又，人身三阴三阳，上奉天之六气，三阴三阳即经气，经气每与天之六元相反，故天热人应以阴，天寒人应以阳。太阳标阳而本寒者，本寒，天气也，标阳，人身之阳上应之也，阳与阴亦各走极端，故太阳或从标，或从本。是故主夏季之太阳、少阴从标从本者，为天与人相去不远也；主冬季之少阴、太阳从标从本者，为天与人各走极端也。知其各走极端也，则治有从逆，药有正反。知其不甚相远也，则刺宜浅，药宜轻，治法多宜和解清透。刘守真治温病称圣手者，实偶合此意。故曰：知标与本，用之不穷。

《伤寒》仅言足经之故

冬时天气寒，人应以在表之太阳。有时太阳不胜天气，则病，是为伤寒，此"阴胜则寒"之病，太阳从本化者也；人之伤于寒也，则为病热，此"阳复而热"之病，太阳从标化也。主夏季之少阴、太阳，手经也；主冬季之少阴、太阳，足经也。伤寒从冬伤于寒说起，其所论皆冬伤于寒之变化，故不言手经也。《温病条辨》谓温病传手不传足，可谓谈言微中，然是幸中，故用药多谬，远不如守真。守真亦只知其然，不知其所以然，故标本中气之说，迄未明了。

---

① 祁寒：大寒。

七损八益第十五

各家注释之矛盾

吾以"转而不回，回则不转"为《内经》之总提纲，盖不病者转，病则回，辨其回或转，可以知人之病与不病，此《内经》之第一步。若在全书中觅一语足以当《内经》理论之结穴者，则惟《阴阳应象大论》中之"七损八益"一语。岐伯论阴阳更胜之变，"帝曰：调此二者奈何？岐伯曰：能知七损八益，则二者可调；不知用此，则早衰之节也。"欲知七损八益为何物，当先罗列各家注解。然后以鄙意说明之，读者可以了然无疑。

王冰注云：用，谓房室也。女子以七七为天癸之终，丈夫以八八为天癸之极，然知八可益，知七可损，则各随气分，修养天真，终其天年，以度百岁。《上古天真论》曰：女子二七天癸至，月事以时下；丈夫二八天癸至，精气溢泻。然阴七可损，则海满而血自下；阳八宜益，交会而泄精。由此则七损八益，理可知矣。

按：王冰此注，只"阴七可损，海满而血自下"四句，然下两句不可解。既精泄，云何是益？且经言七损八益所以调阴阳，王注以房色当之，可谓失言。马氏因有采取之说，是直以左道为医也。《内经》全书何尝有一字涉及采取？凭空诬蔑，荒谬绝伦。隐庵则循文敷衍，谓："阳常有余，阴常不足。然阳气生于阴精，知阴精之不足，无使亏损，则二者可调。"是王冰主张阴可损，隐庵主张阴不可损，与马氏"采阴补阳"之说鼎足而三，各不相同。然则《内经》之真意究何如也？景岳注此最详，谓七损八益为生死之本原，是景岳亦认此为《内经》重

要语。今节录其注释如下。

此言生死之本原也。七为少阳之数，八为少阴之数。七损者，言阳消之渐；八益者，言阴长之由也。生从乎阳，阳不宜消；死从乎阴，阴不宜长。阳长阴消，阳退阴进；阳来物生，阳去物死。所以阴邪之进退，由于阳气之盛衰，故《周易》三百八十四爻皆拳拳于扶阳抑阴，盖恐其自消而剥，自剥而尽，而生道不几乎息矣。（此颇有删节，惟原意已尽此。）

景岳认七为阳，八为阴，与王、张两家不同；又别出"扶阳抑阴"四字，与马氏之"采阴补阳"同而不同。似此人异其说，将令学者何所适从乎？且如景岳之说，阴邪之进退由于阳气之盛衰，岂只阴能病人，阳不能病人邪？鄙意此处不能引《易经》为证。《易》以阳为君子，阴为小人，当然以阳为美，以阴为恶。若治病，则不许以意左右。况易道剥而必复，正与《内经》胜复之理相通，岂有自剥而尽之理？人病固有不能复而死、复甚而死者，转是《易经》无剥极而消之事。然则"七损八益"之真意如何？鄙意以为只循绎本文前后，便可涣然冰释，一切聚讼不能淆也。

七损八益为自然的

本节经文"岐伯曰：阴胜则身寒汗出，身常清，数慄而寒，寒则厥，厥则腹满死，能夏不能冬；阳胜则身热，腠理闭，喘粗为之俯仰，汗不出而热，齿干以烦冤腹满死，能冬不能夏。帝曰：调此二者奈何？岐伯曰：能知七损八益，则二者可调；不能知此，则早衰之节也。"是"七损八益"云者，调阴阳也，当注重"调"字，不当注重"用"字。如各家所言，则与"调"字不合。何以不合？仅

循绎下文，便能知之。下文云："年四十而阴气自半也，起居衰矣；年五十，体重，耳目不聪明矣；年六十，阴痿，气大衰，九窍不利，下虚上实，涕泣俱出矣。故曰'知之则强，不知则老'，故同出而名异耳。智者察同，愚者察异。愚者不足，智者有余。有余则耳目聪明，身体轻强，老者复壮，壮者益治。是以圣人为无为之事，乐恬憺之能，从欲快志于虚无之守，故寿命无穷，与天地终，此圣人之治身也。""为无为之事，乐恬憺之能"，是圣人之治身。圣人治身，当然可以为法，以其能调阴阳也，然则调阴阳则在无为恬憺。无为恬憺，即后人所谓黄老学之精义，自今日学者言之，即自然主义。扶阳抑阴，采阴补阳，皆非无为恬憺。岂有抱自然主义之人，而无事自扰者哉？

释"同出异名"

"同出而异名"，各家均不得其解，兹不复赘述各注，逐申鄙意。

《上古天真论》男得八数，女得七数，是八为阳，七为阴也。此处七、八并言，自当与《天真论》同。所谓损益者，谓阳亢阴能损之，阴竭阳能益之。阳亢，得阴则伏，是七之损八；阴涸，得阳则生，是八之益七。在男女如此，在个体亦如此。试以病证言之。少阴病，阳衰于外，阴争于内，则舌干而津液枯涸，以甘凉药润之，虽大剂连服不效，且胸痞愈甚，烦躁愈甚，得辛温大剂，则舌色反润，是阳能益阴之明证。煎厥之证，骨蒸潮热，当壮水以制火，水能制火，是阴能损阳之明证。火，阳也，得阴而伏；津液，阴也，得阳而生。阴生于阳，阳涵于阴，不能离而为二。故阳亢则阴竭，阴竭

者阳必破；阴盛则阳微，阳绝者阴亦消。阳破者死，阴消者亦死。至阳既破，阴既消，则死局已定。非人力所可挽回。凡经文言死证者，皆此类也。其未至于消，未至于破者，则为偏胜，审其何者偏胜，从而补救之，则医工之事也，故曰"调"。《内经》全书所言者，无非救济阴阳之偏胜。然此处七损八益之调阴阳，则有"治未病"意，故下文言圣人之治身。

阴生于阳，阳出于阴，此天然者也，不能以人力左右。惟感于风寒暑湿燥火而病，则当以药力救济。风寒暑湿燥火之能病人者，命之曰六淫。淫，不正当也。时序有不正当之六淫，中于人生之六经。六经应六气，本有定位，以不正当之气中于人身，则不当其位，阴阳之序乱，而偏胜之害见矣。若此者，当察其阴阳二气孰胜、孰不胜，是为察异，此言人身既病之后。当其未病之先，未尝无阴阳，而不见有胜、不胜者，为阴能涵阳，阳能生阴，二气本由一气而化，即前篇所谓"－－生于－"，故曰同出异名。上工治未病，能知七损八益之理，故曰智者察同。粗工必待偏胜已见之时，然后衡量二者多寡而调之，故曰愚者察异。察异于已病，譬之渴而穿井，斗而铸兵，故尝苦不足；察同于未病，则葆其天真，故常处有余。四十起居衰，五十体重，六十阴痿，言其常也。尚有不及此者，皆因不知七损八益。老而聪强者，无他谬巧，在能知七损八益。然须知七损八益是天然的，非可以人力左右，惟乐天知命为得之，故曰无为恬淡，从欲快志于虚无之守。若此者，必能尽其天年。其曰"寿命无穷，与天地终"，谓能尽其天年，非谓长生久视也。

卷　三

《灵素商兑》第十六

《灵素商兑》之可商

余君云岫，以西医著《灵素商兑》，其《内经》之知识，较之寻常中医，不止倍蓰，诚豪杰之士也。晚近中医，本为最衰落时代，不知《内经》为何物者，几乎百人而九十九。夫治一种科学，必兼具他种科学之常识而后可。西人治学如此，中人治学亦如此。故《千金方》论大医习业，不可不深明天人之理，凡五经、子、史、天文、易学，皆医生所当有事，若《灵枢》《素问》《甲乙针经》《伤寒》《金匮》，尤为医生所必知，固无待言。乃自我生之初，至于今日，举国视《灵枢》《素问》为绝学，无有一人能言其理者。当不佞二十许时，读《内》《难》《气穴论》《气腑论》诸篇，辄为之头脑作胀，不但畏其繁，且不信万有不齐之经络可以如此整齐划一为之说也。询之老于医者，辄摇头谢不知。嗣见业医者类奉《叶天士医案》《温病条辨》为枕中鸿秘，勉强读之，其不可解等于《内经》，后遂弃去。至戊戌而后，校中文课，偶涉五行，为教师所呵叱，从此绝口不言医，且耻言曾治中医。吾知国人与我同有此阅历者，当有数千人也。

西学东渐而后，为西医者类勇猛精进，为中医者类故步自封，即有好学之士，亦不知从何处着手，则废然思返，或弃本业而入学校，或讲酬应而图诡遇，此中情形，本书无缕述之必要。总之，吾国

医学，自古迄今，未见有根本解决之著作，所以然之故，我国人多崇古之习惯，少独行之魄力。《灵素商兑》应时势而产生，本篇则应有之反应也。

自一孔之见言之，《灵素商兑》所言者，未能抓着痒处，即《商兑》亦有可商之处。兹为避繁就简计，仅摘录《商兑》中数句及其中坚之一节。虽摘录，非有所趋避，吾欲说明《灵素商兑》无损于《内经》，亦非于《商兑》加以诋毁。至于余君云岫，与不佞在商务书馆同事数年，虽无交情，亦绝无恶感。今兹所为，尤非对人问题。此则所当声明者也。

《灵素商兑》论阴阳五行云：通观《灵》《素》全书，其为推论之根据、演绎之纲领者，皆以阴阳五行为主。故阴阳五行之说破，而《灵》《素》全书几无尺寸完肤。岂惟《灵》《素》，岂惟医学，凡吾国一切学术皆蒙阴阳之毒，一切迷信拘牵皆受阴阳五行之弊，邪说之宜摈也久矣。

循绎此节，无他意义，不过深恶痛绝阴阳五行，致连及一切迷信拘牵，则所包者广，其语亦不为过。且看他下文如何说。

又云：自古文化未开，人民崇信鬼神，故治天下者神道设教。欧西医术出僧侣，中夏医术出于阴阳家，环球一辙，为人类进化、学术发达之公路，由之而莫能离也。《素问》云："古者治病，可祝由而已"……古者"医"字从"巫"，此皆古代医出于阴阳家之佐证……《灵》《素》之渊源，实本巫祝，宜其笃守阴阳五行之说而不悟也。

此节言阴阳家为古代之巫、《素问》所从出，故《素问》不可为训。然引《素问》"古者治病，可祝由而已"一句，实与事实相反。

又云：夫所谓阴阳者，犹物之有表里、动静，动植、男女之有雌雄，磁电之有反正，化学之有酸碱，凡物性相反者，皆得名之。其用止此，非有神妙不测之玄机。自阴阳家言之，遂为不可思议之种子。《素问·阴阳应象大论》"阴阳者，天地之道也，万物之纲纪，变化之父母，生杀之本始，神明之府。治病必求其本。"是彼所谓阴阳者，神秘不可思议，为造物之玄宰……彼空气者，扩布于地面，属之阳乎？阴乎？空气近地者浓，远地者薄，将谓薄者为阳，浓者为阴乎？藉曰是也，则如酸素、盐素之类，属之阳乎？阴乎？此可知阴阳之说，与其纲纪万物之法，至谬误疏漏，不足为精审学术之根基也明矣。

上节言阴阳不过表里、雌雄、反正、酸碱，凡物性相反者是，自阴阳家言之，遂神秘不可思议，为造物之玄宰。又，纲纪万物之法无标准，谬误疏陋，不可为训。

其"五脏六腑"节云：《素问》五脏有定义焉："所谓五脏者，藏精气而不泻也，故满而不实；六腑者，传化物而不藏，故实而不满。"此其谬误，凡稍知生理、解剖者，皆能晓然。今为逐条驳之。肝者，乃为胆汁、尿酸、糖质之制造所也，又有消灭门脉血液毒力之用。细检其结构，有胆汁细管发自肝细胞，而开口于胆管，所以输送胆质于胆囊也。是则肝也者，摄取由肠管而来之诸材料，制成胆汁，泻之于胆囊，更由是而泄之于肠也。藏乎？泻乎？彼不知肝之医化学作用，又徒以肉眼检查，其解剖不能得肝胆联络之

路之有胆汁细管，遂意其藏而不泻。在古人，科学未明，器械未精，无足深怪；至于今日，而又墨守旧说，而祇敬之曰：是《灵枢》《素问》之言也。精粗、细密、是非之莫辨，妄人而已矣（余脏从略）。

上节为西国解剖学以证《内经》之非，此为《灵素商兑》一书之中坚。余所录者，虽简之又简，《灵素商兑》全书之旨趣已无遗漏。则请申说不佞一孔之见，殊不自知其有当焉否也。

上所录者共四节。

第一节羌无故实，谓阴阳五行为邪说，久宜在摈斥之列。

第二节谓《内经》渊源于巫祝，故笃守阴阳五行诸邪说。此却不可不辨。邪者，对于正而言，苟无正，则邪者且不见其为邪。是故欺人敛钱者为邪，有根据、有理论、有效果，志在利济者为正。若云中西医比较，中医为邪，则正如五十步之于百步，下文详之。

祝由，《内经》无之。《内经·移精变气篇》"黄帝问：古之治病，惟其移精变气，可祝由而已。今世治病，毒药治其内，针石治其外，或愈或不愈，何也？"此其意本在讨论毒药、针石，非讨论祝由，甚为明显。医出于巫，诚然，然亦不足为病。《内经》固为纯粹的科学，不言祝由；即祝由，亦未便是邪。古之祝由，初非现在之辰州符[①]治病，大约《尚书·金滕》一篇是其真相，在今日学理可以比似者，为心灵学。梁任公《新大陆游记》中教士治病一则，亦是此类；即现在愚夫愚妇求仙方有效者，亦是此类。天下事固有乍视之全不中理，而有精理可供

①　辰州符：又称"灵符""神符""桃符"。因为"符"是辰州地区的巫师们首创，故名"辰州符"。

研究，未许一笔抹煞者。

第三节，阴阳为表里、动静、男女、雌雄，是也；云"自阴阳家言之，遂为不可思议之种子，为造物之玄宰"，其意若曰阴阳遂为迷信之症结，此须分别言之。术数之学，预言休咎，诚可谓阴阳为不可思议之种子。《内经》则不然。自古言天者，其一为有意志之天，天能视，能听，有大权，能作威福。儒家有此天，耶教、释教均有此天，所谓神道设教，可以命之曰宗教家之天。第二为无意识之天，可以测算，可以研究；天行祸患，可以人力胜之。中西算学家、天文家均是此天，可以命之曰科学家之天。《内经》所谓"万物之纲纪，变化之父母"，乃属后一种的。试观全书用时序说天，用五行、六气、甲子说天，用星辰躔度①、音律说天，皆所以谋抵制天行之酷虐。全书无一语涉及迷信祸福，为纯粹的科学之天。此其显明，凡读《内经》者皆能知之，而余君必以为神道设教，何也？

至云"万物之纲纪，变化之父母"，此不为误，盖言生理之神秘也。地球有昼夜、寒暑，然后有生物；无昼夜、寒暑，即决无生物。阴阳者，质言之，昼夜、寒暑耳。然则阴阳不为万物之纲纪，何者能为万物之纲纪？阴阳不为变化之父母，何者为变化之父母？至于生理，确有神秘，今日中西医皆立于同等地位，皆未能勘破此神秘也。例如《素问》云"风生木"，《灵素商兑》驳之曰"木之生也，由种子，种之生也，由胎孕，孕之成也，由雌雄蕊之交。雌雄蕊之相近者自为交接，其隔远者，或因蜂蝶，或因鸟，或因风。是风者，不过诸媒介中之一种，焉得以生木之功全归之？"《内经》"风生木"，原不如此解说。风是六气之一，木是五行之一，皆以配四时之春，故云。前文已言

之。今《商兑》有此语，可即借以证明生理神秘，有不易勘破者。今试设问曰：雌雄蕊交，何以能生木？则必曰：譬如动物之结胎，由于媾合，精虫与卵珠相合而成胎。问：精虫之组织若何？卵珠之组织若何？二者化合而成胎，能否用人工制造精虫、卵珠，且不由媾合而成胎？藉曰：不能。何以故？余虽不明医化学，可以断言西医当谢不敏也。然则西医言生理，至精虫、卵珠而止，犹之余之太极观，至太极而止，二五一十，让一步说，亦不过五十步、百步之别。

如云西国医化学精密，《内经》粗疏，如阴阳无一定标准，为谬误疏陋，不足为精审学术之基础，此亦不然。《内经》之阴阳，其妙处正在活变。死煞句下，无有是处。此颇不易说明。中国学术皆有此种境界。譬之文字，西国有文法，有修辞学，中国无之；且习中文者不以程序，西文则由浅入深。然中文固自成为一种文字，亦自有其法度。自其浅者观之，亦何尝不谬误疏陋？《内经》之阴阳，固与文字蹊径不同，但初起疏节阔目，入后法度森严，正复与文学者相似也。

至于五脏，以西国解剖为言，何尝不是？然自我视之，《内经》壁垒峻整，初不因此摇动其基础。盖《内经》之五脏，非解剖的五脏，乃气化的五脏。例如病者口味咸属之肾，味苦属之心，味甘属之脾之类。又如面色赤为火，属之心，黑为水，属之肾之类。其言病证，如心热病者，先不乐，数日乃热，热争则猝心痛，烦闷善呕，头痛，面赤无汗，此其为病，亦非解剖心脏而知之病，乃从四时五行推断而得之病，故下文云"壬癸甚。丙丁

---

① 躔（chán 缠）度：日月星辰运行的度次，即运行的轨迹。

大汗，气逆则壬癸死"，此其推断死期，亦非解剖的心脏与干支之壬癸、丙丁有何关系，乃气化的心脏与壬癸、丙丁生关系也。故《内经》之所谓心病，非即西医所谓心病。西医之良者能愈重病，中医治《内经》而精者亦能愈重病，则殊途同归也。如云治医学不讲解剖即属荒谬，然吾即效《商兑》口吻，谓治医学不讲四时寒暑、阴阳胜复之理即属荒谬，亦未见《商兑》之说独是，而吾说独非。

《商兑·自叙》又云："《灵》《素》杀人，四千余年于兹矣……毒有过于盗贼、虎狼、兵戎、刀锯、汤火、枪炮者矣……儒螫①于思孟，医锢于岐黄，凿空逃虚，不征事实，其中毒久矣。不歼《内经》，无以绝其祸根……其学说理论大谬，无一节可以为信……自岐黄而降，阐发《灵》《素》代有其人，扁鹊、仓公、仲景、华佗，瞽说②充栋，皆为近世旧医之城社，顾独掊击《灵》《素》何也？曰：堕其首都也，塞其本源也。"此则未免盛气虎虎。余总不愿反唇相稽，以吾撰著此书，目的在使今之中医先对于自己的学说了了，然后吸收他国新文明，固非反对西医而为此书，亦非欲使中医以《内经》为止境而著此书，则吾何谓作村妪之骂人哉？

《灵素商兑》既如此仇视《内经》，则吾有一问题，愿与著《灵素商兑》者一讨论之，若不吝教诲，非敢请也，固所愿也。事理有正必有反，证之学说，孔子，圣人也，其学说至今日有讨论之余地，杨朱，讲利己者也，其学说至今日亦复有研究之价值。故学者有恒言曰：善恶为相对的，非绝对的。如谓孔子之学说不许讨论，杨朱之学说不许研究，此为专制时代矮屋中功令③。著者东国留学生，何由如此？何以《灵素商兑》对于《灵》

《素》只从不善方面着想？如《灵素商兑》之说，是不许天下后世有研究《灵》《素》之人也。先入为主，于其所不知者不加思索而奴视之，非学者态度。仓公、仲景皆瞽说，是古人皆冥顽不灵者矣。此种语调，毅然公布，略不犹豫，其自信力之强，为不可几及。余谓《灵素商兑》之本身有可商者，此也。

结　论

《内经》有种种不可解之处，苟不能活看，即不能得圆满之答语。例如东西本无定位，而经言"东方生风"。赤道之北，北寒南热；赤道之南，北热南寒，而《内经》则言"南方生火，北方生寒"。凡此，似乎知识上有错误，然不足为病。《内经》固言"圣人南面而立，前曰广明，后曰太冲"，且北政、南政其诊相反，则固未尝教人死煞句下。又，为无为，乐恬淡，为养生之极则，其意则在法天则地，与天地合一，故可译之为自然。自然云者，谓各如其环境，如其性情，不事勉强，不自暴弃。此中原有学问，不仅医理，故曰"圣人之养生"。不知此理，而为无病之呻吟、过度之斫丧，及张景岳之"扶阳抑阴"，马莳之"采阴补阳"，皆为庸人之自扰。又如，不问环境如何，妄欲实行无为恬淡，卒之愈无为，愈不能恬淡；养生之方愈多，戕贼性灵愈甚，亦均之庸人自扰而已。又如"阴阳"二字，

---

①　螫（zhōu周）：乖，悖。

②　瞽说：胡说。亦指不明事理的言论。瞽，瞎眼。

③　功令：古时国家对学者考核和录用的法规。《史记·儒林列传序》："余读功令，至于广厉学官之路，未尝不废书而叹也。"司马贞索隐："案谓学者课功，着之于令，即今之学令是也。"

虽为《内经》之总骨干，而无标准可循，无界限可见。三阴三阳为定位，而阴中有阳，阳中有阴；寒阴、热阳为定例，而有真寒假热、假寒真热，所以能用药无疑者，全在天时之囚王，与脏腑之配合、脉色之所著、证候之所见，复求病人之所感觉，与其平日之所嗜好，交互比较，逐层推勘，去其众假，得其一真。此所谓活法在人。故岐伯曰："阴阳者，数之可千，推之可万。万之大，不可胜数，然其要一也。"其在人者，亦数之可数。

吾言治医者不当以《内经》为止境，闻者将谓吾夸，其实非夸也。西医之生理以解剖，《内经》之生理以气化。譬之养花种树，取花与树之果、核、根、荄、皮、干、蒂、萼、须、瓣，逐节研究其组织，以求其生理，此解剖者之所为也；辨花与树之土宜，不违天时，调其冷暖，去其害虫，时其灌溉，以遂其生长，此气化者之所为也。知其一，不知其二，其道有时而穷，此不以《内经》为止境之理由一也。且即就气化而言，若何能知天时，辨土宜？则天文有学，动植有学，地文、地质、物理有学，此不以《内经》为止境之理由二也。古者医出于巫，故《千金》言"大医习业，须精星命卜筮之术"。星命卜筮不足学，若今日者，则有解剖学、生理学、病理学、组织学、胎生学、心理学，皆贤于迷信家言万万，纵不能深入，苟一涉其藩，亦当贤于古人，此不以《内经》为止境之理由三也。

若夫号称中医，于《内经》之学理全未领会，是于自身未能了了，乃采用一二种西药以自炫，如阿司匹灵发汗、爱梅丁治痢、卡四卡拉通大便之类，而嚣然自得，以为能改良中医，此则不但本书绝对不承认，西医且笑存之。又不但为西医所笑，若技止于此，则吾中医当去淘汰不远矣。

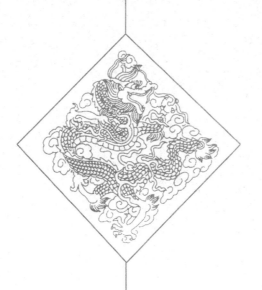

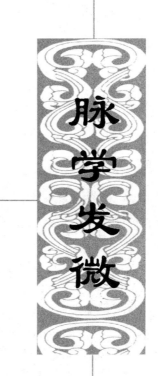

脉学发微

内容提要

　　《脉学发微》五卷。卷一论脉诊以外的诊法，包括望色、察呼吸、分析病状等；卷二为脉学概论、原理等，并释大、浮、动、数、滑、沉、涩、弱、弦、微等脉象；卷三结合病例分析促、结、代等脉；卷四释浮、沉、迟、数等脉；卷五辨释《素问·阴阳别论》"所谓阴者，真脏也。见则为败，败则必死也"王冰注、奇经八脉。全书本诸恽氏个人临床经验，从中西汇通的角度阐述脉理、脉象，立论平实中肯，对于脉学发展或有积极意义，亦不免牵强之处。

孙 序

《周官·疾医》以五气、五声、五色视其死生。郑康成注云：审用此者，其唯扁鹊、仓公，而太史公则谓天下言脉者由扁鹊而纪仓公，为人切脉以决死生，事甚详。是知言脉者非徒切脉一端而已，必以气、声、色三者剧易之征合于脉，而后吉凶可知。盖气、声、色三者之于脉犹表里也，辨脉可以知气、声、色之盈虚，察气、声、色亦可以知脉之消息。今公乘阳庆所传黄帝扁鹊之脉书既亡，唯王叔和《脉经》《千金翼方·色脉篇》在，以二公之精诣，所说尚多支离。元明以降，论脉之书猥多，大抵繁言碎辞以状脉，而终不能与脉象相应，以教人则不喻，以自悟亦非能涣然神解，将焉用之？武进恽先生习大医之业，慨奋说之歧，讲论方诊，录为是册，所以阐经训，标新议，解疑误，达征旨。观其举四纲以省病形，则《内经》三部九候之说可喻矣；列六基本观念以观脉之动，则《伤寒论》六经之理可明矣；本生理病理以究脉之常变，则《脉经》《千金》毛举①之名居然可辨矣。虽然，脉之迟数候之晷漏而易辨者也，其大小浮沉滑涩验之指而易辨者也，其虚实动静、有胃无胃，非老于持脉者不辨也。如人之饮者，欲辨其凉热之度可以寒暑表求之，欲辨其辛甘之味可以己之口舌求之，欲辨酒之醇醨、泉之腴淡，非深知味者不识也。易辨者，即书之所能喻也；不易辨者，在师弟子临病人而喻之，非专书之所能喻也。今治西方医术者，以汉医脉法为诬，彼其所持之法，但测脉行迟数之度，更无他事。此犹评酒泉者，但论其火候至否，尚不能知辛甘，而遽以论醇醨腴淡者为非，亦甚陋矣。是册之行，虽未能使脉之精微尽人扪而得之，要使汉医射覆②者失其夸诞，西医自大者去其骄气，彼繁与陋之弊庶乎其免矣。

中华民国十七年五月受业海宁孙永祚

---

① 毛举：琐细地列举。《汉书·刑法志》"徒钩摭微细，毛举数事，以塞诏而已"颜师古注："毛举，言举毫毛之事，轻小之甚。"
② 射覆：古时的一种猜物游戏，也往往用以占卜。此指猜度、猜测。

脉学发微目录

卷　一

导　言

教授中医，须比不得教授西医，何以故？西医书完全是科学，编讲义的完全用不着费心，可以头头是道，层次井然地说出来，读的人也就可以由浅入深，循序渐进地学下去。中医可不然，中医书向来是凌乱无次的，若要使他有点次序，委实非费九牛二虎之力不可。而且就算整理一个次序出来，学的人还是不便当，因为这件事完全是创作。伊古相传，是这门一团茅草，你要用创作精神加以整理，没有几十年试验，休想弄得熨帖。诸位不信，只要看国文。国文当最初时候，有《马氏文通》，那是用全付精神要想使中国文字成为科学形式的，归根也不曾听说有人读《马氏文通》读通了文理。其后又有教科书，从壬寅、癸卯直至如今，各书局国文教科书出得愈多，社会上好国文却愈少了。社会上现在有几位崭然露头角的少年，还是读《左传》、读《孟子》读好的。再不然，就是西文先登了岸，然后自修弄好的，决不是拜教科书之赐。到得现在，又有什么国语，那益发弄得满纸伊拉挨的东洋化，更是令人不明白了。所以鄙人深信东洋文化与科学是有些捍格的，因此深怕吃力不讨好，不敢将医学用我个人意思另外编辑。话虽如此，当我办函授初期，学员中有人写信来要求，说是有汗脉缓，无汗脉紧，伤寒太阳病脉浮，如何是紧，如何是缓，如何是浮，我们先不懂，这如何能学下去呢。我想他这话也不错，一定要人很气闷地读到后来豁然贯通，这件事，对于现在青年，委实有些勉强。况且鄙人抱的是牺牲主义，立志要使中国医学普及，然后将来可希望我国不蹈日本覆辙，使先哲创立的医学有大放光明之一日，而不至于斩焉绝祀。我又拿定了主意，以为要达我这目的，非唤起学界的同情不可，光光向我们贵同业强聒不舍，无多用处。既然如此，人家有要求，只要我做得到，当然没有不迁就的，这是我毅然编辑脉学的缘起。

先要讲脉外极显明的事情

脉是看不见的，凭着三个指头去摸，你摸着的心里以为这是弦脉，换一个人去摸，他心里以为这是滑脉，归根大家以意会之。究竟是弦是滑，却没有一定的标准。好比春天听着布谷鸟，甲说是脱却布裤，乙说是得过且过，丙说是不如归去，毕竟鸟声只是一种，并没有三种，然而人类的耳听是一样的，何以会听出三种不同来？这就是以意会之的不是了。今世找不出公冶长①，这是非恐不容易判断啦。脉学等于如此的模糊影响，却要以性命相托，这是中医受现世非难第一个要解答的问题。

有许多人的意思以为这脉学自己用功是没有用的，非得负笈从师，耳提面命不

————————

① 公冶长：孔子的女婿，相传通鸟语。

可。这话何尝不在理，但是就愚见看来，恐怕未必吧。大约负笈从师，在师傅那里吃三年饭是有的，要耳提面命，只怕走遍天下找不到这样好师傅。不过，既然吃了三年饭，自己也说不出没有学着，只好硬着头皮去挂牌。在要好的呢，刻苦自励，将古书上所说的与病人所有的脉互相印证，久而久之，自然心中有会，这便是个中超超等人物。等而下之，不过说两句老生常谈的废话充著作，出出风头，医会里列个名，奔走奔走，壮壮声势，碰着运气，弄着两文，就吸鸦片，坐机器车，放谣言，造空气，搭臭架子，充起名医来。这其间黑幕不过如此，还有什么可说的？然则如何而可，那就要先讲脉外极显明可见的事情了。

一个人除掉犯法自尽以及偶遭不测之外，总是病死的。能杀人的大病总是小病变成功的。用这两句话做了前提，那就可以说得凡是病都有杀人的可能性。医生的职务，并不是能使一切病不杀人，不过是能使一切小病不至于变成大病来杀人。既然如此，医生第一要紧事情，是要辨别何病不杀人，何病必杀人。简单点说，就是先要知何者是死，然后能知何者是生。孔子对子路说：未知生，焉知死。那话是有人生哲学意味。若论医学，可要将这两句话倒过来，叫做未知死，焉知生啦。

莫说脉学是说不清楚，画不出来，古书所说，不能懂得，而且有无止境的奥秘，就算种种困难都能减少，就算做讲义的人有生花妙笔，说得活现，就算读讲义的人聪明万分，十分了解，毕竟是空空洞洞，无形无质，无臭无声。要将这空空洞洞的东西去辨死活，譬如诊了脉说是活的，偏偏死了，那还了得！或是诊了脉说是死的，偏偏不死，也是不妥当。若是说两句骑墙话，了了门面，一层，人家未必

要请你这桂花医生；二层，那又何必要学医，何必要读书；三层，我们目的在利人利己。假如学会了并不在乎挂牌行医，那么，对自己家人说骑墙话么，没的教人笑掉下颏罢。所以鄙人想了一个方法，先从有凭有据的地方认定死活，然后逐层推敲，自然有路可走。

有凭有据，可以判别死活，而又不是脉象，到底是什么东西？答道：是病形。怎样的病形可辨死活？答道：有四大纲。脉居其一，除去脉象，尚有三纲，每纲分目共数十事，数十样是必死的，数十样是危险的，一望可知，了然明白。那四纲是色泽、呼吸、脉搏、规矩权衡。

色泽此项包括面部各部位与肌肤及爪下血色

颜额　颜额黑暗者肾病，有死之倾向，不必便死。

眼帘　眼上帘一块黑斑，他处皆无，必死，且死不出三日。温热病未传恒见之，理由是郁血。

鼻准　鼻准有黄点，此恒见于未满百日之婴儿，稍险，不必死。详《保赤心书》。

鼻旁　鼻旁青色，险症，不必死，小儿兼见抽搐者极危。

环唇　环唇青色，险症，病类不一，伤寒杂病皆有此色。

唇色　唇作黑色。唇本红，所谓黑色，即本红处如涂黑，不复有红色可见，必死，死不出二十四时。小儿急惊有之，成人甚少。

齿枯　齿如枯骨，伤寒温病末传皆有之，十死七八。大都与他症同见，单见不过齿干，非死症。

面尘　满面黑色，如蒙尘垢，谓之面尘。伤寒、温病末传多有之，有可救者，然十死七八。

甲错　肌肤甲错，糙如鱼鳞，抚之忤手。单见者险，兼气促者必死。

爪甲血色　血本属心，此条当在脉搏之下。因是辨色所当有事，故从权移置于此。

凡爪下血色微紫，并不甚紫，不过其色不华者，无妨。大都见此者，指头必寒，伤寒温病皆有之。凡如此者，其胸中必不适，而有泛恶干呕等症。疟疾见此者尤多。爪下深紫色者为郁血，恒兼见气促，必死，乃急性肺病之末期，死期不出五日。其有亡血过多，爪下色白者，女人危，不必死；男子必死，死期参他种见证。其有并无他病，且其病与血色无关，而爪下色白者，此为内风。另详《杂病讲义》中。

凡病至末传而见爪下深红者，死证，此与神经有关。理由详《保赤新书》急惊条及成人中风证下。

唇干舌润　唇干舌润者不必死。惟病见此，非三五日能愈之证。此专指伤寒温病言。

呼吸此项所包括者，直接为肺病，间接为他脏病

凡候呼吸，不以耳而以目。因病人若鼻无涕，气道无痰，听之不能审，须注视其胸部起落。故《内经》云：视喘息，听声音。不曰听喘息也。辨呼吸之不同，有如下之种类。

气粗　气粗者，呼吸有力，较之常人为不和平，此于热甚时见之。既云有力，是实而非虚。实者为阳，虚者为阴，故气粗阳证也。阳明多血多气，病在太阳、少阳气恒不粗，至阳明则气粗矣。气粗为肺叶张举之最浅者，仅就气粗论，病在肺；若推求所以气粗，则病在胃。因胃中有积，外感乘之，胃中物不得消化，因而为热。胃气不得下降，肺为所搏，因而气粗。所以知胃气本下降者，观于病人胃气之逆，而知不病之人胃气必下降也。

气微弱　气微弱为气粗之反。粗为有余，微弱为不足；有余为实，不足为虚。故见气微弱而知病不在阳而在阴。其在杂证，失血证最显著；其在伤寒，多在两候之后。微弱虽非美名，却未至死期。何以故？因将死则虚极，必反见假象之有余，决不微弱。微弱者，正气固弱，病毒亦衰也，以故呼吸微弱。多半见于热病已愈、正气未来复之时。

气短　气短者，呼吸较常人为短，亦虚证也。与微弱异者，微弱者静，短者躁；微弱无声，短则带粗；微弱者气不足以息，言不足以听，状态则自然；短者气若有所窒，语若不能续，状态则勉强；微弱者多属外感病末传，气促者多属内伤病初起；微弱为病退之时，气短为病进之候。

气喘　通常为气急之总名称，在伤寒有有汗而喘者，有无汗而喘者，详葛根芩连及麻黄汤条下。大份皆因热甚而喘，其范围不外太阳阳明，其原因无非热甚，其症结只在肺胃。此种以呼吸粗而且促，有起有迄者为正当，所谓阳明非死证也。然初学遇此，须留心其兼证，庶免误认不足之阴证为有余之阳证。

气急鼻扇　气急是一件事，其情状即上条之气喘也。鼻扇又一件事，鼻扇者，鼻孔弛张不已，可一望而知者也。气急非危险症，气急而兼鼻扇则无有不危者。然当分三层。

（一）小孩。小孩患重伤风咳嗽发热，最易见鼻扇，虽属危象，治之得法，可以即愈。详《保赤新书》。

（二）新病。凡初病即鼻扇者，是急性肺病，不当作寻常伤风论，成人、小孩同。证情极危险，须视兼证。有当用附子

者，有当用小青龙汤者，有当用宣肺药者。参看小青龙汤条下。高手遇此等病，十愈其七。若遇时医，恐难幸免，以彼等无学理，往往以豆卷、豆豉、石斛等胡乱塞责，故无一能愈。

（三）久病。久病鼻扇者有两种：（甲）热病未传鼻扇，无论伤寒、温病，先时不鼻扇。至三候后，病势增剧，气息喘促而见鼻扇，是为肺气将绝，例多不救。（乙）杂病末传见鼻扇，此种多属肺肾病，如瘵劳、煎厥、肺痈、肺萎等，死证也。死期参他种见证。

息高　《伤寒论》谓下后息高者死。息高云者，盖因病人呼吸及胸而止，其肺部之起落仅在胸膈以上，故云息高。凡杂病、久病，衰弱已甚者，亦息高，但未可据此一端断为死证。若伤寒下后而见息高，则无有不死者，死期近则三日，远则五日。其与秋分、白露等大节气相值者，则以节气为期。总之，必死而已。

气息坌①涌　此是一种特别急性肺病。胸高肺胀，当是气管挛窄之故。吾曾见过四次，三次皆三岁以下小孩，其喘息大起大落，胸部、腹部皆膨胀如鼓气之风箱，而鼻孔若感异常狭窄者，细审他种见证，则又极微，无显然可用温凉攻补之证据，因敬谢不敏，三次皆如此。第一次为同学袁君兆蓉之子，起病即如此。第二次已不记忆。第三次则为岭南中学张君云鹏之侄女，初起并不尔，不过伤风咳嗽发热，嗣经某著名儿科予以葶苈一钱，药后遽见此状，深夜以急足延诊，竟束手无策，却诊金而归。以上袁、张两孩，皆死不出三日，余皆未开方。第四次为一邻女，十五岁，其家即会乐里，与余寓相隔仅六七家，尚能至余寓就诊。审其病，除气息坌涌外，其余皆白虎证。因语其父：观此儿之喘息，委属不救，余恐不能愈，

君其速延他医。其父固请立方，乃以大剂白虎汤予之。讵明日来复诊，喘息平复。诊两次，竟愈。十年中所见，仅此四人，皆不同时。小孩患此者，殆无生理，且前三次所见之三孩，实非白虎证，以病理论，似当以肺为主病，兼见之白虎证为副病。何以最后一人治其副证，主证竟愈？吾虽愈之，仍不能无疑。姑识于此，以为后来者研究之资料。古人治此，用牛黄夺命丸，方载《保赤新书》，药味不平正，又无充足理由，未敢尝试。

肩息　此是哮吼病至最剧时而见者。所谓肩息，因其人气道极窒，体力极弱，吸气时非出全力不可，既出全力吸气，则每次吸气，其肩必动，是为肩息。此病之病灶在肺，病源则在肾，所谓不纳气是也。大约能节欲，不至肩息。详细理论他日详之。此病为慢性，既见肩息，病重自不必言，然不能遽愈，亦不至遽死。若兼见面部浮肿，或大肉削尽，则去死不远矣。

气咽　无论何病，至最后类②有一种喘息，与他种喘息迥然不同，其为状只有吸入，不见呼出，且其势甚疾者，乃临命时之气喘也。咽气乃鄙人杜撰名词，是呜咽之咽，非咽下之咽。凡如此者，其生命只在数钟之间。

规矩权衡此项所包括者直接属脑，间接及肺胃心肾肌肉肤膜

规矩权衡四字出《内经》，所包甚广。概括言之，凡举止安详者，谓之合于规矩权衡；举止不安详者，谓之反规矩权衡。准此，则不但治病，凡古书所谓目动

---

①　坌（bèn 笨）：涌出貌。

②　类：率。《汉书·尹翁归传》："类常如翁归言。"颜师古注："类，犹率也。"

言肆①，所谓中心怯者其辞枝②，又孔子谓观其眸子人焉廋③哉等等，皆以合于规矩权衡与否以为推测。本篇所言，则专指病状，可谓只言其粗，未言其细。然至工夫深时，神而明之。仲景之于仲宣，扁鹊之于齐侯，亦不过用此四字，能充类至义之尽④而已，非有其他谬巧也。

囟门　此专指三岁以内小孩而言。凡诊婴儿，当先视其囟门。囟不可陷，陷下如碟子者危。与此连带而见者有三事：一为口糜（即鹅口），舌根及上颚有白腐，轻者仅数白点，重者满口皆白。二为目眶，面部肌肉无变，惟目上帘眼眶骨之内埏陷下成弧形线者是。盖不病时，无论其人若何之瘠，此处却有肉；病则虽颊肉毫不瘦削，独此处无肉，似仅余薄皮包裹目珠。三曰泄泻清水。凡见囟陷，则此三事必兼见一二。凡如此者，皆大危极险之候。治法详《保赤新书》及《伤寒讲义》。

颅骨　凡诊小孩之未满三岁⑤者，当视其颅。颅骨当不大不小而圆整，为合于规矩权衡。若巨大过当，便须问其向来如此，仰⑥系病中放大。因小孩患病，热易入脑，入脑而头大者，中医籍谓之解颅，西医籍谓之脑水肿，其头可逐日增大，至于三倍四倍。虽不遽死，无治法。又当注意其圆整与否，若有一块突起，他处一块却低陷，如此无治法，死期不过数日。以上专指小孩。

颜额　颜额之色泽，以与他处相称者为佳，不可独见暗黑。若独见暗黑，其病在肾，大非轻证。凡热病，以颜额比较两太阳，若颜额热者为顺，为阳明证热；若两太阳较热，属食积，为少阳证，其发热多有起落，其病较为延长，尤忌误下。若颜额与后脑比较，而后脑较热，颜额间反不甚热，此是危证，有成脑炎之倾向。脑炎证病理及治法，详《保赤新书》。本条所言者亦以小孩为多。

眼珠　眼珠与病证关系，较他物更重大。古书所言，均不彻底，简直无甚用处。兹仅就鄙人经验所晓者言之。

古书以瞳仁放大者为热，收小者为肾水枯。证之实验，乃殊不然。因瞳子大小无标准，若何是放大，若何是缩小，毫无一定。若以意会之，失之弥远。通常童稚之瞳仁恒大于成人，以此推之，是童稚之瞳子大，乃精神充足之标著也。又在黑暗处瞳子恒大，在剧烈光明中瞳子恒小，不过不如猫眼之收放显著，容易观察。准此，是瞳仁之大小随光线而转移，更非据以断肾病者。夫以人体为标本，苟旧说有与不合者，虽《内经》亦当更正，遑论其他。故吾以为旧说不宜盲从。兹言事实上经多次经验而的确可靠者数事如下。

瞳孔不圆　"瞳仁作三角形"。瞳子本圆整，然有作三角形者，收放不随光线之强弱，而随痛苦之进退。此种属肝病，阴亏肝王，忧郁之极。有见此证者，其胸脘作阵痛泛恶，每当痛且恶时，瞳子则收小。痛恶稍减，则略大如恒状，而总不圆整。凡如此者，乃不治之证，然亦不遽死。虽遍身皆病，不过不健全而已。若病者环境变换，心无拂逆，则其病当自愈，否则区区药物，无能为役也。

歧视　凡人两眼之视线，皆为平行

① 目动言肆：指神色不安、语调失常。语出《左传·文公十二年》。

② 中心怯者其辞枝：心中怯懦的人言辞支离。语本《周易·系辞下》。

③ 廋（sōu 搜）：隐藏，藏匿。

④ 充类至义之尽：指就事理作充分的推论。语出《孟子·万章下》。

⑤ 岁：原作"钱"，据 28 年本及文义改。

⑥ 仰：28 年本同。当为"抑"之误。

线，决不互歧。且眼球之运动，所以圆转自如者，因有筋为之系。两眼之系，其动作出于一辙，故左眼动，右眼亦动，虽欲歧视而不可得。如热入于脑，则眼系上司运动之神经受影响，两眼系宽紧不同，则两眼乃互歧。如此者，其病至危极险，虽亦有愈者，然经数十次之试验，其平均数，愈者不过十成之五。盖热既入脑，即属至危险。目珠之互歧，乃邪热入脑之见端耳。非目歧为险，乃热入脑为险。故当发热之初，目本不歧，迨热甚而目歧者，生命在得半之数矣。此条以小孩为多。

戴眼　戴眼与歧视不同，歧视乃一眼向前，一眼旁视；戴眼则两眼平均向上，亦属热入头脑，若不兼见他种死证者，危险稍次于歧视。吾曾值戴眼三人，愈两人。若兼见他种死证者不救。

山根青脉　此亦专指小孩而言。青脉者，静脉也，人人有之。皮肤薄者，隐然青色现于皮肤之下。皮肤厚者不见。皮肤尤薄者，则不仅此一处可见。可知此一处尤浅而易露，无他故也，然因此可以测知其善病。盖皮肤薄者肠胃亦薄，肠胃薄即非健体。卫气不强，容易感冒；消化不良，容易停积。故俗谓山根见青色脉者，其孩矜贵，不易成长。所以然之故，譬之器皿，例如时表，无论手表、挂表，其外壳花纹细而质厚者，其内容必良；外壳花纹粗而质薄者，其内容必劣。又如木料，其理粗者，其中不坚；如植物，其枝叶疏者，其根不深。盖无论人造品、天然物，胥不能外此公例。于以知薄皮肤决不配厚肠胃。而谈医学者，必故为艰深之辞，谓肺主皮毛，脾主肌肉，肺为金，脾为土，土弱不能生金，故肺气弱，肺弱故皮肤薄；肺与大肠相表里，故皮肤薄者肠亦薄；脾与胃相表里，故肌肉削者胃亦弱。如此说法，直是上海谚语所谓兜圈子。在著《内经》者创此学说，彼自言之成理；自余注家皆盲从附和，莫明所以然之故，徒见五行之说，纠缠不清。故余于哆口谈太阴湿土、阳明燥金者，甚不谓然。以不知其所以然之故，则歧路之中必更有歧路。且五行之说，可以随意翻澜，甚无谓也。本条尚有较深之理，详《保赤新书》）。

鼻旁青色　鼻旁，医籍谓之人王之部，属胃。所以知其属胃，非有若何解剖上关系，不过此处若见青色，即可测知其人必温温欲吐故也。所谓青色，亦非纯青，不过比较他处，其色稍白，以健体之白色一相比较，其色似乎隐青，此之谓青色。凡是此者，虽非险证，其病却有趋重之倾向。向若兼见抽搐、气急等症之一者，均极危险。又凡见鼻旁青色者，其指尖必微寒。

撮口　撮口者，小儿惊风之一种证。其口唇收小，如荷包之口，颇有弛张，抽搐作则口收，逾时如故，已而复作。此是至危极险之候，理由详《中风讲义》。

肺高　胸膈以上，本属骨骼护外，在理骨骼不能弛张，万无高起之理。有一种急性肺病，其呼吸必大起大落，即前文所谓气息坌涌者。其颈以下、胸以上均高起，是肺胀也。此病小孩最多，成人在四十岁以上亦有之。小孩多兼抽搐，成人多兼中风症状，故名小孩之患此者为肺喘惊。以我所见，殆无不死者。前述用白虎治愈之十五岁女孩，虽坌息上涌，肺却未高。此病病理，须参看《中风讲义》。

颈脉跳动　《内经》谓水肿病，颈脉跳动。就现在实验所得，凡病势暴而险者，颈脉跳动；势渐而临危者，亦颈脉跳动。不仅水肿，但水肿则跳动尤剧烈。结喉之旁两寸许，大筋起落，目瞬之而可见者是也。凡见颈脉跳动，皆危证。其理由不甚明了，大约是筋脉兴奋过当之故。慢性病见此，殆无不死者；急性病有大愈者，然亦奇险。

手颤　久病、猝病皆有之。久病为风，风又内外二种。伤风咳嗽，中风发热，是外邪侵入躯体，乃病之浅者。内风则病之深者。详医书所以名风之理，本于《易经》风以动之故，凡自动者皆谓之风。详所以动之理由，则关系神经。凡病皆不直接影响神经，惟忧郁直接影响神经。凡忧郁之病，旧医书谓之肝病，故因忧郁而动者，谓之肝风。肝风之名，本于《内经》肝之变动为握。《内经》以拘挛、抽搐皆属于肝，而病之能见拘挛、抽搐者，不外恐怖、忧郁。恐怖、忧郁为七情病，影响直接于脑。故旧医籍所谓肝病，皆神经病。《内经》以脑、髓、骨、脉、胆、女子胞相提并论，名为奇恒之腑。奇恒之腑，别无病证。凡病证之涉及神经者，皆以肝为言，此为吾侪不可不知者。凡久病手颤者，可以测知其人忧郁而神经过敏，原无生命之险；新病而手颤者，则热甚，延髓受炙，乃是险证。以热病而波及神经，即有成脑炎之倾向，非轻证也。

手脚抽搐　纤维神经有司感觉者，有司运动者。凡手足抽搐，皆司运动之神经因热炙而紧张之故。然热病例与神经无直接影响。热病而与神经生关系，必其受病之初，曾经恐怖，或误药引热入脑。不然，必其人素有脑病，或本多忧郁。理由详《新生理讲义》及《保赤新书》。凡手脚抽搐，见于小孩者为多，见于成人者为少。顾无论成人或婴孩，见此证者，绝非佳朕。

手冷　凡发热无汗或微汗，指头寒者，谓之指尖微厥。凡见此者，其人必温温欲吐。舌淡红，苔白润者，因胃中寒，体温集里以为救援。热向内逼，因而指尖微冷。若舌干糙而绛者，或因湿热，或由寒转热。既热之后，反射动作不变，体温依然内逼，是为热厥。若冷至手腕者，谓之热深厥深，其表热反不壮也。若大汗如雨，颜额亦冷，手冷过肘，脚冷过膝，是亡阳也，即伤寒之四逆，危险在顷刻。若肺炎而手冷者，必兼手爪下紫黑色，法在不救。若疟疾亦手冷兼见爪下微紫者，此无妨也。

脚蜷　凡诊病，当留心病人之脚。脚伸者病轻，蜷者病重。仲景以但头汗出、蜷卧、但欲寐、脉沉细者为少阴病，蜷卧即脚蜷也。凡脚蜷者，使之伸直，未尝不能，但须臾之间，不知不觉而复蜷矣。夫阳病有体痛，脚蜷即体痛第二步。所以然之故，伤寒虚证酸痛，以两脚为最。古人指此为足太阳之见证。痛甚至于蜷者，为足少阴之见证。此亦体工一种自然表现之症状。就经验所得者言之，脚蜷恒与但头汗出同见。《内经》谓此种是阳扰于外，阴争于内。阳恒亲上，故头上汗出；阴恒亲下，故下体酸痛。病至此，已见遍身气化不匀整，而呈倚侧之象，故少阴证较之三阳为重。阳证虽壮热，全体能保持均势，故较阴证为轻。凡见但头汗出、脚蜷卧，即属险证。虽高手，不得轻心掉之。

半身不遂　半身不遂者，偏左或偏右，半个身子完全不能动弹之谓。此为中风专有证，西医谓此是血管爆裂。假使是血管爆裂，何以中风并不见血，且此病治之得法而愈，愈后其肌肤之色泽与爪下血色均无变动，惟不遂之半身永远不得复原？因此可知决非血管爆裂，或者是译名之误，亦未可知。西名原文如何，我可不知道。据我经验所得，乃是纤维神经司运动者断绝之故。此症有遽死者，有不遽死者；有半身不遂较轻而能复元者，有永远不能复元者，皆有极翔实之理由，详

《中风讲义》。总之，类中、真中之名词，及丹溪主痰、东垣主火，连篇累牍，无非梦话而已。

项反折　小孩患病，有颈项反折、头脑后仰者，西医籍谓之延髓膜炎是也。商务书馆《词源》以为慢惊非是，此病确是延髓膜紧张之故。有初病即反折者；有初起不过伤风咳嗽发热，其后乃见项反折者；有久病虚甚，成慢惊之后，而见项反折者。初起即项反折者极少，必小孩本属神经质，又曾倾跌惊怖，然后初发热即头项向后仰，此种极少。今所见者，多半属于后两种。其初起伤风发热而后见反折者，纯粹由于药误。其既成慢惊而后见反折者，则咎在热病失治，使成慢惊。既成慢惊之后，当然容易见反折也。惊怖起病何以有此，伤风病如何药误而后有此，皆详《保赤新书》。今所当知者，凡见项反折，其病已属不治；纵有愈者，不过百之一二。此即《伤寒论》所谓痉病，《金匮》有治法，然不效也。

以上所言，仅就鄙人经验所得，忆想所及者，拉杂书之。原不详备，然而非纸上谈兵者比，语语皆可证之事实。所言虽浅，至可宝贵。微论今之业医者茫无所知，彼等即有一二节知之，亦视为鸿秘，传男而不传女，其鄙吝谫陋，至堪齿冷，余惟恶之甚，故不吐不快。今所言虽粗，然苟充类至义之尽，即为扁鹊之于齐侯，正非有他谬巧。公乘阳庆语仓公曰：尽去而方，非是也。吾于今之哆口谈标本、中气与夫太阴湿土、阳明燥金者亦云。

卷　二

脉之概论

脉搏为人身血管之跳动，脉学乃医者指端之触觉。病证不同，脉动亦不同。脉动之不同，乃根于病证之不同。脉学之真正意义，是辨别不同之脉搏，以推测不同之病证。而脉学从入之途，乃由不同之症状以理会不同之脉搏。而其所以能辨别脉搏，则全赖指端之触觉。准此以谈，则脉学之步骤如下：第一，当认定脉动之触觉是脉学，弗误认脉动之名词是脉学。第二，当先知病证吉凶祸福之大略，本种种不同之病证，合之吾人触觉种种之脉动，弗妄谈脉动之名词，以推测病证；第二步，以所研求而知之脉象，合所见之病证，参互错综，以推断病之缓急浅深，弗误认脉学为推测疾病唯一之工具。

古人以浮沉迟数为脉之四纲，自以为所言不误，后人宗之，亦以为论脉舍此无由，其实弗思之甚。盖认浮沉迟数为脉学从入之门，不自知其开口已错。何以故？因不认触觉为脉学故，不知从病证以理会脉象故。此非无谓之争，委有绝大关系。

指端之触物，犹舌本之感味。舌之于味曰尝，指之于脉曰诊。味之名曰甜酸苦辣咸，犹脉之名曰大浮动数滑，曰沉涩弱弦微。然舌之于味，简单者可名，复杂者不可名。例如醋酸、糖甜、盐咸、黄连苦，此可名也。陈皮梅酸而甜，酱生姜咸而辣，则无得而名之，无从为之名，直谓之陈皮梅之味、酱生姜之味。又显别者可

名，类似者不可名。例如冰糖甜，砂糖亦甜，而砂糖之甜，绝非冰糖之甜，无从为之名以示分别，则直谓之冰糖之甜、砂糖之甜。如此者以尝为主，不以名为主。如以名为主，当就甜酸苦辣之名词而加以界说。如舌面快感为甜，舌根难受为苦。然其言说，与实际已不能吻合。若陈皮梅之味，界说若何？冰糖、砂糖之甜，区别若何？则言语文字皆穷，不可得而名也，脉学亦如此。故治脉学，当以诊为主，不当以名为主。故《内经》曰春弦、夏钩、秋毛、冬石，非谓弦为春脉，钩为夏脉，谓诊无病人之脉，春之时异于其他三时，无以名之，名之曰弦；夏之时异于其他三时，无以名之，名之曰钩。弦、钩、毛、石，名也。名者，实也，惟其名处实位。故《内经》之言脉，以四时为主。盖《内经》言脉，无有离四时、脏腑、病证而独言者。而其所定之名，皆极简单。如大、小、滑、涩、坚、软、长、短，无有甚费解之名词。其有自我辈视之稍费解者，如弦、钩、毛、石。然其上乃系以春、夏、秋、冬，则虽不得其解，竟不求甚解可也。何以故？以名处实位，等于记号故。

现在人视为最高者，为叔和《脉经》，为《濒湖脉诀》，皆从名上着笔。千言万语，愈说愈难[①]。卒之读其书者，不能喻其意。一病人之脉，五医生诊之，至少有三种以上之名，甲曰弦，乙曰滑，丙曰紧。决不

---

① 难：28 年本作"离"。

能不谋而合，斛①若画一，则根本错误有以使之然也。故吾欲废王、李脉学而宗《内经》，盖不如此，不足以得脉之实用。今日飘飖②风雨之医学，欲为之存亡继绝，先当辟谬。凡徒便口给，无益实用，与自讳自文自炫为媒之物，非严绝屏除不可也。

《脉学讲义》第一卷，不言脉而言病状，使学者就所著之症象，以测病之深浅险夷，为法至便，为效至良。然吾之为此，乃为学者制造一种治脉学之工具，非为治脉者辟速成之捷径而设也。抑吾尤有说者，世人往往以脉学必须从师实习，而非函授笔述所能济事为疑。岂知从师之下，竟不能缀以实习两字。世俗所谓临证开方子耳，充其量不过知其师习用之方而止，安能知所谓脉者。至于毕业之后挂牌应诊，实际上乃是实习之时。此时而实习，实苦其不早。且表面为卖医，里面乃以病者供吾实习。天下事之不德不恕，无有过于此者。若能于求学时代先为人诊脉，从种种不同病状以理会不同脉象，更证之于吾书所言，至原理既明，会心自易，学成问世，以较彼负笈从师而悬壶者，当有上下床之辨。故社会苟不长此懵懂，中医果能继续存在，十年之后，吾之方法，当为治医者所公认，而莫之能易也。所谓就研求所得之脉象，合之所见之病证，参互错综，以推断病之吉凶深浅，此实《内经》之法。此段工夫，初为止境，鄙人能启其关键，未能穷其奥窍。是在有志之士，聪明特达，而又年富力强者之孟晋③，不必以吾所言者为限也。

脉之原理 参看《新生理》循环系篇，所言较略，亦不纯，取西国学说

脉者，血管也，载血之器也。躯体内之流汁，不仅是血；躯体内之管，不仅是脉。因体工之工作必须分工，故欲使血不与他流质相混，而有取乎此载血之脉管。血为人生最重要之物，脉非最重要之物。自血行脉中，藉此脉管以与躯体他部隔别，又藉此脉管为流行之路径，而脉乃重要矣。血在躯体之中，功用不可尽述，其最要最要者，为荣养神经。大脑为知识所从出，苟不得血，则大脑皮萎缩，而知识思想均不健全。延髓为神经总汇之区，苟不得血，则神经紧张而项强反折。手所以能握，足所以能行，为有司运动之神经，苟不得血，则神经痉挛而振掉。《内经》不知有神经，故以脑与骨、脉、胆、女子胞同为奇恒之腑，此是《内经》短处，不必为之讳饰。然《内经》能从体工自然之形能体会而知其故，为之定例，曰足得血而能步，掌得血而能握，目得血而能视。盖就自然之形能，本所已知，测所未知，结果所得，丝毫不致差误，此是《内经》长处。晋以后人不能师其长，专以神秘的眼光视《内经》，故所得解释多误，而医学至今乃支离灭裂。亦惟《内经》有此长处，故至今日科学大发明，而《内经》仍为极有价值之书，根本不为动摇。夫天下之事理，繁赜④奥衍，无有穷极，语其至大，语其至小，圣人皆有所不知不能。即今科学所未明，西国医所不能知之病理，用《内经》方法为推理的论断，殆无有不可知者。而《内经》所已经推断而得著为定例者，奚啻数千百条？我辈所当奉为准绳，视为玉律。辟前

① 斛（jiào 叫）：用器具使谷物与斗斛齐平，也指平斗斛的器具。
② 飖（yào 要）：风高貌。
③ 孟晋：努力进取。《文选·班固〈幽通赋〉》："盍孟晋以迨群兮，辰倏忽其不再。"李善注引曹大家："孟，勉也；晋，进也。"
④ 赜（zé 泽）：深奥。

人之谬误，采西法之所长，胥惟此数千百条定律是赖，此即中医之立脚点。不知此，不足与言医学也。此非本篇范围内语，然吾感于非难中医者之谬妄，觉不吐不快，不自知其词费也。

是故四肢百体，凡有感觉之处，皆神经所到之处；凡神经所到之处，皆血所到之处。血在脉管中行，神经亦即附于血管之壁。神经藉血以为养，血亦藉神经为之调节，此体工之妙用。若一为推演，多数不明了之病理，均可以明白如画，诚医学紧要之关键也。然此非本篇所欲言，本篇所欲言者如下。

体工之组织，其精妙不可思议者，随在而是。而其最奇最要者，即是脉动。脉何以故欲动？血之所以能荣养肌肤四肢百体，不在大脉管内之血，而在微丝血管内之血。盖大脉管内之血，不过为血行之路径。至血之效用，全在微丝血管之中。微丝血管无乎不达，斯无所不养。人身有血之目的，自当在此。故大脉管之血非重要部分。假使脉管不动，则不能送血至于微丝血管，而营养目的不达，此所以必须动也。脉管何以能动？其原动力乃在心房。心房一弛一张，脉管一动再动。心房之弛张也，肺中清血入心，静脉之浊血亦入心；心房之弛张也，上心房之浊血入肺，下心房之清血输入于动脉。而心房之门有倒瓣，脉管之内有栓塞（参看《新生理》循环系篇），血不得倒行，于是心房弛张不已，脉管搏动不已。每一搏动血则前行，因不得倒行之故，其前行有势力，乃直达于微丝血管。然则心房何故能动？曰：心房之动，所以为血行也。若心不动，血不能运行，无所谓循环矣。曰：此则然矣。然心之动，谁为之主宰？曰：凡动物，皆自动，非他动，心自能动也。《内经》对于血之循环有说，曰：此本于天运。《内经》言天运，自今日言之，实即地动。《内经》曰：上者右行，下者左行，循环不息。人为天地之产物，法天则地，故其血亦循环不息。故《内经》于人身疾病，常以天为说，今问心何故动，则非医学范围以内事矣。

基本观念

研究脉象，须先有几种基本观念。脉何以故动？为血行也。脉动所以使血行，非血行而脉动。此其一。何以能动？为心动也。脉之原动力在心，心房震动，脉随之而动，脉非能自动。此其二。脉管壁有纤维神经，此神经能弛张，弛张之原动力在脑。脑为知识之所从处，因脉管有纤维神经，然后遍身脉管中之血皆受脑之支配。此其三。脉管中之神经，其重要职司在调节血行，而此神经却藉血为之养，神经得血则缓软，失血则拘急。此其四。病若在躯壳，则脉之搏动其地位恒近于皮层；病若在脏腑，则脉之搏动地位恒似乎附骨。此节惟体温起反射则如此，其不关体温反射者则否。此其五。脉管之壁膜有弹力，血在脉管中，分量恒微溢于脉管之所能容。盖必如此，然后其势力乃能直达于微丝血管。此其六。明此六者，合之病证，以言脉象，则胸中有物，言下无疑，指下不惑，可以自喻，可以喻人。叔和《脉经》、濒湖《脉诀》，皆是徒乱人意之物。而西人诊病，手持一表，计脉搏之次数，以为脉之当知者，不过一分钟若干次，抵死不信中国有脉学。其是非曲直，乃不辨自明。而《内经》之绝学，亦将由此而中兴。本书后此所言者，皆足以证明吾言也。

释十字脉象

《伤寒论》言脉有十字，曰大、浮、动、数、滑、沉、涩、弱、弦、微。脉象之区别，不止此十字，此十字乃其浅者。惟其浅，吾乃先为之释。

根据第二个基本观念，脉之原动力在心，心房震动，脉随之而动。心房一弛一张，脉则一起一落，已不言可喻。然则心房大张大弛，脉当大起大落，于是大之界说可明。乃为之下一定义，曰：大者，脉之大起大落者也。

心房大弛大张，脉则大起大落。反是，心房若小弛小张，脉则小起小落。小起小落者，微脉也。微为大之对，何以不曰小而曰微？盖微脉者，谓起落不宽，非谓脉管细小，欲形容起落间无多余地，故不曰小而曰微。

根据第五条基本观念，病若在躯壳，则脉之搏动，其地位近乎皮层。近皮层者，浮脉也。证之病证，太阳病之已发热者，其脉浮。所以然之故，太阳为躯体最外层，太阳感寒，体温起反射动作而集表，故发热。如此则浮脉应之，故病之在躯壳者其脉浮。

浮之对为沉，沉脉之似乎附骨者也。证之病证，阳明有燥矢者，其脉沉而实。少阴脚蜷，头汗欲寐者，其脉沉而微。其脉沉而微，燥矢结于回肠之间，欲下不得，神经起反射作用而紧张，则绕脐作痛，体温亦奔集里层，则局部发热，西人谓之肠炎。肠壁胃壁纤维神经紧张之甚，影响及于头脑，则谵语。此时全体皆病，表虽有热而戒严，重心则在里也，故沉脉应之。少阴病脉沉者，少阴为三阴之表，却非躯壳外层之谓。自来注家谈少阴，语多含糊，无显明界说。今吾本经验所得，

为下切实之说明曰：所以为三阴之表者，应太阳传经，传于阳，则或少阳或阳明；若传于阴，则必少阴。其太阴证，有直中者，有兼见者，无由太阳传入者。其厥阴证，有可兼见者，有后起者，无由太阳直传厥阴者。故曰少阴为三阴之表。又柯、陈各家，金谓太阳之底面即是少阴，亦是此故。是故少阴虽为三阴之表，其实在里，且《内经》《伤寒论》均以实者为阳，虚者为阴。阳居于外，阴居于内，故少阴非外层病也。或问：太阳为躯体最外层，阳明为胃家实，少阳为半表半里，介乎太阳、阳明之间，少阴究在何处？余对于此问题之答案如下。

太阳为躯体最外层，对于三阳言，则太阳为外，阳明为里；对于阴分言，则三阳为外，三阴为里。言病位不过如此，竟不能将六经厘然划出界限，只能说这样一句囫囵话。若要精密点说如何如何，于古书既无考，于病证亦无征。因为这六经所说的，是逐节变换的病状，并非脏腑的实验，所以研究这个问题，当换一个方法，从病状着笔。

风寒着于人体而病，病名伤寒。第一步是恶寒未发热，是太阳。第二步是体温起反射作用而发热，既发热，仍恶寒，还是太阳。仲景对于以上两步有说明，却不分经，统谓之太阳病。若用现在西国医籍急性传染病说比较，第一步可谓潜伏期，在本讲义的解释，是躯体对于外界压迫的忍耐力，所以不即起反射作用。第三步恶寒已罢，但恶热，口渴，自汗出，这就叫做阳明。于是可以下一定义曰：阳明者，太阳之化燥者也。其有虽渴仍恶寒者，太阳、阳明合病者也。化燥有已结、未结之分。结指胃中宿积，因外层感风寒，胃中即起消化不良。迨太阳病罢，化燥之后，胃肠液体减少，食积遂成燥矢。有燥矢者

谓之已结，无燥矢者谓之未结。注家谓未结者为阳明经证，已结者为阳明腑证。若少阴，乃由太阳传变之另一种病状。仲景以蜷卧、但欲寐为提纲，症状原不止此。其最普通习见者、耳聋、胫酸、自利、郑声即谵语之无力者、潮热。凡此种种，不必全见，必于蜷卧、但欲寐之外兼见数种。古人皆以少阴为肾，其实亦不尽然。固有胫酸之甚，因而腰酸异常者，确是内肾为病，西医谓之肾炎。然此种多后起证，普通一般之少阴证亦是肠病，故西医谓此病为肠窒扶斯东国译名。不过视阳明腑证，有寒热之辨、虚实之分。证诸实地经验，少阴证多由太阳误下而来。盖太阳未化燥，体温集表，其里本虚寒，此时遽下之，是里本虚者又从而虚，犯《内经》虚虚之戒，则虚者愈虚，寒者愈寒，成一往不返之局。此中有奥窍，治医者勿谓集表之体温，能返斾遄征，奔集肠胃，以为救济。须知体温集表祛寒，寒不得去，继续奔集不已而成壮热者，因脏腑未病，体温有来源，故能继续增加不已。若误药创其内部，脏腑既病，体温之后路已断，来源已绝，孤军在外，惟有溃散而已，故此时多自汗而热不壮。其甚者，竟可以汗出而肤冷，即孤阳外散之证也。故《内经》有阳扰于外、阴争于内之语。循释《内经》此二语，真有洞若观火之妙。在外既孤阳有涣散之兆，在内肠胃复有启闭失职之虞。此时无物可为救济，于是纤维神经起反射以为救济，于是胫酸腰酸，而脚乃不得不蜷。神经既起变化，知识于是昏蒙，而语言乃不得不乱，此少阴证之真相也。因其在里，故脉亦沉；因其是虚，故脉沉而微。盖肠病、肾病、脑病，心亦病矣。心房衰弱不能大弛大张，所以脉微。宋版《伤寒论》少阴第一条原文为脉微细，细字为十字中所不有。微为起

落不宽，细则指脉管，即粗细之细。所以然之故，因神经起反射，又虚故尔。读少阴全篇文字，当益明了，他日再详之。

数脉乃脉搏疾速之谓，大约血行速则脉数，血行缓则脉迟。验之病证，发热则脉数，恶寒则脉迟。准第一个基本观念，脉动所以使血行，非血行能使脉动。然则脉数是神经兴奋之故，第观饮酒脉数，吸鸦片亦脉数，则知过热而脉数者，确是神经兴奋。久浴而使人晕，热高而作谵语，尤神经兴奋过当之明证。其有热高而脉反不数者，详下文弱脉条。

动脉与滑脉相似，辨别最难。根据第一个基本观念，脉之动所以使血行，然则脉动之时即血行之时，可谓血与脉管合并而为动。若分别言之，脉管之动是弛张的，血之动是进行的。拙著《伤寒研究》中有一节，言之尚属明白，兹录之如下。

（上略）心房一次弛张，血即一次激射。前者既去，后者续来。前后相续之顷，脉动有源泉滚滚光景，故西人谓脉动为脉波，须知波字最妙。脉之行有弹力，然以树枝低昂为喻则不可。盖树枝低昂虽有弹力，非继续进行者，脉则继续进行者也谓脉管中血继续进行。脉动为继续进行，然以时钟秒针为喻则不可。盖秒针以轮齿相衔之故，其跳动进行如逸矢，两动间之一歇止则小却，其路线为折叠的，如其所附轮齿之状。脉之起如水浪之起，落如水浪之落，其路线如云行板，所画之曲线恰如波纹。惟然，波之一字为甚当矣。脉行如波，可以状其圆圆生机也。（下略）

指端之触觉，其奇妙实有不可思议者。直接能候脉管之跳动，间接能候脉管中前进之血。如吾《伤寒研究》中所言，略具脑筋者当能会心。所谓滑脉，即一圆字与一湛字。平人之脉，无不可圆者，皆

可谓之滑脉，故滑脉非病脉也。其在病证，阳明壮热之顷，脉辄滑、数并见，即既滑且数。如此之脉，本非险证。至脉之所以湛，据第六个基本观念，脉管容血，恒略逾于其所能容之量。惟其如此，吾人诊脉之顷，必觉指下湛然。脉管既湛，脉行复圆，故滑脉在有余之列。《伤寒论》曰：大、浮、数、动、滑为阳，沉、涩、弱、弦、微为阴。阴为不足，阳为有余故也。动脉与滑脉，其相差几微之间。滑脉寸关尺三部皆圆湛，动脉则寸关尺三部之中只一部圆湛，其他二部圆而不湛。验之病证，妇人妊子者脉动，健体月经偶阻者脉亦动，凡欲作痈脓者脉亦动。其在热病，痰滞结于一处，亦偶有见动脉者，然不过偶然遇之。大约健体，其在病体必未至有虚者，有气血痰滞凝结于一处者，其脉辄动。动脉与滑脉异者，即其脉搏较为凝聚，是脉象与病证竟有相似处。若问何以如此，其理由却不明了，不能言其故矣。大、浮、数、动、滑，皆为有余之脉，故皆为阳脉。

涩脉者，脉搏迟数不匀整也。脉搏不匀整而无力者谓之涩，故涩脉属阴脉。根据第二个基本观念，脉不能自动，其原动力在心。是脉搏不匀整，乃心病也。心为血之总机关，故见涩脉，多半属血病。气足以帅血者，其血不病。故见涩脉者，可以预知其气弱。脏气若有条不紊，脉亦停匀有序。故见涩脉者，又可以测知其脏气之乱。

弦脉者，脉管壁纤维神经拘急之脉也，是当根据第四个基本观念。古人以弦脉为肝病，乃恰与事实吻合。所谓肝病，乃忧郁为病。多忧郁则神经过敏，消化不良。胃不和，复多思虑，则艰于成寐。眠食失常，则间接影响及血。故肝病每与胃病相连，甚者辄脘痛，又甚者见昏厥。旧医籍谓之木侮土，虽以五行为说，不可为训，然亦恰正与事实相合。神经本拘急，因起居无节，饮食不时，心衰血少，神经失其养则拘急亦甚。古人谓肝藏血，脾统血，亦恰正与事实相合，惟其说法则全误。此因未明真相之故，虽《内经》不能为之讳也。不明真相而能悉与实际相合者，即吾所谓就势力以推测物质，自能超乎象外，得其环中也。因脉管中纤维神经拘急，指下遂觉脉如琴弦。

弱脉者，圆而不湛之脉也，后人所谓芤脉亦即此种。根据第六个基本观念，则知弱脉因血少之故。然热病亦有脉弱者，热至百零四度，脉反非常弛缓无力，最易误认为阴证。余于数年前尚不知其故，嗣后考之西医籍，谓是迷走神经之故。迷走神经与交感神经作用适相反，交感神经促进各部分之动，迷走神经则制止各部分之动。而此两种神经皆分布于心房，盖必相互钳制，然后可互相调节，非是，心之跳动不能匀整有序也。交感神经主一切非意识动作，如血行、脉动、胃蠕动、肠蠕动等；迷走神经主喉头、食道、肺脏、心脏及胃之知觉运动。若迷走神经末梢钝麻，则脉动数；迷走神经兴奋，则脉动迟。交感神经则反是，钝麻则脉动迟，兴奋则脉动数。审是，凡热度高而反迟者，乃迷走神经兴奋之故；其热高而脉数者，乃交感神经兴奋之故。盖不病则能保持平均，病则不免倚重也。又热高脉数者居多数，脉迟者居少数。当是交感神经容易兴奋，迷走神经不易变动。至其倚轻倚重，何以有此不同之状，则不能言其故。惟脉数热高者易治，热高而脉反弱者难治。且交感神经，直接主动是神经节，间接主动方是头脑，故脉数热高者无后患；迷走神经则直通延髓，此神经而变更常态，往往易罹脑病。此则吾经验所得，不可不知者也。

卷 三

释促结代

以上十字脉象，原理既明，促、结、代脉之真相如何，可以不繁言而解。然促、结、代脉虽易知，其理则较深。且吾所领略而得者，与晋以后各书既不同，即与《伤寒论》亦有不同，与西书译本所载者亦有不同。而吾所得者甚真确，因验诸实验数十百次，无一差谬故也。鄙人尝谓医学既成之后，诊病即是读书。何以言之？因既有根柢，观病躯形能之变化，可以悟体工之交互作用；诊一习见之病，犹之温理熟书一章；诊一不经见之病，犹之读奇书一篇。此非以病人供吾试验之谓，犹之教学相长；非损学生以益教习之谓，循此道以往，确能使进步至于无穷。又医书多讹误，若加以考证，则诸书皆谬。言人人殊，卒之无抉剔整理之可能。惟就病能以正古书之谬误，则有执柯伐柯之妙。吾今所得，与《伤寒论》异者，吾敢断言是《伤寒论》之误，盖《伤寒论》转转传写，自不免有错简讹脱之处。其有文字不见错乱之迹，医理与病能变化不合者，乃经妄人改窜所致，《千金》谓江南诸师秘仲景书不传是也。

经言脉行数，时一止，名曰促；脉行迟，时一止，名曰结；脉止不能自还者，谓之代。后人以脉歇止有一定次数者谓之代，盖所以别于促、结二脉也。前言涩脉，脉搏不匀整，亦是促、结、代之类，不过涩脉仅仅迟、数不匀，并无歇止。若促、结、代三种脉搏皆匀整，惟匀整之中时一歇止则甚分明。准之脉起落由于心房弛张之原理，是脉之歇止，心房弛张有顿挫也。心房照例不得有顿挫，须臾不动，可以致命。西医籍谓是心房瓣膜闭锁不全，参观《新生理》循环系篇。其理由甚充足。盖瓣膜之为物，血前行则开，血倒行则闭。心房之弛，中窄，输血入脉；心房之张，中空，受血于肺。此仅言清血，浊血由静脉入肺者同是，此弛张作用。藉无瓣膜，心房张时，血安得不却行？惟其脉管中血，微逾于脉管所能容之量，而又不得却行，然后弛张有力，乃能输血直至微丝血管。假使瓣膜闭锁不全，血得倒行，即有一部分为心房输出之血，仍复还至心房。如此者，则脉有一歇止。既有还入心房之血，脉管紧张者得稍弛缓，故第二次心房弛张时，其闭锁仍得完全，脉乃不复歇止。必经过多次弛张，脉管中血，渐积渐多，至瓣膜不能闭锁完全时，然后再有一次歇止。故此病之甚者，脉三至一歇止，五至一歇止；其较轻者，则经数十至乃有一歇止。

促脉数而有歇止，结脉迟而有歇止。中医籍谓热者脉数，寒者脉迟；热者属阳，寒者属阴。故促脉为阳证，结脉为阴证。乃考之实际，则殊不然。例如太阳病有不浮紧者；阳明病有热壮而脉不甚数者，亦竟有缓软而近乎迟者，如上节弱脉所释。然前所言者，仅限于迟、数。若促、结之歇止，则更有当研究者如下。

脉之歇止，由于心房瓣膜或脉管中栓

塞闭锁不全之故，已无疑义。然瓣膜与栓塞何故闭锁不全，以何因缘而有此？此为疑问之一。西医诊病重在听，中医诊病重在色脉。今用诊脉之法，假如遇有歇止之脉，能辨别其为心房瓣膜病，抑为血管栓塞病乎？在理瓣膜与栓塞地位不同，病之进行亦必然不同。苟不能辨别是栓塞，是瓣膜，则将不能预测后来之变化，而用药不免含糊。此为疑问之二。促、结既有迟速之辨，其病源必然不同。古人以阴阳为说，如本书前节解释弱脉条所言，则阴阳之说不确。古人治病，往往说法虽误，而成效则良。促、结之脉，既不可以阴阳为说，古人治法，亦有可采取者乎？此为疑问之三。

以上三个问题，极重要且极不易答。余纵能言之，读者或不免有费解处。今吾以事实为证，详叙数医案于下，则容易了解也。

著者自己之脉

余自壬寅癸卯间初入世谋生，即兴拂逆相值，亘二十年之久，无日不在忧患中，遂得一失眠症。大约每七日之久，仅得醋寐十小时，通夜不寐以为常。至三十五，因剧劳，患耳鸣失聪。初就西医诊治，服砒素，谓是神经衰弱，故用此富刺激性之药。连服七日，舌碎心荡，不寐愈甚，耳鸣益剧。改就他西医，嘱服铁精牛汁酒，并用手术，聋益甚，不寐心荡尤甚。嗣是连换西医七八人，有专科博士，有德人，有日本人，而病则愈甚，气急脚软，形神懆[1]烦，脉三至一歇止，五至一歇止，每脉一次歇止，心则一次震荡。食则无味，终年不得一饱；夜则不寐，惟午后得假寐一小时；便则腹鸣，而粪不得出；更复多疑善怒，有时语言不得出口。

乃改就中医，凡稍有名誉者，无勿求诊，计沪地中医历三十余人，无能识吾病者。顾虽不识吾病，吾亦强服其药，以冀幸中。于是补药则人参、燕窝、银耳，温药则附子、硫黄，镇药则代赭、黑锡丹，泻肝则龙胆、羚羊。凡悍药、劫药，无不试服，而病则愈进，手颤不能握管，足软不能登楼。向人寿公司保险，公司中西医诊吾脉，摇头咋舌，不敢保也。吾乃潜心治医学以自救，近年脉仍有歇止，而心则已不觉震荡，手战脚软诸病亦瘥。嗣用耆婆丸，下黑粪多许，便闭亦瘥，且能熟寐，食亦有味，惟须发尽白[2]，又久之，发转黑，须白如故。

吴福茨中丞之脉

扬州吴福老，清末曾为黔抚，鼎革后，蛰居沪上，年七十矣。知医而不精，平日喜静坐，炼内功。偶患脚肿，来延诊，谓是脚气。家人则疑系带稍紧所致，病者主张不服药。余曰：此是急性脚气，一星期后，脚肿当过膝，过膝为脚气第一步，亦尚可治。今既怀疑，俟过膝后再来延余可也。已而果如余言，五日而两脚尽肿过膝。余主用附子鸡鸣散，病者又以附子为疑，谓平生畏热药。余曰：此不可泥，所谓有病则病当之。不得已，允进半剂。余语其世兄，谓药轻病重，势且不及，当两剂并一剂收膏，少其药量，顿服乃得。药后得黑粪，体较舒。再进再泻，五日中服附子十剂，得宿粪二十余次，脚肿尽退。当其将退之顷，脉见歇止，然又翌日病则良愈，霍然而起。嗣是不复药，亦未见招。七日后，忽接报丧条子，则此

---

① 懆（cǎo 草）：忧虑不安。
② 白：原作"日"，据 28 年本改。

老逝矣。嗣询其家人，谓此数日中，起居饮食，均如无病时，惟第七日，忽然心中不适，急延西医打针。心中不适为上午十一时，打针为十二时，气绝则下午一时也。此事颇莫名其故，当病剧时，日必招余两次，后来何以竟不见招，余亦未便深问。但其将愈之时，而脉见歇止，则为余所躬诊者。

家九先生疟疾之脉

家九先生，号瑾叔，年五十余，性拘谨，而处境多拂逆。因体弱，入同善社习坐功。去年九月间患疟，先寒后热，寒热日作，为势亦不甚。其疟作时，以下午一钟至下午七钟则退。余先用小柴胡，继加厚朴、槟榔、草果，又加生首乌，十四日乃得愈。当其热时，脉数无歇止，在热退及未热时，则脉有歇止，脉行颇迟缓。其歇止有定数，三至、七至、十七至、三十余至，相间而歇，心则不跳。至疟愈时，忽便血一次，嗣后病愈，脉歇止亦除。

舍亲潘奶奶之脉

潘奶奶，廿四五龄，以伤寒病殁。初时本有天哮症，十三四时已愈。出阁后，因抱天壤王郎[①]之憾，病频发，渐成损症。每为诊脉，无论病发与否，其脉弱而逶迤，恰如蛇行，三十余至必一歇止。

贞吉里家四小姐痢疾之脉

四小姐年才及笄，体健无病。去年九月间患痢，其原因是感寒停积。初起即延诊，余谓病实无妨，惟以时令言之，深秋痢疾，却不易愈，不免稍延时日。因照例攻之，连攻六日，积乃未净。第七日处方

仍是攻药，病人不能耐，改延西医。又六日，复延诊，面尘，气微促，脉促近乎乱，三五至一歇止，心荡不能寐，举室惊惶。问六日来病状，前五日西医诊治，每日注射爱梅丁一针，间日注射强心针。第六日因痢止而心下不适，改延中医某，与四磨饮，药后转增烦躁，因仍延余。爱梅丁为西国治痢疾特效药，然其效恐仅限于杀菌。余有友业西医，甚有名，前年患痢自疗，注射爱梅丁可百针左右，痢不止，形销骨立，几至不救，后入某医院半年始瘥。准此，痢疾之病源，殆不仅杀菌一端。至四磨饮中之沉香，实与脉促心荡不宜。余以归芍六君加西洋参与之，得药渐安，翌日面尘得退，六日后脉促渐止，病霍然矣。

陶希泉姻丈之脉

陶希丈夫妇之脉，皆有歇止。希丈因早岁处境极啬，且有腹胀旧病，六年前，其脉行懆疾而歇止甚多。心颇危之，知其必见血，劝就诊于汪君莲石。汪与以附子，两剂后便血。嗣是便血症遇劳辄发，每发之前，脉必懆疾，既发之后，脉则缓软。无论脉疾或缓，必有歇止，歇止无定数，心亦不跳荡。五年来，由余一手诊治，便血病略愈，又苦不得寐，既稍得寐，又苦腹胀。逐渐用缓剂调理，病亦次第渐减。至今年，得完全告痊。所以能如此者，关于药力者半，其又一半，则因希丈近年来处境甚顺故也。

---

①　天壤王郎：比喻对丈夫不满意。典出南朝宋·刘义庆《世说新语·贤媛》。晋代才女谢道韫嫁给王羲之的儿子王凝之，感到十分不称心，叹息"不意天壤之中，乃有王郎"，意谓：想不到人间还有王凝之这样的人。

陶太太之脉，涩而有歇止，神经敏而心荡，实与促、结、代、涩诸名词均有小出入，因既非缓而有歇止，亦非数而有歇止也。推究所以致此，亦因处境拂逆，又产后饮酒甚多，遂患血热。但就表面观之，席丰履厚，无所谓拂逆。江湖医生诊此等病，方且以为逸病，不知其实际适相反也。

以上略就记忆所及信笔书之。十年来所诊促、结之脉不可胜数，无从详载，亦无取详载。即此数节，已足该括促、结、代诸脉之大略。准以上医案，对于前面三个问题之答案如下。

问心房瓣膜及栓塞何故锁闭不全？此非瓣膜及栓塞本身为病，乃血行不循一定程序为病。凡天然物之设置，其应付对方之能力，必恰如分际，不多不少。制造家之讲力学，实即取法于此。故血行之力量，与瓣膜栓塞闭锁之力量及心房弛张之力量，丝毫不得增损。若瓣膜闭锁之力量稍增，血将不得通过；血行之力量稍增，斯瓣膜闭锁不全矣，此故可以推理而得者也。然试问何故血行不循程序，则当问诸脉管中之纤维神经、脉管壁之神经，所以调节血行者也，可以征诸事实者有二事。

其一，凡赛跑、登高、蹴球、举重，乃至斗殴，当将为未为之顷，先须振作精神，其表现于外者，轩眉怒目；及既为以后，呼吸喘促，心房震荡。所以事先有表现者，即司运动之神经与颜面神经同时兴奋之故；所以事后感心荡者，即因血行不循程序，瓣膜与栓塞失其与血平均之力量，不能停匀启闭之故。所以血行不循程序者，因神经强迫血行之故。体工有公例，无论躯体何部分用力，血则聚于其用力之一部分。用力愈多，则血聚愈多；用力愈骤，则血聚愈速。血听命于神经，神经听命于大脑，大脑为意志所从出。意志

强迫躯体，神经斯强迫血行。血行太速，瓣膜不及启闭，则心房震荡。当此之时，虽甚健体，其脉必促。此其一也。

其二，凡动物皆能自卫，不能自卫者不足以生存，此为公例。惟有阶级，下者以力，高者以智。人为最高，故独能虑祸于将来，防患于未然。惟其如此，故当有祸患，虽未至当前，但一悬拟，即已惊怖失色，甚且战栗者，皆神经之剧变也。血听命于神经，神经起非常变化，血行失其程序，瓣膜不及启闭。心房感震荡，则脉亦促。此皆其显著者。

血与神经交互为用，前者似偏重在血，后者似偏重在神经，其实皆脑为主动，而神经与血循分守职而已。又上节虽云用力则血聚于其用力之部分，尚非圆满之谈。须知血聚不但因用力，用力亦不仅血聚。其说甚长，当于杂病中详之。今所言者为脉，但略知纤维神经与血之变动，已可知脉之梗概也。

如以上所言，神经与血之变动为脉歇止唯一原因。而使神经与血变动者，厥惟努力、忧郁、惊怖。是见歇止之脉，即可测知其人或用力过当，或忧郁，或惊怖，三者必居其一。然自今日实验言之，更有例外。其有于三者全无关系，而脉歇止特甚者，则药力为之也。

体工之反射动作，除热病之体温集表外，惟血之反射较他种为易见。被灼则肤红，被摘①则肌肿，举重则腰痛而带脊之间聚血，皆是其例。血之所以聚，及血奔集之影响，复有三个公例如下。

（一）全体重心何在，血则聚于重心所在之处。例如一处被灼或被摘，则纤维神经报告于大脑而感痛苦，此时心神意念皆集中于此痛苦之一部分，血则疾速奔赴

────────────

① 摘（tī踢）：捶打。

其处以为救护。又如举重所以伤腰者，因全体之力出于腰脊，举重则重心在腰鼓也。

（二）在无病之健体，无论何部分，有血则健全，无血则衰弱。故《内经》曰：掌得血而能握，足得血而能步。健全之甚，致长筋肉，则因血常聚其处故也；衰弱之甚，至于麻痹，则因其处无血，纤维神经失养故也。

（三）凡体工之反射，其来以渐则强，其感太暴则病。盖感之太暴，一部分起反射，他部分不为适当之应付，则全体失其平均。失其平均，斯感痛苦而病矣。八段锦、十二段锦等书深明此理，创为各种姿势，使每一姿势各得一重心，使遍身之血常常奔集于各重心，令全体平均发达而无偏颇。复持之以恒，期之以渐，遂能使弱体变成健体。古法之针砭、艾灸亦深明此理。盖感之太暴，反射太速，因失其平均而为病。当及其未甚败坏之时，利用体工反射之本能，使不平均者重复归于平均，则病自愈。故针灸法，病在上者，取之于下；在下者，取之于上；从左引右，从右引左。而药物之攻下、发汗，陷者举之，逆者从之，从阴引阳，从阳引阴，亦同此理。

就以上第三个公例观之，则药物亦能使脉歇止。盖针灸、药物之治病，既是使不平均者重归平均，即亦不得过当。故《内经》言治法，其下辄缀以适事为故四字。适事为故者，犹言适可而止，不得过当之谓。凡用药而见脉歇止者，皆药力过当。纵不过当，亦失之太暴。因感之太暴而病，复因药力太暴，且是误药。前述吴福茨中丞之脉，纵非误药，亦是药力太暴。惟高年病剧，委有不得不下之势。吴病苟药轻，决不能退肿，纵不攻心而死，亦当变为水肿，其终竟不愈者，乃肿退后

失于调理，非脉促即可以致死之道也。至前列四小姐之脉，为近顷最普通者。以吾经验所得，凡服西药，十九皆脉促，此实西药不如中药之一绝大证据。盖提炼之品，无论注射、内服，求其与病体相得最难。因药量毫厘之差，其力量出入甚大，虽甚高手，自难每病皆适事为故也。

至于第二个疑问，鄙意以为凡脉有歇止而心房感震荡者为瓣膜病，心不感震荡者为栓塞病。又凡属急性病而见脉促者，多半是心房瓣膜为病；慢性病而见脉结者，只有肺病及神经过敏症。急性者病浅，慢性者病深。又慢性肺病亦有脉数而见歇止者，不过其脉多带微与弦，而少胃气。故若结脉之定义为迟而时一止，于事实上竟不适用。

至于第三个疑问，以我之陋，简直未见古人之说有是处，方法亦无可采者。大约因误药而脉促，是脏气骤乱，拨乱反正则愈，徐俟其定亦愈。所谓拨乱反正者，观其病证，当清者清之，当补者补之，当汗下者汗下之；所谓徐俟其定者，因别无急当汗、下、温、清之见证，只调其脾胃，维持其正气。若因神经变化而脉促者，自非变换其环境不可。环境不能变换，则须变化气质，变更意志，否则药多不效。世有多年痼疾，医不能疗，诵经忏悔霍然而愈者，皆此类也。至若肺病而脉有歇止，且兼一二败症者，乃死证也。从古人之说，促为阳、结为阴，治促以阳、治结以温，则去实际远矣。又《脉经》谓脉代是脏气绝，亦非通论。更谓几何至一代者为一脏气绝，几何至为两脏气绝，尤属想当然之论，不可为训矣。

更有一事为中西医籍所未言，而其事则饶有研究之价值者。凡因忧郁而患脉促或涩者，固常常见促脉或涩脉，无论何时诊之，皆无变动。然有两事例外，凡心房

瓣膜病初起时，当平旦初起床时诊之，脉无歇止；上午十一时以后，则歇止见矣。余初病时即如此，既见拒于永年人寿公司之西医，而公司中人又以营业关系不肯放弃权利，乃约期再诊，余遂以八钟前往，西医遂允担保，此可以证明西医于时间未尝注意。西国医学于时间本非所注意，然而既讲实验，于此等处乃未尝探讨及之，未得为密。而尤可异者即在《内经》，《内经》谓平旦候脉最真确，然若值余之病，岂轩岐亦将如永年之西医耶！又循环系有病者，平时脉歇止。若值感冒而患病热则不见歇止，及热退而歇止复见，余曾留意此事至数十百次，无一为例外。是故他医诊热病见脉歇止而惧，余则断其将愈，此亦古书无征，西籍所未言者。前云血行之力与瓣膜启闭之力不相得则脉有歇止，患热病者筋脉兴奋、血行加速而歇止反除，是可知慢性之歇止纯属神经衰弱，西医谓神经过敏者是。神经衰弱当服兴奋刺激剂，然服刺激性药，往往本无歇止之脉而变为有歇止之脉，是神经过敏为神经衰弱，真确不误。谓神经衰弱者当服刺激性药，则误矣。此亦所当研究之一事也。

卷　四

释浮沉迟数

自来谈脉学者，皆以浮、沉、迟、数为四纲。测其用意无他，以此四字容易了解耳。然自吾意言之，正复不尔。仅言浮、沉、迟、数，不言何故见浮、沉、迟、数，则浮有多样，沉有多样，迟、数亦复有多样，正复不易明了。浮、沉、迟、数既不明了，其他种种，更不易明了。复因脉有多种，以不明了之浮、沉、迟、数为纲，从而为之说曰浮芤为何、浮洪为何，是不明了之上更加不明了也。故《濒湖脉诀》云浮如榆荚似毛轻，又云拍拍而浮是洪脉。余则以为费解已甚，如榆荚似毛轻，其语颟顸无界限；拍拍而浮，则更不知所谓。形容词愈多，界限愈不明了。若能明何故见浮脉，则不必言浮之状何如，自不至误认。更能参其病证，详其理由，虽见例外之脉，亦且不至淆惑。故四纲之说当废，无疑义也。

热病而见浮脉，乃因体温集表之故，语详《伤寒讲义》第一、二、三期，兹不复赘。然有一事可以推理而得者，即热病见浮脉，可以浮与紧并见，决不与迟并见。何以故？热病之初步，有已发热、未发热之辨。当未发热之时，因感寒而恶寒，血脉有凝泣意，反射未起，其脉迟。然因体温未集表，脉必不浮。反射既起，则为壮热，筋脉兴奋。因兴奋之故，浮必不迟。其在延髓发炎者，因迷走神经受刺激而兴奋，其脉亦迟。然因神经总汇之区受病，不复能调节血行。因迷走神经兴奋，其他筋脉竟不兴奋。热度虽高，病不在表，其脉近乎迟，然而不浮。此外急性肺病及水肿病末期有见浮脉者，此种浮脉与热病之浮脉迥然不同。《内经》瞥瞥如羹上肥六字，形容最为入妙。羹上肥者，即浮在菜汤上面的油，所以说明他丝毫无力。此种脉已无胃气可言，只是在皮肤最外层跳动，轻轻按之即已无力。凡见此种脉者，不过三日必死。又惟肺病与脚气之变肿胀者有之，其理由可得而言之，仅如下此种肿胀，皆系皮下聚水。病在皮，诚一身之最外层，故当浮。见此脉者三，数日即死，可见脏气全坏，故脉无胃气。其他或有若何深奥之理由，则非我辈今日所能知。其肿胀有脉沉候而任按者，攻之可以得生。又肺病、脚气何故成肿胀，其理由详《杂病讲义》。

沉脉见于伤寒者为多，他种病则偶然遇之，非诊病主要之点，故无特殊病理可记。其伤寒阳明腑证与少阴证之脉沉确是要点。阳明腑证为燥矢结于回肠。矢燥者必谵语，可知与神经有关系。又燥矢已结，有下粪水不已者，谓之热结旁流，其脉皆沉。热结旁流之理，乃肠胃之反射作用，所以为救济者也。盖肠胃之职皆下降，今患停积不行，至于矢燥，初一步肠壁必竭力蠕动，迫粪下行。迫之不去，则纤维神经紧张以为救济。又不应，水分之应入膀胱者，改道入大肠以为救济，是为热结旁流。又不应，则神经紧张之甚，各脏器必起非常变化，直接为筋脉拘挛，而见循衣摸床、撮空理线诸凶恶症状；间接影响于大脑而昏不知人。此阳明腑证自始至终重心在躯体之里面，故沉脉应之。有沉之甚至于伏，两手之脉完全不见者，亦至危极险之大症也。少阴证脉沉，其症结亦在肠，其影响亦及脑，其理由已详本讲义卷二。其与阳明腑证之脉沉不同者，有虚实之辨也。然虚实之辨别，正自不易。苟不明真相，横说不妥，竖说不妥，初学既不了解，即老于医者亦不能灼然无疑也。古人以阳明腑证脉沉而任按，少阴证脉沉而虚细，谓虚实寒热之辨准此。然阳明腑证有脉伏者，少阴证有脉硬者，泥定任按虚细为辨，鲜有不误事矣。然则奈何？曰：当明原理。古人阴阳之定义，实者为阳，虚者为阴。吾言病毒之中于人身，不能单独为厉，必有所凭藉，而后症情乃剧。病毒究何所凭藉？曰：正气而已。凡病至于痛苦不可堪者，乃本身之正气与本身为难而已（读者须知凡属病状，皆体工救护作用，故死体不病。例如咳嗽本体工自然的反射动作。所以救护气道者谓咳嗽为病，名之云尔，为达意便利云尔。风寒入肺，咳以祛之，咳何尝是病？若风寒入肺，竟不能咳，乃真病矣。发热之为体温反射，亦正与咳嗽同）。三阳为实证，热壮病势剧，脉无论浮沉，皆有胃气。故阳明腑证而见沉脉，无有不任按者。少阴为虚证，少阴病之沉脉，无有或任按者。然阳明腑证而有脉伏，少阴证而有脉硬者何故？阳明腑之脉伏与郁血不同。郁血脉本不伏，爪甲则紫；阳明腑脉伏，爪甲不紫。又阳明腑之脉伏者，必耳不能闻，目无所见，全无知识，而见循衣摸床种种。用药攻之，得燥粪则止，而脉亦出。执果以溯因，是脉之伏乃回肠间窒塞不通所致也。两手虽无脉，人迎乳下则有脉。吾曾见有两日无脉而爪下血色不变

者，如云心房势力不及四末，不当如此。是必回肠与寸口有特殊关系，脏气窒塞，四末之脉管亦窒，血则仍由别道通至微丝血管。此由病之形能推测如此，至其真相不能知矣。少阴病之脉硬，乃体工最剧烈之反应，不止神经反射之一端。观其神识昏蒙，神经之变化自属最为重要。然仅仅神经变化则脉弦而已，吾意与腺体之内分泌或有关系，古人谓无阳和之气者近是。以上但言脉，论症则有余不足，更有显然不同之点。少阴蜷卧、但欲寐，其状静；阳明则恶热引冷、躁烦，其状动。此指神识昏蒙之后，其他症状均无可辨识，惟动静两字则无论如何变幻，皆可识也。所以古人于识脉之外，必注意兼证，而《内经》色脉并举，其色字实该种种症状而言。若但言脉之沉浮，恶足以知病乎？

迟、数两脉，自浅人观之，亦以为易懂，岂知其难更甚！在热病热壮而脉迟缓者，古人谓是阳证阴脉，今西人则谓是延髓受病刺激迷走神经所致。近来时医不复能识此，即遇此等脉证，亦不甚措意，只本其普通应酬方子以为敷衍。西医虽知之，而治法亦不健全，故病此者多死。吾于静安寺路史姓米店中一小孩，本西医之学说，用仲景大建中汤，竟于万分绝望之中回生起死。然后知此种迟脉，于中西医学双方皆有极大关系。史姓小孩之病状及何故用大建中汤，其理由详《医案》，兹不俱赘。

其非热病之迟脉，吾所见者有两种。其一为商务书馆同事谭廉逊之弟，患吐血，其脉一分钟仅二十至。此殆崔希范《四言举要》所谓一损二败，病不可治者。此其理由，当是心房衰弱之极，已邻于寂静者，其人三数日即逝。其二为周积萱先生之夫人，初诊其脉仅觉异常迟缓，嗣乃辨为心房瓣膜病。其脉之所以迟，非

心房衰弱而迟，乃瓣膜闭锁不全，每两至之间有一至不至，是三至之脉仅见两至也，故觉其迟异常。叔和《脉经》谓三至一代者，即日死。若周太太之脉，可以证明其说之非是。

至于数脉，则更有当讨论者。一呼一吸之顷脉几何至者为数，谓一分钟之久脉几何至者为数，皆不足以知数脉。鄙意仍当以有胃无胃为主，有胃为阳，无胃为阴。阳为热，阴为寒。热当清，寒当温。今以吾言语，一般时下中医，则必以为谬妄。西医治病，无所谓寒热，故西药亦无寒热之分；中医药则最讲寒热，以成效言之，寒热确有其事，安得云无？惟医以脉数为热，迟为寒，则背真理。此犹之认舌干为热，润为寒，知其一，未知其二也。其理稍赜，甚难说明，姑为解释如下。

何谓阴阳寒热？曰：实者为阳，虚者为阴；实者属热，虚者属寒。是故三阳皆热，三阴皆寒。问：阳病有寒者乎？曰：有之。在体工未起反射以御外感之前。阴证有热者乎？曰：有之。在脏气既乱，体温反射失败之后，神经代起救济之时。故《内经》曰阴胜则寒，谓外寒侵袭躯体，毛窍洒淅恶寒；曰阳胜则热，谓体温集表，驱逐外寒而发热；曰阳虚则寒，谓病之重心在里者，阴争于内，阳扰于外，汗出不止，体痛恶寒之寒；曰阴虚则热，谓神经起反射以为救济，血行失其调节，体工互助之机能悉数毁坏，躯体内蕴之热力，毕露于外之热。阳胜而热，其脉数；阴虚而热，其脉亦数。阳胜而热者，脉数有胃气；阴虚而热者，脉数无胃气。

阴胜则寒，阳胜则热；阳虚则寒，阴虚则热。前三项已见于《伤寒论》一、二、三期讲义及本书卷二，惟第四项尚未说明，兹更释之如下。人身之有热，其一从呼吸来，空气中含有酸素，即体温从来

之大源。其二从食物来，食物中含有酸化成分，当亦发生体温之一大原因。其三曰摩擦，热则血行速，行速则愈热。假如不流动，则血中所含氧化成分无由发生热力，故知摩擦亦生热原因之一。其四为骨髓中所含磷质，古人以躯体中各种液体为水，以躯体中所含之热为火。凡急病初期发热与末期发热有迥然不同之点。初期之热，肌肉不削，津液不竭，涕泪汗溲以药行之则行。末期则反是，种种治初期病之方施之末期，无一可以取效，非但不效，反足增病。例如口渴、唇干、舌燥，初期以凉药解之则解，末期非但不解，反增痞满。又如急病闭证无涕泪者，以卧龙丹搐鼻则作嚏得解，若妄施之热病末期，则增其气促而已。他如初期热病，汗之而汗，攻之而便，分利之而溲；施之末期，无一而可，强发汗则失血，强攻下则息高。凡初期可以愈病方法误用于末期，无一非促其生命者。所以然之故，就病之形能推测，急性热病为时愈久，则液体全消耗，而热力不消耗，病至末期，液体消耗殆尽，热力反见增加。热力实际并不增加，就外状观之，唇焦齿枯，舌干且萎，凡此热状，正因为液体减少之故。故古人于此下一定义曰：阴阳互相承制。又如患痨瘵者，色欲过度辄骨蒸。骨蒸者，其热从骨中出，此即磷质发热。健体何不发热？则因精液不竭之故。以故古人谓为水不涵木，亦是阴阳不能承制之义，不过其语较明显矣。惟液体耗竭，热象愈炽，故名此种热曰阴虚而热。

阳胜而热与阴虚而热，其热同，病状则大①同；脉数同，有胃无胃则不同。然虽不同，毕竟病是热，脉是数。今云有胃为阳，无胃为阴，阳当清，阴当温，是认

---

① 大：28年本作"不"，当是。

阴虚而热者当用温药。既云阴虚，自异于阳虚之当回阳；既云热，更从而温之，岂热因温而得解邪，是何理也？曰：此乃从治也。《内经》有从治之法，自古注家未能明其界说，若其所以然之故，则更模糊影响，无一人能详言者。

读者须知，第一步之阴胜则寒即伏，第二步之阳胜则热正从第一步之阴胜则寒来。故曰：阴胜则阳复。其阳胜则阴复句非热病范围。盖胜则必复，乃体工之良能。其少阴病之阴争于内，阳扰于外，至于亡阳者，乃第三步。盖体温之集表者失败于外，斯病毒之入里者猖獗于内，是为阳虚则寒。而第四步之阴虚则热，亦正从第三步之阳虚则寒来。何以然？有第三步之寒，斯有第四步之热，乃经文重寒则热之理也。阴胜则寒，阳胜则热，为浅一层病；阴虚则热，为深一层病。浅一层病反射救济以气化，深一层病反射救济以实质。风寒为天之气，体温为人之气。风寒侵袭，体温反射，皆气之变化也，故名曰气化。若体温既已失败，脉管壁之神经起反射以为救济，是实质矣。阳虚而寒之病，脉虽沉细，按之则硬，且脚蜷神昏，并见郑声、撮空理线诸症，谓神经起反射，其理由甚真确。假如大汗淋漓之顷，虽不知治法，却能止其汗，则汗腺开者得闭，而反射之热以起，即入第四步之阴虚而热。此热虽躯体所固有，乃血中仅存之氧气，既与第二步之体温反射截然不同，且影响所及，起反射者无一非实质。其始神经紧张以为救济，不足；则肌纤维兴奋以为救济，又不足；各腺体起兴奋以为救济，因是血中仅存之氧气悉数呈露，故阴虚而热者，其唇舌绛如猪肝。因肌纤维兴奋以为救济，故舌生毛刺干绛；因腺体起兴奋以为救济，故遍身肌肤甲错，暵热无汗，喉头肿痛，津液全涸，面部、鼻旁毛

囊如刺猬，甚且男子则肾囊缩入，女子则两乳缩入，则其病在必死之数矣。曰神经，曰肌纤维，曰腺体，皆实质也。《内经》指实质起反射为入脏，入脏而不甚者可救，入脏而甚者不可救。故曰：病入于脏者，半死半生也。夫曰半死半生，初非约略之辞，盖同是入脏之病，仍有深浅难易。若以战事为喻，浅一层为病，比诸阵地交绥①；深一层为病，比诸攻城肉搏。至于腺体起反应，则有析骸而炊、易子而食光景，是即喘息仅属之时。故《内经》又有病温虚者死，索泽、息贲者死，阴阳交者死诸条；《伤寒论》下之息高者死及强责少阴汗必动血、若从口鼻出、为下厥上竭、为难治之文。若尽量蒐辑，为之列表，则固厘然可以指数，不致模糊影响也。

既知阴虚而热之热是实质起反射，专为救济阳虚之寒。是一寒一热，实居对抗地位。今见为热，治以寒药，直接是增病敌之势力，间接减少本身之抵抗力。故阴虚而热者，以凉药治之，愈凉则愈热（旧说以此为阴火，故寒之则愈增热，其词意不明了。必如吾说，然后尽人可喻也）。若用热药治之，则适得其反，直接为减杀病毒之势力，间接为安绥本体之抗暴。故经文又曰：若顺逆也，逆正顺也。审是，虽脉数，安得不治之以热哉！此所谓治以热者，不是辛温。凡用辛温而愈者，须未离第三步阳虚境界者方可，说详下文。病至于入脏，虽深明从治之理，亦只得半之数，难在衡量毫厘分际之间，其不愈，乃衡量未确之故，非医理背谬之咎。吾侪以读书明理自期，此种大关键可不讲乎？

_____

① 交绥：交战。绥，登车时用以拉手的绳索。

以上所言，实是《新生理》范围，为读者便利起见，遂不复分析，今吾当继续言脉。阳胜则热，其脉必数，因热而数也（其有不数者为例外，乃兼有脑炎症之故）。其起落必宽，其搏动必圆滑（所谓胃气）。所以然之故，因体工未坏，为病尚浅，故脉象如此。阴虚而热，其脉亦数，因热而数也。其有不数者，并非例外，乃病在第三步之阳虚而寒。若既入第四步之阴虚而热，则无有不数者。但与阳胜而热者不同，其起落必不宽，其脉管必不湛圆。起落不宽又不湛圆，至数则数。此种脉，可以已坏之时表为喻。时表之力在发条，而动机则在游丝，游丝下之轮俗名甩水轮，随游丝之收放而左右摆宕，命周环为三百六十度，甩水轮之左右摆宕，若得一百八十度而羡，如此则秒针之进行安详而有程序，反复颠倒，均不停止。若时表之坏者，游丝收放之弹力每不及彀，

甩水轮之摆宕仅及九十度，秒针虽亦进行，其跳动则较促，计时既不准确，略一摆动便停止矣。阴虚而热之数脉，以拟九十度宕力之甩水轮，可谓神似。此种数脉，岂《脉经》《脉诀》之言能道其近似者？故尽人以为浮、沉、迟、数之脉易知，余则以为最不易知。若浮、沉、迟、数而能彻底明了，脉学亦竟无余蕴也。

第四步阴虚而热，有脉硬舌枯如荔枝壳，肌肤润而自利者，真寒假热也。当用大剂温药，阳回则阴随之，是即所谓从治。虽舌色干枯，得辛温反润，其有肌肤暵燥，或自汗、盗汗，舌干绛如镜面者，不可温，亦不可寒。寒则躁愈甚，温则阴不能附而动血。东垣所谓甘温能除大热者，即是此种。在温病用甘凉可愈十之六七，伤寒则多死，所谓病温，虚甚死也，理由详《温病讲义》。

卷 五

王注《内经》第七篇《阴阳别论》言真脏脉，有诠释之必要。"所谓阴者，真脏也。见则为败，败则必死也。"王氏注云："肝脉至，中外急如循刀刃，责责然如按琴瑟弦。心脉至，坚而搏，如循薏苡子，累累然。肺脉至，大而虚，如毛羽中人肤。肾脉至，搏而绝，如以指弹石，辟辟然。脾脉至，弱而乍数乍疏。夫如是脉见者，皆为脏败神去，故必死也。"王氏所注，即是《内经》本文，所谓以经解经，自来推为名著，无敢反驳，并无敢怀疑者。然五脏真脏之脉，何以如此现象，何以见则必死？王氏既未言，自古名家亦多存而不论。至于今日医者大都视为不可晓，此节经文遂等于无有。余向来主张医者当先知死，然后可以知生。假使真脏脉不了了，即对于病人之死生不能了了。既不能知其生死，则用药论治都妄。心思才力且无所用，遑论其他？兹为释之如下。

"肝脉至，中外急如循刀刃，责责然如按琴瑟弦"。肝脉本弦，云如循刀刃，不过言其弦之甚。往往有病人脉弦如刀刃，而其人行动如常，岂但不即死，且神明不乱，二便、眠食自可。若据《内经》断其必死，可谓去题万里，岂非笑话！然经文固自不妄，后人未之思耳。

第一步当知者，肝脉何以弦？弦为脉管壁神经紧张。《内经》所谓肝病，实该脑病言之。经文大部分以怒属之肝，故云肝为将军之官。然实包括忧郁、愁恨、神经过敏、七情方面事，其病与脑息息相通，故属神经性。

第二步当知者，暂时怒、暂时忧郁，脉不必弦。长久处于忧郁之中，脉则必弦。何以久乃弦？虚故也。虚何以弦？所谓虚，指血虚。血不足，神经紧张，所谓见有余之假象也。

第三步当知者，初步脉弦，其人必上盛下虚；其脉虽弦，不必如循刀刃。不如循刀刃，即非真脏脉。此固是微甚之辨，欲知其所以然之故，先须问何故上盛下虚？此见于拙著各篇章者，为热则上行。问：何故热则上行？其答语为"火曰炎上"。何自有火？其答语为"化热"，此即古人所谓木能生火。肝为甲木，胆为乙木。胆之经气为少阳，少阳从火化，其病状为头偏痛、口苦、舌绛、唇燥而渴、面色赤，皆热象，所谓火也。若就事实言之，忧郁盛怒，则生理起非常变化，其重心则在神经。神经细胞因非常变化剧烈运动则感觉过敏，心房搏动不能循常轨，遍身血行不平衡，积久渐成病态，其血渐少。一方血少不能充分供给神经之营养，同时神经不能按部就班调节血行；其他一方因虚弱之故，血中酸素起代偿作用而燃烧，此所以火化也。

第四步当知上盛下虚之意义是代偿作用。其见证头痛、躁烦易怒、艰于成寐，是即通常所谓阴虚。阴虚者，虚而已。毕竟尚有物为之代偿，此后一步。女子不月，男子阳痿，无论男女皆兼胃病，则体内储藏已竭，无物为之代偿，故肾脏有显然之病症。胃病是因肾而病，肾腺枯竭，其形如劳。就病症言之，只见肾病。若就脉言，则弦甚如循刀刃，此所谓肝脏之真脏脉也。

综以上四步观之，肝病必见弦脉，而肝病弦不至于如循刀刃，如循刀刃是肝之真脏脉。见此真脏脉，其病症不是肝，而为肾腺枯竭之劳怯症。此即《内经》所谓能合色脉。

"心脉至，坚而搏，如循薏苡子，累累然"。此其理由为脉管中有血锭。按：静脉节节有瓣膜，动脉无之。在理，有瓣膜而又充血，然后循之累累然；若无瓣膜，照例不是如薏苡子。故如经文所言之心脏真脏脉，竟未见过。寻常所见心房瓣膜病之脉，即前卷所说之促、结、代，其病不遽死，必转属水肿而后死。则促、结、代非《内经》所谓真脏脉也。又心脏病有滑动之脉与躁疾之脉，皆属危笃之候。然治之得法，有愈者，亦有非《内经》所谓真脏脉，故此条当阙疑。

"肺脉至，大而虚，如以毛羽中人肤"。按：凡脉皆根于心，今以五脏分之，仅就脉搏言之不能分，能分者是症。故经文该色脉言是无可疑者，所谓肺脉见症，必见肺病喘肿是也。如以毛羽中人肤，极言其轻，即瞥瞥①如羹上肥之前一步事，此种脉于水肿见之。水肿之为病，是皮下聚水，其最初一步眼下肿，皮肤颜色晦滞而气喘，恒见颈脉跳动。其脉有两种，一种硬石且大，异乎寻常，即经所谓肾脉，所谓搏而绝，如以指弹石辟辟然；更一种则浮而无力。在理颈脉跳动则血聚于颈，身半以上必充血，则脉当有力，不当如羹上肥。其所以浮而无力者，因肺组织坏变，肺叶胀大，肺气不下行，水分亦不下行。故肿喘色晦，皮下聚水，颈脉跳动是代偿作用。肺组织既坏，代偿不胜效力，故虽见颈脉跳动，而脉则完全无力。凡如是者，不但眼下肿，其脚亦必肿也。

因是肺组织坏，故云是肺脉。凡见如此色脉者，其人必死。有一两日即死者；有先脚肿，旋手肿，遍身皆肿，后来脚肿反退，然后死者。所谓四维相代，阳气乃竭是也。其时期大约半个月乃至一个月，视其人秉赋、营养、年龄与所值节候为断，总之必死而已。以余所见，从眼下肿起，无有延年至四十五日以上者。《内经》谓见某种脉几日死，不可泥也。

肾脉"搏而绝，如以指弹石辟辟然"。此种脉洪大异常，其人爪下必郁血。所以然之故，因血行不能及于微丝血管，心房势力蹙，起非常之代偿作用。故见此脉，仍能强步者，不过面色必晦滞，呼吸必喘促，神气必不安详，殆无有不死者，死期同肺脉条。病症多属肿，亦与肺脉条同。水肿之病多半是他病转属。肺组织坏者，眼下先肿，则见肺脉。肾脏坏者，颜额先黑，其病多先脚肿。古人谓之肾水凌心，其病之初一步为脚气，如此者则见肾脉。

"脾脉至，弱而乍疏乍数"。按：弱而乍疏乍数，即所谓涩脉。寻常疾病见此者甚多，若误认为死脉，则贻笑于大方之家。经文定为真脏者，乃指病人临危之顷，其脾胃已坏，新陈代谢之令不行，而见此种脉象者。凡病至危笃之候，舌色坏变，或腹部肿大不能食者，皆属脾胃证，故云是脾脉。

如我解释，处处本之实验，读者一见可以了然。凡视经文有神秘性质，深求之而为种种曲说者，皆非是。本条所说，当参看将来医案。凡细微曲折之处，现在未能详言者，医案中无不毕具。余所著书皆根据事实，为言不多，亦不在多，亦不在

① 瞥瞥：原作"澼澼"，据《伤寒论·辨脉法》改。

说得好听，读者知之。

自今日经验言之，心脉实不止一种，其事甚有价值。著之于篇，以告后来，于诊断上委属空前之进步。八九年前，余诊一忻姓妇，其人为中年，其病为痢疾，其病程为痢而见鲜血，其脉缓滑有序，细循之，有动意。其病历则甚劣，服过槟榔、大黄多许。余思此为肠部受伤，其鲜血不胶黏，不是从肠壁膜下，乃肠中血管破裂，故不是红痢，是穿孔性痢，当死。然脉实有胃气，不必死，疑不能决。余诊此病仅一次，后月余，其家人来诊他病，询之，则彼患痢疾之妇人，自余诊后两日即死。当时颇以为怪，以为有胃气之脉，不当两日死也。其后年余，诊一十三四龄童子，其病为温病，其病历亦劣。温病不可汗，此童子则服汗药多许，病四十日以上，面色晦败而肿，见白痦。其脉缓滑有序，细循之，细而软。余思病程、面色、见症均不当见有胃气之脉，病孩不喘不咳，惟胸脘异常不适。余以生脉散予之，连服十三日，脉遂安详，面肿亦退。执果溯因，乃知此脉为心房肿大之候，此儿月余后竟庆更生。嗣后屡次值此脉，指端触觉辨之弥审，不复与有胃气之脉相混，更合之病症、面色，乃丝毫无疑义。惟既见此脉之后，其内脏已坏，其病乃绝不易治。盖心房之肿，其一因受伤，其二无物可为代偿，因而肿大，肿实脏气竭也。

数月前在肺病疗养院中，诊一男子，西医断为肺病。凡肺病，气当喘，面色当坏，乃病人全不尔。面有血色，气并不粗，惟脉则躁疾无伦。余谓此非肺病，其胸脘必异常不适，乃心房病也。询之果然。病家问公能治则当出院，余竟允之。寻思，脉躁疾，胸脘不适，面赤，当是心肌发炎。予以天王补心丹加牛黄安宫丸治之，十余日竟愈。此为今年二月间事，现

在其人已健硕，假使作肺病治必死。心、肺关系最密，心之地位即处肺叶之内，心房脉络与肺叶中动静脉相距甚近，或者西医察之不详，故误认为肺病欤？又《温病条辨》认温病末传，神昏、谵语者，为热入心包。心包即心囊，此物并不能使人神昏、谵语，其诊断之误，无可辩饰。此时用牛黄安宫丸，病则必死。因牛黄之为物，专能清血，热病得此，立刻内陷，其病邪不能复出故也。凡此皆不可不知。

奇经八脉

中国脉学与生理合，与解剖不合，故当心知其意，不可泥于迹象。奇经八脉，医者类都以为难治。若从形能上着想，求其神理不求其迹象，则心与神会，古说皆可通。若从阳路、阴路，横行、直行，从解剖上求其起讫，则杳不可得。盖本无其物，自难晓也。

时珍云："阴脉营于五脏，阳脉营于六腑，阴阳相贯，如环无端，莫知其纪，重而复始。其流溢之气，入于奇经，转相灌溉，内温脏腑，外濡腠理。奇经凡八脉，不拘制于十二正经，无表里配合，故谓之奇。盖正经犹夫灌渠，奇经犹夫湖泽。正经之脉隆盛则溢于奇经。"所谓八脉，曰冲，曰任，曰督，曰带，曰阳跷，曰阴跷，曰阳维，曰阴维。二维属手，二跷属足，冲任在前，督脉在后，带脉围于腰际如束带，其大略也。铁樵按：就古人所说者，泥于迹象以求之，可谓绝无其事。脊椎中有脊髓膜，其两旁有神经节，以脊髓为督脉，则与古书不合，与生理亦不合；以神经节为督脉，与生理较合，然不止一条，且古人不知其物。又非冲气上逆，乃有气自小腹上行直冲胸膈。此种是病形，不是经脉。又肝郁深者，腹部有大

筋肉隆起，直上直下，阔两寸许，肝病发作则显然可见，若以此当任脉亦不妥当。因此隆起者，乃腹部筋肉，古人所谓伏梁者近之，非脉络也。又有中湿为病，腰间如带五千钱，此仲景所说，注家均谓是带脉病，然实际是腰肌作痛，其原因是中湿，组织无弹力所致，痛处是腰肌神经不是脉络，指此为带脉亦不可通。此外则并无所谓冲、任、督、带，是诚千古之大谜。

张洁古曰：督者，都也，为阳脉之都纲；任者，妊也，为阴脉之妊养。按：督为衣后缝，任为衣前缝，督、任与带皆以地位名，谓督为都甚不确。照现在生理说，脊髓放纤维神经凡十二对以通各组织，则都纲之说颇近似。古人谓任脉起于胞中，以妊训任。《素问》《灵枢》皆言其地位在小腹，则为子宫无疑，是妊训任亦通。冲则以病状言，凡肝郁月闭则有气从小腹上冲，此即冲脉命名之所由来，其余说法虽多，都不可晓。《灵枢》《难经》《脉经》《伤寒论》《金匮》都言痉病属督脉。痉即脊髓膜炎，是督脉当以脊髓膜

当之。然总有几分模糊影响，则因就形能立说，言病状不言解剖，当然不能入细。其次则因古人于命名不甚讲究，故诸书多歧，益令人不可捉摸，度濒湖亦不甚了解，故广引诸书以供参考。鄙意以为从形能致力，为道捷而确，可以得无穷进步。盖中医基础在形能，故不当专事穿凿，否则无有不堕入魔道者。

洁古以跷捷训跷，濒湖谓阳维之脉与手足三阳之脉相维，维跷之意义不过如此。二维指手，二跷指足。手足与内脏常显特殊之形能。吾曾值胃部窒者手脚肿，多服附子者手脚肿，胃热甚者手脚肿；头部伤者脚抽搐；手脚伤者发寒热；慢性神经病以踵着地跳而行，急性神经病手脚皆反掜。此皆二维、二跷之可供研究者。《脉经》谓二跷之脉见于寸口左右弹者是，又《灵枢》《脉经》多以癫痫症属之二维、二跷。余平生诊神经病最多，从未见癫痫之病其脉左右弹，有时亦见寸口又两歧之脉，然其人又不病癫痫。是则尽信书不如无书也。

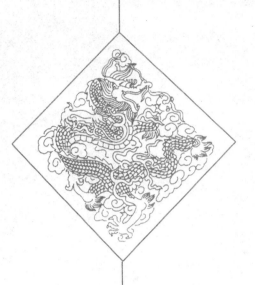

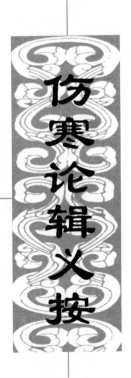

内容提要

　　《伤寒论辑义按》六卷，为《伤寒论》研究性著作。恽氏以日本丹波元简《伤寒论辑义》为蓝本，将个人的读书临证体会写成按语附于各节条文之后，同时，也增补沈芊绿、王丙、喜多村等中日《伤寒论》注家的一些注文。书中联系西医生理、病理等，结合自身临床体会加以论述，有一定的独到认识，亦有牵强附会处。书末附章太炎霍乱论三篇，书信两封。

《伤寒论辑义按》序

　　武进恽铁樵，少知棋道文学，壮而治医方，尤长于中风五水。晚见医术之偷①，穷治《伤寒论》数岁，取日本丹波元简《辑义》为之后按，辩论削切②，要于人人易知，属序于余。是时中西医师方以其术相倾，而铁樵固欲为中医立极者也。乃序之曰：自《素问》《灵枢》说脏腑经脉之状，于今多不验，讦③者遂谓中土无医。余闻之庄生"荃者，所以在鱼，得鱼而忘荃。蹄者，所以在兔，得兔而忘蹄。"夫医者以愈病为职，不贵其明于理，而贵其施于事也；不责其言有物，而责其治有效也。治苟有效，无异于得鱼兔，安问其荃与蹄为？今有剧病，中外国工所不疗，而铃医不识文字者能起之，人亦不能薄铃医也，况过于是者哉？且前世医经猥④众，《汉志》录《黄帝内经》而外又有扁鹊、白氏二家，益以《旁篇》二十五卷，而黄帝复有《外经》。是数者，仲景宜见之。按以五情归五脏，又以魂魄神志属之者，《素问》之恒论也。然又言"头者，精明之府，头倾视深，神⑤将夺矣"，此为自相舛驳，而与《说文》思字"从囟"，远西以神识属脑者相应。夫以一家之言，犹有同异，况于余家旁篇。仲景虽言撰用《素问》《九卷》，然诸脏腑经脉之状，仲景不明言，安知其必与《素问》《九卷》同也。虽然，前世论生理虽有歧异，必不若近世远西之精也。治锢病者不素习远西新术，病所不定，诛伐无过，不可以言大巧。《金匮要略方》虽在，不中要害者犹什二已。若夫伤寒卒病，略校脉证，则病所易知，然其因循之害，误治之变，乃危于锢病远甚。微汗小下而疾不去，劫之以冰而变愈多，迁延始愈，则曰病衰待时也。变剧至毙，则曰热甚宜死也。以校仲景高天下泽不足以为优劣之比。是故他书或有废兴，《伤寒论》者，无时焉可废者也。观其纲领病状，包五种伤寒，正治、权变、救逆之术，靡有不备，违之分秒，则失以千里。故曰寻余所集，思过半矣。宜奉其文以为金科玉条，举而措之，无不应者。固无以注释为也。顾自宋金以下，六经有一日一传之说，太阳病有三方鼎立之论。拘文，则以太阳为膀胱，

---

① 偷：轻视。此指遭到轻视。

② 削切：切中事理。

③ 讦：揭发别人的过失或阴私。

④ 猥：多、杂。

⑤ 神：《素问·脉要精微论》作"精神"。

妄称传足不传手，则以少阴为肾。方、喻之徒又以己意变乱，其后张锡驹、陈念祖虽少慎，而更以五运六气相皮傅。瑾瑜匿瑕，川泽纳污，使人违之不能，从之不可。为后按者，但以简前注之误，使大论还于纯白，斯止矣。《伤寒论》诸本有注者，以成氏为最先，然于文义或多疏略，而东土训诂独详，故铁樵依丹波《辑义》为本，次下己意，以为后按。其取材博，其持论审，于近世为稀有，以大论文辞奥雅，方术亦奇正相变，阙疑者犹百之二三。及奋笔以诋大陷胸汤，余按：误下之变，结胸重而痞轻，治痞用泻心汤，犹不舍大黄，况于结胸危剧之候？且征之治验，亦曾见其有实效，于此不能无所献替①，然其大指不合者鲜矣。虽然，医者以愈病为职者也。由博而返约，推十以合一者，又精义之事也。吾愿世之治《伤寒论》者，不蕲于为博士，而蕲于为铃医。大义既憭②，次当谙诵论文，反覆不厌，久之旁皇周浃，渐于胸次，每遇一病，不烦穷思而用之自合。治效苟著，虽樵采于山泽，卖药于市间，其道自尊，然则渔父可以傲上圣，漉盐之疺可以抗大儒矣。岂在中西辩论之间也。

戊辰仲秋章炳麟

---

① 献替：提出兴革的建议，是"献可替否"的省语，出自《左传·昭公二十年》。
② 憭：明白，清楚。

《伤寒论辑义》序

许叔微曰：读仲景论，不能博通诸医书，以发明其隐奥，专守一书，吾未见能也。余早奉家庭之训，读《伤寒论》，间从一二耆宿，有所承受。然既无超卓之才，何有创辟之识？因循苟且，粗领会崖略，以为临证处方之资，忽忽二十余年矣。唯癖嗜聚书，以所入之赢，颇多储蓄。如伤寒一科，殆至四十余家，以事务倥偬，不克颛[1]心于抽绎[2]，仅供一时披寻耳。会丙辰秋，为人讲斯书，因顾世为仲景书者，或谓《伤寒论》只当于原文中，字栉句比，参证互明，以求其归趣，别开心眼。后世注家，迂腐之谈，无益方术，一概抹杀而可矣，是盖性高明者，宜如此也。如余则谓宋元而降，解释此书者，亡虑[3]数十家，深讨蒐穷，各竭其心。其间虽意见各出，得失互存，均之非无追溯仲景渊源者焉。呜呼！余也才识不能逮今人，安能望于前贤，矧竭一人之心力智巧。乃孰与假数百年间，数十贤之所竭心力智巧，而以为吾有也。于是公私应酬之暇，陈所储蓄，逐条历考，旁及他书，广求密搜，沉思默想，窃原许氏之旨，而期阐发其隐奥，临证以辨疑，处方得精当而已。遂录以成一书，亦聊便于讲肆，是吾志也。而取诮于高明者，吾不忧也。凡七卷，原书《辨霍乱病脉证并治》《辨阴阳易瘥后劳复病脉证并治》为卷七，本书合为卷六。衡之[4]注。名曰《伤寒论辑义》。昔人云：易稿则技精，屡利则艺进。是书之成，但恐抉择未精，或失繁芜，辑以俟他日之删汰云尔。

> 时享和纪元春二月望直舍书丹波元简廉夫

---

[1] 颛：通"专"。《新唐书·卓行传·阳城》："俶泣谢，即教以书，俶不能业，城更徙远卓，使颛其习。"
[2] 抽绎：理其端绪。
[3] 亡虑：大略，大约。语出《汉书·赵充国传》。
[4] 衡之：即徐衡之，恽铁樵同乡弟子。

《伤寒论辑义》凡例

一、《伤寒论》有二本，一为宋本，系宋治平中高保衡等校定，一为金成无己注解本。而《金匮玉函经》亦是《伤寒论》之别本，同体而异名者。盖从唐以前传之，大抵与《千金翼》所援同，《外台》柴胡加芒硝汤方后引《玉函经》，方与今本符。《脉经》《外台秘要》所引，互有少异同。方有执以降，诸家注本，尽原成本，按成本，今收《医统正脉》中，而又有汪济川、王执中、张遂辰等校本。余家所藏独为元版，盖系聊摄之旧本。而又有小小异同者，盖各家以意所改，非敢有别本而订之。方氏所谓蜀本，程氏所谓古本，未知何代所刊，特可疑耳。今行宋板，明赵开美所翻雕，虽非原本，文字端正，不失治平之旧格。成氏注本，又有少异，唯《明理论》所载，或有与宋本文同者。又按李时珍《本草纲目》"人参""柴胡"，惟张仲景《伤寒论》作"人薓""茈胡"。今世未见此本，唯成注释音载："薓音参""茈音柴"，的知古本如此。今原文一遵宋板，而诸本异同，尽注各条下，以备参考。

一、书名辑义，每条必钻研诸家注解，虚心夷考，衡别是非。采辑其最允当于本文者，或一条止一二家，或一条兼众说，大抵以文义相须为先后，不敢拘注家之世次；删冗语，节要义，不致彼此迭见，眩惑心眼，要使文义较著，旨趣融贯而已。但其中脱文误字，其义难领会者，则姑举数说，不敢判其然否，以俟来哲。所辑入诸家，一仿金坛王氏之义例：成者，无己也；《伤寒论注解》。赵者，嗣真也；宸者，沈亮宸也；以上二家系《仲景全书》中所引。兼者，张兼善也；系《准绳》所引。王者，宇泰也；《伤寒准绳》。方者，有执也；《伤寒条辨》。喻者，昌也；《伤寒尚论篇》。徐者，彬也；《伤寒原方发明》。程者，应旄也；《伤寒后条辨》。钱者，璜也；《伤寒溯源集》。柯者，琴也；《伤寒论注》。周者，扬俊也；《伤寒三注》。张者，璐也；《伤寒缵论》。志者，张志聪也；《伤寒论集注》。印者，《伤寒宗印》也；张志聪著。锡者，张锡驹也；《伤寒直解》。魏者，荔彤也；《伤寒论本义》。三者，王三阳也；《伤寒纲目》。汪者，琥也；《伤寒辨注》。闵者，芝庆也；《伤寒阐要编》。林者，澜也；沈者，明宗也；郑者，重光也；知者，程知也；驹者，吴人驹也；以上六家，系《金鉴》所引。鉴者，乾隆御纂《医宗金鉴》也；吴者，仪洛也；《伤寒分经》。舒者，诏也。《再重订伤寒论集注》。此余不专疏释，而别立论。以阐发本经之义者，作注外之注，附各条后。其姓氏书目，以涉繁琐，今不揭示于此。

衡之按：本书更有丹者；即原书作者丹波元简也。刘者，茝庭也；疑即丹波元坚，与元简为兄弟。系原书所引。喜者，多村也；日医喜多村著《伤寒论疏义》。惟者，忠子文也。系喜多村书中所引。

一，注家有为新奇之说者，遽见之则似可依据，然其实大眩惑后人。如是者，则略加辩驳，亦注于各条之后。

一，古今方书，用仲景方立医案及为之加减者，足以启发运用之机，故随所见而附各方后。

一，文字训释，非医家可深研。然几几、温温、剂颈、擗地之类，不究其义，于临证施理之际，不能无疑滞。故细检查考，多方引证，亦附条末，非敢骛博也。

一，论中误文脱字，不敢妄加删改，并注各条后，一原汉儒尊经之遗意而已。

《伤寒论》综概

　　《伤寒论》，后汉张仲景著，晋王叔和撰次。经六朝、隋唐而未见表章者，至宋治平中，始命儒臣校定之，高保衡、孙奇、林亿等序。载开宝中，节度使高继冲曾编录进上，其文理舛错，未尝考正。按：开宝，宋太祖时号，刘完素《原病式》云："唐开宝中"，误。历代虽藏之书府，亦阙于雠校。国家诏儒臣校正医书，先校定张仲景《伤寒论》十卷，总二十二篇，合三百九十七法，除复重有一百一十二方。按：原一百十三方，缺禹余粮丸一方，故云而。其命书以"伤寒"者，仲景自序称其"宗族余二百，建安纪年以来，犹未十稔，其死亡者三分有二，伤寒十居其七。感往昔之沦丧，伤横夭之莫救"，遂作此书。考论中，伤寒，乃外感中之一证。太阳病或已发热，或未发热，必恶寒、体痛、呕逆，脉阴阳俱紧者，名为伤寒，此即麻黄汤之所主。其十分之七，岂尽以麻黄汤一证而死乎？盖伤寒者，外感之总称也。《素问》黄帝问：热病者，伤寒之类也。而岐伯答以"伤寒一日，太阳"云云。《难经》：伤寒有几。曰：有中风，有伤寒，有湿温，有热病，有温病。《千金方》引《小品》云"伤寒，雅士之辞"，云"天行温疫，是田舍间号耳"，不说病之异同也。考之众经，其实殊异矣。《肘后方》云："贵胜雅言，总呼伤寒，世俗因号为时行。"《外台秘要》许仁则《论天行病》云：此病方家呼为伤寒。而所以为外感之总称者，盖寒为天地杀厉之气，亘于四时，而善伤人，非温之行于春，暑之行于夏，旺于一时之比。是以凡外邪之伤人，尽呼为伤寒。仲景所以命书者，只取于此而已。如麻黄汤证，则对中风而立名者，即伤寒中之一证，其义迥别矣。后汉崔宝《政论》：夫熊经鸟伸，虽延历之术，非伤寒之理；呼吸吐纳，虽度纪之道，非续骨之膏。按：所谓伤寒，乃指天行病。盖用雅士之辞也。张子和《儒门事亲》云：春之温病，夏之暑病，秋之疟及痢，冬之寒气及咳嗽，皆四时不正之气也，总名之曰伤寒。孙应奎《医家类选》云：凡风寒暑湿热燥，天之六气。自外而中人五脏六腑，十二经络者，四时之中，皆得谓之伤寒。程氏《后条辨》云：伤寒有五之"寒"字，则只当得一"邪"字看。而系之以"论"者，程氏《后条辨》曰：论即"论定后官"之论。按：《礼·王制·司马辨论官材》"论定然后官之"是也。论之为言，有法有戒，有按有例。在仲景俨然以笔削自任，作一部医门断定之书，故"论"字，断不可以曰"篇"、曰"书"、曰"集"等字代之。方氏《条辨》亦曰"书"、曰"论"，何也？"论"也者，仲景自道也。盖谓愤伤寒之不明，戚宗族之非命，论病以辨明伤寒，非谓论伤寒之一病也。其文经也，其事则论，其意则又不欲以经自居。《易》曰"谦谦君子"，此之谓也。吾故曰：名虽曰论，实则经也。虽然，若曰"伤寒经"，殊乖矣，必曰"医经"，称情哉。按："论"，是"论难"之"论"。《内经》诸篇有岐黄问答之语者，必系以"论"字，无之者则否。《金匮要略》各篇标题下有"论几首，证几条，方几首"。考之于原文，其云论者，乃问答之语也。丹溪朱氏《格致余论》序云"假说问答，仲景之书也"，则其为"论难"之"论"，盖较然矣。后人尊崇之至，遂以《论语》之"论"释焉，恐非命书者之本旨也。

仲景自序首题曰"伤寒卒病论"。卒，乃"杂"之讹。序中云作《伤寒杂病论》合十六卷。其为传写之谬可知矣。《隋·经籍志》有"《张仲景方》十五卷"，而无《伤寒论》之目。盖得非当时以湮晦而不见之故耶。《旧唐·经籍志》亦因《隋志》而不收其目。至《新唐·艺文志》则云"《王叔和张仲景方》十五卷，《伤寒卒病论》十卷"，"杂"之讹"卒"，其来旧矣。杂病，乃对伤寒而谓中风、历节、血痹、虚劳等之类。《杂病论》即今《金匮要略》。喻氏云：《卒病论》已不可复睹。钱氏云：《卒病论》早云亡。程氏云：本论具有治杂病之方法，故云《伤寒杂病论》。柯氏云：凡条中不贯伤寒者，皆是杂病，故曰《伤寒杂病论》。此数说皆不可从也。又《隋·经籍志》注载梁《七录》《张仲景辨伤寒》十卷，亡。今《伤寒论》每篇尽冠"辨"字，即此指今《伤寒论》，而其云亡者，盖《千金方》称江南诸师秘仲景伤寒方法不传。然则《隋志》云亡者，其实非亡也。《七录》《艺文志》并云十卷，考诸仲景自序，乃缺六卷。盖《伤寒论》十卷，《杂病论》六卷，各别行于世者。而王焘《外台秘要》载《金匮要略》诸方，而曰出《张仲景伤寒论》某卷中，则唐时其全帙十六卷，不易旧目者，才存台阁中。王氏知弘文馆图籍方书等，时特得探其秘要，而载之其著书。今所传十卷，虽重复颇多，似强足十卷之数者。然逐一对勘，大抵与《外台》所引符，则今《伤寒论》不可断为非《七录》及《唐志》之旧也。按：《外台》引《伤寒论》，考其卷目，桂枝汤云出第二卷中，知太阳上篇在第二卷。葛根汤、麻黄汤、小柴胡汤、小建中汤云出第三卷中，知太阳中篇在第三卷。柴胡桂枝干姜汤、大陷胸丸、大小陷胸汤、大柴胡汤、半夏泻心汤、文蛤散、白散云出第四卷中，知太阳下篇在第四卷。大承气汤、茵陈蒿汤、猪苓汤云出第五卷中，知阳明篇在第五卷。半夏散及汤、真武汤、干姜黄连黄芩人参汤云出第六卷中，知少阴、厥阴二篇在第六卷。其第一、第七、第九，虽无所考，而葛根黄芩黄连汤云出第七卷中，其余不引药方，则当第一卷。

辨脉等篇，第七以下，乃汗吐下可不可等篇。太阳病三日云云，属调胃承气汤条。今本载第五卷阳明篇，而云出第十卷。伤寒汗出恶寒，身热，大渴不止，欲饮水一二斗者，白虎加人参汤主之。此条今本不载，盖系于脱漏，而亦云出第十卷中，知辨发汗吐下后病在第十卷。由是观之，《伤寒论》大抵与今本无大异同。如杂病，则痉、湿、暍在第十一卷，黄疸在十四卷，疟病、胸痹、心痛、寒疝在十五卷，呕、吐、哕在十六卷，而百合病论并方、霍乱、理中汤、附子粳米汤、四逆汤、通脉四逆汤，并云出第十七卷中，肺胀、小青龙加石膏汤、越婢加半夏汤、肺痈桔梗白散，并云出第十八卷中。是王氏所见本，不止第十卷。乃知杂病分门次第，与《金匮要略》大不同，此可以窥唐旧本之崖略也。故备录于此。

　　晋皇甫谧序《甲乙经》云：伊尹以元圣之才，撰用《神农本草》以为《汤液》。汉张仲景论广《汤液》为十数卷，用之多验。近世太医令王叔和撰次仲景遗论甚精，皆可施用。按：伊尹作《汤液》，所未经见。唯《汉书·艺文志》载《汤液经法》四十卷。《活人书》《本事方》《卫生宝鉴》等，间引《伊尹汤液》，此后人依士安言所伪托。《史志》等未见著录者。此岂伊尹所作欤？然仲景自序特云"博采众方"，未言及《汤液》。士安去仲景时不远，岂亲观所谓汤液者而为此说欤？自序又云"撰用《素问》《九卷》《八十一难》《阴阳大论》《胎胪药录》，并平脉辨证，作《伤寒杂病论》，合十六卷"。盖伤寒三阴三阳，乃原于《素问》《九卷》；伤寒、中风、温病等之目，本于《八十一难》。其他如《阴阳大论》虽未知何等书，然要之纂旧典之文而编著者，非悉仲景之创论立方也。元吴澄作《活人书辨》，序云汉末张仲景著《伤寒论》，予尝叹东汉之文气，无复能如西都，独医家此书，渊奥典雅，焕然三代之文，心一怪之。及观仲景于序"卑弱殊甚"，然后知序乃仲景自序，而《伤寒论》即古《汤液论》。盖上世遗书，仲景特编纂云尔。吴氏此说，原于世安，其论未可定。然但至论文章之更变，则虽非我医家所能及，而宜以资考镜也。高保衡等校定序称"自仲景于今八百余年，惟王叔和能学之"。成无己亦云"仲景之书，逮今千年，而显用于世者，王叔和之力也"。盖仲景书当三国兵燹之余，残缺失次，若非王叔和撰集，不能延至于今，功莫大矣。而明洪武中芎溪黄氏作《伤寒类证辨惑》曰："仲景之书，六经至劳复而已，而其间具三百九十七法，一百一十二方，纤悉具备，有条而不紊也。《辨脉法》《平脉法》《伤寒例》三篇，叔和采摭群书，附以己意，虽间有仲景说，实三百九十七法之外者也。又痉湿暍三种一篇，出《金匮要略》，叔和虑其证与伤寒相似，故编入六经之右。又有汗吐下可

149

不可，并汗吐下后证，叔和重集于篇末，比六经中，仓猝寻检易见也。今一以仲景书为正，其非仲景之书者，悉去之。庶使真伪必分，至理不繁，易于学者也。"按：此说渊源于王履《溯洄集》，但履以《伤寒例》为仲景原文。从此而降，方有执、喻昌、柯琴辈，从而宗其说。或驳或贬，以加诋諆。如序例则云搜采仲景旧论，《外台》乃载其文，揭以"王叔和曰"，则此一篇，叔和所撰，非敢伪托而作也。至辨脉、平脉、汗吐下可不可等编，叔和既于《脉经》中引其文以为仲景语，又高湛《养生论》云"王叔和性沉静，好著述，考核遗文，采摭群论，撰《脉经》十卷"。叔和《脉经》序亦云：今撰集岐伯以来，逮于华佗《经论要诀》，合为十卷。其王、阮、傅、戴、吴、葛、吕、张，所传异同，咸悉载录。《伤寒例》故多不合仲景之绳墨，而言属荒谬者。然叔和亦一名士也，岂有以我所立论，嫁名于前贤，而为采摭于己著书中，如毒手狡猾之伎俩乎？阴阳五行，汉儒好谈之，五脏六腑，经络流注，《史记·扁仓传》间及于此，《汉书·艺文志》亦多载其书目。仲景生于汉末，何独屏去之？今依临川吴氏之言而考之，如六经至劳复，文辞典雅简奥者，系于所撰用古经之文；其他言涉迂拘，而文气卑弱，世人以为叔和所羼入者，岂知非却是仲景之笔乎？因意《伤寒例》及原文中或云"疑非仲景方"，或云"无大黄恐不为大柴胡汤"，或"本云"云云之类，皆叔和所录。其语气为明显，此余尽是仲景旧文。而前后义相矛盾，文理晻暧①难晓者，古书往往有之，又何疑焉？方、喻诸家，逐条更定，删改字句，以为复仲景之旧，殊不知益乖本来，惑乱后人，莫此为甚。视诸叔和，其功罪之轻重，果奈何也？按：程氏、志聪、锡驹等，以序例为叔和所撰，其他为仲景原文，是固然矣。钱氏以序例及发汗吐下可不可等篇，为叔和所增，迫无明据焉。又按张遂辰本，及全书卷首，载《医林列传》云：王叔和次《张仲景方论》为三十六卷，大行于世。此原出《太平御览》引高湛《养生论》。然《隋志》等不载"三十六卷"之目。汪氏云：仲景为《伤寒杂病论》合三十六卷，叔和编次。何至遽增二十卷书邪？则云三十六卷，误矣！要之《伤寒论》一部，全是性命之书，其所关系大矣。故读此书，涤尽胸中成见，宜于阴阳表里虚实寒热之分，发汗吐下攻补和温之别，而痛着功夫，欲方临证处疗身亲试验之际，而无疑殆也。其中或有条理牴牾，字句钩棘，不易晓者，勿敢妄为穿凿。大抵施之于行事，深切著

　　① 晻暧：昏暗貌。

明者，经义了然，无太难解者。"太阳病，头痛发热，汗出恶风者，桂枝汤主之"之类，岂不至平至易乎？学者就其至平至易处，而细细勘研审辨，定真假疑似之区别，而得性命上之神理，是为之得矣。其所难解释，诸家费曲说者，纵令钻究其旨，不免隔靴抓痒，如以其不的确明备者，施之于方术，则害于性命亦不可测。然则其难解释者，置诸阙如之例而可也。谚云"开卷了然，临证茫然"，是医家之通患，学者宜致思于此，亦何苦以诋诘古人为事乎哉？

宽政辛酉正月之望元简撰

论曰：程本删"论曰"二字，锡、志、柯同。余每览越人入虢之诊，望齐侯之色，二事见《史记·扁鹊传》。未尝不慨然叹其才秀也。慨、嘅通。《说文》：嘅，叹也。《诗·王风》嘅其叹。又《曹风》忾我寤叹。忾，即慨字。按：晋潘岳《闲居赋》序：岳尝读《汲黯传》，至司马安四至九卿，而良史书之以巧宦之目，未尝不慨然废书而叹。文法略同。并原于《史·孟轲列传》。怪当今居世之士，曾不留神医药，精究方术，《史·秦始皇纪》召文学方术之士。《汉·平帝纪》方术本草。上以疗君亲之疾，下以救贫贱之厄，中以保身长全，以养其生。但竞逐荣势，企踵权豪，《汉·萧望之传》天下之士，延颈企踵，争愿自效。孜孜汲汲，《博雅》：孜孜汲汲，剧也。惟名利是务。崇饰其末，忽弃其本，华其外而悴其内。皮之不存，毛将安附焉？《左传·僖十四年》文。卒然遭邪风之气，婴非常之疾，婴疾，又见《后汉·李膺传》。患及祸至，而方震栗。降志屈节，《论语·微子》不降其志，不辱其身。《家语》宰予进于孔子曰："夫子之于司寇也，日少而屈节数矣。不可以已乎？"钦望巫祝，《尔雅》：钦，敬也。《楚语》在男曰觋，在女曰巫。《说文》：祝，祭主赞词者也。告穷归天，束手受败。束手，见《后汉·光武纪》。赍百年之寿命，赍，当作"赍"。赍、齑同。《千金方》作齑。齑，亦持也。《左传·僖三十二年》注：上寿百二十岁，中寿百岁，下寿八十。《庄子·盗跖篇》人上寿百岁，中寿八十，下寿六十。持至贵之重器，委付凡医，恣其所措。咄嗟呜呼！何休《公羊》注曰：噫，咄嗟也。厥身已毙，神明消灭，变为异物，贾谊《鵩鸟赋》化为异物兮，又何足患。幽潜重泉，江淹《述哀诗》美人归重泉。李善注引潘岳《悼亡》诗：之子归穷泉，重壤永幽隔。徒为啼泣。痛夫！举世昏迷，莫能觉悟，不惜其命，若是轻生，彼何荣势之云哉！按：从"当今居世之士"至此，《千金方·序论》引"张仲景曰"，文与此少异。而进不能爱人知人，退不能爱身知己。遇灾值祸，身居厄地，厄，何本作"死"。蒙蒙昧昧，惷若游魂。惷，《千金》作懜；柯本作蠢；《礼》哀公问：寡人惷愚冥烦；《易·系辞》游魂为变；皇甫谧《甲乙经·序》曰：夫受先人之体，有八尺之躯，而不知医事，此所谓游魂耳。盖此义也。哀乎！趋世之士，驰竞浮华，不固根本；忘躯徇物，《庄子·让王篇》今世俗之君子，危身弃生以徇物。危若冰谷，潘岳《寡妇赋》若履冰而临谷。李善注《毛诗》曰：惴惴小心，如临于谷。又曰：战战兢兢，如履薄冰。《北史·周武帝纪》诏曰："每一念及，若临冰谷。至于是也。余宗族素多，向余二百。建安纪年按：年，纪元之年也。《汉书·武帝纪》元狩元年，冬十月，祠五畤，获一角兽，以燎，始以天瑞纪元。以来，犹未十稔，《左传·襄二十七年》不及五稔。注：稔，年也，熟也。谷一熟为一年。其死亡者，三分有二，按：此乃当今居世之士，委付凡医，故如是尔。伤寒十居其七。感往昔之沦丧，《书·微子篇》今殷其沦丧。《博雅》：沦，没也。伤横夭之莫救。乃勤求古训，《书·毕命》不由古训，于何其训。博采众方，撰用《素问》《九卷》《八十一难》志云：《素问》《九卷》者，《素问》八十一篇，内有遗阙，故举其卷；《灵枢》君臣问答八十一篇，毫无遗阙，故举其篇。按：《九卷》，即《灵枢》，《八十一难》即《难经》也。志聪注太谬妄。《阴阳大论》按：林亿等以《素问》运气七篇为《阴阳大论》，然无明据焉。《胎胪药录》，志云：《胎胪药录》者，如《神农本经》《长桑阳庆禁方》之类。胎胪者，罗列之谓。按：此说未有所据。并平脉辨证，柯云：仲景言平脉辨证，为《伤寒杂病论》。是脉与证，未尝两分也。按：平脉辨证，亦似书名，然史志未著录，今无所考。为《伤寒杂病论》，合十六卷。虽未能尽愈诸病，庶可以见病知源。若寻余所集，思过半矣。《易·下系辞》知者观其象辞，则思过半矣。王弼云：过半之益，不亦宜乎。孔颖达云：聪明知达之士，观象辞，则能思虑有益，以过半矣。夫天布五行，以运万类，人禀五常，以有五脏，《白虎通》曰：五常者何？谓仁、义、礼、知、信也。五脏，肝仁、肺义、心礼、肾知、脾信也。经络腑俞，气腑，俞穴。阴阳会通，《易·上系辞》观其会通，以行其典礼。玄冥幽微，变化难极。自非才高识妙，岂能探其理致哉？按：才高，与首段"才秀"应。上古有神农、黄帝、岐伯、伯高、雷公、少俞、少师、仲文，按：仲文，史书医传等无考。中世有长桑、扁鹊，汉有公乘阳庆及仓公，下此以往，未之闻也。观今之医，即前段所谓凡医。不念思求经旨，以演其所知；各承家技，终始顺旧；省疾问疾，务在口给；《论语》御人以口给。何晏注：佞人口辞捷给。相对斯须，斯须，犹须臾。《礼·乐记》礼乐不可斯须去身。便处汤药；按寸不及尺，寸谓寸口，尺谓尺肤。握手不及足；人迎趺阳，三部不参；《十便良方》引王贶《脉诀》曰：说脉之法，其要有三。一曰人迎，在结喉两旁，法天；二曰三部，谓寸关尺，在于腕上侧，法人；三曰趺阳，在足面系鞋之所，法地。三者皆气之出入要会，所以能决吉凶死生。凡三处，大小迟速，相应齐等，则为无病之人。故曰：人迎趺阳，三部不参，动数发息，不满五十，未知生死，所以三者决死生之要也。动数发息，不满五十；《灵枢·根结篇》曰：脉，不满五十动而一止者，一脏无气。故须候五十动。短期未知陆机《叹逝赋》嗟人生之短期。李善注：《素问》雷公曰：请问短期。决诊，九候见《素问·三部九候论》。曾无仿佛；《说文》曰：仿，相似也。佛，见不审也。明堂阙庭，尽不见察，《灵枢·五色篇》曰：明堂，鼻也。阙者，眉间也。庭者，颜也。所谓窥管而已。《庄子》曰：魏牟谓公孙龙曰：乃规规而求之以察，索之以辨。是直用管窥天，用锥指地，不亦小乎？夫欲视死别生，实为难矣。按：齐侯犹生，而视其死；虢太子已死，而别其生。首以越人之才秀起，故结以此二句。夫天以下，止难矣。《千金方》载《治病略例》首，文与此少异。孔子云：生而知之者上，学则亚之，多闻博识，知之次也。《论语·季氏篇》曰：孔子曰：生而知之者上也，学而知之者次也，困而学之又其次也。文异义近。**余宿尚方术，请事斯语。**《论语·颜渊篇》：雍虽不敏，请事斯语。按：生而知之者，乃前段所谓其才之秀者也；学与多闻博识，乃前段所谓勤求古训，博采众方之类是也。盖生而知之者，天之所赋，不可企而及；学与多闻博识，人之所能，皆可勤而至矣。当今居世之士，不留神医药，精究方术，独仲景宿尚之。然无越人之才之秀，唯欲多闻博识，以精究之。故诵孔子语，以服膺之而已。此盖仲景之谦辞。

汉长沙守南阳张机著

154

《补后汉书张机传》①

　　张机，字仲景，南郡涅阳人也。灵帝时举孝廉，在家仁孝，以廉能称。建安中，官至长沙太守，在郡亦有治迹。博通群书，潜乐道术，学医于同郡张伯祖，尽得其传。总角时，同郡何永称之，许为良医。果精经方。有《寒食散论》，解寒食散、寒食药者，世莫知焉，或言华佗，或曰仲景。考之于实，佗之精微，方类单省；而仲景有侯氏黑散、紫石英方，皆数种相出入，节度略同，然则寒食、草石二方出自仲景，非佗也。且佗之为治，或刳断肠胃，涤洗五脏，不纯任方也。仲景虽精不及于佗，至于审方物之候，论草木之宜，亦妙绝众医。

　　昔神农尝草而作《本经》，为开天明道之圣人。仲景、元化，起而述之，故仲景《黄素》、元化《绿帙》，并有名称。而仲景论广伊尹《汤液》为数十卷，用之多验。既至京师为名医，于当时称上手。见侍中王仲宣，时年二十余，曰：君有病，四十当眉落，半年而死。令服五石汤可免。仲宣嫌其言忤，受汤勿服。居三日，见仲宣，谓曰：服汤否？仲宣曰：已服。仲景曰：色候固非服汤之诊，何轻命也？仲宣犹不信。后二十年果眉落，一百八十七日而死，终如其言。美哉乎！仲景之能候色验眉也。

　　居尝慷慨叹曰：凡欲和汤合药，针灸之法，宜应精思。必通十二经脉，知三百六十孔穴，荣卫气行，知病所在，宜治之法，不可不通。古者上医相色，色脉与形不得相失，黑乘赤者死，赤乘青者生。中医听声，声合五音，火闻水声，烦闷干惊，木闻金声，恐畏相刑。脾者土也，生育万物，回动四傍。太过则四肢不举，不及则九窍不通，六识闭塞，犹如醉人。四季运转，终而复始。下医诊脉，知病原由。流转移动，四时逆顺，相害相生，审知脏腑之微，此乃为妙也。又曰：欲疗诸病，当先以汤荡涤五脏六腑，开通诸脉，治道阴阳，破散邪气，润泽枯朽，悦人皮肤，益人气血。水能净万物，故用汤也。若四肢病久，风冷发动，次当用散。散能逐邪，风气湿痹，表里移走，居无常处者，散当平之。次当用丸。丸药者，能逐风冷，破积聚，消诸坚癖，进饮食，调

---

　　① 补后汉书张机传：《后汉书》《三国志》均无张仲景传。继明·李濂《医史》撰《张仲景补传》之后，清·陆九芝撰《补后汉书张机传》，方有张仲景传行于世。

和荣卫。能参合而行之者，可为上工。故曰：医者，意也。又曰：不须汗而强汗之者，出其津液，枯竭而死；须汗而不与汗之者，使诸毛孔闭塞，令人闷绝而死。不须下而强下之者，令人开肠洞泄，不禁而死；须下而不与下之者，令人心内懊憹，胀满烦乱，浮肿而死。不须灸而强与灸之者，令人火邪入腹，干错五脏，重加其烦而死；须灸而不与灸之者，令人冷结重凝，久而深固，气上冲心，无地消散，病笃而死。

　　以宗族二百余口，死者三之二，伤寒居其七，乃引《阴阳大论》云：春气温和，夏气暑热，秋气清凉，冬气凛冽，此则四时正气之序也。冬时严寒，万类深藏，君子固密，则不伤于寒，触冒之者，乃名伤寒耳。其伤于四时之气者，皆能为病，以伤寒为毒者，以其最成杀厉之气也。中而即病者，名曰伤寒；不即病者，寒毒藏于肌肤，至春变为温病，至夏变为暑病。暑病者，热极重于温病也。是以辛苦之人，春夏多温热病，皆由冬时触冒寒冷所致，非时行之气也。凡时行者，春时应暖而反大寒，夏时应热而反大凉，秋时应凉而反大热，冬时应寒而反大温。此非其时而有其气，是以一岁之中，长幼之病多相似者，此则时行之气也。又引《素问》黄帝曰：夫热病者，皆伤寒之类，及人之伤于寒也，则为病热。五百余言，为伤寒日数。著论二十二篇，外合三百九十七法，一百一十三方。自序之，其辞曰……（文见前，从略）。其文辞简古奥雅，凡治伤寒，未有能出其右者。其书推本《素问》之旨，为诸方之祖。华佗读而善之曰：此真活人书也。灵、献之间，俗儒末学，醒醉不分，而稽论当世，疑误视听，名贤俊哲，多所防御。至于仲景，特有神功，乡里有忧患者，疾之易而愈之速。虽扁鹊、仓公无以加之。时人为之语曰：医中圣人张仲景。江南诸师秘仲景要方不传，所传于世者，《伤寒杂病论》十卷，或称《方》十五卷，或又称《黄素药方》二十五卷、《辨伤寒》十卷、《评病要方》一卷、《疗妇人》二卷、《五脏论》一卷、《口齿论》一卷。弟子卫汛有才识。

　　论曰：凡言成事者，以功著易显；谋几初者，以理晦难昭。汉自中世以下，太官大医，异端纷纭，泥滞旧方，互相诡驳。张机取诸理化，以别草木之性，高志确然，独拔群俗。言者虽诚，而闻者未譬。其为雷同者，所排固其宜也。岂几虑自有明惑，将期数使之然欤？夫利不在身，以之谋事则智；虑不私己，以之断义必厉。诚能释利以循道，使生以理全，死与义合也，不亦君子之致为乎？孔子曰：危而不持，颠而不扶，则将焉用彼相矣。左丘明有曰：仁人之言，其利溥哉。此盖道术所以有补于世，后人皆当取鉴者也。机撰著篇籍，辞甚典美，文多故不载。原其大略，蠲去复重，亦足以信意而感物矣。传称盛德，必百世祀。语云：活千人者，子孙必封。信哉！

元和陆九芝撰

伤寒论辑义按目录

卷　一

辨太阳病脉证并治上

太阳之为病，脉浮，头项强痛而恶寒。

方云：太阳者，六经之首，主皮肤，而统荣卫，所以为受病之始。《难经》曰：浮，脉在肉上行也。滑氏曰：脉在肉上行，主表也。表即皮肤，荣卫丽焉。故脉见尺寸俱浮，知病在太阳之诊也。项，颈后也。强痛者，皮肤荣卫，一有感受，经络随感而应，邪正争扰也。恶寒者，该风而言也。风寒初袭表而郁于表，故不胜，复被风寒外迕，而畏恶之；及其过表入里，则不复恶。此揭太阳之总病，乃三篇之大纲。以下凡首称太阳病者，皆指此而言之也。

程云：凡云太阳，便知为皮肤受邪，病在腠理荣卫之间，而未涉于腑脏也。太阳之见证，莫确于头痛恶寒，故首揭之。使后人一遇卒病，不问何气之交，而但兼此脉此证，便可作太阳病处治。亦必兼此脉此证，方可作太阳病处治。虽病已多日，不问其过经已未，而尚见此脉此证，仍可作太阳病处治。

柯云：凡言太阳病者，必据此条脉证。如脉反沉，头不痛，项不强，不恶寒，是太阳之变局矣。仲景立六经总纲法，与《内经·热论》不同，太阳只重在表证表脉，不重在经络主病。看诸总纲，各立门户，其意可知。

丹云：方云：太阳者，以太阳经所主之部属皮肤言也。皮肤为人一身之表，表之为言外也。风寒本天之二气，于人身为外物。故其中伤于人，必自外而内。人之中伤之，必皮肤先受起。以病方在皮肤，皮肤属太阳，故曰太阳病。盖举大纲而言始，以见周身皮肤具病。后人不察，以经络之一线而嚣讼，岂不太谬？此说出于《疢书》，以其论太阳之大纲，故附于此。

柯云：太阳病"脉浮，头项强痛"六字，当作六句读。言脉气来，尺寸俱浮，头与项强而痛。若脉浮两字连读，头项强痛而恶寒作一句读，疏略无味。字字读断，大义先明矣。

铁樵按：诸家解释，不为不明了，然初学读此，总不免捍格。第一句先有几微模糊影响在内，势必愈读愈不明了，吾今以意释之。凡医经"阴阳"字，含有寒热虚实内外意义。热为阳，寒为阴，此一种也；实为阳，虚为阴，二种也；外为阳，内为阴，三种也。此三种意义，随处而异，并非同时包含三种。此处"太阳"之"阳"字，即是"内外"之"外"字；"太"字，简直是"最"字；"太阳"两字，即"最外"两字。然则何以不曰"最外"，而曰"太阳"？此所谓术语也。因"最外"二字，不能定界限，究竟何物之最外，不明了也。若"太阳"二字，则有界限，即指躯体之最外层。是故论字义，可云"太阳"二字等于"最外"二字；论其所包孕之内容，则"太阳"二字乃言躯体之最外层。仅仅"最外"两字，不过为"最内"之对待，"次外"之等差而已。凡术语皆如此。其次，此为伤寒第一节。欲知第一节何故如此说，则当先明古人所谓"伤寒"之意义。《难经》所谓"伤寒有五"之说，虽不的确，观仲景书，有伤寒、中风、风温、温病诸名目，则知"伤寒有五"，乃古来如此传说。否则仲景既以"伤寒"名书，不当复有与"中风"对待之"伤寒"。可知在宋以后，异说纷纭，视为难解者，在仲景之世固不烦解释也。仲景之书名《伤寒卒病论》，后人解释"卒病"字，或以为"卒"字乃"杂"字之讹，"伤寒""卒病"乃两书，其一即今之《伤寒论》，其"杂病论"即《金匮》；或谓"卒病"即指热病，凡病之卒然而来者皆是，犹之今日西医所谓急性传染病。其《金匮》中各病皆慢性也，此说亦通。鄙意，古人"伤寒"一名词，有广、狭两义。广义包括一切热病而言，狭义即指脉浮紧，无汗恶寒者而言。是广义的"伤寒"二字，犹之今人"外感"二字。

复次，须知寒、暖二字，是躯体之感觉，犹之甜、苦是舌面之感觉，绚、素是眼光之感觉。夏葛冬裘，所以适寒暖，若冬葛夏裘，则不适矣。惟是冬裘只能御寒，夏葛须不能生凉，故谓裘葛本身有寒暖，其说不通。谓冬寒夏暖，乃气候为之，此说是矣。然有冬日欲裸体入泥淖中者，有夏日御重裘战栗无人色者，此又何故？又有道之士，冬不知寒，夏不知热；盛年体强，寒暖皆不甚措意；老年体弱，寒暖均非所能堪，此又何故？因知寒暖云者，虽属气候，当以人身感觉为主，而感觉之差等，又视本体之抵抗力为进退。因体察本身抵抗力之所在与其变化，而名之曰卫气。为之界说曰：卫气者，卫外者也。是故卫气强，则外界之寒暑不能侵侮；卫气弱，则外界之寒暑均容易侵侮。

若外寒侵入，卫气扰乱，则寒暖之感觉反常，如是者，谓之卫气不能卫外，是为卫气不和。卫不和者，其人当病。凡如是之病，非本体发生剧变而有病，乃因卫气不能抵抗外界之寒暑，外界之寒暑侵入躯体，卫气不和而为病，如此之病，纯由外铄，谓之外感。古人不谓之外感，谓之伤寒，是即广义的伤寒。此种外铄之病，其最初一步，皆在躯体最外层，躯体最外层，名之曰"太阳"，躯体最外层之病，名之曰"太阳病"。大约古人之治医者，此等皆是应具之常识，皆不待烦言而了解，故仲景《伤寒论》第一语曰"太阳之为病"。

太阳病，发热、汗出、恶风、脉缓者，名为中风。《玉函》《千金翼》"出"下有"而"字，"脉缓者"作"其脉缓"，无"名"字。

方云：太阳病，上条所揭云云者是也，后皆仿此。发热，风邪干于肌肤而郁蒸也；汗出，腠理疏，玄府开而不固也。此以风邪郁卫，故卫逆而主于恶风。缓，即下文"阳浮而阴弱"之谓。中，当也。凡首称"太阳中风"者，则又皆指此而言也。

喻云："中"字与"伤"字无别，即谓"伤风"亦可。

汪云：缓脉，当作浮缓，浮是太阳病脉，缓是中风脉。

钱云：缓者，紧之对称也，非迟脉之谓也。风为阳邪，非劲急之性，故其脉缓也。

丹云：中风，又称伤风。《活人书》云：伤风之候，头痛发热，脉缓汗出恶风。《三因方·叙伤风论》"寒泣血，无汗恶寒；风散气，有汗恶风"，为不同。《本事方》"今伤风，古谓之中风"。

太阳病，或已发热，或未发热，必恶寒、体痛、呕逆，脉阴阳俱紧者，名为伤寒。逆，成本作嘧；为，作"曰"。《玉函》，"脉"前有"其"字，无"者名"二字。

方云：或，未定之辞。寒为阴，阴不热。以其着人而客于人之阳经，郁而与阳争，争则蒸而为热。已发热者，时之所至，郁争而蒸也；未发热者，始初之时，郁而未争也。必，定然之辞，言发热早晚不一，而恶寒则必定即见也。

钱云：体痛者，寒伤营分也。营者，血中精专之气也。血在脉中，随营气而流贯滋养夫一身者也。此因寒邪入于血脉之分，营气涩而不快于流行，故身体骨节皆痛也。

鉴云：胃中之气，被寒外束，不能发越，故呕逆也。寒性劲急，故脉阴阳俱紧也。此承首条，言"太阳病"又兼此脉此证者，名曰"伤寒"，以为伤寒病之提纲。后凡称伤寒者，皆指此脉此证而言也。

喻云：仲景恐见恶寒体痛呕逆，又未发热，认为直中阴经之证。早于辨证之先，揭此一语，虑何周耶！"一语"乃"或未发热"四字也。

柯云：阴阳，指浮沉而言，不专指尺寸也。

魏云：伤寒、中风，同一浮脉，而彼为浮缓，此为浮紧。阳邪舒散，故缓；阴邪劲急，故紧。同为在表之浮，而一缓一紧，风寒迥异矣。

丹云：验之病者，有其未发热，则脉沉紧；而其已发热，则浮紧者。诊视之际，宜仔细辨认也。张介宾《脉神章》有说，当考。

成云：恶风，则比之恶寒而轻也。恶寒者，啬啬然憎寒也，虽不当风，而自然寒矣。恶风者，谓常居密室之中，帏帐之内，则舒缓而无所畏也；一或用扇，一或当风，淅淅然而恶者，此为恶风者也。

丹云：风、寒二证，譬如人之呵与吹。呵之风属阳，吹之寒属阴。阳主泄，阴主闭，故人之感邪气，其表虚，泄而汗出者，名为中风，其表实，闭而无汗者，名为伤寒。其实受邪之风寒，不知果何如，只就其表虚表实，无汗有汗，而立其目，以为处疗之方耳。故不曰"此伤寒也""此中风也"，而下"名为"二字，其意可自知也。

铁樵按：丹波氏"其实受邪之风寒，不知果何如"以下共十句，为从来未经人道之言，亦为各注家不能见到之言。此人若生于现代，必能昌明中国医学，以其用力勤而头脑清明也。若方有执之解释，真是第一等颠顸头脑。试问"发热风邪干于肌肤而郁蒸也"数语，究竟若何意义？风邪是否干肌肤，已是无凭证之谈。"风邪干肌肤而郁蒸"是否"肌肤郁蒸"，更是不明不白。"干"是"干犯"，详其语意，干犯的原动力是风邪，被干犯的是肌肤，郁蒸即是因干犯产生的，然则是风寒与肌肤合并而郁蒸。"风邪干肌肤而郁蒸"八个字，是解释"发热"两个字的，然则"郁蒸"即是"发热"。换句话说，就是风邪干肌肤而发热。以此句例，下句自然是腠理疏，玄府开而出汗了。但上句肌肤不会自己郁蒸，因风邪干而郁蒸。下句腠理何故疏，玄府何故开却未有着落。如云疏与开即因郁蒸之故，是则简言之，出汗即是发热之故。但发热固明明有不出汗者，此语已属不妥。乃更申之曰"此以风邪郁卫"，试问卫与肌肤关系若何？风邪干肌肤而郁蒸，何时从肌肤之中跑到卫里去了？下文更接一句"故卫逆而恶风"，更不成文理。其释名为伤寒节，云"寒为阴邪，客于人之阳经，郁而与争，争则蒸而为热"。然则所以"蒸"由于"争"，不知"风邪干肌肤"之"郁蒸"

亦争否？如云风为阳邪，客于阳经，是不争的，不争如何亦会郁？况且"相争而蒸"与"不争而蒸"是两样蒸法，还是一样的呢？且阳经又是何物？如此解释，真是寸寸烂断，随意捏造，信口开河，愈说愈不明白。那得不太息于医界之无人！

此两节为伤寒太阳篇之眼目。下文麻黄、桂枝两方，即从此出。且太阳篇中各方均从麻桂二方变化而出。此两节须不得含糊放过。吾尝反复推求，知古人确能知中风、伤寒之真相。第其理稍赜①，试为推演如下。

太阳病，发热汗出恶风，释之者曰风伤卫也；其无汗脉紧恶寒者，寒伤营也。此为最简单明了之说，治医者无不宗之。然使问卫是何物，营又是何物？则其答语，必为"卫是气，营是血；气为阳，血为阴；风为阳邪，寒为阴邪。物从其类，故风伤卫而寒伤营"。问风伤卫何故有汗脉缓，寒伤营何故脉紧无汗，则不能置答。其有据类似方氏说之颠顶医理为答，吾亦认为不满意。须知此乃"中医理"之精髓，此处懂得，全部伤寒可以破竹而下；此处不懂，终竟成为门外汉。晋唐以后的古人，无有能言此者，吾敢大胆说，晋唐以后的古人，皆门外汉也。欲为门内汉，须先明白营卫是何物，更须明白何故脉紧无汗，何故脉缓有汗。

"卫"之一字，如吾前节中所释，为躯体对于寒暖之抵抗力。此抵抗力所以保卫躯体，故名之曰"卫"。卫不可见，故曰"卫气"。卫气何所附丽？曰：附于营血。血之所至，气亦至焉。苟血少，即卫气弱；血无，即卫气亦无。故不得血，则无卫，此就卫气一方言也。若就营血一方言之，血之所以遇寒而不凝，遇热而不沸，全赖有卫为之调节。故"营卫"二字常并举。《内经》"阳者，卫外者也；阴者，内守而起亟者也"，正是说的这个。又"营行脉中，卫行脉外"，亦是说的这个。血是在脉管中行的，故曰"营行脉中"，卫是血中生出来的热气，就是现在人所谓体温，体温确是在脉管之外的。血赖卫气以保护调节，而此所依赖的东西就是它自身所产生的，倒用得着一句韩文来诠释，叫做"其所凭依，乃其所自为也"。此是"营卫"两字真确解释。至于《内经》"卫外""内守"两句，不言营卫而言阴阳，那是就他行文之便，并无深意。若要明白何故发热，何故出汗，何故不出汗，何故恶寒，何故不恶寒而恶风，何故脉缓，何故脉紧，这就道理深奥了。我如今将他逐层剖析出来，使得大家明白。

第一，要知道凡是动物的躯体，都有反射作用。第二，须知道卫气不是专在躯体最外一层的。何意叫做反射作用呢？譬如有一座破屋，我们走这破屋檐下过，突然有一块瓦掉下来打在头上，在这当儿，我们就会两手疾速向上举，捧牢自己的头。须知事先并不知道有瓦要打在头上，等到瓦片打在头上时节，还不知道是什么东西，只知道头部着了一下罢了。头部方才着了一下，那手已同时举起，瓦着头与手举起中间，间不容发。这个全不关系知识问题，通才硕学是如此，小孩子亦是如此，就下至猴类亦是如此。原来这样的举手并不是意思命令，两手举起，是生理天然的组织，此呼彼应，所以用为保护的。凡是这样的动作，名为反射的动作。故可以下一定义曰：反射动作者，不由意识命令之自然动作也。

不由意识命令之反射动作，不但肢体官能有之，即筋肉神经亦有之。例如，伤

---

① 赜：幽深玄妙。

寒病欲知有燥矢与否，可按其腹部，若拒按者，即是有燥矢之一证。所谓拒按者，按之作痛，不愿人之按之。故有病人当被按时，其两手不期而作掩护之势，是为肢体之反射动作。若其人已病至不能动，则两手不能作掩护之势，当其被按之顷，惟见蹙额攒眉之忍痛状况。盖不能掩护，惟有忍痛。其攒眉蹙额，非由意志命令而然，乃筋肉之反射动作也。又如平人遇极可惊怖之事，则心房异常震动。旧小说有形容语曰：如十五只吊桶，七上八下。当此之顷，竟不能用意思制止，是神经之反射动作也。

肢体官能有反射动作，肌肉神经有反射动作，营卫亦有反射动作。欲知营卫之反射动作，说明殊不易。然苟验之于物理，证之于《内经》，则其理甚显。吾今先言营血之反射：凡肌肤受仆擿则肿，为火灼则红，冻则瘃①，何以故？曰：因血聚。血何故聚？所以为挽救也。假如血不聚，奈何？曰：受擿扑，肌肤当因剧烈之压迫而低陷，不当反隆起；为火灼，当焦不当反红；冻则当冰，不当反热而瘃，此为急性的。车夫之腿，铁工之臂，异常发达，何以故？曰：因血聚。血何故聚？曰：所以供给工作。假令血不聚，奈何？曰：岂但不能任剧劳，将手足皆废。故《内经》曰：掌得血而能握，足得血而能步。此为慢性的，慢则习惯成自然，使体健而发育。剧急变化，体工不及应付，则痛苦而为病，皆营血反射之作用。此与伤寒关系犹浅，若卫气反射之作用，则纯粹是伤寒原理。

卫气即②是体温，体温者，内而脏腑，外而肌腠，无乎不在者也。遇刺激则其作用显，不遇刺激则其作用不显。《内经》谓阴阳是同出异名，又曰"揆度奇恒，道在于一"以及"阴阳者数之可千，

推之可万，其要一也"等语，都是说的这个。健体本无阴阳，可见是一，是同；病则偏胜，病状万变，故阴阳可千可万。诊病之法，用健体的"同"与"一"以衡量病体的不同、不一。故曰"揆度奇恒，道在于一"，此有寻常与非常两种。天寒则体温集于表层，以为抵抗，所以保护脉管中之血，使能运行而不凝泣。故冬令人之体温，常高于外界之空气；天热则体温低落，其低落之方法，以出汗使体温外散而减少，使血行不至过当急速，故夏令之体温恒低于外界空气。卫气者，所以保护营血，其目的在能维持血行之平均，故无论冬夏，健体之温度常不过三十七度，此其常也。

严冬冱寒，以手搏雪，掌与指骤遇寒，本有之体温不胜压迫而骤缩，而手掌与指均奇冷。当此之时，两手之肤色均白，十指皆痛。何故冷？冰雪之冷外袭，取固有之体温而代之，固有之体温退避而却行，故冷。何故肤色白？当体温却行之先，血已先退，其处无血，故色白。何故痛？痛有两个意义：其一，凡肢体一部分不得血，则神经当痹，而肌肉当死。痛者，痹与死肌之渐也。其二，四肢之末，比于国家之边陲。痛乃神经报告"中央政府"之大脑。若曰此处骤被外侮侵占，其速调大兵来援，驱此侵占之外侮也。须臾之间，神经之报告已发生效力，全身体温奔集于两手，冷者转热；卫气所至，营血随之，皮肤转红；神经得血，自然痛止。惟此时反觉两手火热，肌肤如炙，则因向者遇冷太暴之故。物理原动力强者，反动力亦强。以卫气营血奔集于两手者，其分量逾于适当之数，故觉火热如炙也，

① 瘃：冻疮。
② 即：此前原衍一"既"字，据文义删。

此其非常也。言躯体之一部分，其理如此；若推而至于全体，亦若是而已矣。然犹未也，欲明伤寒之真相，当明白何故有汗，何故无汗。

汗之功用，所以调节体温；汗之机能，在末梢神经。汗从汗腺出，汗腺即所谓玄府。司汗腺之启闭者，为末梢神经。其启闭视外界空气冷暖与体内温度为衡，此种启闭亦是反射动作。须知反射动作不由意志命令，其好处在不待意志命令，其坏处在不听意志命令。冬月空气冷，因一方须抵抗外来之寒，一方须保存本体之热，而玄府闭。夏月空气热，因对于外界无取乎抵抗，对于体内且疏泄体温，保持血行程序，则玄府开。然而假使冬月有剧劳，因劳动血行疾，体热骤增，此时有疏泄之必要，则玄府亦开。乃至饮酒房室皆然。故剧劳、饮酒、房室皆出汗，当汗出之顷，外寒袭之，玄府因疏泄而开，因抵抗而闭，人虽不觉，末梢神经自不失职，所谓其好处在不待意志命令也。当其疏泄未已，外寒骤袭，玄府急闭，然寒则已入。因寒入而洒淅恶寒，于是营血与卫气均起反射作用，奔集外层驱逐外寒使出。此时已入之寒，因营卫格拒于里，不得深入，复因玄府固闭于外，不得逸出，遂成相持之局。而营卫因驱此外寒不得，则全身所有者，继续奔集于外层，遂成壮热。在理，体内热高，玄府当开，以尽其疏泄之职，然因有洒淅恶寒之故，而闭拒愈甚，不复可以理喻，于是既壮热而又恶寒。此所以说神经末梢之反射作用，其坏处在不听意志命令也。全身体温均奔集表层，则成一外重内轻之局势。动脉自与气血相应，故见浮脉。《内经》"寒胜则浮"，正是指此。筋脉兴奋，自当有紧张之象，故脉浮且紧。

中风与伤寒异者，不但恶寒、恶风之不同，其根源，时不同也。《内经》之法，风寒暑湿燥火配春夏秋冬，其病之命名，亦准此。故冬曰"伤寒"，春曰"温病"，夏曰"飧泄"，秋曰"咳嗽"。若以六气命名者，在春曰"风"，在夏曰"暑"，在秋曰"湿"，在冬曰"寒"。详解在《内经讲义》中。就吾第二卷《伤寒讲义》所释者言之，则中风之意义，自有确诂，未许望文生义。

冬日冱寒，玄府常闭；夏日暑热，玄府常开；若春秋二时，人体温度与空气温度不甚相远，则玄府启闭之作用，乃在不甚重要之列。而此时汗腺中，司启闭之神经，因无外寒之压迫，其感觉亦不如冬时之敏活，故在此时期中，倘有感冒而发热，通常以有汗者为多。是即冬日之热病，大多数无汗，春日之热病，大多数有汗。就大多数而定名，在最初之时，必名冬日之热病为伤寒，名春日之热病为中风。然热病之种类甚繁，第就初病时病状剖别，既有有汗、无汗之异，又有恶寒、不恶寒之异。于是以有汗之恶寒者与无汗之恶寒者为同类，为之立对待之名词，曰"伤寒"，曰"中风"，而别名有汗不恶寒者为"温病"。故曰"身热而渴，不恶寒者，为温病"。然同是身热而渴不恶寒之病，有发汗而即愈者，有发汗而热反炽者。初一步虽同，继一步则异，是明明为另一种病，不得指发汗为误，而列入坏病之中。因此病亦以春时为多，从时定名，别于温病，而曰"风温"。故又有"若发汗已，身灼热者，名曰风温"之文。凡名称与其所定大纲指《内经》不符，而且不甚整齐者，必曾经多次之沿革。后人不解此意，横说不妥，竖说不妥，纷纷聚讼，致分门户，费尽无数笔墨，著书汗牛充栋，历唐宋明清至于今日，终竟不曾明白。天下可叹之事，无有过于此者。

中风之病，所以有汗者，因玄府不闭之故。玄府所以不闭者，因春时空气热度与体温不甚相远，无取抵抗之故。审是可以知《内经》"东方生风，风生木"定义之精。其中风之外，另有"风温"名目者，则因前此必曾经甚久之时，间有沿革。故而中风之为病，独与伤寒相提并论。不言春时者，则因冬有非时之暖，及居处衣被之异。所谓四时皆有伤寒，言其最初名从时定，至于后来，沿革已多，不能泥于名称，望文生义也。中风之病，外感透过卫气留于肌腠，体温虽起反射作用以事驱逐，然外感不遽出，即与表闭者同，一方因玄府开而瑟瑟恶风，一方因体温集而翕翕发热。体温集表，故脉亦浮，汗出即发泄，筋脉不致甚兴奋，故脉浮而缓。吾言至此，对于何故发热，何故有汗、恶风、脉缓，何故无汗、恶寒、脉紧，已题无剩义，且于温病、风温两条，亦已涣然冰释。凡吾所言，皆古人所未言，今人所不晓。得此以治伤寒，可以破竹而下；得此以临床治病，可以见垣一方。吾所以能知此者，十之四五，得之《内经》，十之二三，得之西国医籍，其余则由诊病阅历，悉心体会而来。吾所以公布之者，一则恨江湖医之谬妄，二则痛国粹之将亡，三则鉴于社会之懵懂，直道之不行。愿牺牲个人利益，为人民谋幸福，为医学谋进步，自夸之罪，不敢辞也。

伤寒一日，太阳受之。脉若静者，为不传；颇欲吐，若躁烦，脉数急者，为传也。躁，成本、方本作"燥"。《玉函》无后"若"字，"为传也"作"乃为传"。

钱云：伤寒一日，太阳受之者。即《内经·热论》所谓"一日巨阳受之，二日阳明受之"之义也。因太阳主表，总统营卫，故先受邪也。然寒伤营之证，其脉阴阳俱紧，或见浮紧之脉。若一日之后，脉安静恬退，则邪轻而自解，不至传入他经矣。倘见证颇觉欲吐，则伤寒呕逆之证犹未除也。况吐则邪入犯胃，乃内入之机。若口燥而烦热，脉数急者，为邪气已郁为热，其气正盛，势未欲解，故为传经之候也。

方云：一日，二日，三、四、五、六日者，犹言第一、第二、第三、四、五、六之次序也。大要譬如计程，如此立个前程，期式约摸耳，非计日以限病之谓。

丹云：燥烦，即躁烦之讹，以为"口燥烦热"者，误矣，诸注并以烦燥为解。张锡驹云：数急，对静而言。柯云："欲"字、"若"字，是审其将然；脉之数急，是诊其已然。此因脉定证之法也。

伤寒二三日，阳明、少阳证不见者，为不传也。

鉴云：伤寒二日，阳明受之；三日，少阳受之，此其常也。若二三日，阳明证之"不恶寒，反恶热，身热心烦，口渴不眠"等证，与少阳证之"寒热往来，胸胁满，喜呕，口苦耳聋"等证不见者，此为太阳邪轻热微，不传阳明少阳也。

方云：不传有二：一则不传而遂自愈，一则不传而犹或不解。若阳明、少阳虽不见，太阳亦不解，则始终太阳者有之。余经同推，要皆以脉证所见为准。若只拘拘日数以论经，则去道远矣。

太阳病，发热而渴，不恶寒者，为温病。《玉函》无"者"字。

鉴云：发热不渴，恶寒者，太阳证也；发热而渴，不恶寒者，阳明证也。今太阳病始得之，不俟寒邪变热，转属阳明，而即热渴不恶寒者，知非太阳伤寒，乃太阳温病也。由于膏粱之人冬不藏精，辛苦之人冬伤于寒，内阴已亏，外阳被郁，周身经络早成温化，所以至春一遇外邪，即从内应，感寒邪者，则名曰温病。

程云：太阳初得之一日，即发热而渴，不恶寒者，因邪气早已内蓄。其外感于太阳，特其发端耳，其内蓄之热，固非一朝一夕矣。盖自冬不藏精，而伤于寒，时肾阴已亏，一交春阳发动，即病未发，而周身经络已莫非阳盛阴虚之气所布濩。所云"至春发为温病"者，盖从其胚胎受之也。此证初治，可用辛凉治标，一经汗下后，芩连栀膏，只增其热。王冰云："寒之不寒，责其无水。"须大剂六味地黄汤，重加生地、麦冬，救肾水为主。若干呕烦逆者，加山楂、贝母，折其冲势。金水两亏者，宜二地、二冬加人参，为固本汤，滋水之上源。若见斑衄等证，此为上竭，宜四物汤倍生地、赤芍，加山楂、丹皮，复营分之亏，以生阴气。煎法俱用童便，或加金汁和服。盖病源得之冬不藏精，故滋阴可以退火，而凉血即能清热。余以此活人多矣，因附志于此。

钱云：其见证之初，以大青龙汤之凉解，为治温之首剂，而作一大柱石也，然无汗者宜之耳。其有发热而渴，不恶寒而汗自出者，不宜更汗，则有桂枝二越婢一汤之法也。其无表证，但热而渴，不恶寒者，为已入阳明，又有白虎汤可用也。

丹云：《活人书》"温病渴而不恶寒者，主以竹叶石膏汤"。盖其方清凉润补相兼也。又按钱氏主用石膏，陈氏主用地黄，不知孰是。尝验温病亦不能无虚实之分，虚者宜从陈法，实者当依钱法。学者要须参诸脉证，匆令误也。

铁樵按：伤寒之外，有中风，又有温病、风温。而温病、风温两条，仲景又不出方。求之《内经》，又因此中风、温病、风温三个名目，不甚整齐，无可比拟。又不肯阙疑，则除却牵强附会，更无他法。见《内经》"冬不藏精""冬伤于寒"两语，以为温病之来源，不外此二者。然何以仲景不说？于是以为伤寒自伤寒，温病自温病，仲景之书乃专言伤寒者。不然，仲景必更有《温病论》，年久书佚耳。此其蔽在未通《内经》。后来又有仲景白虎、栀豉、芩连，必是治温病之方，则温病又似包括伤寒之内。于是有对仲景而怀疑者，浸乃有蔑视者，渐渐变更古法，畏辛温而用苦寒，变苦寒而为腻补。河间、丹溪之学，盛行于世者数百年。至方、喻则大放厥词，尊仲景辟叔和，改定《伤寒》章节。后来陆九芝复攻方、喻，祖叔和。自今视之，诸家所得者实少，而于所争之点，终竟不能明了，此其蔽在好上人。就吾解释者观之，凡哆口谈温病者，皆妄也。此当本之《内经》，参用西说，证之实验，然后能为比较真切之谈。今且不暇多说，他日《内经讲义》中，当详言之读者。但能知理论未明，用药必多妄。现在当注意医理，勿轻谈用药，则可以寡过矣。

上节因是函授初期，恐读者不明了，故如此说。《内经》"冬伤于寒，春必病温；冬不藏精，春必病温"，谓逆冬之藏气，则无以应春之生气。自来读者，未深思其故，不过引此以壮门面。余所释者，散见于《内经讲义》及《温病明理》与本书厥阴篇，兹不赘。《温病明理》已出单行本，可参观也。戊辰二月，铁樵自注。

若发汗已，身灼热者，名风温。风温为病，脉阴阳俱浮，自汗出、身重、多眠，鼻息必鼾，语言难出。若被下者，小便不利，直视失溲；若被火者，微发黄色，剧则如惊痫，时瘈疭。若火熏之，一逆尚引日，再逆促命期。成本"名"前有"曰"字；张卿子本无"鼻"字；《玉函》"被下者"作"下之"，无"火者"之"者"，及"色"字；"瘈疭"作"瘛纵"，下有"发作"字；"若以火熏之"作

"复以火熏之"。

成云：伤寒发汗已，则身凉。若发汗已，身灼热者，非伤寒，为风温也。风伤于上，而阳受风气，风与温相合，则伤卫。脉阴阳俱浮，自汗出者，卫受邪也。卫者，气也。风则伤卫，温则伤气。身重多眠者，卫受风温而气昏也。鼻息必鼾①，语言难出者，风温外甚而气拥①不利也。若被下者，则伤脏气，太阳膀胱经也。《内经》曰：膀胱不利为癃，不约为遗溺。癃者，小便不利也。太阳之脉，起目内眦。《内经》曰：瞳子高者，太阳不足；戴眼者，太阳已绝。小便不利，直视失溲，为下后竭津液，损脏气，风温外胜。经曰：欲绝也，为难治。若被火者，则火助风温成热，微者热瘀而发黄，剧者热甚生风，如惊痫，而时瘛疭也。

方云：灼热，谓热转加甚也。风温，谓触犯于温，而有风也。

程云：冬时伤肾，则寒水被亏，是温病源头。误治温病，而辛温发散，是风温源头。风温，即温病之坏病，非温病外又有温也。一逆者，若汗、若下、若火也；再逆者，汗而或下，下而或火也。温乃阳盛阴虚之病，一逆已令阴竭，况再逆乎？甚矣，温热病不同于风寒治也。

钱云：阴阳脉俱浮，则以寸口为阳，尺中为阴，即关前为阳，关后为阴之法也。阳脉浮，则风邪伤卫，毛孔不闭，故汗自出；阴脉浮，则热伤阴分，温邪熏灼，郁冒神昏，故身重多眠。而昏睡中之鼻息，必齁鼾也。其语言难出者，非舌强失音喑哑之病，乃神昏不语也。温病得火，内外充斥，浸淫于脏腑肌肉筋骨之间，所以时时瘛疭也。瘛疭者，筋骨瞤动，十指抽掣，臂腘坚劲，转侧而不自知也。

汪云："小便不利"四字，当在"若被下者"四字之上，否则，既云"不利"，又曰"失溲"，悖矣。

丹云：诸家以温病风温为二证，特程注以风温为温病之坏证。今考宋板及《玉函》，温病风温，连接为一条。且据"若发汗已"之"若"字，则程注为得矣。庞安时《总病论》云：病人素伤于风，又复伤于热，风热相搏，则发风温。四肢不收，头痛身热，常自汗出不解，治在厥阴少阴，不可发汗。汗出则谵语内烦，扰不得卧，善惊，目光无精，治之复发其汗，如此者医杀之耳。风温之为病，脉阴阳俱浮，汗出体重，其息必喘，默默但欲眠，下之则小便难，发汗则谵语，加温针则耳聋难言，但吐下之则遗尿，宜葳蕤汤。按诸家以风温为别证，昉②出于斯。

铁樵按：诸家以风温为别证，以风温为温病之坏证，均未能彻底明了。须知"风温为病"以下共十六句，只言汗下火熏之非，未言风温若何证状。"脉阴阳俱浮"一句，非风温所独有，温病亦有之。上文云：太阳病，身热而渴，不恶寒者，为温病。是有脉浮在内。是风温若何证状，仲景简直未言。既未言，即可知风温治法，包括本书之内。何以知之？以本节之首，冠以"太阳病"三字知之。因凡太阳病，皆属外感，皆由外之内之病。本论即是外感论，断无更向书外求治之理。仲景所以不言者，以读者苟能明白《太阳篇》理论，治法不言自喻也。此处所以独提下与火熏不可者，明热病中有此一种，即是古来相传之风温，汗后当清，不可攻下与火熏也。所以未言其他者，因当日时师，惯用泻药与艾火之故。第观本论

---

① 拥：阻塞。
② 昉：天明，引申为"开始"。

中救逆法，强半是救误下，即可推知巴豆小圆子及温针，等于今日最时髦之石斛保赤散也。各注家之所以误，在崇古思想太过，而疏于医理。何以知之？诸家以为仲景为医圣，治病当如《史记·扁鹊传》所云，见垣一方。岂有必待汗后身灼热，方始知为风温之理？即程注，明明指出汗后始见，又以为必非仲景自用汗药，故有"坏病"二字，岂知即此已自误误人不浅。以今日实验所得，凡发热之病，细别之，可分为十数种。如西医籍所谓急性传染病者，其初起强半皆相同，无从辨别其为何种。如小儿出痧子，有风痧，有白面痧，风痧虽重无危险，白面痧却有危险。而当其第一步，疹点未见之时，能断定出疹，即是高手，谁又能预知是风痧、是白面痧者？夫所谓坏病者，必经误治之后，外邪深入，病型悉乱，不可条理之病。今乃以"若发汗已"一句，竟武断名之，岂非疏之甚者？且上文"脉若静者为不传"，"阳明少阳证不见者为不传"两条，仲景非明明自言有第一日即可知其传不传，有必待二三日之后，观其证状，然后可定传否乎？仲景之圣，固不能一例于病之初起，逆料其将来。乃于前条不怀疑，于风温独加以凿说，何邪？**本节当参看《温病明理》。**

　　病有发热恶寒者，发于阳也；无热恶寒者，发于阴也。发于阳者，七日愈，发于阴者，六日愈。以阳数七、阴数六故也。《玉函》《千金翼》"病"前有"夫"字，"热"后并有"而"字；"无热"作"不热"。"六""七"上，并有"者"字，成本亦有。

　　成云：阳为热也，阴为寒也。发热而恶寒，寒伤阳也；无热而恶寒，寒伤阴也。阳法火，阴法水，火成数七，水成数六。阳病七日愈，火数足也；阴病六日愈，水数足也。

　　程云：经虽有六，阴阳定之矣；阴阳之理虽深，寒热见之矣。在发热恶寒者阳神被郁之病，寒在表而里无寒，是从三阳经为来路也。在无热恶寒者，阴邪独治之病，寒入里而表无热，是从三阴脏为来路也。同一证，而所发之源自异。七与六，不过奇偶二字解，特举之为例，以酌定阴阳耳，日子上宜活看，重在阳数阴数之数字上。

　　张云：此条以有热无热，证阳病阴病之大端。言阳经受病则恶寒发热，阴经受病则无热恶寒。《尚论》以风伤卫气为阳，寒伤营血为阴，亦属偏见。

　　钱云：此一节提纲挈领，统论阴阳，当冠于六经之首。自叔和、无己诸家，错简于太阳脉证之后，致喻氏以未热注无热，悖于立言之旨矣。盖仲景以外邪之感，受本难知，发则可辨。因发知受有阴经阳经之不同，故分发热无热之各异，以定阳奇阴偶之愈期也。发于阳者，邪入阳经而发也；发于阴者，邪入阴经而发也。即《阴阳应象论》所谓"阳胜则身热，阴胜则身寒"，阴阳更胜之变也。

　　丹云：《外台》云：王叔和曰：夫病发热而恶寒者，发于阳；无热而恶寒者，发于阴。发于阳者，可攻其外；发于阴者，宜温其内。发表以桂枝，温里宜四逆。庞安时《总病论》亦同。

　　叶文龄《医学统旨》云：愚谓发于阳而发热者，头必疼；发于阴而发热者，头不疼。黄炫《活人大全》云：或问：发热恶寒发于阳，无热恶寒发于阴。且如《伤寒》，或发热，或未发热，必恶寒体痛。二说皆曰恶寒，如何辨之？曰：伤寒或发热，或未发热，必恶寒体痛，呕逆，头痛，项强，脉浮紧，此在阳，可发汗；若阴证，则无头疼，无项强，但恶寒而踡，脉沉细，此在阴，可温里也。

铁樵按：自"太阳之为病"起，至"病人身大热，反欲得衣"节止，十二节，皆概论太阳之为病。不当此时阑入①"踡卧，脉沉细"之少阴证，是《活人大全》说可商。又详本节，似承上节温病风温说，仍是概论太阳之为病。若曰惟温病发热而渴不恶寒，若伤寒则无有不恶寒者。惟在太阳时，有发热，有不发热，其不发热，非终竟不发热，乃未热耳。所以有此差异者，因病之发作，有阴阳之别，人体有肥瘠，时间有昼夜，皆所谓阴阳也。如此解释，似较为中肯，此无关新生理。不知何故，各家皆误。首句之"太阳为病"，自是开卷第一语语气，继出伤寒、中风两条，为全篇主脑。以下两条，明若何是不传，接温病、风温，明其为例外。再接此下三条，言治之不误，则其愈期大略如此。共十一条，为太阳篇之首段。自十三节起，乃言治法，条理极明白。惟第十二节"病人身大热"数语，疑有错简，然亦无充足之理由可以断言。何得以无热恶寒，武断释为阴证，而用四逆？太阳篇首段，即著三阴病，已万无此理。谓是直中阴经之病，更不当列于此；谓是错简，又无理由。且病之当用姜附者，果能六日愈乎？桂枝证七日愈，四逆证反六日，将四逆证较桂枝为轻乎？是真勿思之甚矣。"阳数七，阴数六"二语，颇不可晓。注家以成数为言，然不佞有未达者在。恐一宗此说，便入魔道，是当阙疑。

太阳病，头痛，至七日以上自愈者，以行其经尽故也。若欲作再经者，针足阳明，使经不传则愈。《玉函》《千金翼》无"以行"二字。尽，作"竟"。

方云：太阳头痛，首条已具言之，此又独言者，举大意也。七日以上，该六日而言也。行，亦传也。经尽，谓传遍也。欲作再经，谓病加进也。针足阳明，夺其传路而遏之也。传，与《阳明篇》转互音义，犹古之驿传，今之过所云也。

周云：七日，而云以上自愈者，明明邪留太阳，至七日则正气复，而邪气退也，所谓经尽。盖六日之间，营卫流行，复至七日，而行受邪之经耳。岂诚一日太阳，二日阳明，六日间，六经证见，至七日乃又显太阳经证也邪？针足阳明者，谓太阳将传阳明，故于跌阳脉穴针之，以泄其邪，则邪散而自愈矣。

柯云：旧说伤寒一日传一经，六日至厥阴，七日再传太阳，八日再传阳明，谓之再经。自此说行，而仲景之堂，无门可入矣。夫仲景未尝有一日传一经之说，亦未有传至三阴，而尚头痛者。曰头痛，是未离太阳可知。曰行，则与传不同。曰其经，是指本经而非他经矣。"发于阳者，七日愈"，是七日，乃太阳一经行尽之期，不是六经传变之日。岐伯曰"七日太阳病衰，头痛稍愈"，有明证也。故不曰传足阳明，而曰欲再作经。是太阳过经不解，复病阳明，而为并病也。针足阳明之交，截其传路，使邪气不得再入阳明之经，则太阳之余邪亦散，非归并阳明，使不犯少阳之谓也。

丹云：成、喻、程、钱、《金鉴》，均以六日传六经之说为注解，皆不可从。

铁樵按：此节诸家解释均可取，然学者欲得心下了彻，仅谨守各注，仍不免隔膜。当于"传经"两字，真个领悟，方能扫除翳障。欲明传经，当先明经是何物。今固明知古人非能知躯体内景而定所谓六经也，不知内景则其所根据者，舍病状莫属。例如伤寒，自始病即不服药，听

① 阑入：掺杂进去。阑，进入不应进去的地方，混进。

其自然变化，则第一步，恶寒头痛，体痛呕逆；第二步，恶热汗出，多寐口渴；第三步，腹痛谵语神昏，继此以往，即两目直视，烦躁刻不得宁，以至于死。积多年经验，知此种病，大都如此。而所谓第二步、第三步，以时间计之，大都每换一种病状，约相距七日。于是从病状定名，第一步曰太阳，第二步曰阳明。何以谓之太阳？为其在躯体之最外层也。何以谓之阳明？阳明者阳之极盛，谓病之属阳者，至此为极，不能复加也。然自但恶热不恶寒，至于神昏谵语，其大多数亦七日。于是定前者为阳明经，后者为阳明腑。所谓经者，因病状每七日一变化，古人知"揆度奇恒，道在于一"之理，从病人之不一，以推测健体之一，于是知病状七日一变，必根于人体之变化而来，特不病时，则变化不可见，古人名此不可见之变化，曰"经气"。所谓"腑"不烦多解释，因燥矢在肠，宿积在胃，腑指肠胃言耳。而太阳与阳明，相继之间，往往见一种病状，其寒热有起落，起落有定时，于是别名此一时期谓之"少阳"。凡病见太阳之后，无有不继见有少阳或阳明者。太阳在外，是以次深入也，走而不守，故谓之传。病又不止，如上所言，躯体外层之寒热汗否，肠胃宿积之燥矢腹痛而已。凡太阳，辄见头痛项强；凡少阳，辄见口苦咽干；凡阳明，辄见鼻干目痛。于是名是种种谓之证。凡治伤寒，当明白此等，否则，总不免模糊，影响读者。既知此，然后可以明白何者是太阳病，何故说七日以上自愈，行其经尽云云，究何所指。然古人所知者，犹不止此。分病之经，观经之证，以证之所见，定经之径路，然后能事毕矣。例如，阳明之证，有鼻干龈痛，发颐，头痛喉痛，胃中停食，腹痛诸证。故阳明之脉，起于鼻之交頞中，下循鼻外，入上齿中……循颐后下廉……循发际，至额颅。其支者……循喉咙，入缺盆，下膈属胃，络脾。其直者，从缺盆下乳内廉，下挟脐，入气街中。又伤寒之经，往往兼见。例如阳明证已见，太阳证未罢，此为极寻常事。故足阳明脉，有旁纳太阳脉之语，凡胃病者，必兼见肠病。古人以腹部属太阴，故阳明之脉，下膈属胃络脾，此其大较也。经络之来由，决非由于解剖，解剖亦不能寻出特殊路径，况古人不知脏腑内景乎？故浅者，以为古人经络之说有神秘；而新医学家，则一笔抹煞，以为其说皆妄。是两失之。

太阳病欲解时，从巳至未上。《玉函》《千金翼》"至"作"尽"，无"上"字。

成云：巳为正阳，则阳气得以复也。始于太阳，终于厥阴，六经各以三时为解。而太阳从巳至未，阳明从申至戌，少阳从寅至辰，至于太阴从亥至丑，少阴从子至寅，厥阴从丑至卯者，以阳行也速，阴行也缓，阳主于昼，阴主于夜。阳三经解时，从寅至戌，以阳道常饶也；阴三经解时，从亥至卯，以阴道常乏也。《内经》曰：阳中之太阳，通于夏气。则巳、午、未，太阳乘王也。

风家表解，而不了了者，十二日愈。

方云：风家，谓中风之病也；表，外证也；解，罢也；了了，犹惺惺也；言中风之病，外证俱罢，大势已除；余邪未净，犹未复初也。十二日，经尽之时也。言至此时，则余邪当悉去，而初当复也。盖晓人当静养以待，勿多事反扰之意。

柯云：七日表解后，复过一候，而五脏元气始充，故十二日精神慧爽而愈。此虽举风家，伤寒概之矣。

《鉴》云：不了了者，不清楚也。

吴云：经中凡"勿药，俟其自愈"之条甚多，今人凡有诊视，无不予药，致自愈之证，反多不愈矣。

庞云：《方言》曰：南楚疾愈，或谓之"瘥"，或谓之"了"。

铁樵按：一年最与病有关者，为二分二至。一日夜与病有关者，为黎明、薄暮、日中、夜半，此乃一日之二分二至也，故以六经配十二时。其说甚有理，惟不必能恰如分际，大分固不甚相远也。

病人身大热，反欲得衣者，热在皮肤，寒在骨髓也；身大寒，反不欲近衣者，寒在皮肤，热在骨髓也。成本"得衣"间，有"近"字。

成云：皮肤言浅，骨髓言深；皮肤言外，骨髓言内。身热欲得衣者，表热里寒也；身寒不欲衣者，表寒里热也。

汪云：或言此条非仲景论，系叔和所增入者。详其文义，与"阳盛阴虚，汗之则死"云云，又"桂枝下咽，阳盛则死①"云云同。构此危疑之辞，以惊惑人耳。例宜从删。

铁樵按：汪说甚是，不但语气类叔和，抑亦无甚深意。且自第一节至此，为太阳概论，性质略如导言，独此节不类，故当存疑。

太阳中风，阳浮而阴弱。阳浮者热自发，阴弱者汗自出。啬啬恶寒，淅淅恶风，翕翕发热，鼻鸣干呕者，桂枝汤主之。阴弱，《玉函》《脉经》《千金翼》作"阴濡弱"。《千金》"啬啬"作"濇濇"，"翕翕"作"嗡嗡"。

方云：太阳中风，乃掇上条所揭，攒名以指称之。犹上条掇首条所揭，而以太阳病为首称，同一意也。阳浮而阴弱，乃言脉状，以释缓之义也。《难经》曰"中风之脉，阳浮而滑，阴濡而弱"是也。"阳浮者，热自发，阴弱者，汗自出"，言外为阳，卫亦阳也。风邪中于卫，则卫实，实则太过，太过则强。然卫本行脉外，又得阳邪而助之，强于外，则其气愈外浮，脉所以阳浮。阳主郁，气郁则蒸热。阳之性本热，风善行而数变，所以变热亦快捷，不待闭郁，而即自蒸热，故曰"阳浮者，热自发"也。内为阴，营亦阴也。营无故，则营比之卫为不及，不及则不足，不足则弱。然营本行脉内，又无所助，而但自不足于内，则其气愈内弱，脉所以阴弱。阴主血，汗者，血之液，阴弱不能内守，阳强不为外固，所以致汗亦易，不待覆盖，而即自出泄，故曰"阴弱者，汗自出"也。"啬啬恶寒，淅淅恶风"乃双关之句，啬啬，言恶寒由于内气馁，不足以耽当其渗逼，而恶之甚之意；淅淅，言恶风由于外体疏，犹惊恨雨水，卒然淅沥其身，而恶之切之意。盖风动则寒生，寒生则肤粟。恶则皆恶，未有恶寒而不恶风，恶风而不恶寒者，所以经皆互文，而互言之也。翕翕发热，乃形容热候之轻微。翕，火炙也，翕为温热而不蒸。蒸，大热也。鼻鸣者，气息不利也。干呕者，气逆不顺也。盖阳主气而上升，气通息于鼻。阳热壅盛，故鼻窒塞而息鸣，气上逆而干呕也。主，主当也，言以是为主当，而损益则存乎人。盖脉证无有不相兼而见者，所以经但活泼泼，不欲人拘执之意也。

程云：阴阳，以浮沉言，非以尺寸言。观伤寒条，只曰"脉阴阳俱紧"，并不着"浮"字。可见唯阳浮同于伤寒，故发热同于伤寒；唯阴弱异于伤寒，故汗自出异于伤寒。虚实之辨在此。热自表发，故浮以候之；汗自里出，故沉以候之。得其同与异之源，而历历诸证，自可不爽。

柯云：两"自"字，便见风邪之迅发。

---

① 死：《皇汉医学丛书》本作"毙"。

喻云：风、寒互言。后人相传，谓伤风恶风，伤寒恶寒，苟简率易，误人多矣。翕翕发热，乃气蒸湿润之热，比之伤寒之干热不同。

方氏《或问》云：啬，悭吝也。恶寒者，譬如悭吝啬细惧事之人，恁的常常怯怯然畏恶也。淅，淅米也。孟子"接淅而行"是也。恶风者，譬如裸体之人，被人卒然以水洒淅于身，蓦地惊恐，恨恨然而畏恶也，然特迎风动扇则如此，闲静坐卧则不恶。此二者，所以有大同小异之分也。顾氏《溯源集》云：翕翕者，热在表也，如鸟翼之附外也。《方言》：翕，炙也。又曰：翕，炽也。《伤寒选录》云：张氏曰：对病施治，乃依方疗疾也，事理平正，无曲折可否之责，止对证而用药，即无疑难，故曰"主之"。假如此条理明而言简，曰"主之"者当然。其他虽有病证冗杂者，而理终归一途，别无差失相反。方内凡言"主之"，理同一体也。黄炫《活人大全》云：或问：经言用药，有言可与某汤，或言不可与，又有言宜某汤，及某汤主之。凡此数节，旨意不同。敢问曰：《伤寒论》中，一字不苟，观是书片言只字之间，当求古人之用意处，轻重是非，得其至理，而始可言医矣。所问有言可与某汤，有言不可与者，此设法御病也；又言宜某汤者，此临证审决也；其言某汤主之者，乃对病施药也。此三者，即方法之条目也。

铁樵按：方氏注释，往往在可解不可解之间，疑是文学关系。吾辈以阐明医理为的，古人文字，不当求疵索瘢。惟其说脉之浮沉，与发热之有汗无汗，实多未达。读者苟以吾二三卷讲义中所言者，一相比拟，得失自判。吾故曰：苟能明白何故发热，何故有汗，何故无汗，《伤寒论》全书可以破竹而下也。方氏医学知

识不过尔尔，乃敢改定《伤寒论》章节。喻嘉言《尚论篇》更尤而效之，二人皆可谓无忌惮者。吾所以不加删节，使读者一聆此等人绪论，庶知吾中医不进步之所由。尝谓治医学当明死活。如处处从根本解决，热病须推求何故发热，有汗无汗须推求何故有汗无汗，是即活医学；仅向故纸堆中求医学，不明所以然之故，便是死医学。活的有进步，死的无进步。诸君当知所以致力之道矣。

桂枝汤方

桂枝三两，去皮　芍药三两　甘草二两，炙　生姜三两，切　大枣十二枚，劈

上五味，咬咀，以水七升，微火煮取三升，去滓，适寒温，服一升。服已须臾，啜热稀粥一升余，以助药力。温覆令一时许，遍身漐漐，微似有汗者益佳。不可令如水流离，病必不除。若一服汗出病瘥，停后服，不必尽剂。若不汗，更服依前法。又不汗，后服小促其间，半日许，令三服尽。若病重者，一日一夜服，周时观之。服一剂尽，病证犹在者，更作服。若汗不出，乃服至二三剂。禁生冷、黏滑、肉面、五辛、酒酪、臭恶等物。

《鉴》云：名曰桂枝汤者，君以桂枝也。桂枝辛温，辛能发散，温通卫阳。芍药酸寒，酸能收敛，寒走阴营。桂枝君芍药，是于发汗中寓敛汗之旨；芍药臣桂枝，是于和营中有调卫之功。生姜之辛，佐桂枝以解表。大枣之甘，佐芍药以和中。甘草甘平，有安内攘外之能，用以和中气，即以调和表里，且以调和诸药。以桂芍之相须，姜枣之相得，借甘草之调和，阳表阴里，气卫血营，并行而不悖，是刚柔相济，以相和也。而精义在"服后须臾啜稀粥以助药力"，盖谷气内充，不但易为酿汗，更使已入之邪，不能稍留；将来之邪，不得复入也。又妙在

"温覆令一时许，絷絷微似汗"，是授人以微汗之法也。"不可令如水流漓，病必不除"，是禁人以不可过汗之意也。此方为仲景群方之冠，乃解肌发汗、调利营卫之第一方也。凡中风伤寒，脉浮弱，汗自出而表不解者，皆得而主之。其他但见一二证即是，不必悉具也。此汤倍芍药、生姜，加人参，名桂枝新加汤，用以治营表虚寒，肢体疼痛；倍芍药，加饴糖，名小建中汤，用以治里虚心悸，腹中急痛；再加黄芪，名黄芪建中汤，用以治虚损虚热，自汗盗汗。因知仲景之方，可通治百病也。"若一服汗出病瘥"，谓病轻者，初服一升，病即解也。"停后服，不必尽剂"，谓不可再服第二升，恐其过也。"若不汗，更服依前法"，谓初服不汗出未解，再服一升，依前法也。又"不汗后服"，谓病仍不解，后服第三升也。"小促其间，半日许，令三服尽"，谓服此第三升，当小促其服，亦不可太缓，以半日三时许为度，令三服尽始适中，其服之宜也。若病重者，初服一剂三升尽；病不解，再服一剂；病犹不解，乃更服三剂。以一日一夜，周十二时为度，务期汗出病解而后已。后凡有曰"依服桂枝汤法"者，即此之谓也。

丹云：方氏谓桂去皮而用枝，张志聪谓用梢尖嫩枝，内外如一而去皮骨。钱潢、《金鉴》删"去皮"二字，并失考耳。

《玉函·方药炮制》云：生姜，皆薄切之；大枣劈去核；桂削去皮，用里黑润有味者佳。陶隐居云：凡用桂心、厚朴、杜仲、秦皮、木兰之辈，皆削去上虚软甲错处，取里有味者秤之。《总病论》云：桂，刮去粗皮。《直格》云：削去皱皮，官桂是也。《元戎》云：去浮皮。陶氏《本草序例》云：㕮咀者，谓秤毕捣之如

大豆。《楞严经·五种辛菜注》：五辛者，谓大蒜、茖葱、慈葱、兰葱、兴渠。《本草纲目》：大蒜、小蒜、韭、胡荽、芸薹。《伤寒附翼》云：此为仲景群方之魁，乃滋阴和阳，调和营卫，解肌发汗之总方也。凡头痛发热，恶风恶寒，其脉浮而弱，汗自出者，不拘何经，不论中风伤寒杂病，咸得用此，惟以脉弱自汗为主耳。愚常以此汤治自汗盗汗，虚疟虚痢，随手而愈。因知仲景之方，可通治百病。后人分门证类，使人无下手处者，可同年语耶？《总病论》云：凡桂枝汤证，病者常自汗出，小便不数，手足温和。或手足指梢，露之则微冷，覆之则温，浑身热，微烦而又憎寒，始可行之。若病者身无汗，小便数，或手足逆冷，不恶寒，反恶热，或饮酒后，慎不可行桂枝汤也。

铁樵按：桂枝汤功用为汤药之冠，亦为自有汤药以来之第一方。学者须于古人所说用法，非常注意。古人经验多，于病理往往多谬误，其论用药，则语皆后进师资。吾侪所以能治病者以此，即后此有所发明，亦藉此为基础，其功不可没也。仲圣自云"桂枝本为解肌"，方后说明，则继进与否，当以有汗与否为衡。于以知本论所谓可发汗不可发汗，皆指麻黄而言。凡伤寒禁汗之病，荆防在所不禁，柴胡、桂枝亦非所忌，此不可不知者也。又柯韵伯云，用桂枝汤以脉弱自汗为主，其语甚精。此外，更有一紧要关键，凡热病舌干者，桂枝不可用。所以然之故，热病津液少者，即是阴虚热化之证，桂枝虽解肌，其性则温，凡热病治以热药，例不得汗。况津液已干，更以温化之品予之，阴液如何能作汗？不得汗则热无出路，是益之热也。故误用往往劫津难救。王叔和谓阴虚阳盛，桂枝下咽即亡，正是指此。此言其浅者。伤寒末传，少阴危证，津液枯涸，

宁用附子，不用桂枝，此言其深者。语详后附子证中。然无论深浅，凡热病舌干者，不得用石斛。古人著书，恒用极简之文字，无论如何，不肯破例，以故恒言之不详。后之业医者，苦于无学。如喻嘉言者，又粗豪自喜，且不能无私心，遂不能细心体会；如陈修园者，拘文牵义，更不能领会。致古书无人懂得。桂枝之用既不明了，于是石斛起而代之，今则遍地皆是石斛。镇日杀人而不自知，则因彼等入手时，皆死医学，非活医学，故无进步如此。此不可不知者二也。《千金》云：古称惟有铢两而无分名，今则以十黍为一铢，六铢为一分，四分为一两，十六两为一斤，此神农之称也。陆九芝《世补斋医书》考定古量一两，合今量七分六厘。准此，则桂枝三两，合今称二钱余，分三次服，则每次不过七分六厘。今有用桂枝麻黄至两许者，自以为较仲景尚少一半，不知其较仲景已多至十四倍。吾曾见过五六次，有误药之后，已临危不可救药者，有尚能至敝寓门诊者，然形与神离，亦终必死。门人有以不遽死为疑者，其理诚不可晓，然亦有说。须知药当与病相得。药与病相得，药中病则病愈，药反病则病危。故有服药少许，下咽竟死者，非药杀之，病杀之也。若多服至于非常，则药不与病相得。药不与病相得，病不当药而正气当药，正气当药则全身气脉筋肉均起反射作用，故其人神志斗呈异状，反得不即死者，以五脏中毒均也。吾曾见误服大山人参数两，其人肌肤腴润，气色不变，惟双目失明，头不得动。中西医皆穷于应付，呻吟床褥，至八月之久乃死者。可知用药逾量，虽人参有大毒，何论《本经》中中下品哉！此不可不知者三也。又药苟中病，无有不应手立效者；若一服不效，至于再服。一剂不效，至用第二剂，此非

可以贸然学步者。须知药既中病而又不效，乃绝对例外之事。须有真知灼见，所谓捏得稳，算得定，然后可以再进、三进。否则，无有不败事者。吾治陶希丈之女公子，生才四个月，连用麻黄，一夜尽五剂，然后汗出得瘥。当时从各方考虑，煞费脑力，故能言之亲切如此。此又初学者不可不知者也。

太阳病，头痛发热，汗出恶风，桂枝汤主之。"风"后《脉经》有"若恶寒"三字，成本有"者"字。

方云：此与前条文虽差互详略，而证治则一。前条有脉无头痛，以揭病名；此有头痛无脉，以言治。互相详略耳，无异殊也。

柯云：此条是桂枝本证，辨证为主。合此证即用此汤，不必问其为伤寒、中风、杂病也。今人凿分风寒，不知辨证，故仲景佳方，置之疑窟。四证中头痛是太阳本证，头痛、发热、恶风，与麻黄证同。本方重在汗出，汗不出者，便非桂枝证。

丹云：《金鉴》以此条为重出衍文，误。

铁樵按：柯氏"辨证为主"四字，是初学从入之门。

太阳病，项背强几几，反汗出恶风者，桂枝加葛根汤主之。几几，程本作"兀兀"，误。《玉函》云：桂枝汤主之。《论》云，桂枝加葛根汤主之。《千金翼》同，"论云"作"本论云"。

成云：几几，伸颈貌。动则伸颈，摇身而行。项背强者，动则如之。

志云：此承上文，头痛而及于项背，以见太阳循经，自上而下之义也。太阳经脉，循于脊背之间。今风邪涉于分部，而经气不舒，故项背强而几几然也。是当无汗，反汗出者，肌腠不密也。肌腠虚，故恶风，用桂枝汤，以解太阳肌中之邪；

加葛根，宣通经脉之气，而治太阳经脉之邪。

《明理论》云：几，音殊，引颈之貌。几，短羽鸟也。短羽之鸟，不能飞腾，动则先伸引其头尔。项背强者，动亦如之。《金匮直解》云：按《说文》，几字无钩挑。有钩挑者乃‘几案’之‘几’字也。几，乃鸟之短羽，象小鸟毛羽未盛之形，飞几几也。故凫字从几，盖形容其颈项强急之意。

桂枝加葛根汤方

葛根四两　麻黄三两，去节。成本、《玉函》无“去节”字　芍药二两。《可发汗》篇作“三两”　生姜三两，切　甘草二两，炙　大枣十二枚，擘　桂枝二两，去皮。《玉函》作“三两”

上七味，以水一斗，先煮麻黄、葛根，减二升，去上沫，纳诸药，煮取三升。去滓，温服一升。覆取微似汗，不须啜粥，余如桂枝法将息及禁忌。原注：臣亿等谨按：仲景本论太阳中风自汗用桂枝，伤寒无汗用麻黄。今证云“汗出”也，第三卷有葛根汤“恶风”而方中有麻黄，恐非本意。证云无汗恶风，正与此方同，是合用麻黄也。此云桂枝加葛根汤，恐是桂枝中但加葛根耳。《玉函》无“麻黄”二字，一斗作“九升”，无“将息及禁忌”五字，成本亦无五字。方本不载本方，但云于桂枝汤内加葛根三两，余依桂枝汤法。

丹云：方氏以降，均以此方为太阳阳明合病之的方，只张志聪、张锡驹之解，为太阳病项背强者之主剂，其说似长矣。盖以葛根为阳明之药者，昉乎张洁古，诸家未察耳。仲景用葛根者，取之于其解表生津，痉病亦用葛根，其意可见也。《本草经》云：葛，主治消渴，身大热。《名医别录》云：疗伤寒中风头痛，解肌发表，出汗开腠理。亦可以为佐证也。《活人书》云：伊尹《汤液论》桂枝汤中加葛根，今监本用麻黄，误矣。《圣济总录》桂心汤治四时伤寒初觉，即桂枝加葛根汤。

铁樵按：桂枝汤加葛根，谓是太阳阳明合病之的方，未尝不可通其意。盖以桂枝属太阳，葛根属阳明。太阳从寒化，桂枝性温；阳明从热化，葛根性凉故也。伤寒之法，以恶寒已罢，为传入阳明之候，是阳明但恶热不恶寒也。三阳之病皆正治，正治者，治寒以热，治热以寒。不化热，不名为阳明，故洁古以凉性之葛根为阳明主药。病固有已传阳明而太阳未罢者，斯各家以桂枝葛根并用之方，为太阳阳明合病之主方矣。然按之经文，则殊不尔。《伤寒论》之法，有一证则有一药。背几几者，加葛根等于呕者加半夏，喘者加厚朴、杏仁，足蜷者加附子，故谓桂枝加葛根汤为项背强几几之主剂。其说较正确。两阳合病，必自下利，葛根汤主之，是葛根第二个作用。盖下陷则为利，陷者举之，葛根性升，所以举陷也。后人有疑葛根是阳明药，深恐病在太阳时用之，引邪入里。其实哪有此事，凡读书无真知灼见，故当一步不可行。

太阳病下之后，其气上冲者，可与桂枝汤，方用前法。若不上冲者，不得与之。《玉函》《千金翼》无“后”字及“方用前法”四字，“得”作“可”。

成云：太阳病属表，而反下之，则虚其里，邪欲乘虚传里。若气上冲者，里不受邪，而气逆上与邪争也，则邪仍在表，故当复予桂枝汤解外。其气不上冲者，里虚不能与邪争，邪气已传里也，故不可更予桂枝汤攻表。

钱云：太阳中风，外证未解之时而误下之，则胃气虚损。邪气乘之，当内陷而为痞为结，下陷而成协热下利矣。以下后而其气上冲，则知外邪未陷，胸未痞结，当仍从外解，可与桂枝汤。不须加减，悉照前方服法可也。若其气不上冲者，恐下后邪或内入，胃气已伤，将有逆变，尚未可知，桂枝汤不可与也。姑待其变，然后随证治之可耳。

志云：气上冲者，谓太阳之气从下而上，根气盛，不因下后内陷，故上冲也，可与桂枝汤，以解肌中之邪。若不上冲者，太阳之气下陷，邪亦从之内入，无庸桂枝以解肌，故曰不得与之。

丹云："上冲"字，诸家未有明解。盖此谓太阳经气上冲，为头项强痛等证，必非谓气上冲心也。

铁樵按：此条甚可疑。太阳病误下，仅商量于桂枝汤之可与不可与。就本节论，语气殊不完，与他节比较，文字亦不类。以故丹波氏疑之，舒氏亦疑之。舒语甚武断，谓："误下无他变，正可用桂枝解表，何论其气上冲与不上冲？仲景必无此法。"东国喜多村亦疑之，其言较为缜密。喜云：此释太阳误下之证治。太阳病外证未解，而误下之，则胃气虚损，邪气乘之当内陷而为痞为结胸，下陷而成协热下利矣。以下后而其气上冲，则里气尚持与邪冲争。如外邪未陷，胸未痞结，当从外解，可与桂枝汤。所谓上冲者，上冲于心胸也。《金匮·痉病篇》葛根汤证曰：气上冲胸。又《腹满篇》曰：夫瘦人绕脐痛云云，反下之，其气必冲；不冲者，心下即痞。又《咳嗽病篇》：气从少腹上冲胸咽。又云：与茯苓桂枝甘草汤，治其气冲。其次条云"冲气即低"云云。前方去桂，《外台》引《深师》木防己汤，即《金匮》防己黄芪汤方。复云：气上冲者，加桂心。本经《不可发汗篇》云"气上冲，正在心端"并可以见也。前辈或谓经气上冲为头痛项强等证，非是。若不上冲，则里气虚馁，其邪已下陷，变病不一，当随宜施治。论中误治诸法，详观自明"桂枝汤不可与之也"。

鄙意，虽喜多村所说如此，而此节经文总是不完不类。如其上一条云"太阳病下之后，桂枝证仍在者，宜桂枝汤"，则接此一条不为无根。今无故忽着一"气上冲"，则气上冲当有气冲治法，何得遽作商量之辞？例如前一条云"反汗出恶风者，桂枝加葛根汤主之"，若易作"汗出恶风者，可与桂枝加葛根汤，不汗出恶风者，不可与之"，亦复成何话说？故云语气不完。他如"太阳病医反下之，遂利不止，脉促者，表未解"节，又如"太阳病下之后，脉促胸满"节，凡言太阳误下，任举一节，皆含有要义，耐人寻绎。若此节，只说得可与不可与，且未言何故，宁非不类？又每一节文字，必有其重心。诸家虽释"不上冲"为下陷，奈与原文重心完全不符。盖此节文字重心只在可不可，不在冲不冲。更求其他类此之文，如"桂枝本为解肌"节，"发热汗不出者，不可与"，是桂枝禁，与作商量口吻者迥然不同。故吾疑此节乃《可与不可与》篇中错简在此，乃叔和文字，非仲景文字也。

太阳病三日，已发汗。若吐、若下、若温针，仍不解者，此为坏病，桂枝不中与也。观其脉证，知犯何逆，随证治之。《玉函》《千金翼》"仍"作"而"，"不中与也"作"不复中与也"。

方云：坏，言历遍诸治而犹不愈，则反复杂误之余，血气已惫坏，难以正名名也。不中，犹言不当也。末三句，言所以治之之法。盖既不可名以正名，则亦难以出其正治，故但示人以随机应变之微旨。

程云：如汗后亡阳动经、渴躁谵语，下后虚烦、结胸、痞气，吐后内烦、腹胀满，温针后吐衄、惊狂之类，纷纭错出者，俱是为前治所坏。

王云：逆者，谓不当汗而汗，不当下

而下，或汗下过甚，皆不顺于理，故云逆也。

志云：太阳病至三日，而已发汗，则肌表之邪已去。假使里证未除，若吐之而治其中膈，若下之而清其肠胃，若温针而理其筋脉，里证仍不解者，此为坏病。夫自败曰坏，言里气自虚而自败也。

柯云：坏病者，即变证也。若误汗则有遂漏不止，心下悸、脐下悸等证；妄吐则有饥不能食，朝食暮吐，不欲近衣等证；妄下则有结胸痞硬，协热下利，胀满清谷等证，火热则有发黄圊血，亡阳奔豚等证。是桂枝证已罢，故不可更行桂枝汤也。桂枝以五味成方，减一增一，便非桂枝汤，非谓桂枝竟不可用。

钱云：论中凡属误汗吐下之变，皆坏病也。故治之之法，即下文误汗、误吐、误下、误烧针诸条是也。

丹云：坏，成氏注为古坏切，云为医所坏病也，似于义不稳。有太阳病为医所坏而转为少阳为阳明者，则不得谓之为坏病也。《巢氏病源》云：或已发汗、吐、下，而病证不解，邪热留于腑脏，致令病候多变，故曰坏伤寒。《外台秘要》引文仲云：伤寒八九日不瘥，名为败伤寒，诸药不能消。又引《古今录验》云：伤寒五六日以上不解，热在胸中，口噤不能言，唯欲饮水，为败伤寒，医所不疗。《千金方》作"坏伤寒"。所谓败伤寒，盖是败坏之义，即坏病耳，当互证也。

又云："温针"诸注欠详。王纶《明医杂著》云：问：近有为温针者，乃楚人法。其法针于穴，以香白芷作圆饼套针上，以艾蒸温之，多取效。答：古者针则不灸，灸则不针，未有针而加灸者，此后人俗法也。此法行于山野贫贱之人，经络受风寒致病者或有效，只是温经通气而已。仲景楚人，此岂古温针之遗法耶？

又云："不中"，方氏解为不当，恐不尔。萧参《希通录》云：俚谈以"不可用"为"不中用"，自晋时已有此语。《左传·成二年》却子曰：克于先大夫，无能为役。杜预注云：不中为之役使。王充耘《读书管见》云：中土见事之当其可者，谓之中；其不可者，谓之不中。简按：简，丹氏自谓。"不中用"见《始皇本纪》《韩延寿传》等。

《名医类案》云：一人伤寒坏证，垂死，手足俱冷，气息将绝，口张不能言。张致和以人参一两去芦，加附子一钱，于石铫①内煎至一碗。以新汲水浸之，若冰冷，一服而尽。少顷病人汗从鼻梁上涓涓如水，此其验也。盖鼻梁上应脾，若鼻端有汗者可救，以土在身中周遍故也。世谓伤寒汗吐下三法差谬，名曰坏证。孙真人云：人参汤，须得长流水煎服。若用井水则不验。盖长流水，取其性之通达耳。

铁樵按：近日西医籍有所谓病型，谓各病之进行，皆有一定程序。伤寒西籍所谓伤寒，与仲景《伤寒论》不同，拙著《伤寒研究》中曾言之。之病型为三期，以逐日之热度，列之成表，千百人伤寒之热度表，如出一型，故谓之病型。此因西国对于伤寒治法，无特效药，仅有对证治疗法，无根本治疗法。常听病毒循自然进行之轨道，故有病型。故苟用仲景法治之，病在太阳，即愈于太阳。若用《温病条辨》法，清宫增液，热不得退，则出白㾦，是又一病型。病型，即《巢氏病源》所谓病候。凡治医稍久，经验稍多者，对于伤寒，但问日期，可以知病证，但睹病状，可以知起病日数及所感苦痛，无他，以病有型。故各家于"坏病"字，解释颇歧异。吾以为凡病候不循常轨，无型可言者，即是

---

① 铫：古代一种带柄有嘴小锅。

坏病。因不经误药，或误药不甚，病型必不乱。病型不乱，则各经皆有定法，乱则不能泥于常理。起病日期虽尚在桂枝证时期，亦不得遽与桂枝汤，故曰"桂枝汤不中与也"。温病病型与伤寒不同，详《温病明理》。

桂枝本为解肌，若其人脉浮紧，发热汗不出者，不可与之也。常须识此，勿令误也。《玉函》《千金翼》"桂枝"下有"汤"字，"汗不出"作"无汗"，无"之"字，成本亦无。

成云：脉浮发热，汗出恶风者，中风也，可与桂枝汤解肌；脉浮紧发热，不汗出者，伤寒也，可与麻黄汤。常须识此，勿妄治也。

丹云：肌，《说文》"肉也"。折骨分经，白为肌，赤为肉。而肌有两义：有肌肤之肌，有肌肉之肌，《注证发微》详辨之。方氏因注云：肌，肤肉也。盖分肌肉之肌也。

又云：解肌，解散肌表邪气也。言桂枝虽为解肌之剂，若其人脉浮紧发热，汗不出者，不可与桂枝汤，当以麻黄汤，解散其肌表之邪。"解肌"二字，不专属于桂枝。《外台秘要》有麻黄解肌汤、桂枝解肌汤。《名医别录·麻黄主疗》云"解肌"，可以见耳。铁注：古人于定名不甚讲究，故费解如此。著之于篇，以见读中医籍之不宜凿解。

若酒客病，不可与桂枝汤，得之则呕，以酒客不喜甘故也。《玉函》《千金翼》无"若"字、"病"字、"以"字。成本"得之"作"得汤"。

成云：酒客内热，喜辛而恶甘。桂枝汤甘，酒客得之，则中满而呕。

柯云：仲景用方慎重如此，言外当知有葛根芩连以解肌之法矣。

丹云：程氏谓"酒客脉浮，汗自出，似风伤卫"，《金鉴》云"酒客病，谓过饮而病也"，并非是。

喘家作，桂枝汤加厚朴杏子佳。方云"佳，一本作杏子仁"。

成云：太阳病，为诸阳主气。风甚气拥，则生喘证也。与桂枝汤以散风，加厚朴、杏仁以降气。

魏云：凡病人素有喘证，每感外邪，势必作喘，谓之喘家，亦如酒客等，有一定治法，不同泛常人一例也。

钱云：气逆喘急，皆邪壅上焦也。胃为水谷之海，肺乃呼吸之门，其气不利，则不能流通宣布，故必加入厚朴、杏仁乃佳。杏子，即杏仁也。前人有以"佳"字为"仁"字之讹者，非也。

凡服桂枝汤吐者，其后必吐脓血也。《玉函》《千金翼》无"凡"字、"也"字。

钱云："其后必吐脓血"句，乃未至而逆料之词也。言桂枝性本甘温，设太阳中风投之以桂枝汤而吐者，知其人本阳邪独盛于上。因热壅上焦，以热拒热，故吐出而不能容受也。若邪久不衰，熏灼肺胃，必作痈脓，故曰"其后必吐脓血也"。此以不受桂枝而知之，非误用桂枝而致之也。乃各注家俱言胃家湿热素盛，更服桂枝，则两热相搏，中满不行，势必上逆而吐。热愈淫溢，蒸为败浊，必吐脓血，此一大禁也。方、喻均云尔。不知桂枝随已吐出，何曾留着于胸中，岂可云更服桂枝，两热相搏乎？前人遂以此条列为桂枝四禁，岂不谬乎？

魏云：桂枝既不可用，将坐以候之乎？此处俱无一语救正，不几令主治者茫然邪？湿热家之中风，于用桂枝之内，必佐以五苓之治法。或易桂枝为葛根，即葛根连芩汤之义也。

汪云：此条仲景无治法。《补亡论》常器之云：可服《类要》芍药地黄汤。

郭白云云：见脓血而后可服。

丹云：舒氏云：酒客得桂枝则呕，其

后果吐脓血乎？盖积饮素盛之人，误服表药，以耗其阳而动其饮，上逆而吐，亦常有之，若吐脓血者，从未之见也，定知叔和有错。此说似有理。

铁樵按：吐脓血当求其理。体工之变化，原多不可思议之事。然不能言其理，当求之经验，若二者皆无，当阙疑耳。纵曲为之说，宁有当乎？如云"熏灼肺胃，必作痈脓；蒸为败浊，必吐脓血"，此等只算信口开河，不值识者一哂。

太阳病，发汗，遂漏不止。其人恶风，小便难，四肢微急难以屈伸者，桂枝加附子汤主之。《玉函》《脉经》《千金翼》"汗"前有"其"字，"漏"后有"而"字。

成云：太阳病，因发汗遂漏不止而恶风者，为阳气不足。因发汗阳气益虚，而皮腠不固也。《内经》云：膀胱者，州都之官，津液藏焉，气化则出。小便难者，汗出亡津液，阳气虚弱，不能施化。四肢者，诸阳之本也。四肢微急，难以屈伸者，亡阳而脱液也。《针经》曰：脱液者，骨属屈伸不利，与桂枝加附子汤，以温经复阳。

柯云：太阳固当汗。若不取微似有汗，而发之太过，阳气无所止息，而汗出不止矣。

方云：恶风者，太阳中风，本自汗出，腠理疏而恶风。既漏不止，则腠理愈疏，而恶愈甚也。

丹云：喻氏以恶风为外风复入所致，恐不然也。

徐大椿《伤寒类方》云：此发汗太过，如水流漓，或药不对证之故。中风本恶风，汗后当愈，今仍恶风，则表邪未尽也。

铁樵按：自此节以下，一节一法，一证一药，语语金科玉律，汗牛充栋之医书，只是从此中拾得一二剩义。仲景书之可贵者在此，各注不过供参考、备浏览。凡治学，当胸中先有线索，然后能将所得连成一串，积久自然有成，研求自有意味。否则旧注虽多，异说纷纭，徒乱人意，不但治伤寒如此，学者知之。又成注引《针经》"脱液"为言，乍读之，必不能明了，兹为说明如下："脱液者，骨属屈曲不利"，此两语若随便读过，两句本不相连，脱液与骨不利亦无何等连带关系，脱液骨不利更与附子不生关涉。若于临床治病之顷，欲寻一脱液骨不利之病证，恐终竟不可得，附子亦终竟不能用也。须知脱液是津液干枯，凡汗多亡阳者，固津液干枯，即下之过当，亦津液干枯。今人遇此，皆用石斛，皆是不明古书真义，无有不杀人者。一，须知少阴与阳明皆有津液干枯。阳明当正治，所以津液干枯，由于发热化燥热也，以药清之则愈。所谓清药，黄芩、黄连、知母、石膏、大黄、芒硝皆是，随病之轻重，有积无积而用之。不必石斛，石斛亦不效。少阴当从治，少阴之津液干枯，为下焦之肾阳不能上蒸，气化失职所致虚也，从治当以热治热，舍附子莫属。二，欲知津液干枯之究属阳明，抑是少阴，当问来路与兼证。例如下后而津液干枯，汗后而津液干枯，即与单纯发热化燥之津液干枯有别。东国喜多村《伤寒疏义》云：实则太阳，虚则少阴；实则阳明，虚则太阴；实则少阳，虚则厥阴。此最明显。三阳皆实，三阴皆虚。太阳有一汗之不足而再汗者，阳明有一下之不足而再下者。再汗再下以何物为标准，须视其舌色与脉。脉不虚，舌不干，皆阳证。若下后汗后而干，即是脱液。此特为初学说法，若治医稍久，一望即能辨识。同是干枯之舌，阳明、少阴故迥然不同，且阳明腑证，舌苔纵黄厚不干，即干亦不枯。故"脱液"字当专属少阴，阳明无脱液。虚实寒热之辨，以此为标准，生死从此而分界。非可以模糊影响之谈，偏执武断之见，以为应付而胜任愉快者。故又当注意兼证。本条之"汗漏不止，其人恶风，小便难，四肢微急，难以屈伸者"皆是也。汗漏不止，恶风，是桂枝证；小便难，四肢微急难以屈伸，是附子证。何以言之？《内经》云：阳扰于外，阴争于内，九窍不通。盖阴阳为交互的，为相辅的，阴病阳无不病，阳病阴无不病。其云"九窍不通"，目无泪，鼻无涕，口无津液，耳聋，二便难也。阴阳病相似处最多：少阳耳聋，少阴亦耳聋[①]；阳明口干，少阴亦口干；阳病溲短赤，阴病溲亦短赤。前代医集，往往于此等处言之不能详析。须知小便难即九窍不通之渐。本论以蜷卧但欲寐为少阴证，四肢微急，难以屈伸，即蜷卧之渐也。

桂枝加附子汤

桂枝三两，去皮　芍药三两　甘草三两，炙　生姜三两，切　大枣十二枚　附子一枚，泡，去破皮，八片

徐云：此阳气与阴津两亡，更加风气缠绵。若用四逆，则不宜干姜之燥；若用真武，则不宜苓术之渗湿。故用桂枝汤加附子，以固表祛风，而复阳敛液也。

周云：仲景何遽用附子？观本文云"遂漏不止"，知其漏正未有止期也。人身津液有几，堪漏而无已邪？故以附子入桂枝汤中，即为固表回阳上剂。

钱云：此方于桂枝全汤内加附子，故多一"加"字。"伤寒八九日风湿相搏"条下之桂枝附子汤，芍药已去，非桂枝全汤，乃另是一方，故无"加"字。

丹云：《千金方》治产后风虚，汗出不止，小便难，四肢微急，难以屈伸者，桂枝附子汤，即是此方，正见孙公运用之妙矣。《叶氏录验方》救汗汤，治阳虚自汗，即此方，出《虚劳门》。《本事方》云：有一士人，得太阳病。因发汗汗不止，恶风小便涩，足挛曲而不伸。予诊其脉浮而大。浮为风，大为虚。予曰：在仲景方中有两证，大同而小异，一则小便难，一则小便数。用药稍差，有千里之失。仲景第七证云：太阳病，发汗遂漏不止。其人恶风，小便难，四肢微急，难以屈伸者，桂枝加附子汤。十六证云：伤寒脉浮自汗出，小便数，心烦，微恶寒，脚挛。反与桂枝，欲攻其表，此误也。得之便厥，咽中干，烦躁吐逆。一则漏风小便难，一则自汗小便数，或恶风，或恶寒，病各不同也。予用第七证桂枝加附子汤，三啜而汗止。佐以甘草芍药汤，足便得伸。

《伤寒类方》云：四肢为诸阳之本，急难屈伸，乃津脱阳虚之象，但不至亡阳耳。若更甚而厥冷恶寒，则有阳脱之虞，当用四逆汤矣。又云：桂枝同附子服，则能止汗回阳。成本第十卷，此方后附术附汤方，全书乃移载本条后。

太阳病，下之后，脉促胸满者，桂枝去芍药汤主之。《玉函》《千金翼》《脉经》"后"均作"其"。成本与下条连为一节。

成云：太阳病下之，其脉促不结胸者，此为欲解。一百四十一条。此下后脉促，而复胸满，则不得为欲解。由下后阳虚，表邪渐入，而客于胸中也。

《鉴》云：太阳病未解而下之，胸实邪陷，则为胸满。气上冲咽喉，不得息，瓜蒂散证也。胸虚邪陷，则为气上冲，桂枝汤证也。今下之后，邪陷胸中，胸满脉促，似乎胸实，而无冲喉不得息之证；似乎胸虚，又见胸满之证。故不用瓜蒂散以治实，亦不用桂枝汤以治虚。惟用桂枝之

---

① 耳聋：原作"聋耳"，据文义改。

甘辛，以和太阳之表；去芍药之酸收，以避胸中之满。

张云：脉促，虽表邪未尽，然胸满不结，则以误下而损其胸中之阳也。

钱云：脉促者，非脉来数，时一止复来之促也。即急促，亦可谓之促也。

顾宪章《伤寒溯源集》云：促，有短促之义。

铁樵按：下后脉促，是事实，钱顾二说恐非是。不但下后有促脉，汗后、温后均有之。所谓促，即脉来数，时一止，复来之促也。大约脏气骤变，脉无有不促者。欲明所以然之故，须先明平人脉何故不促。其长说甚，参看《脉学发微》。

桂枝去芍药汤方

桂枝三两，去皮　甘草二两，炙　生姜三两，切　大枣十二枚，擘

若微恶寒者，桂枝去芍药加附子汤主之。丹云：原本无"恶"字，今据成本、《玉函》补。成本"桂枝去芍药"作"去芍药方中"。

沈云：若脉促胸满而微恶寒，乃虚而踟蹰①，阳气欲脱，又非阳实之比，所以加附子固护阳气也。

丹云：张志聪、张锡驹皆以微恶寒为脉微而恶寒之义，误。张令韶曰：上节言太阳汗后亡阳，此节言不但汗可以亡阳，即下亦可以亡阳也。

喜云：此论太阳误下，胸中阳虚之证治。脉促者，表未尽之证也。葛根黄芩黄连汤条曰：太阳病，桂枝证，医反下之，利遂不止，脉促者，表未解也。促，短促也，与一止复来之促不同。铁樵按：此本钱说，然非是。短促、急促，均非表不解。且钱氏何所根据？仲景既未自言非时一止之促，注家何由知之？余另有说，详葛根汤条下。胸满，病人自觉之证，非医者可抑按以得之也。此误下以损胸中之阳，邪气乘客以为胸满，故去芍药以避胸中之满。然表邪仍在，故用桂枝散

表，并亦扶其阳。若更增微恶寒，则阳气大亏，致不能卫外而生外寒矣，乃阳虚之稍甚者，是所以加附子救护其阳也。刘茝庭云：芍药，腹满用之，胸满忌之者，岂以其味酸腻膈软？《续易简方》云：芍药一味，独不利于失血虚寒之人，反足增剧。古人云"减芍药以避中寒"，诚不诬也。

太阳病，得之八九日，如疟状，发热恶寒，热多寒少，其人不呕，清便欲自可，一日二三度发。脉微缓者，为欲愈也。脉微而恶寒者，此阴阳俱虚，不可更发汗、更吐、更下也。面色反有热色者，未欲解也。以其不能得小汗出，身必痒，宜桂枝麻黄各半汤。《玉函》《千金翼》"欲自可"作"自调"，"必"后有"当"字。

成云：发热恶寒，热多寒少，为阳气进而邪气退也。里不和者，呕而利；今不呕，清便自调者，里和也。寒热日二三发者，邪气微也。今日数多而脉微缓者，是邪气微缓也，故云欲愈。脉微而恶寒者，表里俱虚也。阳，表也；阴，里也。脉微为里虚，恶寒为表虚，以表里俱虚，故不可更发汗、更吐、更下也。阴阳俱虚，则面色青白，反有热色者，表未解也。热色，为赤色也。得小汗则和，不得汗则不得和，邪气外散皮肤而为痒也，与桂枝麻黄各半汤，小发其汗，以除表邪。

方云：八九日，约言久也；如疟状，谓有往来寒热，而无作辍之常也；更，再也；不可汗，已过表也；不可吐下，未见有里也。

钱云：邪既浮浅，脉又微缓。微者，非微细之微，言较前略觉和缓也。脉微恶寒之微，乃轻微细小之微，非微缓之微也。

魏云：小汗出，"小"字亦须留意。

① 踟蹰：畏缩恐惧的样子。

意见正邪俱微，大汗流漓，在所必禁也。

张云：首节颇似小柴胡证，故以不呕、清便自调证之。次节虽脉微恶寒，止宜小建中加黄芪，以温分肉，司开阖，原非温经之谓。后节面色反有热色，言表邪未尽，故宜各半，不可与面合赤色比类而观也。

《伤寒琐言》云：赵嗣真《活人释疑》曰：仲景之意，盖得"病之八九日，如疟状，发热恶寒，热多寒少"十六字，为自初至今之证，下文乃是以后拟病防变之辞。当分作三截看：若"其人不呕，清便欲自可，一日二三度发，脉浮缓为欲愈"，此一节，乃表和无病而脉微者，邪气微缓也，阴阳同等，脉证皆向安之兆，可不待汗，而欲自愈。"脉微而恶寒者，此阴阳俱虚，不可更汗、更下、更吐之"，此一节宜温之。若"面色反有赤色，未欲解也。以其不能得少汗出，其身必痒，宜桂枝麻黄各半汤"，此一节，必待汗而愈也。

刘茞庭云：面反有热色，成氏以为赤色。考面赤，证参二阳并病，面色缘缘正赤，及阳明病面合赤色，当是表郁兼里热者所致。今但表郁而有之，故下一'反'字，是知以病来未曾小小发汗，故邪郁而身痒也。盖邪迫筋骨则痛，郁肌肉则痒，此当发汗。然本是中风表疏，故不宜麻、葛之发。今则郁甚，桂枝之力殆有不及，是以酌量麻、桂二汤之间，立此方以主之也。

铁樵按：刘氏此说最允当，其释"反"字、"痒"字，均有意味。不能小汗出，因而身痒。桂枝本不中与，以无汗也；桂、麻并用，即为无汗而设。斟酌于桂、麻各半，即是欲其小汗出。清，同圊。丹氏引刘熙《释名》云：圊，至秽之处，宜常修治使洁清也。颜师古《急就篇》注云：清，言其处特异常所，当加洁清也。《太阳篇》中"清谷""清血"，"清"字皆与"圊"同。又诫不可更汗、更吐、更下，因是阴阳俱虚之故。阴阳指表里。何以知之？以上文"脉微恶寒"也。脉微为里虚，恶寒为表虚。治表以桂枝，治里以附子。张路玉之小建中加黄芪，非法。

桂枝麻黄各半汤方

桂枝一两十六铢，去皮　芍药　生姜切　甘草炙　麻黄去节，各一两　大枣四枚，擘　杏仁二十四枚，汤浸去皮尖及两仁者

上七味，以水五升，先煮麻黄一二沸，去上沫，纳诸药。煮取一升八合，去滓，温服六合。本云桂枝汤三合，麻黄汤三合，并为六合，顿服。将息如上法。原注：臣亿等谨按：桂枝汤方：桂枝、芍药、生姜各三两，甘草二两，大枣十二枚。麻黄汤方：麻黄三两，桂枝二两，甘草一两，杏仁七十个。今以算法约之，二汤各取三分之一，即得桂枝一两十六铢，芍药、生姜、甘草各一两，大枣四枚，杏仁十三个零三分枚之一，收之得二十四个，合方。详此方，乃三分之一，非各半也，宜云合半汤。《玉函》"七味"后有"㕮咀"字，"顿服"后有"今裁为一方"五字。

柯云：桂枝汤三合，麻黄汤三合，并为六合。后人算其分量，合作一方，大失仲景制方之意。

徐云：是风虽外薄，为寒所持，而不能散。所以面显怫郁之热色，必宜总风寒两解之，故桂麻合用。

《伤寒类方》云：按，此方分两甚轻，计共约六两。合今之秤，仅一两三四钱，分三服，只服四钱零，乃治邪退后至轻之剂，犹勿药也。

太阳病，初服桂枝汤，反烦不解者，先刺风池、风府，却与桂枝汤则愈。《玉函》《千金翼》"先"前有"当"字；《脉经》有"法当"二字。

柯云：此条治中风之变。桂枝汤煮取

三升，初服者，先服一升也，却与者，尽其二升也。热郁于心胸者，谓之烦；发于皮肉者，谓之热。麻黄证发热无汗，热全在表。桂枝证发热汗出，便见内烦，服汤反烦，而外热不解，非桂枝汤不当用也。以外感之风邪重，内之阳气亦重耳。风邪本自项入，必刺风池、风府，疏通来路，以出其邪；仍与桂枝汤，以和营卫。《内经》曰：表里刺之，服之饮汤。此法是矣。

丹云：《针灸资生经》云：岐伯对黄帝之问曰：巨阳者，诸阳之属也，其脉连于风府，故为诸阳主气也。然则风府者，固伤寒所自起也。北人皆以毛裹之，南人怯弱者，亦以帛护其项，俗谓之三角是也。柯氏之说，盖本于斯。

喜云：杨上善曰：风为百病之源。风初入身，凡有五种：一者，寒；二者，汗出；三者，头痛；四者，身重；五者，恶风寒。观其虚实，取之风府。风府者，受风要处也。

《伤寒类方》云：此非误治。因风邪凝结于太阳之要路，则药力不能流通，故刺以解其结。盖邪气太甚，不仅在卫，而在经，刺之以泄经气。

《素问·骨空论》云：风从外入，令人振寒汗出，头痛，身重恶寒，治在风府。大风颈项痛，刺风府。风府在上椎。

《甲乙经》云：风池二穴，在颞颥后，发际陷中，足少阳、阳维之会。风府一穴，在项发际上一寸，大筋宛宛中，督脉、阳维之会。

服桂枝汤，大汗出，脉洪大者，与桂枝汤，如前法。若形似疟，一日再发者，汗出必解，宜桂枝二麻黄一汤。成本"似"作"如"；"脉洪大者"作"若脉但洪大者"。《脉经》"再"后有"三"字。

志云：大汗出，脉洪大者，肌腠之气，而外合于肤表。标阳气盛，故脉洪大而汗出也。如前啜粥之法，以助药力。

柯云：服桂枝汤后，而恶寒发热如疟者，是本当用麻黄汤发汗，而用桂枝则汗出不彻故也。凡太阳发汗太过，则转属阳明，不及则转属少阳。此虽寒热往来，而头项强痛未罢，是太阳之表尚在，因风邪泊营卫，动静无常，故一日再发，或三度发耳。

《鉴》云：服桂枝汤，大汗出，病不解，脉洪大，若烦渴者，则为表邪已入阳明，是白虎汤证也。今脉虽洪大，而不烦渴，则为表邪仍在太阳也。

丹云：《玉函》有"但"字，可见其无他证也。

铁樵按：此条是救大汗之法。服桂枝汤，当令微似汗，不可如水淋漓。今云大汗出，是服桂枝汤未如前法之故，是桂枝汤不误，大汗出误也。惟其误在大汗出，所以见洪大之脉。桂枝证本脉缓，今一服桂枝汤，大汗淋漓，脉反洪大，病之不解，已在言外。须知脉洪大，则热必壮也。前云服桂枝汤，当令微似汗，不可如水淋漓，未言如水淋漓有若何坏处，此条正是前条注脚。

如水淋漓则当见洪大之脉，热不解而反壮也，如此则奈何？曰：不须疑虑，再与桂枝汤取微似汗即得。故曰与桂枝汤如前法。伤寒定法，有汗用桂枝，无汗用麻黄。今上文云大汗出，下文云宜桂枝二麻黄一汤，何以故？曰：以其无汗也。何以知之？曰：观"汗出必解"四字，可见得桂枝二麻黄一汤则汗出，汗出则热解。是热之不解，正因汗之不出，以是知其因无汗而用桂二麻一汤，非因大汗而用桂二麻一汤也。末二句，本是倒装文法，"汗出必解"四字，当在"宜桂枝二麻黄一汤"之下，是则然矣。何解于"大汗"

与"汗出必解"两语之前后矛盾？曰：《玉函》《脉经》均作"若脉但洪大者"，各家注释，均注意于"但"字，却不注意"大汗出"之"大"字。须知下文之"汗出必解"四字，正因"大汗出"之"大"字，。何以故？本阳证，汗之过当，则成阴证，。如"振振欲擗地"及"汗漏不止""汗多成痉"诸条皆是，是误汗也。本桂枝证，与桂枝汤是不误也，但服桂枝汤当令微似汗，不可如水淋漓。今服汤后大汗出，是桂枝汤虽不误，而服桂枝汤之法则误，不误则不入阴。法误则救其法，救其法之误须如前法，故曰"如前法"。此为一段，"若"字以后为另一段文字。"若"字后，"形"字前，当有"汗闭"两字省去，此古时文法如此。盖必如此然后简，否则仲景之《伤寒论》岂不如鄙人之讲义一般拖沓乎？然所以知其省却"汗闭"两字，不但因文法，更因病理。凡用药当使药与病相得，与病相得则病当药，病当药，药力发而病去；药与病不相得则病不当药而正气当药，病不当药则药力发而病不去，正气当药则药力发而正愈伤。正气衰一分，病乃进一分。故病与药不相得，则病进。今服桂枝汤后大汗出，即是病与药不相得，汗虽出，病不去。汗出则正衰，正衰则病盛，病盛则传里，传里则表虚，表虚斯形寒，形寒斯汗闭。此所以知"汗出必解"句正从"大汗出"句来也。桂枝证服桂枝汤不为误，不误不致遽变阴证，充其量转属阳明而止。然邪之进亦常以渐，若其势太暴，则正气必起反射作用，而格拒于内。病邪欲传阳明不得则退，却因表闭不得与汗俱出，重复入里。此时邪正格拒，互为低昂，故寒热如疟状，一日二三度发。欲救正此失，奈何？曰：当助正气，驱邪外达，不当戕正气，使邪内陷。医有喜用泻药者，皆戕正助邪之手笔也。助正驱邪，莫如桂枝汤。以有芍药、甘草护阴，姜、枣和营卫，桂枝解肌达表之故。邪之所以不出，因表闭不能与汗俱出。欲令出汗，莫如麻黄汤。尤宜注意者，此病之来路由于大汗出，今须救正大汗出之失，俾但小汗出乃得。欲令小汗出，莫如桂枝二麻黄一汤。

桂枝二麻黄一汤方

桂枝<small>一两十七铢，去皮</small>　芍药<small>一两六铢</small>　麻黄<small>十六铢，去节</small>　生姜<small>一两六铢，切</small>　杏仁<small>十六个，去皮尖</small>　甘草<small>一两二铢，炙</small>　大枣<small>五枚，擘</small>

上七味，以水五升，先煮麻黄一二沸，去上沫，纳诸药，煮取二升。去滓，温服一升，日再服。本云桂枝汤二分，麻黄汤一分，各为二升，分再服。今合为一方，将息如前法。<small>此后有林亿等原注，说明药方分量，因无甚关系，从略。大约仲景原意桂枝汤原方取三之二，麻黄汤原方取三之一。林亿等将其分量折算合为一方，故柯氏有背理之语。</small>

柯云：邪气稽留于皮毛肌肉之间，固非桂枝可解。已经汗过，又不宜麻黄之峻攻。故取桂枝汤三分之二，麻黄汤三分之一，合而服之。再解其肌，微开其表，寓发汗于不发之中。又用桂枝后，更用麻黄法也。后人合为一方，是大背仲景比较二方之轻重，偶中出奇之妙理矣。

张云：详此方与各半，药品不殊，惟铢分稍异，而证治攸分，可见仲景于差多差少之间，分毫不苟也。

服桂枝汤，大汗出后，大烦渴不解，脉洪大者，白虎加人参汤主之。<small>《玉函》《脉经》"脉"前有"若"字。《千金方》作"白虎汤"。</small>

成云：大汗出，脉洪大而不渴，邪气犹在表也，可更与桂枝汤。若大汗出，脉洪大而烦渴不解者，表里有热，不可更与桂枝汤，可与白虎人参汤，生津止渴，和表散热。

钱云：此因大汗出后，遂致胃中津液

耗竭，阳邪乘虚入里，至大烦渴而不解。上篇之"大汗出，脉浮而微热，消渴者"及中篇之"发汗后，脉浮数烦渴"之证，皆以误汗亡阳，下焦无火，膀胱之气化不行，失其蒸腾之用，故气液不得上升而渴也。然脉浮，则其邪仍在太阳，故以五苓散主之。今大烦渴，而脉见洪大，则邪不在太阳，而已传入阳明矣。即《阳明篇》所谓"阳明脉大者"是也。故以白虎汤解胃中之烦热，加人参以补其大汗之虚，救其津液之枯渴也。

铁樵按：白虎汤或人参白虎，皆须大热而渴，烦躁汗出，脉洪大或滑者方可用。若太阳病误用此方，则胸闷泛恶干呕，面青肢冷，有如干霍乱。今之病家与医生，皆喜凉畏热。岂知用之不当，其祸惟均，附桂膏黄，杀人则一。吾所以言此，惧吾同学有中时毒者，习医未成，反自误误人也。

白虎加人参汤方

知母六两　石膏一斤，碎，棉裹　甘草二两，炙　粳米六合　人参三两

上五味，以水一斗，煮米熟汤成，去滓。温服一升，日三服。《外台秘要》作"上五味切，以水一斗二升，煮米熟，去米，纳诸药，煮取六升，去滓。温服一升，日三。"成本云：于白虎汤内加人参三两，余依白虎汤法。丹云：《外台》所载，当是仲景旧法。

《活人辨疑》：化斑汤，治赤斑，口燥烦渴，中喝。即本方。

《保命集》：人参石膏汤，治膈消。上焦烦渴，不欲多食，于本方去粳米。东垣加黄芩、杏仁。

《徐同知方》：人参白虎汤，治伏暑发渴，呕吐身热，脉虚自汗。如伏暑作寒热未解，宜本方和五苓散同煎服。

《疹科纂要》：人参白虎汤，治麻疹化斑发疹，止渴如神。于本方去粳米，加桔梗、竹叶。

《医史》云：吕沧洲治赵氏子，病伤寒十余日，身热而人静，两手脉尽伏。俚医以为死也，弗与药。翁诊之，三部举按皆无，其舌苔滑，而两颧赤如火，语言不乱。因告之曰：此子必大发赤斑，周身如锦纹。夫脉，血之波澜也。今血为邪热所搏，淖而为斑，外见于皮肤。呼吸之气，无形可依。犹沟隧之无水，虽有风不能成波澜，斑消则脉出矣。及揭其衾，而赤斑斓然。即用白虎人参汤，化其斑，脉乃复常。继投承气下之，愈。发斑无脉，长沙所未论，翁盖以意消息耳。

铁樵按：此医案不甚中肯。因其议论全属臆说，与事实不合，可备一说，不可据为定法。斑为痧疹外之一种，伤寒、温病往往有此一种传变。自来传说，谓是血分中郁热，其说可信，因用犀角、地黄，往往取效，犀角、地黄，血分药也。然有发有不发。大多数是伤寒温病之后起证，亦有开始即斓如锦纹者，谓为误药之坏病，未为确论。然伤寒温病治之得法，传变见发斑者，千不得一，究不能明何故有斑。西医籍亦谓病源不明了，然实无有脉伏不可见者。不佞治吴甄士女公子之病，口不能言，耳不能闻者七日夜，两手无脉。以大承气汤下之，隔一日再下之，然后有脉。然则所以无脉，胃气窒耳。何得妄谓血之波澜，因斑未出，故脉不见耶？吴小姐医案，详《药盦医案》中。

太阳病，发热恶寒，热多寒少，脉微弱者，此无阳也，不可发汗，宜桂枝二越婢一汤。《千金翼》"者"作"则"。《玉函》"发汗"前有"复"字。

柯云：本论无越婢证，亦无越婢方，不知何所取义，窃谓其二字必误也。此热多是指发热，不是内热。无阳是阳已虚，而阴不虚。不烦不躁，何得妄用石膏？观

麻黄桂枝合半、桂枝二麻黄一二方，皆当汗之证。此言不可发汗，何得妄用麻黄？凡读古人书，须传信阙疑，不可文饰，况为性命所关者乎？且此等脉证最多，无阳不可发汗，便是仲景法旨。柴胡、桂枝汤，乃是仲景佳方。若不头项强痛，并不须合桂枝矣。读书无目，至于病人无命，愚故表而出之。

舒云："热多寒少"四字，是条中关键。必其人平素热盛津衰，故方中用石膏以保其津液也。但"无阳"二字有误，如果无阳，则必寒多热少，当用附子，石膏又在所禁矣。

丹云：无阳，方氏亦尝疑之，然犹释为疾在阴而无在阳之义。张志聪、张锡驹从其说为解，喻氏、周氏、张璐则曰无津液之谓，《金鉴》亦云无太阳表脉。皆强解也。程云：正阳虚。钱云：命门真阳之虚。果然，则安有用石膏之理乎？其他魏氏、汪氏辈，皆属附会，只成氏于此一条，不下注解，盖有所见也。至于柯氏，断然阙疑，可谓卓越之识矣。

铁樵按：此条经文实不误，诸家自不懂耳。东国喜多村直宽氏解释最妙，今录其全文如下。喜云：此亦中风证。经日失汗，以致邪郁更甚者，与前桂麻各半汤及桂二麻一汤互意。而麻一汤省"寒热"字，但言如疟状。此段言"寒热"而省"如疟状"字。其人不呕，清便自可，亦此条所同。且前段言"日再发"者，则其邪稍轻。此节不言发几次，则其热为重，于是设此汤以发越郁阳，殆犹麻黄之有大青龙也。"其脉微弱者，不可发汗"两语，盖是示此方不可轻用之意。与各半汤之"脉微而恶寒"，大青龙之"脉微弱"同例，乃系倒笔法。无阳与亡阳同，只是阳虚之谓。成氏云：无阳者，亡津液也。但本文甚约，故不易察。诸注扭捏，

总说不去矣。又云：婢与脾，古字通用。《外台秘要》"越婢汤"一云"起脾汤"；《玉函经》方后煎法，二"婢"字均作"脾"，可证。成氏曰："发越脾气，通行津液"，乃此义也。此方较之桂麻各半汤及桂二麻一汤，其力尤峻。盖石膏与麻黄同用，则有走表驱热，以发越郁阳之功也。

喜氏此说可谓圆满。"宜桂枝二越婢一汤"句，自当在"热多寒少"句下，与桂枝二麻黄一条同一倒装文法。又"寒热"字，皆与"阴阳"字互用，读者不可死煞句下。此处"热多寒少"四字，实与阳多阴少无异，亦与"热多阴少"无异。发热恶寒，是太阳病，热多阴少，却是阳明病。惟其发热恶寒，故当用麻黄；惟其热多阴少，故当用石膏。脉微弱者，此无阳也，无阳释作亡阳亦误。须知阴阳二字，往往交互言之，无阳即是无阴。脉微弱者禁汗，所以禁汗，惟恐阴液不能作汗，强汗之必变，故云不可发汗。既不可发汗，自不宜桂枝二越婢一汤。发热恶寒，自当发汗，阳多阴少，自当兼顾救阴，发汗用麻桂，救阴用石膏，自是宜桂枝二越婢一汤。故知末句宜在"寒多热少"之下。《伤寒论》为中医学根本，但就此节而论，诸家注释均误，东医当日以丹波元简为弁冕，亦复不能解此。喜多村自是不凡，惜乎薛居州[1]只此一人。然则东国中医渐归淘汰，我国中医黯然无色，正非无因。吾侪及今努力，不难在迈越古人，却难在兴废继绝。此吾所以欲结大团体，以学术进行为目的，而终不愿以一知半解自秘惜也。

---

[1] 薛居州：战国时期宋国的善士。见《孟子·滕文公下》。

　　桂枝二越婢一汤方

　　桂枝去皮　芍药　麻黄　甘草炙，各十八铢　大枣四枚，擘　生姜一两二铢，切　石膏二十四铢，碎，棉裹

　　上七味，以水五升，煮麻黄一二沸，去上沫，纳诸药，煮取二升，去滓，温服一升。本云当裁为越婢汤、桂枝汤，入合之饮一升。今合为一方，桂枝汤二分，越婢汤一分。原注：臣亿等谨按：桂枝汤方：桂枝、芍药、生姜各三两，甘草二两，大枣十二枚。越婢汤方：麻黄二两，生姜三两，甘草二两，石膏半斤，大枣十五枚。今以算法约之，桂枝汤取四分之一，即得桂枝、芍药、生姜各十八铢，甘草十二铢，大枣三枚。越婢汤取八分之一，即得麻黄十八铢，生姜九铢，甘草六铢，石膏二十四铢，大枣一枚，八分之七，弃之。二汤所取相合，即共得桂枝、芍药、甘草、麻黄各十八铢，生姜一两三铢，石膏二十四铢，大枣四枚合方。旧云桂枝三，今取四分之一，即当云桂枝二也。越婢汤方，见仲景《杂方》中，《外台秘要》一云“起脾汤”。

　　柯云：此大青龙无桂枝、杏仁，与麻杏石甘汤同为凉解表里之剂。不用杏仁之苦，而用姜枣之辛甘，可以治太阳阳明合病。热多寒少而无汗者，犹白虎汤证，背微恶寒之类，而不可以治脉弱无阳之证也。

　　服桂枝汤，或下之，仍头项强痛，翕翕发热，无汗，心下满微痛，小便不利者，桂枝去桂加茯苓白术汤主之。《脉经》《千金翼》无“或”字、“仍”字，《玉函》“满”后有“而”字。《脉经》无“白”字。

　　成云：头项强痛，翕翕发热，虽经汗下，为邪气仍在表也。心下满微痛，小便利者，则欲成结胸。今外证未罢，无汗，小便不利，则心下满微痛，为停饮也。与桂枝汤以解外，加茯苓、白术，利小便行留饮也。

　　钱云：头项强痛，中风、伤寒均有之证也。翕翕发热，是热在皮毛，中风证也。无汗，则又伤寒之本证矣。就此诸证，为风寒兼有无疑矣。而但服桂枝汤，是治风而未治寒也，故仍头项强痛，翕翕发热，无汗而不解也。又或误下之，所以有心下满微痛之证，乃下后邪气陷入而欲结也。小便不利，太阳之热邪内犯膀胱，气化不行也，治之以桂枝去桂加茯苓白术汤，未详其义，恐是后人传写之误，亦未可知也。即或用之，恐亦未必能效也。仲景立法，岂方不对证，而能为后世训乎？余窃疑之，大约是历年久远，后人舛误所致，非仲景本来所系原方。近代名家，悉遵成氏之训，俱强解以合其说。谓用之而诸证悉愈，吾不信也。

　　丹云：成注不及去桂之义，但云桂枝汤以解外，则成所注本，无“去桂”二字乎？若不去桂，而用此方于此证，或有效验。王肯堂以降，多谓是水饮所致，然无的据。《金鉴》则依桂枝去芍药之例，谓去芍药之误，其说亦难从矣。

　　喜云：此条为汗下后表不解而里有水者，立治法也。服桂枝汤或下之，均失其治矣。而仍头痛项强，翕翕发热，则为邪气仍在表也。无汗，成氏以为水饮不行，津液内渗之所致，是也。心下满微痛，小便不利者，皆停饮之证，盖宿饮为邪所动而令然也。故予桂枝汤以驱表邪，加茯苓、术以行水饮也。按此证与五苓散证近似，然无烦渴，即里无热之证。况头项强痛，翕翕发热，则里水轻而表证重，故予此汤以专解表邪为主，兼利水也。

　　铁樵按：此条可疑之点颇多。第一，是“去桂”二字。此二字不妥当有数点：（甲）桂枝既去，药不对证，必不效。诚如钱氏所云。（乙）桂枝汤以桂枝为主，今云“去桂”，不词实甚，且无类似之文可为佐证。全部《伤寒论》，有麻黄汤去麻黄、附子汤去附子、芍药甘草汤去芍药甘草者乎？第二，是“无汗”二字。此

二字之可疑亦有数点：（甲）经文第十八条云"桂枝本为解肌，若其人脉浮紧，发热汗不出者，不可与之"。治《伤寒论》者，目此为桂枝禁。据此，是"去桂"两字既误，则"无汗"两字亦误。（乙）自实验言之，凡无汗者，溲必长。凡溲少者，汗必多。盖躯体内之液汁，苟未至于大病，常能保其平均。故汗出多者口必渴，口不渴者汗则少。今病在太阳，不为深也，下之纵误，表证仍在，亦未谓大坏，何得体工起非常之变化，既无汗而又溲难乎？（丙）伤寒之例，文字彼此交互而见意。往往举证可以知治者，则省其方；举方可以知证者，则省其证。例如第二十七条之"形似疟"，实省去"发热恶寒"字。第二十九条，又只言"发热恶寒"，省去"形似疟"字，是其例也。今云"翕翕发热"，是即第十三条之"翕翕发热"，虽仅举"翕翕发热"四字，其实省去"阳浮热自发，阴弱汗自出，啬啬恶寒，淅淅恶风"四句，否则仅举"发热"两字已足，不必翕翕也。

桂枝去桂加茯苓白术汤方本云"桂枝去桂"，方中无桂枝

桂枝三两　芍药三两　甘草二两，炙
生姜三两　大枣十二枚　白术三两　茯苓三两

上六味，以水八升，煮取三升，去滓，温服一升。小便利则愈。本云桂枝汤，今去桂枝加茯苓白术。《玉函》"六味"下有"㕮咀"字，"八升"作"七升"，"云"作"方"。成本不载本方。

《伤寒类方》云：凡方中有加减法，皆佐使之药。若去其君药，则另立方名。今去桂枝，而仍以桂枝为名，所不可解也。

《伤寒疏义》云：术分赤、白，昉见陶宏景《本草经集注》。所谓赤术，即苍术也。盖仲景之时，未曾有苍、白之分。《素问·病能论》云："泽泻、术各十分。"《本草经》亦只称术，不分苍、白。此后人所加明矣。又苏颂云："古方云术者，皆白术也。"

伤寒脉浮，自汗出，小便数，心烦，微恶寒，脚挛急，反与桂枝，欲攻其表，此误也。得之便厥，咽中干，烦躁吐逆者，作甘草干姜汤与之，以复其阳。若厥愈足温者，更作芍药甘草汤与之，其脚即伸；若胃气不和，谵语者，少与调胃承气汤；若重发汗，复加烧针者，四逆汤主之。《脉经》"心烦"作"颇复"；《玉函》"心烦"作"颇"字。成本"桂枝"后有"汤"字。《玉函》"脚"前有"两"字。《脉经》无"调胃"字。

成云：脉浮自汗出，小便数而恶寒者，阳气不足也。心烦脚挛急者，阴气不足也。阴阳血气俱虚，则不可发汗。若与桂枝汤攻表，则又损阳气，故为误也。得之便厥，咽中干，烦躁吐逆者，先作甘草干姜汤，复其阳气。得厥愈足温，乃与芍药甘草汤，益其阴血，则脚胫得伸。阴阳虽复，其有胃燥谵语，少与调胃承气汤微溏，以和其胃。重发汗为亡阳，加烧针则损阴。《内经》曰：营气微者，加烧针则血不流行。重发汗，复烧针，是阴阳之气大虚，四逆汤以复阴阳之气。

《鉴》云：是当与桂枝增桂加附子汤，以温经止汗。今反与桂枝汤，攻发其表，此大误也。

汪云：脉浮自汗出，小便数者，阳虚气不收摄也。心烦者，真阳虚脱，其气浮游而上走也。咽中干，烦躁者，误汗损阳，津液耗竭，阳虚烦躁，作假热之象也。吐逆者，阴寒气盛而拒膈也。

喜云：此揭中风证血气俱乏者之证治，伤寒脉浮自汗出，微恶寒者，为在表，乃桂枝汤证也。然小便数而少，心烦闷，脚挛急，则不啻表疏阳津素歉。经曰"伤寒二三日，心中悸而烦"，与此同情。

则是建中、新加之属所主也。而反与桂枝本汤，欲攻其表，非误而何？得之便厥者，厥为亡阳，不能与阴相顺接。咽中干，为津液寡。烦躁吐逆，为寒格于上也，于是作甘草干姜汤，散寒温里，以回其阳。阳回则厥自愈，足自伸。更有其脚未伸者，重与芍药甘草汤，以滋阴养血，舒其筋而缓其拘急，胫乃得伸矣。若得其脚伸后，或谵语者，由自汗小便数，胃家先自津液干少，又服干姜性燥之药，以致阳明内结谵语。然非邪实大满之比，故但用调胃承气以调之，仍少少与之，则胃中和润而内结自解。乃干姜之燥热，固足以长阳气，而不足为患矣。盖阳气内有所主，则虽胃燥谵语，不过仅润滑之耳。若夫正气之脱，虽和扁复生，无所下手。仲景宁惧正气之虚，不嫌干姜之燥也。若前此重发汗，或加烧针劫取其汗，以致亡阳证具，则又非甘草干姜所能治。故当于四逆汤急救其阳也。柯氏云：两"若"字有不必然意。

铁樵按：此下一节"证象阳旦"云云，各家佥以为非仲景原文。然两节实有相似处。或者后人因此节意义不明，将他书类是之文移入此条之后，亦未可知。今已无可稽考。但就此节而论，如各注家所言，总未能洽心贵当。成氏、柯氏、丹波、喜多而外，注释尚多，兹不备征引。仅就鄙意释之如下：窃谓此节包孕头绪颇多，不当一直说下。自首句至"得之便厥"，是一段文字，是全节之总纲。以下凡四节，是四个救逆法，中间省文甚多，试演为浅文以明之。

"伤寒脉浮，自汗出，小便数，心烦微恶寒，脚挛急"，此是桂枝加附子汤证。何以呢？因为此处"微恶寒"三字，与第念四节"若微恶寒"同。小便数，脚挛急，与第念二节"小便数，四肢微急，难以屈伸"同。这是亡阳的证据。此句从下文"以复其阳"四字生出。虽然有表证，然而是里证为急。若不顾里证，反予桂枝汤欲攻其表，此误也。桂枝所以能解肌，毕竟要纯表证，里面无病才行。若是阴扰于内，阳争于外的局面，要安内方可以攘外。徒治其外，岂但不解表，阳受攻，内阴不继，自然阴阳不相顺接，所以得之便厥。自第一句"伤寒脉浮"起，至此为第一段。在这第一段之内，先有许多商量，要悉数明白。然后可以讲到下面的"伤寒所重"是证。证有诊法。脉浮是太阳证，前面说过了。所谓寒胜则浮，这个脉浮是指下诊得出的。自汗出，小便数，是看护人可以知道的。心烦恶寒，脚挛急，可是病者自觉证，看护人细心的可以体会得出，然而总不的确，不能据以为准的。病人自己告诉医生当然较为真确，然而病人神智清楚还好，若是神识不清，就不能告诉你。况且患病不是可喜的事，谁又不烦？病人口里说烦，毕竟是否仲景所说的烦呢？照此说来，岂不是病人的话亦靠不住么？然则如何可以知道呢？倒也不难，只要留心病人的指头冷不冷。若是不冷，就是不恶寒；手很冷，就是很恶寒。指尖微冷，就是微恶寒。其次要留心脉气躁疾不躁疾。并非迟数之谓，详《脉学讲义》。不躁疾决不烦，躁疾的就定然烦了。又其次，要留心汗是遍身有的，还是但腰以上有汗，腰以下无汗的，或齐颈以上有汗，以下无汗的。若是汗出只齐腰，就可以知道他只四肢微急，若汗出齐颈而还，就定然脚挛急了。若问我如何知道的，也不过统全部《伤寒论》反复研究，无他谬巧。须知《伤寒》省文很多，有看得出的省文，有看不出的省文。看得出的省文，能知道的已经很少；看不出的省文，要能悟彻，就要看机缘宿慧了。如今要我引证数条，倒也说不出来。好在区区不作欺人之谈，将来诸同学实地试验，自然知道。如今闲话少说，言归正传。以上各证辨之既确，就可以知道不是桂枝证，是桂枝加附子证。可巧遇着一位伤寒大家的医生，误认做桂枝证，用了一剂桂枝汤，病人厥了，病家慌了，来请到我，这便如何办法？那就要看第二层证据用药。若是咽中干，咽中干之上经文，省却一"若"字，故用"者"字。烦躁吐逆并见的，那是用着舒驰远的话，"胸中一段阴霾之气，须用甘草干姜汤，以复其阳"。这是一个办法。"厥"字怎讲呢？共有三种意义：在《伤寒论》中，指头冷，名为厥，故有"指尖微厥"之文。《内经》中下厥上冒谓之厥，是下面脚冷，上焦却很烦躁的意思。此外猝然不省人事，须臾复苏，谓之厥。故通常有肝厥、痰厥之名。最利害的，是《史记·扁鹊传》里的尸厥。凡是厥，都是发作一些时，自己会回复过来的。若是一往不复，那就脚冷的是痹，肝厥、痰厥是死，不名之为厥了。所以本论《厥阴篇》有"厥五日，热亦五日"之文。本节中"厥"字的意义，既有烦躁和足温字样，当然是下厥上冒的厥。厥虽能自回，大约用药回得快一些，不服药回得慢一些。也有很利害，非药不复的。若是因误药而厥，大份药性过后，自己会回复的。故所以仲景说，若是厥愈足温者，不须甘草干姜汤，只要芍药甘草汤，他的脚就不挛急了。这是第二个办法。经文"更"字疑是衍文。若是病人有神昏谵语，就又当一论。从各方面诊察，确是胃不和而然。那就自汗、心烦、脚挛，都是阳证，可以将调胃承气汤予服。只要少，不要多。服汤之后，自然会有更确的证据出来。这是第三个办法。自古良医少，庸医多。我们遇着较重的病证，照例要问他，前此服过何药。若

是经过汗而再汗，和曾经用过烧针的，就可以知道恶寒是因为发汗亡阳的缘故，烦躁是因为烧针劫津的缘故。现在病状虽不过如此，然而既经过这两层大误，趋势决然不良。用我们的医学知识，详细考察，若是确有用四逆汤的证据，简直要用四逆汤的，这是第四个办法。本节虽白话，下字极斟酌，学者须悉心研读。铁樵自注。

甘草干姜汤方

甘草四两，炙　干姜二两

上二味，以水三升，煮取一升五合，去滓，分温再服。《玉函》"甘草二两"。成本"干姜"后有"炮"字。

芍药甘草汤方

白芍药《玉函》无"白"字　甘草各四两，炙

上二味，以水三升，煮取一升五合，去滓，分温再服。

柯云：仲景回阳，每用附子。此用甘草干姜者，正以见阳明之治法。夫太阳少阴，所谓亡阳者，先天之元阳也，故必用附子之下行者回之，从阴引阳也。阳明所谓亡阳者，后天胃脘之阳也，取甘草干姜以回之，从乎中也。盖桂枝之性辛散，走而不守，即佐以芍药，尚能亡阳；干姜之味苦辛，守而不走，故君以甘草，便能回阳。然先天太少之阳不易回，回则诸证悉解。后天阳明之阳虽易回，既回而前证仍在，变证又起，故更作芍药甘草汤继之。盖脾主四肢，胃主津液，阳盛阴虚，脾不能为胃行津液以灌四旁，故足挛急。用甘草以生阳明之津，芍药和太阴之液，其脚即伸，此亦用阴和阳法也。甘草干姜汤，得理中之半，取其守中，不须其补中。；芍药甘草汤，减桂枝之半，用其和里，不取其攻表。

吴遵程《方注》云：甘草干姜汤，即四逆汤去附子也。辛甘合用，专复胸中

之阳气。其夹食夹阴，面赤足冷，发热喘咳，腹痛便滑，外内合邪，难于发散，或寒药伤胃，合用理中，不便参术者，并宜服之，真胃虚挟寒之圣剂也。若夫脉沉畏冷，呕吐自利，虽无厥逆，仍属四逆汤。芍药甘草汤，即桂枝汤去桂枝、姜、枣也。甘酸合用，专治营中之虚热。其阴虚阳乘，至夜发热，血虚筋挛，头面赤热，过汗伤阴，发热不止，或误用辛热，扰其营血，不受补益者，并宜用之，真血虚挟热之神方也。

《外台》《备急》：疗吐逆，水米不下，干姜甘草汤。

《直指方》：干姜甘草治脾中冷痛，呕吐不食。于本方加大枣一枚。

又甘草干姜汤，治男女诸虚出血，胃寒不能引气归元，无以收约其血。

《朱氏集验方》：二神汤治吐血极妙，治男子、妇人吐红之疾。盖是久病，或作急劳，损其营卫，塞滞气上，血之妄行所致。若投以藕节、生地等凉剂治之，必求其死矣。每遇患者，用药甚简。即甘草干姜汤。每服二钱，水一中盏，煎至五七沸，带热呷，空心日午进之。和其气血营卫，自然安痊，不可不知。

《证治准绳》曹氏必用方：吐血，须煎干姜、甘草，作汤与服，或四物理中汤亦可。如此无不愈者。若服生地黄、竹茹、藕汁，去生便远。

《朱氏集验方》：去杖汤，治脚弱无力，行步艰难，友人戴明远用之有奇验。即芍药甘草汤。

《活人事证方》：神功散，治消渴。即芍药甘草汤。

《医学心悟》：芍药甘草汤，止腹痛如神。脉迟为寒，加干姜；脉洪为热，加黄连。

调胃承气汤

大黄四两，去皮，酒洗　甘草二两，炙　芒硝半升

上三味，以水三升，煮取一升，去滓，纳芒硝，更上火，微煮令沸，少少温服之。

汪云：误与桂枝汤，复与甘草干姜汤，耗胃中津液，因为谵语。方后云"少少温服"，此不过暂假之，以和胃气而止谵语也。

徐云：仲景用此汤，凡七见。或因吐下津干，或因烦满气逆，总为胃中燥热不和，而非大实满者比。故不欲其速下，而去枳、朴，欲其恋膈而生津，特加甘草以调和之，故曰调胃。

柯云：不用气药而立名承气者，调胃所以承气也。经云：平人胃满则肠虚，肠满则胃虚，更虚更实，故气得上下。今气之不承，由胃家之热实，必用硝黄以濡胃家之糟粕，而气得以下。同甘草，以生胃家之津液，而气得以上。推陈之中，便寓致新之义，一攻一补，调胃之法备矣。

《千金》：本方加枳实五枚，单名承气汤。

《外台》《集验》：生地黄汤，疗伤寒有热，虚羸少气，心下满，胃中有宿食，大便不利。于本方加生地黄三斤，大枣二十枚。

《卫生宝鉴》：治面热，以本方七钱，加黄连二钱，犀角一钱。

《张氏医通》云：饮食不节则胃病，胃病则气短，精神少而生大热。有时火上行，而独燎其面。《针经》云："面热者，是阳明病。"调胃承气汤，加犀角、川连。

四逆汤方

甘草二两，炙　干姜一两半　附子一枚，去皮生用

上三味，以水三升，煮取一升二合，

去滓，分温再服。强人可大附子一枚，干姜三两。

钱云：四逆汤者，所以治四肢厥逆而名之也。《素问·阳明脉解》云：四肢者，诸阳之本也。阳盛则四肢实，即《阴阳应象论》之"清阳实四肢"也。《灵枢·终始篇》云：阳受气于四末，阴受气于五脏。盖以谷入于胃，气之清者为营，行于脉中；浊者降于下焦，为命门真阳之所蒸腾，其气直达皮肤，而为卫气。先充满于四末，然后还而温肌肉，密腠理，行于阴阳，各二十五度，故四肢为诸阳之本。此以真阳虚衰，阴邪肆逆，阳气不充于四肢，阴阳不相顺接，故手足厥冷，而为厥逆、咽中干也。若重发其汗，更加烧针取汗，则孤阳将绝矣。仲景急以温经复阳为治，故立四逆汤。其以甘草为君者，以甘草甘和而性缓，可缓阴气之上逆。干姜温中，可以救胃阳而温脾土，即所谓四肢皆禀气于胃，而不得至经，必因于脾，乃得禀焉，此所以脾主四肢也。附子辛热，直走上焦，大补命门之真阳，故能治下焦逆上之寒邪，助清阳之升发，而腾达于四肢，则阳回气暖，而四肢无厥逆之患矣。是以名之曰"四逆汤"也。

丹云："四逆"字，见于《灵》《素》，亦是四肢厥逆之义。柯氏谓本方脱"人参"，乃以四物救逆名之，误也。

顾宪章《伤寒溯源集》云：按：言"四"者，四肢之省文也。四肢，自指至肘，自足至膝是也，其病为深。凡言手足者，自指至腕，足至踝而已，其病尚浅。仲景下字不苟，其轻重浅深，一览了然矣。

吴遵程《方注》云：从前附子皆野生，大者极难得，重半两者即少，不若今时之种附子，重一两外也，近世用二三钱一剂，即与仲景时二三枚分三剂相等耳。

《医经会解》云：阴毒，脉硬肢冷，加麝香、皂荚，俱用少许；呕吐涎沫，或小腹痛，加盐炒吴茱萸、半夏、生姜；呕吐不止，加半夏、生姜汁；泻不止，加白术、人参、黄芪、茯苓、升麻。

《名医类案》云：郭雍治一人，盛年恃健不善养。因极饮冷酒食，内外有所感。初得疾，即便身凉自利，手足厥，额上冷汗不止，遍身痛，呻吟不绝，偃卧不能转侧，心神颇宁，不昏愦恍惚。医皆敷衍。郭曰：此证甚重，而病人甚静神清，身重不能起，自汗自利，四肢厥，此阴证无疑也。又遍身痛，不知处所，行则身如被杖，阴毒证也。当急治之，医言悠谬不可听。郭令服四逆汤，灸关元及三阴交，未知。加服九炼金液丹，利、厥、汗证稍止。稍缓药艾，则诸证复出，再急灸治。如此进退者三，凡三日两夜，灸艾千余壮，服金液丹千余粒，四逆汤一二斗，方能住灸汤药。阳气虽复，而汗不出，证复如太阳病，未敢服药，以待汗。二三日，复大烦躁饮水，次则谵语斑出，热甚无可奈何。复与调胃承气汤得利，大汗而解。阴阳反复，有如此者。前言烦躁不可投凉药，此则可下证具，非小烦躁而已，故不同也。

铁樵按：钱氏所释"清者为营，浊者为卫"，不合事实。《内经》以人生为一小天地，故其说多类此。后人以为经文必不误，认体工之组织实际如此，则受抨击矣。吾尝考之西医籍译本，于《新生理讲义》中详言之。今所当知者，太阳病自汗出，心烦脚挛急者，非附子不愈。重发汗，加烧针者，非四逆不愈。可知烧针发汗非四逆证，亡阳厥冷乃四逆证。但既云四逆汤主之，则四逆证具，已在言外，故从省。此为读《伤寒论》不可不知者。重发汗加烧针，例无不亡阳。万一不亡阳，固不用四逆。若认为四逆为烧针重发汗而用，则误也。又郭雍案，先用硫附艾火，后用调胃承气，乃中阴溜腑。伤寒重证，类此者颇多，不得举此为本节作证。须知"干姜复阳"以下四节，系并列的，若一串讲下，便是以病试药之庸手矣。

问曰：证象阳旦，按法治之而增剧，厥逆，咽中干，两胫拘急而谵语。师曰：言夜半手足当温，两脚当伸。后如师言，何以知此？答曰：寸口脉浮而大，浮为风，大为虚。风则生微热，虚则两胫挛，病形象桂枝，因加附子参其间，增桂令汗出。附子温经，亡阳故也。厥逆，咽中干，烦躁，阳明内结，谵语烦乱，更饮甘草干姜汤。夜半阳气还，两足当热。胫尚微拘急，重与芍药甘草汤，尔乃胫伸。以承气汤微溏，则止其谵语，故知病可愈。《玉函》无"师曰"之"曰"，"此"作"之"，"为"字前并有"即"字。

成云：阳旦，桂枝汤之别名。

舒云：此条说出许多无益之语，何所用之？吾不能曲为之解也。

尤云：此条即前条之意，而设为问答，以明所以增剧及所以病愈之故。然中间语意殊无伦次，此岂后人之文耶？昔人读《考工记》，谓不类于《周官》，余于此亦云。

《金匮·产后门》阳旦汤，即桂枝汤。张锡驹曰：桂枝，一名阳旦。谓阳春平旦之气也。

铁樵按：丹波氏《伤寒辑义》此节下有程、钱两家注释，冗长无味，已删去。"问曰"以下，委似东晋人文字。且"脉浮而大，浮为风，大为虚"，可谓貌似《伤寒论》。须知仅仅言浮，既不是风，仅仅言大，又何以见得是虚？更继之曰"风则生微热，虚则两胫挛"，愈说得详细，乃愈不合。何以言之？须知脚挛急，即蜷卧之渐，其脉当细，决不大；其人当微寒，不是微热。若微热，脉浮而大，则两胫必不挛，手足亦必不厥。何以知之？因无此种病也。自此以下，尤杂乱无理，故知此节必伪。尝谓医书较他书为易读，所以然之故，他书校勘奇难，医书则躯体即是标本，凡其说与体工变化不合者，无论是仲景，是仓公、岐伯之语，吾不受其欺也。抑岂但古书，即西国学说，明明实地解剖，铁案如山，证之事实而不合。如治血证用冰，治鼓胀放水，治痢疾杀虫，结果只能促人之命，吾知其解剖有未符事实者在。仅存其说为参考，不盲从也。故用我之法，古书之误者可以整理，古书之是者可以洞明，能不蹈袭古人，能取诸人以为善，能使中医学进步至于无穷。

以上共十九章，统论太阳中风证治。东国喜多村曰：此篇首论太阳之纲领，与寒热之大要，而次以桂枝汤总治。曰桂枝加葛根汤，曰桂枝加厚朴、杏仁，曰桂枝加附子，曰桂枝去芍药及加附子，曰桂枝加茯苓、术，皆从本方加减者也。曰桂麻各半，曰桂枝二麻黄一，曰桂枝二越婢一，此三方亦是从本方变化者也。惟白虎加人参一方，乃因桂二麻一汤证，连类及之，以便检查一端耳。结以甘草干姜、芍药甘草、调胃承气、四逆诸方。寒热相错，攻补兼赅，用方之机，殆尽于此矣。然前后一贯，总不离乎中风一类之证治。其间有总证，有兼证。或失乎汗，或失乎下；若吐若温针，误逆之候，禁诫之辞；喘家、酒客之治；迄针刺辅治之法，并举骈列，纤悉不遗。所谓绵里有针，草中蛇眠，极变化错综之妙，此乃上篇编次之旨也。学者焉可不潜心考索也哉！

观此可知方氏、喻氏之变更章节，直是不曾懂得伤寒。

卷　二

辨太阳病脉证并治中

太阳病，项背强几几，无汗恶风，葛根汤主之。无汗，《外台》作"反汗不出"四字。《玉函》《外台》"风"下有"者"字。

方云：无汗者，以起自伤寒，故汗不出，乃上篇有汗之反对，风寒之辨别也。恶风，乃恶寒之互文，风寒皆通恶，而不偏有无也。

魏云：其辨风寒，亦重有汗无汗，亦不以畏恶风寒多少为准。畏恶风寒，不过兼言互言，以参酌之云耳。

葛根汤方

葛根四两　麻黄三两，去节　桂枝二两，去皮　生姜三两，切　甘草二两，炙　芍药二两　大枣十二枚，擘

上七味，以水一斗，先煮麻黄、葛根，减二升，去白沫，纳诸药，煮取三升，去滓。温服一升，覆取微似汗。余如桂枝法将息及禁忌，诸汤皆仿此。《玉函》《千金翼》"似汗"后有"不须啜粥"四字；《外台》有"出不须吃热粥助药发"九字。

柯云：几几，更甚于项强。而无汗，不失为表实。脉浮不紧数，是中于鼓动之阳风。故以桂枝汤为主，而加麻、葛以攻其表实也。葛根味甘气凉，能起阴气而生津液，滋筋脉而舒其牵引，故以为君。麻黄、生姜能开玄府腠理之闭塞，祛风而出汗，故以为臣。寒热俱轻，故少佐桂、芍，同甘、枣以和里。此于麻、桂二汤之间，衡其轻重，而为调和表里之剂也。葛根与桂枝，同为解肌和里之剂，故有汗无汗、下利不下利皆可用，与麻黄专于治表者不同。东垣用药分经，不列于太阳而列于阳明，易老云"未入阳明者，不可服"，岂二子未读仲景书耶？喻氏谓仲景不用于阳明，恐亡津液，与本草生津之说左矣。桂枝汤啜粥者，因无麻黄之开，而有芍药之敛，恐邪有不尽，故假谷气以逐之，此汗生于谷也。

徐云：前"桂枝加葛根汤"一条，其见证亦同，但彼云"反汗出"，故无麻黄，此云"无汗"，故加麻黄也。

陶弘景曰：凡汤中用麻黄，皆先别煮两三沸，掠去其沫，更益水如本数，乃纳余药。不尔，令人烦。铁按：今上海药肆中，麻黄无论生、炙，皆无沫。

太阳与阳明合病者，必自下利，葛根汤主之。原注：一云用后第四方。《脉经》作"太阳与阳明合病，而自利不呕者，属葛根汤证"。《千金翼》注：一云用后葛根黄芩黄连汤。

成云：伤寒，有合病，有并病。本太阳病不解，并于阳明者，谓之并病。二经俱受邪，相合病者，谓之合病。合病者，邪气甚也。太阳阳明合病者，与太阳少阳合病，阳明少阳合病，皆言必自下利者，以邪气并于阴则阴实而阳虚，邪气并于阳则阳实而阴虚。寒邪气甚，客于二阳，二阳方外实，而不主里，则里气虚，故必下利。与葛根汤以散经中之邪。

《鉴》云：太阳与阳明合病者，谓太阳之发热恶寒无汗，与阳明之烦热不眠等证，同时均病。表里之气，升降失常，故

下利也。治法解太阳之表，表解而阳明之里自和矣。

程云：合病之证，凡太阳之头痛恶寒等证，与阳明之喘渴胸满等证，同时均发，无有先后也。但见一证便是，不必悉具。并病亦如是看。仍须兼脉法断之。

《明理论》曰：太阳与阳明合病，必自下利，葛根汤主之。太阳与少阳合病，必自下利，黄芩汤主之。阳明与少阳合病，必自下利，大承气汤主之。三者皆合病下利，一者发表，一者攻里，一者和解，所以不同也。下利家，何以明其寒热邪？且自利不渴属太阴，以其脏寒故也。下利欲饮水者，以有热也，故大便溏，小便自可者，此为有热。自利小便色白者，少阴病形悉具，此为有寒。恶寒脉微，自利清谷，此为有寒。发热后重，泄色黄赤，此为有热。皆可理其寒热也。

铁樵按：今人以发热恶寒无汗者，为伤寒，发热而渴，有汗不恶寒者为温病。其起初发热恶寒，旋即不恶寒者，亦为温病。通常治以栀豉、豆卷，不效，则继进石斛。外邪因甘凉遏抑，郁不得达，遂成持久之局，无一病不须延至三候。惟至轻之症，不服药亦自愈者，则栀豉可以奏效。其实，皆合病也。仲景以发热而渴，不恶寒者为温病，后人不知因时定名之故，又因误解《内经》"冬伤于寒，春必病温；冬不藏精，春必病温"数语。首先铸错者，王叔和《序例》"中寒，毒藏于肌肤，冬月不即病，至春发为温病，至夏则为暑病。病暑者，热极重于温也"数语，嗣后千差万错，均从此始。《内经》中明明语人"凡热病，皆伤寒之类"，反无人措意，妄造"江南无正伤寒"之论。而葛根因不曾用惯，反谓此药能升肝阳。病家将信将疑，或竟有预告医生，谓贱躯不宜葛根。于是三五日可愈之病，无有不延至数十日者。令人为之呼冤不置。王叔和语，何以确知其误？详《内经讲义》及《温病篇》。

太阳与阳明合病，不下利，但呕者，葛根加半夏汤主之。《玉函》无"太阳"以后六字，接上条。

成云：邪气外甚，阳不主里。里气不和，气下而不上者，但下利而不呕，里气上逆而不下者，但呕而不下利。与葛根汤以散其邪，加半夏以下逆气。

葛根加半夏汤方

葛根四两　麻黄三两，去节。《玉函》作"二两"。成本有"汤泡去黄汁，焙干称"八字　甘草二两，炙　芍药二两　桂枝二两，去皮　生姜二两，切。丹云：诸本并作"三两"，是　半夏半升，洗　大枣十二枚，擘

上八味，以水一斗，先煮葛根、麻黄，减二升，去白沫，纳诸药，煮取三升，去滓。温服一升，覆取微似汗。白，《玉函》作"上"。

汪云：愚以既云呕矣，其人胸中能免满逆之证乎？汤中半夏，固宜加矣，而甘草、大枣之甘能不相碍乎？或云，方中止甘草二两，大枣十二枚，已有生姜三两，复加半夏半升，于呕家又何碍？

太阳病，桂枝证，医反下之，利遂不止，脉促者，表未解也。喘而汗出者，葛根黄芩黄连汤主之。原注：促，一作"纵"。

成云：桂枝证者，邪在表也，而反下之，虚其肠胃，为热所乘，遂利不止。邪在表则见阳脉，邪在里则见阴脉。下利脉微迟，邪在里也。促为阳盛，虽下利而脉促者，知表未解也。病有汗出而喘者，为自汗出而喘也，即邪气外甚所致。喘而出汗者，为因喘汗出也，即里热气逆所致。与葛根黄芩黄连汤，散表邪除里热。汪云：成注"虚其肠胃"，此非肠胃真虚证，乃胃有邪热，下通于肠，而作泄也。

钱云：促为阳盛，下利则脉不应促。

以阳邪炽盛，故脉加急促，是以知其邪尚在表而未解也，然未若协热下利之表里俱不解。及阳虚下陷，阴邪上结，而心下痞硬，故但言表而不言里也。

柯云：邪束于表，阳扰于内，故喘而汗出。利遂不止者，所谓"暴注下迫，皆属于热"，与脉弱而协热下利不同。此微热在表，而大热入里，固非桂枝、芍药所能和，厚朴、杏仁所宜加矣。

《鉴》云：协热利二证，以脉之阴阳，分虚实主治，固当矣。然不可不辨其下利之黏秽鸭溏，小便或白或赤，脉之有力无力也。

锡云：下后发喘汗出，乃天气不降，地气不升之危证，宜用人参四逆辈。仲景用葛根黄芩黄连者，专在"表未解"一句。

《伤寒类方》曰：促有数意，邪犹在外，尚未陷入三阴而见沉微等证象，故不用理中等法。

铁樵按：葛根芩连汤，乃常用之药，如各注家说，几令人弥所适从。近人畏葛根，谓是升药不可用；畏芩连，谓是苦寒不可用。于是乞灵于豆卷。当表不表，病则传里，壮热而渴，更乞灵于石斛。病毒为甘凉遏抑，不能从汗解，因出白痦。从此节节与《温病条辨》相合，《伤寒论》乃束之高阁。又岂知用药一误，病型随变。此真千古索解人不得之事也。葛根之升，乃从肌腠升于肌表之谓，非从下上升之谓。病人往往先告医生，谓我向有肝阳，请先生勿用柴胡、葛根。或者病已退热，头或微晕，则归咎于柴胡、葛根。其有服解肌药未即退热者，改延他医，则必大骂柴胡、葛根，而恣用石斛。病延至三候，无险不呈，病家终不知所以致此之由。则因时医手笔皆出一辙，彼此互相回护故也。此真举国皆饮狂泉，转以不狂者为狂之类。而西医习与此辈较短长，反以为中国医术，不过尔尔，令人为仲景呼冤不置。

详"脉促者，表未解也"两语，意思颇深。脉促，即促结代之促，脉搏有歇止者是也。脉所以促，正因下之不当，下之太骤之故。脉之跳动因心房之弛张，其弛张最有程序。苟非脉管栓塞，闭锁不全，脉搏断不至有歇止。然当表邪未解，正气未衰，误用泻药，邪欲陷而不得，欲出而不能，互相格拒脉管中，神经因感非常剧变，弛张顿失常态，其气遂乱，脉乃见歇止。此是促脉之真相。然何以云"表未解"也？此句委实是"表未陷也"之变词。何以知之？假使表邪随泻药而陷里，则成为结胸，或痞硬，或热结上膈。凡如此者，其脉不促。既非因心病即血病。或肝病即神经过敏病。二者均详后。而脉促，此促脉乃暂局，下药太暴，邪正互争，脉气因乱故也。既如此，邪之内陷者不得入里，势必还归于表，因此知表未解。故云"表未解"句是表未陷之变词。"喘而汗出者"一句，亦千古无人解得。须知此节之文字，当云"太阳病，医反下之，利遂不止，脉促者，表未解也，葛根汤主之。喘而汗出者，表已解也，葛根黄芩黄连汤主之"。何以知之？表未解当用表药，伤寒之定例。凡言表、言汗，皆指麻黄。其桂枝、葛根，只是解肌药，不名为表，故知"表未解"之下，当接葛根汤主之。葛根汤，有麻黄者也。内陷有寒、有实、有热。喘而汗出者，热结上膈。何以知是热？以用芩连知之。即证可以知药，即药可以知病，亦伤寒之例。故舒驰远谓"喘而汗出，当用人参四逆辈"，张锡驹谓"是天气不降，地气不升"，真是梦呓，丝毫不曾理会得《伤寒》读法。喘而汗出，是表已解。何以知表已解？因

"汗出"字知之。观"无汗而喘，麻黄汤主之"，即知无汗是表不解，因而推知有汗是表已解。又因而推知，"表未解"之"未"字，正对表已解说。惟其如此，省去一句，读者可以自明，否则不能省也。故知"喘而汗出"之下，有"表已解也"一句。

余既解释此节，三复之，觉有至理，非如此不可，且亦甚平正，一望而可知者。不料成无己以下诸注家言人人殊，只是搔不着痒处。诸公之拙，当为仲景所不料。

葛根黄芩黄连汤方《千金》《外台》作"葛根黄连汤"

葛根半斤　甘草二两，炙　黄芩三两　黄连三两

上四味，以水八升，先煮葛根，减二升，纳诸药，煮取二升，去滓，分温再服。

柯云：君气轻质重之葛根，以解肌而止利；佐苦寒清肃之芩、连，以止汗而除喘；用甘草以和中。先煮葛根，后纳诸药，解肌之力优，而清中之气锐，又与补中逐邪之法迥殊矣。

《古方选注》云：是方即泻心汤之变。治表寒里热，其义重在芩、连，肃清里热也。

《伤寒类方》云：因表未解，故用葛根；因喘汗而利，故用芩、连之苦，以泄之坚之；芩、连、甘草，为治痢之主药。

太阳病，头痛发热，身疼腰痛，骨节疼痛，恶风，无汗而喘者，麻黄汤主之。《玉函》《脉经》《千金翼》"身疼"作"身体疼"。《千金》"恶风"作"恶寒"。《外台》作"伤寒头疼腰痛，身体骨节疼，发热恶风，汗不出而喘"。

柯云：太阳主一身之表，风寒外束，阳气不伸，故一身尽疼。太阳脉抵腰中，故腰痛。太阳主筋所生病，诸筋皆属于

节，故骨节疼痛。从风寒得，故恶风。风寒[1]客于人，则皮毛闭，故无汗。太阳为诸阳主气，阳气郁于内，故喘。太阳为开，立麻黄汤以开之，诸证悉除矣。麻黄八症，头痛、发热、恶风同桂枝症，无汗、身疼同大青龙症。本证重在发热身疼，无汗而喘。本条不冠伤寒，又不言恶寒，而言恶风。先辈言麻黄汤主治伤寒，不治中风，似非确论。盖麻黄汤、大青龙汤，治中风之重剂，桂枝、葛根汤，治中风之轻剂，伤寒可通用之，非主治伤寒之剂也。铁按：此语甚无谓。

钱云：恶风，虽或可与恶寒互言，然终是营伤卫亦伤也。何则？卫病则恶风，营居卫内，寒已入营，岂有不从卫分而入者乎？故亦恶风也。

《鉴》云：无汗者，伤寒实邪，腠理密闭。虽发热而汗不出，不似中风虚邪发热而汗自出也。

丹云：《本草经》：麻黄，主治中风伤寒头痛。《病源候论》曰：夫伤寒病者，起自风寒，入于腠理。与精气分争，营卫否隔，周行不通。病一日至二日，气在孔窍皮肤之间，故病者头痛恶寒，腰背强重。此邪气在表，发汗则愈。夫麻黄发汗，而主中风。既言伤寒，而又言起自风寒，乃伤寒中风，可互为外感之称，亦不可凿凿以汗之有无、恶之风寒、伤之营卫，为之差别也。

麻黄汤方

麻黄三两，去节　桂枝二两，去皮　甘草一两，炙　杏仁七十个，去皮、尖。《千金》云：喘不甚，用五十个

上四[2]味，以水九升，先煮麻黄，减

---

① 寒：原无，据《皇汉医学丛书》本补。
② 四：原作"七"，据《皇汉医学丛书》本改。

二升，去上沫，纳诸药，煮取二升半，去滓，温服八合。覆取微似汗，不须啜粥。余如桂枝法将息。

钱云：李时珍云：津液为汗，汗即血也。在营则为血，在卫则为汗。夫寒伤营，营血内涩，不能外通于卫，卫气闭固，津液不行，故无汗发热而憎寒。夫风伤卫，卫气受邪，不能内护于营。营血虚弱，津液不固，故有汗发热而恶风。然风寒之邪，皆由皮毛入。皮毛者，肺之合也，肺主卫气，包罗一身，天之象也。证虽属于太阳，而肺实受邪气。其证时见面赤怫郁，咳嗽痰喘、胸满诸证者，非肺病乎？盖皮毛外闭，则邪热内攻，而肺气愤郁。故用麻黄、甘草，同桂枝引出营分之邪，达之肌表；佐以杏仁，泄肺而利气。是则麻黄汤，虽太阳发汗重剂，实为发散肺经火郁之药也。濒湖此论，诚千古未发之秘。惟桂枝为卫分解肌之药，而能与麻黄同发营分之汗者，以卫居营外，寒邪由卫入营，故脉阴阳俱紧。阳脉紧，则卫分受邪；阴脉紧，则邪伤营分。所以欲发营内之寒邪，先开卫间之出路，方能引邪由营达卫，汗出而解也。后人有用麻黄而监之以桂枝，见节制之妙。更有驭六马而执辔惟谨，恒虞其泛轶之说，岂理也哉？

柯云：此方治风寒在表，头痛项强，发热身痛，腰痛骨节烦疼，恶风恶寒，无汗，胸满而喘，其脉浮紧、浮数者，此为开表逐邪发汗之峻剂也。此汤入胃，行气于玄府，输精于皮毛。斯毛脉合精，而溱溱汗出，在表之邪，其尽去而不留。痛止喘平，寒热顿解，不烦啜粥而藉汗于谷也。其不用姜枣者，以生姜之性横散解肌，碍麻黄之上升；大枣之性滞泥于膈，碍杏仁之速降。此欲急于直达，稍缓则不迅，横散则不峻矣。若脉浮弱，汗自出者，或尺脉微迟者，是桂枝所主，非此方所宜也。又云：予治冷风哮，与风寒湿三气成痹等证，用此方辄效，非伤寒一证可拘也。

《鉴》云：庸工不知其制在温覆取汗，若不温覆取汗则不峻也。遂谓麻黄专能发表，不治他病。孰知此汤合桂枝汤，名麻桂各半汤，用以和太阳流连未尽之寒热。去杏仁加石膏，合桂枝汤，名桂枝二越婢一汤，用以解太阳热多寒少之寒热。若阳盛于内，无汗而喘者，又有麻黄杏仁甘草石膏汤，以解散太阴肺家之邪。若阴盛于内而无汗者，又有麻黄附子细辛甘草汤，以温散少阴肾家之寒。《金匮要略》以此方去桂枝，《千金方》以此方桂枝易桂，皆名还魂汤，用以治邪在太阴，卒中暴厥，口噤气绝，下咽奏效，而皆不温覆取汗。因是而知麻黄汤之峻与不峻，在温覆与不温覆也。此仲景用方之心法，岂常人之所得而窥邪。

《外台》：深师麻黄汤，疗新久咳嗽，唾脓血，连年不瘥，昼夜肩息。于本方去杏仁，加大枣。又疗上气咳嗽，喉中水鸡鸣，唾脓血腥臭，于本方加生姜。

《和剂局方》：三拗汤，治感冒风邪，鼻塞声重，语音不出。或伤风伤冷，头痛目眩，四肢拘蜷，咳嗽多痰，胸满气短。于本方去桂，三味生用，加生姜。麻黄不去节，杏仁不去皮尖，甘草不炙。

脉浮而紧，浮则为风，紧则为寒，风则伤卫，寒则伤荣。荣卫俱病，骨节烦疼，可发其汗，宜麻黄汤。丹云：此一条，出宋版《可汗篇》及《玉函》《脉经》《千金翼》，正是本论原文，当在《太阳篇》中。今本系于脱漏，故诸注家未有解释者。钱氏云：寒已入营，岂有不从卫分而入者乎？的与此条符矣。乃知麻黄、桂枝之别，在表之虚实，而不在于风寒营卫之分。得此条而甚明，故揭于此。又此条出《辨脉法》，"脉"前有"寸口"二字，无"宜麻黄汤"四字，"汗"后有"也"字。

柯云：风寒本自相因，必风先开腠

理，寒得入于经络。营卫俱伤，则一身内外之阳不得越，故骨肉烦疼，脉亦应其象而变见于寸口也。紧为阴寒，而从浮见，阴盛阳虚，汗之则愈矣。脉法以浮为风，紧为寒，故提纲以脉阴阳俱紧者，名伤寒。大青龙脉亦浮中见紧，故名中风。则脉但浮者，正为风脉，宜麻黄汤。是麻黄汤固主中风脉证矣。麻黄汤证，发热，骨节疼，便是骨肉烦疼，即是风寒两伤，营卫俱病。先辈何故以大青龙治营卫两伤，麻黄汤治寒伤营而不伤卫，桂枝汤治风伤卫而不伤营？曷不以桂枝证之恶寒，麻黄证之恶风，一反勘耶？要之冬月风寒，本同一体。故中风伤寒，皆恶风恶寒。营病卫必病，中风之重者便是伤寒，伤寒之浅者便是中风，不必在风寒上细分，须当在有汗无汗上着眼耳。

丹云：柯氏注本，以《辨脉》此条，移于麻黄证条内。其释义如是，可谓发千古之秘，超越诸注。因亦移为本条之注。

铁樵按：此条本在第九卷《辨不可下病脉证并[1]治第二十》篇中，丹氏因柯本移置此处。本书因以《伤寒论辑义》为蓝本，故悉仍其旧。惟间有冗泛处，则稍稍删节耳。此条循绎文气，与经文不类，与《脉经》却相似，然则《辨可下不可下》诸篇，皆王氏手笔欤！

太阳与阳明合病，喘而胸满者，不可下，宜麻黄汤。成本、《玉函》"汤"下有"主之"二字，丹云：非。

成云：阳受气于胸中，喘而胸满者，阳气不宣发，壅而逆也。心下满、腹满，皆为实，当下之。此以为胸满非里实，故不可下。虽有阳明，然与太阳合病为属表，是与麻黄汤发汗。

汪云：喘而胸满，则肺气必实而胀。所以李东璧云，麻黄汤，虽太阳发汗重剂，实为发散肺经火郁之药。彼盖以喘而胸满，为肺有火邪，实热之证。汤中有麻黄、杏仁，专于泄肺利气，肺气泄利，则喘逆自平，又何有于阳明之胸满邪？

钱云：胸满者，太阳表邪未解，将入里而犹未入也。以阳明病，而心下硬满者，尚不可攻，攻之遂利不止者死，况太阳阳明合病乎？

喜云：此太阳阳明合病之变局。前条因利与呕而知之，今此合病何从而知？必须从两病脉证，一一对勘，即无利与呕，而亦可定为合病矣。邪束于表而不舒越，则为喘渴；热壅于里而不宣发，则为胸满。一说"满"与"漐"古字通用，《脉经》云肺气实则喘喝[2]胸漐是也，亦通。是以其表邪未罢，故虽有阳明证，未可妄议攻下。治以麻黄汤，散发表邪，则里气随和，不治喘满而喘满自平。经曰"阳明病，脉浮无汗而喘者，发汗则愈，宜麻黄汤"，与此条颇同义。盖太阳阳明同病，邪热壅盛，势必为喘可知耳，乃不治阳明而专攻太阳，斯见仲景析意之精矣。

惟云：首条先举葛根汤，而次以二阳合病证，今又举麻黄汤而次以合病，此亦编章之旨也。

铁樵按：风伤卫，寒伤营，风寒两伤营卫，前人议论甚多，然不因多而能诠明，反觉多而令人头脑作胀，读者注意本讲义第一、二、三、四期中所言，自不致迷惑。胸有主宰，则纷歧之议论，皆足助我之理解。又读《伤寒论》，有不可不知之一端，曰"执果溯因"。因此四字，实为中国医学之立脚点，试为说明如下：例如太阳病发热无汗而喘，何故发热，何故喘？此极费解者也。然古人所定之治法，

---

① 并：此字原脱，据《伤寒论》篇题补。

② 喝：原作"渴"，据《脉经·肺手太阴经病证》改。

为发汗，得汗则热解喘止。是就其结果言之，则知当时之喘必由于热与无汗。谓喘之所以发，因热盛之故，而热之所以盛，因无汗之故，不得谓此说不中理也。故王朴庄注麻黄汤条云"喘正因无汗"。然自西国学说言之，凡热病皆微菌为害。然则谓麻黄能杀菌，虽非确论，不得谓此语毫无价值。何则？就实地试验，伤寒血清能杀伤寒杆菌，麻黄煎汤决不能杀伤寒杆菌，然得麻黄汤而伤寒病竟愈，何以故？且伤寒病为杆菌，喉症病为球菌，喉症血清不能杀伤寒菌，而麻杏石甘汤治喉症神效，是麻黄能杀伤寒菌复能杀喉症菌也。然则菌之死有两途：一由于血清抗毒，二由于麻黄发汗。麻黄不能杀菌，发汗却能杀菌，是发汗则人体之抗毒素不必有所补益而自然增加，故吾疑西国病原菌之说不确。因发汗则菌死，不发汗则菌繁殖，是伤寒、喉证，虽由于菌之传染，若在无伤寒流行之时，偶然有一人患此，此一人之伤寒或竟因发热无汗，血中因而自然生菌，或者因发热无汗，适于微菌之故，空气中菌因得借其躯体为殖民地，都未可知。由前之说，菌不必自外袭入；由后之说，虽由外袭入，却非单纯外因。验热病流行之区，有传染，有不传染，似以后说为是。且西医籍谓如一度传染喉症者，当得十年免疫，乃由事实验之。免疫之说，亦竟不确。吾友有连年患甚剧之喉症者，且非喉症流行之时，故吾疑微菌学说将来有根本动摇之日。至若中医极不合理之说，反有不能非难者在。例如太阳病恶寒无汗而喘，谓发热由于感寒，谓喘由于无汗，谓恶寒由于太阳寒水之气，故从寒化，皆极不合理论也。然感寒发热为反应，如吾所释寒胜则浮，其理由乃极充足。至于发汗而喘定，则喘由于无汗，乃事实。饮麻桂温药，恶寒即解，则太阳从

寒化亦是事实。喉症之面赤、喉烂、热壮、口渴，谓是蕴热，郁不得达，恶寒无汗为太阳，热壮口渴为阳明，此在科学家视之，无一非谬说。然发汗而恶寒解，用石膏而壮热解，喉症乃应手而愈。则就成效言之，凡科学家以为不通者，于事实乃甚符合。科学究不能离事实而独立，所贵乎科学者，谓较寻常为精密也。今杀菌血清不如麻杏石甘，直是菌学未彻底耳。今骤语人曰喉证是太阳阳明合病，闻者必以为妄。然定如何如何之病状为太阳病，麻黄治之而愈，因定麻黄为太阳药；定如何如何之病为阳明病，石膏治之而愈，因定石膏为阳明药。《伤寒论》中本无喉症，是太阳阳明之病证，非为喉症而定也。今忽有喉症求治，观其症状，一部分与太阳病合，又有一部分与阳明病合，于是断为太阳阳明合病，治以麻黄石膏合剂之药，病乃应手而愈，此宁得谓之为妄？故吾谓西医所言不谬，假使西医谓舍彼之方法便无医学则谬。因中医之学，乃循实地解剖之外之另一途径。此所以言执果溯因也。执果溯因，为中医学立脚点，而中医之立脚点，实不只此，此其一端耳。

太阳病十日已去，脉浮细而嗜卧者，外已解也。设胸满胁痛者，与小柴胡汤；脉但浮者，与麻黄汤。

《鉴》云：太阳病十日以上无他证，脉浮细而嗜卧者，外邪已解，不须药也。设有胸满胁痛等证，则知少阳之外邪未解，故与小柴胡汤和之。若脉但浮不细，而有头痛发热，恶寒无汗等证，则仍是太阳之外邪未解，当与麻黄汤汗之。

丹云：论中脉浮细，太阳少阳脉也；脉弦细，少阳脉也；脉沉细，少阴脉也。脉浮细，身热嗜卧者，阳也；脉沉细，身无热嗜卧者，阴也；脉缓细，身和嗜卧者，已解也，是皆不可不察也。

程云：脉浮细嗜卧者，较之少阴病之嗜卧脉浮则别之，较之阳明中风之嗜卧脉细又别之。脉静神恬，解证无疑矣。设于解后，尚见胸满胁痛一证，则浮细自是少阳本脉，嗜卧为热入胆而神昏，宜与小柴胡汤。脉但浮者，与麻黄汤。彼已现麻黄汤脉，自应有麻黄汤证符合之。纵嗜卧依然，必不胸满胁痛可知。

志云：小柴胡汤、麻黄汤，不过假此以明太少之由枢而外，从外而表，非真与之，故曰设也。

铁樵按：胸满胁痛，是柴胡证，举胸满胁痛，即该寒热往来，口苦咽干，在内云外已解，明此是少阳不和，与太阳无干之意。脉但浮者，是外未解。外未解，当解其外，故曰与麻黄汤。《金鉴》及程注均是，志聪注似无甚意思。

太阳中风，脉浮紧，发热恶寒，身疼痛，不汗出而烦躁者，大青龙汤主之。若脉微弱，汗出恶风者，不可服之。服之则厥逆，筋惕肉瞤，此为逆也。丹云、成本"逆也"后，更有"大青龙汤主之"六字。方氏依黄仲理改真武汤，非是。

成云：此中风见寒脉也。浮则为风，风则伤卫；紧则为寒，寒则伤营。营卫俱病，故发热恶寒，身疼痛也。风并于卫者，为营弱卫强；寒并于营者，为营强卫弱。今风寒两伤，则营卫俱实，故不汗出而烦躁也。与大青龙汤发汗，以除营卫风寒。若脉微弱，汗出恶风者，为营卫俱虚，反服青龙汤，则必亡阳，或生厥逆，筋惕肉瞤，此治之逆也。

喻云：天地郁蒸，得雨则和；人身烦躁，得汗则解。大青龙汤证，为太阳无汗而设，与麻黄汤证何异？因有烦躁一证兼见，则非此法不解。

程云：脉则浮紧，证则发热恶寒，身疼痛，不汗出而烦躁。明是阴寒在表，郁住阳热之气在经而生烦热，热则并扰其阴而作躁。总是阳气怫郁，不得越之故。此汤寒得麻黄之辛热而外出，热得石膏之甘寒而内解，龙升雨降，郁热顿除矣。然此非为烦躁设，为不汗出之烦躁设。若脉微弱，汗出恶风者，虽有烦躁证，乃少阴亡阳之象，全非汗不出而郁蒸者比也。

锡云：若脉微弱，汗出恶风者，此阴阳表里俱虚，故不可服，服之则阳亡而厥逆矣。阳气者，柔则养筋，血气盛则充肤热肉。今虚则筋无所养，肉无以充，故筋惕而肉瞤，此治之逆也。

丹云：《外台秘要》引《古今录验》载本条方后：张仲景《伤寒论》云"中风见伤寒脉者，可服之"。《活人书》曰：盖发热恶风，烦躁，手足温，为中风候。脉浮紧为伤寒脉，是中风见寒脉也。大青龙汤治病，与麻黄汤证相似，但病尤重，而又加烦躁者。大抵感外风者为中风，感寒冷者为伤寒。故风则伤卫，寒则伤营，桂枝主伤卫，麻黄主伤营，大青龙主营卫俱伤故也。此成氏注解所原，其来久矣。然风寒营卫两伤，尤不可信据，何则？脉浮紧，发热恶寒，身疼痛不汗出者，伤寒之候，烦躁亦非中风之候，虽曰太阳中风，并无中风之候证。盖"中风"二字，诸家纷纭，无有的据显证，故置之阙疑之例而可已。

柯云：盖仲景凭脉辨证，只审虚实。故不论中风、伤寒，脉之缓紧，但于指下有力者为实，脉弱无力者为虚；不汗出而烦躁者为实，汗出而烦躁者为虚；证在太阳而烦躁者为实，证在少阴而烦躁者为虚。实者可服大青龙，虚者便不可服，此最易知也。凡先烦不躁，而脉浮者，必有汗而自解；烦躁而脉浮紧者，必无汗而不解。大青龙汤为风寒在表而兼热中者设，不是为有表无里而设，故中风无汗烦躁者可用，伤寒而无汗烦躁者亦可用。盖风寒本是一气，故汤剂可以互投。论中有中风伤寒互称者，如大青龙是也；有中风伤寒兼提者，如小柴胡是也。仲景但细辨脉证而施治，何尝拘拘于中风伤寒之别其名乎？如既立麻黄汤治寒，桂枝汤治风，而中风见寒，伤寒见风者，曷不用桂枝麻黄各半汤，而更用大青龙为主治邪？妄谓大青龙为风寒两伤营卫而设，不知其为两解表里而设。请问石膏之设，为治风欤？治寒欤？营分药欤？卫分药欤？只为热伤中气，用之治内热也。

铁樵按：不汗出用麻黄，烦躁用石膏。有一证，有一药，伤寒之定例。如此，石膏之于烦躁，犹之半夏之于呕，葛根之于背几几。盖里热甚则躁，所以汗多而烦渴者，主以白虎；无汗而烦躁者，主以青龙。如此条条直直之文，必加以扭扭捏捏之说，恶寒恶风，伤营伤卫，纠缠不清，盈车废话，大是可省。尤可笑者，黄伯荣谓此一证中，全在"不汗出"之"不"字内藏机，且此"不"字，是微有汗而不能得出，因生烦躁，非若伤寒之全无汗也，此说尤令人不可捉摸。"不"字是微有汗，不知黄氏从何处见得。"微有汗"与"微似汗"不知如何分别。照例微似汗则热当退，今乃微有汗而反烦躁邪？伤寒定法，有汗用桂枝，无汗用麻黄。今大青龙，麻黄为主药，乃施之微有汗之病乎？微有汗可以等于不汗出乎？此种不通之论，丝毫不能有益于读者，且徒乱人意。故尚有数家类此之说，概从删节。

大青龙汤方

麻黄六两，去节　桂枝二两，去皮　甘草二两，炙　杏仁四十枚，去皮尖　生姜三两，切　大枣十枚，擘　石膏如鸡子大，碎

上七味，以水九升，先煮麻黄，减二升，去上沫，纳诸药，煮取三升，去滓，温服一升，取微似汗。汗出多者，温粉扑之。一服汗者，停后服。若复服，汗多亡阳，遂虚，恶风烦躁不得眠也。柯本"汗出多者"以后三十二字，移前麻黄汤方后"如桂枝法"后，注云：此麻黄汤之禁也。

柯云：此即加味麻黄汤也。诸证全是麻黄，而有喘与烦躁之不同。喘者是寒郁其气，升降不得自如，故多杏仁之苦以降气；烦躁是热伤其气，无津不能作汗，故特加石膏之甘以生津。然其质沉，其性寒，恐其内热顿除，而外之表邪不解，变为寒中而协热下利，是引贼破家矣，故必倍麻黄以发汗，又倍甘草以和中，更用姜枣以调营卫。一汗而表里双解，风热两除，此大青龙清内攘外之功，所以佐桂、麻二方之不及也。

汪云：或问，病人同是服此汤，而汗多亡阳，一则厥逆筋惕肉瞤，一则恶风烦躁不得眠。二者之寒热迥然不同，何也？答云：一则病人脉微弱，汗出恶风，是阳气本虚也，故服之则厥逆而虚冷之证生焉。一则病人脉浮紧，发热汗不出而烦躁，是邪热本甚也，故服之则正气虽虚，而邪热未除。且也厥逆之逆为重，以其人本不当服而误服之也；烦躁不得眠，为犹轻，以其人本当服而过服之也。

丹云：温粉未详。《总病》载《肘后》：川芎、苍术、白芷、藁本、零陵香，和米粉粉身。辟温粉方云：凡出汗太多，欲止汗，宜此法。《活人书》去零陵香，直为温粉方，录大青龙汤后。尔后《本事方》《三因方》《明理论》等，皆以辟温粉为温粉。不知川芎、白芷、藁本、苍术，能止汗否？吴氏《医方考》有扑粉方：龙骨、牡蛎、糯米，各等分为末，服发汗药，出汗过多者，以此粉扑之。此方予常用有验。又《伤寒类方》

曰：此外治之法。论中无温粉方，后人用牡蛎、麻黄根、铅粉、龙骨亦可。又《孝慈备览·扑身止汗法》：麸皮、糯米粉二合，牡蛎、龙骨二两。上共为极细末，以疏绢包裹，周身扑之，其汗自止，免致亡阳而死。亦良法也。《产宝》粳米散：疗产后汗不止。牡蛎三两，炮附子一两，白粳米三升。上为散，搅令匀，汗出敷之。此亦扑粉之一方也。

铁樵按：丹氏所言扑粉法，良。余常用市上爽身粉，汗甚多者，仍不能御，非龙牡糯米不为功，且不必病至亡阳而始用。凡热病或服汗药，或本自汗出，病家往往暖衣重被，致大汗淋漓，热则不解。此时不减衣被，则汗愈多，阴愈涸。若减衣被，尤虞骤凉感寒。且汗多不但亡阳可虑，反汗则受湿。热甚反应则闭汗，闭汗之后往往不能再汗，强汗之则劫津，病之由轻入重，此实一大原因。故遇热甚汗多之病，必须先用温粉，然后减去衣被，则无亡阳反汗及劫津、汗闭诸险。古人既有温粉之制，可见对于此等早有会心，特文字简甚，后世学者遂无人理会。及此温粉之制，亦不为人重视。读书时只是随口滑过，非至亡阳大汗，不复念及此物。但必至亡阳大汗，然后用此，则成效亦有限矣。

伤寒脉浮缓，身不疼、但重，乍有轻时，无少阴证者，大青龙汤发之。程本、张本作"小青龙汤发之"。

柯云：寒有重轻。伤之重者，脉阴阳俱紧而身疼；伤之轻者，脉浮缓而身重。亦有初时脉紧，后渐缓，初时身疼，继而不疼者，诊者弗执一以拘也。然脉浮紧者，必身疼；脉浮缓者，身不疼。中风伤寒皆然，又可谓之定脉定证矣。"脉浮缓"后，当有"发热、恶寒、无汗、烦躁"等证。盖脉浮缓身不疼，见表证自

轻，但身重乍有轻时，见表证将罢。以无汗烦躁，故合用大青龙。无少阴证，仲景正为不汗出而烦躁之证。因少阴亦有发热恶热，无汗烦躁之证，与大青龙同，法当温补。若反与麻黄之散，石膏之寒，阳立亡矣。必细审其所不同，然后不失其所当用也。

《鉴》云：身轻，邪在阳也；身重，邪在阴也；乍有轻时，谓身重而有时轻也。若但欲寐，身重无轻时，是少阴证也。今无但欲寐，身虽重乍有轻时，则非少阴证。

魏云："发"字诸家多不置议，然不过发汗之义耳，不必求深，反晦也。

舒云：发热恶寒、无汗烦躁，乃大青龙汤之主证也。有其主证，虽脉浮缓身不疼，但重乍有轻时，即可用大青龙汤。然必辨其无少阴证方可用，否则不可用也。

丹云：程氏曰：小青龙，坊本俱作"大青龙"。余幼读古本，实是小青龙。观条中脉证，总非大青龙病宜，世人有伤风兼寒之说，《张氏缵论》亦改作"小青龙汤"，然无明据，不可从也。且程氏所谓古本，不知何等本，恐是依托之言也。

《伤寒类方》曰：按此条必有误。脉浮缓，邪轻易散；身不疼，外邪已退；乍有轻时，病未入阴。又别无少阴等症，此病之最轻者，何必投以青龙险峻之剂？此必别有主方，而误以大青龙当之者也。

铁樵按：此条与上条合看自明。盖所注意者，在不汗出而烦躁。抑证之病情，所谓脉紧恶寒，发热身疼，不汗出而烦躁，是大青龙已具之证。脉浮缓，身不疼但重，乍有轻时，不汗出而烦躁，是大青龙将具之证。云无少阴证者，明其病之未深。云发之者，有迎机而导，弗使增剧之意。此与余所治陈小龙案极相似，读者可以参看。如云是小青龙，省去不汗出烦躁

句，固不似大青龙证，亦岂与小青龙证有相似处哉？

伤寒表不解，心下有水气，干呕、发热而咳，或渴，或利，或噎，或小便不利、少腹满，或喘者，小青龙汤主之。不解，《千金》作"未解"。干呕发热而咳，《玉函》《千金翼》作"咳而发热"。《玉函》《脉经》《千金翼》"少腹"作"小腹"，"喘"前有"微"字。程本"噎"作"噫"。

成云：伤寒表不解，心下有水饮，则水寒相搏，肺寒气逆，故干呕发热而咳。《针经》曰"形寒饮冷则伤肺，以其两寒相感，中外皆伤，故气逆而上行"，此之谓也。与小青龙汤发汗散水。水气内渍，则所传不一，故有或然之证，随证增损，以解化之。

钱云：伤寒表不解，谓头痛项强，发热体痛，无汗之证，未得汗解也。心下，心之下，胃脘之分。水气，水饮之属。干呕发热，太阳表证也。喘咳，水寒伤肺而气逆也，以肺主皮毛，寒邪在表，水气停蓄，故伤肺气也。或利者，水溜于肠，而下流也。或噎者，水气寒邪窒碍胃中，气不通行也。或渴，或小便不利者，水寒固闭于中焦，则下焦之阳气不得上腾而为津液，故渴，上焦之清气不得下降而为渗利，其升降之气化不行，故小便不利而少腹满也。"或"者，或有或无，非必诸证皆见也。前以风寒郁热之邪，不得外泄而烦躁，故以大青龙汤，汗泄凉解之。此条以寒邪未解，水饮停蓄，肺脏伤而喘咳并见，中气寒而气滞不行，宜温宜散，可发可收，故以小青龙汤主之。

周云：素常有饮之人，一感外邪，伤皮毛而闭肺气，则便停于心下，而上下之气不利焉。于是喘满咳呕，相因而见。尔时竟一汗之，外邪未解，里证转增，何也？为水气所持，不能宣越故也。况水饮停蓄者，中州必不健运，才兼外感，遂令上逆，尚可徒以风药上升作治乎？

丹云：噎字，成注"餲"同，水寒窒气也，即是"膈噎"之"噎"，又作"饐"。钱氏云：噎者，呃逆也。徐大椿云：《内经》无噎字，疑即呃逆之轻者。皆臆解也。程氏作"噫"者，亦未知何据。

铁樵按：如各注家所言，无论是否，于我辈读者丝毫无益。岂但无益，且滋疑义。如钱氏、周氏，均谓是水饮停蓄。周氏更谓素有饮之人，饮即痰，水饮云云，是指痰饮。按痰饮之成，无不由于肺肾并病。然则小儿患病，将无有用小青龙者矣，此实不可通。吾以经验所得证之，此条经文必有讹字。且各家对于文中连用"或"字，均未识其义，兹为说明如下。

心下有水气，例无不喘。肺本主行水，肺不能行水，水聚胸下，肺气不降，故当作喘。若问肺何以不能行水，则因肺伤寒故。宋窦材《扁鹊心书》中有一条，病名肺伤寒，见证乃与寻常伤风相去不远，而其治法则用附子。窦固偏于用附者，然伤风小疾而用附子，初颇莫名其妙。近五年来，屡遇其病。名远旅馆杨某案，即吾所治第一肺伤寒。其病与寻常伤风迥异，即西医所谓急性肺炎，证亦即仲景所谓小青龙证。不过《扁鹊心书》言之不详，《伤寒》经文各家又多误解，遂致古意尽失。而小青龙汤之用，仅限于痰饮，卒之用之与痰饮，亦不效。于是此方等于虚设，兹先言肺伤寒之病证。

伤风咳嗽，乃病之最小者，亦为气候寒暖剧变时，普通流行病，随处可见者。其症状不过咳嗽喉痒，鼻塞涕多、痰多，通常皆以为肺为风束，治法不外乎宣肺。药品不外乎荆防、象贝、杏仁、桑叶、蒌皮、枇杷叶、桔梗、橘红、兜铃诸味。其有喉痛者，有发热者，随证加药以治之，大分不出一候可愈，此固仲景所不论者。肺伤寒之异点，在证则有气急鼻扇，在用药则非麻黄、姜桂不可，此固非伤风可同年语者。而肺伤寒之为病，亦有转属非转属之不同。有初起确为普通伤风，其后变为肺伤寒者，亦有起病即属肺伤寒者。同是肺伤寒，其病亦有寒热之分，有起初寒而后化热者，亦有起病即属热证者。所以别于伤风者，只在一"喘"字。亦有有汗者，亦有无汗者。无汗而喘与麻黄汤条不同，有汗而喘与葛根芩连汤条不同，其辨别只在喘且咳而鼻扇。以上是肺伤寒之病状。

凡普通伤风，初起白痰，继而黄痰，最重者，于吐黄痰时，痰中略带一丝血，此与咯红症迥然不同，乃伤风将愈之候，非病情增剧之候。其有由咳嗽而发热者，既发热则咳瘥减。恶寒者，作太阳证治，但热不恶寒者，作阳明证治，无有不应手愈者。肺伤寒之传变，则不然。属寒者可以汗出如珠，手足觉冷作亡阳症状；属热者可以大咳特咳互数，日夜无片刻宁静。无论寒热皆不离一"喘"字，不及一候，面部四肢均见浮肿，气则埑涌而出，四末之血先死，其生命乃在旦夕间矣。详情可参观许指严案及镇江朱世兄案。以上为肺伤寒之传变。

肺伤寒之为病，如此其险且恶，故仲景治以小青龙汤。小青龙名词，虽冠以"小"字，不过分量稍轻，读者勿认以为小方，须知此是《伤寒论》中第一等大方，与十枣汤、大建中相伯仲，些微误用，可以立刻致命。参观家北生案。惟其病如此之可怕，故方亦与之相称，否则岂有仲景之圣而割鸡用牛刀者。本条云伤寒，云表不解，云心下有水气干呕，是言肺伤寒之属寒者。举寒证论其治法，不言热证，读者当自己隅反，古人著书往往如

此。此条次于大青龙之下，大可寻味。以大青龙正可假以治肺伤寒之属热者。以上言小青龙专为肺伤寒而设之理由。

伤寒表不解而咳，殆无有不喘者。云"伤寒"，云"表不解而用麻黄"，其为无汗可知。无汗而喘，本与麻黄汤证同，即所谓喘证，正因于无汗。以此推之，则知"喘"上之一"或"字，必系衍文。以喘乃必见证，非或然证也，故云本条必有讹字。无汗而喘，所以用麻黄，其病属寒，所以有水，惟其寒且有水，所以用干姜。呕为半夏主证，干呕亦属寒，故姜、桂、半夏同用；表不解故热不解，所以麻、桂并用；咳，故用细辛，细辛专为咳而设。东医吉益东洞云"干姜、细辛专能镇咳"，试之而信。其五味一味，专为细辛而设，此于家北生一案得之。须知以人体为标本，万无一误，据体工之变化，可以改正《内经》之讹字，此不容以口舌争者。惟其如此，乃知本条之正文为："伤寒表不解，心下有水气，干呕发热而咳，喘者，小青龙汤主之。"共二十四字。其"或渴"以下至"腹满"，共十四字，乃本条之副文。正文二十四字，为主要证；副文十四字，为兼见证。其冠以"或"字者，并非或然之谓，乃训后之学者不必以此等兼见证为重之义。若曰但见主证便当以小青龙汤主之，纵有种种兼见证可以置之不问。仲景之意，盖以为此病至重，当以全力务其大者，不可因小节而多所顾忌，致有歧路亡羊之误，即豺狼当道不问狐狸之义也。"喘"上"或"字衍，"喘者"两字当在"发热而咳"下。

吾三复此条本文，证之实地经验，参之文义病理，与伤寒用药之例，省文之例，又以吾所解释与古人解释之文两两比较，觉古人所释者全属糟粕，然后敢确信其不误。而《伤寒论》本文陈义之高，

蕴蓄之厚，文字之精，亦可窥见一斑。

小青龙汤方

麻黄_{去节} 芍药 细辛 干姜 甘草_炙 桂枝_{各三两，去皮} 五味子_{半升} 半夏_{半升，洗。成本作"汤洗"}

上八味，以水一斗，先煎麻黄，减二升，去上沫，纳诸药，煎取三升，去滓，温服一升。若渴，去半夏加瓜蒌根三两；若微利，去麻黄，加荛花如一鸡子，熬令赤色；若噎者，去麻黄，加附子一枚，炮；若小便不利，少腹满者，去麻黄，加茯苓四两；若喘，去麻黄，加杏仁半升，去皮、尖。且荛花不治利，麻黄主喘，今此语反之，疑非仲景意也。原注：臣亿等谨按：小青龙汤，大要治水。又按《本草》：荛花，下十二水。若水去利则止也。又按《千金》：形肿者，应纳麻黄。乃纳杏仁者，以麻黄发其阳故也。以此证之，岂非仲景意也？《千金》"荛花"作"芫花"，《总病论》同。若噎者，《外台》作"若食饮噎者"，《总病论》作"咽"字。《玉函》无"且"字，"主喘"作"定喘"，无"此语"二字，"反之"后有"者"字，《外台》同。成本无"且荛花"以后二十字。

《鉴》云：表实无汗，故合麻、桂二方以解外。去大枣者，以其性滞也；去杏仁者，以其无喘也，有喘者仍加之；去生姜者，以有干姜也，若呕者仍用之；佐干姜、细辛，极温极散，使寒与水俱得从汗而解；佐半夏逐痰饮，以清不尽之饮；佐五味，收肺气以敛耗伤之气。若渴者，去半夏加花粉，避燥以生津也。若微利与噎，小便不利、少腹满，俱去麻黄，远表而就里也。加附子以散寒，则噎可止；加茯苓以利水，则微利止。丹按：《鉴》以"荛花如鸡子大熬令赤色"为传写之误，改作"加茯苓四两"。少腹满可除矣。

柯云：两青龙，俱治有表里证，皆用两解法。大青龙是里热，小青龙是里寒，故发表之药相同，而治里之药则殊也。此与五苓同为治表不解而心下有水气，然五苓治水之蓄而不行，故专渗泻以利水，而微发其汗，使水从下而去也。此方治水之动而不居，故备举辛温以散水，而大发其汗，使水从外而出也。仲景发表利水诸法，精义入神矣。

钱云：详方后加减法，凡原文中每具诸"或有"之证者，皆有之。如小青龙汤、小柴胡汤、真武汤、通脉四逆汤、四逆散，皆是也。愚窃揆之以理，恐未必皆出于仲景也。

丹云："荛花"以后十二字，盖叔和语。大柴胡方后云"不加大黄，恐不为大柴胡汤"，许氏《本事方》引为叔和语。此段语气亦与彼条相类，可以证也。且《玉函》《外台》并有此语，可见不出于后人手。

又云：《金匮要略》本方治溢饮，又加石膏治肺胀，咳而上气，烦躁而喘，脉浮者，心下有水气。又本方，治咳逆倚息不得卧。《外台秘要》：《古今录验》沃雪汤，即本方去芍药、甘草，治上气不得息，喉中如水鸡声。凡《局方》温肺汤、杏子汤之类，从此方增损者颇多。日本《御医院方》细辛五味子汤，治肺气不利，咳嗽喘满，胸膈烦闷，痰涎多，喉中有声，鼻塞清涕，头痛目眩，肢体倦怠，咽嗌不利，呕逆恶心，即本方。

铁樵按：上《御药院方》，即肺炎证初步，但所叙证情，与寻常伤风相混，其弊亦与《扁鹊心书》同。因无的确证据，则将误用小青龙治伤风，不但割鸡不须牛刀，抑大方治小病，亦无有不败事者。伤风与急性肺病之辨，只在鼻扇与否。须知小儿热病有气促鼻扇者，成人则绝少。凡高热苟未至于危险时期，虽气促亦不鼻扇，伤风小病，更无有鼻扇者。其他有鼻扇者，皆热病末传之见证，即《内经》所谓"出入废则神机不守，升降息则气立孤危"者是也。出入,指饮食二便;升降,即指呼吸。凡人之呼吸停匀者,因肺气能降,肾气能升,肺肾失职则喘,故曰气立孤危。又西医籍常谓肺脑诸证并见,肺即指气喘。肺脑连说,亦是指末传时而言。凡此等喘,无有不鼻扇者。若初起病时,绝无此事。有之,惟急性肺病耳。故种种症状,悉是伤风,独加以气急便是肺伤寒;独气急而鼻扇,则不但肺伤寒,其气管已起非常变化,即西医所谓"支气管发炎"者是也。如此之病,实有万分危险,非小青龙汤不救,而小青龙一方,亦非如此之病,不许轻用也。以故吾敢断言,经文"或喘者"句之"或"字,决是衍文。他若《外台》沃雪汤、《金匮》小青龙加石膏,皆当以鼻扇与否为准。吾意古人未必不知,不过不肯说耳。仲景未言者,自是古文简质之故。自余诸家不言者,恐不免是守秘。因鼻扇是显而易见之事。

伤寒,心下有水气,咳而微喘,发热不渴,服汤已渴者,此寒去欲解也,小青龙汤主之。

成云:咳而微喘者,水寒射肺也;发热不渴者,表证未罢也。与小青龙汤发表散水。服汤已渴者,里气温,水气散,为欲解也。

钱云:与上文同义。发热不渴者,因心下有水气,故虽发热,亦不渴也。服汤,谓服小青龙汤也。服汤已而渴,则知心下之水气已消,胃中之寒湿已去,但以发热之后,温解之余,上焦之津液尚少,所以反渴也。前以有水气,故发热不渴;今服汤已而渴,故知寒水去而欲解也。"小青龙汤主之"句,当在"发热不渴"句下。今作末句者,是补出前所服之汤,非谓寒去欲解之后,更当以小青龙主之也。此与发烦目瞑衄乃解之后,及不发汗

因至衄者,皆以麻黄汤主之之义相同。

丹云:汪氏引《补亡论》:"小青龙汤主之"六字,移在"发热不渴"字下。张璐、志聪、《金鉴》皆从其说,不知仲景章法固有如此者,盖未考耳。

尤云:或问水饮之证,或渴或不渴,云何?曰:水积于中,故不渴也。其渴者,水积一处而不得四布也。然而不渴者,常也;其渴者,变也。服小青龙汤已而渴者,乃寒去饮消之常道也。

喜云:以上十一章,统论麻黄一类证治。

《伤寒缵论》云:虽渴而不必服药,但当静俟津回可也。

《伤寒类方》曰:小青龙汤主之,此倒笔法,即指"服汤已"三字,非谓欲解之后,更服小青龙汤也。

太阳病,外证未解,脉浮弱者,当以汗解,宜桂枝汤。

方云:外证未解,谓头痛项强恶寒等犹在也。浮弱,即阳浮而阴弱。此言太阳中风凡在未传变者,仍当从于解肌,盖严不得早下之禁。

柯云:如但浮不弱,或浮而紧者,便是麻黄证,要知本方只主外证之虚者。

太阳病,下之,微喘者,表未解故也,桂枝加厚朴杏仁汤主之。《千金翼》作"桂枝汤"。注:一云麻黄汤。

成云:下后大喘,则为里气大虚,邪气传里,正气将脱也。下后微喘,则为里气上逆,邪不能传里,犹在表也,与桂枝汤以解外。加厚朴、杏仁,以下逆气。

程云:喘之一症,有里有表,不可不辨。下后汗出而喘者,其喘必盛,属里热壅逆,火炎故也。下后微喘者,汗必不大出,属表邪遏闭,气逆故也。表未解,仍宜从表治,于桂枝解表,内加厚朴、杏子,以下逆气。不可误用葛根芩连汤,使

表邪渐入里分，寒从热治，变证更深也。

志云：此与喘家作桂枝汤加厚朴、杏子，同一义也。

桂枝加厚朴杏子汤方

桂枝三两，去皮　甘草二两，炙　生姜三两，切　芍药三两　大枣十二枚，擘　厚朴二两，炙，去皮　杏仁五十枚，去皮、尖

上七味，以水七升，微火煮取三升，去滓，温服一升，覆取微似汗。成本不载此方，第十卷曰：于桂枝汤方内，加厚朴二两，杏仁五十个，去皮、尖，余依前法。

《伤寒类方》曰：《别录》：厚朴主消痰下气。《本经》：杏仁主咳逆上气。

《本事方》曰：戊申正月，有一武臣为寇所执，置舟中艎板下，数日得脱。乘饥恣食良久，解衣扪虱，次日遂作伤寒，自汗而膈不利。一医作伤食而下之，一医作解衣中邪而汗之。杂治数日，渐觉昏困，上喘急高，医者仓皇失措。予诊之曰：太阳病下之，表未解，微喘者，桂枝加厚朴杏仁汤，此仲景之法也。指令医者急治药，一啜喘定，再啜漐漐微汗，至晚身凉，而脉已和矣。医曰：某平生未曾用仲景方，不知其神捷如是。予曰：仲景之法，岂诳后人也哉！人自寡学，无以发明耳。

太阳病，外证未解，不可下也，下之为逆。欲解外者，宜桂枝汤。成本、《玉函》"未解"后有"者"字，"汤"后有"主之"二字，无"欲"字。

钱云：太阳中风，其头痛项强，发热恶寒自汗等表证未除，理宜汗解，慎不可下。下之则于理为不顺，于法为逆，逆则变生，而邪气乘虚内陷，结胸痞硬，下利喘汗，脉促胸满等证作矣，故必先解外邪。欲解外者，宜桂枝汤主之，无他法也。

《鉴》云：凡表证，无论已汗未汗，虽有可下之证，而非在急下之例者，均不可下。

王云：但有一毫头痛恶寒，即为表证未解也。

张云：下之为逆，不独指变结胸等证而言，即三阴坏病多由误下所致也。

柯云：外证初起，有麻黄、桂枝之分。如当解未解时，惟桂枝汤可用，故桂枝汤为伤风杂病解外之总方。凡脉浮弱，汗自出，而表不解者，咸得而主之也。即阳明病脉迟，汗出多者宜之，太阳病脉浮者亦宜之，则知诸经外证之虚者，咸得同太阳未解之治法。又可见桂枝汤不专为太阳用矣。

铁樵按：如《金鉴》《准绳》两说，即伤寒"下不厌迟"说之所由来，其实太笼统。愚意治病以证为主，有表证不得误用下药，有里证亦不得误用表药。阳明腑证，神昏谵语，因有燥矢，矢之所以燥，即因热甚而无津液之故。凡见燥矢者多手足汗出，故手足汗出亦为下证之一。当此之时，宁得惩羹吹荠[①]，惮于攻下乎？本论有麻黄与桂枝同用、与石膏同用、与附子同用，有桂枝与黄芩同用，葛根与芩连同用，柴胡与枳实同用。河间知其意，因创双解散，麻黄、桂枝、大黄、芒硝同用；陶节庵知其意，因有大柴胡加芒硝之制、大承气加人参之制，则庶几不愧为通人手笔也。否则，泥于表证未罢不得攻下，然病情万变，有表证确未罢而攻下，则不可缓，不且穷于应付耶？昧者因创为温病下不厌早之说，彼又恶知温病是广义的伤寒之一，亦是自外而入之病，亦

---

① 惩羹吹荠：又作"惩羹吹齑"。被热羹烫过的人，吃凉菜也要吹一吹。比喻鉴于以往的教训，遇事过分小心，该做的不敢做或举措失当。羹，浓汤。

复自有其表证。果可以下不厌早而不偾事乎？至于叶天士、吴鞠通辈，乃并不敢用下药，更不敢用表药，惟乞灵于甘凉，遂造成今日晦盲否塞之局，皆未能读书而已。叶氏以江湖欺人，享盛名垂二百年，假使果报之说而信，恐其魂灵至今犹在地狱中耳。

太阳病，先发汗不解，而复下之，脉浮者不愈。浮为在外，而反下之，故令不愈。今脉浮，故在外，当须解外则愈，宜桂枝汤。柯本删"而反"以后十四字。

成云：经曰：柴胡汤证具，而以他药下之，柴胡汤证仍在者，复与柴胡汤，此虽已下之，不为逆。则其类矣。

钱云：中风本应解肌，不当发汗，即用桂枝汤，亦有如水流漓而疾不除者。况前条亦有初服桂枝汤，而反烦不解，必待先刺风池、风府，使风邪得泄，然后却与桂枝汤则愈者。可见表证未解，未可遽用他法也。医见汗后不解，疑其邪已入里，而复下之，仍见浮脉而不愈者，何也？因浮脉为风邪在外，不应反下之。下之而不愈者，以药不中病，故令不愈也。今以脉仍浮，故知邪仍在外，幸而犹未陷入也。当须仍解其外邪则愈矣，宜以桂枝汤主之。

太阳病，脉浮紧，无汗，发热，身疼痛，八九日不解，表证仍在，此当发其汗。服药已，微除，其人发烦目暝，剧者必衄，衄乃解。所以然者，阳气重故也，麻黄汤主之。《玉函》《脉经》"证"作"候"。《脉经》"仍"作"续"。张璐本"麻黄汤主之"五字，移"此当发其汗"句后。

成云：脉浮紧，无汗发热，身疼痛，太阳伤寒也。虽至八九日，而表证仍在，亦当发其汗。

方云：微除，言虽未全罢，亦已减轻也。发烦，风壅而气昏也。目暝，寒郁而

血滞也。剧，作衄之兆也。衄，鼻出血也。鼻为肺之窍，肺为阳中之阴而主气，阳邪上盛，所以气载血上，妄行而逆出于鼻也。阳气，以风而言也，风为阳而由气道，所以得随衄散解，故曰阳气重故也。

钱云：邪之所除既微，则留邪甚盛，郁而不泄，所以发烦眩冒而目暝也。其邪气之剧者，必至郁热伤营，阴受煎迫，血热上行，从鼻窍而衄矣。衄则解热上越，乃得解也。

柯云："麻黄汤主之"句，在"当发其汗"下。此于结句补出，是倒序法也。仲景于论证时，细明其所以然，未及于方故耳。前辈随文衍义，谓当再用麻黄以散余邪，不知"得衄乃解"句，何处着落。

又云：血之与汗，异名同类。不得汗，必得血，不从汗解而从衄解。此与热结膀胱，血自下者同一局也。

程云：须知阳气重，由八九日所郁而然。得衄则解者，阳气解也。八九日所郁之阳气，随鼻衄而散矣。

丹云：重，平声。吴云：阳者，兼以寒气挟持，而其气加重故也。

又云：成氏、方氏、喻氏、程氏，并谓衄后更用麻黄汤，故张璐、张志聪、张锡驹、汪琥、《金鉴》皆从其说，以"麻黄汤主之"句，移"此当发其汗"下。不知此乃仲景倒句法，与"此寒去欲解也，小青龙主之"同，不可改易原文矣。

喜云：此邪郁经表发后，得衄而自解之证。脉浮紧而无汗，发热身疼痛，乃系太阳伤寒证。若不早发其汗，至八九日之久而不解，然未闯入于里，而表证仍在，以上数端是也，仍当以麻黄汤发其汗也。服药，服麻黄汤也。《广雅》"除，愈也"。若服药已微除者，盖邪之羁留日久，故其郁亦为甚。虽得麻黄汤汗解，病势稍减轻，留邪尚太盛，怫郁不泄，故发

烦目瞑。瞑，莫见翻①，盖目眩之义。瞑、眩，古相通用。若其热郁之剧者，则迫血上行，从鼻窍而衄。衄，女六翻。《说文》："鼻出血也。从血，丑声。"衄则热从血而解矣。乃原其所以然者，以阳热之邪气，重亢上越故也。阳气，阳热之邪气也。重，尊重亢盛之貌。《脉经》引《四时经》曰：重客有里，慎可不薰。注：重客，犹阳气也。"麻黄汤主之"句，当在"发其汗"后，此于结句补出，乃倒叙法，与"脉微弱"云云"大青龙主之"，又此"寒去欲解也，小青龙汤主之"同义。前辈或谓衄后更用麻黄汤，颠倒甚矣。

《伤寒准绳》曰：张兼善云：太阳脉浮紧，发热无汗，自衄而愈。此一定之论也，何故复用麻黄汤以汗之？仲景岂有前后相反之理哉？然前条"麻黄汤主之"五字，合当用于"当发其汗"之后。盖以汉之文法，用药诸方皆赘于外条之末。且如大青龙汤证，既云"脉微弱汗出恶风者不可服，服之厥逆，筋惕肉瞤，此为逆也"，又以大青龙汤主之，皆此例也。

太阳病，脉浮紧，发热，身无汗，自衄者愈。

成云：风寒在经，不得汗解，郁而变热。衄则热随血散，故云自衄者愈。

《鉴》云：太阳病，凡从外解者，惟汗与衄二者而已。今既失汗于营，则营中血热妄行，自衄，热随衄解，必自愈矣。

《三因方》：麻黄升麻汤，治伤寒发热，解利不行，血随气壅。鼻衄，世谓红汗者是也。麻黄二两半，升麻一两一分，黄芩、芍药、甘草、石膏、茯苓各一两。上剉散，每服四大钱，水一盏半，姜三片，煎七分，去滓，热服，微汗解。

二阳并病，太阳初得病时，发其汗，汗先出不彻，因转属阳明，续自微汗出，不恶寒。若太阳病证不罢者，不可下，下之为逆，如此可小发汗。设面色缘缘正赤者，阳气怫郁在表，当解之薰之。若发汗不彻，不足言，阳气怫郁不得越，当汗不汗，其人躁烦，不知痛处，乍在腹中，乍在四肢，按之不可得，其人短气但坐，以汗出不彻故也，更发汗则愈。何以知汗出不彻？以脉涩故知也。《玉函》"在表"二字作"不得越"三字，无"若发汗不彻不足言阳气怫郁不得越"十五字。《脉经》作"若发汗不大彻"。《玉函》《脉经》"濇"作"涩"，"故知也"作"故知之"。

成云：太阳病未解，传并入阳明，而太阳证未罢者，名曰并病。续自微汗出，不恶寒者，为太阳证罢，阳明证具也，法当下之。若太阳证未罢者，为表未解，则不可下，当小发其汗，先解表也。阳明之经循面，色缘缘正赤者，阳气怫郁在表也。当解之薰之，以取其汗。若发汗不彻者，不足言阳气怫郁，止是当汗不汗，阳气不得越散，邪无从出，拥甚于经，故躁烦也。邪循经行，则痛无常处，或在腹中，或在四肢，按之不可得而短气。但责以汗出不彻，更发汗则愈。《内经》曰：诸过者切之，涩者，阳气有余，为身热无汗。是以脉涩，知阳气拥郁，而汗出不彻。

汪云：此条虽系二阳并病，其实太阳证居多。始则太阳经，汗先出不彻，因转属阳明，成并病。此作首一段看。虽续得微汗，不恶寒，然太阳证不因微汗而罢，故仍可小发汗。此又作一段看。设其人面色缘缘正赤，此兼阳明邪热，郁甚于表，当解之薰之。此又作一段看。若是者，总是初得病时，发汗不彻之误。以至因循，而当汗不汗，其人阳气怫郁而面赤，犹不

---

① 翻：反切注音方法的术语。又称"反""切""反语"。

足言也。当见躁烦短气，浑身上下痛无定着，此虽与阳明并病，而太阳之邪不稍衰也，故云更发汗则愈。此又作一段看。不彻者，不透也。不足言者，犹言势所必至，不须说也。

魏云：缘缘者，自浅而深，自一处而满面之谓。古人善于用字，故取象至妙。

周云："躁烦"以下种种证候，不过形容"躁烦"二字，非真有痛，故曰"按之不可得也"。

丹云：更发汗，喻氏云"桂枝加葛根汤"，张璐云"桂枝二越婢一汤"，程氏云"不但用解剂如大青龙辈，而且兼薰法，用麻黄等煎汤，从外蒸以助其汗"，张志聪云"可小发汗者，或用桂枝麻黄各半汤可也"，姚氏云"更发其汗，宜桂枝汤"，《金鉴》云"麻桂各半汤，或桂枝二越婢一汤，小小发汗，以和其表，更用大青龙汤，或葛根汤，以发其汗"，魏氏云"风因仍用桂枝汤，寒因仍用麻黄汤，风寒两感，仍用桂枝麻黄各半汤"。诸家处方如此，然原文语意未大明，故未审定为何是也。

喜云：此章论二阳并病，其等不同，当分作三截看。自条首至"如此可小发汗"是一截，言二阳并病，太阳得病，发汗不彻，邪进入阳明而表证仍在者是也。彻，透也。此邪既属里，而表证仍存者，故未可攻下，须小发其汗，先解表也。"设面色缘缘正赤"三句是一截。缘缘，接连不已貌。正赤，不杂他色也。《说文》：怫，郁也，从心弗声。颜师古注《汉书·邹阳传》曰：怫郁，蕴积也。《外台》引《近效·谷疸》：食则眩，悭忪怫郁不安。陶氏曰：怫郁者，阳气蒸越，形于头面体肤之间，聚赤而不散也。此表热郁甚，里气从壅，相并为面赤，《阳明篇》所谓"面合赤色"即一类已。

然其他见证，必有数端，此亦举一隅，殆意寓言外也，故不啻可汗解之，并施薰法以发其汗。盖自非病之剧者，不如此峻发也。解之，亦有发汗之义。薰法，见《外台秘要》，陈廪邱、张苗并云"连发汗不出用之"，乃在汗法中最紧者可知矣。《圣惠方》：凡难得汗者，可蒸之。如蒸中风法，蒸湿之气，于外迎之，不得不汗出也。"若发汗不出"至条末是一截。"不足言阳气怫郁不得越"十字，当为一句读。不足言，犹言不至言，与"腹满不减，减不足言"同义。上文"在表"二字，《玉函》作"不得越"，亦可以互证。

《总病论》无"其人躁烦"以下十二字，"不彻故也"下有"宜麻黄汤"四字。注云："古本字多差误，以从来所见病人证候中符合如此，故改正。"

铁樵按：欲明了此节之意义，当先了解阳明是何物。吾前解太阳为外层，则阳明当然是里层。然"太阳"二字，不啻"最外"二字；"阳明"二字，却非最里之意。第就层次言，少阳半表半里云者，原是指太阳、阳明之间而言。"阳"字作"外"字解释，太阳为躯体最外层，少阳未始不可谓之次外层，阳明是三阳之最里层。然"阳明"字之意义，实非最里之意义。三阳三阴之名词，根源出于四时，读者当留意全书拙按解释六经处，此处不复赘。本节"不足言阳气怫郁不得越"句有讹误。

脉浮数者，法当汗出而愈。若下之，身重，心悸者，不可发汗，当自汗出乃解。所以然者，尺中脉微，此里虚，须表里实，津液自和，便自汗出愈。乃，《玉函》作"而"。

程云：经曰：诸脉浮数，当发热而洒淅恶寒，言邪气在表也，法当汗出而解无疑矣。若下之而身重心悸者，不唯损其胃气，虚其津液，而营血亏乏可知。其人尺中脉必微。夫寸主表，尺主里，今脉虽浮数，而尺中则微，是为表实里虚。麻黄汤之伐营，为表里俱实者设，岂可更用之以虚其里乎？须用和表实里之法，使表里两实，则津液自和，而邪无所容，不须发汗，而自汗出愈矣。

钱云：身重者，因邪未入里，误下而胃中阳气虚损也。凡阳气盛则身轻，阴气盛则身重。故童子纯阳未杂，而轻儇跳跃；老人阴盛阳衰，而肢体龙钟，是其验也。误下阳虚，与误汗阳虚无异。此条心悸，与发汗过多、叉手冒心之心下悸，同一里虚之所致也。

魏云：程注谓须用表和里实之法治之，亦足匡补仲师之法，而未出方，愚谓建中新加之属，可以斟酌而用，要在升阳透表，温中和里而已。

丹云：张璐、《金鉴》并主小建中汤。周氏引东垣，亦主建中。然东垣说"未知何书载之"，录俟后考。

铁樵按：仲圣以尺脉微者为里虚，尺脉实者为里实，证之实验，甚确。乃知《内经》"上竟上者，胸喉中事也，下竟下者，少腹腰股膝胫足中事也"，为颠扑不破。但《伤寒》所指里虚，实是指肠之有积无积。有积为实，表罢者可攻下；无积者，其病易愈，不为虚。若经误攻，或自下利，乃是里寒，此虽未至于阴争阳扰之局，然是已有阴争阳扰之朕兆，往往汗之不应，若强责其汗，便多变故，其曾经误下者尤甚，新加汤、建中汤可以选用。若不能用桂枝者，须于解表药中重用当归、甘草以顾正气，为效颇良。解表药亦只荆、防、羌、独之类，勿轻用麻黄。但动脉见处不只两手，何以寸口应胸喉，尺部应少腹腰膝？其理实难明了。然则古人独取寸关尺候病，非偶然矣。又凡病误

治之后，或虽非误治而投药不效之后，即当审慎，不得放胆用药。盖徐以俟之体工能自复，然后相其机宜以为进退，则所全较多，否则鲜有不以暴易暴者。故本节经文"不可发汗"下，接"当自汗出"句，不可轻滑读过。

脉浮紧者，法当身疼痛，宜以汗解之。假令尺中迟者，不可发汗。何以知然？以荣气不足，血少故也。疼痛，《玉函》作"身疼头痛"，《脉经》作"身体疼痛"。"知"后成本有"之"字。《玉函》作"何以故，此为营气不足，血气微少故也"。《脉经》亦有"此为"字及"微"字。张璐本"知""然"间补一"其"字。

钱云：浮紧，伤寒之脉也，法当身疼腰痛，宜以麻黄汤汗解之为是。假若按其脉，而尺中迟者，不可发汗。何以知之？夫尺主下焦，迟则为寒。尺中迟，是以知下焦命门真阳不足，不能蒸谷气而为营为卫也。盖汗者，营中之血液也，为热气所蒸，由营达卫而为汗。若不量其虚实而妄发之，则亡阳损卫，固不待言。此以寒气伤营，汗由营出，以尺中脉迟，则知肾脏真元衰少，营气不足，血少之故，未可以汗夺血也。

柯云：假令，是设辞，是深一层看法。此与"脉浮数而尺中微"者同义。

魏云：治之之法，建中而外，少阴温经散寒诸方，犹不可不加意也。

丹云：汪氏云：《补亡论》郭白云云：宜小建中汤，次则柴胡桂枝汤。愚以此二汤，实祖《活人书》之意。盖小建中者，即桂枝汤加饴糖一味。但仲景法，无汗者不得服桂枝。又柴胡桂枝汤，即小柴胡汤加桂枝，药不对证，更属不解。按张氏、周氏辈，并以小建中为主，不若魏氏不定一方之为当矣。

《本事方》云：昔有乡人丘生者，病伤寒。予为诊视，发热头痛烦渴，脉虽浮

数而无力，尺以下迟而弱。予曰：虽麻黄证，而尺迟弱。仲景云：尺中迟者，营气不足，血气微少，未可发汗。予于建中汤加当归、黄芪，令服，翌日脉尚尔。其家煎迫，日夜督发汗药，几不逊矣。予忍之，但只用建中调营而已。至五日，尺部方应，遂投麻黄汤。啜第二服发狂，须臾稍定略睡，已得汗矣。信知此事是难。仲景虽云"不避晨夜，即宜便治"，医者亦须顾其表里虚实，待其时日。若不循次第，暂时得安，亏损五脏，以促寿限，何足贵也。

铁樵按：脉浮紧，身疼痛，即是第三条"脉紧体痛呕逆"之证。云尺中迟，寸口亦必不数，是即《脉学讲义》中之弱脉，所谓脉搏与体温不俱进者。此种病在《伤寒论》即是太阳病已伏少阴病在内，在新生理乃迷走神经兴奋之故，虽属伤寒已伏脑症在内，时医不知，一例用豆豉、豆卷敷衍，三五日逐见种种恶候，致不可救者，比比皆是。若用石斛敷衍，则更去题万里。现在人多不审，古人亦多不审。观各家注释，皆无真知灼见，万不可从。脉紧身痛，本宜汗解之病，奈何用黄芪固表？宜其后用麻黄而发狂矣。此其发狂，当是战汗，即因误用黄芪所致，幸而未死，乃可著以为法耶。许叔微鼎鼎大名，其谬如此，他可知矣。此病鄙意当用桂枝二麻黄一汤。仲景书凡云"不可发汗"，皆指大发汗而言。若用桂二麻一汤，即是不可汗之汗法。又"凡无汗者，不可与桂枝"，此却是定例，丝毫不得通融。盖经文下语皆有分寸，在读者善悟耳。故此条断断不可予桂枝汤。

脉浮者，病在表，可发汗，宜麻黄汤。原注：法用桂枝汤。《玉函》注：一云桂枝汤。《脉经》作"桂枝汤"。

程云：麻黄汤，为寒伤营之主剂，而

所禁多端乃尔，将令后人安所措手乎？曰：亦于脉与证之间，互参酌之，不必泥定"紧"之一字，始为合法也。脉浮无紧，似不在发汗之列。然视其证，一一寒伤营之表病，则不妨略脉而详证。无汗可发汗，宜麻黄汤。

脉浮而数者，可发汗，宜麻黄汤。

程云：脉浮数者，虽与浮紧稍异，然邪势拥遏在表可知。则不必寒伤营之表病具备，自不妨略证而详脉。无汗可发汗，亦宜麻黄汤。

病常自汗出者，此为荣气和。荣气和者，外不谐，以卫气不共荣气谐和故尔。以荣行脉中，卫行脉外。复发其汗，荣卫和则愈，宜桂枝汤。《玉函》作"病常自汗出者，此为荣气和，卫气不和故也。营行脉中，为阴主内；卫行脉外，为阳主外。复发其汗，卫和则愈，宜桂枝汤"，《千金翼》同。《脉经》《千金》"荣气和者"云云十八字，作"荣气和而外不解，此卫不和也"十二字，无"荣气和"之"荣"。吴本作"病常自汗出者，营气和，卫气不共荣气谐和故尔。复发其汗，营卫和则愈，宜桂枝汤"。注云：此段旧本多衍文，今删正。

锡云：卫气者，所以肥腠理，司开阖，卫外而为固也。今不能卫外，故常自汗出，此为营气和，而卫不和也。卫为阳，营为阴，阴阳贵乎和合。今营自和而卫气不与之和谐，故营自行于脉中，卫自行于脉外，两不相合，如夫妇之不调也。宜桂枝汤发其汗，调和营卫之气则愈。

方云：此言常者，谓无时不然也。

程云：此不必其为太阳中风，而桂枝汤亦宜者，如今人滋阴敛汗等类。

柯云：下条发热汗出，便可用桂枝汤，见不必头痛恶风俱备。此只自汗一症，即不发热者亦用之，更见桂枝方于自汗为亲切耳。

《伤寒类方》云：营气和者，言营气不病，非调和之和。自汗与发汗迥别，自汗乃营卫相离，发汗使营卫相合；自汗伤正，发汗驱邪。复发者，因其自汗，而更发之，则营卫和而自汗反止矣。

丹按：《灵枢·营卫生会篇》云：营在脉中，卫在脉外。又《卫气篇》云：其浮气之不循经者，为卫；其精气之行于经者，为营气。正此段之所根柢也。

病人脏无他病，时发热自汗出，而不愈者，此卫气不和也。先其时发汗则愈，宜桂枝汤。《千金》作"时时发热"。"汤"后成本有"主之"二字。

汪云：脏无他病者，谓里和能食，二便如常也。

程云：如病人脏无他病，属之里分者，只发热自汗出，时作时止，缠绵日久而不休。此较之太阳中风证之发无止时不同矣。既无风邪，则卫不必强，营不必弱，只是卫气不和，致闭固之令有乖。病既在卫，自当治卫，虽药同于中风，服法不同。先其时发汗，使功专于固卫，则汗自敛，热自退而病愈。此不必为太阳中风，而桂枝汤可主者一也。凡脏病，亦有发热汗自出，连绵不愈者，骨蒸劳热类是也。

成云：《外台》云：里和表病，汗之则愈。

铁樵按：脏无他病云者，疑即第五条"伤寒二三日，阳明少阳证不见者，为不传"之意。阳明少阳证不见，法当自愈，乃又不愈，此无他故，只是卫气不和，予桂枝汤即愈。成氏引《外台》说，最为明爽。程注解作"既无风邪"，可商。

伤寒，脉浮紧，不发汗，因致衄者，麻黄汤主之。

《鉴》云：伤寒脉浮紧，法当发汗，若不发汗，是失汗也。失汗则热郁于营，因而致衄者，宜麻黄汤主之。若能于未衄之先早用麻黄汤汗之，汗出则解，必不致

衄。其或如前条之自衄而解，亦无须乎药也。

程云：大抵伤寒见衄者，由其人营分素热，一被寒闭，营不堪遏，从而上升矣。

三云：夺血者无汗。既致衄，不可轻用麻黄汤。须审之又审，点滴不成流者，可也。

丹云：《活人书》云：衄家不可发汗，汗出额上陷，脉紧急，直视不能瞬，不得眠。然而无汗而衄，脉尚浮紧者，须与麻黄汤。脉已微者，不可发汗，黄芩芍药汤、犀角地黄汤。"

江瓘《名医类案》云：陶尚文治一人伤寒四五日，吐血不止，医以犀角地黄汤等治，而反剧。陶切其脉，浮紧而数，若不汗出，邪何由解？遂用麻黄汤，一服汗出而愈。或问：仲景言"衄家不可发汗，亡血家不可发汗"，而此用麻黄汤，何也？瓘曰：久衄之家，亡血已多，故不可汗。今缘当汗不汗，热毒蕴结，而成吐血，当分其津液乃愈。故仲景又曰：伤寒脉浮紧，不发汗，因致衄血者，麻黄汤主之。盖发其汗，则热越而出，血自止也。"丹按：柯本此条作"伤寒脉浮紧者，麻黄汤主之。不发汗，因致衄"。注云：不发汗，阳气内扰，阳络伤则衄血，是夺血者无汗也。若用麻黄汤再汗，液脱则毙矣。言不发汗因致衄，岂有因致衄更发汗之理乎？愚故急为校正，恐误人者多耳。此执泥之说，难从矣。

铁樵按：此节经文文义极明显，亦并非倒装句。详"不发汗因致衄者"之"者"字，确是为失表而发，陶尚文按可从。不过阳盛而衄，似宜麻黄汤去桂枝，加芩、连。此当参之见证如何，不可执滞。各家所以扭扭捏捏，不敢下确断语者，为"亡血家不可发汗"条所拘。经

文有不可强责少阴汗之文，因恐强汗动血也。有"阳盛而躁者，必衄，衄乃解"之文。少阴动血则难治，太阳阳盛，衄血则热解，虽同是见血，其病则异。若本条则既因失表而衄，衄仍不解，审度情势，可汗者当汗之，否则不发汗，热无由解也。所谓审度情势者，指麻黄证具否而言。若见衄，可汗不可汗之标准，全在辨别病之深浅。所谓阳盛而热为第二层，阴虚而热为第四层。第四层断断不能发汗，若在第二层，而已伏有脉弱者，亦断断不能发汗，如此则不致无所适从矣。所谓第二层、第四层，参看《脉学讲义》卷四。若仅云衄少衄多及点滴不成流云云，学者仍惝恍无凭，几何不偾事耶。

伤寒，不大便六七日，头痛有热者，与承气汤。其小便清者，原注：一云大便青。知不在里，仍在表也，当须发汗。若头痛者，必衄，宜桂枝汤。《玉函》作"未可与承气汤"，是。"其小便清者"，《玉函》《外台》并作"小便反清"，《脉经》《千金翼》作"大便反清"，柯本作"大便圊"。"知"，《玉函》《脉经》《千金翼》作"此为"二字。王肯堂校本、《千金翼》"有热"作"身热"，"热"后有"小便赤"三字，"其小便清"作"若小便利"。

成云：不大便六七日，头痛有热者，故宜当下。若小便清者，知里无热，则不可下。经曰：小便数者，大便必硬，不更衣十日无所苦也。况此不大便六七日，小便清者，不可责邪在里，是仍在表也，与桂枝汤以解外。若头痛不已，为表不罢，郁甚于经，迫血妄行，上为衄也。

程云：欲攻里，则有头痛之表证可疑；欲解表，则有不大便之里证可疑。表里之间，何从辨之？以热辨之而已。热之有无，何从辨之？以小便辨之而已。有热者，小便必短赤，热已入里，头痛只属热壅，可以攻里。其小便清者，无热可知，热未入里，不大便只属风秘，仍须发汗[①]。

汪云：若头痛不已者，为风寒之邪上壅，热甚于经，势必致衄。须乘其未衄之时，宜用桂枝汤，以汗解之。

周云：此因发汗之后，不得再用麻黄也。

魏云：此条之衄，意料之辞，非已见之证。用桂枝汤则可不衄而解，与用麻黄汤一条亦有别。

丹云：《伤寒选录》云：丹溪曰：谨按外证未解不可下，下为逆。今头痛有热，宜解表，反与承气，正是责其妄下之过也。故下文又言"小便清者，知其无里邪，不当行承气"，又继之曰"当须发汗"，曰"头痛必衄血，宜桂枝汤"，反复告戒，论意甚明。而注反直曰"故当宜下"，想因六七日不大便尔。虽不大便，他无所苦，候表解然后攻之，正仲景法也，注意似未莹。按此说，与《玉函》相符矣。

又云：《伤寒类方》云：伤寒不大便六七日，宜下之候。头痛有热者，未可与承气汤，太阳症仍在，不得以日久不便而下也。按"未可"二字，从《金匮》增入，《伤寒论》失此二字。又按：徐氏注解近是，故表而出焉。又按：张志聪发汗用麻黄汤，柯氏改"小便清"作"大便圊"，并非也。

铁樵按：此条与前第五十一条"二阳并病"，及第三十二条"问曰：证象阳旦"文字皆不甚顺，皆不可凿解。吾人于大纲研究明白，小节纵有错讹，亦不致胸无主宰，此读书但观大略之所以可贵。若桂枝节节以为之，则此等处，皆足为大障碍矣。本条既是伤寒不大便六七日，别

---

① 汗：原作"热"，据《皇汉医学丛书》本改。

无其他里证，自与承气无关，可知"与承气汤"句之上下文，必尚有讹误。又细绎"若头痛者必衄"句，于上文亦不甚允洽。且据本条见证，无论如何释，苟见头痛，亦未见衄之可必，此则证之实验而知本文必有讹误也。伤寒小便清者，常常遇之，其证确是里寒，万不可用承气攻下。亦有溲清由于肺热者，非一表可以济事，则首句"伤寒"字须着眼。盖无汗发热头痛，小便清者，宜发表。若有汗热不解，渴甚者，乃是肺热，其六七日不大便，必须有腹痛，转矢气，表证已罢者，方可与承气。盖头痛有表证头痛，亦有胃气上逆而头痛，非可执一。是本条大致尚可理会，惟总有阙文耳。

伤寒，发汗已解，半日许复烦，脉浮数者，可更发汗，宜桂枝汤。《玉函》《脉经》《千金翼》"脉"前有"其"字。可更发汗，《玉函》作"与复发汗"，《脉经》《千金翼》作"可复发其汗"。成本无"已"字，"汤"下有"主之"二字。

成云：烦者，热也。发汗身凉为已解，至半日许，身复热，脉浮数者，邪不尽也，可更发汗，与桂枝汤。

《鉴》云：伤寒服麻黄汤发汗，汗出已热退，身凉解，半日许复烦热而脉浮数者，是表邪未尽，退而复集也，可更发汗。其不用麻黄汤者，以其津液前已为发汗所伤，不堪再任麻黄，故宜桂枝更汗可也。

丹云：方氏、喻氏辈，并云"伤寒已解，复伤风邪"，且以"更"为"改"之义，非是。更，再也，《玉函》作"复"，其意可见耳。

铁樵按：发汗已解，半日许复烦，不必再受寒始有。盖发汗之后肌表虚，不胜冷空气之侵袭，体温因而复集，亦阴胜阳复之理。若无汗者，是麻一桂二，或桂麻各半证。有汗者桂枝证，此丝毫无可疑者。各家因不明原理，故议论不一致。

凡病，若发汗，若吐，若下，若亡血、亡津液，阴阳自和者，必自愈。成本无"亡血"二字。《玉函》《脉经》"亡津液"作"无津液"，"液"后有"而"字。

锡云：此论汗、吐、下三法，不可误用也。盖汗、吐、下三法，皆所以亡血亡津液者也，用之不当，不惟亡血、亡津液，而亡阴、亡阳也。用之得宜，虽亡血、亡津液，而亦能和阴和阳也。故曰"阴阳自和者，必自愈"。

《鉴》云：凡病，谓不论中风伤寒，一切病也，其邪正皆衰，可不必施治，惟当静以俟之。

丹云：按程氏、柯氏、汪氏，并谓用生津益血之剂，则阴阳自和，而病自愈，此不必矣。今审察原文语意，"自和""自愈"两"自"字，分明不假药力，可以见耳。方氏、志聪、《金鉴》，以阴阳为脉之阴阳，此必不然。盖亡血则亡阴，亡津液则亡阳。阴阳，即指气血而言。

大下之后，复发汗，小便不利者，亡津液故也。勿治之，得小便利，必自愈。《玉函》《脉经》《千金翼》"汗"后有"其人"二字，"得"作"其"。

成云：因亡津液，而小便不利者，不可以药利之，俟津液足小便利，必自愈也。

汪云：先汗后下，治伤寒之正法也。今病未曾发汗，而先大下之，既下之后，复发其汗，是为汗下相反，津液重亡。按此条论，必病人表里证悉具，以故汗下相反，但小便不利，无他变也。设使无里证而先下，无表证而复汗，则病人变证蜂起，岂但小便之不利哉？

喻云：言下后复发汗，有俟津液自回之法。若强责其小便，则膀胱之气化不行，有增硬满喘胀者矣，故宜以不治治之。

程云：得小便利，"得"字宜着眼。

铁樵按：此即上条之意，亦是阴阳和者。夫所谓阴阳和，即不发热之谓。阴胜则寒，阳盛则热，阳虚则寒，阴虚则热，是皆阴阳不合者。可知阴阳和，是不发热也。热病至热退则愈，纵有其他余波，但不发热，体工便能自复。故上条曰"必自愈"，此条曰"得小便利必自愈"。

下之后，复发汗，必振寒，脉微细。所以然者，以内外俱虚故也。《玉函》《脉经》《千金翼》"汗"前有"其"字。

程云：下后复发汗，则卫外之阳必虚，故振寒，而守内之阳亦弱，故脉微细。能明其所以然，则虽有一应热证，相兼而来，只补虚为主。良工于汗下之际，稍失治于其初，辄不可不慎持于其后。脉证之间，各有本标，万不可因标误本也。

柯云：内阳虚，故脉微细；外阳虚，故振栗恶寒，即干姜附子汤证。

丹云：汪氏引《补亡论》：常器之云：素无热人，可与芍药附子汤；有热人，可与黄芪建中汤。魏氏云：四逆汤之属，学人宜从其轻重，而择用耳。

下之后，复发汗，昼日烦躁不得眠，夜而安静，不呕不渴，无表证，脉沉微，身无大热者，干姜附子汤主之。《玉函》《脉经》《千金翼》"汗"前有"其"字，"渴"后有"而"字，"脉"前有"其"字。

成云：下之虚其里，汗之虚其表，既下又汗，则表里俱虚。阳王于昼，阳欲复，虚不胜邪，正邪交争，故昼日烦躁不得眠；夜阴为主，阳虚不能与之争，是夜则安静。不呕不渴者，里无热也；身无大热者，表无热也。又无表证，而脉沉微，知阳气大虚，阴寒气胜，与干姜附子汤，退阴复阳。

程云：昼日烦躁不得眠，虚阳扰乱，外见假热也。夜而安静，不呕不渴，无表证，脉沉微，身无大热，阴气独治，内系真寒也。宜干姜附子汤，直从阴中回阳，不当于昼日烦躁一假证狐疑也。

柯云：身无大热，表阳将去矣。幸此微热未除，烦躁不宁之际，独任干姜、生附，以急回其阳，此四逆之变剂也。

魏云：身无大热，非太阳发热，并非阳明大热也，洵是阳虚于内，露假乱真耳。按昼间虽烦躁，亦不呕不渴，更明呕亦有寒逆，而渴不容假。渴亦有阴逼阳浮，面赤口燥之渴，但与水不能饮，则真寒立见矣。

丹云：按：无大热，又出麻黄杏仁甘草石膏汤、大陷胸汤、白虎加人参汤条，并谓身微热，无翕翕蒸蒸之势也。此条烦躁，与茯苓四逆汤、吴茱萸汤、大青龙汤方后，汗多亡阳遂虚，恶风烦躁不得眠者，同属亡阳，但不过有小异耳。按：楼氏《纲目》作"日夜烦躁，不得安眠，时安静"，不知何据。

铁樵按：此是阳虚而寒之证，不渴、脉沉微，是阴寒确据，无表证，即是汗自出之变词，昼日烦躁乃假象，故主干姜附子。此条与上一条皆是阴阳不和者，上条虽未出方，曰振寒，曰脉微细，曰表里俱虚，当干姜附子无疑。盖表虚必汗自出，里虚必振振形寒，两条连接说下，令人自明，与六一、六二条之阴阳和者，迥不侔矣。

干姜附子汤方

干姜一两　附子一枚，生用，去皮，切八片。成本"切"作"破"

上二味，以水三升，煮取一升，去滓，顿服。

徐云：脉微无大热，是外无袭邪，而更烦躁，非阳虚发躁之渐乎？故以生附、干姜，急温其经。比四逆，不用甘草者，彼重在厥，故以甘草先调其中，而壮四肢之本，此重在阳虚上泛，寒极发躁，故用直捣之师，而无取扶中为治耳。柯氏曰：茯苓四逆，固阴以收阳，干姜附子，固阳以配阴，二方皆从四逆加减，而有救阳救阴之异。茯苓四逆，比四逆为缓，固里宜缓也；姜附者，阳中之阳也，用生附而去甘草，则势力更猛，比四逆为峻，回阳当急也。一去甘草，一加茯苓，而缓急自别，加减之妙，见用方之神乎！

卢祖常《续易简方》曰：干姜一两，附子一枚，生去皮脐。然附子纵重一两，去皮脐，已不等分，况有不重一两者乎？兼其方载干姜，既为主治之君，在附子之上，已知其不贵附子之等分也。又曰：仲景一百十三方，用附子者二十一。熟用者十有三，必佐麻黄、桂枝、大黄、黄连、黄芩、细辛辈；生用者八，姜附汤、四逆汤、白通汤、白通猪胆汤、通脉四逆汤、通脉四逆加猪胆汤、四逆人参汤、茯苓四逆汤是也。必方方皆用干姜为佐，未闻用熟附佐干姜也。

《千金翼》：姜附汤，主痰冷澼气方。于本方以生姜代干姜。

《和剂局方》：姜附汤，又治暴中风冷，久积痰水，心腹冷痛，霍乱转筋，一切虚寒，并皆治之。即本方。

《卫生宝鉴》曰：身冷脉沉数，烦躁不饮水，此名阴盛格阳，干姜附子汤加人参半两治之。

《张氏医通》曰：腰痛属寒者，其腰如冰，其脉必紧，得热则减，得寒则增，本方加肉桂、杜仲。外用摩腰膏。

发汗后，身疼痛，脉沉迟者，桂枝加芍药生姜各一两人参三两新加汤主之。《玉函》《脉经》《千金翼》"身"后有"体"字，"脉"前有"其"字，作"桂枝加芍药生姜人参汤"。

钱云：此本中风，而以麻黄汤误发其汗，遂使阳气虚损，阴液耗竭，不能充灌滋养，故身疼痛，而脉沉迟，非伤寒脉浮紧而身疼痛之可比也。仍以桂枝汤和解卫阳。因误汗之后，多加芍药之酸收，以敛营阴之汗液，生姜以宣通其衰微之阳气，人参以扶补其耗散之元真，故名之曰桂枝新加汤。然身疼痛而脉沉迟，皆无阳之证，而不加附子以温经复阳者，以未如肉瞤筋惕、汗漏不止之甚。故不必真武汤及桂枝加附子汤，救急之法也。若服而未除者，恐亦必当加入也。

丹云：《伤寒准绳》张兼善曰：仲景凡言发汗后，以外无表证，里无热症，止余身疼一事而已。若脉稍浮盛，则为表邪未尽解，今言脉沉迟，此血虚而致然也，故加人参、生姜、芍药以益血。

铁樵按：此条与上条异者，无"下之后"字样。详其用药，亦是阳虚而寒之第三步病。曰脉沉迟，必表寒多汗可知。桂枝、生姜均走表，重用芍药，意不在解表，而在实表，益可以证明其病必表寒汗多。身疼痛是因汗多，气血俱虚，纤维神经作痛，与风邪之客于经络间而痛者不同。然云脉沉迟，则纤维神经尚未起反应，因神经若起反应，脉必细。细者，弦之稍缓者也。今不云脉细，是未起反应之证据。此等极有出入，度仲景下字必不苟。人参不但补血，兼补气，用三两则非三五七分可比，既能恢复其虚，俾不至入第四步，又可以止痛也。同是第三步病，有服此汤之一种特殊境界，藉非实验，何从得之？藉非有《伤寒论》，吾侪又何从得知。

桂枝加芍药生姜各一两人参三两新加汤方

桂枝三两，去皮　芍药四两　甘草二两，炙　人参三两　大枣十二枚，擘　生姜四两。《千金翼》有"切"字

上六味，以水一斗二升，煮取三升，

去滓。温服一升。本云桂枝汤，今加芍药生姜人参。成本不载本方，第十卷云：于第二卷桂枝汤方内，更加芍药、生姜各一两，人参三两，余依桂枝汤法服。《玉函》"味"下有"㕮咀四味"四字，"云"作"方"。方本"煎"前有"微火"二字，注云：微火，皆当仿效首方，此盖后人之赘耳。

志云：曰新加汤者，谓集用上古诸方治疗表里之证，述而不作，如此汤方，则其新加者也，亦仲祖自谦之意。《古方选注》曰：新加者，申明新得其分两之理，而加之也。《伤寒类方》曰：素体虚而过汗者，方可用。

丹云：柯氏作桂枝去芍药生姜新加人参汤，云"坊本作加芍药生姜者误"。未知何据，恐是僭妄也。

又云：按钱氏《霍乱篇》"吐利而身痛不休"云云，注：如发汗后身疼痛，脉沉迟者，此乃汗后亡阳，阳虚里寒，无阳气以嘘培和暖其筋骨，营血凝涩而痛，此桂枝加芍药生姜人参新加汤证也。

发汗后，不可更行桂枝汤，汗出而喘，无大热者，可与麻黄杏仁甘草石膏汤。杏仁，《玉函》《脉经》作"杏子"。成本"汤"后有"主之"二字。

方云：更行，犹言再用。不可再用桂枝汤，是已经用过，所以禁止也。

《鉴》云：太阳病，下之后微喘者，表未解也，当以桂枝加厚朴杏仁汤，解太阳肌表，而治其喘也。太阳病桂枝证，医反下之，下利脉促，汗出而喘，表未解者，当以葛根黄连黄芩汤，解阳明之肌热，而治其喘也。今发汗后，汗出而喘，身无大热而不恶寒者，知邪已不在太阳之表，且汗出而不恶热，知邪亦不在阳明之里，是邪独在肺中，肺气满而喘矣，故不可更行桂枝汤。

兼云：予观仲景常言"发汗后"，乃表邪悉解，止余一证而已，故言不可更行桂枝汤，今汗出而喘，无大热，乃上焦余邪未解，当用麻黄杏仁甘草石膏汤以散之。桂枝加厚朴杏仁汤，乃桂枝证悉具，而加喘者用之。

钱云：因邪热在肺，或时有微热，未可知也。然非若表里有邪之热，故曰无大热也。

丹云：柯氏"无大热"删"无"字。云"无"字旧本讹在"大热"上，前辈因循不改，随文衍义，为后学之迷途。此说不可从。

铁樵按：麻杏石甘，总非有汗之病可服，各注皆曲说，定喘汤更不可比拟。本条经文，似当作"无汗而喘大热者"，则无疑义矣。

麻黄杏仁甘草石膏汤方《千金》名四物甘草汤

麻黄四两，去节　杏仁五十个，去皮尖。《玉函》作"杏子五十枚"　甘草二两，炙。《玉函》作"一两"　石膏半斤，碎，棉裹

上四味，以水七升，煮麻黄，减二升，去上沫，纳诸药，煮取二升，去滓，温服一升。本云黄耳杯。成本、《玉函》《千金翼》"升""煮"间有"先"字。《玉函》无"本云黄耳杯"五字。《千金翼》"杯"，作"杯"。汪云：黄耳杯，想系置水器也。

钱云：李时珍云：麻黄乃肺经专药，虽为太阳发汗之重剂，实发散肺经火郁之药也。杏仁利气而能泄肺，石膏寒凉，能肃西方金气，乃泻肺肃肺之剂，非麻黄汤及大青龙之汗剂也。世俗不晓，惑于《活人书》及陶节庵之说，但见一味麻黄，即以为汗剂，畏而避之。不知麻黄汤之制，欲用麻黄以泄营分之汗，必先以桂枝开解卫分之邪，则汗出而邪去矣。所以麻黄不与桂枝同用，止能泄肺邪，而不至大汗泄也。观后贤之麻黄定喘汤，皆因此以立法也。

《千金方》：贝母汤，治上气咽喉窒

塞，短气不得卧，腰背痛，胸满不得食，面色萎黄。于本方加贝母、桂心、生姜。

《三因方》：惺惺散，治伤寒发热，头疼脑痛。本方去杏仁，加茶葱煎服。

《仁斋直指附遗》：五虎汤，治喘急痰气，于本方加细茶。《万病回春》有桑白皮、生姜、葱白。

《张氏医通》：冬月咳嗽，寒痰结于咽喉，语声不出者，此寒气客于会厌，故卒然而瘖也，麻杏甘石汤。

发汗过多，其人叉手自冒心，心下悸，欲得按者，桂枝甘草汤主之。

成云：发汗过多，亡阳也。阳受气于胸中，胸中阳气不足，故病叉手自冒心，心下悸欲得按者，与桂枝甘草汤，以调不足之气。

钱云：阳本受气于胸中，故膻中为气之海，上通于肺而为呼吸，位处心胸之间。发汗过多，则阳气散亡，气海空虚，所以叉手自冒覆其心胸，而心下觉惕惕然悸动也。凡病之实者皆不可按，按之则或满或痛而不欲也。此以误汗亡阳，心胸真气空虚而悸动，故欲得按也。

柯云：叉手冒心，则外有所卫，得按则内有所依。如是不堪之状，望之而知其虚矣。

汪云："冒"字，作"覆"字解。

丹云：悸，《说文》云：心动也。今云"心下悸""脐下悸"，《活人书》云"悸气者，动气也"，乃知悸假为动气之总称。《活人指掌》云：悸，即怔忪之别名。未允。

桂枝甘草汤方

桂枝四两，去皮　甘草二两，炙。成本并脱两数

上二味，以水三升，煮取一升，去滓顿服。

柯云：此用桂枝为君，独任甘草为

佐，以补心之阳，则汗出多者，不至于亡阳矣。姜之辛散，枣之泥滞，固非所宜，并不用芍药者，不欲其苦泄也。甘温相得，气和而悸自平，与心中悸而烦，心下有水气而悸者迥别。

丹云：按此方，与甘草干姜汤、芍药甘草汤，立方之妙，在于单捷。钱氏则云：如参、芍之补敛，恐不可少。仲景立方，谅不止此，或有脱落，未可知也。此乃后人之见耳。

《伤寒类方》曰：此以一剂为一服者，二味扶阳补中，此乃阳虚之轻者。甚而振振欲擗地，则用真武汤矣。一证而轻重不同，用方迥异。

铁樵按：详此条病证，疑是振振欲擗地之轻者，《伤寒类方》说是。所以不遽用真武者，不欲引热入里，亦深恐药力太峻，与病不相得也。

发汗后，其人脐下悸者，欲作奔豚，茯苓桂枝甘草大枣汤主之。奔，《玉函》《脉经》作"贲"。

魏云：此条乃申明发汗后阳虚之变证也。汗出过多，阳浮于上。阴阳二者，相维而不相离，阳既上浮，阴即下动。其脐下悸者，阴气欲上乘而作奔豚，容不急温中固阳以御之乎？阳盛于中，阴自安于下，斯奔豚欲作，而终不能作也乎。

柯云：脐下悸时，水气尚在下焦，欲作奔豚之兆，而未发也。

方云：欲作，待作未作之谓。

汪云：奔豚，《难经》云"肾之积名"。此言奔豚，乃肾气发动，如欲作奔豚之状，非真脐下有积如豚也。

茯苓桂枝甘草大枣汤方

茯苓半斤　桂枝四两，去皮　甘草二两，炙　大枣十五枚，擘

上四味，以甘澜水一斗，先煮茯苓，减二升。纳诸药，煮取三升，去滓，温服

一升，日三服。作甘澜水法：取水二斗，置大盆内，以杓扬之，水上有珠子五六千颗相逐，取用之。烂，《玉函》作"澜"，方氏诸家同。《千金翼》作"水一斗"，不用甘澜水。

《鉴》云：此方即苓桂术甘汤去白术，加大枣，倍茯苓也。彼治心下逆满，气上冲胸，此治脐下悸欲作奔豚。盖以水停中焦，故用白术，水停下焦，故倍茯苓，其病由汗后而起，自不外乎桂枝之法也。若已作奔豚，又非此药所能治，则当从事乎桂枝加桂汤法矣。

吴云：汗后余邪，挟下焦邪水为患，故取桂枝汤中之三以和表，五苓散中之二以利水。

丹云：甘澜水，诸说不一。成氏云"扬之有力，取不助肾邪也"；徐氏云"甘而轻，取其不助肾邪，而益脾土也"；柯氏云"甘澜水状似奔豚，而性则柔弱，故又名劳水"；钱氏云"动则其性属阳，扬则其势下走故也"；张锡驹云"扬之无力，以其不助水气也"；徐大椿云"大约取其动极思静之意"。数说未知孰是，姑举于斯。

《总病论》曰：甘澜水，郎肝切，熟也。不击则生，击之则熟。水之味本咸，击熟之则归土性矣，以土之味本甘故也。暴崖之水击之而成沫，干而成土，水归土性，故谓之甘澜水。

《伤寒类方》曰："先煮茯苓者，凡方中专重之药，法必先煮。"

铁樵按：此条用茯苓桂枝甘草大枣汤，即药以测证，则知脐下悸者，病系聚水无疑，或释为怔忡。鄙意仅一"悸"字，不得谓之怔忡，脐下悸者，当是脐下筑动不适之谓。奔豚，却是怔忡，《金匮》奔豚，病从少腹起上冲咽喉，是怔忡之甚者也。豚，《内经》谓之"水畜"，病源是水，而向上奔突，故名奔豚。脐下

例不聚水，聚水为病。所以聚水，因排泄失职，故用药以苓、桂分利为主。排泄既失职，水不得下，势必逆而上行，故曰欲作奔豚。又按：水之从来，不必由于引饮。凡毛细血管，皆有淋巴液渗出，以供给各脏器之需要。在健体，此种液汁，由毛细血管渗出，复由淋巴管吸入，以还流入于静脉，以营其新陈代谢之作用。此亦另一种循环（详《生理①》）。若血行起非常变化，则渗出者可以多至数倍，若淋巴管不及吸收，则为聚水。聚于胸者为胸水，聚于腹者为腹水，聚于皮下者为水肿。今云脐下悸，是水聚于腹者也。此方之效，其得力处在桂枝之和营，盖营和则血行复常度，血行成轴，淋巴液有所统摄，不致多量流出于脉管。是桂枝一味，所以减少水之来路。水既聚，肾脏不事疏泄，行且成大患，故重用茯苓以渗之，是茯苓一味，所以浚水之去路。所以必用甘澜水者，取其动。水之为物，由气体微点凝结集合而成。井水与金山泉、惠山泉不同者，乃水中所含之成分不同。流水与止水、生水与熟水不同者，乃水之各微分原子交互不同也。今以二斗之水，以杓扬之，致水上有珠子五六千颗，是即各微分原子交互凝结不同之确证。盖未扬以前，决不有珠子五六千颗，是既扬以后，是水中已有力加入也。此加入之力，必经一定时间，然后消耗净尽。当其力未消耗之时，用以煎药，使入腹之后圆转流动，不生障碍，是则用甘澜水之微意。盖惟水圆不生障碍，然后能助体中循环，使血流成轴。血流成轴，然后能摄淋巴液，使不多渗出血管。此为西医书所未言，吾于病之形能参以西说，熟虑而后得之，不知古人又何以知此，此真一奇妙不可思议之事。

---

① 生理：指恽铁樵著《生理新语》。

孙思邈晚年得《伤寒论》，刊入《千金翼》中。今按《千金翼》此条下不言用甘澜水，是孙氏或不解甘澜水是何用意，故削去之，未可知也。自余诸子，宜乎异说纷纷，索解人不得矣。

发汗后，腹胀满者，厚朴生姜半夏甘草人参汤主之。

成云：吐后腹胀，与下后腹满，皆为实，言邪气乘虚，入里为实。发汗后，外已解也，腹胀满，知非里实，由脾胃津液不足，气涩不通，壅而为满。与此汤，和脾胃而降气。

程云：胃为津液之主。发汗亡阳，则胃气虚，而不能敷布诸气，故壅滞而为胀满。是当实其所虚，自能虚其所实矣。虚气留滞之胀满，较实者自不坚痛。

丹云：《伤寒准绳》：张兼善曰：凡言发汗后者，以外无表证，里无别病，止有腹胀一事而已，除此之外，即获全安。

厚朴生姜半夏甘草人参汤《千金》名"厚朴汤"，分两稍异

厚朴半斤，炙，去皮　生姜半斤，切　半夏半升，洗。《玉函》作"半斤"　甘草二两。成本、《千金翼》有"炙"字　人参一两

上五味，以水一斗，煮取三升，去滓。温服一升，日三服。《玉函》"五味"后有"哎咀"二字。

钱云：此虽阳气已伤，因未经误下，故虚中有实。以胃气未平，故以厚朴为君；生姜宣通阳气，半夏蠲饮利膈，故以为臣；参甘补中和胃，所以益汗后之虚耳。

喻云：移此治泄后腹胀果验。

丹云：《证治大还》曰：孙召治一女子，心腹胀满，色不变。经曰：三焦胀者，气满皮肤，硁硁然石坚。遂以仲景厚朴生姜半夏人参甘草汤下保和丸，渐愈。

《张氏医通》曰：石顽治总戎陈孟

庸，泻利腹胀作痛，服黄芩、白芍之类，胀急愈甚。其脉洪盛而数，按之则濡，气口大三倍于人迎，此湿热伤脾胃之气也。与厚朴生姜甘草半夏人参汤二剂，痛止胀减，而泻利未已；与干姜黄芩黄连人参汤二剂，泻利止，而饮食不思；与半夏泻心汤二剂而安。

伤寒若吐若下后，心下逆满，气上冲胸，起则头眩，脉沉紧。发汗则动经，身为振振摇者，茯苓桂枝白术甘草汤主之。《玉函》"若下"后有"若发汗"三字，"脉"前有"其"字。《脉经》《千金翼》作"伤寒吐下发汗后"，少一"振"字。《脉经》无"白"字。

成云：吐下后里虚，气上逆者，心下逆满，气上冲胸。表虚阳不足，起则头眩。脉浮紧，为邪在表，当发汗；脉沉紧，为邪在里，则不可发汗。发汗则外动经络，损伤阳气，阳气外虚，则不能主持诸脉，身为振振摇也，与此汤以和经益阳。

钱云：伤寒本当以麻黄汤汗解，若吐下之，则治之为逆。心下者，胃脘之间也。逆满，气逆中满也。

汪云：里虚气逆，心下作满，且上冲于胸膈之间，更上逆于头，起则作眩。

《鉴》云：脉沉紧，是其人必素有寒饮，相挟而成。若不头眩，以瓜蒂散吐之，亦自可除。今乃起则头眩，是又为胸中阳气已虚，不惟不可吐，亦不可汗也。

张云：至若吐下后，重发汗太过，亡阳，厥逆烦躁，或仍发热心悸，头眩身𥄂动，振振欲擗地者，又属真武汤证，非此汤可能治也。

丹云：《伤寒准绳》曰：凡伤寒头眩者，莫不因汗吐下虚其上焦元气之所致也。眩者，目无常主。头眩者，俗谓头旋眼花是也。《针经》曰：上虚则眩，下虚则厥。按：逆满者，上虚而气逆不降，以

为中满；气上冲胸者，时时气撞抢于胸胁间也。二证递别。

茯苓桂枝白术甘草汤方《千金》名"茯苓汤"

茯苓四两 桂枝三两，去皮 白术《金匮》及《玉函》作"三两" 甘草各二两，炙

上四味，以水六升，煮取三升，去滓，分温三服。《玉函》"三服"后有"小便即利"四字。

《鉴》云：身为振振摇者，即战振身摇也；身振振欲擗地者，即战振欲堕于地也。二者皆为阳虚失其所恃。一用此汤，一用真武者，盖真武救青龙之误汗，其邪已入少阴，故主以附子，佐以生姜、苓、术，是壮里阳，以制水也，此汤救麻黄之误汗，其邪尚在太阳，故主以桂枝，佐以甘草、苓、术，是扶表阳，以涤饮也。至真武汤用芍药者，里寒阴盛，阳衰无依，于大温大散之中，若不佐以酸敛之品，恐阴极格阳，必速其飞越也；此汤不用芍药者，里寒饮盛，若佐以酸敛之品，恐饮得酸，反凝滞不散也。

丹云：按：《金匮要略·痰饮篇》曰"心下有痰饮，胸胁支满，目眩，苓桂术甘汤主之"，乃知此条"心下逆满，气上冲胸，起则头眩者，阳虚痰饮所致也。

又云：《伤寒类方》曰：此亦阳虚而动肾水之症，即真武证之轻者，故其法亦仿真武之意。

铁樵按：吐下之后，腹中空虚，心下不当逆满。盖积停于上膈者，吐之则除，积停于中脘以下者，下之则除，病除则爽慧。宁有反逆满者，惟不当吐而吐，不当下而下，则体工起救济作用。其云"逆满"，因误吐而虚，各脏气之分泌液汁皆奔集于胃，以为救济，故吐而反逆满。其云"气上冲胸"，因误下而病不当药，肠胃之筋肉蠕动习惯使食物下降者，因药力

之强抑皆变性上逆以为救济，故下之气反上冲胸。脉沉紧者，沉为里，紧为寒。盖所谓阳明者，皆已化燥之症；太阳者，未化燥之症。所谓"误下"者，乃未化燥之太阳证，误认为已化燥之阳明证，而下以寒药，故里无不寒。且误下则重心在里，故脉沉且紧也。如此之病，贸然汗之，复虚其表，则脏气必乱，故云"动经"。经，是古人习用名词，详字义，经，常也。各脏器互助工作，以维生活，是无病时之经气。一部份受病，他部份起而救济，有其常轨，是有病时之经气。若用药谬误，治丝而棼，是名"动经"。大约仅见振摇者，苓、桂、术、甘已足挽救，故不言真武。

发汗，病不解，反恶寒者，虚故也，芍药甘草附子汤主之。《玉函》《脉经》《千金翼》"发汗病不解"作"发其汗不解而"。

成云：发汗病解，则不恶寒；发汗病不解，表实者，亦不恶寒。今发汗病且不解，又反恶寒者，营卫俱虚也。汗出则营虚，恶寒则卫虚，与芍药甘草附子汤，以补营卫。

徐云：汗后而表不解，是证仍如故，而恶寒独曰"反"，比前有加也。

钱云：或曰：既云发汗病不解，安知非表邪未尽乎？曰：若伤寒汗出不解，则当仍有头痛发热，脉浮紧之辨矣。而仲景非唯不言发热，且毫不更用解表，而毅然断之曰"虚故也"，则知所谓虚者阳气也。其脉必微弱，或虚大、虚数，而见汗出但恶寒之证，如附子泻心证，及用桂枝加附子汤、桂枝去芍药加附子汤之类，故曰"虚故也"。

芍药甘草附子汤方

芍药 甘草各三两，炙。《玉函》作"各一两" 附子一枚，炮，去皮，破八片

上三味，以水五升，煮取一升五合，

去滓。分温三服。疑非仲景方。《玉函》《千金翼》"五升"作"三升"，无"疑非仲景方"五字。五合，《玉函》作"三合"，《千金翼》作"二合"。成本无"三服"之"三"字，"方"作"意"。

周云：汗多为阳虚，而阴则索弱。补阴当用芍药，回阳当用附子，势不得不芍附兼资。然又惧一阴一阳，两不相和也，于是以甘草和之，庶几阴阳谐，而能事毕矣。

柯云：脚挛急，与芍药甘草汤，本治阴虚，此阴阳俱虚，故加附子，皆仲景治里不治表之义。

汪云：叔和认为"伤寒病发汗不解而恶寒，乃表邪未尽，仍宜发汗"，因疑此方为非仲景意，似不可用。故《内台方议》亦云：若非大汗出，又反恶寒，其脉沉微，及无热证者，不可服也。明乎此，而此方之用，可无疑矣。

柯云：按：少阴亡阳之证，未曾立方，本方恰与此证相合。芍药止汗，收肌表之余津；甘草和中，除咽痛而止吐利；附子固少阴，而招失散之阳，温经络而缓脉中之紧。此又仲景隐而未发之旨欤？

丹云：按此方，于芍药甘草汤中加附子，于四逆汤中去干姜代芍药，阴阳双救之意，可自知也。

发汗若下之，病仍不解，烦躁者，茯苓四逆汤主之。《脉经》《千金翼》作"发汗吐下以后，不解烦躁"。

成云：发汗若下，病宜解也。若病仍不解，则发汗外虚阳气，下之内虚阴气，阴阳俱虚，邪独不解，故生烦躁。与茯苓四逆汤，以复阴阳之气。

程云：发汗下后，病仍不解，而烦躁者，此时既有未解之外寒，复有内热之烦躁，大青龙之证备具矣。不为所误者，几何？不知得之汗下后，则阳虚为阴所凌，故外亡而作烦躁，必须温补兼施。

徐云：此证惑人，在"病仍不解"四字。

汪云：此虚烦、虚躁，乃假热之象也。

《鉴》云：大青龙证，不汗出之烦躁，乃未经汗下之烦躁，属实。此条病不解之烦躁，乃汗下后之烦躁，属虚。然脉之浮紧、沉微，自当别之。恐其误人，故谆谆言之也。

丹云：按此汤证，阳症俱备，而不然者，身虽烦热，而手足指尖微有厥冷；虽有烦渴引饮，亦自喜热而恶冷；舌苔白滑，或假生燥苔；脉虽洪大，或散而数，或弦大浮疾而空虚，无力无底，总之取脉不取症，庶几无失真的矣。

茯苓四逆汤方

茯苓四两。成本作"六两"　人参一两　附子一枚，生用，去皮，破八片　甘草二两，炙　干姜一两半

上五味，以水五升，煮取三升，去滓。温服七合，日二服。《玉函》"味"后有"㕮咀"二字，"三升"作"一升二合"，"去滓"以后作"分温再服，日三"。《千金翼》"三升"作"二升"。

成云：四逆汤以补阳，加茯苓、人参以益阴。

柯云：先汗后下，于法为顺，而表仍不解，是妄下亡阴，阴阳俱虚而烦躁也，故制茯苓四逆，固阴以收阳。先下后汗，于法为逆，而表症反解，内不呕渴，似于阴阳自和，而实妄汗亡阳，所以虚阳扰于阳分，昼则烦躁也，故专用干姜、附子，固阳以配阴。二方皆从四逆加减，而有救阳救阴之异。此比四逆为缓，固里宜缓也。姜附者，阳中之阳也，用生附而去甘草，则势力更猛，比四逆为峻，回阳当急也。一去甘草，一加茯苓，而缓急自别，加减之妙，见用方之神乎。

丹云：按《千金方·妇人产后》淡

竹茹汤方后云：若有人参，入一两；若无，纳茯苓一两半，亦佳。盖人参、茯苓，皆治心烦闷及心虚惊悸，安定精神。

又云：《圣济总录》：治霍乱脐上筑悸，平胃汤。即本方。

铁樵按：此与上一条，皆指阳虚。阳虚而烦，躁是阴，所以用茯苓，即是第七十条"误下水聚"之理。所以用四逆，自必有四逆证而后用。操之既熟，阴症阳症一望可辨，故经文省略如此。各注多为之说，殊非是。

发汗后，恶寒者，虚故也。不恶寒，但热者，实也，当和胃气，与调胃承气汤。原注：《玉函》云：与小承气汤。《玉函》《脉经》《千金翼》"故也"后有"芍药甘草附子汤主之"九字，乃合前条为一则耳。又"调胃承气汤"作"小承气汤"。《千金翼》注：一云调胃承气汤。程、喻、钱及王肯堂校《千金翼》"热"前有"恶"字。

成云：汗出而恶寒者，表虚也；汗出而不恶寒，但热者，里实也。经曰："汗出不恶寒者，此表解里未和，见下篇十枣汤条。与调胃承气汤和胃气。

程云：汗后不恶寒反恶热，其人大便必实，由发汗后，亡津液所致。病不在营卫，而在胃矣，法当和胃气。

钱云：既汗之后，阳气已虚，不宜大下，故当与调胃承气汤。即《阳明篇》所谓"与小承气汤，微和胃气，勿令大泄下"是也。

柯云：虚实俱指胃言。汗后正气夺则胃虚，故用附子、芍药；邪气盛则胃实，故用大黄、芒硝。此自用甘草，是和胃之意，此见调胃承气，是和剂而非下剂也。

丹云：按《阳明篇》"太阳病三日，发汗不解，蒸蒸发热者，属胃也，调胃承气汤主之"，正与此条相发矣。

太阳病，发汗后，大汗出，胃中干，烦躁不得眠，欲得饮水者，少少与饮之，令胃气和则愈。若脉浮，小便不利，微热消渴者，五苓散主之。原注：即猪苓散。是。《脉经》"后"作"若"，"干"字作"燥"，无"烦躁"之"躁"字。欲得饮水，《玉函》作"其人欲引水"。《玉函》《脉经》"少少与"作"当稍"二字，"胃气"作"胃中"。"五苓"前，成本、《玉函》并有"与"字，非也。

汪云：此条论当作两截看。"太阳病发汗后"云云，至"胃气和则愈"，此系胃中干，烦躁作渴，止须饮水以和胃气，非五苓散证也。"若脉浮，小便不利，微热消渴"，此系水热结于膀胱而渴，乃为五苓散证。太阳病，乃合中风伤寒而言之也。方、喻列入中风，何其执也。

魏云：大汗出，所谓"如水流漓"也，于是胃中津液受伤而干，因干而燥，因燥而烦，因烦躁而不得眠。此一串而至者，惟恐人误认为传里之燥烦，误下也，于是标出"欲饮水者"一证。

志云：不可恣其所欲，须少少与饮之。

《鉴》云：若脉浮，小便不利，微热消渴者，则是太阳表邪未罢，膀胱里饮已成也。经曰：膀胱者，津液之腑，气化则能出矣。今邪热熏灼，燥其现有之津，饮水不化，绝其未生之液。津液告匮，求水自救，所以水入则消渴而不止也。用五苓散者，以其能外解表热，内输水腑，则气化津生，热渴止而小便利矣。

方云：消，言饮水而小便又不利，则其水有似乎内自消也。渴，言能饮且能多也。

锡云：按"大汗出，胃中干"者，乃胃无津液而烦躁，故与水以润之。"小便不利消渴"者，乃脾不转输，水津不布而消渴，故用五苓以散之。若胃中干者，复与五苓散，利其小便，则愈干矣。故《阳明篇》云"汗出多而渴者，不可与猪苓汤"，以汗多胃中燥，猪苓汤复利其小便故也。

丹云：《伤寒准绳》：张兼善曰：烦渴用白虎汤。宜也。其五苓散渗津液，何哉？曰：白虎乃表证已解，邪传里而烦渴者用之。今脉尚浮，身有微热而渴，乃表邪未全解，故用桂枝之辛和肌表，白术、茯苓之甘淡以润虚燥也。

铁樵按：自此至七十七条，为五苓散证，与前苓桂甘枣、苓桂术甘大同小异，不离一个"水"字。凡水入胃，吸收入于血液，其命意在使血液稀薄，利于运行。血液稀薄，然后能分润各脏器。各脏器得此分润，分工制造之，以成内分泌，然后有唾、有涕、有泪、有汗、有精、有黏液、有尿。汗与尿，其专职在排泄糟粕。涕泪、黏液，其专职在保护官能。精之为用，目的在生殖，而使本身发营滋长，实为生殖之手段，此生理形能之大略也。详说在《新生理》第四篇。凡在健体，此种机能均不失职；凡百疾病，亦无非此种机能失职。失职则各种液体非过多即涸竭。大约初步则过多，最后则涸竭。过多则脏器坏，涸竭则脏气死。是故泪过多则目不明，涕、吐过多则肺萎缩，溲过多则胃消渴，汗过多则体温散亡。又全身液体之总量，有其一定程限，甲种液消耗过多，则乙种液不敷供给，故汗多者口必渴，溲多者汗则少，大便水泻，溲则无有。又在健体，排泄与吸收，类能保持平均，病则欹侧，失其平均。既经欹侧，遂成一往不返之局，故咳甚者可以成肺炎，溲多者可以成消症，停水者可以成水肿，此则病理之形能也。当其既已欹侧之顷，形质尚未大坏之时，须制止其一往不返之局。则涓涓之塞，毫毛之斲，医药所当有事也。本论六十八节"脐下悸，欲作奔豚"与本节"小便不利，微热消渴"正是已失平均，制止其一往不返者，发汗至

大汗出，汗液消耗太多，唾液不敷供给，是即失其平均。唾液少，乃其著于外者。须知唾液既少，内部各种液体皆少，胃中急待吸收外来之液体以为救援，故云胃中干。液为阴，热为阳，阴阳互为消长，失液既多，内热且作，虽未至于阴虚而热，实已有阴虚而热之倾向，故烦躁胃不和，照例不得眠。液少则更甚，故云"不得眠，欲得饮水"者，即渴欲饮水自救。太骤则不及吸收，故云"稍稍与饮"。"令胃气和则愈"句，"胃和"对"胃中干"而言，"则愈"对下文"微热"而言。本无热，所苦者，只是胃中干，故胃和则愈。其云"脉浮微热，虽大汗而仍有微热也。小便不利者，不得疏泄也。消渴者，饮水多渴不解"，是予之太骤，不及吸收也。在外仅微热，在里乃消渴，是热聚于里可知。因热聚于里，胃中干，引水自救，却因予之太骤，不及吸收，饮虽多，不解，而成消渴症象。愈是消渴，愈是饮多，因而不及排泄，因而停水，此数事皆相因而至，且皆愈趋愈甚，所谓一失平均，遂成一往不返之局。用五苓散，所以制止此一往不返者也。五苓何以能制止？盖此病之紧要关键，在表微热而里消渴。桂枝和营达表，可以使热趋里者转而向外。病之形能，必不表里俱热，既能达表，则里热必减，理势然也。此机括一转，其余各节无不随之俱转。更以猪苓助其排泄，溲通则水不聚，营和则血行成轴，脉管中渗漏亦少，参观《新生理》第四篇。胃肠之吸收，亦复常态，尚何有于一往不返之虞？此五苓散之所以神妙也。准此以谈，则方中桂枝，乃极重要之药，后人用此方畏桂枝之辛温而去之，名为四苓，失之远矣。但桂枝禁例仍不可忽，假如无汗暵热，自非五苓证，若舌干而绛者，桂枝亦非宜。须知五苓证，虽渴乃燥湿不能互

化，唇虽焦，其舌面决不干燥也。

五苓散方

猪苓十八铢，去皮　泽泻一两六铢。成本"铢"后有"半"字　白术十八铢　茯苓十八铢　桂枝半两，去皮。成本、《玉函》无"枝"字，后人故生异议。考成氏本注，并《明理论》俱作"桂枝"，知其脱误也

上五味，捣为散，以白饮和。服方寸匕，日三服，多饮暖水，汗出愈，如法将息。捣为散，《金匮》、成本、《玉函》作"为末"二字，《千金翼》作"各为散，更于白中治之"，《外台·天行病》作"为散水服"，《千金》亦作"水服"。多饮暖水，《千金》无"暖"字，《外台·温病》作"多饮暖水，以助药势"。成本无"如法将息"四字。

锡云：散者，取四散之意也。茯苓、泽泻、猪苓，淡味为渗泄者也，白术助脾气以转输，桂枝从肌达表，外窍通而内窍利矣，故曰"多饮暖水，汗出愈"也。

汪云：方中用术，昔贤如孙真人、朱奉议、许学士等皆用白术，近医方中行、喻嘉言改用苍术。然苍术过于燥烈，不若白术之甘平滋腻，能补津液而润燥。纵使仲景时无白术，于今业已有之，在医人亦可权宜取用。方后云"多服暖水，令汗出愈"，此即桂枝汤方下"啜稀粥一升余，以助药力"之义。建安许氏云：五苓散，乃汗后一解表药。于此可见。

魏云：五苓必为散，以白饮调服，方能多服暖水，而汗出始愈。设煎汤而服，则内外迎拒，药且不下。故必服药如法，然后可效。

丹云：按《明理论》曰：苓，令也，号令之令矣。通行津液，克伐肾邪，专为号令者，苓之功也。五苓之中，茯苓为主，故曰五苓散。马永卿《懒真子录》云：关中名医骆耕道曰：五苓散五味，而以木猪苓为主，故曰五苓。庄子之言曰：药也，其实堇也，桔梗也，鸡壅也，豕零也，是时为帝者也。《疏》云：药无贵

贱，愈病则良。去水则豕零为君。豕零，木猪苓也。二说未知何是，姑两存焉。

又云：按白饮，诸家无注，《医垒元戎》作"白米饮"，始为明晰。《活人书》作"白汤"，恐非也。

又云：《直指》：五苓散，治湿症小便不利。经云：治湿之法，不利小便，非其治也。又治伤暑烦渴，引饮过多，小便赤涩，心下水气。又流行水饮，每二钱，沸汤调下。小便更不利，加防己佐之。又治尿血，内加辰砂少许，用灯芯一握，新水煎汤调下。又治便毒，疏利小便，以泄败精，用葱二茎，煎汤调下。

《千金方》：五苓散，主时行热病，但狂言烦躁不安，精彩言语不与人相当者。

《和剂局方》：辰砂五苓散，治伤寒表里未解，头痛发热，心胸郁闷，唇口干焦，神志昏沉，狂言谵语，如见鬼神，及治瘴疟烦闷不省者，即本方加辰砂。如中暑发渴，小便赤涩，用新汲[1]水调下。小儿五心烦热，焦躁多哭，咬牙上撺，欲为惊状，每服半钱，温熟水下。

《三因方》曰：己未年，京师大疫，汗之死，下之死，服五苓散遂愈。此无他，温疫也。丹按：《医说》引《信效方》。又五苓散，治伏暑饮热，暑气流入经络，壅溢发衄，或胃气虚，血渗入胃，停留不散，吐出一二升许。

《伤寒百问·经络图》：五苓散，又治瘴气温疟，不伏水土，黄疸或泻。又治中酒恶心，或呕吐痰水，水入便吐，心下痞闷。又治黄疸，如黄橘色，心中烦急，眼睛如金，小便赤涩，或大便自利。若治黄疸，煎山茵陈汤下，日三服。

---

① 汲：原作"吸"，据《皇汉医学丛书》本改。

《济生》：加味五苓散，治伏暑、热二气，及冒湿泄泻注下，或烦，或小便不利，于本方加车前子。

发汗已，脉浮数，烦渴者，五苓散主之。《玉函》"已"作"后"，"浮"后有"而"字。《千金翼》"烦"前有"复"字。

方云：已者，言发汗毕，非谓表病罢也。烦渴者，膀胱水蓄，不化津液，故用四苓以利之。浮数者，外表未除，故凭一桂以和之，所以谓五苓能两解表里也。丹按：方法系《金鉴》改订，故与原书有异同焉。

《鉴》云：发汗已，为太阳病已发过汗也。脉浮数，知邪仍在表也。若小便利而烦渴者，是初入阳明胃热，白虎汤证也。今小便不利而烦渴，是太阳腑病，膀胱水蓄，五苓证也。故用五苓散，如法服之，外疏内利，表里均得解矣。

丹云：按：表邪未解，则阳气盛于外，而津液亦走于外，下焦蓄水，则升腾之气液失其常，是以胃中燥而烦渴，故主以五苓，外发表邪，内利蓄水也。成注为"亡津液而胃燥"之解，恐非是也。

伤寒，汗出而渴者，五苓散主之；不渴者，茯苓甘草汤主之。

《鉴》云：此申上条"或渴而不烦，或烦而不渴"者，以别其治也。伤寒发汗后，脉浮数，汗出烦渴，小便不利者，五苓散主之。今惟曰汗出者，省文也。渴而不烦，是饮盛于热，故亦以五苓散主之，利水以化津也。若不烦且不渴者，是里无热也，惟脉浮数汗出，小便不利，是营卫不和也，故主以茯苓甘草汤，和表以利水也。

丹云：按：柯氏"汗出"下，补"心下悸"三字，其说难凭。盖因《厥阴篇》"伤寒厥而心下悸者，宜先治水，当服茯苓甘草汤，却治其厥。不尔水渍入胃，必作利也"一条，而生此说耳。

铁樵按：张锡驹于五苓散条下注云"散者，四散之义"，不知有无所本，然颇嫌其望文生义。鄙意散者，不过药末之意。汤、丸、散各有所宜。大约用药取其水分少则用散。观于本条，其义益显。所谓"渴者，五苓散主之"，非谓渴当用五苓散，乃渴则引饮，饮多水聚，小便不利，然后用五苓。既水聚，用汤非宜，故用散。何以知小便不利而引饮聚水？因伤寒之例，即药可以知证。五苓散者，治汗出脉浮、微热消渴、小便不利之药也。云"五苓散主之"，即省却汗出、消渴、小便不利等语。其云"不渴者"，即各证皆同，惟不渴耳。不渴何以不主五苓？其唯一原因，即因不渴则不饮水，不致停饮，猪苓、泽泻，非必要矣。是"不渴"云者，乃不消渴之谓，不用猪、泽而加生姜。《金鉴》谓"不渴则里无热"，其说是也。

茯苓甘草汤方

茯苓二两。《玉函》作"三两"　桂枝二两，去皮　甘草一两，炙　生姜三两，切

上四味，以水四升，煮取二升，去滓，分温三服。

《鉴》云：有脉浮数汗出之表，故主以桂枝。去大枣、芍药者，因有小便不利之里，恐滞敛而有碍于癃闭也。五苓去术、泽、猪苓者，因不渴不烦，里饮无多，惟小便一利可愈，恐过于燥渗伤阴也。

丹云：《伤寒类方》曰：此方之义，从未有能诠释者。汗出之后而渴不止，与五苓，人所易知也。乃汗出之后，并无渴证，又未指明别有何证，忽无端而与茯苓甘草汤，此意何居？要知此处"汗出"二字，乃发汗后汗出不止也，汗出不止则亡阳，当即与以真武汤，其稍轻者，当与以茯苓桂枝白术甘草汤，更轻者则与以此

易。何以知之？以三方同用茯苓知之。盖干大泄，必引肾水上泛，非茯苓不能镇之。故真武则佐以附子回阳，此二方则以圭枝、甘草敛汗，而茯苓则皆以为主药。比方之义不了然乎？观《厥阴篇》心悸治法益明。

《虚实辨疑》曰：水停心下而悸者，茯苓甘草汤加芫花主之。《金匮要略》云：食少饮多，水停心下，甚则发悸。是以悸当治其饮也。

中风发热，六七日不解而烦，有表里证，渴欲饮水，水入则吐者，名曰水逆，五苓散主之。名曰，《玉函》及《千金翼》《外台》作"此为"。喻本、程本"主之"上有"多服暖水汗出愈"七字。

魏云：表里证，里证何？即所谓"烦渴饮水，水入即吐"是也。表证何？即前条所谓"头项强痛，而恶寒发热汗出"是也。于是用桂枝以驱表邪，佐以术、苓、泽泻，以固土逐水，加以多饮暖水，使汗出而表解。水既不逆，小便利而里解，而病有不愈者乎？

柯云：是其人心下有水气，水中之火用不宣，邪水凝结于内，水饮拒绝于外，既不能外输于玄府，又不能上输于口舌，亦不能下输于膀胱，此水逆所由名也。

方云：伏饮内作，故外者不得入也。盖饮亦水也，以水得水，涌溢而为格拒，所以谓之曰水逆也。

吴遵程《方论》曰：为五苓散，逐内外水饮之首剂也。《金匮》治心眩支饮下冒，用泽泻汤；治呕吐思水，用猪苓散。止用二三味，总不出是方为祖剂。云：凡太阳表里未解，头痛发热，口燥咽干，烦渴饮水，或水入即吐，或小便不利者，宜服之。又治霍乱吐利，燥渴引饮，及瘦人脐下有动悸，吐涎沫而颠眩者，咸属水饮停蓄，津液固结，便宜取用，但须增损合宜耳。若津液损伤，阴血亏损之人，作渴而小便不利者，再用五苓利水劫阴之药，则祸不旋踵矣。

张杲[①]《医说》曰：春夏之交，人病如伤寒，其人汗自出，肢体重痛，转侧难，小便不利，此名风湿，非伤寒也。阴雨之后卑湿，或引饮过多，多有此证。但多服五苓散，小便通利，湿去则愈。切忌转泻发汗，小误必不可救。初虞世云：医者不识，作伤风治之，发汗死，下之死。己未年，京师大疫正为此，予自得其说，救人甚多。壬辰年，予守官洪州，一同官妻有此证，因劝其速服五苓散，不信，医投发汗药，一夕而毙，不可不谨也。大抵五苓散，能导水去湿耳，胸中有停痰，及小儿吐乳，欲作痫，服五苓散最效。初君之说详矣，予因广此说，以信诸人。出《信效方》。

《博闻类纂》曰：春夏之交，或夏秋之交，霖雨乍歇，地气蒸郁，令人骤病头疼壮热呕吐。有举家皆病者，谓之风湿气，不知服药，渐成温疫。宜用五苓散半帖，入姜三片，大枣一枚同煎，服一碗，立效。

铁樵按：水逆与奔豚，病不同而理则同。小便既不利，复消渴不止，胃肠复不能吸收，水入不已，则无所可容。下口闭，上口例不得入。奔豚之逆，与呕吐之逆，正是同一个理。诸家释作"伏饮"，非是，《金匮》之饮与《伤寒》之水逆是两件事。

未持脉时，病人手叉自冒心，师因教试令咳而不咳者，此必两耳聋无闻也。所以然者，以重发汗，虚故如此。《脉经》"手叉"作"叉手"。《玉函》《脉经》《千金翼》"不咳"间有"即"字，作"以重发其汗虚故也"。

---

① 杲：原作"景"，据文义改。

张云：此示人推测阳虚之一端也。阳虚耳聋，与少阳传经耳聋迥别，亟宜固阳为要也。又手冒心，加之耳聋，阳虚极矣。尝见汗后阳虚耳聋，诸医施治，不出小柴胡加减，屡服愈甚，必大剂参附，庶可挽回也。

钱云：误汗亡阳，则肾家之真阳败泄，所以肾窍之两耳无闻，犹老年肾惫阳衰，亦两耳无闻，其义一也，治法宜固其阳。

魏云：盖阳虚之甚，两耳无闻，则阳浮于上，根离于下，待时而脱。昏蒙之状，神明已乱矣。

丹云：按汪氏引《补亡论》曰：素无热人，可与芍药附子汤；素有热人，可与黄芪建中汤。魏氏曰：轻则桂枝、甘草，重则加参附。程氏亦云用桂枝甘草汤。然桂枝甘草汤症，虚特在膻中，今加之以耳聋，精气将脱，危险殊甚。张氏用大剂参附，固为得矣。

铁樵按：此条注家侃侃而谈，似乎持之有故，言之成理，然吾总疑之。病者耳聋与否，乃他觉证，非自觉证，看护者自能知之。在理诊脉之先，医当先问，不然，病家当先以告医，岂必待医教令咳不咳，然后辨为聋乎？抑病人既因发汗过多，致叉手自冒，则神志已不清楚，岂但教咳不咳，即医欲视其舌色，病人懵然不应者，亦常有之，又何能断定是耳聋？又病至叉手自冒，往往惮烦不欲发言，亦并不愿人与之言，果其如此，自然教咳不咳，又岂能断定是耳聋乎？尝思医者之于病人及病家，处处当以诚意为应接，不可有机心，一有机心，必多误会，既有误会，未免歧路之中复有歧路，亡羊不可追矣。今试令病人咳，而意不在咳，是机心也。不直接爽快问病家，而必如此做作，意果何居？吾意此条必彼江南诸师之得仲

景书者，自记其心得之语，辗转传授，讹为正文。叔和编次时未加裁剪，遂留此污点，未可知也。否则《伤寒论》全书，皆以病为主，独此条有江湖气味，无论仲景之人格，绝不以此教人。即以文字论，亦不致如此不伦也。

发汗后，饮水多必喘，以水灌之亦喘。《玉函》《脉经》《千金翼》"多"下有"者"字。

成云：喘，肺疾。饮水多喘者，饮冷伤肺也。以冷水灌洗而喘者，形寒伤肺也。

钱云：中风发汗后，欲得饮水者，少少与之可也。若饮水过多，则胃虚不运，水冷难消，必至停蓄不渗，水寒侵肺，呼吸不利。故肺胀胸满，气逆而喘急也。若以冷水灌濯，则营卫先已空疏，使寒邪入腠，水气侵肤，内通于肺，而亦为喘也。

柯云：汉时治病，有火攻、水攻之法，故仲景言及之。

丹云：按水攻，论中无所考，唯《玉函》《脉经》有《可水篇》。其中一条云"寸口脉洪而大，数而滑"云云，针药所不能制，与水灌枯槁，阳证微散，身寒，温衣覆汗出，表里通利，其病即除，正其义也。文蛤散条：反以冷水潠之，若灌之。又云：按此条，喻氏、张氏、魏氏并以麻黄杏仁甘草石膏汤为主，盖本于郭雍《补亡论》，水寒伤肺，恐非所宜也。柯氏主以五苓散，汪氏则用茯苓桂枝生姜甘草汤加厚朴、杏仁，钱氏云"去麻黄加葶苈之小青龙汤，或可酌用"。盖钱所处，似切当矣。

铁樵按：上为丹波氏按语，颇右钱氏之说。其实小青龙汤去麻黄加葶苈，不可用也。近顷沪上盛行急性肺病，推考此病所以盛行，乃由医药酿成。初起不过伤风咳嗽，三数日后，继以发热，盖流行感

冐，常有之病状也。而沪上通行《临证指南》《温热经纬》等书，甚且并此等书亦不读，惟专用清水豆卷、淡豆豉、海贝母、路路通等魔道药敷衍。此等药，服之当然不效。又三数日，便继之以鲜石斛。咳嗽本属伤风，自得石斛等甘凉药，病无出路，咳乃愈甚。渐渐脉络兴奋，气急鼻扇，此时仍不按病理，惟用其以讹传讹之方药，因《温热经纬》有温病忌表之说，抵死不敢用麻黄，却敢用葶苈，且葶苈之分量，动辄一钱，因此致毙者，比比皆是。彼用此者，初不问葶苈服后作何光景，第知此药泻肺，以为肺气壅盛，泻之当也，故肆无忌①惮。不知肺为风束当宣，肺寒不行水当表，葶苈非其治也。本节汗后饮水多必喘，正与七十四节"汗后胃中干，欲饮水者，稍稍予之"文字相应。柯氏主五苓，汪氏主苓桂姜枣，差为不谬。若小青龙去麻黄加葶苈，究何所取义乎？至于水灌之法，现在无用之者，故此种误治不经见。然衡量病情，其所以喘，仍是肺不行水，当麻黄，不当葶苈。近来，曾两见用麻黄者，其一满纸魔道药中间，忽杂麻黄二分，其二则当头用麻黄一钱半。前者病不愈，后者更不救。此则用药之人，全无学识，非麻黄之咎也。

发汗后，水药不得入口为逆。若更发汗，必吐下不止。《脉经》"下""发"字后有"其"字。《玉函》"若"字以后九字无。

成云：发汗后，水药不得入口，为之吐逆，发汗亡阳，胃中虚冷也。若更发汗，则愈损阳气，胃气大虚，故吐下不止。

程云：发汗后见此者，由未汗之先，其人已是中虚而寒，故一误不堪再误。

钱云：误汗则胃中阳气虚损，胃本司纳，因胃中虚冷，气上逆而不受，故水药俱不得入口。以主纳者不得纳，故谓之

逆，然与水逆证之水入则吐不同也。

汪云：汗多亡阳，胃中元气虚，不得消水，此治之之逆，谓治不以理也。《补亡论》常器之云：可与半夏茯苓汤。

丹云：按：《活人书》曰：发汗后，水药不得入口，为逆。若更发汗，必吐下不止，小半夏加茯苓汤、大半夏加橘皮汤。喻氏、魏氏、周氏、成氏，皆以为水逆，以五苓散为主。柯氏曰：此热在胃口，须用栀子汤、瓜蒂散，因其势而吐之，亦通因通用法也。并于本条义难协。盖此条证，其人素有痰饮，清阳之气久虚者，误汗则风药挟饮，结聚上焦，以致水药拒格不入也。故主以小半夏加茯苓汤等，下逆驱饮者，为允当。若寒多者，理中去术加生姜汤之属，须酌用也。

又云：为逆，成氏、喻氏辈为"吐逆"之义，不可从也。《金鉴》以"吐下"之"下"为衍文，亦非也。

铁樵按：水药不得入口，是有格拒之意。综前后各条观之，是必胃中寒者，若热则胃燥消渴矣。七十八条重发汗之虚，七十九条水多必喘，与本条水不得入之逆，皆所以明五苓证之外有此等类似证。五苓证属热属实，此类似证属虚属寒，教人当审寒热虚实，不得执泥，则编次之微意也。"若更发汗，必吐下不止"九字，文义未尝不顺。盖"为逆"字当作误治解，不当作"吐逆"解，与后九十五条"为逆"字同。发汗既属误治，自不可再汗，再汗必有变故，是情理中事。惟云"若更汗，必吐下不止"，此却未曾见过，亦不能言其理，疑当从《玉函》删去"若"字以下九字为是。

发汗，吐下后，虚烦不得眠，若剧者，必反复颠倒，心中懊憹，栀子豉汤主

---

① 忌：原作"忘"，据文义改。

之；若少气者，栀子甘草豉汤主之；若呕者，栀子生姜豉汤主之。"发汗"前，《脉经》有"伤寒"二字。《玉函》《脉经》《千金翼》无"若剧"之"若"及"必"字。《外台》"者必"二字作"则"一字，"心中懊憹"作"心内苦痛懊憹"。

汪云："发汗吐下后"者，谓虽经汗吐且下，而伤寒之邪热犹未解也。邪热未解，必乘其人之虚，而客于胸中，胸中郁热，因生烦躁，阳气扰乱，不得眠也。剧者，烦极也，烦极则知其人郁热愈甚，故不惟不眠，而且反复颠倒而不安。心中懊憹，郁郁然不舒畅而愦闷也。虚烦证，虚者，正气之虚，烦者，邪气之实，乃不可作真虚看，作汗吐下后暴虚看。少气者，乃热伤气而气促急，非真气虚也。

丹云：按：懊憹，成氏曰：心中懊憹而愦闷。懊憹者，俗为鹘突是也。《伤寒直格》曰：懊憹者，烦心热燥，闷乱不宁也。甚者，似中巴豆、草乌头之类毒药之状也。王氏曰：憹，即"恼"字，古通用。杨雄《方言》曰：愁恚愦愦，毒而不发，谓之氐惆。郭璞注云：氐惆，懊憹也。孙奕《示儿编》云：糊涂，读鹘突，或曰不分明也。鹘，隼也，突起卤莽之状。此似后世所谓嘈杂。《医学统旨》曰：䐜者，似饥而甚，似躁而轻，有懊憹不自宁之况，皆因心下有痰火而动，或食郁而有热，故作是也。《准绳》曰：少气者，气少不足以言也。

铁樵按：自此以下至八十六节，乃栀子豉汤法。栀豉之为用，就经文观之，可得而言者如下：

"发汗吐下后，虚烦不得眠，其甚者，懊憹颠倒，栀豉主之"，则知栀豉能治懊憹。八十二节烦热胸中窒，主栀豉，则知栀豉能清烦热，通胸窒。八十三节身热心中结痛，主栀豉，则知栀豉能除心痛身热。其云"若少气者，栀豉甘草"，则

知栀豉不补，补须加甘草也。凡药皆当相配，今以甘草一味为出入，则知栀豉为最平剂。栀豉既为平剂，则知所谓懊憹，所谓少气，皆非甚剧之病症。其云"呕者栀子生姜豉汤"，则知栀豉并不能止呕，止呕有赖乎生姜。同时即可以反证栀豉决不令人作呕。注家以栀豉为吐剂者，非也。至于腹满者加厚朴，中寒者加干姜与麻、桂各方见证加入之副药同例。惟据此，可知栀豉自是一种病候，此据经文本文可知者。至就经验言之，栀豉汤以升降为用，其事甚确。瓜蒂散条下附有医案可证也。伤寒之例，闭者汗之，热者清之，寒者温之，阳证正治，阴证从治。注家谓栀豉性凉能清热，然阳明热甚，已有石膏、芩、连，栀豉何取？又凡阳病之热，皆体温为变，若误治即虚，虚即成阴证。今观栀豉之用，皆在大汗下之后，在理大汗下之后当虚，则所谓微烦微热者，当系虚烦虚热，虚则为阴证，例当从治。从治热因热用，栀豉既为凉药，不与此义背乎？又《医宗金鉴》于栀子厚朴汤条下有云"既无三阳实证，又非三阴虚证"云云。夫《伤寒论》以六经为主，今云非三阳亦非三阴，岂在六经之外乎？凡此皆能令学者迷惘，故非洞明原理不可。凡治病用药之标准以证，色、脉皆是证。当对证用药，与西医所谓对证疗法不同，学者勿误会。不当以药试病，此尽人所知也。然当知苟非万不得已，切禁大出入。王海藏云：有本是阳证，因攻下而遂成阴证者，既见阴证，即须从阴证治。见海藏《阴证略例》。原文如何，未经检查，不知是否如此，仅就记忆所及，撮其大意。攻下用凉，从阴证治用温。故有今日用凉，明日用温者，有上午用凉，下午用温者。攻用大黄，温用附子，此所谓大出大入。然此种治法，必须真知灼见，其为刻不容缓，证据既确，然后毅然放手

为之。盖畏首畏尾，即不能挽回危局，而审证不确，即轻药亦祸不旋踵，此治医所以难也。又当知此等挽回之法，只能一次，断无第二次。阳明腑证之大承气，阴证之四逆、真武、通脉、白通皆是。假如第一次已用大起大落之药，用之过当，而再加以第二次之挽回，则脏气必乱，败证悉见，不可救药。故仲景于此非常审慎，如承气证，辨屎之已结未结，有种种商量，是其例也。又当知病有初终，误有深浅。伤寒末期而误，是误之深者，伤寒初期而误，是误之浅者。用药背谬而误，是误之深者，用药过当而误，是误之浅者。凡在末期用药背谬，无可挽回之理，在初期则为难治。论中救逆诸法皆是也。在末期用药过当亦难治。若初期用药过当，虽见逆象，乃是逆之浅者，栀豉证是也。发汗后，闷烦不得眠，甚者懊憹颠倒，此非用药背谬之逆，乃用药过当之逆。药力重，脏气猝不得转，因有此现象。若复以重药救之，则脏气乱而为重险之证。故取豆豉之升发，栀子之苦降，以徐俟其定。以故，既非阳证治法，亦非阴证治法也。准此，可知栀豉是轻药，是不欲战而取守之方法，是大汗下后一日半日内事。

栀子豉汤方《脉经》《千金翼》无"豉"字

栀子十四个，擘。成本、《玉函》"个"作"枚"，后并同　香豉四合，棉裹

上二味，以水四升，先煮栀子，得二升半，纳豉，煮取一升半，去滓。分为二服，温进一服，得吐者，止后服。《外台》"二升半"后有"去滓"二字，"取"前有"更"字。《玉函》《千金》并《翼》"吐"前有"快"字。

锡云：栀子性寒，导心中之烦热以下行，豆豉，颠熟而轻浮，引水液之上升也，阴阳和而水火济，烦自解矣。按：栀子豉汤，旧说指为吐药，即王好古之高明，亦云本草并不言栀子能吐，奚仲景用

为吐药？此皆不能思维经旨，以讹传讹者也。如瓜蒂散二条，《本经》必曰吐之。栀子豉汤六节，并不言一吐字，且吐下后虚烦，岂有复吐之理乎？此因瓜蒂散内用香豉二合，而误传之也。

志云：旧本有"一服得吐，止后服"七字，此因瓜蒂散中有香豉，而误传于此也，今为删正。盖栀子苦能下泄，以清在内之郁热，香豉甘能发散，启阴液为微汗，以散在外之身热。按：葛翁《肘后方》用淡豆豉治伤寒，主能发汗。

丹云：按：本方，成氏而降诸家，率以为吐剂，特志聪、锡驹断为非吐剂，可谓卓见矣。汪氏曰：余曾调此汤，与病人服之，未必能吐，何也？盖栀子之性苦寒，能清胃火，润燥；豉性苦寒微甘，能泻热，而兼下气调中，所以其苦未必能使人吐也。医工必欲升散火郁，当于病人喉中，探之使吐可耳。又用豉法，须陈腐极臭者，能使人吐。方中云香豉，恐医工用豉，反取新制而气不臭者，无怪乎其不能使人吐也。今验之极臭者，能使人吐，然以为吐剂者，竟似乖乎本条之旨焉。

《伤寒直格》曰：或吐者，止后服。凡诸栀子汤，皆非吐人之药，以其燥热郁结之甚，而药顿攻之，不能开通，则郁发而吐。因其呕吐，发开郁结，则气通津液宽行而已，故不须再服也。

《伤寒蕴要》曰：香豉味苦甘平，发汗必用之，又能佐栀子，治懊憹之药也。《伤寒明条》曰：得汗止后服。

汪氏曰：栀子十四枚，当是四十枚，否则香豉四合，分两多寡，不相称矣。按：此说不必矣。

《名医类案》曰：江应宿治都事靳相主，患伤寒十余日，身热无汗，怫郁不得卧，非躁非烦，非寒非痛，时发一声，如叹息之状。医者不知何证，迎予诊视。

曰：懊憹，怫郁证也。投以栀子豉汤一剂，十减二三，再以大柴胡汤下燥屎，怫郁除而安卧，调理数日而起。

《小儿药证直诀》：栀子饮子，治小儿蓄热在中，身热狂躁，昏迷不食。大栀子仁七个。槌破，豆豉半两。上共用水三盏，煮至二盏，看多少服之无时，或吐或不吐，立效。

栀子甘草豉汤方《千金翼》无"豉"字

栀子十四个，擘　甘草二两，炙　香豉四合，棉裹

上三味，以水四升，先煮栀子、甘草，取二升半，纳豉，煮取二升半，去滓。分二服，温进一服，得吐者，止后服。"得"后《玉函》有"快"字。成本不载本方，第十卷云：栀子汤方内，入甘草二两，余依前法，得吐止后服。

锡云：少气者，中气虚，而不能交通上下，加甘草以补之。

丹云：按：志聪本、锡驹本，本方及栀子生姜豉汤、栀子厚朴汤、栀子干姜汤方后，删"得吐者止后服"六字，似是。

《古方选注》曰：栀子豉汤，吐胸中热郁之剂，加甘草一味，能治少气，而诸家注释，皆谓益中，非理也。盖少气者，一如饮家之短气也。热蕴至高之分，乃加甘草，载栀豉于上，须臾即吐，越出至高之热。丹按：此说以甘草为涌吐之品，今验能吐胸中痰饮，然此方所用，不必在此。

栀子生姜豉汤方

栀子十四个，擘　生姜五两　香豉四合，棉裹

上三味，以水四升，先煮栀子、生姜，取二升半，纳豉，煮取一升半，去滓。分二服，温进一服。得吐者，止后服。"二升半"后《外台》有"去滓"二字。"吐"前《玉函》有"快"字，《外台》引《千金翼》"得吐者"三字作"安即"二字。成本不载本方，第十卷

云：栀子汤方内，加生姜五两，余依前法，得吐止后服。

锡云：呕者，中气逆，而不得上交，加生姜以宣通之。

《鉴》云：呕皆是热迫其饮也，加生姜以散之。

发汗，若下之，而烦热，胸中窒者，栀子豉汤主之。《脉经》"窒"作"塞"。《千金》"窒"后有"气逆抢心"四字。

锡云：窒，窒碍而不通也。热不为汗下而解，故烦热。热不解而留于胸中，故窒塞而不通也，亦宜栀子豉汤，升降上下，而胸中自通矣。

方云：窒者，邪热壅滞而窒塞，未至于痛，而比痛较轻也。

程云："烦热"二字互言，烦在内，热在外也。或虑汗吐下后，津液已亡，何堪更用吐剂？须知此汤以宣郁为主，火郁于胸，乘其虚而客之。凡氤氲布气于胸中者，皆火为之，而无复津液为之，枯液不得布，遂有窒痛等证，宣去其火气，清液自回也。

《明理论》曰：烦热与发热，若同而异也。发热者，热怫然发于肌表，有时而已者是也。烦者为烦而热，无时而歇者是也。二者均是表热，而烦热为热所烦，非若发热而时发时止也。

伤寒五六日，大下之后，身热不去，心中结痛者，未欲解也，栀子豉汤主之。《玉函》作"此为不解"。

柯云：病发于阳而反下之，外热未除，心中结痛，虽轻于结胸，而甚于懊憹矣。结胸是水结胸胁，用陷胸汤，水郁则折之也。此乃热结心中，用栀豉汤，火郁则发之也。

程云：所结者，客热烦蒸所致，而势之散漫者，尚连及于表，故云"未欲解"也。

《伤寒类方》曰：按胸中窒结痛，何以不用小陷胸？盖小陷胸症，乃心下痛，胸中在心之上，故不得用陷胸。何以不用泻心诸法？盖泻心症，乃心下痞，痞为无形，痛为有象，故不得用泻心。

伤寒下后，心烦腹满，卧起不安者，栀子厚朴汤主之。《玉函》《脉经》《千金翼》"心烦"作"烦而"。

《鉴》云：论中下后满而不烦者有二：一热气入胃之实满，以承气汤下之；一寒气上逆之虚满，以厚朴生姜甘草半夏人参汤温之。其烦而不满者亦有二：一热邪入胸之虚烦，以竹叶石膏汤清之；一懊憹欲吐之心烦，以栀子豉汤吐之。今既烦且满，故卧起不安也。然既无三阳之实证，又非三阴之虚证，惟热与气结，壅于胸腹之间，故用栀子、枳、朴，胸腹和而烦自去，满自消矣。

栀子厚朴汤方

栀子十四个，擘　厚朴四两，炙，去皮。成本作"四两，姜炙"　枳实四枚，水浸，炙令黄。《玉函》无"水浸"二字。成本、《玉函》"炙令黄"作"去穰炒"

上三味，以水三升半，煮取一升半，去滓。分二服，温进一服，得吐者，止后服。"上"字，成本、《全书》作"已上"二字。"三升半"《玉函》无"半"字。《千金翼》"吐"前有"快"字。

志云：栀子之苦寒，能泄心下之热烦；厚朴之苦温，能消脾家之腹满；枳实之苦寒，能解胃中之热结。

《集注》：高世栻曰：枳实，按《神农本经》，主除寒热结气，长肌肉，利五脏，益气轻身。盖枳实臭香色黄，味辛形圆，宣达中胃之品也。炙香而配补剂，则有长肌益气之功，生用而配泄剂，则有除邪破结之力。元人谓枳实泻痰，能冲墙倒壁，而后人即谓破泄之品，不可轻用。且实乃结实之通称，无分大小，宋《开宝》

以小者为实，大者为壳，而后人即谓壳缓而实速，壳高而实下，此皆不明经旨，以讹传讹耳。

《伤寒直格》曰：枳实不去穰，为效甚速。

柯氏曰：栀子干姜汤，去豉用姜，取其横散，栀子厚朴汤，以枳、朴易豉，是取其下泄，皆不欲上越之义。旧本二方后俱云"得吐止后服"，岂不谬哉！

伤寒，医以丸药大下之，身热不去，微烦者，栀子干姜汤主之。《玉函》《脉经》"丸"作"圆"。

王云：按丸药，所谓神丹甘遂也，或作巴豆。

喻云：丸药大下[①]，徒伤其中，而不能荡涤其邪，故栀子合干姜用之，亦温中散邪之法也。

钱云：以峻厉丸药大下之，宜乎陷入而为痞结矣。而身热不去，是邪未全陷，尚有留于表者。微觉烦闷，乃下后之虚邪陷膈，将结未结之征也。

丹云：按《金鉴》改栀子豉汤为注解，不可从也。

《肘后方·卒客忤死·张仲景诸要方》：桂一两，生姜三两，栀子十四枚，豉五合，捣，以酒三升搅，微煮之，沫出去滓，顿服取瘥。

栀子干姜汤方

栀子十四个，擘　干姜一两。成本、《玉函》《千金翼》作"二两"

上二味，以水三升半，煮取一升半，去滓。分二服，温进一服，得吐者，止后服。"三升半""一升半"，《玉函》并无"半"字，"吐"前有"快"字。

柯云：或以丸药下之，心中微烦，外

---

① 下：原作"小"，据《皇汉医学丛书》本改。

热不去，是知寒气留中，而上焦留热，故任栀子以除烦，用干姜逐内寒，此甘草泻心之化方也。

《圣惠》：治赤白痢，无问日数、老少，干姜散方。即本方入薤白七茎，豉半合，煎服。

《杨氏家藏方》：二气散，治阴阳痞结，咽膈噎塞，状若梅核，妨碍饮食，久而不愈，即成翻胃。即本方，用炒栀子。

凡用栀子汤，病人旧微溏者，不可与服之。《玉函》"病"作"证其"二字，无"旧"字。

成云：病人旧微溏者，里虚而寒在下也，虽烦则非蕴热，故不可与栀子汤。《内经》曰："先泄而后生他病者，治其本，必且调之，后乃治其他病。"

程云：凡治上焦之病者，辄当顾中下。栀子为苦寒之品，病人今受燥邪，不必其溏否，但旧微溏者，便知中禀素寒，三焦不足。栀子之苦，虽去得上焦之邪，而寒气攻动脏腑，坐生他变，困辄难支。凡用栀子汤者，俱不可不守此禁，非独虚烦一证也。

太阳病发汗，汗出不解，其人仍发热，心下悸，头眩，身𥆧动，振振欲擗原注：一作僻。地者，真武汤主之。《玉函》作"发其汗而不解"，"𥆧"后有"而"字。《医学纲目》"擗"作"躄"。真武，《脉经》《千金》《千金翼》作"玄武"。真武汤方见《少阴篇》。

《鉴》云：大汗出，仍热不解者，阳亡于外也。心下悸筑筑然动，阳虚不能内守也。头眩者，头晕眼黑，阳微气不能升也。身𥆧动者，蠕蠕然𥆧动，阳虚液涸，失养于经也。振，耸动也。振振欲擗地者，耸动不已，不能兴起，欲堕于地，阳虚气力不能支也。

钱云：汗出不解，仍发热者，非仍前表邪发热，乃汗后亡阳，虚阳浮散于外也。心下悸者，非心悸也，盖心之下，胃脘之上，鸠尾之间，气海之中。《灵枢》谓"膻中"为气之海也。误汗亡阳，则膻中之阳气不充，所以筑筑然跳动也。振振欲擗地，前注不解，而方氏引《毛诗注》云：擗，拊心也。喻氏谓"无可置身，欲辟地而避处其内"。并非也。愚谓振振欲擗地者，即所谓发汗则动经，身为振振摇之意。言头眩而身体𥆧动，振振然身不能自持，而欲仆地。因卫分之真阳丧亡于外，周身经脉总无定主也。方用真武汤者，非行水导湿，乃补其虚，而复其阳也。

丹云：仍发热者，成氏、方氏、魏氏、锡驹、志聪、张璐，并以为表邪不解，非是也。又方喻二氏、张璐、魏氏，以此条证为误服大青龙之逆变，钱氏、汪氏驳其执泥，为得矣。又按，"擗"字与"躄"通，倒也。见唐慧琳《藏经音义》，可以确钱氏及《金鉴》之说也。

《医学纲目》：孙兆治太乙宫道士周德真，患伤寒，发汗出多，惊悸目眩，身战掉欲倒地。众医有欲发汗者，有作风治者，有用冷药解者，病皆不除，召孙至。曰：太阳经病，得汗早，欲解不解者，因太阳经欲解，复作汗，肾气不足，汗不来，所以身悸目眩身转。遂作真武汤服之。三服微汗自出，遂解。盖真武汤附子、白术和其肾气，肾气得行，故汗得来也。若但责太阳者，惟能干涸血液尔。仲景云：尺脉不足，营气不足，不可以汗。以此知肾气怯，则难得汗也矣。

铁樵按：此节颇费解。各家注释虽多，实于读者无益。因注家所言，无非说得症与方对，因方是真武，遂释大汗出为亡阳，释头眩为阳虚气不升。释𥆧动是阳虚液涸。然阳明症有大汗出，热不解，乃普通所习见者。又头眩，通常所见者皆肝阳。瞤动既是液涸，何故不曰阴虚？且阳虚液涸，明是化源不滋，服真武汤遂能愈乎？今不求其所以然之故，仅一例以阳虚为释，只与方合，即算了事。假使学者照注家所言用药，可以祸不旋踵，安贵有此等削趾适履之注释为哉！吾乡前辈邹氏《本经疏证》附子条下所释者，颇能说明《伤寒论》精义，兹录其一节以释此节，不但附子用法界说以明，即读书方法，亦可以此隅反，则修业之一助也。

　　病以伤寒名，宜乎以附子治之最确矣。殊不知寒水之气，隶于太阳。既曰太阳，则其气岂止为寒。故其伤之也，有发于阴者，有发于阳者。其传变有随热化者，有随寒化者。乌得尽以附子治之？惟其气为寒折，阴长阳消，附子遂不容不用矣。虽然气为寒折，阴长阳消，其为机甚微，而至难见，试以数端析之。知其机，得其窍，则附子之用可无滥无遗矣。曰"下之后复发汗，昼日烦躁不得眠，夜而安静，不呕不渴，脉沉微，身无大热者，干姜附子汤主之"；曰"发汗，若下之，病仍不解，烦躁者，茯苓四逆汤主之"。二证之机，皆在烦躁。下条烦躁以外，不言他证，良亦承上而言。惟下条则昼夜烦躁，上条则入夜犹有间时，其他则不呕不渴，无表证，脉沉微。是可知无表证而烦躁，则附子必须用也。曰"太阳病，下之后，脉促胸满者，桂枝去芍药汤主之。若微恶寒者，去芍药方中加附子汤主之"；曰"伤寒医下之，续得下利清谷不止，宜四逆汤"。夫不当下而下，其气不为上冲，必至下陷。上冲者，仍用桂枝，以胸满恶寒，故加附子；下陷者，无不下利，但系清谷，则宜四逆。若非清谷，脉促胸满而喘，乃葛根芩连汤证。则下后阴盛，不论上冲下泄，皆须用附子也。曰"太阳病，发汗，遂漏不止，其人恶风，小便难，四

肢微急，难以屈伸者，桂枝加附子汤主之"；曰"发汗后，恶寒者，芍药甘草附子汤主之"；曰"太阳病发汗，汗出不解，其人仍发热，心下悸，头眩身瞤动，振振欲擗地者，真武汤主之"。夫发汗本以扶阳，非以亡阳也。故有汗出后，大汗出，大烦渴不解，脉洪大者；白虎汤证。有发汗后不恶寒，反恶热者。调胃承气汤证。今者仍恶寒恶风，则可知阳泄越，而阴随之以逆。于是审其表证之罢与不罢。未罢者仍和其表，已罢者转和其里，饮逆者必通其饮，皆以附子主其剂。是可知汗后恶风恶寒不罢者，舍附子无能为力也。过汗之咎，是以阳引阳，阳亡而阴继之以逆；误下之咎，是以阴伤阳，阳伤而阴复迫阳。阳亡者，表中未尽，故多兼用表药；阳伤者，邪尽入里，故每全用温中。此又用附子之机括矣。其有不由误治，阴气自盛于内者。曰"伤寒表不解，心下有水气，干呕发热，咳且鯁者，小青龙去麻黄加附子汤主之"；曰"少阴病始得之，反发热，脉沉者，麻黄附子细辛汤主之"；曰"少阴病得之二三日，麻黄附子甘草汤微发汗，以二三日无里证，故微发汗也"。是三者，阴气盛而阳自困。曰"伤寒八九日，风湿相搏，身体疼痛，不能自转侧，不呕不渴，脉浮虚而涩者，桂枝附子汤主之"；曰"若其人大便硬，小便自利者，白术附子汤主之"；曰"若其人汗出短气，小便不利，恶风不欲去衣，或身微肿者，甘草附子汤主之"。是三者，阴湿盛而困阳。均之用附子以伸阳，用表药以布阳。不缘亡阳，其义实与亡阳为近，即本经所谓主风寒咳逆，邪气寒湿、踒躄拘挛，膝痛不能行步者也。其附子汤、真武汤、通脉四逆汤、白通汤、白通加猪胆汁汤、四逆加人参汤、四逆加猪胆汁汤、四逆散等所主，皆系阳衰阴逆，均之用附

子以振阳，用姜、草以止逆。不缘伤阳，其义实与伤阳为近，即本经所谓温中者也。总之，汗后、下后用附子证，其机在于恶寒，否则无表证而烦躁，未经汗下用附子证，其机在于脉沉微，是则其大旨矣。

上一节为邹氏《本经疏证》中文字，读者若能反复研求，于用附子之方法，不至茫无标准。抑鄙人尤有甚简约之界说。凡病汗下后，汗多肢温口燥者，为阳证；肢凉口和者，阴证也。口干舌燥自利，神昏谵语，其人反侧不安，为阳证自利，虽粪水亦属阳，所谓热结旁流也。若静者属阴证，所谓"阳衰于外，阴争于内，则九窍不通"是也。汗下后，其人烦躁，刻不得安，下利色虎黄者属阳证，下利清谷者，阴证也。清谷即完谷，俗所谓"漏底伤寒"者是也。汗出齐颈而还，或但头汗出，踡卧但欲寐，舌色绛而润者，属阳证，乃热病之夹湿者，俗所谓"湿温"是也。舌色鲜明若锦，似润实干者属阴证，舌色枯萎者亦阴证，所谓"肾阳不能上蒸而为津液"者是也。此中千变万化不可胜竭，善读书者，在能会其通，此古人读书但观大略，所以可贵。须知提纲不误，小节自不能惑，此之谓大略。又曰"不求甚解"，谓提纲扼要，不枝枝节节求之，是谓不求甚解，非谓应以颠顶头脑，似懂非懂便可放手也。轮扁老于斫轮[①]，其好处不能喻其子，吾所能言者尽言之，其不能言者，亦无可如何也。

咽喉干燥者，不可发汗。《脉经》无"喉"字，《玉函》"汗"前有"其"字。

钱云：咽喉干燥者，上焦无津液也。上焦之津液，即下焦升腾之气也，下焦之气液不腾，则咽喉干燥矣。少阴之脉，循喉咙，挟舌本。《热论篇》云：少阴脉贯肾络于肺，系舌本。故口燥舌干而渴也，

邪在少阴。故气液不得上腾，即上文尺中微迟之类变也，故曰"不可发汗"。

程云：凡遇可汗之证，必当顾虑夫上焦之津液，有如此者。

方云：末后无发汗之变，疑有漏落。

汪云：《补亡论》常器之云：可与小柴胡汤。其言于义未合。张璐云：宜小建中汤。其言犹近理乎。

铁樵按：通常喉证无汗者，以麻黄发汗、石膏清胃则愈。鄙意是喉头扁桃腺与汗腺是一个系统，故扁桃腺肿，则汗腺闭，汗腺开则扁桃腺肿消。此义已于《新生理讲义》言之。而旧说以肺主皮毛，发汗即所以开肺。石膏为胃药，喉之所以痛，因胃热，胃气不降，咽喉被熏灼则痛剧，以故清胃即愈。就药效成绩以定病名，谓此种喉痛是肺胃喉痛，其名不可谓不正。若此处咽喉干燥者，不可发汗，是少阴喉痛。肺胃喉痛红肿，少阴喉痛则不红肿，治法参他种见症。有当用桂者，亦有当用附者，小柴胡恐不适用，小建中疑亦非是。又阴虚而旧有喉蛾者，虽患热病，当亦在禁汗之列。

淋家，不可发汗，发汗必便血。《玉函》下"汗"上有"其"字。

程云：淋家热蓄膀胱，肾水必乏，更发汗以竭其津，水腑告匮，徒逼血从小便出耳。凡遇可汗之证，必当顾虑夫下焦之津液，有如此者。

汪云：常云"宜猪苓汤"，然用于汗后小便血者，亦嫌其过于渗利也。张璐云"未汗宜黄芪建中汤"，盖此汤用于疮家身疼痛者甚妙，若淋家犹未尽善。

铁樵按：淋，小便病也。其溺道作

---

① 轮扁老于斫轮：轮扁有精湛的制轮技艺。出自《庄子·天道》。轮扁，春秋时齐国有名的造车工人；斫轮，用刀斧砍木制造车轮。

痛，附着于输尿管之微丝血管，必兴奋为炎肿状态，体工之自然反应也。有此种病者，若更感冒见太阳症，而有当发汗之证据，医者径予以麻黄，则大汗出，大汗出则血中液体减少而血燥。此时表病虽因得汗而解，而尿管附近之微丝血管，则因血燥而炎肿愈甚，剧痛亦愈甚。血管壁变性，血则渗出，故曰必便血。若单纯伤寒，见麻黄证得麻黄，自然一药可愈；其兼患淋病者，往往汗之且不得解，故曰“淋家不可发汗”。医者遇此等病，当知先后缓急。所谓从内之外，盛于外者，先调其内，后治其外；从外之内，盛于内者，先治其外，后调其内；中外不相及，则治主病。此所以仅言“淋家不可发汗”而不立方也。

疮家，虽身疼痛，不可发汗，汗出则痓。《玉函》“发汗”作“攻其表”，“痓”作“痉”。

锡云：疮家久失脓血，则充肤热肉之血虚矣。虽身疼痛而得太阳之表病，亦不可发汗，汗出必更内伤其筋脉，血不荣筋，强急而为痓矣。亡血则痓，是以产后及跌扑损伤，多病痓。

钱云：疮家，非谓疥癣之疾也。盖指大脓大血，痈疽溃疡，杨梅结毒，臁疮痘疹，马刀侠瘿之属也。身疼痛，伤寒之表证也。言疮家气虚血少，营卫衰薄，虽或有伤寒身体疼痛等表证，亦慎不可轻发其汗。若误发其汗，则阳气鼓动，阴液外泄，阳亡则不能柔养，血虚则无以滋灌，所以筋脉劲急而成痓也。故仲景于痓病中有云：太阳病，发汗太多，因致痓也。岂有所谓重感寒湿，外风袭虚之说哉？

汪云：常云：误汗成痓，桂枝加葛根汤。其言虽为可取，要不若王日休云“小建中汤加归、芪”更妙。

丹云：按：成氏云“疮家，虽身疼痛如伤寒，不可发汗”，柯氏注意亦同，并似失经旨矣。

铁樵按：此条与上条同一机括。血液只有此数，伸此者必绌于彼。疮家本属血病，且患疮，不但血中液少，即内分泌亦受影响，此而汗之，是夺各脏气仅有之养命液体。此时无物可为救济。体工起异常变化，神经悉数紧张，则遍身强直，故云“汗出则痓”。神经不紧张则已，既紧张则仓猝不得弛缓，而继起之祸患，乃不可胜言，故云不可发汗。

衄家，不可发汗，汗出必额上陷，脉急紧，直视不能眴。原注：音唤，又胡绢切，下同。一作“瞬，不得眠”。《玉函》“发汗”作“攻其表，作必额上促急而紧”，《病源》同，“促”作“菹”。《外台》引《病源》“促”作“脉”。志本、锡本“眴”作“瞷”，非。《脉经》作“必额陷脉上促急而紧”。

成云：衄者，上焦亡血也。若发汗，则上焦津液枯竭，经络干涩，故额上陷，脉急紧。诸脉者，皆属于目，筋脉紧急，则牵引其目，故直视不能眴也。《针经》曰：阴气虚则目不眩。亡血为阴虚，是以不得眠也。

钱云：脉急紧者，言目系急紧也。眴，本作“旬”，音绚，目摇动也。血虚则系目之筋脉急紧而直视，所以睛不能转侧而摇动也。

汪云：常云：可与犀角地黄汤。此不过治衄之常剂。许叔微云：黄芪建中汤夺汗动血，加犀角。夫衄家系阳明经热，上汤恐非阳明药也。吕沧州云：小建中汤加葱豉。误汗直视者，不可治，大抵衄家具汗证，葱、豉专豁阳明经郁热，为对证之的药。

丹云：额上陷，谓额上肉脱而下陷也。钱氏云：额上，非即额也，额骨坚硬，岂得即陷，盖额以上之囟门也。魏氏云：额上气虚，陷入脑内。《金鉴》云：额角上陷中之脉，紧且急也。又按：眴，

《说文》云"目摇也"。而成氏、喻氏云：眴，瞬，合目也。《金鉴》亦同。并与经义畔。

《金匮心典》曰：血与汗，皆阴也。衄家复汗，则阴重伤矣。脉者血之府，额上陷者，额上两旁之动脉，因血脱于上，而陷下不起也。脉紧急者，寸口之脉，血不荣而失其柔，如木无液而枝乃劲也。直视不眴不眠者，阴气亡则阳独胜也。经曰"夺血者无汗"，此之谓矣。

《全书》：韩氏曰：此人素有衄血证，非伤寒后如前条之衄也，故不可发汗。

铁樵按：额上陷，确有其事，约低下一分许，显然可见。并非骨陷，亦并非囟门陷，陷处在阙庭之上，两日角之间。因其处有大血管，无病人此血管常圆湛，故不陷。陷者，是此血管瘪也。衄，本是鼻黏膜充血所致，凡鼻孔内痒者，辄涕与泪俱出，可知鼻黏膜与泪腺有神经相通也。衄家复发汗，即额上陷，是额上血管与鼻黏膜有直接相通之路也。目直视，不能眴，目系神经无血为养而拘急也。但衄者，额上不陷，他处血管中血来补偿也。且血行有其自然之统帅力，鼻衄之失血，不过一部分侧枝血管而止，例不及于大血管。衄而继以发汗，则所失太多，代偿有所不及，且血中液体损失过当，则血干而行缓，缓则统帅力亦失，此额上所以陷也。此为最恶之败象，经虽未言必死，然见此者，照例无可挽救。则衄家发汗，信乎其不可也。统帅力，是鄙人杜撰名词，其理由详《新生理》卷四。

亡血家，不可发汗，发汗则寒栗而振。《玉函》《脉经》作"不可攻其表汗出则"。

成云：《针经》曰：夺血者无汗，夺汗者无血。亡血发汗则阴阳俱虚，故寒栗而振摇。

《鉴》云：凡失血之后，血气未复，为亡血虚家，皆不可发汗也。盖失血之初，固属阳热，然亡血之后，热随血去，热固消矣，而气随血亡，阳亦危矣。若再发汗，则阳气衰微，力不能支，故身寒噤栗，振振耸动，所必然也。

程云：亡血而更发汗，身内只剩一空壳子，阳于何有？寒自内生，故栗而振。

汪云：常云：可与芍药地黄汤。夫亡血家，亦有阴虚发热者，上汤固宜用也。石顽云：黄芪建中汤。误汗振栗，苓桂术甘汤加当归。据成注云：亡血发汗，则阴阳俱虚。愚谓以上二汤，皆亡血家汗后之剂。

丹云：按：汗后寒栗而振，非余药可议，宜芍药甘草附子汤、人参四逆汤之属。

铁樵按：呕血与便血，皆可谓之亡血家，不知此处何指。若云泛指，恐未必然。因血从上出，与从下出地位不同，所坏之脏器亦不同，则误汗之病变，当亦不同。观衄家之额上陷、直视不能眴，则知吐血与便血，其见证必不同。上文既以衄列为专条，则呕血便血，自当各有一条。准此以言，是有阙文也。

汗家，重发汗，必恍惚心乱，小便已阴疼，与禹余粮丸。

成云：汗者心之液，汗家重发汗，则心虚恍惚心乱。夺汗则无水，故小便已阴中疼。

钱云：恍惚者，心神摇荡，而不能自持。心乱者，神虚意乱，而不能自主也。阴疼者，气弱不利，而茎中涩痛也。

程云：心主血，汗者心之液，平素多汗之家，心虚血少可知。重发其汗，遂至心失所主，神恍惚而多忡憧之象，此之谓乱。小肠与心为表里，心液虚，而小肠之水亦竭，自致小便已阴疼。与禹余粮丸，其为养心血，和津液，不急于利小便，可意会也。

丹云：按：禹余粮丸，原方阙，仍有数说，未知孰是，今备录下。《金鉴》云：按禹余粮丸，为涩利之药，与此证不合。"与禹余粮丸"五字，衍文也。汪氏云：《补亡论》常器之云：禹余粮一味，火煅，散服，亦可。郭白云云：用禹余粮，不用石，石乃壳也。余以其言未必尽合仲景原方之义，今姑存之。魏氏云：愚臆度之，即赤石脂禹余粮汤耳。意在收涩小便，以养心气，镇安心神之义，如理中汤，可以制丸也。周氏载王日休补禹余粮丸方：用禹余粮、赤石脂、生梓白皮各三两，赤小豆半升，捣筛，蜜丸如弹丸大，以水二升，煮取一升，早暮各一服。张氏亦引王氏：四味各等分，丸如弹子大，水煮，日二服。蔡正言《苏生的镜》补足禹余粮丸：禹余粮一两，龙骨八钱，牡蛎五钱，铅丹六钱，茯苓六钱，人参五钱。上六味为末，粳米为丸，朱砂为衣，如绿豆大，空心麻沸汤送下。朱砂收敛而镇惊，茯苓行水以利小便，加人参以养心血。

铁樵按：禹余粮丸，各家虽有补方，无充分理由，实不足为训。从《金鉴》说，则本条显有伪脱讹误，阙疑为是。

病人有寒，复发汗，胃中冷，必吐蛔。原注：一作逆。

柯云：有寒，是未病时原有寒也。内寒则不能化物，饮食停滞而成蛔。以内寒之人，复感外邪，当温中以逐寒。若复发其汗，汗生于谷，谷气外散，胃脘阳虚，无谷气以养其蛔，故蛔动而上从口出也。蛔多不止者死，吐蛔不能食者亦死。

方云：复，反也，言误也。

汪云：《补亡论》常器之云：可服乌梅丸。郭白云云：宜理中汤。愚以乌梅丸乃治吐蛔之药，若于未发汗以前，还宜服

理中汤也。

丹云：按：《活人书》曰：先服理中圆。《金鉴》云：宜理中汤送乌梅丸。张氏云：后人以理中丸加乌梅治之。仍不出仲景之成则耳，并此吐蛔以后之方。

铁樵按：微菌有有益于人者，有有害于人者。其有益于人之微菌，无论若何之健体皆有之。若蛔则非尽人皆有之。今云有寒发汗，必吐蛔，殊不可解。前人有谓尽人胃中皆有蛔，其说既不可信。即如柯氏云"内寒不能化物，饮食停滞而成蛔"，其说亦无由征信，是亦当阙疑者也。

本发汗，而复下之，此为逆也；若先发汗，治为不逆。本先下之，而反汗之，为逆；若先下之，治不为逆。《玉函》无"若"字。"先发汗""先下之"后，并有"者"字。

成云：病在表者，汗之为宜，下之为逆；病在里者，下之为宜，汗之为逆。

方云：复，与"覆"同，古字通用。复亦反也，犹言误也。

《鉴》云：若表急于里，本应先汗，而反下之，此为逆也。若先汗而后下，治不为逆也。若里急于表，本应先下，而反汗之，此为逆也。若先下而后汗，治不为逆也。

汪云：大约治伤寒之法，表证急者即宜汗，里证急者即宜下，不可拘拘于先汗而后下也。汗下得宜，治不为逆。

伤寒，医下之，续得下利，清谷不止，身疼痛者，急当救里；后身疼痛，清便自调者，急当救表。救里宜四逆汤，救表宜桂枝汤。前"身"字后《玉函》有"体"字。

锡云：此反应上文先下而后汗之之意，以见下之而表里俱虚，又当救里救表，不必拘于"先下而复汗"之说也。言伤寒下之而正气内陷，续得里虚之症，

下利清谷不止者，虽身疼痛，表证仍在，急当救里。救里之后，身疼痛而清便自调者，知不在里，仍在表也，急当救表。救里宜四逆汤，以复其阳，救表宜桂枝汤，以解其肌，生阳复而肌腠解，表里和矣。本经凡曰"急"者，急不容待，缓则无及矣。

柯云：身疼本麻黄证，而下利清谷，其腠理之疏可知，必桂枝汤和营卫，而痛自解。故不曰"攻"，而仍曰"救"，救表仍合和中也。

程云：急救其表，而用桂枝汤，壮阳以和营卫。诚恐表阳不壮，不但身疼痛不止，并里所新复之阳顷刻间重为阴寒所袭，故救之宜急。

喻云：救里与攻里，天渊。若攻里必须先表后里，必无倒行逆施之法。惟在里之阴寒极盛，恐阳气暴脱，不得不急救其里。俟里症少定，仍救其表。初不敢以一时之权宜，更一定之正法也。《厥阴篇》"下利腹胀，身体疼痛者，先温其里，乃攻其表。温里四逆汤，攻表桂枝汤"，曰"先温"，曰"乃攻"，形容不得已之次第，足互此意。

宸云：此大关键，不可不知。若两感者，亦可类推矣。

丹云：按："清便"，方氏、喻氏、钱氏为小便，非也。详义见于桂枝麻黄各半汤条。钱氏、汪氏以此条病，为阴阳两证并举，非一证分表里而用二汤。辨前注之误，却非也。按《金匮·脏腑经络先后论篇》：问曰：病有急当救里救表者，何谓也？师曰：病，医下之，续得下利清谷不止，身体疼痛者，急当救里。后身体疼痛，清便自调者，急当救表也。明是示当知缓急先后之序也。

又云：《活人书》曰：两感者，表里俱病也。仲景无治法，但云两感病俱作，治有先后，发表攻里，本自不同。寻至第三卷中，言"伤寒下之"云云，遂以意寻比仿效。治两感有先后，宜先救里，若阳气内正，即可医也，内才正，急当救表。盖内尤为急，才温内则急救表，亦不可缓也。

病发热，头痛，脉反沉，若不瘥，身体疼痛，当救其里，四逆汤。《玉函》"疼"前有"更"字。

柯云：此太阳麻黄汤证。病为在表，脉当浮而反沉，此为逆也。若汗之不瘥，即身体疼痛不罢，当凭其脉之沉，而为在里矣。阳症见阴脉，是阳消阴长之兆也。热虽发于表，为虚阳，寒反据于里，是真阴矣。必有里证，伏而未见，藉其表阳之尚存，乘其阴之未发，迎而夺之，庶无吐利厥逆之患，里和而表自解矣。邪之所凑，其气必虚。故脉有余而证不足，则从证；证有余而脉不足，则从脉。有余可假，而不足为真，此仲景心法。

周云：身体疼痛，并不及恶寒微厥，则四逆何敢漫投。而仲景明言当救其里，因脉本沉，中则阳素虚，复投汗药，则阳气外亡，阴寒内存。至此则发热变为身疼，若不回阳，则身痛必如被杖。阴燥因致厥逆，势所必至，然曰"当救者"，可想而知也。

程云：此条，乃太阳中之少阴；麻黄附子细辛汤条，乃少阴中之太阳。究竟二证，皆是发于阳而病在阴，故皆阳病见阴脉。

丹云：《金鉴》曰："身体疼痛"之下，当有"下利清谷"四字，方合"当温其里"之文。果如其说，则与前条无别，似剩义矣。程本《金鉴》改"救"作"温"字，非也。

铁樵按：此与前八十七节用真武汤同一蹊径。当参合他种见证，不得仅据本节经文用药。仅发热头痛、脉沉体痛，四逆证未全，必下利清谷、肢寒，然后是四逆。

太阳病，先下而不愈，因复发汗，以此表里俱虚，其人因致冒。冒家汗出自愈，所以然者，汗出表和故也。里未和，然后复下之。"先下"后，成本有"之"字。《玉函》《脉经》无"以此"二字，"家"后有"当"字。里未和，《脉经》作"表和"，成本作"得里和"。

程云：先下之而不愈，阴液先亡矣。因复发汗，营从卫泄，阳津亦耗。以此表里两虚，虽无邪气扰乱，而虚阳载上，无津液之升以和之，所以怫郁而致冒。冒者，清阳不彻，昏蔽及头目也，必得汗出津液到，而怫郁始去。所以然者，汗出表和故也。汗者，阳气之所酿，汗出，知阳气复于表，故愈。则非用发表之剂，而和表之剂可知。得里未和者，阳气虽返于内，阴气尚未滋而复。"得"字宜玩，迟久之辞。盖大便由溏而燥，由燥而硬，至此不得不斟酌下之，以助津液矣。和表药，桂枝加附子汤，或大建中汤类也。

锡云：然后者，缓辞也。如无里证，可不必下也。

《鉴》云：下之，宜调胃承气汤和之。

张云：冒为发汗过多，胃中清阳气伤，宜小建中汤加参、芪。若更加熟附子，昏冒耳聋，非大剂温补，不能取效也。

丹云：按：此条证，汪氏和表用桂枝汤、小建中汤、黄芪建中汤，和里用桂枝大黄汤，而驳常器之和表用小柴胡汤，和里用调胃承气汤。并似乖于经旨焉。

铁樵按：下之不愈，复发其汗，致表里俱虚。至于自冒，是汗之复不愈，已在言外。下之不愈，汗之；汗之复不愈，此为逆。假使当下而下，何致不愈？当汗而汗，更何致不愈？今一下一汗，致表里俱虚，其为误治，宁有疑义。冒而自汗出而愈者，体工自然恢复也。此非治法，乃误治未至大坏者，有此可以幸免之一途。观下文"里未和，然后复下之"，则知经旨在喻人。值此等病，慎勿以暴易暴，当俟其自定。若俟之稍久，其病不愈，见有当下之实证，然后可以复下之也。"表和"字，当从成本作"得里和"。

太阳病未解，脉阴阳俱停，原注：一作"微"。必先振栗，汗出而解。但阳脉微者，先汗出而解；但阴脉微原注：一作"尺脉实"。者，下之而解。若欲下之，宜调胃承气汤。原注：一云用大柴胡汤。《玉函》作"阴微者，先下之而解，汗之宜桂枝汤，下之宜承气汤"，《千金翼》同。《脉经》与本经同，唯"调胃承气汤"作"大柴胡汤"。《玉函》《脉经》无"阳脉"之"脉"，"后汗出"作"汗之"。

程云：太阳病不解，脉阴阳俱停止而不见者，是阴极而阳欲复也。三部既无偏胜，解之兆也。然必先振栗，汗出而解者，郁极而欲复，邪正必交争，而阴阳乃退耳。若见停止之脉，而仍不解者，必阴阳有偏胜处也。但于三部停止中，而阳脉微见者，即于阳微处知阳部之邪实盛，故此处欲停之而不能停也，先汗出以解其表邪则愈。于三部停止中，而阴脉微见者，即于阴微处知其阴部之邪实盛，故此处欲停之而不能停也，下之以解其里邪则愈。

汪云："脉微"二字，当活看。此非"微弱"之"微"，乃邪滞而脉道细伏之义。邪滞于经，则表气不得条达，故阳脉微；邪滞于腑，则里气不能通畅，故阴脉微。先汗出而解，仲景无方，《千金》云：宜桂枝汤。

丹云：按：停脉，成氏为均调之义，方、喻、张、柯、魏、汪并同，程、钱二氏及《金鉴》为"停止"之谓。然据下文阴脉微、阳脉微推之，宋版注"一作微"者，极为允当。况停脉，《素》《灵》《难经》及本经中，他无所见，必是讹谬。且本条文意，与他条不同，诸注亦未明切，但程注稍似可通，故姑取之云。

《伤寒类方》曰：《脉法》无"停"字，疑似沉滞不起，即下"微"字之义。寸为阳，尺为阴，"微"字即上"停"字之意，与微弱不同，微弱则不当复汗下也。

铁樵按：此节丹波氏疑之。以脉停无可取证，故程注委曲解释，言似中理，然于治病有何用处？如此释经，不如其已。鄙人于经验上对于此节却别有会心，惟语气不甚合，则许有讹脱耳。"脉阴阳俱停，必先振栗，汗出而解。"振栗，即战汗也。战汗之先，固有脉停者，参观第七期《伤寒广要》。曰振栗而解，的是战汗无疑。其当下之证而脉停者，则有吴小姐一案。惟战汗有脉停者，不必定停，下证所见甚多，用大承气愈者亦甚多。若脉停则仅见吴小姐一人。究竟何故有停有不停？经既未言其故，余亦不能强解。此外又有脉停而不救者一人，脉停旋自复者一人，皆有研究之价值，兹汇录之于后。

（一）吴君甄士之女公子。此事约在五六年前，当其大病时，约五六岁。余诊时，病已在半个月以上。其见证不啼不语，亦不识人，且两日夜不食不寐，不能平卧，踞而伏，背向上，足跪膝着席，头伏于枕。其头时作低昂，如叩首状。低昂略无定时，而颇匀整，似乎其躯体是置弹簧之机器。诊其脉则两手均无。病家告余，病孩耳亦无闻。视其舌色灰，苔厚而不干。当时并不能灼知其所以然之故，第知此证既动而不静，必属阳症；不食不便，苔厚而神昏，决为可以攻下之症。以大承气与之，药后得大便甚多，仍匍匐不

平卧，惟头之低昂不止者则已无之，其余各切如故，脉已可诊，甚微弱。余思此是佳朕。仲景本言"脉暴出者死"，今见微弱之脉，是生机也。翌日，更以麻仁丸下之，复得结粪多许。然后能平卧能食，而口不言、耳不闻如故，脉则较有胃气。乃用平剂养营，调理历一星期之久，然后能呼母，更二十日而复元。自今思之，其所以头低昂者，积在胃肠。胃肠之纤维神经紧张失职，影响及于大脑，则神志昏迷，影响及于运动神经，则耳目之用尽失，而动作不循意志。脉之所以伏，亦正由此。

（二）脉停不救者，黄君蓻圃，陶希丈之友也。其幼子年十二，极聪颖，去年毕业于小学，今春考入民立中学预科。二月初，忽以急足见招，来函措辞极遑急，辍哺而往。病孩面色甚晦，烦躁异常。诊之，两手皆无脉，候结喉旁人迎之部亦无脉，候其左乳下及胸腔，亦不跳动，而病者尚识人能言语。蓻圃问何如。余曰：可两钟耳。凡脉伏者，皆脏气骤窒所致，然不过寸口无脉，若人迎之脉决不伏，所以然之故，四末距心房较远，人迎距心房近耳。若左乳下之跳动，乃心房直接之大动脉，此处不动，是心寂也，更无不死之理。故余敢断言不过两钟。嗣询悉此病初起，咳嗽发热，略见红疹，此为流行性之痧疹。若因势利导[①]，达之向外，其普通之痧疹，十可愈十，即极重之猩红热，亦十愈六七。此病《保赤新书》中列有专篇。乃蓻圃有至友某君是西医，见红疹以为猩红热例发高热，恐其热甚致成脑炎，及其热未高时，用冰枕护其后脑，既而以药水针注射，计两日夜，共注射十八针，而心房遂寂。至所注射者为何种药针，蓻圃不知。意心房之寂，必非猝然而见，必先见衰弱

---

① 导：原作"道"，据文义改。

症象，以渐至于不动。然则其所用者，殆强心药针。此事得失，当著专篇。惟心寂之脉停，法在必死，不可救药也。

（三）去年有一小孩来门诊，姓及地址已不记忆。年约十二三龄，病属流行性感冒。发热微有汗，手微凉，便溏，两手都无脉。候其左乳下，跳动奇速，弛张不宽。余思此必热向内攻所致，予桂枝芩连泻心合剂，连诊三日，始有脉，肢温，又两日痊愈。

据以上三例观之，是确有脉停也。第一案是脉伏，第二案是心寂，第三案是脉厥。心寂，西医籍所习见，中国古书却无之。脉伏、脉厥，乃旧医籍习见名词。燥矢在肠胃，重心在里，腑气不通，脉沉之甚，至于不见，是为脉伏。热向内攻，里热奇重，四肢反凉，是为脉厥。振栗汗出而解之脉停，当是脉厥；下之而解之脉停，当是脉伏。此于病理于经验，皆丝毫无疑义者。仲景书与《内经》字面出入之处甚多，则不用脉厥、脉伏字样，偶然下一停字，未为可异。是丹波氏与各家之怀疑，未为确当。第循释经文意义与吾所引之第一案，有轻重之辨。得大承气而愈之病，若用调胃承气，必不及穀，自不待言。而用调胃承气可愈之病，仅仅胃中停积，尚未至肠胃俱实，正恐脉未必停，此却是一可疑之点。其次，"但阳脉微"四句，亦难索解。上文既云停，何以又云微？且阴阳字亦不知有无讹误。照实验所得，大便结者，尺脉往往弦硬，是"尺脉实，下之而解"意义可通。若脉伏或厥，伏则三部俱伏，厥亦三部同厥，断无寸伏尺不伏，寸厥尺不厥者。此尤属可疑之点，是必有讹脱无疑也。

太阳病，发热汗出者，此为荣弱卫强，故使汗出，欲救邪风者，宜桂枝汤。此条，《玉函》《脉经》《千金翼》在《太阳上篇》桂枝汤本方后。《玉函》"救"作"解"。

《鉴》云：此释上条阳浮阴弱之义也。经曰：邪气盛则实，精气夺则虚。卫为风入则发热，邪风因之而实，故为卫强，是卫中之邪气强也。营受邪蒸，则汗出，精气因之而虚，故为营弱，是营中之阴气弱也，所以使发热汗出也。欲救邪风者，宜桂枝汤。

喻云：邪风，即风邪，勿凿看。

方云：救者，解救、救护之谓。

丹云：方氏曰：不曰风邪，而曰邪风者，以本体言也。喻盖非之。

铁樵按：本节意义自明，盖发热有汗之伤寒，太阳病，本属桂枝证。桂枝汤条下已详，不须解释也。所费解者，在"荣弱卫强"四字，而"欲救邪风"句，亦非无故，今为释之如下。

"荣"字，即"营"字之意，常通用。可云"营卫"，亦可云"荣卫"。卫气，本讲义释之为体温，营则照通常习惯释为营血。而近有学员陈幼勤来函，谓营是血中湿润之气，并略有考证，此语甚当，且与生理家言亦合。盖血本有三种可名之物质，曰"红血轮[①]"、曰"白血球"、曰"血液"。今释营为血中湿润之气，是即指血液也。血液在大血管中时，不过流动，其效用并不显，至微丝血管，则有渗润，以供给各脏器。人体之汗，即从此种渗润来，涕泪、唾液及无管腺之内分泌，亦从此种渗润来。今谓古人之"营"字即指此种渗润，实是至当不易之论。卫强者，谓风寒侵袭人体，体温集表以抵抗之，抵抗力强，故成壮热。荣弱者，谓荣气成汗，本所以疏泄体温，体温继续集表不已，汗虽多而无效，热愈高则汗愈多，惟其有出路，荣势遂弱，此荣弱

[①] 红血轮：红细胞之旧称。

卫强之真谛也。害正者谓之邪，无病之人荣卫和，今所以致此荣弱卫强之局者，乃外感之风为之，故曰"欲救邪风"云云。

简录三三六号学员陈幼勤课卷福建同安人，现乔寓安南

营卫二气，均为人体之所重，关系于健康为尤切。盖营卫相须为用，偏胜则发生变化，影响于疾病最綮切也。古来诸家解释营卫之气，无一中肯，类多含混不明。讲义释卫为体温，既已确当不易，而于释营谓之营血。以血释营，窃尚未能明畅其义，实有所疑，未得释然者也。今仅就所知申论之。夫营为气，非为血，本之于《内经》，先哲亦曾辨言之。孙一奎曰：世谓营为血，非也，营气化为血耳。何梦瑶曰：经言营气，是言血中之气，非言血。二说殊精确，但未明畅耳。夫营，亦作荣，有滋荣之义。人身得血中湿润之气滋养以生，犹植物得土中湿润之气滋养以荣，其生活长养之理一也。是营为血中之气，其气即血液中湿润之气，血有营气则为活血，血无营气则为死血。上说单言营气，若兼卫气而言，则营卫相为表里，营行脉中，有滋荣之义，卫行脉外，有护卫之义。二气常相随而不离，均于血中有密切之关系。血苟无营，则脏器枯瘪，少润泽而呈憔悴之形容。血苟无卫，则冰冷少温暖，而等于凉血动物。营卫同为人身中之生气，有则活，无则死，缺一不可也。《内经》曰：营卫者，精气也。盖析言之曰营气、曰卫气，统言之则曰精气而已。夫精气为人身之根本，其气流布于全体，恒相随而不相离，卫行则营亦行，卫止则营亦止。有卫则营温而活，灌溉经络，长养百骸，无卫则营寒而血凝。卫有一息之不运，则营有一息之不行，血亦因之而凝滞。故曰：血得温则宣流，言得温即得卫也。是以人身营卫，常相流运则无

病，若有一窒碍，则百病由此生矣。凡人赖营卫二气以生长，又若植物资借湿温之气以生长，湿温适度，则植物敷荣而茂盛，湿温不适度，则植物枯黄萎落矣。植物言湿温适度，是即如人身言营卫调和，就此言之，湿温犹营卫也。窃动物生长之理若何，则植物生长之理亦同之，此造化生物之妙谛。然则湿温即营卫，在植物是谓湿温，在动物即谓之营卫，乃庶物同具之生气，得之则生，弗得则死，无以生存于两间矣。据此推求，卫既是血中生出来的热气，而营即是血中生出来的润气，可以无疑矣。斯实营卫二气至精之义。若复推广言之，更有一确证可以兼明之。血犹水也，营是水蒸气，卫是暖空气。夫水遇热成为气体，谓之水蒸气，水蒸气常随暖空气之温度高低而生变化，聚则为云，散则为雨。其理与营气之作用"外出为汗，内蕴为液"相吻合也。张景岳曰：汗由血液，本乎阴也。经曰"阳之汗以天地之雨名之"，其义可知。然汗发于阴而出于阳，此其根本则由阴中之营气，而其启闭则由阳中之卫气。按张氏之说，以雨喻汗，本之《阴阳应象大论》。考该节，张隐庵注云：汗出于阴液，由阳气之宣发，按：阴液即是营气，阳气即是卫气也。故曰"阳加于阴谓之汗"。雨乃地之阴湿，亦由天气之所化施，故可方人之汗。准此理推究而互证，则营气为血液中湿润之气更觉显明可信，确实无讹也。

伤寒五六日，中风，往来寒热，胸胁苦满，嘿嘿不欲饮食，心烦喜呕，或胸中烦而不呕，或渴，或腹中痛，或胁下痞硬，或心下悸，小便不利，或不渴，身有微热，或咳者，小柴胡汤主之。《玉函》作"中风五六日，伤寒往来寒热"。《脉经》作"中风往来寒热，伤寒五六日以后"。《全书》、钱本作"伤寒中风五六日"。《脉经》"心烦"作"烦心"。《玉函》

《脉经》"硬"作"坚","心下悸"作"心中悸","身"作"外"。《外台》作"心下卒悸"。成本"嘿嘿"作"默默",下同。"小柴胡"前有"与"字。

方云：此少阳之初证。叔和以无少阳明文，故犹类此。"伤寒五六日，中风往来寒热"，互文也，言伤寒与中风当五六日之时，皆有此"往来寒热"以下之证也。五六日，大约言也。往来寒热者，邪入躯壳之里，脏腑之外，两夹界之隙地，所谓半表半里，少阳所主之部位，故入而并于阴则寒，出而并于阳则热，出入无常，所以寒热间作也。胸胁苦满者，少阳之脉循胸络胁，邪凑其经，伏饮搏聚也。默，静也，胸胁既满，谷不消化，所以静默不言，不需饮食也。心烦喜呕者，邪热伏饮，搏胸胁者，涌而上溢也。或为诸证者，邪之出入不常，所以变动不一也。

成云：五六日，邪气自表传里之时，谓中风或伤寒至五六日也。《玉函》曰"中风五六日伤寒"，即是或中风或伤寒，非是伤寒再中风，中风复伤寒也。经云"伤寒中风，有柴胡证，但见一证便是，不必悉具"者，正是谓也。

钱云：往来寒热者，或作或止，或早或晏，非若疟之休作有时也。

程云：少阳脉循胁肋，在腹阳背阴两歧间。在表之邪欲入里，为里气所拒，故寒往而热来。表里相拒，而留于歧分，故胸胁苦满，神识以拒而昏困，故嘿嘿。木受邪则妨土，故不欲食。胆为阳木而居清道，为邪所郁，火无从泄，逼炎心分，故心烦。清气郁而为浊，则成痰滞，故喜呕。此则少阳定有之证。

《鉴》云：伤寒中风，见"口苦咽干目眩"之证，与"弦细"之脉，更见"往来寒热"云云证，知邪已传少阳矣。

魏云：或为诸证者，因其人平素气血偏胜，各有所兼挟，以为病也。

《明理论》曰：伤寒邪气在表者，必渍形以为汗，邪气在里者，必荡涤以为利。其于不外不内，半表半里，既非发汗之所宜，又非吐下之所对，是当和解则可矣。小柴胡为和解表里之剂也。

《医史·吕沧洲传》云：浙东运使曲出道过鄞，病卧涵虚驿，召翁往视。翁察色切脉，则面戴阳，气口皆长而弦，盖伤寒三阳合病也。以方涉海，为风涛所惊，遂血菀而神慑，为热所搏，遂吐血一升许。且胁痛、烦渴、谵语，适是年岁运，左尺当不足。其辅行京医，以为肾已绝，泣告其左右曰：监司脉病皆逆，不禄在旦夕。家人皆惶惑无措，翁曰：此天和脉，无忧也。为投小柴胡汤，减参，加生地黄，半剂后，俟其胃实，以承气下之，得利愈。

《丹溪医案》：治一人，旧有下疳疮，忽头疼发热，自汗。众作伤寒治，反剧，脉弦甚，重按则涩。丹溪曰："此病在厥阴，而与证不对。"以小柴胡汤加草龙胆、胡黄连热服，四帖而安。

铁樵按：柴胡两方，小柴胡为用较广，故各家注释亦较详。学者仅潜心研读，已不患不能运用，所当进一层研求者，为柴胡证之病理。小柴胡所主者为寒热往来，寒热往来得小柴胡即解为事实。就经验言之，可谓百试不爽，然亦有当有不当。用之不当，非但不效，且病可增剧，则学理须探讨也。今问病者何故有寒热往来，如答案云"邪在半表半里，则寒热往来"，则吾认此答案为不满意。寒热往来有多种：有先寒后热，有定时者，有一日二三度发，如疟状，无定时者，有但热不寒者，有但寒不热者。有初病即见寒热，其势虽剧，不服药能自愈者。有从太阳伤寒中风传变者，有热发甚剧，退则甚清楚者。有仅仅作弛张之势，发既不剧，退亦不清者。有初起壮热，昼夜不退，至末传忽见寒热往来者。若一例以邪半在表半在里为释，能试言其不同之故乎？藉曰尽是半在表半在里，当胥可以小柴胡一方为治矣。不能胥以此方为治，即不能胥以此语为释。

西国医籍有间歇热、再归热两种。间歇热复有三种，曰恶性间歇热，曰隔日间歇热，曰四日间歇热。此三种间歇热，皆微菌为之病源。此种菌入人血中，即入赤血球中。初时其体甚小，至逐渐发育，则占全个血球，既而血球破坏，菌则成熟，成熟则分裂为二，脱离旧赤血球，再入新赤血球，逐渐繁育，血液乃受大累。此菌通常隔四十八点钟分裂一次，每当分裂之时，人体即感不适，而为寒热，故为隔日间歇热。其别一种，须隔七十二点钟分裂一次者，别为四日间歇热。若同时血中有数种不同之菌，则发热无定时。凡自身分裂之菌，谓之无性增殖菌；更有有雌雄体之球菌，由媾和而产卵者，谓之有性增殖菌。恶性间歇热之菌，即属有性增殖类。菌类最繁，即间歇热一种病之病菌，已非专篇所能详，此其大略也。所谓再归热者，与疟小异。疟之寒热逐日发、间日发，乃至三日发，发有定时。若值当发之时不发，则其病为已愈。再归热情状，与疟略相似，与伤寒亦相似。大约先寒后热，不如疟之清楚，五六日后忽然热退，诸恙悉瘥。过四日，乃至十四日再发热，病势较第一次发作时略减，如此反复发作，热渐减杀，以至于无。亦有愈发愈剧，致见肺炎、腹炎等证者。据西人推考此种病源，亦属微菌。其菌作螺旋形，因名之曰螺旋菌。惟第一次发后，至六七日热退后，血中却不见有此菌，尔时菌在何许？至今不明其故云。

《内经》疟论、刺疟两篇，极不易明

了，鄙人亦不能尽解释。其可以明白者，节录如下。

夏伤于暑，热气盛，藏于皮肤之内，肠胃之外，此荣气之所舍也。此令人汗空疏，腠理开，因得秋气，汗出遇风，及得之以浴，水气舍于皮肤之内，与卫气并居。卫气者，昼行于阳，夜行于阴，此气得阳而外出，得阴而内薄，内外相薄，是以日作。帝曰：其间日而作者何也？岐伯曰：其气之舍深，内薄于阴，阳气独发，阴邪内着，阴与阳争不得出，是以间日而作也。帝曰：其作日晏与其日早者，何气使然？岐伯曰：邪气客于风府，循膂而下，卫气一日一夜，大会于风府，其明日日下一节，故其作也晏。此先客于脊背也，每至于风府则腠理开，腠理开则邪气入，邪气入则病作，以此日作稍益晏也。其出于风府，日下一节，二十五日下至骶骨，二十六日入于脊内，注于伏膂之脉，其气上行，九日出于缺盆之中，其气日高，故作日益早也。（中略）帝曰：夫子言卫气每至于风府，腠理乃发，发则邪气入，入则病作。今卫气日下一节，其气之发也，不当风府，其日作者奈何？岐伯曰：此邪气客于头项，循膂而下者也。故虚实不同，邪中异所，则不得当其风府也。故邪中于头项者，气至头项而病，中于背者，气至背而病，中于腰脊者，气至腰脊而病，中于手足者，气至手足而病。卫气之所在，与邪气相合则病作，故风无常府。卫气之所发，必开其腠理，邪气之所合，则其府也。

上节录《疟论篇》，《内经》原文。此下一篇为《刺疟篇》，其大旨谓十二经皆有疟。十二经之疟，病型各不同，可以定其为何经之疟，则刺其经之穴以为疗治。大约懂得《疟论篇》，则《刺疟篇》可迎刃而解也。今将上文所录者释之如下。

夏伤于暑，热气盛，藏于皮肤之内，肠胃之外，此荣气之所舍也。照现在解剖所得之常识，肠胃之外，皮肤之内，当是黏膜，热气如何藏于黏膜之内？岂非极费解之语，然经意不如此也。经谓五脏六腑在躯体之内，而其气则行于躯壳腠理之间，故有井荥经输合之名。肺输、输、俞字通。肝输皆在背，可以针刺以为补泻。《皮部论》"十二经脉皆可为邪客"，其明证也。夏伤于暑，热气盛，毛孔大开，至秋令则奉收者少，故曰"此令人汗孔疏，腠理开"。其云"热气藏于皮肤之内"，不过措辞云，然若其真正之意，则不如此。汗孔，即前人所谓玄府，今人所谓汗腺。秋令主收，因汗孔疏，不能收，则遇风及浴，皆可以为病。云秋病不云夏病者，夏不病也。夏何以不病？因暑当与汗俱出，汗孔本当开，故伤暑若太过，至秋当收而不能收，所以病。问何故太过则汗孔疏，其答语为"热气蒸于皮肤之内，肠胃之外"，是故春之暖为夏之暑，秋之愤为冬之怒。谓四时互相承制，逆夏气则失其承制之道，无以奉收，非谓真有热气藏于皮肤之内，肠胃之外也。《伤寒序例》"寒毒藏于肌肤，至春不病，过夏至而病"云云，即是不善读《内经》，死煞句下，以词害意，致演为千古谬说，本讲义《温病篇》中，再详言之。其曰"此气得阳而外出，得阴而内薄"，"此气"二字，即指上文风与水，病人之邪气也。卫气日行于阳，夜行于阴，邪气所在，介乎二者之间。欲出不能，欲薄不得，因与卫气值则病作，此所以逐日发作有定时也。此即所谓半在表半在里。其曰"其气之舍深"，谓病邪所居之处，较深而近里，偏着于阴分，故曰"阴邪内着"。阳者卫外，阴者内守而起亟。今邪着于阴，阳行而阴不与俱行则争，故曰"阴与阳争"。争则有弛张，弛则伏，争则见，故间日而

作。凡间日之疟，其不作之日，并非病愈，乃是病伏。病所以伏，因争之故，不争则不伏，不伏则不间日。故第一节日作之疟，是病邪介乎阴阳之间，因卫气之行而发作。第二节之间日疟，乃因病邪深伏之故，因阴阳争而有弛张，故间日作。王注第二节谓不与卫气相逢会，疑非是。经文当是每节一个意思，若从王注则与上下文无别。

其释日晏、日早，则从病之形能看出。卫气之行于人身，照《内经》学说，法天则地，运行如环，无有端倪。照本讲义所释，卫气为体温，从血中来，血既循环，则谓卫气循环，于理论上极为真确。既如环无端，不能指定一处是其起点，只有从形能上推考。疟之始发最习见者，为背先恶寒，则指背恶寒处为卫气之起点。其次习见者，为手先恶寒，则指手为卫气之起点。故曰：邪中于头项者，气至头项而病；中于背者，气至背而病；中于腰脊者，气至腰脊而病；中于手足者，气至手足而病。卫气之所在，与邪气相合则病作，故风无常府。卫气之所发，必开其腠理，邪气之所合，则其府也。《内经》之论痹曰"风胜则行，寒胜则痛，湿胜则着"，今疟病既标明其为风与水，是亦风寒湿三气兼有之病。其中于人身亦自移动，不过邪气行缓，卫气行速，如日月之行有迟速，其交会之缠度，遂极参差。故卫气与邪气之相值，有日下一节之病能也。经曰"上行极而下，下行极而上"，风府之穴，在项上，入发际同身寸之二寸，此其地位至高，自当下行，至于鸱尾，则下行极而上矣。身半以上为阳，身半以下为阴。从阳入阴，故日晏；从阴出阳，故日早。此其理论可谓圆满。

于是吾侪可知日作之疟，为半在表半在里，间日作之疟，为偏着于里，或早或晏之疟，为邪气与卫气相值之故。既云风

无常府，相值为府，于是十二经皆有疟，不得泥定半在表半在里之一语矣。

以上中西两说，绝不相同。《内经》说话最是难懂，每苦界说含浑，辞无畔岸。然苟能知《内经》从形能立论，则略一研读，便如掌上螺纹，十之七八，不须注解可以明白。西说从实质上立论，微菌显微镜中可见，用金鸡纳霜杀菌，呈效颇良，则亦为甚健全之学说。然却有不可解者两点：其一，菌在血中分裂时，即觉振栗而寒，继之以熇熇而热，究竟何故如此？真相若何？是否红血轮中富有养气，血轮毁坏，养气消失故寒，其未坏之血轮自然兴奋，以为救济，故呈壮热乎？殊不敢谓此种理想，即是真相。此其一。且血轮毁坏时，振栗而寒，何故有背先寒及手足先寒之不同？血在脉管中，是流动不居者，非如其他各脏器、各组织有固定之形质。既是流动不居，则其病作时不当今日此处先寒，明日仍是此处先寒。此非一不可思议之事乎？此其又一。鄙人对于西国医学，本无多知识，不能明了，亦固其所，是当暂为阙疑，以待明达。

根据以上学理，吾人对于种种寒热已可明白大略，其先寒后热发作有定时者，无论逐日发、间日发，均是疟。其伤寒温病，由太阳传少阳，热有弛张者，与三候而后，末传而见寒热弛张者，乃非疟。西国之金鸡纳霜可以治疟，不能治非疟。《伤寒论》之小柴胡，可以治阳病之寒热弛张，不能治阴病之寒热弛张。阳病之寒热弛张，有非柴胡能治者，当参考桂枝葛根诸汤。阴病之寒热弛张，为本篇所未及，他日再著论详之。

小柴胡汤方

柴胡半斤。《千金翼》作"八两"　黄芩三两　人参三两　半夏半升，洗　甘草炙　生姜各三两，切　大枣十二枚，擘

上七味，以水一斗二升，煮取六升，去滓，再煎取三升。温服一升，日三服。若胸中烦而不呕者，去半夏、人参，加瓜蒌实一枚；若渴，去半夏，加人参，合前成四两半，瓜蒌根四两；若腹中痛者，去黄芩，加芍药三两；若胁下痞硬，去大枣，加牡蛎四两；若心下悸，小便不利者，去黄芩，加茯苓四两；若不渴，外有微热者，去人参，加桂枝三两，温覆微汗愈；若咳者，去人参、大枣、生姜，加五味子半升，干姜二两。《玉函》"七味"后有"㕮咀"字，"再煎"作"再煮"，无"三服"之"服"，"若渴"后有"者"字，成本亦有。《千金翼》无"瓜蒌根四两"五字。《玉函》《千金翼》"硬"作"坚"，后有"者"字。牡蛎四两，《千金翼》《外台》作"六两"。成本、《玉函》《千金翼》缺"桂枝"之"枝"。钱氏不见宋版，故有"为桂枝无疑"之说。

《鉴》云：邪传太阳、阳明，曰汗、曰吐、曰下。邪传少阳，惟宜和解，汗、吐、下三法，皆在所禁。以其邪在半表半里，而界于躯壳之内界。在半表者，是客邪为病也，在半里者，是主气受病也。邪正在两界之间，各无进退而相持，故立和解一法。既以柴胡解少阳在经之表寒，黄芩解少阳在腑之里热，犹恐在里之太阴，正气一虚，在经之少阳，邪气乘之，故以姜、枣、人参和中而预壮里气，使里不受邪而和，还表以作解也。世俗不审邪之所据，若在半表半里之间，与所以应否和解之宜，及阳阴疑似之辨，总以小柴胡为套剂。医家幸其自处无过，病者喜其药性平和，殊不知因循误人，实为不浅。故凡治病者，当识其未然，图机于早也。

程云：至若烦而不呕者，火气燥实逼胸也，故去人参、半夏，加瓜蒌实也。渴者，燥已耗液逼肺也，故去半夏，加瓜蒌根也。腹中痛者，木气散入土中，胃肠受困，故去黄芩以安土，加芍药以戢木也。胁下痞硬者，邪既留则木气实，故去大枣

之甘而缓，加牡蛎之咸而软也。心下悸，小便不利者，水邪侵乎心，故去黄芩之苦寒，加茯苓之淡渗也。不渴身有微热者，半表之寒尚滞于肌，故去人参，加桂枝以解之也。咳者，半表之寒凑入于肺，故去参、枣，加五味子，易生姜为干姜以温之，虽肺寒不减黄芩，恐干姜助热也。又腹痛为太阴证，少阳有此，由邪气自表之里，里气不利所致。

钱云：柴胡汤而有大小之分者，非柴胡大小之异也，盖以其用之轻重，力之大小而言也。牡蛎，《名医别录》云：治心胁下痞热。加五味子、干姜者，以水寒伤肺，故以此收肺气之逆，即小青龙汤之制也，肺热气盛者，未可加也。

丹云：按：钱氏曰：五味子半升者，非今升斗之升也。古之所谓升者，其大如方寸匕，以铜为之，上口方各一寸，下底各六分，深仅八分，状如小熨斗而方形。尝于旧器见之，而人疑其为香炉中之器用，而不知即古人用药之升也。与陶隐居《名医别录》之形象分寸皆同，但多一柄，想亦所以便用耳。如以此升之半作一剂，而分三次服之，亦理之所有，无足怪也。考《本草序例》：凡方云半夏一升者，秤五两为正。所谓一升，岂方一寸者哉？半夏之半升，与五味之半升，其升必同。钱说难从。

《古方选注》曰：去滓再煎，恐刚柔不相济，有碍于和也。七味主治在中，不及下焦，故称之曰小。

《伤寒类方》曰：此汤除大枣，共二十八两，较今秤亦五两六钱零，虽分三服，已为重剂。盖少阳介于两阳之间，须兼顾三经，故药不宜轻。去滓再煎者，此方乃和解之剂，再煎则药性和合，能使经气相融，不复往来出入。古圣不但用药之妙，其煎法俱有精义。古方治嗽，五味、

干姜必同用，一以散寒邪，一以敛正气，从无单用五味治嗽之法。后人不知，用必有害。况伤热劳怯火呛，与此处寒饮犯肺之证不同，乃独用五味，收敛风火痰涎，深入肺脏，永难救疗。

《苏沈良方》曰：此药，《伤寒论》虽主数十证，大要其间有五证，服之必愈。一者，身热心中逆，或呕吐者，可服。若因渴饮水而呕者，不可服；身体不温热者，不可服。二者，寒热往来者，可服。三者，发潮热者可服。四者，心烦胁下满，或渴或不渴，皆可服。五者，伤寒已瘥后，更发热者，可服。此五证但有一证，更勿疑，便可服。若有三两证以上，更的当也。世人但知小柴胡治伤寒，不问何证便服之，不徒无效，兼有所害，缘此药差寒故也。元祐二年，时行无少长皆咳，本方去人参、大枣、生姜，加五味子、干姜各半两，服此皆愈。常时上壅痰实，只依本方，食后卧时服，甚妙。赤白痢尤效，痢药中无如此妙。盖痢多因伏暑，此药极解暑毒。

徐春甫《古今医统》曰：张仲景著《伤寒论》，专以外伤为法，其中顾盼脾胃元气之秘，世医鲜有知之。观其少阳证小柴胡汤用人参，则防邪气之入三阴。或恐脾胃稍虚，邪乘而入，必用人参、甘草，固脾胃以充中气，是外伤未尝不内因也。可见仲景之立方，神化莫测。或者只以外伤是其所长，而内伤非其所知也，此诚不知公之论也。

柯氏曰：本方为脾家虚热，四时疟疾之圣药。

《千金方》：妇人在蓐得风，四肢苦烦热，皆自恶露所为。若头不痛，但烦热，与三物黄芩汤，头痛与小柴胡汤。又黄龙汤，治伤寒瘥后，更头痛壮热烦闷方。仲景名小柴胡汤。《活人书》黄龙汤，不用半夏。

《圣惠方》：治阳毒伤寒，四肢壮热，心膈烦躁，呕吐不定方。于本方去大枣，加麦门冬、竹叶。《十便良方》名"人参饮子"。又治伤寒干呕不止，心胸烦躁，四肢热，柴胡散方。于本方加麦门冬、枳壳、枇杷叶。又治伤寒十余日，热气结于胸中，往来寒热，柴胡散方。于本方去人参，加枳实、赤芍药、桔梗。又治妊娠伤寒微呕，心下支满，外证未去，柴胡散方。于本方加芍药、犀角屑、麦门冬。

《小儿直诀》：地骨皮散，治虚热。于本方加知母、茯苓、地骨皮。

《直指方》：小柴胡汤，治男女诸热出血，血热蕴隆。于本方加乌梅，又治伤暑外热内渴，于内更加生姜为妙。

《保命集》：治上焦吐，头发痛，有汗，脉弦，镇青丸。于本方去枣，加青黛，为细末，姜汁浸，蒸饼为丸。又治产后经水适断，感于异证，手足牵搐，切牙昏冒，宜增损柴胡汤。于本方加石膏、知母、黄芪。又治产后日久，虽日久而脉浮疾者，宜服三元汤，本方合四物汤。又名柴胡四物汤，《医垒元戎》名调经汤。又产后日久虚劳，针灸小药俱不效者，宜服三分汤，本方合四物汤，加白术、茯苓、黄芪。

《得效方》：小柴胡汤，治挟岚嶂溪源蒸毒之气。自岭以南，地毒苦炎，燥湿不常，人多患此状，血乘上焦。病欲来时，令人迷困，甚则发躁狂妄，亦有哑不能言者，皆由败毒瘀心，毒涎聚于脾所致。于此药中，加大黄、枳壳各五钱。

《伤寒蕴要·近代名医加减法》：若胸膈痞满不宽，或胸中痛，或胁下痞满，或胁下痛，去人参，加枳壳、桔梗各二钱，名柴胡枳壳汤。若胸中痞满，按之痛者，去人参，加瓜蒌仁三钱，枳壳、桔梗各二钱五分，黄连二钱，名柴胡陷胸汤。若脉弱虚发热，口渴不饮水者，人参倍用，加麦门冬一钱五分，五味子十五个，名参胡清热饮，又名清热生脉汤。若脉弦虚发热，或两尺且浮无力，此必有先因房事，或曾梦遗走精，或病还不固者，宜加知母、黄柏各二钱，牡蛎粉一钱，名滋阴清热饮。如有咳嗽者，更加五味子十一个。若脉弦虚，发热口干，或大便不实，胃弱不食者，加白术、白茯苓、白芍药各一钱五分，名参胡三白汤。若发热烦渴，脉浮弦而数，小便不利，大便泄利者，加四苓散用之，名柴苓汤。内热多者，此名协热而利，加炒黄连一钱五分，白芍药一钱五分，腹痛倍用。若腹疼恶寒者，去黄芩，加炒白芍药二钱，桂一钱，名柴胡建中汤。若自汗恶风，腹痛发热者，亦主之。若心下痞满，发热者，加枳实二钱，黄连一钱五分。若血虚发热，至夜尤甚者，加当归身、川芎、白芍药各一钱五分，生地黄一钱。若口燥舌干，津液不足者，去半夏，加瓜蒌根一钱五分，麦门冬一钱五分，五味子十五个。若内热甚者，错语心烦，不得眠者，加黄连、黄柏、栀仁各一钱，名柴胡解毒汤。若脉弦长，少阳与阳明合病而热者，加葛根三钱，白芍药二钱，名柴葛解肌汤。若脉洪数无外症，恶热内热甚，烦渴饮水者，合白虎汤主之，名参胡石膏汤。

《医方考》：疟发时，一身尽痛，手足沉重，寒多热少，脉濡者，名曰湿疟，柴平汤主之，本方合平胃散。

《内台方议》曰：如发热小便不利者，和五苓散。呕恶者，加橘红；胸中痞结者，加枳实；咳逆而发热者，加丁香、柿蒂；呕吐者，加竹茹。

《医经会解》曰：胁下痞闷，去枣，加牡蛎、枳实，名小柴胡加枳实汤。鼻衄，加生地、茅花。痰盛喘，加桑白皮、乌梅。口干舌燥，去半夏，加天花粉、贝母。自汗恶热，谵语烦渴，去半夏，合白虎汤正方。血虚夜发热，有小柴胡一二证，加当归、芍药、麦门冬、熟地。坏证，加鳖甲。

《本草权度》曰：玉茎挺长，亦湿热，小柴胡汤加连。有块，加青皮，外用丝瓜汁调五倍子敷。

血弱气尽腠理开，邪气因入，与正气相搏，结于胁下。正邪分争，往来寒热，休作有时，嘿嘿不欲饮食。脏腑相连，其痛必下，邪高痛下，故使呕也。小柴胡汤主之。原注：一云"脏腑相连，其病必下，胁膈中痛"。《玉函》"饮食"作"食饮"，《千金翼》同；"结"作"在"；"使"后有"其"字。

成云：人之气血，随时盛衰。当月郭空之时，则为血弱气尽，腠理开疏之时也，邪气乘虚，伤人则深。《针经》曰"月郭空则海水东盛，人血气虚，卫气去，形独居，肌肉减，皮肤缓，腠理开，毛发残，膲理①薄，垢落。当是时遇贼风，则其入深"者是矣。邪因正虚，自表之里，而结于胁下，与正分争，作往来寒热，默默不欲饮食。下，谓自外之内。经络与脏腑相连，气随经必传于里，故曰其痛下。痛，一作病。邪在上焦为邪高，邪渐传里为痛下，里气与邪气相迫，逆而上行，故使呕也。与小柴胡汤，以解半表半里之邪。

王云："血弱气尽"至"结于胁下"，是释"胸胁苦满"句。"正邪分争"三句，是释"往来寒热"句，倒装法也。默默不欲饮食，兼上文满痛而言。"脏腑相连"四句，释"心烦喜呕"也。

柯云：此仲景自注柴胡证。首五句，释"胸胁苦满"之因，正邪三句，释往来寒热之义。此下多有阙文，故文理不连属也。

丹云：方氏、喻氏、程氏、张氏、魏氏、钱氏及《金鉴》，皆以为申明热入血室之由，似于经旨不相叶，不敢从也。

铁樵按："邪高痛下"句，观上下文文理，似乎不误，然于病证不合。寒热往来之柴胡证，乃习见者，邪高痛下则未曾见过。如云少阳证之胁下痛，便是痛下，然若何见得是邪高？且何故邪高痛下便使呕？如云当作"病下"，则使"呕"字有着落，而"下"字可活讲，作下行之下解。"高"字总不能活讲，谓不得作上升解。窃疑此处并无阙文，如有阙文，其句法不能如是之文从字顺。其不可解处，或者有待于口授，亦未可知。兹以《灵枢·经络②篇》所言，合之实验之病证，以鄙意释之如下，是否如此，不敢武断，待后贤之论定可也。

肝为腺体，专制胆汁，此生理学家之言，故《灵素商兑》据西说以驳《内经》。其实《内经》所言者，完全与生理学、解剖学无干，因《内经》所根据者为四时，为生理之形能。以春时之生气为肝德，以由忧郁而得之痛苦为肝病。其所以以忧郁归之肝者，因忧郁之人，春时无愉快之感觉，反多痛苦之感觉。《内经》因其逆生气故名此种病为肝病。所谓此种病者，究何种病乎？曰善怒多疑，体痛呕逆，甚则手战瘈疭。凡有此种种病者，夏秋冬三时均尚可忍，至春季无有不剧发者，故曰逆春气。因其逆春气，故名之曰肝病。此种种者，自西医学言之，乃神经病也。多疑善怒，为神经过敏，痛为神经痛，瘈疭为神经纤维痉挛也。而《内经》之言肝则曰"在体为筋，在志为怒，在变动为握"，岂不甚显明哉！夫脑为一身之主宰，岂有医学而不言此？自后人不知

①　膲理：指皮肤的纹理。
②　经络：当作"经脉"。

《内经》所谓肝即是神经，因疑《内经》不言脑非难中医者，见《内经》以脑髓与骨、脉、胆、女子胞相提并论，遂以为《内经》言脑者，不过尔尔。不知《内经》学说根本不同，不得据表面肤浅文义，定其优劣。故《灵素商兑》自以为所言极真确，不自知其立说之全非也。惟其所言肝病即是神经，故肝胃恒相连，感觉神经病则胃神经亦起变化，于是多郁者无不呕，饮食不能消化，而脘中作痛。西人以此种为胃病，而中国医籍则以为肝病。西籍胃病列诸消化系，而推究其病源，则由于用脑过度，神经衰弱，与《内经·灵枢》不谋而合矣。试更证诸事实。鄙人前在商务印书馆编译所十年，馆中同仁十九皆患胃病者，生活程度高，入不敷出，为制造此病之真因。然则所谓用脑过度者，忧郁而已，岂不更显然明白，足以证明《内经》之言肝即言神经乎？伤寒之少阳证，即《灵枢》之足少阳经。《灵枢》云"足少阳之脉……贯膈络肝属胆，循胁里出气街……是动则病口苦善太息，心胁痛"并皆与《伤寒论》所言相合。胆为肝之腑，少阳病为胆之经气病。然则此云脏腑相连，腑，当是指胆，脏当是指肝，少阳之经气络肝属胆，是脏腑相连也。少阳之经病，口苦、善太息。善太息则病在胸中，所谓邪高也。少阳之经循胁里，少阳病则心胁痛，所谓痛下也。肝胆皆主消化，此与西说胆汁主消化不同。春时精神愉快，食量加增。若多忧郁，春时则发病，反不能食。《内经》以肝为甲木，胆为乙木，皆属春，是仍说神经。邪高痛下，肝胆皆病，胃气无有不上逆者，逆则作呕，故云"邪高痛下，故使呕也"。而曰"小柴胡主之"，然则柴胡疏肝胆者也，大抵慢性之肝病，以疏肝为主，逍遥丸之柴胡是也。急性之伤寒少阳证，以和解为主，大小柴胡汤之柴胡

是也。小柴胡之参所以和胃，大柴胡之枳实所以去积，是以肝胆为正病，胃为副病也。不曰厥阴而曰少阳者，《灵枢》凡言脏之经气，则主本脏患病，凡言腑之经气，则主荣卫津液为病。是可知古人以慢性之肝病属之脏，以急性之少阳病属之腑也。伤寒传至三阴，则由腑入脏矣。故厥阴是病之深者，少阳是病之浅者。

服柴胡汤已，渴者，属阳明，以法治之。《千金翼》"已"作"而"。《玉函》"属"前有"此"字。成本"明"后有"也"字。

方云：已，毕也。渴亦柴胡或为之一证，然非津液不足，水饮停逆，则不渴。或为之渴，寒热往来之暂渴也。今服柴胡汤已毕而渴，则非暂渴，其为热已入胃，亡津液而渴可知，故曰属阳明也。

钱云：但言以法治之，而不言法者，盖法无定法也。假令无形之热邪在胃，烁其津液，则有白虎汤之法以解之。若津竭胃虚，又有白虎加人参之法以救之。若有形之实邪，则有小承气及调胃承气和胃之法。若大实满，而潮热谵语，大便硬者，则有大承气攻下之法。若胃气已实，身热未除者，则有大柴胡两解之法。若此之类，当随时应变，因证便宜耳。

郑云：少阳阳明之病机，在呕渴中分。渴则转属阳明，呕则仍在少阳。如呕多，虽有阳明证，不可攻之，因病未离少阳也。服柴胡汤渴当止，若服柴胡汤已加渴者，是热入胃腑，耗津消水，此属阳明胃病也。

铁樵按：渴者，属阳明。以法治之，谓其法在《阳明篇》中。钱注似太枝蔓，郑注颇好。然有一义为自来治《伤寒论》者所不注意，而其关系绝大者，一知半解，不欲自秘，今为吾诸同学详析言之。

自来治《伤寒论》者，皆以为病在太阳其病浅，病在少阳则稍深，病在阳明

则更深。病在太阳易治，病在少阳犹之易治，病在阳明则难治。此为普通一般治中医者共有之心理。即《内经》亦言"皮毛为浅，脏腑为深，浅者易已，深者难治"。然而独此一条，《伤寒论》却为例外。读者以为仲圣之意，饮柴胡汤已渴者，属阳明，为由浅入深为增剧乎？鄙意以为是不然矣。余于《脉学讲义》曾言"阳明者，太阳之已化燥者也"，正可与此条互证。太阳化燥，固是阳明，然化燥者不拘于太阳一经，故少阳化燥，亦属阳明。陆九芝《世补斋医书》中有《阳明病释》一篇，屡言阳明无死证，谓阳明经证，清之可愈，阳明腑证，攻之可愈。此其说证之学理而可通，验之事实而征信。九芝亦颇自负，以为阳明无死证，是渠一生心得，方之往哲，可以当仁不让者也。然余则以为阳明信无死证，但医者之本领，不在能治阳明之病，而在能使有死证之太阳、少阳病，得入此无死证之阳明一经。盖阳明既无死证，便是安稳无险之境，医之治病，能置之安全无险之境，能事毕矣。是故《伤寒论》一百十三方，约之仅得七法，曰汗、吐、下、温、清、和、补，而七法更约之，才得两法，其一使其经不传，其二使其病传入阳明。问太阳证何故用麻、桂、青龙？曰所以使其经不传。问少阴证何故用附子？曰使有阴无阳之险证得辛温而化燥，还成可下之证，遂能起死回生，所以使其病传入阳明也。以此为例，则知本条之"饮柴胡汤而渴者，属阳明"为病退，非病进也。热病中以湿温为最难治。何以难治？即因其病夹湿，湿不化，其热有所凭借，则不易解。温之不可，汗之不应，清之不受，下之、吐之，无其证据，既不能药之即愈，且其见证开始即在阳明，但恶热不恶寒，口渴舌绛，汗出，皆所谓阳明见证。

特夹湿在内，证虽阳明，却舌润不燥。阳明之所以无死证者，即在一清一下，已题无剩义。今湿阻于中，舌既润，清之则胸脘痞闷，热不解如故，既不见腑证，更无可下之理。此两法既不适用，所谓阳明无险一语，乃根本动摇矣，即余所谓"阳明者，太阳之已化燥者也"，及本条"饮柴胡汤已渴者，属阳明"，湿温一证独为例外矣。河间知其然，故用茅术以燥之。其苍术白虎汤下自注云"茅术一味，最当注意"。吴又可知其然，故用槟榔立清燥诸方，而为之说曰"邪在募原，非此不得到胃"。温邪到胃之后，舌苔则黄，黄然后可以攻下。河间与又可学说虽不同，用药虽不同，而意思则同，方法则同。苍术、槟榔，无非使病之在例外者，以药力迫之，使之入正轨而已。质言之，即病之不肯化燥者，使之化燥成为可清可下之证而已。必明乎此，然后可以明白此节"渴者属阳明，以法治之"之语气轻重之分际与仲圣命意之所在，而湿温之治法，与刘河间、吴又可、陆九芝三人之学说，皆可以不烦言而了然明白。夫热病虽千变万化，不外《内经》"阴胜则寒，阳盛则热，阳虚则寒，阴虚则热"数语。参看《脉学讲义》。此数语，一步深一步，阴胜则寒，是麻、桂证；阳盛则热，是白虎证；阳虚则寒，是附子证；阴虚则热，是死证。此专指急性者而言，《内经》本意该慢性言。第三第四步之危险，全因第一第二步治之不得法，若一二步治之得法，决无第三四步之危险。乃今时医动辄以养阴为口实，岂知病在三阳时，以能使化燥为贵乎？阴盛而寒，当使化燥，阳虚而寒，仍贵在能使化燥。乃于阴分未虚之时，开口即言养阴，动笔即用石斛，是有意与病为难，努力杜其化燥之路。仲圣所最认为难治者是太阳，河间、又可所最得意者为茅术、槟榔，九芝所最欢迎者是阳明经腑，而时医所最擅长者石斛。人类巧拙之差，于此为极矣。近人奉叶天士为医圣，为其治温热初病时，即能用石斛以保津液，而仲圣之治伤寒绝不虑及劫津。刘守真、吴又可皆不及天士，将仲景亦不及天士耶？

得病六七日，脉迟浮弱，恶风寒，手足温。医二三下之，不能食，而胁下满痛，面目及身黄，颈项强，小便黄者，与柴胡汤，后必下重。本渴饮水而呕者，柴胡不中与也。食谷者哕。《玉函》《脉经》前"而"字作"其人"，"小便黄"作"小便难"，《千金翼》、成本亦作"难"。成本"本渴饮水"句作"本渴而饮水呕者"。《玉函》"不中"之间有"复"字。喻氏、魏氏、张氏、周氏本并缺此条。

柯云：浮弱为桂枝脉，恶风寒为桂枝证。然手足温而身不热，脉迟为寒，为无阳，为在脏，是表里虚寒也。法当温中散寒，而反二三下之，胃阳丧亡，不能食矣，食谷则哕，饮水则呕。虚阳外走，故一身面目悉黄。肺气不化，故小便难而渴。营血不足，故颈项强。少阳之枢机无主，故胁下满痛。此太阳中风之坏病，非柴胡症矣。与柴胡汤后，必下利者，虽有参、甘，不禁柴、芩之苦寒也。

程云：后必下重者，脾孤而五液注下，液欲下而已无液可下，则虚虚之祸，因里寒而益甚耳。遇此之证，无论无里热证，即有里热证，亦属假热，柴胡汤不中与也。

钱云：后，谓大便也。下重者，非下体沉重，即大便后重也。若再误犯谷气，则必哕而不治矣。哕者，即呃逆也。《素问·宝命全形论》云"病深者其声哕"，仲景阳明中风，即有"加哕不治"之语。方氏疑末后尚有脱落，不知仲景以不治之证作结，彼竟茫然不知，何哉？《尚论》并弃而不载，又不知何意。前辈用心，终莫知其意指也。

锡云：柴胡汤之害非小，今人不明是理，辄以小柴胡为和解之剂，不问表里之虚实，而乱投之，且去人参，只用柴、芩等辈，杀人更猛，学者能三复斯言，实苍生之幸也。

知云：后言柴胡证但见一证便是，此更言胁下满痛，亦有不宜柴胡者，以为戒也。

铁樵按：本节各注家虽无怀疑意，然文字不顺，医理不可通，即各家注释，亦多可商。鄙人所得者，未知是否，仅据理一为探讨，庶几后之学者，亦可免盲从之害也。曰脉迟浮弱，恶风寒，诚如柯氏言，为桂枝脉、桂枝证。仅言脉迟浮弱，不定是不发热，但与下条对勘，则知此条是不发热。不发热但手足热，是虚也，其先当发热，故医二三下之，是身热在下之之前，手温在下之之后。假使本不发热，固无取乎下，假使非误下，则不至见虚象。是本桂枝证而误下为甚确。误下至于二三，宜乎不能食，胁下满痛。是胁下满痛由误下而来。若云少阳之枢机无主，却不敢苟同。凡无病者，胃气必下降，前文屡言之。不当下而下之，胃气则上逆，亦反应也。胃气上逆，药力持之，因而作痛。胁下虽少阳部位，亦胃之虚里，误下而痛，盖胃痛也。何以知是胃？观本文自明。惟其胃伤，故不能食，亦惟其胃伤，故食谷者哕。本渴饮水而呕，是水逆，乃胃燥停饮之故。曰柴胡不中与者，明非少阳事也。此下紧接一条，亦云颈项强、手足温、胁下满，却云"小柴胡主之"，同证异治，衔接而列，令读者比较而自明，此自有深意。盖邪传少阳，但见一证，即是小柴胡。果是少阳枢机无主，而又柴胡不中与，则与下条相背矣。至于张锡驹谆谆以柴胡之害为戒，却未能言其所以然之理，亦殊不足为训。既于本条意义未能洞明，所言何能中肯？投者固属乱投，戒者亦属乱戒，等是盲人瞎马而已。至钱氏云"食谷者哕"一句是仲景以不治之证作结，亦未为允洽。误下诚有可致呃逆之理，然何以云"食谷"，可知既云"食谷者哕"，不食谷则否，与寻常呃逆不同矣。言哕何以言食谷？既未能明了，而曰以不治之证作结，其说岂得为圆满。

本节之症结，在面目及身黄。不懂何以发黄，便全节皆不可解。后文一百十八节两阳相薰灼则黄，一百三十三节蓄血则黄，一百四十二节头汗溲难则黄，一百六十二节汗下烧针胸烦而黄。二百零九、二百十节，阳明病无汗，小便不利，被火，额上微汗，小便不利，皆必发黄。综以上各条观之，发黄有两种：甲因误治而黄，乙不因误治而黄。甲种更有两种，其一误下，其二误用烧针火劫。乙种亦分两种，其一蓄血，其二无汗。本节及一百十八节、百四二节、百六二节，皆属甲种误治发黄。本节则属甲种之第一种误下证。毕竟误下，何故发黄？此则一重要问题也。余之研究如下：肝为腺体，肝细胞之职制造胆汁，输胆管由肝脏通至十二指肠，胆汁至此与膵液①相合为消化食物。凡发黄，除阴黄证有腺体关系外，皆胆汁混入血中之故，此西说之大略也。观《伤寒论》一百十八节，可以悟所以发黄之故。仲景曰：太阳中风，以火劫发汗，邪风被火逆，血气流溢，失其常度，两阳相薰灼，其身盛黄。阳盛则欲衄，阴虚则小便难，阴阳俱虚竭，身体则枯燥。但头汗出，齐颈而还，腹满微喘，口干咽烂下略。邪风被火逆，何以血气流溢，失其常度？曰：此亦反射作用也。阳盛则欲衄，血聚于上以为救济，故充血而欲衄也。此与被灼而肤红同一个理。阴虚则小便难，

留液以救济阴虚也。阴阳俱虚竭，身体则枯燥，液体涸竭不胜盛阳燔灼，无物可为救济也。《灵枢》谓"胃主血所生病"，汗从血液中分析而出，故古人谓"汗出者，胃气热而蒸发水液之故"，汗出亦所以救济燔灼。头汗出者，阳盛亲上，阳明受火灼，有此种自然变化。所谓失其常度也，液体既不敷救济，胆汁乃入血中以为补偿。盖有急不暇择光景，"失其常度"四字，乃非常真确。胆汁入血，此所以发黄也。凡发黄皆一个理，无非是液体起救济作用。蓄血与无汗两种，可谓自家中毒。被火劫者，其病遍于阳明，被下者，则恒兼少阳。所以然之故，肝胆之气皆喜疏达不受压抑，不当下而下之，首当其冲者，必为少阳之经气。少阳之经，因被下，而上逆则呕。若二三下之，则药力重，少阳与药力相持，遂结于胁下而痛，则小柴胡主治之病也。本条一百零四节极似柴胡证，惟本渴饮水而呕，乃胃燥停饮之候，仲圣恐人误认，特为揭出，示人如此者，柴胡不中与。复恐人莫明其故，特下"食谷者哕"四字，以明病在胃中。而紧接一百零五节之小柴胡主证，以资比较，何等明显。乃注家仍不明了，作为种种谬说，经旨遂晦，复强作解人为告诫语，如张锡驹者，能不令人齿冷哉！

伤寒四五日，身热恶风，颈项强，胁下满，手足温而渴者，小柴胡汤主之。《脉经》《千金翼》作"身体热"。

钱云：身热、恶风、项强，皆太阳表证也。胁下满，邪传少阳也。手足温而渴，知其邪未入阴也。以太阳表证言之，似当汗解，然胁下已满，是邪气已入少阳。仲景原云"伤寒中风，有柴胡证，但见一证便是，不必悉具"，故虽有太阳

---

① 膵液：胰液。

未罢之证，汗之则犯禁例，故仍以小柴胡汤主之。但小柴胡汤当从加减例用之，太阳表证未除，宜去人参加桂枝；胁下满当加牡蛎；渴则去半夏，加瓜蒌根为是。

志云：陆氏曰：手足温者，即手足热也。乃病人自觉其热，非按而得之也。丹按：《金鉴》引作"手足温者，手足不冷也"，非病人自觉其温，乃诊者按之而得也，与原本左矣。不然，何以本论既云身热，而复云手足温？有谓身发热，而手足温和者，非也。凡《灵》《素》中言温者，皆谓热也，非谓不热也。

丹云：按参前条考之，不身热而手足温者，非柴胡证，身热而手足温者，乃柴胡证。

又云：按方氏、喻氏，依颈项强之一证，为三阳合病，非也。颈项强，乃太阳证，而非阳明证，详义见于葛根汤。《外台》引仲景《伤寒论》本条亦云"小柴胡汤主之"，而其方则柴胡桂枝干姜汤也。盖从加减例而改易者，与钱氏之意符矣。

铁樵按：本条与前条异者，一在未经误下，二在不饮水而呕，三在身面不黄，四在食谷不哕。四种不同之外，更有一种不同。盖凡云用柴胡者，即有往来寒热在内，凡云柴胡不中与者，纵有起伏之热，亦是潮热。潮热，阳明证；往来寒热，少阳证也。前列四项，其大辨别亦在此。前条为阳明，故柴胡不中与，此条为少阳，故小柴胡主之。仅据身热手足温、不身热手足温，不足为用药之标准也。

伤寒，阳脉涩，阴脉弦，法当腹中急痛，先与小建中汤，不瘥者，小柴胡汤主之。成本痛"下"有"者"字，"者""小"间有"与"字。《玉函》"者"字作"即与"。

汪云：此条乃少阳病兼挟里虚之证。伤寒脉弦者，弦本少阳之脉，宜与小柴胡汤。兹但阴脉弦，而阳脉则涩。此阴阳以浮沉言，脉浮取之，则涩而不流利，沉取之，亦弦而不和缓，涩主气血虚少，弦又主痛，法当腹中急痛。与建中汤者，以温中补虚，缓其痛，而兼散其邪也。先温补矣，而弦脉不除，痛犹未止者，为不瘥，此为少阳经有留邪也。后与小柴胡汤，去黄芩，加芍药，以和解之。盖腹中痛，亦柴胡证中之一候也。愚以先补后解，乃仲景神妙之法。

锡云：先与小建中，便有与柴胡之意，非因小建中不效，而又与小柴胡也。

柯云：仲景有一证用两方者，如用麻黄汗解，半日复烦，用桂枝更汗同法。然皆设法御病，非必然也。先麻黄，继桂枝，是从外之内法；先建中，继柴胡，是从内之外法。

魏云：此条亦即《太阳》《阳明》诸篇里虚先治里之义也。方氏则公然谓小建中为不对，亦可哂矣夫。

铁樵按：阳脉涩、阴脉弦，法当腹中急痛，是真绝妙脉学。汪注阴阳以浮沉言，从"腹中急痛"句，看出腹中为里，在表之病脉浮，在里之病脉沉故也。证之实验，极为精确。涩脉、弦脉，均已见《脉学讲义》。涩为气血虚少，即是营不足，其人面色必不华。涩之对为滑，凡见滑脉者，其人面色则华；因是营有余。阳明经病，脉滑而数，其人面赤而亮，则因体温集表发为壮热，故见赤色也。故吾谓"滑脉非病脉，而滑数之脉则病脉"。古人言营卫，言阴阳，以卫为阳，以营为阴。脉以滑为有余，涩为不足。滑为阳脉，涩为阴脉，并与此合。弦为肝脉，实主神经，肝胆相连。前文言凡急性病属之腑，慢性病属之脏，故伤寒而逆生气者，其为病属少阳，而亦见弦脉者，以其亦属神经也。腹中痛则重心在里，气血皆奔集于里，神经起救济作用，故见弦脉。惟其气血皆奔集于里，在表见不足，故浮候、脉涩。浮候涩，沉候弦，知其重心在里，神经已起救济作用，故云法当腹中急痛。懂得此理，已至望气而知地位。孰谓中医治病模糊影响哉！但治医者，苟未见前此拙著各讲义，仅读古人注释，则此二语，恐不易领会耳。

小建中汤方

桂枝三两，去皮　甘草二两，炙。《玉函》、成本作"三两"，《金匮》亦然　大枣十二枚，擘。《千金翼》"十一枚"　芍药六两　生姜三两，切　胶饴一升

上六味，以水七升，煮取三升，去滓纳饴，更上微火消解。温服一升，日三服。呕家不可用建中汤，以甜故也。《玉函》、成本"饴"前有"胶"字；《外台》作"先煮五味，取三升，去滓，纳饴，更上火微煮，令消解"；"用"作"服"，《玉函》《千金翼》亦作"服"；无"建中汤"三字。

成云：脾者，土也，应中央，处四脏之中，为中州。治中焦，生育营卫，通行津液。一有不调，则营卫失所育，津液失所行。必以此汤，温建中脏，是以建中名焉。胶饴味甘温，甘草味甘平，脾欲缓，急食甘以缓之。建脾者，必以甘为主，故以胶饴为君，甘草为臣。桂味辛热，辛，散也，润也，营卫不足，润而散之；芍药味酸微寒，酸，收也，泄也，津液不逮，收而行之，是以桂、芍为佐。生姜味辛温，大枣味甘温。胃者，卫之源，脾者，营之本。《黄帝针经》曰"营出中焦，卫出上焦"，是矣。卫为阳，不足者，益之必以辛；营为阴，不足者，补之必以甘。辛甘相合，脾胃健而营卫通，是以姜枣为使。此系《明理论》文。

汪云：《内台方议》曰：桂枝汤中，桂枝、芍药等分，以芍药佐桂枝，而治卫气也。建中汤中，芍药多半，而桂枝减少，以桂枝佐芍药，而益其营气也，是以大有不同。愚以桂枝汤中以芍药佐桂枝，则辛甘相合，散而助表，建中汤中以桂枝佐芍药，则酸甘相合，敛而补中。能达此义，斯仲景制方之意，无余蕴矣。

柯云：建中汤禁，与酒客不可与桂枝同义。

丹云：按：小建中视之大建中，药力和缓，故曰小尔。《金鉴》云"小小建立中气"，恐非也。钱氏注及王子接解，同义。《医方集解》曰：昂按，此汤以饴糖为君，故不名桂枝芍药，而名建中。今人用小建中者，绝不用饴糖，失仲景遗意矣。《伤寒蕴要》曰：胶饴，即饧糖也，其色深如琥珀者佳。又按，《外台》载集验黄芪汤，即黄芪建中汤，方后云呕者倍生姜。又《古今录验》黄芪汤，亦即黄芪建中汤，方后云呕即除饴糖。《千金·治虚劳内伤寒热呕逆吐血方》坚中汤，即本方加半夏三两。《总病论》曰：旧有微溏或呕者，不用饴糖也。据以上数条，医家亦不可全禁建中汤。按此方《金匮要略》"治虚劳里急，悸衄，腹中痛，梦失精，四肢酸疼，手足烦热，咽干口燥"，又治"男子黄疸，小便自利"。后来方书，增减药味，所用颇博。今以本方治杂病者，兹录其一二。

《苏沈良方》曰：此药治腹痛如神。然腹痛按之便痛，重按却不甚痛，此止是气痛。重按愈痛而坚者，当自有积也。气痛不可下，下之愈甚，此虚寒证也。此药偏治腹中虚寒，补血，尤止腹痛。若作散，即每五钱匕，生姜五片，枣三个，饴一栗大。若疾势甚，须作汤剂，散服恐力不胜病也。

《本事方后集》：治肠风痔漏，赤芍药、官桂去皮、甘草炙，以上等分。上咬

咀，每服二钱。生姜二片，白糖一块，水一盏，同煎至七分，去滓，空心服。坊本"糖"作"矾"，误。

《证治准绳》：治痢不分赤白久新，但腹中大痛者，神效。其脉弦急，或涩浮大，按之空虚，或举按皆无力者，是也。

《赤水玄珠》曰：张二尹近川翁，始以内伤外感，过服发散消导之剂，致胃脘当心而痛，六脉皆弦而弱，此法当补而敛之也。白芍药酒炒五钱，炙甘草三钱，桂枝一钱半，香附一钱，大枣三枚，饴糖一合，一帖而瘳。

《张氏医通》：形寒饮冷，咳嗽，兼腹痛脉弦者，小建中汤加桔梗，以提肺气之陷。寒热自汗，加黄芪。又云：按虚劳而至于亡血失精，消耗津液，枯槁四出，难为力矣。《内经》于针药莫制者，调以甘药。《金匮》遵之，而用小建中汤、黄芪建中汤，以急建其中气，俾饮食增而津液旺也。

《证治大还》曰：凡膈气病，由脾胃不足，阳气在下，浊气在上，故痰气壅塞膈上，而饮食难入也。若脉弦，宜建中汤。

伤寒中风，有柴胡证，但见一证便是，不必悉具。《玉函》作"小柴胡"，误。

汪云：伤寒中风者，谓或伤寒，或中风，不必拘也。柴胡证者，谓邪入少阳，在半表半里之间也。但见一证，谓或口苦，或咽干脉弦，或耳聋无闻，或胁下硬满，或呕不能食，往来寒热等，便宜与柴胡汤。故曰"呕而发热者，小柴胡汤主之"，不必待其证候全具也。

志云：恐泥或烦、或渴、或痛、或痞、或悸、或咳之并呈，故于此申明之。

铁樵按：此节文义自明，不烦诠释。然必能明白百零四节，则此节无问题，否则反足增障碍、滋疑惑矣。又证有主从，

柴胡证以寒热往来为主，所谓"不必悉具者"，谓副证不必悉具，非谓主证可以不具。汪注以寒热往来与诸或然证并列，非是。假使并无寒热往来，但见口苦，亦将与小柴胡乎？无是理矣。

凡柴胡汤病证而下之，若柴胡证不罢者，复与柴胡汤，必蒸蒸而振，却复发热汗出而解。《玉函》《千金翼》无"病"字、"若"字及"却复"之"复"。成本亦无"复"字。

成云：邪在半表半里之间，为柴胡证。即未作里实，医便以药下之，若柴胡证仍在者，虽下之，不为逆，可复与柴胡汤，以和解之。得汤邪气还表者，外作蒸蒸而热，先经下里虚，邪气欲出，内则振振然也。正气胜，阳气生，却复发热汗出而解也。

钱云：蒸蒸者，热气从内达外，如蒸炊之状也。邪在半里，不易达表，必得气蒸肤润，振战鼓栗，而后发热，汗出而解也。

柯云：此与下后复用桂枝同局，因其人不虚，故不为坏病。

《顾氏溯源集》曰：翕翕者，热在表也。蒸蒸者，热在里也。绎"蒸"字之义，虽不言有汗，而义在其中矣。

伤寒二三日，心中悸而烦者，小建中汤主之。《外台》作"伤寒一二日"。

钱云：心中，心胸之间，非必心脏之中也。悸，虚病也。

《鉴》云：伤寒二三日，未经汗下，即心悸而烦，必其人中气素虚，虽有表证，亦不可汗之。盖心悸阳已微，心烦阴已弱，故以小建中汤，先建其中，兼调营卫也。

程云：虽悸与烦，皆小柴胡汤中兼见之证，而得之二三日，里证未必便具，小柴胡汤非所与也。

太阳病，过经十余日，反二三下之，

后四五日，柴胡证仍在者，先与小柴胡。呕不止，心下急，原注：一云呕止小安。郁郁微烦者，为未解也，与大柴胡汤，下之则愈。"反"字，《玉函》《外台》作"及"字。仍，《脉经》《千金翼》作"续"。"小柴胡"后，成本、《玉函》《脉经》《千金翼》《外台》有"汤"字。《玉函》《脉经》《千金翼》"呕不止，心下急"作"呕止小安"，"郁郁"前有"其人"二字。"大柴胡汤"之"汤"，成本脱。

汪云：此条系太阳病传入少阳，复入于胃之证。太阳病过经十余日，知其时已传入少阳矣，故以二三下之为反也。下之而四五日后，更无他变，前此之柴胡证仍在者，其时纵有可下之证，须先与小柴胡汤，以和解半表半里之邪。如和解之而呕止者，表里气和，为已解也。若呕不止，兼之心下急，郁郁微烦。心下者，正当胃腑之中，急则满闷已极，郁烦为热结于里，此为未解也，后与大柴胡汤，以下其里热则愈。

林云：呕不止，则半表里证犹在。然心下急，郁郁微烦，必中有燥屎也，非下除之不可，故以大柴胡，兼而行之。

丹云：过经，成注各条，其解不同。注本条云"日数过多，累经攻下"，注调胃承气汤条云"再传经尽，谓之过经"，注《阳明篇》"汗出谵语"条云"过太阳经无表证"。考之原文，曰"太阳病过经十余日"，又曰"伤寒十三日，过经谵语者"，又曰"须下者，过经乃可下之"。凡曰"过经者"，与此条总四条，并言过太阳经无表证，明矣，其他二说，不可从也。柯氏云：经者，常也。过经，是过其常度，非经络之经也。发于阳者，七日愈，七日以上自愈，以行其经尽故也。七日不愈，是不合阴阳之数，便为过经。此解亦似未允。

铁樵按：大柴胡治寒热往来，舌苔黄厚，腹痛矢气，拒按者，其效如响。余常用小柴胡去参加麻仁丸，甚效。其妙在表里分疏，无下陷之弊。刘河间双解散即从此脱胎而出，但当心知其意，自能应变无穷。否则，读破万卷书，不能治一病耳。苏省时医，多半畏柴胡，又常见四川医生动辄柴胡三钱，皆非中道。用柴胡界说，小柴胡条下已详，当用则用，无所可畏，中病即得。所谓适事为故，亦不以多为能事。药之可畏者，岂独柴胡一味？药之有效者，又岂仅柴胡一味哉！

大柴胡汤方

柴胡半斤。《千金翼》"八两"　黄芩三两　芍药三两　半夏半升，洗。《外台》"半升，水洗"　生姜五两，切。《玉函》"三两"　枳实四枚，炙　大枣十二枚，擘。《外台》"十三枚"

上七味，以水一斗二升，煮取六升，去滓再煎。温服一升，日三服。一方加大黄二两，若不加，恐不为大柴胡汤。"再煎"后《玉函》《外台》有"取三升"三字，依小柴胡汤煎法，此系脱文。成本、《玉函》本方有大黄二两。《玉函》："上七味"作"八味"，云"一方无大黄，不加不得名大柴胡汤也"。丹按："一方加大黄"以后，《肘后》《千金》《千金翼》《外台》及成本共载之。《本事方》本方有大黄，注云：伊尹《汤液论》大柴胡同姜、枣共八味，今监本无，脱之也。

《鉴》云：许叔微曰：大柴胡汤，一方无大黄，一方有大黄。此方用大黄者，以大黄有荡涤蕴热之功，为伤寒中要药。王叔和云：若不用大黄，恐不名大柴胡汤。且经文明言"下之则愈"，若无大黄，将何以下心下之急乎？应从叔微为是。柴胡证在，又复有里，故立少阳两解之法，以小柴胡汤。加枳实、芍药者，解其外以和其内也；去参、草者，以里不虚也；少加大黄，所以泻结热也；倍生姜者，因呕不止也。

吴遵程《方注》曰：此汤治少阳经邪渐入阳明之腑，或误下引邪内犯，而过经不解之证。故于小柴胡汤中，除去人参、甘草助阳恋胃之味，而加芍药、枳实、大黄之沉降，以涤除热滞也，与桂枝大黄汤同义。彼以桂枝、甘草兼大黄，两解太阳误下之邪，此以柴胡、黄芩、半夏兼大黄，两解少阳误下之邪，两不移易之定法也。

汪昂《医方集解》曰：此乃少阳阳明，故加减小柴胡、小承气而为一方。少阳固不可下，然兼阳明腑证则当下，宜大柴胡汤。

《总病论》：干地黄汤，治妇人伤寒，瘥后犹有余热不去，谓之遗热。于本方去半夏、枳实、姜、枣，加干地黄、黄连。方用大黄。

《卫生宝鉴》：柴胡饮子，解一切骨蒸热，积热作发；或寒热往来，蓄热寒战，及伤寒发汗不解，或不经发汗，传受表里俱热，口干烦渴；或表热入里，下证未全，下后热未除及汗后余热劳复，或妇人经病不快，产后但有如此证，并宜服之。即于本方去半夏、枳实、大枣，加人参、当归、甘草。方用大黄。

《名医类案》曰：傅爱川治一人脉弦细而沉，天明时发寒热，至晚二腿汗出，手心热甚，则胸满拘急，大便实而能食。似劳怯，询之因怒而得。用大柴胡汤，但胸背拘急不能除。后用二陈汤，加羌活、防风、红花、黄芩煎服，愈。

《直指方》附遗：本方治下痢舌黄口燥，胸满作渴，身热腹胀谵语，此必有燥屎，宜下。后服木香、黄连苦坚之。

大柴胡汤，治疟，热多寒少，目痛多汗，脉大，以此汤微利为度。

《医经会解》曰：本大柴胡证当下，医以丸药下之，病不解，胸胁满而呕，日晡潮热微利，仍宜再下，加芒硝。连日不大便，热盛烦躁，舌焦口渴，饮水短气，面赤脉洪实，加芒硝。心下实满，连于左胁，难以侧卧，大便闭而痛，加瓜蒌、青皮。昏乱谵语，加黄连、山栀。发狂，加生地、牡丹皮、玄参。发黄，加茵陈、黄柏。鼻衄，加犀角。夏月热病烦躁，脉洪大，加知母、麦门冬、石膏。

伤寒，十三日不解，胸胁满而呕，日晡所发潮热，已而微利。此本柴胡证，下之以不得利，今反利者，知医以丸药下之，此非其治也。潮热者，实也，先宜服小柴胡汤以解外，后以柴胡加芒硝汤主之。《玉函》无"所"字。《玉函》《脉经》《千金翼》无"已"字。《外台》作"热毕"。《脉经》《千金翼》"本"后有"当"字。"以不"之"以"，《外台》无，成本作"而"，无"此非"之"此"。"先宜"之"宜"，《玉函》《脉经》《千金翼》作"再"字。

程云：胸胁满而呕，日晡所发潮热，此伤寒十三日不解之本证也。微利者，已而之证也。本证经而兼腑，自是大柴胡。能以大柴胡下之，本证且罢，何有于已而之下利？乃医不以柴胡之辛寒下，而以丸药之毒热下，虽有所去，而热以益热，遂复留中而为实。所以下利自下利，而潮热仍潮热。盖邪热不杀谷，而逼液下行，谓协热利是也。潮热者，实也，恐人疑攻后之下利为虚，故复指潮热以证之。此实得之攻后，究竟非胃实，不过邪热搏结而成，只须于小柴胡解外，后但加芒硝一洗涤之。以从前已有所去，大黄并可不用，盖节制之兵也。

钱云：胃邪虽实，奈少阳半表之邪未去，当用小柴胡汤，以解外邪。

《明理论》曰：潮热，若潮水之潮，其来不失其时也。一日一发，指时而发者，谓之潮热。若日三五发者，即是发热，非潮热也。潮热属阳明，必于日晡时发。阳明者胃，属土，应时则王于四季，应日则王于未申。邪气入于胃，而不复传，郁而为实热，随王而潮，是以日晡所发潮热者，属阳明也。喻氏云：申酉戌间独热，余时不热者，为潮热。若他时热，即为忽闪热，非潮热矣。汪氏云："潮热"二字，原兼汗出而言。然发热汗出，为太阳中风本有者，何以辨之？不知太阳之发热汗出，是自汗，阳明之大热汗出，是自潮。潮者，潮润也，谓汗者，汗漫之谓，各有意象。今谚谓"潮湿"者，即此，乃由热气薰蒸，郁闷而作。当每年梅雨之时，衣物之间无不潮湿者此也。按：汪注奇甚，然潮热竟未知何义。

铁樵按：潮热，自当从《明理论》解，汪注不通。

柴胡加芒硝汤方

柴胡二两十六铢　黄芩一两　人参一两　甘草一两，炙　生姜一两，切　半夏二十铢。本云"五枚洗"，《玉函》《外台》"五枚"，《千金翼》"一合，洗"　大枣四枚，擘　芒硝二两。《外台》"二合"

上八味，以水四升，煮取二升。去滓，纳芒硝，更煮微沸，分温再服，不解更作。原注：臣亿等谨按：《金匮》《玉函》方中无芒硝。别一方云：以水七升，下芒硝二合，大黄四两，桑螵蛸五枚，煮取一升半，服五合，微下即愈。本云：柴胡，再服以解其外，余二升，加芒硝大黄桑螵蛸也。《外台》"煮取"间有"七味"二字，"煮微沸"作"上火煎一二沸"七字。"再服"后《玉函》有"以解为瘥"四字，《千金翼》有"以解其外"四字。成本不载本方，第十卷云：小柴胡方内，加芒硝六两，余依前法服，不解更服。按：今本《玉函》有芒硝二两，而方后云"上七味"，知是后人所添。而本方后，更载柴胡加大黄芒硝桑螵蛸汤方：柴胡二两、黄芩、人参、炙甘草、生姜各十八铢，半夏五枚，大枣四枚，芒硝三合，大黄四两，桑螵蛸五枚。上前七味，以水四升，煎取二升，去滓，下芒硝、大黄、桑螵蛸，煮取一升半。去滓，温服五合，微下即愈。本方柴胡汤，再服以解其外，余一服加芒硝、大黄、桑螵蛸。《千金翼》并同，作"大黄四分"。上方解，详见王子接《古方选注》。

汪云：医用丸药，此是许学士所云"巴豆小丸子药"，强迫溏粪而下。夫巴豆辛烈，大伤胃气，若仍用大柴胡，则枳实、大黄之峻，胃中之气已不堪受其削矣。故易以小柴胡加芒硝汤，用人参、甘草以扶胃气。且微利之后，溏者已去，燥者自留。加芒硝者，能胜热攻坚，又其性速下，而无碍胃气，乃一举而两得也。

柯云：不加大黄者，以地道原通。不用大柴胡者，以中气已虚也。后人有加大黄、桑螵蛸者，大背仲景法矣。

《伤寒类方》曰：本草"芒硝治六腑积聚"，因其利而复下之，所谓"通因通用"之法也。潮热而利，则邪不停结，故较之大柴胡证，用药稍轻。又曰"不解"，不大便也。此药剂之最轻者，以今秤计之，约二两，分二服，则一服止一两耳。按大柴胡汤加大黄、枳实，乃合用小承气也。此加芒硝，乃合用调胃承气也。皆少阳阳明同治之方。丹按："不解"，邪气不解散也，以大便解之，恐非也。又按张锡驹云：本柴胡证，乃大柴胡也。柴胡加芒硝，亦大柴胡加芒硝也，其不言小者，大柴胡可知矣。此说不可从。

伤寒十三日，过经谵语者，以有热也，当以汤下之。若小便利者，大便当硬，而反下利，脉调和者，知医以丸药下之，非其治也。若自下利者，脉当微厥，今反和者，此为内实也，调胃承气汤主之。成本"过经"前有"不解"二字。《玉函》《脉经》《千金翼》"谵"前有"而"字，"以有热也"作"内有热也"。《千金翼》无"调胃"字。柯本删"厥"字。

《鉴》云：此承上条，互发其义，以详其治也。

汪云：谵语者，自言也。寒邪郁里，胃中有热，热气熏膈，则神昏而自言也。谵语有热，法当以汤荡涤之。若小便利者，津液偏渗，大便当坚硬而不出，今反下利，及诊其脉又调和，而非自利之脉，知医非其治，而以丸药下之也。若其人不因误下而自利者，其脉当微而手足见厥。此为内虚，不可下也。今脉反和，反和者，言其脉与阳明腑证不相背之意，若脉果调和，则无病矣。此为内实，故见谵语、下利等证。与调胃承气汤者，以下胃中之实热也。肠中坚实之物不能去，所下者旁流溏垢耳。据仲景法，下利谵语者，有燥屎也，宜小承气汤。今改用调胃者，以医误下之故。内实不去，胃气徒伤，故于小承气汤去厚朴、枳实，而加甘草，以调和之也。因大便坚实，以故复加芒硝。

锡云：若胃气虚寒而自利者，脉当微厥。厥者，脉初来大，渐渐小，更来渐渐大也。

丹云：成云"当以诸承气汤下之"，钱云"曰汤而不曰承气者"，以上四句，是起下文语，乃借客形主之词，故在所忽也。又按汪注"脉微而手足厥"本于成注，锡驹以厥为脉状，出于《不可下篇》，钱氏云"微厥者，忽见微细也，微厥则正气虚衰，真阳欲亡，乃虚寒之脉证也"，意与锡驹同。其他诸家并与成注同。

铁樵按：本节文义自明。注家以脉调和为疑，谓"脉果调和，则无病矣"，此说似乎与理论甚合，岂知事实上殊不尔。仅有调胃承气证，而脉不变者，以我近日所见者，病温虚甚，大肉尽削，论证万无生理，而脉则浮沉候之皆有胃气，且不见躁疾、微弱诸坏象。盖其人患喉痧，经西人割治，遂发热亘两月不退，遂至肌肉削尽。论病证，较之调胃承气证，险恶万倍，徒以心房不病，脉遂得不变，将亦谓之无病乎？故《内经》言"能合色脉，可以万全"。而本讲义以初学入手时，当以证为主，不可以脉为主，吾所以为此言者，所以实事求是。吾侪治医以治病有效

为主，不以议论动听为主。唐宋以后医家，言论纰缪百出，如此等处，亦魔道也。又调胃承气是下，巴豆小圆子亦下，乃云"丸药下之，非其治"，此亦当深长思之。三承气却有调胃、大、小之辨。调胃是下剂中和剂，大小指力量言。抵当汤亦是下剂，比之承气，则有气血之辨。陷胸亦是下剂，比之抵当则有高下之辨。此就本论中各下药言之，其不同如此。更就近日习用之中西药品言之，例如儿科用回春丹，往往阳明经证本有化燥之机者，得丹之后，下青粪及痰，面泛青色，热则不退。一二日后，辄见抽搐急惊，易治之病，变为至危之证。若用承气，即使下之太早，亦无如此恶候。又有用保赤散者，其弊与回春丹略同，特较易挽回耳。又如痢疾之滞下，初起时在夏日湿令，用槟榔木香丸下之甚效，若秋季之痢，用枳实导滞丸下之更效，若用燕制补丸，虽得畅下，更益其病。而向来患湿病，因燥湿不能互化，致大便闭结者，用燕制补丸，效果甚佳，岂非各有所宜乎？《伤寒论》中各药，界说皆极明显，吾侪遵而用之，但能明白经文旨趣，可以有功无过。刘河间、张景岳虽偏，用药不背古训，后人尚易遵循。若近人习用之药，如回春、紫雪、保赤、抱龙各丹，多只言其利，不明其害，盲从用之，十九败事，皆学者所不可不知也。

太阳病不解，热结膀胱，其人如狂，血自下，下者愈。其外不解者，尚未可攻，当先解其外；外解已，但少腹急结者，乃可攻之，宜桃核承气汤。原注：后云"解外，宜桂枝汤"。《玉函》"自"前有"必"字，"愈"前有"即"字。成本"解"后无"其"字。《脉经》"其外"后有"属桂枝汤证"五字，《千金翼》同。

成云：太阳，膀胱经也。太阳经邪热不解，随经入腑，为热结膀胱。其人如狂

者，为未至于狂，但不宁尔。经曰：其人如狂者，以热在下焦。太阳多热，热在膀胱，必与血相搏。若血不为蓄，为热迫之，则血自下，血下则热随血出而愈。若血不下者，则血为热搏，蓄积于下，而少腹急结，乃可攻之，与桃核承气汤，下热散血。

柯云：冲任之血，会于少腹，热极而血不下而反结，故急。然病自外来者，当先审表热之轻重，以治其表，继用桃核承气，以攻其里之结血。

汪云："解其外"，《补亡论》郭白云采《千金方》云"宜桂枝汤"，及考《内台方议》云：若其外证不解，或脉带浮，或恶寒，或身痛等证，尚未可攻，且与葛根汤以解其外。二汤皆太阳病解外之药，学者宜临证消息用之。按：《金鉴》"当先以麻黄汤解外"。

钱云：注家有血蓄膀胱之说，尤为不经。盖太阳在经之表邪不解，故热邪随经内入于腑，而瘀热结于膀胱，则热在下焦，血受煎迫，故溢入回肠。其所不能自下者，蓄积于少腹，而急结也。膀胱为下焦清道，其蒸腾之气，由气化而入，气化而出，未必能藏蓄血也。若果膀胱之血，蓄而不行，则膀胱瘀塞。所谓少腹硬满，小便自利者，又何自出乎？有识者不谓然也。

丹云：按《伤寒类方》曰：当先解外，宜桂枝汤。注云"宜桂枝汤"四字，从《金匮》增入，然《金匮》无所考。《活人书》亦云：宜桂枝汤。《总病论》曰：不恶寒，为外解。

铁樵按：此条文义明顺，所难解者，在何以有血。照柯注是专指妇女说，然热邪随经入于腑，瘀热结于膀胱，究以何因缘而有此？考之西国生理家言，女子月经出于卵巢。女子生殖器之内部，凡三事：

曰子宫、曰输卵管、曰卵巢。子宫在小骨盆内，介于膀胱直肠之间，子宫内部之形，如三角，底在上，口在下。输卵管之口，在子宫底部，卵巢在子宫之上角。卵巢之内部为白膜，含有多数囊状卵泡。卵珠在胞内，幼时极细，至十四五龄，则成熟，卵珠渐脱出，入输卵管。当卵珠成熟之时，卵巢内积血过多，其小血管为血胀破，血遂缓缓流出，是名月经。注家专主女子说，殆因女子有月经故。然月经是生理方面事，非病理方面事。若谓惟女子有月经，故有热结膀胱之病，则有以下三个疑问。

（一）月经从卵巢黏膜出，非从膀胱出，经文是热结膀胱，非热结冲任。

（二）若云膀胱与卵巢地位相近，热结膀胱，卵巢受影响，而月经起变化，然则男子何以有尿血证。

（三）本论一百五十二至一百五十四节，言热入血室，三条皆冠以妇人中风。余如百二一至百二三三节，言火邪清血；百三二至百三四三节，言抵当汤丸证，皆不冠以妇人。火邪清血及抵当汤丸，明明非妇人所独有，则以后例前，本节不专属妇人，甚为明显。既不专属妇人，则热结膀胱而下血，体工上何以有此种变化？近顷之生理学，不可不一讲求矣。

考《病理总论·上卷·第二章》，躯体各局部之血量，由动脉血之输入，与静脉血之输出为之调节，故常能保持平均。若一部份聚血，超过于适当之数，谓之充血。所以充血，其理由甚多，大别之为血中化学成分起变化。如窒息，血中充满炭酸瓦斯之类，呼吸，所以吸酸除炭，若窒息，则血中酸素少，而血之流行，因起障碍。如排泄失职，血中充满尿毒之类，为血管自身起变化。如一部分血管收小，则血行不得通过。收小部分之前，因血之供给少感不足，则为贫血。收小部分之后，因血之去路窒，则壅滞见有余而为充血。血管之所以收小，则纤微神经之作用也。脉管壁之弛张，赖神经为之调节。张则脉管收小，血压亢进，弛则脉管宽纵，血压低减。血压，谓血行之力。是故纤微神经麻痹，则全身淤血，一部份受掷扑，则神经逼血，使聚于受伤部份，此其大较也。以上是摘录《病理总论》，撮要言其大意。《总论》所言甚详，且不止此，惟文字不甚易懂。拙著《生理新语》所谓全躯体重心在何处，血即聚于何处。血之所以能聚于重心所在者，亦惟受神经之支配故耳。准此，伤寒血证，其故易知。盖上说两个原因皆有之。热甚则血行速，神经受炙，汗多则血液干，炭养成分失其相济之平。若复误下、误汗，则神经纷乱愈甚，不免迫血妄行。同时血中失液愈多，则养气之燃烧，无物能为承制，而干者愈干。血干则不复能流动，不能听神经之命令，血既不听命令，神经之强迫血行，无所不用其极，结果鲜有不两败俱伤者。其人如狂者，因神经纷乱之甚，波及大脑故也。强责少阴汗，必动血者，即因血中失液太多，血干不能流动，神经复极端强迫血也。神经之乱，属血管自身变化；炭养失其相济之平，属化学变化。若热结膀胱，因而小腹聚血，则所谓血聚于重心所在也。是故就外面所见，可以测知其内部。见其人如狂，而知为蓄血；见其唇色及爪下血色红而紫者，知为全身淤血；红而殷者，知为血中炭养失其平均；腰痛者，知其血聚于腰；小腹痛者，知其血聚于小腹。小便自利者，辨其为一部份蓄血而可攻之病证。其遍身发肿，唇色反白，小便不利者，辨其为血中充满尿毒之证。于是本节之其人如狂，断为蓄血，可以知其故。《仓公传》之举重伤腰，血聚带脊，仓公何以能辨别，可以知其故。本论后文百二十一节，火邪清血何为殿以"小便自利者可治"一语，可以知其故。《内经》治水肿何以须"开鬼门，洁净府"，可以知其故。不能知其故，则读书不能施诸实用，不能举一反三，不能辨别书之良否，不知爱护先民辛苦创造之学说。苟知其故，则触处可通。随在妙理，能合色脉，可以万全。史公谓"饮上池水，见垣一方人"者，何以加之？

桃核承气汤方《玉函》作"桃仁承气汤"，《脉经》同。按：桃核，即是桃仁，犹杏子、杏仁。

桃仁五十个，去皮、尖　大黄四两　桂枝二两，去皮　甘草二两，炙　芒硝二两。《千金翼》"一两"

上五味，以水七升，煮取二升半，去滓，纳芒硝，更上火，微沸下火。先食，温服五合，日三服。当微利。《玉函》作"先煮四味，取二升半，去滓，纳硝，更煮微沸，温服"云云。《千金翼》作"更煎一沸，分温三服"。

成云：少腹急结，缓以桃仁之甘；下焦蓄血，散以桂枝辛热之气，故加二物于调胃承气汤中也。

钱云：《神农本经》"桃仁主瘀血血闭"，洁古云：治血结血秘，通润大肠，破蓄血。大黄下瘀血积聚，荡涤肠胃，推陈致新。芒硝走血软坚，热淫于内，治以咸寒之义也。桂之为用，通血脉，消瘀血，尤其所长也。甘草所以保脾胃，和大黄、芒硝之寒峻耳。

丹云：方中用桂枝，方氏、喻氏、程氏、汪氏、柯氏、魏氏并云"以太阳随经之热，原从表分传入，非桂枝不解耳"，恐不尔。《本草序例》曰：病在胸膈以上者，先食后服药，病在心腹以下者，先服药而后食。

《医方考》曰：伤寒外证已解，小腹急，大便黑，小便利，其人如狂者，有蓄血也，此方主之。无头痛发热恶寒者，为外证已解，小腹急者，邪在下焦也，大便黑者，瘀血渍之也，小便利者，血病而气不病也。上焦主阳，下焦主阴，阳邪居上焦者，名曰重阳，重阳则狂。今瘀热客于下焦，下焦不行，则干上部清阳之分，而天君不宁矣，故其证如狂。桃仁，润物也，能润肠而滑血。大黄，行药也，能推陈而致新。芒硝，咸物也，能软坚而润燥。甘草，平剂也，能调胃而和中。桂枝，辛物也，能利血而行滞。又曰"血寒则止，血热则行"，桂枝之辛热，君以桃仁、硝、黄，则入血而助下行之性矣，斯其制方之意乎。

《伤寒类方》曰：微利，则仅通大便，不必定下血也。

《柯氏方论》曰：此方治女子月经不调，先期作痛，与经闭不行者，最佳。

《外台·古今录验》：疗往来寒热，胸胁逆满，桃仁承气汤。即本方。

《总病论》曰：桃仁承气汤，又治产后恶露不下，喘胀欲死，服之十瘥十。

《三因·阴癫门》：兼金丸，治热入膀胱，脐腹上下，兼胁肋疼痛，便燥欲饮水，按之痛者。本方五味为末，蜜丸梧子大，米饮下，五七丸至十丸。妇人血闭疼痛，亦宜服之。

《直指方》：桃仁承气汤，治下焦蓄血，漱水迷妄，小腹急痛，内外有热，加生蒲黄。出《小便不通门》。

《儒门事亲》：夫妇人月事沉滞，数月不行，肌肉不减。《内经》曰：此名为瘕为沉也。沉者，月事沉滞不行也，急宜服桃仁承气汤，加当归，大作剂料服，不过三服立愈。后用四物汤补之。

《医史·撄宁生传》：马万户妻，体肥而气盛，自以无子，尝多服暖子宫药。积久火甚，迫血上行为衄，衄必数升余，面赤脉躁疾，神悗悗如痴，医者犹以治上

盛下虚丹剂镇坠之。滑寿曰：经云"上者下之"，今血气俱盛，溢而上行，法当下导，奈何实实耶？即与桃仁承气汤，三四下积瘀。既去，继服既济汤，二十剂而愈。《证治准绳·撄宁生厄言》云：血溢血泄，诸蓄妄证，其始，予率以桃仁、大黄行血破瘀之剂，折其锐气，而后区别治之。虽往往获中，犹不得其所以然也。后来四明遇故人苏伊举，问论诸家之术。伊举曰：吾乡有善医者，每治失血蓄妄，必先以快药下之。或问失血复下，虚何以当？则曰：血既妄行，迷失故道，不去蓄利瘀，则以妄为常，曷以御之？且去者自去，生者自生，何虚之有？予闻之愕然曰：名言也，昔者之疑，今释然矣。

《诸证辨疑》：一妇长夏患痢疾，痛而急迫，其下黄黑色。诸医以薷苓汤，倍用枳壳、黄连，其患愈剧，因请余治。诊脉两尺脉紧而涩，知寒伤营也。细问之，妇人答曰：行经之时，渴饮冷水一碗，遂得此症。余方觉悟。血被冷水所凝，瘀血归于大肠，热气所以坠下。遂用桃仁承气汤，内加马鞭草、玄胡索。一服，次早下黑血升许，痛止脏清，次用调脾活血之剂，其患遂痊。今后治痢，不可不察，不然，误人者多矣。

《传信尤易方》：治淋血，桃仁承气汤，空心服效。

《证治大还》：吐血势不可遏，胸中气塞，上吐紫黑血，此瘀血内热盛也，桃仁承气汤加减下之。打扑内损，有瘀血者，必用。

《张氏医通》：虚人虽有瘀血，其脉亦芤，必有一部带弦，宜兼补以去其血。桃核承气加人参五钱，分三服，缓攻之，可救十之二三。

又龋齿，数年不愈，当作阳明蓄血治。桃核承气为细末，炼蜜丸如桐子大，

服之。好饮者多此，屡服有效。

　　伤寒八九日，下之，胸满烦惊，小便不利，谵语，一身尽重，不可转侧者，柴胡加龙骨牡蛎汤主之。"下之"后，《外台》有"后"字，《脉经》《千金翼》有"尽重"二字。

　　张云：此系少阳之里证，诸家注作心经病，误也。盖少阳有三禁，不可妄犯。虽八九日过经下之，尚且邪气内犯，胃土受伤，胆木失荣，痰聚膈上，故胸满烦惊。惊者，胆不宁，非心虚也。小便不利，谵语者，胃中津液竭也。一身尽重者，邪气结聚痰饮于胁中，故令不可转侧。主以小柴胡，和解内外，逐饮通津，加龙骨、牡蛎，以镇肝胆之惊。

柴胡加龙骨牡蛎汤方

　　柴胡四两　龙骨　黄芩成本无　生姜铅丹《玉函》作"黄丹"　人参　桂枝去皮茯苓各一两半　半夏二合半，洗。《千金翼》"一合"，成本"二合"　大黄二两　牡蛎一两半，熬。《外台》"一两半"，《全书》"煅"　大枣六枚，擘

　　上十二味，以水八升，煮取四升，纳大黄，切如棋子，更煮一两沸，去滓，温服一升。本云柴胡汤，今加龙骨等。成本"十二味"作"十一味"。切如棋子，《玉函》无，《外台》"棋"前有"博"字。一两沸，《玉函》《外台》作"取二升，服一升"，《外台》作"分再服"。"本云"以后，《玉函》作"本方柴胡汤内加龙骨牡蛎黄丹桂茯苓大黄也，今分作半剂"二十四字。

　　吴云：此汤治少阳经邪犯本之证。故于本方中，除去甘草，减大枣上行阳分之味，而加大黄行阴，以下夺其邪，兼茯苓以分利小便，龙骨、牡蛎、铅丹以镇肝胆之怯，桂枝以通血脉之滞也，与救逆汤同义。彼以龙骨、牡蛎镇太阳经火逆之神乱，此以龙骨、牡蛎、铅丹镇少阳经误下之惊烦，亦不易之定法也。

　　丹云：汪氏云：是方也，表里齐走，补泻兼施，通涩并用，恐非仲景之旧，或系叔和采辑时有差错者。若临是证而用是药，吾不敢也。倘谓胸满谵语是实证，则当用大黄者，不当用人参。倘谓惊烦、小便不利、身重是虚证，则当用人参、大枣、茯苓、龙骨等药者，不当用大黄。况龙骨、牡蛎、铅丹，皆系重坠收涩阴毒之品，恐非小便不利所宜也。汪氏此说，似有所见，然而今以是方治此证而奏效者不鲜，故未敢为得矣。

　　《伤寒类方》曰：此乃正气虚耗，邪已入里，而复外扰三阳，故现症错杂，药亦随症施治，真神化无方者也。按，此方能治肝胆之惊痰，以之治癫痫必效。大黄只煮一二沸，取其生而流利也。

　　铁樵按：下之胸满烦惊，自是误下。景岳谓是犯少阳之禁，是从用柴胡看出。然小便不利，一身尽重，不能转侧，更有胸满烦惊谵语，柴胡龙骨牡蛎汤绝非对证之药。汪氏之说，实非无见，丹波氏谓用之有效，鄙人未有此种经验，不敢苟同。鄙意以为即使有效，不可为训。盖理论既不可通，宁阙疑也。现在通以龙牡为镇肝阳、敛虚汗之用，大黄则极有出入。又一身尽重，明明是阴证，非阳证，假使认此方为可用，则全部《伤寒论》学说皆动摇矣。由此言之，此方殆必不效。

　　伤寒，腹满谵语，寸口脉浮而紧，此肝乘脾也，名曰纵，刺期门。《玉函》《脉经》"满"后有"而"字。钱本、柯本、周本、张本无此及次条。

　　成云：腹满谵语者，脾胃疾也。浮而紧者，肝脉也。脾病见肝脉，木行乘土也。经曰：水行乘火，木行乘土，名曰纵。此其类矣。期门者，肝之募，刺之以泻肝经盛气。

　　锡云：纵，谓纵势而往，无所顾虑也。

　　《鉴》云：伤寒脉浮紧，太阳表寒证也。腹满谵语，太阴阳明里热也。欲从太

阳而发汗，则有太阴阳明之里，欲从太阴阳明而下之，又有太阳之表，主治诚为两难，故不药而用刺法也。虽然《太阴论》中太阳表不解，太阴腹满痛，而用桂枝加大黄汤，亦可法也。此"肝乘脾，名曰纵，刺期门"，与上文义不属，似有遗误。

伤寒发热，啬啬恶寒，大渴欲饮水，其腹必满。自汗出，小便利，其病欲解。此肝乘肺也，名曰横，刺期门。水，《玉函》《脉经》作"酢浆"二字，《千金翼》作"载浆"。

成云：伤寒发热，啬啬恶寒，肺病也。大渴欲饮水，肝气胜也。《玉函》曰"作大渴欲饮酢浆"，是知肝气胜也。伤寒欲饮水者愈，若不愈而腹满者，此肝行乘肺，水不得行也。经曰："水行乘金名横，刺期门以泻肝之盛气，肝肺气平，水散而津液得通，外作自汗出，内为小便利而解也。"

锡云：横，谓横肆妄行，无复忌惮也。

《鉴》云：伤寒发热，啬啬恶寒，无汗之表也。大渴欲饮水，其腹必满，停饮之满也。若自汗出，表可自解，小便利，满可自除，故曰其病欲解也。若不汗出小便闭，以小青龙汤，先解其外，外解已，其满不除，十枣汤下之，亦可愈也。"此肝乘肺，名曰横，刺期门"，亦与上文义不属，似有遗误。

铁樵按：以上两节"纵""横"字，未详其义。

太阳病二日，反躁，凡熨其背，而大汗出，大热入胃。原注：一作"二日内烧瓦熨背，大汗出，火气入胃"。胃中水竭，躁烦，必发谵语。十余日，振栗，自下利者，此为欲解也。故其汗从腰以下不得汗，欲小便不得，反呕，欲失溲，足下恶风，大便硬，小便当数，而反不数及不多，大便

已，头卓然而痛，其人足心必热，谷气下流故也。凡，《全书》作"反"。"反躁"至"大热入胃"，《玉函》作"而反烧瓦熨其背，而大汗出，火热入胃"，《脉经》同，作"火气入胃"。躁烦，《脉经》作"燥"。《玉函》《脉经》作"十余日振而反汗出者"，无"故"字。《脉经》作"其人欲小便反不得，呕"。及不多，成本、《脉经》无"不"字。汪氏云："凡"当作"反"，此为欲解也。"也"字当在"故"字之后。按《玉函》无"故"字，似是。

成云：太阳病二日，则邪在表，不当发躁而反躁者，热气行于里也。反熨其背而发汗，大汗出，则胃中干燥。火热入胃，胃中燥热，躁烦而谵语。至十余日，振栗自下利者，火邪势微，阴气复生，津液得复也，故为欲解。火邪去大汗出则愈。若从腰以下不得汗，则津液不得下通，故欲小便不得，热气上逆而反呕也。津液偏渗，令大便硬者，小便当数。经曰：小便数者，大便必硬也。此以火热内燥，津液不得下通，故小便不数，及不多也。若火热消，津液和，则结硬之便得润，因自大便也。便已，头卓然而痛者，先大便硬，则阳气不得下通，既得大便，则阳气降下，头中阳虚，故卓然而痛。谷气者，阳气也，先阳气不通于下之时，足下恶风，今阳气得下，故足心热也。

柯云：此指火逆之轻者言之。太阳病经二日，不汗出而烦躁，此大青龙证也。

方云：卓，特也。头特然而痛，阴气上达也。病虽不言解，而解之意，已隐然见于不言之表矣，读者当自悟可也。

汪云：欲失溲者，此是形容不得小便之状。按郭白云云：火气入胃，胃中枯燥，用白虎加人参汤；小便不利者，当用五苓散；其大便硬者，用调胃承气汤；于诸证未生时，必须先去火邪，宜救逆汤。愚以五苓散断不可用，此系胃中水竭，津液燥故也。其用调胃承气汤，不若麻仁丸代之。

丹云：《玉函》《脉经》无"下利"，

与下文连接，似是。"欲解也故"之"故"，《玉函》无之，亦似是。成注云：大汗出则愈。且注文代"故"以"若"字，皆与《玉函》符，极觉明畅。

铁樵按：此节文字，讹误处必多。"太阳病"至"谵语"止，文气相续，"十余日"句，与上文文气不相续。"欲解也"与"故其汗"句亦不相续。即从《脉经》作"振而反汗出者"，无"故"字，"其汗从腰以下不得汗"九字，亦不成句。"欲小便不得"句，又与上文不相续。"足下恶风"句，语气未完。"大便硬"以下至末句，又自为起迄，与上文不相续。反覆循绎，总不明命意所在，丹波氏乃云极觉明畅，莫名其妙。岂如此寸寸烂断文字，可以施诸实用邪？读者幸勿随声附和可矣。

太阳病中风，以火劫发汗，邪风被火热，血气流溢，失其常度。两阳相熏灼，其身发黄，阳盛则欲衄，阴虚小便难，阴阳俱虚竭，身体则枯燥，但头汗出，剂颈而还，腹满微喘，口干咽烂，或不大便。久则谵语，甚者至哕，手足躁扰，捻衣摸床。小便利者，其人可治。《玉函》无"病"字，"发"后有"其"字。《脉经》"溢"作"泆"，"剂"作"齐"。捻，《玉函》作"寻"，《脉经》作"循"。"阴虚"后，成本有"则"字。柯本改作"两阳相熏灼，身体则枯燥，但头汗出，剂颈而还，其身发黄，阳盛则云云，阴阳俱虚竭，腹满"云云。剂，程本作"脐"，非。

锡云：此火攻之危证也。夫风为阳邪，太阳病中风，复以火劫发汗，则邪风被火热之气，逼其血气流溢于外，而失其行阴行阳之常度矣。风火为两阳，风火炽盛，两相熏灼，故其身发黄。阳盛则迫血妄行于上，而欲衄，阴虚则津液不足于下，而小便难。所谓阳盛者，乃风火之阳，非阳气之阳也。风火伤阴，亦能伤阳，故阴阳俱虚竭也。虚则不能充肤泽毛，濡润经脉，故身体则枯燥。但头汗出，剂颈而还者，火热上攻，而津液不能周遍也。夫身体既枯燥，安能有汗？所以剂颈而还。脾为津液之主，而肺为水谷之上源，火热竭其水津，脾肺不能转输，故腹满微喘也。因于风者，上先受之，风火上攻，故口干咽烂。或不大便，久则谵语者，风火之阳邪，合并于阳明也。甚者至哕，火热入胃，而胃气败逆也。四肢为诸阳之本，阳实于四肢，故不能自主，而手足躁扰，捻衣摸床也。小便利者，阴液未尽消亡，而三焦决渎之官，尚不失职也，故其人可治。

钱云：上文曰阳盛，似不当言阴阳虚竭。然前所谓阳盛者，盖指阳邪而言，后所谓阳虚者，以正气言也。经所谓壮火食气，以火邪过盛，阳亦为之销铄矣。

丹云："剂颈而还"，诸家无详释，特喻氏以为剂颈以下之义。盖"剂"，剂限之谓，"而还"，犹谓以还，言剂限颈以还，而头汗出也。王氏《脉经》有"剂腰而还"之文。方氏云"剂，齐分也"，未允。

又云：此条证，程氏主以猪苓汤，汪氏亦同。结语云"小便利者，其人可治"者，盖以此验津液之虚竭与否也，非以利小便治之，二氏未深考耳。《补亡论》亦云：与五苓散。发黄者，宜茵陈蒿汤；不大便，宜大承气汤。未知是非。

又云：舒云：门人张盖仙曰：此证纯阳无阴，何得云阴阳俱虚竭，是必后人有误。此说近是。

铁樵按："两阳相熏灼，阳盛则欲衄"，两"阳"字文义自明。"阴阳俱虚竭"句，"阳"字指生气说。小便利者，不但阴未涸，阳亦未竭。经谓"膀胱藏津液，气化则出"，此"化"字，即"生长化收藏"之"化"字，其根在生气，惟其能生能长，然后能化。而人身之所以能生能长，赖有阳气，此即吾所谓生气。故"阴阳俱虚竭"句，句首省去一"若"字，故下句有"则"字，"若"字与"则"字相应。第二句有"则"字，故前一句"若"字可省。若无"则"字，意义便完全不同。此固稍知文理者，皆能知之，而各注家都不理会，使全节意义不明，反谓纯阳无阴，疑原文错误，抑何不思之甚！"小便利者"句，亦省去一"若"字。盖"者"字与"若"字相应，有"者"字便不须"若"字，此句正与上文相对。其意若曰如其阴阳俱虚竭，则当如何如何，为不治之证。如其小便能行，那就阴阳未虚竭，纵有如何如何败象，不过是脏气纷乱，生气尚存，尚非不治之证。又血气流溢，失其常度，至于发黄欲衄；阴争而溲难，矢燥而谵语，如此之病，乃欲以利小便为治，荒谬至可惊人。吾乃知程汪诸家，全未懂得本文真际，其著作至今尚流传于世，在程、汪自身可谓幸运儿，而仲景之书，则不幸之甚矣。衄血发黄之理，解见前。

伤寒脉浮，医以火迫劫之，亡阳必惊狂，卧起不安者，桂枝去芍药加蜀漆牡蛎龙骨救逆汤主之。《脉经》《千金翼》"浮"后有"而"字，无"必"字，《玉函》亦无。卧起，成本作"起卧"。

《鉴》云：伤寒脉浮，医不用麻、桂之药，而以火劫取汗，汗过亡阳，故见惊狂起卧不安之证。盖由火劫之误，热气从心，且大脱津液，神明失倚也。然不用附子四逆汤辈者，以其为火劫亡阳也。

方云：亡阳者，阳以气言，火能助气，甚则反耗气也。惊狂起卧不安者，神者，阳之灵，阳亡则神散乱，所以动皆不安。阳主动也。

钱云：火迫者，或熏或熨，或烧针，皆是也。劫者，要挟逼胁之称也。以火劫之，而强逼其汗，阳气随汗而泄，致卫阳丧亡，而真阳飞越矣。

丹云：此条论，喻氏以下，多为风寒两伤症，不必执拘矣。

铁樵按："伤寒脉浮"，为病在外。"以火迫劫之"，观"迫劫"字，其为误治无疑。然用火而误，阴液被劫，当焦骨伤筋，未必能得汗。若得汗则外当解，不可谓误治。然则"亡阳"当作"亡阴"。又阳主动，阴主静，假使亡阳，则为阴躁，当云"躁扰不宁"，不曰"卧起不安"。又亡阳者，汗出如雨，复其阳则汗敛，乃附子主治之证，不当云桂枝。但既是亡阴，则"去芍药"字亦可疑。阴伤正当用芍药救之，不当去也。又蜀漆，柯氏疑之，亦是，本条之蜀漆，与前柴胡龙骨牡蛎汤之黄丹与白散之巴豆，皆与其他各方用药不类，皆不得轻易尝试。

桂枝去芍药加蜀漆牡蛎龙骨救逆汤方 成本作"龙骨牡蛎"

桂枝三两，去皮　甘草二两，炙　生姜三两，切　大枣十二枚，擘　牡蛎五两，熬　龙骨四两　蜀漆三两，洗去腥。《全书》"腥"作"脚"

上七味，以水一斗二升，先煮蜀漆，减二升，纳诸药，煮取三升，去滓。温服一升。本云，桂枝汤今去芍药，加蜀漆、牡蛎、龙骨。成本作"为末"，非也。《玉函》"七味"后有"㕮咀"字，作"水八升"，"本云"作"本方"；方后云"一法以水一斗二升，煮取五升"，《千金翼》同。

《鉴》云：桂枝汤去芍药者，恐其阴性迟滞，兼制桂枝，不能迅走其外，反失救急之旨。况既加龙、蛎之固脱，亦不须芍药之酸收也。蜀漆气寒味苦，寒能胜热，苦能降逆，火邪错逆，在所必需也。

汪云：汤名救逆者，以惊狂不安，皆逆证也。

丹云：成云"火邪错逆，加蜀漆之辛以散之"，方云"蜀漆辛平，散火邪之错逆"。

又云：柯氏云：蜀漆不见本草，未详何物。若云常山苗，则谬。盖本草蜀漆条，无散火邪之主疗，故有此说，不可从也。钱氏、汪氏并云"痰随气逆，饮逐火升，故惊狂，蜀漆有劫痰之功，故用"，此说亦难信焉。

又云：《千金方》：蜀漆汤，治小儿潮热。本方无桂枝、大枣、生姜，有知母，各半两。

形作伤寒，其脉不弦紧而弱，弱者必渴，被火必谵语，弱者发热，脉浮解之，当汗出愈。《玉函》《脉经》无"形作"二字，"而"后无一"弱"字，《千金翼》同。成本"火"后有"者"字。喻本、魏本无此条。汪氏云："发热"二字，当在'渴'字之前。《金鉴》云：三"弱"字，当俱是"数"字。若是"弱"字，热从何有？不但文义不属，且论中并无此说。按：汪氏及《金鉴》所改并难从。

钱云：此温病之似伤寒者也。形作伤寒者，谓其形象有似乎伤寒，亦有头项强痛、发热体痛、恶寒无汗之证，而实非伤寒也。因其脉不似伤寒之弦紧而反弱。弱者，细软无力之谓也。如今之发斑者，每见轻软细数无伦之脉，而其实则口燥舌焦，齿垢目赤，发热谵语，乃脉不应证之病也，故弱者必渴。以脉虽似弱，而邪热则盛于里，故胃热而渴也。以邪热炽盛之证，又形似伤寒之无汗，故误用火劫取汗之法，必至温邪得火，邪热愈炽，胃热神昏而语言不伦，遂成至剧难治之病矣。若前所谓，其脉不弦紧而弱者，身发热而又见浮脉，乃弱脉变为浮脉，为邪气还表，而复归于太阳也。宜用解散之法，当汗出而愈矣。

丹云：此条难解。方氏、汪氏以弱为风脉。张氏、周氏、志聪、锡驹并云

"东垣所谓内伤发热者"。汪氏、程氏乃为大青龙汤证。《金鉴》改"弱"作"数"，云：当汗出，宜大青龙；沉数发热，宜调胃承气汤；渴而谵语，宜白虎汤、黄连解毒汤。以上数说，未有明据，只钱氏稍似允当，故姑探录以俟考。

铁樵按：钱说似乎有理，但总非洽心贵当之论。安见弱者之必渴？如云温病有脉弱而渴者，此在解释则得矣。在本文"弱者必渴"四字，岂非语病？"脉浮解之"四字为句，亦未允洽。弱脉颇多，迷走神经兴奋则脉弱，脉管因贫血而宽缓则脉弱，心肌神经麻痹则脉弱，亡阳、大汗则脉弱，皆不得云形作伤寒。且经文有"不弦紧"字样，明明说热病初步。初步而有此者，只有迷走神经兴奋之病。其病为有成脑膜炎或脊髓炎之倾向者，此种弱脉亦未见其必渴。又云弱者发热，然则弱者必渴。其未发热邪而"脉浮解之"句，与"弱者发热"句，文理不相属，总不能曲为之解矣。自此至百廿七节，皆言火劫、温针之非，本节虽文字讹误，不可究诘。参观以下七节，亦可测知经旨。钱氏温病之说，正未必然也。

太阳病，以火熏之，不得汗，其人必躁，到经不解，必清血，名为火邪。《玉函》"汗"后有"者"字。成本无"经"字，然考注文，实系遗脱。方本无"经"字，注意亦然。柯本"到"作"过"。

成云：此火邪迫血，而血下行者也。太阳病用火熏之，不得汗，则热无从出。阴虚被火，必发躁也。六日传经尽，至七日再到太阳经，则热气当解。若不解，热气迫血下行，必清血。清，厕也。

方云：熏亦劫汗法，盖当时庸俗用之，烧坑铺陈，洒水取气，卧病人以熏蒸之之类是也。躁，手足疾动也。清血，便血也。

喻云：名为火邪，示人以治火邪，而不治其血也。

汪云：此条论，仲景无治法，《补亡论》用救逆汤。

丹云："到经"二字未详。方氏无"经"字，注云：到，反也。反不得解也。喻氏不解，志聪、锡驹、钱氏、汪氏并从成注，柯氏改为"过经"。程氏云：到经者，随经入里也。魏氏云：火邪散到经络之间为害。数说未知孰是，姑依成解。

又云：王氏云：到，与"倒"通，反也。"到不解"者，犹云"反不解而加甚"也。本文称太阳病，则不可便注为传经尽也。按：王氏依经字脱文本立说，故议成注如此。

铁樵按：火熏不得汗而躁，是伤阴也。伤阴云者，即荣气受伤，荣伤则液少血干，不利于运行，脉管乃收小，增加血压则起局部充血。微丝血管及黏膜不得渗润，则必有一处先坏，血乃妄行，在上则衄血，在下则圊血。"清"与"圊"通。云"必圊血"者，犹云"必见血"，却不得以词害意，执定圊而不衄也。经者，经气荣卫之行，分十二经络，被火而充血，自非全身充血。荣气之行，与火邪相值，则病作。"到经"字，当即指其相会之分，犹《内经》言疟作之时也。

脉浮热甚，而反灸之，此为实，实以虚治，因火而动，必咽燥吐血。甚，《玉函》作"盛"，无"必"字。吐，《脉经》《千金翼》作"唾"，成本同，程本、柯本、《金鉴》作"吐"，余与成同。

程云：脉浮热甚，无灸之理，而反灸之，由其人虚实不辨故也。表实有热，误认虚寒，而用灸法，热无从泄，因火而动，自然内攻。邪束于外，火攻于内，肺金被伤，故咽燥而吐血。

锡云：上节以火熏发汗，反动其血。血即汗，汗即血，不出于毛窍而为汗，即出于阴窍而圊血。此节言阳不下陷，而反以下陷灸之，以致迫血上行而唾血。下节言经脉虚者，又以火攻，散其脉中之血，以见火攻同，而致症有上下之异。

汪云：常器之云"可依前救逆汤"。

微数之脉，慎不可灸，因火为邪，则为烦逆。追虚逐实，血散脉中，火气虽微，内攻有力，焦骨伤筋，血难复也。

程云：血少阴虚之人，脉见微数，尤不可灸，虚邪因火内入，上攻则为烦为逆。阴本虚也，而更加火，则为追虚；热本实也，而更加火，则为逐实。夫行于脉中者，营血也，血少被追，脉中无复血聚矣。艾火虽微，孤行无御，内攻有力矣。无血可逼，焦燎乃在筋骨。盖气主响之，血主濡之，筋骨失其所濡，而火所到处，其骨必焦，其筋必损。盖内伤真阴者，未有不流散于经脉者也，虽复滋营养血，终难复旧。此则枯槁之形立见，纵善调护，亦终身为残废之人而已。可不慎欤！

方云：近来，人之以火灸阴虚发热者，犹比比焉，窃见其无有不焦骨伤筋而毙者。吁！是岂正命哉？可哀也已！

丹云：烦逆者，烦闷上逆之谓。吴遵程云"心胸为之烦逆"是也。钱氏云"令人烦闷而为火逆之证矣"，恐不然耳。

又云：汪氏云：常器之云：可依前救急汤。其有汗者，宜桂枝柴胡汤。愚以二汤俱与病未合，另宜斟酌用药。按：今依程氏注，宜择张介宾滋阴诸方而用之也。

又云：《千金方·狐惑篇》引本条，以"甘草泻心汤"主之，非也。

铁樵按：以上三节，皆言火灸之非，其病理只在辨阴阳虚实。大抵阴胜而寒之病，体工能自复，所谓阴胜则阳复也。当其寒时，无取乎灸。阳胜则热之病，即所谓阳明证，不可灸，百十八节所戒是已。阳虚而寒当灸。有时大剂辛温不能挽回，有非灸不可者，余所治友人张景宏之掌珠是也。阴虚而热之病，灸之则无有不死者，本节所戒者是也。古文甚简，所言恒苦不详，读者贵能贯通，前后互证，洞明其理，自然不误。

脉浮，宜以汗解，用火灸之，邪无从出，因火而盛，病从腰以下，必重而痹，名火逆也。欲自解者，必当先烦，烦乃有汗而解。何以知之？脉浮，故知汗出解。《玉函》《脉经》《千金翼》作"当以汗解而反灸之"，"名"字作"此为"二字，"有汗"后有"随汗"二字。成本"解"后有"也"字。"欲自解"二十五字，成本为别节，方氏、喻氏、程氏、钱氏辈，为两条异义，特志聪、锡驹、汪氏为一条，是也。

锡云：本论曰：脉浮者，病在表，可发汗，故宜以汗解。用火灸之，伤其阴血，无以作汗，故邪无从出，反因火势而加盛。火性炎上，阳气俱从火而上腾，不复下行，故病从腰以下，必重而痹也。经曰"真气不能周，命曰痹"，此因火为逆，以致气不能周而为痹，非气之为逆，而火之为逆也。欲自解者，邪气还表，与正分争，必为烦热，乃能有汗而解也。何以知之？以脉浮，气机仍欲外达，故知汗出而解也。

程云：名曰火逆，则欲治其痹者，宜先治其火矣。

汪云：《补亡论》：郭白云云：宜与救逆汤。

丹云：方氏诸家，截"欲自解"以下，移载上篇，以为太阳病自解之总例。大失本条之义。

铁樵按：此节当与百十九、百十二两节互勘。

烧针令其汗，针处被寒，核起而赤者，必发奔豚。气从少腹上冲心者，灸其核上各一壮，与桂枝加桂汤，更加桂二两

也。《玉函》《脉经》"奔"作"贲"。《脉经》无"各"字，注云：一本作"各一壮"。《玉函》《脉经》《千金翼》无"更"以下六字。二两，《全书》作"三两"，非。

钱云：烧针者，烧热其针而取汗也。《玉机真脏论》云：风寒客于人，使人毫毛毕直，皮肤闭而为热，当是之时，可汗而发也。或痹不仁肿痛，可汤熨及火灸刺而去之。观此则风寒本当以汗解，而漫以烧针取汗，虽或不至于因火为邪，而针处孔穴不闭，已被寒邪所侵。故肿起如核，皮肤赤色，直达阴经，阴邪迅发，所以必发奔豚气也。

魏云：崇明何氏云：奔豚一证，乃寒邪自针孔入，风邪不能外出，直犯太阳本腑，引动肾中素有阴寒，因发而上冲。

锡云：张均卫问曰：烧针亦是火攻，因火而逆，何以复用火灸？答曰：灸者，灸其被寒之处也。外寒束其内火，火郁于内，故核起而赤也。

《伤寒类方》曰：不止一针，故云各一壮。

桂枝加桂汤方

桂枝五两，去皮　芍药三两　生姜三两，切。《玉函》"二两"　甘草二两，炙　大枣十二枚，擘

上五味，以水七升，煮取三升，去滓。温服一升。本云桂枝汤，今加桂满五两，所以加桂者，以能泄奔豚气也。按成本不载方，为是，本条云云"更加桂二两"故也。《玉函》无"满"以后十五字。

柯云：寒气外束，火邪不散，发为赤核，是将作奔豚之兆也。从少腹上冲心，是奔豚已发之象也。此因当汗不发汗，阳气不舒，阴气上逆，必灸其核以散寒。仍用桂枝以解外，更加桂者，益火之阳，而阴自平也。桂枝更加桂，治阴邪上攻，只在一味中加分两，不于本方外求他味，不即不离之妙如此。茯苓桂枝甘草大枣汤证

已在里，而奔豚未发，此证尚在表而发，故治有不同。

丹云：方中"桂"，方氏以下多用肉桂，是泥于后世诸本草之说，不可从。

铁樵按：因烧针起核而发奔豚，今日所罕见，不佞所见不广，未曾遇之。观注家所释，似亦仅作空论，非曾经目睹者。大约后世热病，罕有用烧针者，故遂无可征实。若不因烧针之奔豚，则固曾见之。大约患此者，以女子为多，病属肝肾两经，故《金匮》谓从惊发得之，《灵枢》谓是"肾之积"。其病状，脐右一块突然而起，起则痛甚，其块似吹猪脬，顷刻由小而大，大至五六寸许，则为峰极。此时痛甚，胸脘间亦有块坟起，若与相应。于是痛不可忍，气闷欲绝，按之作响似有水者。然于万无可忍之时，乃能忽然消散，块消痛止，来不知其所自来，去不知其所自去。其坟起时，块中所有者，当然是气。此在腹膜之外，肌肉之里，决非在腹腔之内，脏器之间者。肝肾病而有此，实不明其所以然之故。所可知者，肝肾之病理，有如此形能而已，此奔豚病之大略也。惟其气在腹膜之外，肌肉之内，故烧针起核，有作奔豚之可能，又或者与肾腺之内分泌有关系，故得桂而其病可愈。此则为吾个人之理想，不知其是否如此矣。桂枝加桂，下一"桂"字，当是肉桂，否则当云"倍桂枝"，不当云"加桂"也。且患此病者，因其气自下上逆，故面多戴阳，用桂则于成效亦合，桂枝非能引火下行也。

火逆，下之，因烧针烦躁者，桂枝甘草龙骨牡蛎汤主之。

《鉴》云：火逆者，谓凡火劫取汗，致逆者也。此火逆，因火针也。

吴云：病者既火逆矣，治者从而下之，于是真阴重伤。因烧针余毒，使人烦躁不安者，外邪未尽，而真阳欲亡，故但用桂枝以解外，龙骨、牡蛎以安内，甘草以温补元气，而散表寒也。

钱云：因发汗而又下之，病仍不解而烦躁，以茯苓四逆汤主之者，以汗下两亡其阳，故用温经复阳之治。此虽汗下，而未经误汗，且挟火邪，而表犹未解，故止宜解肌、镇坠之法也。

丹云：烧针即火逆，非火逆而又烧针。成氏以为先火而下之，又加烧针。凡三误。程氏、汪氏、志聪、锡驹、魏氏等注并同，皆谬矣。

桂枝甘草龙骨牡蛎汤方

桂枝一两，去皮　甘草二两，炙　牡蛎二两，熬　龙骨二两。《玉函》以上三味各三两

上四味，以水五升，煮取二升半，去滓。温服八合，日三服。成本"四味"作"为末"，非也。《玉函》无"半"字。

成云：桂枝、甘草之辛甘，以发散经中之火邪；龙骨、牡蛎之涩，以收敛浮越之正气。

魏云：烦躁，即救逆汤"惊狂卧起不安"之渐也，故用四物，以扶阳安神为义。不用姜、枣之温补，不用蜀漆之辛快，正是病轻则药轻也。

丹云：柯琴方论曰：近世治伤寒者，无火熨之法，而病伤寒者，多烦躁惊狂之变，大抵用白虎、承气辈，作有余治之。然此证属实热者固多，而属虚寒者间有，则温补安神之法，不可废也。更有阳盛阴虚而见此症者，当用炙甘草加减，用枣仁、远志、茯苓、当归等味，又不可不择。

太阳伤寒者，加温针必惊也。《玉函》无"者"字。《脉经》《千金翼》无"太阳"二字。《千金翼》作"火针"。

钱云：温针，即前烧针也。太阳伤寒，当以麻黄汤发汗，乃为正治。若以温

针取汗，虽欲以热攻寒，而邪受火迫，不得外泄而反内走，必致火邪内犯阳神，故震惊摇动也。

汪云：《补亡论》常器之云：可依前救逆汤。

太阳病，当恶寒发热，今自汗出，反不恶寒发热，关上脉细数者，以医吐之过也。一二日吐之者，腹中饥，口不能食；三四日吐之者，不喜糜粥，欲食冷食，朝食暮吐，以医吐之所致也。此为小逆。

《玉函》两"恶寒"下并有"而"字，"过"作"故"。成本无"反"字。"一二日"上《脉经》有"若得病"三字。

钱云：病在太阳，自当恶寒发热。今自汗出而不恶寒，已属阳明。然阳明当身热汗出，不恶寒而反恶热，今不发热，及关上脉见细数，则又非阳明之脉证矣。其所以脉证不相符合者，以医误吐而致变也。夫太阳表证，当以汗解，自非邪在胸中，岂宜用吐？若妄用吐法，必伤胃气。然因吐得汗，有发散之义寓焉，故不恶寒发热也。关上，脾胃之部位也，细则为虚，数则为热。误吐之后，胃气既伤，津液耗亡，虚邪误入阳明，胃脘之阳虚躁，故细数也。一二日邪在太阳之经，因吐而散，故表证皆去。虽误伤其胃中之阳气，而胃未大损，所以腹中犹饥，然阳气已伤，胃中虚冷，故口不能食。三四日则邪已深入，若误吐之，损胃尤甚，胃气虚冷，状如阳明中寒，不能食，故不喜糜粥也。及胃阳虚躁，故反欲食冷食，及至冷食入胃，胃中虚冷不化，故上逆而吐也。此虽因误吐致变，然表邪既解，无内陷之患，不过当温中和胃而已。此为变逆之小者也。

程云：吐之不当，则周身之气皆逆，而五脏颠覆，下空上逆，气不能归，故有如此景气。

汪云：《补亡论》常器之云：可与小半夏汤，亦与半夏干姜汤。郭白云云：《活人书》大小半夏加茯苓汤、半夏生姜汤皆可选用。

丹云：锡驹云：自汗出者，吐伤中气，而脾津外泄也。程云：表邪不外越而上越，故为小逆。

又云：志聪云：本论曰：脉浮大，应发汗，医反下之，此为大逆。今但以医吐之，故为小逆。

又云：《金鉴》云："欲食冷食"之下，当有"五六日吐之者"六字，若无此一句，则"不喜糜粥，欲食冷食"，与"朝食暮吐"之文，不相连属。且以上文一二日、三四日之文细玩之，则可知必有"五六日吐之"一句，由浅及深之谓也。柯氏本"此为小逆"四字，移"吐之过也"后。二说皆不可从。

铁樵按：古人以食入即吐为胃热，朝食暮吐为胃寒，此理甚确。胃中热甚，不能容物，则格拒不使食物得入，故才入即吐。胃中寒则不得消化，食物之目的在营养，不能消化则无以为养。固已而因不能消化之故，食物处于胃中，不见减少。胃囊之筋肉纤维，平日随食物之增减以为弛张，而食物之增减，则有一定时刻，所谓"胃实肠虚，肠实胃虚"。今因不能消化之故，有一实不复虚之趋势。而胃囊之筋肉纤维，平日经一定时间而弛张，已成习惯，今既张而不得弛，于是至某时间起剧烈运动，迫而去之，而胃之下口，照例未消化之食物不得通过，斯时不能下，斯向上矣，此所以朝食暮吐也。此固为吾之理想，不敢谓真际定是如此。然理由甚充足。或许有其他原因，然此必为朝食暮吐重要原因之一，绝无可疑。且因此可以推得七法中之吐法，宜如何应用，亦绝不致有错误。盖胃热者可吐，胃寒者不可吐；

胃实者可吐，胃虚者不可吐也。至于脉细数之数为热，欲得冷食亦是热，但此非实热，乃虚热，即下条"不恶寒、不欲近衣为吐"之内烦之故。百三十条虽因误汗，亦同一个理由。

太阳病吐之，但太阳病当恶寒，今反不恶寒，不欲近衣，此为吐之内烦也。

《鉴》云：太阳病吐之表解者，当不恶寒，里解者亦不恶热。今反不恶寒，不欲近衣者，是恶热也。此由吐之后，表解里不解，内生烦热也。盖无汗烦热，热在表，大青龙证也。有汗烦热，热在里，白虎汤证也。吐下后心中懊憹，无汗烦热，大便虽硬，热犹在内，栀子豉汤证也。有汗烦热，大便已硬，热悉入腑，调胃承气汤证也。今因吐后，内生烦热，是为气液已伤之虚烦，非未经汗下之实烦也。以上之法，皆不可施，惟宜用竹叶石膏汤，于益气生津中，清热宁烦可也。

方云：此亦误治变证。不恶寒，不欲近衣，言表虽不显热，而热在里也。内烦者，吐则津液亡，胃中干，而热内作也。

汪云：《补亡论》常器之云：可与竹叶石膏汤。

病人脉数，数为热，当消谷引食，而反吐者，此以发汗，令阳气微，膈气虚，脉乃数也。数为客热，不能消谷。以胃中虚冷，故吐也。"此以发汗"《玉函》作"以医发其汗"，"脉乃数也"作"脉则为数"。汪本删"冷"字，非也。

钱云：此条之义，盖以发热汗自出之中风，而又误发其汗，致令卫外之阳，与胃中之阳气皆微，膈间之宗气大虚，故虚阳浮动，而脉乃数也。若胃脘之阳气盛，则能消谷引食矣。然此数非胃中之谷气盛而数也，乃误汗之后，阳气衰微，膈气空虚，其外越之虚阳所致也。以其非胃脘之真阳，故为客热。其所以不能消谷者，以

胃中虚冷，非唯不能消谷，抑且不能容纳，故吐也。

汪云：《补亡论》常器之云：可与小半夏汤。又云：宜小温中汤。

太阳病，过经十余日，心下温温欲吐，而胸中痛，大便反溏，腹微满，郁郁微烦。先此时自极吐下者，与调胃承气汤。若不尔者，不可与。但欲呕，胸中痛，微溏者，此非柴胡汤证，以呕故知极吐下也。《玉函》"温温"作"嗢嗢"，"而"后有"又"字，"但"作"反"，无"柴胡"二字。《脉经》无"调胃"二字。成本无"柴胡汤"之"汤"。《千金翼》无"若不"以后三十字，柯本亦删。

钱云：此辨证似少阳，而实非柴胡证也。言邪在太阳，过一候而至十余日，已过经矣。而心下温温欲吐，胸中痛，大便反溏，腹微满，郁郁微烦之证。若先此未有诸症之时，已自极其吐下之者，则知胃气为误吐误下所伤，致温温欲吐而大便反溏。邪气乘虚入里，故胸中痛，而腹微满。热邪在里，所以郁郁微烦，乃邪气内陷，胃实之证也。胃实则当用攻下之法，以胃气既为吐下所虚，不宜峻下，唯当和其胃气而已，故与调胃承气汤，《阳明篇》所谓"胃和则愈"也。若不尔者，谓先此时未曾极吐下也。若未因吐下而见此诸症者，此非由邪陷所致。盖胸为太阳之分，邪在胸膈，故温温欲吐，而胸中痛也。大便反溏，热邪未结于里也。腹满郁烦，邪将入里而烦满也。若此者，邪气犹在太阳，为将次入里之征。若以承气汤下之，必致邪热陷入，而为结胸矣，故曰"不可与"也。但前所谓"欲呕，胸中痛微溏"者，虽有似乎少阳之"心烦喜呕，胸胁苦满，腹中痛"之证，然此非柴胡症也。更何以知其为先此时极吐下乎？以欲呕乃胃气受伤之见证，故知极吐下也。

锡云：呕者，即温温欲吐也。欲吐而

不得吐，故呕。

程云：心中温温欲吐，而胸中痛，是言欲吐时之象。欲吐则气逆，故痛。着一"而"字，则知痛从欲呕时见，不尔亦不痛。凡此之故，缘胃有邪蓄，而胃之上口被浊薰也。大便溏，腹微满，郁郁微烦，是言大便时之象。气逆则不下行，故以大便溏为反。大便溏则气得下泄，腹不应满，烦不应郁郁，今仍腹微满，郁郁微烦，凡此之故，缘胃有阻留，而胃于下后，仍不快畅也。云先其时者，见未吐下之先向无此证，缘吐下徒虚其上下二焦，而中焦之气阻升降，遂从津液干燥处，涩结成实。胃实则溏，故日进之水谷，只从胃旁溜下，不得胃气坚结之，大便反溏。而屎气之留中者，自搅扰不宁，而见出诸证。其遏在胃，故与调胃承气，一荡除之。

丹云：王氏云：按经文"温温"当作"愠愠"。此本于《玉函》。程氏云：温温者，热气泛沃之状，欲吐而不能吐，则其为干呕可知矣。此以温热之义为解，并不可从矣。盖"温温"与"愠愠"同。《素问·玉机真脏》"背痛愠愠"，马氏注"愠愠，不舒畅也"，《脉经》作"温温"，可以证矣。《少阴篇》第三十九条"心中温温"，《千金》作"愠愠"。

又云：非柴胡证。汪氏用葛根加半夏汤。郭白云云：宜大半夏加橘皮汤。《金鉴》则云：须从太阳少阳合病，下利若呕者，与黄芩加半夏生姜汤可也。魏氏云"若不尔"者，指心下郁郁微烦言。若不郁郁微烦，则其人但正虚，而无邪以相涸，岂调胃承气可用乎？又系建中甘草附子等汤之证矣，又岂诸柴胡可言耶？示禁甚深也。以上三说，未知孰是。王氏云："以呕"下，当有阙文。徐大椿云：此段疑有误字。《千金翼》删"若不"以后三

十字，柯氏遂从之。要之此条极难解，姑举数说备考。志聪、锡驹注，以"若不尔者"为里虚，意与魏氏同。

铁樵按：治热病所当注意者，为"表里、虚实、寒热、上下"八字。本条之反覆告诫者，即在此八字。心下温温欲吐，胃气上逆不下降也。既不下降，不当便溏而又便溏，故云"反"。通常有上证便不当有下证，今上下证互见，是当求其故。温温，通"愠愠"，所以形容不适之状，并非温凉之温。不适而吐，有寒证，亦有热证，胸痛便溏，腹满皆然。若是邪热内攻而不适，则不当腹痛便溏；若热结旁流而下利，则不当温温欲吐，于是须问先时是否极吐下。若未尝极吐下而有此证象，则当如钱注所云，有许多斟酌。若先时曾极吐下，是胃气因吐而逆。调胃承气，非攻坚之剂，不过使上逆之胃气仍归故辙，故名调胃。"但欲呕"以下三句，最令人疑惑，故诸家多删去之。百零七节云"伤寒中风，有柴胡证，但见一证便是，不必悉具"，今云"但欲呕，胸痛微溏，非柴胡证"，语意冲突，令人无可适从。是即注家释百零七节，不分主从之过。须知柴胡证之必具条件，是寒热往来，其余或然证，乃不必悉具。故此条云"但欲呕，胸中痛，微溏"者，此非柴胡证，若曰"寒热往来，呕而胸痛微溏者"，乃柴胡证。若无"寒热往来"，但欲呕胸痛微溏者，非柴胡证也。柴胡证为半在表半在里之少阳，所以既有恶寒之表证，复有发热之里证。既见上逆之呕吐证，又见微溏之陷里证，若非柴胡证，便不得二者兼见。今既非柴胡证，而呕与便溏兼见，便知是误吐使胃气上逆，故曰"以呕故，知极吐下"也。然曰"以呕故知极吐下"，不曰"以微溏故知极吐下"，何以故？曰：误下致脾阳下陷，则利不止

矣。不止，微溏也。观调胃承气之用，可知病属阳证，微汗而下之，其溏自止，是不成问题。所当注意者，在呕。故但从呕一边说，立言亦有主从也。

太阳病六七日，表证仍在，脉微而沉，反不结胸，其人发狂者，以热在下焦，少腹当硬满，小便自利者，下血乃愈。所以然者，以太阳随经，瘀热在里故也，抵当汤主之。《玉函》"六七"作"七八"，"当硬满"作"坚而满"。

钱云：太阳病至六七日，乃邪当入里之候，不应表证仍在。若表证仍在者，法当脉浮，今反脉微而沉，又非邪气在表之脉矣。邪气既不在表，则太阳之邪，当陷入而为结胸矣。今又反不结胸，而其人发狂者，何也？盖以邪不在阳分气分，故脉微，邪不在上焦胸膈而在下，故脉沉。热在下焦者，即桃核承气条所谓"热结膀胱"也。热邪煎迫，血沸妄溢，留于少腹，故少腹当硬满。热在阴分、血分，无伤于阳分、气分，则三焦之气化，仍得运行，故小便自利也。若此者，当下其血乃愈。其所以然者，太阳以膀胱为腑，其太阳在经之表邪，随经内入于腑，其郁热之邪，瘀蓄于里故也。热瘀膀胱，逼血妄行，溢入回肠，所以少腹当硬满也。桃核承气条，不言脉，此言脉微而沉；彼言如狂，此言发狂；彼云少腹急结，此云少腹硬满。彼条之血，尚有自下而愈者，其不下者，方以桃仁承气下之。此条之血，必下之乃愈。证之轻重，迥然不同，故不用桃仁承气汤，而以攻坚破瘀之抵当汤主之。

方云：瘀，血气壅秘也。

丹云：按：瘀，《伤寒直格》：于预切，积也，又音于。

又云：吴氏《瘟疫论》曰：按伤寒太阳病不解，从经传腑，热结膀胱，其人如狂，血自下者愈，血结不行者，宜抵当汤。今温疫起无表证，而惟胃实，故肠胃蓄血多，膀胱蓄血少。然抵当汤，行瘀逐蓄之最者，无分前后二便，并可取用。然蓄血结甚者，在桃仁力所不及，宜抵当汤。盖非大毒猛厉之剂，不足以抵当，故名之。然抵当证，所遇亦少。

铁樵按：本条钱注极明畅，可从。其所以瘀热随经之理，已详前桃核承气汤条下。

抵当汤方

水蛭熬 虻虫各三十个，去翅、足，熬 桃仁二十个，去皮、尖。《千金》"二十三个"，《翼》同。本文有"熬"字 大黄三两，酒洗。《玉函》、成本"酒浸"。《千金翼》作"二两。破六片"

上四味，以水五升，煮取三升，去滓。温服一升，不下更服。"四味"后，《玉函》、成本有"为末"二字。

柯云：蛭，昆虫之巧于饮血者也。虻，飞虫之猛于吮血者也。兹取水陆之善取血者攻之，同气相求耳。更佐桃仁之推陈致新，大黄之苦寒，以荡涤邪热。

钱云：抵当者，言瘀血凝聚，固结胶黏，即用桃仁承气，及破血活血诸药，皆未足以破其坚结，非此尖锐钻研之性，不能抵当，故曰抵当。

丹云：《张氏医通》曰：如无虻、蛭，以干漆灰代之。

又云：抵当，方氏云：抵，至也，亦至当不易之正治也。喻氏、汪氏辈皆同。

锡驹云：抵拒大敌，四物当之。柯氏云：抵当者，谓直抵其所攻之所也。

太阳病，身黄，脉沉结，少腹硬，小便不利者，为无血也。小便自利，其人如狂者，血证谛也。抵当汤主之。《千金》"黄"作"重"，"硬"后有"满"字。

钱云：此又以小便之利与不利，以别血证之是与非是也。身黄，遍身俱黄也。

沉为在里，而主下焦，结则脉来动而中止，气血凝滞，不相接续之脉也。前云"少腹当硬满"，此则竟云"少腹硬"，脉证如此，若犹小便不利者，终是胃中瘀热郁蒸之发黄，非血证发黄也，故为无血。若小便自利而如狂，则知热邪与气分无涉，故气化无乖，其邪在阴血矣。此乃为蓄血发黄。

柯云：湿热留于皮肤而发黄，卫气不行之故也；燥血结于膀胱而发黄，营气不敷之故也。水结、血结，俱是膀胱病，故皆少腹硬满。小便不利是水结，小便自利是血结。"如"字，助语辞，若以"如"字实讲，与发狂分轻重，则谬矣。

方云：谛，审也，言如此则为血证审实，无复可疑也。

丹云：按小便不利者，成氏云"可与茵陈蒿汤"，《补亡论》方"与五苓散"，程氏云"属茵陈五苓散"，柯氏云"麻黄连轺赤小豆汤症也"，以上宜选而用之。

铁樵按：发黄、脉结、蓄血、聚水，病理均详前。可与本节后钱、柯两注合参。

伤寒有热，少腹满，应小便不利，今反利者，为有血也，当下之，不可余药，宜抵当丸。"有热"后，《玉函》《脉经》《外台》有"而"字。

成云：伤寒有热，少腹满，是蓄血于下焦。若热蓄津液不通，则小便不利；其热不蓄津液，而蓄血不行。小便自利者，乃为蓄血，当与桃仁承气汤、抵当汤下之。然此无身黄、屎黑，又无喜忘、发狂，是未至于甚，故不可余快峻之药也。可与抵当丸，小可下之也。

柯云：有热，即表证仍在。

抵当丸方

水蛭二十个，熬。周、吴作"二十个，猪脂熬黑"　虻虫二十个，去翅、足，熬。《玉函》"二十五个"　桃仁二十五个，去皮、尖。《玉函》《外台》、成本"三十个"，《千金翼》"二十二个"，有"熬"字　大黄三两

上四味，捣分四丸。以水一升，煮一丸。取七合服之，晬时当下血，若不下者，更服。《千金》作"上四味为末，蜜和合，分为四丸"。

柯云：小其制，而丸以缓之，方变汤为丸。然名虽丸也，犹煮汤焉。

张云：煮而连滓服之，与大陷胸同意。

丹云：陶弘景云：晬时者，周时也，从今旦至明旦。

太阳病，小便利者，以饮水多，必心下悸；小便少者，必苦里急也。《病源》作"太阳病，小便不利者，为多饮水，心下必悸"云云，非也。

成云：饮水多而小便自利者，则水不内蓄。但腹中水多，令心下悸。《金匮要略》曰：食少饮多，水停心下，甚者则悸。饮水多而小便不利，则水蓄于内而不行，必苦里急也。

钱云：水寒伤胃，停蓄不及即行，必令心下悸动。心下者，胃之部分也。悸者，水满胃中，气至不得流通，而动惕也。

程云：若小便少而欲得水者，此渴热在下焦，属五苓散证。强而与之，纵不格拒，而水积不行，必里作急满也。

汪云：常器之云：可茯苓甘草汤，又猪苓汤。推常氏之意，小便利者用茯苓甘草汤，小便少者猪苓汤。

卷　三

辨太阳病脉证并治下

问曰：病有结胸，有脏结，其状何如？答曰：按之痛，寸脉浮，关脉沉，名曰结胸也。何谓脏结？答曰：如结胸状，饮食如故，时时下利，寸脉浮，关脉小细沉紧，名曰脏结。舌上白胎滑者，难治。《玉函》作"其脉寸口浮，关上自沉"，"时时下利"云云作"时小便不利，阳脉浮，关上细沉而紧"。张锡驹本"胎"作"苔"。

汪云：此言结胸病状，与脏结虽相似而各别。夫结胸、脏结何以云太阳病？以二者皆太阳病误下所致也。盖结胸病，始因误下，而伤其上焦之阳，阳气既伤，则风寒之邪乘虚而入，上结于胸。按之则痛者，胸中实也。寸浮关沉者，邪气相结而为实之症也。若脏结病则不然。其始亦因误下，而伤其中焦之阴，阴血既伤，则风寒之邪亦乘虚而入，内结于脏。状如结胸者，以脏气不平，逆于心下故也。饮食如故者，胸无邪阻而胃中空也。时时下利者，脏虚邪结，不能运化胃中之水谷，不泌别，不分清，因偏渗于大肠而作利也。寸浮关沉者，结胸脉也。今诊关脉，兼得小、细、紧者，则是脏虚，而风寒之邪内结可知。舌上白苔者，经云：丹田有热，胸中有寒。今者苔滑，则是舌湿润而冷也。此系误下太过，而变成脏寒之证，故难治也。按结胸证，其人本胃中挟食，下之太早，则食不能去，外邪反入，结于胸中，以故按之则痛，不能饮食。脏结证，

其人胃中本无食，下之太过，则脏虚邪入，冷积于肠，所以状如结胸，按之不痛，能饮食。时下利，舌上苔滑，此非真寒证，乃过下之误也。

魏云：人知仲景辨结胸非脏结为论，不知仲景正谓脏结与痞有相类，而与结胸实不同耳。盖结胸者，阳邪也，痞与脏结，阴邪也。痞则尚有阳浮于上，脏结则上下俱无阳独阴矣，阴气内满，四逆汤证也。

《鉴》云：按此条"舌上白胎滑者难治"句，前人旧注，皆单指脏结而言，未见明晰，误人不少。盖舌胎白滑，即结胸证具，亦是假实；舌苔干黄，虽脏结证具，每伏真热。脏结阴邪，白滑为顺，尚可温散；结胸阳邪，见此为逆，不堪攻下，故为难治。由此可知，著书立论，必须躬亲体验，真知灼见，方有济于用。若徒就纸上陈言，牵强附会，又何异按图索骥耶！

丹云：按《金鉴》此说，未知于经旨如何，然系于实验，故附于此。

又云：按汪注：结胸伤上焦之阳气，脏结伤中焦之阴气，于理未允。

又云：按"胎"，锡驹作"苔"，原于庞氏《总病论》。知是"胎"本"苔"字，从肉作"胎"，与"胚胎"之"胎"义自别。又《圣惠方》载本经文，亦并作"苔"。

脏结无阳证，不往来寒热，原注：一云寒而不热。其人反静，舌上胎滑者，不可攻也。不往来寒热，《脉经》作"寒而不热"。胎滑，

《巢源》作"不胎"，庞氏"胎"作"苦"，锡驹同。

柯云：结胸，是阳邪下陷，尚有阳症见于外，故脉虽沉紧，有可下之理。脏结，是积渐凝结而为阴，五脏之阳已竭也。外无烦躁潮热之阳，舌无黄黑芒刺之胎，虽有硬满之症，慎不可攻，理中、四逆辈温之，尚有可生之义。

丹云：按脏结，《补亡论》"王朝奉刺关元穴"，非也。汪氏云：宜用艾灸之。《蕴要》曰：灸气海关元穴，宜人参三白汤加干姜，寒甚者加附子。《全生集》曰：灸关元，与茱萸四逆加附子汤。以上宜选用。《准绳》曰：王朝奉服小柴胡汤，其已云不往来寒热，何用小柴胡汤？是甚谬矣！《金鉴》程知云：经于脏结"白胎滑者"，只言难治，未尝言不可治也。只言脏结无热，舌胎滑者，不可攻，未尝言脏结有热，舌胎不滑者，亦不可攻也。意者，丹田有热，胸中有寒之证，必有和解其热，温散其寒之法。俾内邪潜消，外邪渐解者，斯则良工之苦心乎！

又云：按"反"字，对结胸烦躁而言。

汪云：脏结本无可下之证，成注云"于法当下"者，误。《集注》：潘氏曰：按文义，若脏结有阳证，亦属可攻。此说亦恐不必矣。

病发于阳，而反下之，热入因作结胸。病发于阴，而反下之，原注：一作汗出。因作痞也。所以成结胸者，以下之太早故也。成本"痞"后无"也"字，《玉函》同；"病"前冠"夫"字。后"而反下之"，《千金翼》作"而反汗之"。痞，《巢源》作"否"。

成云：发热恶寒者，发于阳也，而反下之，则表中阳邪入里，结于胸中，为结胸。无热恶寒者，发于阴也，而反下之，表中之阴入里，结于心下，为痞。

钱云：发于阳者，邪在阳经之谓也；发于阴者，邪在阴经之谓也。反下之者，不当下而下也。两"反下之"，其义迥别：一则以表邪未解，而曰反下；一则以始终不可下，而曰反下也。因者，因误下之虚也。结胸则言"热入"者，以发热恶寒，表邪未解，误下则热邪乘虚陷入，而为结胸，以热邪实于里，故以大小陷胸攻之。痞不言"热入"者，盖阴病本属无阳，一误下之，则阳气愈虚，阴邪愈盛，客气上逆，即因之而为痞硬，如甘草、半夏、生姜三泻心汤证是也。末句但言下早为结胸之故，而不及痞者，以邪在阳经而未解，邪犹在表，若早下之，则里虚而邪热陷入，致成结胸。若表邪已解而下之，自无变逆之患，故以下早为嫌。至于邪入阴经之证，本无可下之理，阴经虽有急下之条，亦皆由热邪传里，非阴经本病也。除此以外，其可反下之乎？

程云：发于阳者，从发热恶寒而来，否则热多寒少者，下则表热陷入，为膻中之阳所格，两阳相搏，是为结胸，结胸为实邪；发于阴者，从无热恶寒而来，否则寒多热少者，下则虚邪上逆，亦为膻中之阳所拒，阴阳互结，是为痞，痞为虚邪。

张云：病发于阳者，太阳表证误下，邪结于胸也；病发于阴者，皆是内挟痰饮，外感风寒，中气先伤，所以汗下不解而心下痞也。或言中风为阳邪，伤寒为阴邪。方、喻、《金鉴》皆然。安有风伤卫气，气受伤而反变为结胸；寒伤营血，血受伤而反成痞之理？复有误认直中阴寒之阴，下早变成痞者，则阴寒本无实热，何得有下早之变？设阴结阴躁而误下之，立变危逆，恐不至于成痞，停日待变而死也。

丹云：按：发于阳、发于阴，成氏、程氏、钱氏，皆原于《太阳上篇》第八条之义。然所谓阴，非少阴直中之谓，但是寒邪有余，后世所谓挟阴之证。若果直中纯阴，则下之有不立毙者乎？张氏所论，虽似于经旨未明切，而验之病者，往往有如此者，故并采而录之。张兼善驳成氏，以阴阳为表里。柯氏亦以为外内。周氏则云：发于阴者，洵是阴证，但是阳经传入之邪。皆不可从也。

《总病论》曰：发热恶寒，为发于阳，误下则为结胸。无热恶寒，为发于阴，误下则为痞气。丹按：成注原于此。

《病源候论》：结胸者，谓热毒结聚于心胸也。否则心下满也，按之自软，但气否耳，不可复下也。又：痞者，塞也，言腑脏否塞，不宣通也。《释名》曰：痞，否也，气否结也。《说文》徐曰：痞，病结也。《直指方》曰：乾上坤下，其卦为否。阳隔阴而不降，阴为阳而不升，此否之所以痞而不通也。《伤寒百问·经络图》曰：但满而不痛者为痞，任人揉按，手不占护，按之且快意。

结胸者，项亦强，如柔痓状，下之则和，宜大陷胸丸。《玉函》《千金翼》"项"前有"其"字。痓，《玉函》《脉经》作"痉"，是。

成云：结胸病项强者，为邪结胸中。胸膈结满，心下紧实，但能仰而不能俯，是项强也。

程云：夫从胸上结硬，而势连甚于下者，大陷胸汤不容移易矣。若从胸上结硬，而势连甚于上者，缓急之形既殊，则汤丸之制稍异。结胸而至项亦强，如柔痓状，知邪液布满胸中，升而上阻，更不容一毫正液和养其筋脉矣。胸邪至此，紧逼较甚，下之则和。去邪液，即所以和正液也。改大陷胸汤为大陷胸丸，峻治而行以缓，得建瓴之势，而复与邪相当，是其法也。

柯云：头不痛而项犹强，不恶寒而头汗出，故如柔痓状。

大陷胸丸方

大黄半斤　葶苈子半升。熬　芒硝半升
杏仁半升。去皮尖，熬黑

上四味，捣筛二味，纳杏仁、芒硝，合研如脂，和散。取如弹丸一枚，别捣甘遂末一钱匕，白蜜二合，水二升，煮取一升，温顿服之。一宿乃下，如不下更服，取下为效。禁如药法。白蜜二合，《玉函》《千金》并《翼》《外台》作"一两"。

钱云：大黄、芒硝、甘遂，即大陷胸汤。白蜜一合，亦即十枣汤中之大枣十枚也。增入葶苈、杏仁者，盖以胸为肺之所处，膻中为气之海，上通于肺而为呼吸。邪结胸膈，硬满而痛，气道阻塞，则有少气躁烦，水结胸胁之害，故用葶苈、甘遂，以逐水泻肺，杏仁以利肺下气也。所用不过一弹丸，剂虽大而用实少也，和之以白蜜，药虽峻而佐则缓。岂如承气、陷胸汤之"人行十里二十里"之迅速哉！

吴氏曰：凡云圆者，皆大弹圆，煮化而和滓服之也。后抵当圆、理中圆同。凡云弹丸及鸡子黄者，以四十梧桐子准之。丹按：出《本草序例》。

《千金方·秘涩门》：本方不用甘遂，蜜丸如梧子大，服七丸，名练中丸。主宿食不消，大便难。《肘后方》名承气丸。

庞氏《总病论》曰：虚弱家，不耐大陷胸汤，即以大陷胸丸下之。

结胸证，其脉浮大者，不可下，下之则死。

喻云：胸既结矣，本当下以开其结。然脉浮大，则表邪未尽，下之，是令其结而又结也，所以主死。此见一误，不堪再误也。

兼云：脉浮大，心下虽结，其表邪尚多，未全结也。若辄下之，重虚其里，外邪复聚而必死矣。柴胡加桂枝干姜汤，以和解之。

丹云：汪氏引《补亡论》常器之云：可与增损理中丸，如未效，用黄连、巴豆捣如泥，封脐上，灼艾灸热，渐效。此盖脏结治法，恐与此条证不相涉也。汪氏以为不可用，是矣。

又云：按方氏、钱氏、程氏，以大为虚脉，恐非是也。

结胸证悉具，烦躁者亦死。《玉函》"烦"作"而"。

喻云："亦"字承上。

成云：结胸证悉具，邪结已深也。烦躁者，正气散乱也。邪气胜正，病者必死。

程云：此时下之则死，不下亦死，唯从前失下，至于如此。须玩一"悉"字。

太阳病，脉浮而动数，浮则为风，数则为热，动则为痛，数则为虚。头痛发热，微盗汗出，而反恶寒者，表未解也。医反下之，动数变迟，膈内拒痛，原注：一云头痛即眩。胃中空虚，客气动膈，短气躁烦，心中懊憹，阳气内陷，心下因硬，则为结胸，大陷胸汤主之。若不结胸，但头汗出，余处无汗，剂颈而还，小便不利，身必发黄。膈内拒痛，《玉函》《脉经》《千金翼》作"头痛即眩"。客气，《外台》作"客热"。余处，《玉函》《脉经》作"其余"，《全书》脱"处"字。剂，《脉经》《千金翼》作"齐"。"黄"后成本有"也"字。袁表、沈际飞本《脉经》有"属柴胡栀子汤"六字。《金鉴》云："数则为虚"句，疑是衍文。是也。心下因硬，程本作"心中因硬"，非也。

成云：动、数，皆阳脉也，当责邪在表。睡而汗出者，谓之盗汗，为邪气在半表半里，则不恶寒。此头痛发热，微盗汗出，及恶寒者，表未解也，当发其汗。医反下之，虚其胃气，表邪乘虚则陷。邪在表则见阳脉，邪在里则见阴脉，邪气内陷，动数之脉，所以变迟。而浮脉独不变者，以邪结胸中，上焦阳结，脉不得而沉也。客气者，外邪乘胃中空虚入里，结于胸膈。膈中拒痛者，客气动膈也。《金匮要略》曰：短气不足以息者，实也。短气躁烦，心中懊憹，皆邪热为实。阳气内陷，气不得通于膈，壅于心下，为硬满而痛，成结胸也，与大陷胸汤，以下结热。若胃中空虚，阳气内陷，不结于胸膈，下入于胃中者，遍身汗出，则为热越，不能发黄。若但头汗出，身无汗，剂颈而还，小便不利者，热不得越，必发黄也。

方云：太阳之脉本浮，动数者，欲传也。"浮则为风"四句，承上文以释其义。"头痛"至"表未解也"，言前证。然太阳本自汗而言微盗汗，本恶寒而言反恶寒者，稽久而然也。"医反下之"至"大陷胸汤主之"，言误治之变与救变之治。膈，心胸之间也；拒，格拒也。言邪气入膈，膈气与邪气相格拒而为痛也。空虚，言真气与食气，皆因下而致亏损也。客气，邪气也；阳气，客气之别名也。以本外邪，故曰客气；以邪本风，故曰阳气。里虚而陷入，故曰内陷。

汪云：夫曰膈内，曰心中，曰心下，皆胸之分也，名曰结胸，其邪实陷于胃。胃中真气虚，斯阳邪从而陷入于胸，作结硬之形也。《补亡论》常器之云：发黄者，与茵陈蒿汤。煎茵陈浓汁，调五苓散，亦可。

丹云：按"客气"，《外台》作"客热"，知是阳气，乃阳热之邪气也。

又云：《证治准绳》载朱震亨说云：胃中空虚，短气烦躁，虚之甚矣，岂可迅攻之乎？以栀子豉汤，吐胸中之邪而可也。钱氏则称朱氏不善读书者，因历举七条，以辨其误，可谓至当矣。文繁，今省之。

钱氏云：表未解，乃桂枝汤证也。窃疑当是柴胡桂枝汤证。又云：动数之脉，变迟之后，阳邪已陷，岂尚有浮脉乎？必无浮脉再见之理矣。

《明理论》曰：伤寒盗汗，非若杂病者之责其阳虚而已，是由邪在半表半里使然也。何者？若邪气一切在表干卫，则自汗出。此则邪气侵行于里，外连于表邪，及睡则卫气行于里，乘表中阳气不致，津液得泄，而为盗汗。亦非若自汗有为之虚者，有为之实者。其于盗汗，悉当和表而已。

大陷胸汤方

大黄六两，去皮。《千金》及《翼》无"去皮"二字　芒硝一升　甘遂一钱匕。《千金》及《翼》《外台》"一"前有"末"字。成本脱"匕"字

上三味，以水六升，先煮大黄，取二升，去滓，纳芒硝，煮一两沸，纳甘遂末。温服一升，得快利，止后服。

成云：大黄谓之将军，以苦荡涤。芒硝一名硝石，以其咸能软坚。夫间有遂，以通水也。甘遂，若夫间之遂，其气可以直达透结，陷胸三物为允。汪按：甘遂，若夫间之遂。考《周礼》："凡治野，夫间有遂。"注云：自一夫至千夫之田，为遂，沟浍浍所以通水于川。遂者，通水之道也，广深各三尺曰遂。则是甘遂，乃通水之要药。陷胸汤中以之为君，乃知结胸证，非但实热，此系水邪结于心下故也。丹按：《周礼》："遂人，上地夫一尘，夫间有遂，遂上有径，十夫有沟。"郑玄注云：遂沟，皆所以通水于川也，遂深二尺，沟倍之。

钱云：大黄六两，汉之六两，即宋之一两六钱二分。李时珍云：古之一升，今之二合半。约即今之一瓯也。每服一瓯，约大黄五钱外。结胸恶证，理亦宜然，未为太过，况快利止后服乎？

《明理论》曰：胸为高邪，陷下以平之。故治结胸，曰陷胸汤。利药中此为快剂。伤寒错恶，结胸为甚，非此汤则不能通利。大而数少，取其迅疾分解结邪也。

柯琴《方论》曰：以上二方，比大承气更峻，治水肿痢疾之初起者甚捷。然必视其人之壮实者施之，如平素虚弱，或病后不任攻伐者，当念虚虚之祸。

《玉函》：又大陷胸汤方，桂枝四两，甘遂四两，大枣十二枚，瓜蒌实一枚去皮，人参四两。上五味，以水七升，煮取三升，去滓，温服一升。胸[①]中无坚，勿服之。《古方选注》曰：瓜蒌陷胸中之痰，甘遂陷经隧之水，以桂枝回护经气，以人参奠安里气，仍以大枣泄营，徐徐纵热下行，得成陷下清化之功。丹按：此方，大陷胸汤证而兼里虚者宜用也，故附载于此。又按：亦见《活人书》，分两少异。

《千金翼》陷胸汤：主胸中心下结坚，食饮不消方。甘遂、大黄各一两，瓜蒌、甘草各一两，黄连六两。上以水五升，煮取二升五合，分三服。《千金》无"甘遂"。

伤寒六七日，结胸热实，脉沉而紧，心下痛，按之石硬者，大陷胸汤主之。脉沉而紧，《玉函》作"其脉浮紧"。石硬者，《玉函》《脉经》《千金翼》作"如石坚"。

程云：结胸一证，虽曰阳邪陷入，然"阴阳"二字，从虚实寒热上区别，非从中风、伤寒上区别。表热盛实，转入胃腑，则为阳明证；表热盛实，不转入胃腑，而陷入膈，则为结胸证，故不必误下始成。伤寒六七日，有竟成结胸者，以热已成实，而填塞在胸也。脉沉紧，心下痛，按之石硬，知邪热聚于此处矣。不因下而成结胸者，必其人胸有燥邪，以失汗而表邪合之，遂成里实。此处之紧脉，从痛得之，不作寒断。

魏云：六七日之久，表寒不解，而内热大盛，于是寒邪能变热于里。在胃则为传阳明，在胸则为结胸矣。入胃则为胃

---

① 胸：原作"陷"，据《皇汉医学丛书》本改。

实，入胸则为胸实。实者，邪热已盛而实也。

兼云：下早结胸，事之常；热实结胸，事之变。所入之因不同，其证治则一理而已。

伤寒十余日，热结在里，复往来寒热者，与大柴胡汤。但结胸无大热者，此为水结在胸胁也。但头微汗出者，大陷胸汤主之。《玉函》无"也但"二字。

喻云：治结胸之证，取用陷胸之法者，以外邪挟内饮搏结胸间，未全入于里也。若十余日热结在里，则是无形之邪热蕴结，必不定在胸上。加以往来寒热，仍兼半表，当用大柴胡汤，以两解表里之热邪，于陷胸之义无取矣。无大热，与上文热实互意。内陷之邪，但结胸间，表里之热，反不炽盛，是为水饮结在胸胁。其人头有微汗，乃邪结在高，而阳气不能下达之明征。此则主用大陷胸汤，允为的对也。后人反谓结胸之外，复有水结胸一证，丹按：《活人书》另用小半夏加茯苓汤。可笑极矣！

程云：热尽入里，表无大热矣。无大热，更无往来之寒可知。

钱云：若是水饮，必不与热邪并结，则大陷胸方中，何必有逐水利痰之甘遂乎？可谓一言破惑。

太阳病，重发汗而复下之，不大便五六日，舌上燥而渴，日晡所小有潮热，原注：一云日晡所发心胸大烦。从心下至少腹硬满而痛不可近者，大陷胸汤主之。所，《玉函》无；《千金翼》作"如"；《千金》作"日晡有小潮热，心胸大烦，从心下"云云，盖原于《小品》文；《内台方议》"所"后补"发"字；《总病》"所"作"则"。

喻云：不大便，燥渴，日晡潮热，少腹硬满，证与阳明颇同，但小有潮热，则不似阳明大热，从心下至少腹手不可近，

则阳明又不似此大痛，因是辨其为太阳结胸兼阳明内实也。缘误汗复误下，重伤津液。不大便而燥渴潮热，虽太阳阳明，亦属下证。但痰饮内结，必用陷胸汤，由胸胁以及胃肠，荡涤始无余。若但下肠胃结热，反遗胸上痰饮，则非法矣。

钱云：日晡，未申之时也。所者，即书云"多历年所"之"所"也。邪从太阳误入阳明，故从心上至少腹，无少空隙，皆硬满而痛，至手不可近也。

丹云：《证治准绳》：朱震亨云：汗下之后，表里俱虚矣。不大便五六日，可见津液之耗。今虽有硬痛，而可以迅攻之乎？调胃承气缓取之乎？此乃与前用栀子豉汤之见同矣。皆坐不熟经旨故也。

又云：舌上燥干而渴，与脏结之舌上滑白，大分别处。

铁樵按：《伤寒论》至《太阳下篇》，各家注释，几乎无一而可。今之医家所赖者，即是各注。注既无一不模糊，斯医者亦无一不模糊，而伤寒论乃仅存半部矣！结胸一证，余反复推敲，亘七八年，迄不能得其要领。盖其所言之病状，与其所处之方药，证之实验，轻重不侔，不可据以为法。试推论之如下：太阳病，表邪未解而下之，按之痛者，结胸也。所按之处，既云结胸，自是胸脘，不烦解释。夫云"按之痛"，可知不按并不痛。既不痛，则不按时有何症状乎？百四二节云：膈内剧痛，胃中空虚，客气动膈，短气躁烦，心中懊憹，阳气内陷，心下因硬是也。所谓阳气内陷，即百三八节"病发于阳而反下之，热入因作结胸"之文。曰热入因作结胸，未结胸时，热在表也。热在表，所谓太阳病，胸中本不病，故云胃中空虚。客气者，外热也。客气动膈，谓客热自外而入。凡文字两句相连，有填入一句，以明其所欲言之意义者，所欲言句为

主句，填入一句为宾句。宾句专为显明主句而设，别无何种关系，此例不胜枚举。"胃中空虚，客气动膈"二句，既是此种。因胃中空虚，故客气动膈。明病本在表，因误下之，故遂自外入内也，故"胃中空虚"句，无须凿解。然则短气躁烦，心中懊憹，阳气内陷，心下因硬，所谓结胸证也。百三六节之"寸脉浮关脉沉"，百四二节之"动数变迟"，百四三节之"脉沉而紧者，结胸之脉也"，百四一节"结胸证悉俱"，自是指上列各证。乃继之曰"躁烦者亦死"，则殊可疑。因结胸症，本有"短气躁烦"句，乃百四二节不言死，百四一节独言死，何也？结胸之脉，推究其理，有可得而言者，关上所以候胸中，寸口所以候上膈，浮以候外，沉以候里。太阳病误下，脏气为药所伤，则病之重心反在内而不在外，营卫之行乱，而胸中乃窒痛，而为结胸。若问脏气何以受伤，则因药与病不相当之故。病中所以能受悍药者，为有病当之。今病在躯体之外层，而药攻躯体之里面，故云误下。里面无病，故云胃中空虚。诛伐无罪，体温血液均奔集里面，以事救济，此所以结也。病在外，浮脉应之；病在里，沉脉应之。重心在头与咽喉、上膈，寸脉应之；重心在腹部、小腹、腰膝胫踝，尺脉应之；重心在胸中，关脉应之。此所以关脉沉，其寸脉浮者。太阳病误下，虽变为结胸症，乃是太阳病之外，加一结胸症。其本有之太阳病，初不因误下而罢，所以浮也。寸口所以独浮者，亦非寸脉应太阳之谓。盖太阳病，寸关尺三部皆浮，因结胸之势暴，关脉猝然见沉，寸脉不随之俱沉而已。故"寸脉浮，关脉沉"两句，所重者只在"关脉沉"一句。不及于尺脉者，即因主要在关脉之故。然则结胸之为病，与小孩热病之误服回春丹等药

者相等，断非大陷胸汤丸所可疗治。参观《药盦医案》第三则。鄙人尝谓发热而手足微寒，是体温奔集里层之故，经文之客气动膈，实即此意。百三九节云"结胸者，项亦强，如柔痉状，下之则和"，非谓项强当下，谓如柔痉状当下也。结胸而状如柔痉，实因胃中热实，胃神经起变化，影响运动神经而显抽搐症状，如是者，固当下。观"如柔痉状当下"，则不如柔痉状，岂得妄下？况甘遂力量猛于大黄十倍，吾尝以治水肿之脉实者，每用一分，便得快利。水肿为大病，重于结胸亦不啻十倍，又况结胸之为病，本从误下来，更从而再下之乎？鄙人因其理不可通，迄未敢一用。观各注家之说，皆不过望文生义，初非经验有得之言，欲后之人盲从之，亦太难矣。故吾敢正告吾同学，宁缺此数页《伤寒论》，不得以人命供吾等试验也。如欲试验，未尝不可，须先自服，此亦欲度众生，须先自入地狱之义。吾尝因病而服甘遂，致须发尽白。又尝无病而服少许葶苈、犀角、羚羊各一次，致胸中如被石压，历久而后得瘥。故吾视葶苈、犀角、羚羊，皆敬而远之，此可供读者一粲者也。

又结胸、脏结、痞三项病，其证状、病理，经文不甚分明，注家解释，言人人殊。今人无所适从，恐无益而有害。今吾以意释之，虽不必便为定论，要亦研究之所许也。

结胸为热实，经文已明白言之；且是可下之证。是必表热内攻，膈中正气与病相抗，更挟食积，因而实硬剧痛。所谓胃中空虚者，谓胃中本无病，非谓胃中无食物。盖客热未入，胃气安其故。常只问太阳之病不病，不问胃中之虚与实。且常人肠实胃虚，胃实肠虚，肠胃更迭为虚实，断无肠胃同时并虚之理。故病而结，不于

肠即于胃，不但结胸如此，即病之传阳明者，亦是此理。惟其夹食，所以可下，此无可疑。所可疑者，在甘遂、葶苈之太峻耳。结胸之外，又有脏结之名。脏结之界说如何？仅百三六、三七两条，尤为不易捉摸。盖仅仅据此两条，不足识脏结证也。脏结之脉异于结胸者，为小、细、沉、紧。而百四十条云"结胸症，脉浮大者不可下"，是结胸之可下者，脉固细小。百六十条云"脉浮而紧而复下之，紧反入里，则作痞"，是痞脉亦沉紧。然则何者为脏结乎？注家之所以模糊影响，即因此故。愚按，脏结与结胸对待言之，结胸既是胃中空虚，因误下热入而结，是为腑病，则脏结是脏病。准《内经》之定义，所谓脏即阴证之谓，腑即阳证之谓。惟其结胸是阳证，所以可下；惟其脏结是阴证，所以不可下。然则脏结者，即后文之"少阴自利，而胸脘拒痛，如结胸状者"，是其症也。自来医案中，罕见脏结之证，则因脏结之界说未明，即遇此症，亦以少阴法治之，不名为脏结钦。至于胸痞，则较脏结为轻。病发于阳，而反下之，热入因作结胸；病发于阴，而反下之，因作痞。发于阳而误下，表热入里，与胃中之本有食物相结，是其病纯由外铄。发阴而误下之痞，并非热入，乃脏气格拒之故。所以格拒，因药力暴，胸中清旷之地，无端受攻，体工起而救济，失其故常，遂致痞满不适。是痞之为病，非风寒、食积，乃药误与本身气血互相格拒而成也。故结胸曰热入，痞不曰热入。

吴又可对于下症，有温邪到胃未到胃之辨。所谓到胃者，谓拒按、矢气、舌黄。其舌未黄者，谓之未到胃，不可攻下，而用槟榔、枳实、柴胡。《伤寒论》所谓阳明腑证，即是已化燥者，所谓阳明经证，即是已化热未化燥者。准此，则结

胸症，必是已化燥而舌黄之证。故脏结症有"舌上苔滑，不可攻"之文。"痞"字似非专名，不过一种见证，其病仍在阳分，与脏结迥然不同，不过其舌苔必不黄。有断然者，故胸痞症，不言可下。前人以开关利膈散治格食，其实格食之病，多半由于胃燥，有当用石斛者。开关利膈散，纯燥药，殊不宜。若施之于无热恶寒，下之太早之胸痞，则甚适当。即用吴又可达原饮，亦必能取效也。

凡吾以上所言，皆本诸经验与病理。所谓病理，亦即散见于《伤寒论》各节中者，非鄙人所杜撰。故吾所言者，字字可以施诸实用。各注望文生义，牵强附会，泰半①不可从也。大陷胸与十枣两条，皆极可疑，必不得已而用之，宁舍汤用丸，每服少许，以知为度，则孙思邈用毒药之方法也。他日论《千金方》，当申说其理。本篇因怀疑处颇多，故综合论之，不复逐节为说。

小结胸病，正在心下，按之则痛，脉浮滑者，小陷胸汤主之。《玉函》"病"作"者"，"滑"后无"者"字。

成云：心下硬痛，手不可近者，结胸也。正在心下，按之则痛，是热气犹浅，谓之小结胸。结胸，脉沉紧，或寸浮关沉。今脉浮滑，知热未深结，与小陷胸汤，以除胸膈上结热也。

王云：上文云硬满而痛不可近者，是不待按而亦痛也。此云按之则痛，是手按之然后作痛尔。上文云至少腹，是通一腹而言之，此云正在心下，则少腹不硬痛可知矣。热微于前，故云小结胸也。

喻云：其人外邪陷入原微，但痰饮素

① 泰半：犹大半、太半。过半数。《汉书·食货志上》："收泰半之赋。"颜师古注："泰半，三分取其二。"

盛，挟热邪而内结，所以脉见浮滑也。

小陷胸汤方

黄连一两。《玉函》作"二两"　半夏半升，洗　瓜蒌实大者一枚。成本作"一个"

上三味，以水六升，先煮瓜蒌，取三升，去滓，纳诸药，煮取二升，去滓。分温三服。"三服"后，《总病论》有"微解下黄涎即愈"七字，《活人书》《准绳》并同。

钱云：夫邪结虽小，同是热结，故以黄连之苦寒，以解热开结，非比大黄之苦寒荡涤也。邪结胸中，则胃气不行，痰饮留聚，故以半夏之辛温滑利，化痰蠲饮，而散其滞结也。瓜蒌实之甘寒，能降上焦之火，使痰气下降也。此方之制，病小则制方亦小，即《内经》所云"有毒无毒，所治为主"，适大小为制也。

《内台方议》曰：又治心下结痛，气喘而闷者。

汪昂《医方集解》：刘心山曰：结胸，多挟痰饮，凝结心胸，故陷胸、泻心用甘遂、半夏、瓜蒌、枳实、旋复之类，皆为痰饮而设也。

汪氏云：大抵此汤，病人痰热内结者，正宜用之。锡驹云：按汤有大小之别，症有轻重之殊，今人多以小陷胸汤，治大结胸症，皆致不救，遂诿结胸为不可治之证，不知结胸之不可治者，止一二节，余皆可治者也。苟不体认经旨，以致临时推诿，误人性命，深可叹也。

《伤寒直格》曰：瓜蒌实，惟剉其壳，子则不剉。或但用其中子者，非也。

《医学纲目》曰：工部郎中郑忠厚，因患伤寒，胸腹满，面黄如金色。诸翰林医官商议，略不定。推让曰：胸满可下，恐脉浮虚。召孙兆至，曰：诸公虽疑，不用下药，郑之福也，下之必死。某有一二服药，服之必瘥。遂下小陷胸汤，寻利，其病遂良愈。明日面色改白，京城人

称服。

又曰：孙主簿述之母，患胸中痞急，不得喘息，按之则痛，脉数且涩，此胸痹也。因与仲景三物小陷胸汤，一剂而和，二剂而愈。

《医垒元戎》：小陷胸汤，去半夏，加大黄。

《赤水玄珠》：徐文学三泉先生令郎，每下午发热，直至天明，夜热更甚。右胁胀痛，咳嗽吊疼，坐卧俱疼。医以疟治，罔效，逆予诊之。左弦大，右滑大搏指。予曰：《内经》云：左右者，阴阳之道路。据脉，肝胆之火为痰所凝，必强勉作文，过思不决，郁而为疼。夜甚者，肝邪实也。乃以仲景小陷胸汤为主，瓜蒌一两，黄连三钱，半夏二钱，前胡、青皮各一钱，水煎饮之，夜服当归龙荟丸。微下之，夜半痛止热退，两帖全安。

《医林集要》：加味陷胸汤，治壅热痞满，胸膈痛，或两胁痛。于本方加桔梗、黄芩、黄连、麦门冬，姜水煎，饥时服，利下黄涎即安。凡疟痢病后，余热留滞胸膈及有饮酒过度，胸结痛，亦宜服此，神效。一法只用小陷胸汤，加桔梗、枳壳，甚效。

《医学入门》：小调中汤，治一切痰火，及百般怪病，善调脾胃甚效。于本方加甘草、生姜。

《证治大还》：加味小陷胸汤秘方，治火动其痰，嘈杂。于本方加枳实、栀子。

《张氏医通》：凡咳嗽面赤，胸腹胁常热，惟手足有凉时，其脉洪者，热痰在膈上也，小陷胸汤。即本方。

铁樵按：小结胸正在心下，则大结胸不止心下。大结胸既不止心下，则与大承气症相似，惟不如阳明腑之壮热。又观陷胸汤与大承气之分别，可知大承气症重心在回肠，大陷胸症重心在脘下，此皆足与

前章互相发明者。观方中用黄连，则知小陷胸症皆属热者，不热则此方不适用，可知小结胸无寒证。既用半夏、瓜蒌实，则谓有饮亦是，古无痰字，饮即痰也。凡伤寒系热病胸闷者，用此方为副药颇效，惟属虚寒者当禁。又考《尊生方》：张兼善曰：从心下至少腹，石硬而痛不可近者，大结胸也。正在心下，未及腹胁，按之痛，未至石硬，小结胸也。形证之分如此。盖大结胸者，是水结在胸腹，故其脉沉紧；小结胸者，是痰结于心下，故其脉浮滑。水结宜下，故用甘遂、葶苈、硝黄等；痰结宜消，故用瓜蒌、半夏等。又陈士铎云：瓜蒌一物，乃陷胸之胜药，平人服之，必至心如遗落。然食结在胸，非硝、黄、枳、朴、槟榔等可祛，必得瓜蒌始能陷之。尤恐其过于下也，可加甘草留之。又王仆庄亦有瓜蒌实能洞穿心气之说，并可为小陷胸汤释疑辨惑。《尊生方》瓜、瓜蒌不分。

太阳病二三日，不能卧，但欲起，心下必结，脉微弱者，此本有寒分也。反下之，若利止，必作结胸；未止者，四日复下之，此作协热利也。《玉函》《脉经》《千金翼》"起"后有"者"字，作"此本寒也"，"反"前有"而"字，"四"后有"五"字，"复"后有"重"字，"协"作"挟"。《脉经》"不"上有"终"字。《外台》"寒分"作"久寒"。《神巧万全方》"分"作"故"，王本删"分"字。《金鉴》云：复下之，"之"字当是'利'字，上文利未止，岂有复下之理乎？细玩自知，是必传写之误。方云：末句"此"后，疑有脱误，是不必矣。

钱云：二三日，表邪未解，将入里而未入里之时也。不能卧，但欲起者，邪势搅扰，坐卧不宁之状也。若此，则知邪已在胸次之阳位矣。以尚未入胃，故知心下必结。必者，决词也。本文虽不言治法，以理推之，即栀子豉汤之类症也。若此症而脉见微弱者，其中气本属虚寒，尤为不

可下之证。而反下之，若利随下止，则陷入之邪，不得乘势下走，必硬结于胸中矣。若三日下之，而利未止者，第四日复下之，则已误再误，有不至中气不守，胃气下陷，以虚协热，而下利者乎？此所以重以为戒也。桂枝人参汤症，误下而利下不止，故因虚寒而成痞硬。此条误下利止，亦因虚寒而成结胸，均属太阳未解之证。一痞一结，似有虚实之殊，然脉微弱，而本有寒分者，其可竟以实热待之耶？"协热"二字，当与桂枝人参汤条，不甚相远也。

丹云：寒分，汪氏云"痰饮也"，以痰饮本寒，故曰寒分。然"分"字不成义，当从《外台》而作"久寒"，或依《玉函》等删之亦得。"协热"之"协"，成本作"恊"，并"挟"同，成注作"挟热利"。程氏云：里寒挟表热而下利，是曰协热。是也。况《玉函》等作"挟"，可为确证矣。方氏云：协，互相和同之谓。后世注家，多宗其说，不可从矣。

又云：此条结胸证，乃属虚寒。常器之云：可增损理中丸，方出《外台·天行病》。即理中丸加瓜蒌根、枳实、茯苓、牡蛎。云治下后虚逆，而气已不理，而毒复上攻，结于胸中。乃于此条症，为切当矣。协热利，成氏而降，皆云邪热下攻肠胃为热利，常氏主以白头翁汤。而此条曰脉微弱，曰有寒分，岂是热利耶？钱氏注：似于经旨不相戾也。

铁樵按：此条本不可解，钱注牵强之极，简直不知所云，不可从也。魏荔彤云"直中有寒，传经悉热。太阳结胸证与痞症，皆经误下而成，亦属风寒在表之邪，日久变热，遂成结聚。特风，阳邪，聚于高分；寒，阴邪，聚于低分。然风因、寒因，俱为已变热之邪，无异也。所以陷胸、泻心方内，俱有苦寒之味。大抵太阳

未误下，用辛温；已误下，用苦寒"云云。魏氏此说，本为解释《太阴篇》而发，若用以解释此节，实较钱说优胜。直中有寒，传经皆热，即吾所言体温反应之理。太阳病二三日，不能卧，但欲起，以经验言之，实即鄙谚所谓"竖头伤寒"。若问何以但欲起？仲景之意，以为是心下结之故。但观其但欲起，便可知其心下结，故曰"心下必结"。此非由误下而结，乃自结也。自结之治法若何？则有两途：其一，病人手足厥冷，脉乍紧，邪结在胸中，心中满而烦，饥不能食者，当须吐之。其二，脉浮大，心下反硬，有热属实者，当须攻之。此说本赵嗣真。余皆曾经验，成效颇良。今心下自结而脉微弱，则非复可吐、可攻之证。何以故？以脉微弱，非实热证，故曰"此本有寒分也"。"分"字，似当从万全，方作"故"字。此寒之所从来，即是太阳受病，尚未化热之寒，即是有寒便不当下，而乃下之，故云反。"若利止"三字，亦自有说。张元素注《太阴篇》第一条云：太阴本证，惟腹满自利而已。若邪迫于上，则吐而食不下也。若邪迫于下，则利甚而腹满也。上下相迫，必上下交乱，胃中空虚，法只可行温散之剂，其病自痊。若误下之，必在下之邪去，而在上之邪陷，有不至于胸下结硬者哉？经文《太阴篇》第一条云：腹满而吐，食不下，自利益甚，时腹自痛，若下之，必胸下结硬。以彼证此，是本条不能卧，但欲起之下，尚有省文"自利"两字。下之而在下之邪去，在上之邪陷，故云"若利止，必结胸"。结胸证具，当然是用陷胸，倘然下之而利不止，是在上者不结，在下者不去，此可于第四五日再下之。何以可再下？因为寒已化热之故，故又自下注脚曰"此作协热利也。"如此解释，较为妥当，而与钱氏

之说，完全相反，与丹氏所引各注亦不同。各注实不圆满，故为之征引旧说，纠正之如此。

太阳病下之，其脉促，原注：一作纵。不结胸者，此为欲解也。脉浮者，必结胸；脉紧者，必咽痛；脉弦者，必两胁拘急；脉细数者，头痛未止；脉沉紧者，必欲呕；脉沉滑者，协热利；脉浮滑者，必下血。《玉函》《脉经》"脉"前并有"其"字，"协"作"挟"。

钱云：此条详言误下之脉证，以尽其变。误下之后，脉促，既不能盛于上而为喘汗，亦不至陷于内而为结胸。脉虽促，而阳分之邪，已自不能为患，是邪势将衰，故为欲解，此误下之侥幸者也。若脉仍浮者，可见表邪甚盛，不为下衰，将必乘误下之里虚，陷入上焦清阳之分，而为结胸矣。若脉见紧者，则下后下焦之虚阳，为少阴之阴寒所逼，循经上冲，必作咽痛也。脉弦者，邪传少阳。经云：尺寸俱弦者，少阳受病。少阳之脉循胁，故云必两胁拘急。脉细数者，细则为虚，数则为热。下后虚阳上奔，故头痛未止。若脉见沉紧，则为下后阳虚，致下焦阴邪上逆而呕也。沉为在里，沉主下焦，滑为阳动，滑主里实，误下之后沉滑，热在里而仍挟表，水谷下趋，随其误下之势，必为协热下利也。若脉浮滑，阳邪止在阳分，而邪热下走，扰动其血，故必下血也。

《鉴》云：咽痛，少阴寒热俱有之证也。咽干肿痛者为热，不干不肿而痛者为寒。故少阴论中，有甘桔汤、通脉四逆汤二治法也。

锡云：不曰必头痛，而曰头痛未止者，以见太阳原有之头痛，因脉细数，而未止也。

程云：据脉见证，各著一"必"字，见势所必然。考其源头，总在太阳病下之

而来。故虽有已成坏病、未成坏病之分，但宜以活法治之，不得据脉治脉，据证治证也。

丹云：脉浮者，必结胸，王日休云"桂枝去芍药汤"。脉紧者，必咽痛者，王日休云"甘草汤"，汪氏云"桔梗汤"更妙。脉弦者，两胁拘急者，王日休云"小柴胡加桂枝"。脉细数者，头痛未止，王日休云"当归四逆汤"，常器之云"可葱须汤"。脉沉紧者，必欲呕，王日休云"甘草干姜汤"，常器之云"七物黄连汤"。脉沉滑者，协热利，王日休云"白头翁汤"。脉浮滑者，必下血，芍药甘草汤加秦皮。常氏云"可与《类要》柏皮汤"。汪氏云"愚以临证用药，亦当活变，古方不宜执也"。

《鉴》云：脉促当是脉浮，始与"不结胸为欲解"之文义相属。脉浮当是脉促，始与论中"结胸胸满"同义。脉紧当是脉细数，脉细数当是脉紧，始合论中二经本脉。脉浮滑当是脉数滑，浮滑是《论》中白虎汤证之脉，数滑是《论》中下脓血之脉，细玩诸篇自知。

丹按：《金鉴》所改，未知旧文果如是否？然此条以脉断证，文势略与《辨》《平》二脉相似，疑非仲景原文。柯氏删之，可谓有所见矣。

铁樵按：此节当从《金鉴》改订者为是，否则于理不可通。且全书自乱其例，即全书之脉皆不可为训矣。读者第参之《脉学讲义》，自能了然。

病在阳，应以汗解之，反以冷水潠之，若灌之，其热被劫不得去，弥更益烦，肉上粟起，意欲得水，反不渴者，服文蛤散。若不瘥者，与五苓散。潠，《全书》《脉经》《千金翼》作"噀"，程、钱亦同。《玉函》《脉经》无"冷"字。《脉经》《外台》无"被"字，"劫"作"却"。《玉函》《脉经》《外台》无"弥更"

二字，"肉"作"皮"。此条旧与小陷胸白散合为一条，今从张氏、周氏、柯氏及《金鉴》，分为二条。喻氏、魏氏并缺此条及白散条，可疑。

汪云：病在阳者，为邪热在表也，法当以汗解之，医反以冷水潠之。潠者，口含水喷也。若灌之，灌，浇也，灌则更甚于潠矣。表热被水止劫，则不得去，阳邪无出路，其烦热必更甚于未用水之前矣。弥更益者，犹言甚之极也。水寒之气，客于皮肤，则汗孔闭，故肉上起粒如粟也。意欲饮水不渴者，邪热虽甚，反为水寒所制也。先与文蛤散，以解烦导水。若不瘥者，水寒与热相搏，下传太阳之腑，与五苓散，内以消之，外以散之，乃表里两解之法也。

《伤寒类方》曰：此热结在皮肤肌肉之中，不在胃口，故欲饮而不渴。文蛤取其软坚逐水。

文蛤散方

文蛤五两

上一味，为散，以沸汤和一方寸匕服，汤用五合。一方寸匕，成本作"一钱匕"。《玉函》"和"后有"服"字，无"服"以后五字。

方云：文蛤，即海蛤之有文理者。

王云：文蛤，即海蛤粉也，河间、丹溪多用之，大能治痰。

钱云：文蛤，似蛤而背有紫斑，即今吴中所食花蛤，俗误呼为苍蠃，或昌蛾者是也。

丹云：沈括《梦溪笔谈》曰：文蛤，即今吴人所食花蛤也，其形一头小一头大，壳有花斑的便是。王氏以海蛤粉为文蛤，恐不然也。李时珍《本草》附方，收此方于文蛤条，而不载于海蛤条，其意可见也。

又云：文蛤，海蛤，其实无大分别。《神农本经》：海蛤，主治咳逆上气，喘息烦满。《唐本》云：主十二水满急痛，利膀胱、大小肠。甄权云：治水气浮肿，下小便。本方所用，皆取于此义。

丹云：柯氏云"文蛤一味为散，以沸汤和方寸匕，汤用五合"，此等轻剂，恐难散湿热之重邪，弥更益烦者。《金匮要略》云：渴欲得水而贪饮者，文蛤汤主之。兼治微风脉紧头痛。似可移彼方补入于此。其方麻黄汤去桂枝，加文蛤、石膏、姜、枣，此亦大青龙之变局也。此说颇有理，故附载此。文蛤汤，出《呕吐哕下利篇》。又《消渴篇》：渴欲饮水不止者，文蛤散主之。即与本方同。

《古方选注》曰：文蛤，取用紫斑纹者，得阴阳之气，若黯色无纹者，饵之令人狂走赴水。

《金鉴》曰：文蛤，即五倍子也。丹按，《三因方》云：文蛤，即五倍子，最能回津。然此是海蛤，非五倍子，性味不同，《金鉴》乃袭其误耳。

铁樵按：文蛤散，不知是否有讹误。吾尝用海蛤壳治消症，有小效，于伤寒未曾试验。五苓散理宜有效。又本条是当日时医手笔，大约自仲景书公布之后，冷水潠灌之法已共知其非，无用之者。然在今日西医之用冰，与时医之滥用甘凉遏抑，其弊正同。肉上起粟与滥用石斛之后出白痦者，病能亦正相同，以白痦与肤粟皆汗腺与神经末梢变化也。本节之五苓散利水而兼解肌，文蛤散之用，主意亦在解烦导水。不问肤之粟不粟，是吾侪之治热郁不达而成白痦之症，只当解郁热，不当问白痦，此甚易晓之理也。时医方案往往有"白痦已透"字样，其语气似以白痦之透归功于药，是何异以肤粟归功于潠水邪？

寒实结胸，无热证者，与三物小陷胸汤。白散亦可服。原注：一云与三物小白散。《玉函》《千金翼》无"陷胸汤"及"亦可服"三字，作"与三物小白散"。《金鉴》云：无热证之后"与三

物小陷胸汤"，当是"三物白散"，"小陷胸汤"四字必是传写之误。桔梗、贝母、巴豆三物，其色皆白，有三物白散之义，温而能攻，与寒实之理相属。小陷胸汤乃性寒之品，岂可以治寒实结胸之证乎？"亦可服"三字，亦衍文也。柯氏改作"三白小陷胸汤，为散亦可服"。丹按：《金鉴》改订是。

《鉴》云：结胸证，身无大热，口不燥渴，则为无热实证，乃寒实也，与三物白散。然此证脉必当沉紧。若脉沉迟，或证见三阴，则又非寒实结胸可比，当以枳实理中丸治之矣。

郑云：水寒结实在胸，则心阳被据，自非细故，用三物白散，下寒而破结，皆不得已之兵也。

《总病论》曰：寒实结胸，无热症者，与三物白散。注云：小陷胸者，非也。

《伤寒类方》曰："结胸皆系热陷之症，此云寒实，乃水气寒冷所结之痰饮也。《活人书》云"与三物白散"，无"小陷胸汤亦可用"七字，盖小陷胸寒剂，非无热之所宜也。

《医方考》云：此证或由表解里热之时，过食冷物，故令寒实结胸。然必无热证者为是。

白散方

桔梗三分　巴豆一分，去皮、心，熬黑，研如脂。《玉函》作"六铢"，无"如脂"字　贝母三分。《玉函》"桔梗、贝母各十八铢"。

上三味为散，纳巴豆，更于白中杵之，以白饮和服。强人半钱匕，羸者减之。病在膈上必吐，在膈下必利。不利，进热粥一杯，利过不止，进冷粥一杯。身热皮粟不解，欲引衣自覆，若以水潠之、洗之，益令热劫不得出。当汗而不汗则烦，假令汗出已，腹中痛，与芍药三两，如上法。冷粥一杯，《千金翼》注：一云冷水一杯。"身热皮粟"以后四十九字，《玉函》《外台》并无，钱本、柯本亦删之，为是。锡驹亦同。志聪删"病在

膈上"以后七十六字。

钱云：寒实结于胸中，水寒伤肺，必有喘咳气逆，故以苦梗开之。贝母入肺解结，又以巴豆之辛热有毒，斩关夺门之将，以破胸中之坚结。盖非热不足以开其水寒，非峻不足以破其结实耳。

柯云：白饮和服者，甘以缓之，取其留恋于胸，不使速下耳。散者，散其结塞，比汤以荡之更精也。"身热皮粟"一段，使人难解，今从删。

汪云：不利进热粥，利不止进冷粥者，以热能助药力，冷能解药力也。

锡云：巴豆性大热，进热粥者，助其热性以行之也，进冷粥者，制其热势，以止之也。俱用粥者，助胃气也。

丹云：本草徐子才云：中巴豆毒者，用冷水。

《外台秘要》：仲景桔梗白散，治咳而胸满，振寒脉数，咽干不渴，时出浊唾腥臭，久久吐脓如米粥者，为肺痈。即本方，分两同。方后云：若利不止者，饮冷水一杯则定。

《伤寒类方》曰：古法二钱五分为一分。丹按：此宋以降事，今以一两为一钱，则一分为二分五厘。《类方》又云：半钱匕，今秤约重三分。

铁樵按：结胸无寒证之理，已详前章。然病固自有寒实之一种，故又出此条。经文"与三物小陷胸"两句，似误，当从《活人书》。方后"身热皮粟不解"以下亦误，详其语气，似当在百四九节文蛤散方后。然仍有错误，未能吻合，只可阙疑。

太阳与少阳并病，头项强痛，或眩冒，时如结胸，心下痞硬者，当刺大椎第一间、肺俞、肝俞，慎不可发汗。发汗则谵语、脉弦，五日谵语不止，当刺期门。

"五"后，成本、《玉函》有"六"字。

《鉴》云：太阳与少阳并病，故见头项强痛，或眩冒，时如结胸，心下痞硬之证。而曰"或"、曰"时如"者，谓两阳归并未定之病状也。病状未定，不可以药，当刺肺俞，以泻太阳，以太阳与肺通也。当刺肝俞，以泻少阳，以肝与胆合也，故刺而俟之，以待其机也。苟不如此，而发其汗，两阳之邪，乘燥入胃，则发谵语。设脉长大，则犹为顺，可以下之。今脉不大而弦，五六日谵语不止，是土病而见木脉也，慎不可下，当刺期门，以直泻其肝可也。

汪云：当刺大椎第一间者，谓当刺大椎一穴，在第一椎之间，为背部中行之穴，乃手足三阳、督脉之会，先刺之，以泻太少并病之邪。

丹云：《金鉴》以大椎第一间为肺俞，其说原于成氏。果然，则当曰"第三间"。又《金鉴》载林澜说云"第一间，疑即商阳，在手食指内侧，此乃依二间、三间穴"而云尔者，尤属牵强。又按后条云"太阳少阳并病，心下硬，颈项强而眩者，当刺大椎、肺俞、肝俞，慎勿下之"，正与此条同义。

《本事方》曰：记一妇人，患热入血室证，医者不识，用补血调气药，涵养数日，遂成血结胸。或劝用小柴胡汤，予曰：'小柴胡用已迟，不可行也，无已则有一焉，刺期门穴，斯可矣。予不能针，请善针者治之，如言而愈。或者问云，热入血室，何为而成结胸也？予曰：邪气传入经络，与正气相搏，上下流行，或遇经水适来适断，邪气乘虚而入血室，为邪迫上入肝经，肝受邪，则谵言而见鬼，复入膻中，则血结于胸也。何以言之？妇人平居，水当养于木，血当养于肝也。方未受孕，则下行之以为月事，既妊娠，则中蓄之以养胎，及已产，则上壅之以为乳，皆血也。今邪逐血，并归肝经，聚于膻中，结于乳下，故手触之则痛，非汤剂可及，故当刺期门也。

《活人书》：海蛤散，治血结胸。海蛤、滑石、甘草炙各一两、芒硝半两。上为末，每服二钱，鸡子清调下。小肠通利，则胸膈血散，膻中血聚，则小肠壅，小肠壅，膻中血不行，宜此方。小便血数行，更宜桂枝红花汤，发汗则愈。

铁樵按：太阳病麻桂为主，所以驱外来之邪，其驱之法在发汗。少阳则不能发汗，所以不能发汗，因少阳是伏邪，若发汗，徒伤在内之阴液，与在外之卫气。此理已详第二十期《伤寒讲义》。本条为太阳少阳并病之证，亦不能发汗。并病者，太阳之病将并入少阳之谓，是即今人所谓转属病。既是转属病，虽太少两阳并见，而太阳已处宾位。因外表之邪，均将入于半表半里，而成纯粹之少阳证也。惟其少阳为主，故不可发汗。汗之，太阳之邪虽除，只是副病，液体因汗而少，心下愈痞硬，胸结，胃神经起变化。液少则神经失养，阴分既亏，热则愈炽，热炽则神经受炙，凡此皆可以致谵语，故曰慎不可发汗。据朱肱《活人书》云：伤寒结胸欲绝，心膈高起，手不得近。若下后而然者，谓之虚逆，当用积实理中丸。古今用之如神，可以应手而愈。是则一比较稳妥之法也。又魏荔彤云：考《图穴》，大椎为督脉之穴，居身后，肺俞、肝俞俱属膀胱之穴，次第由大椎而下，同居于背，是太阳行身后之道路也。于此三刺，皆所以泄太阳经表之邪，而于肺、肝、膀胱无涉。诸家牵附，总由不知刺三穴泄经邪之义耳。按：魏氏所谓肺、肝、膀胱，该期门而言。期门为足厥阴经穴，刺之所以泻肝者。计两穴，在巨阙穴旁，同身寸四寸五分。巨阙是任脉穴，在脐上，同身寸六寸五分。

据此，是刺可以导伏邪使出，而不伤阴液，与汗不同，故不可汗而可刺。

妇人中风，发热恶寒，经水适来，得之七八日，热除而脉迟身凉，胸胁下满，如结胸状，谵语者，此为热入血室也，当刺期门，随其实而取之。"其实"间，《玉函》《脉经》有"虚"字。取，成本作"写"。《脉经》"取之"后，有《《平病》云：热入血室，无犯胃气及上三焦。与此相反，岂谓药不谓针耶？"二十六字。

程云：妇人中风，发热恶寒，自是表证，无关于里。乃经水适来，且七八日之久，于是血室空虚，阳热之表邪，乘虚而内据之。阳入里，是以热除而脉迟身凉。经停邪，是以胸胁满如结胸状。阴被阳扰，是以如见鬼状而谵语。凡此热入血室故也。邪热入而居之，实非其所实矣，刺期门以泻之，实者去而虚者回，即泻法为补法耳。

汪云：热入血室，而瘀积必归于肝，故随其经之实，而用刺法以泻之也。成注反云"审看何经气实，更随其实而泻之"，殊出不解。邪传少阳，热入血室，故作谵语等证，仲景恐人误认为阳明腑实证，轻用三承气以伐胃气，故特出一刺期门法疗之。

丹云：血室，方氏云"为营血停留之所，经血集会之处，即冲脉，所谓血海是也"，诸家皆从其说。只柯氏云：血室，肝也。肝为藏血之脏，故称血室。以上并未见明据。陈自明《妇人良方》云：《巢氏病源》并《产宝方》并谓之胞门、子户。张仲景谓之血室。《卫生宝鉴》云：血室者，《素问》所谓女子胞，即产肠也。程序《医彀》云：子宫，即血室也。张介宾《类经附翼》云：子户者，即子宫也，俗名子肠，医家以冲任之脉盛于此，则月事以时下，故名之曰血室。又按：方注原于《明理论》。

铁樵按：血室之解释，诸家纷歧，竟无定义。《巢氏病源》最古，其说当有所本。柯氏竟谓指肝，其义亦长。肝为藏血之脏，已详《幼科讲义》，且期门是肝穴，胁下为肝之部位，殆柯氏所以有此主张之故。刺期门，所以泻肝，故曰随其实而取之，文义悉合，是可信也。

刺法今虽不传，其理则有可得而言者。盖刺之所以为泻，并非泻血。针锋所入本无血，即有血亦不过濡缕而止，何以能泻？盖针灸之理，亦利用体工之自然以疗病者。例如本节之所谓状如结胸者，即是血结。经水之来，本有其一定程序，因发热之故，乱其程序，血行不能循常轨，聚于胁下，则胁下觉满。何以聚于胁下？因是厥阴、少阳之经路也。肝胆之气条达，则血行通畅，不调达而郁结，斯聚矣。郁结之因有两种：其一，因环境之拂逆。观妇人月经不调，或月事竟不行，而成俗所谓干血痨者，其病因辄由于甚深之肝郁，可以证明血结之属肝。其二，即本论之柴胡证、抵当证及本节前节之刺期门。此皆由于外感发热，月事适行，因而成病。综观本论各条，是从少阳论治者，于是可得一公例，曰：由忧郁而来之血结，从肝治，由外感而来之血结，从胆治。胆者，肝之腑也。然则血室云者，殆古时医家之习惯语。仲景固未言是肝、是子宫，《巢源》谓是胞门、子户，柯氏释之为肝，两说固皆可通也。

妇人中风七八日，续得寒热，发作有时，经水适断者，此为热入血室，其血必结，故使如疟状，发作有时，小柴胡汤主之。

程云：前条之热入血室，由中风在血来之前，邪热乘血空而入之，室中略无血而浑是邪，故可用刺法，尽泻其实。此条之热入血室，由中风在血来之后，邪乘血半离其室而入之。血与热搏，所以结；正邪争，所以如疟状而休作有时。邪半实而血半虚，故只可用小柴胡为和解法。

方云：适来者，因热入室，迫使血来，血出而热遂遗也。适断者，热乘血来，而遂入之，与后血相搏，俱留而不出，故曰其血必结也。

志云：按"经水适断"四字，当在"七八日"之下。

钱云：小柴胡汤中，应量加血药，如牛膝、桃仁、丹皮之类。其脉迟身凉者，或少加姜、桂，及酒制大黄少许，取效尤速，所谓随其实而泻之也。若不应用补者，人参亦当去取，尤未可执方以为治也。按：热入血室，许叔微小柴胡汤加地黄，张璧加牡丹皮。杨士瀛云，小柴胡汤，力不及者，于内加五灵脂。

铁樵按：小柴胡之用，自来皆言和解，不知实所以疏达肝胆。以本条证前条，吾说乃益圆满。

妇人伤寒发热，经水适来，昼日明了，暮则谵语，如见鬼状者，此为热入血室，无犯胃气及上二焦，必自愈。明了，《脉经》作"了了"。"必"后，《玉函》《脉经》有"当"字。《脉经》注云："二"字疑。

成云：伤寒发热者，寒已成热也。经水适来，则血室空虚，邪热乘虚，入于血室。若昼日谵语，为邪客于腑与阳争也。此昼日明了，暮则谵语，如见鬼状，是邪不入腑，入于血室与阴争也。阳盛谵语则宜下，此热入血室，不可与下药，犯其胃气。热入血室，血结寒热者，与小柴胡汤，散邪发汗。此虽热入血室，而无血结寒热，不可与小柴胡汤发汗，以犯上焦。热入血室，胸胁满如结胸状者，可刺期门。此虽热入血室，而无满结，不可刺期门，犯其中焦。必自愈者，以经行则热随血去而下也，已则邪热悉除而愈矣。所为发汗为犯上焦者，发汗则动卫气，卫气出上焦故也。刺期门为犯中焦者，刺期门则动荣气，荣气出中焦故也。

方云：无，禁止之辞。犯胃气，言下也。必自愈者，言伺其经行血下，则邪热得以随血而俱出，犹之鼻衄、红汗，故自愈也。盖警人勿妄攻以致变乱之意。

丹云："胃气及上二焦"，方氏、程氏、汪氏并云"言汗吐也"。柯氏改作"上下焦"，盖僭妄耳。《脉经》疑之，似是。成氏以汗为小柴胡，且以刺期门为犯中焦，于义未妥。然亦无他明注，故姑揭成注尔。

又云：程林《金匮直解》曰："上章以往来寒热如疟，故用小柴胡以解其邪。下章以胸胁下满，如结胸状，故刺期门以泻其实。此章则无上下二证，似侍其经行血去，邪热得以随血出而解也。"

铁樵按：昼日明了，暮则谵语，蓄血固如此，阳明经腑证亦如此，体工上有此一种变化。又在阴虚肝王之人，往往昼则昏倦，夜则清明，与热病适相反，皆可以证天时与人体之关系。若问何以如此？注家以阴阳为说，未能丝丝入扣，余亦不能言其所以然之故。就经验言之，涉及血分者恒夜剧。谵语亦有可资研究者，古人分虚实两种：曰郑声、曰谵语，谵与谵义同。其实不足以尽之。非但有虚实，亦有重轻。实甚则谵语，阳明腑燥矢是也；虚甚则谵语，少阴证郑声是也；热甚则谵语，三阳合病之白虎证是也；蓄血则谵语，抵当汤证是也。实甚谵语，为有燥矢，腑气不通；虚甚谵语，为亡阳脉短，血不养筋；热甚则神经被炙；蓄血则脉管不通，其中复有交互作用。白虎证热盛是主因，汗多亦是副因；少阴证亡阳是主因，热不解亦是副因；阳明腑燥矢为主因，热壮乃副因；蓄血证一部分充血为主因，他部分

贫血为副因。治法只攻主因，亡阳用辛温回阳、敛汗，蓄血用抵当下血，热盛用白虎清之，矢燥用承气荡之是也。惟其有主因副因，错杂其间，故不易辨识。《活人书》云"仲景谓实则谵语，虚则郑声，世多不别，然亦相似难辨，须凭外证与脉别之"，即是因有主因，复有副因之故。吾侪苟能明主副因，更能知谵语所以然之故，虽病状疑似之间，不能淆惑。否则纵凭脉证，亦不能应付适当，此医学所以贵根本解决也。

抑不但如以上所述，等是发热，强者不必便谵语，虚则热不甚亦见。苟无积，热甚亦不必见，有积则见。等是蓄血，平日神经过敏者必更易见，是副因之中更有副因。尤不止此，谵语见鬼者，乃神经已乱，灼然可见之病证。若命此为病之程度已至七十分，则前乎此之六十分、五十分、四十三十分，虽未至谵语见鬼，亦有可见之病机。十年前，鄙人患病，奇重奇剧，病源是药盅、是肝气，见症则神经过敏，消化不良，脾脏肿大，脚肿、心跳、手颤、舌本亦强。而当病最剧时，往往发言不由自主，盖已有渐入癫痫范围之倾向。嗣后服龙胆泻肝及耆婆丸等，久之又久，便血数次，病乃渐愈。嗣又屡治他人便血之证，凡将便血，或血未尽之顷，留心体察其人言行，必小有异征，至血下已尽，则言动较为安详。然后悟得《伤寒论》"抵当证"及"妇人热入血室"各条所以然之故，否则仲景用抵当攻血，谓血下乃愈，其理极不可通。而妇人热入血室之证，必谵语如见鬼等，亦难知其故矣。《伤寒论》太阳篇下卷，千余年来，解人难索。痢疾肠穿孔，本是死证，与此各条不同。近有误引伤寒断为必愈。致此次腾之报章，以为取缔中医之口实，则不明伤寒原理之故也。

伤寒六七日，发热微恶寒，支节烦疼，微呕，心下支结，外证未去者，柴胡桂枝汤主之。支节，《玉函》作"肢节"。成本"柴胡"后有"加"字。

柯云：伤寒至六七日，正寒热当退之时，反见发热恶寒证，此表证而兼心下支结之里证，表里未解也。然恶寒微，则发热亦微，但肢节烦疼，则一身骨节不烦疼可知。表证微，故取桂枝之半；内证微，故取柴胡之半。此因内外俱虚，故以此轻剂和解之也。

王云：支节，犹云"枝节"，古字通也。支结，犹云"支撑而结"。南阳云：外证未解，心下妨闷者，非痞也，谓之支结。

丹云：方氏云：支节者，四肢百节也。若言百节，则似周身百节烦疼，此恐不然，当是四肢之关节烦疼，柯注为得。《明理论》曰：烦疼，即热疼。

又云：钱氏云：成氏曰：支，散也。王肯堂云：支结，支撑而结也，若训作散，则不能结矣。方注云：支结，言支饮搏聚而结也。喻氏云：心下支结，邪结于心下偏旁，不中正也。若谓支饮结于心下，梦语喃喃，吾不识支饮为何物也。诸说纷纷，略无定论，当以支撑之解为近是。

又按：《金鉴》云：支，侧也，小也。支结者，即心下侧之小结也。此解尤非。《伤寒百问·经络图》曰：心下妨闷者，非痞也，谓之支结。王冰曰：支，拄妨也。

又按：王说见《六元正纪》支痛注，为是。

柴胡桂枝汤方

桂枝去皮。成本、《玉函》"一两半" 人参一两半 半夏二合半，洗 大枣六枚，擘 柴胡四两 黄芩一两半 甘草一两，炙 芍药一两半 生姜一两半，切

上九味，以水七升，煮取三升，去滓。温服一升。本云：人参汤，作如桂枝法，加半夏、柴胡、黄芩，复如柴胡法。今用人参，作半剂。成本不见此方，载在第十卷，无"本云"二十九字，《玉函》同。

《鉴》云：不名桂枝柴胡汤者，以太阳外证虽未去，而病机已见于少阳里也，故以柴胡冠桂枝之上，意在解少阳为主，而散太阳为兼也。

《外台秘要》：疗寒疝腹中痛者，柴胡桂枝汤。即本方。

铁樵按：《金匮》支饮、悬饮之支，是指痰饮之停蓄两旁者。此处支结，当是胁下满之义。外证未去用桂枝，胁下满用柴胡，辞义明白，并无可疑之处。

伤寒五六日，已发汗，而复下之，胸胁满，微结，小便不利，渴而不呕，但头汗出，往来寒热，心烦者，此为未解也，柴胡桂枝干姜汤主之。

成云：伤寒五六日，已经汗下之后，则邪当解。今胸胁满，微结，小便不利，渴而不呕，但头汗出，往来寒热，心烦者，即邪气犹在半表半里之间，为未解也。胸胁满微结，寒热心烦者，邪在半表半里之间也。小便不利而渴者，汗下后亡津夜内燥也。若热消津液，小便不利而渴者，其人必呕。今渴而不呕，知非里热也。伤寒汗出则和，今但头汗出，而余处无汗者，津液不足，而阳虚于上也。与柴胡桂枝干姜汤，以解表里之邪，复津液而助阳也。

汪云：微结者，言其邪不甚，未入于腑，正当表里之间也。小便不利者，此因汗下之后，而津液少也。惟津液少，而非停饮，以故渴而不呕。但头汗出者，此热郁于经，不得外越，故但升于头而汗出也。

柴胡桂枝干姜汤方《外台》名小柴胡汤,右主疗系中篇第六十八条

柴胡半斤　桂枝三两,去皮　干姜二两。《全书》《外台》作"三两"　瓜蒌根四两　黄芩三两　牡蛎二两,煅。《全书》《外台》作"三两"　甘草二两,炙

上七味,以水一斗二升,煮取六升,去滓,再煎取三升,温服一升,日三服。初服微烦,复服,汗出便愈。

汪云:即小柴胡汤加减方也。据原方加减法云"胸中烦而不呕者,去半夏、人参,加瓜蒌实;若渴者,去半夏",兹者心烦渴而不呕,故去人参、半夏,加瓜蒌根四两。"若胁下痞硬,去大枣,加牡蛎",兹者胸胁满微结,即痞硬也,故去大枣,加牡蛎二两。"若心悸小便不利者,去黄芩,加茯苓",兹者小便不利,心不悸而但烦,是为津液少而躁热,非水蓄也,故留黄芩,不加茯苓。又云"若咳者,去人参、大枣、生姜,加五味子、干姜",兹不因咳,而以干姜易生姜者,何也?盖干姜味辛而气热,其用有二:一以辛散胸胁之微结,一以热济黄芩、瓜蒌根之苦寒,使阴阳和而寒热已焉。

《金匮要略·附方》:《外台》:柴胡桂姜汤,治疟寒多微有热,或但寒不热,服一剂如神。丹按:今《外台》无所考。《活人书》:干姜柴胡汤,妇人伤寒,经脉方来初断,寒热如疟,狂言见鬼。即本方,无黄芩。

铁樵按:凡用桂枝、干姜,皆病之感寒而未化燥者,若已化燥者,不可用。今所见伤寒五六日之后,鲜有不化燥者,此或由于气候关系,或由于饮食居处关系。若不问已否化燥,仅据经文疑似之间,率尔用之,无不败事。后人疑仲景书无用,皆因此故。头汗,诸家释为阳郁,因热郁于经,不得外越,故升于头。是成氏所谓

津液不足,阳虚于上,为头汗之真确原因矣。然有一疑问,柴胡为升阳之品,既头汗是热不得越,虚阳上升,何得更用柴胡升之?此非理论上不可通乎?凡稍涉疑似理不可通,则不得轻易尝试,此为吾侪业医者之紧要条件。然则苟非经文有误,非求其所以然之故不可。本论有"阳明病下血谵语者,此为热入血室,但头汗出者,刺期门,随其实而泻之,濈然汗出则愈"之文,是本节绝好注脚也。曰"刺期门,随其实而泻之",则刺期门之意义为泻肝。准吾前条所释,肝之猝病治少阳,则期门虽是泻肝,其实是疏达少阳。其"濈然汗出"句,对头汗出而言,谓遍身汗出也。疏泄少阳,即遍身汗出。执果以求因,是遍身汗不出,但头汗出者,即因少阳不得疏泄之故。惟其病在少阳,故可以用柴胡。非头汗可以用柴胡,则又何畏柴胡升阳哉?其阳微结一条主小柴胡,亦同一蹊径。此外又有栀豉症、茵陈蒿症,皆但头汗出。所以主栀豉,以懊憹为主;所以主茵陈者,以发黄为主,头汗是副症,故不注重也。吾于《伤寒广要》曾言"但头汗,脚踡,为少阴",乃举头汗之最危险者而言。学员某君举以为问,因略举各节释之如此。又暑温亦有但头汗,踡卧者,当从暑温治,不可从伤寒少阴治,亦不可不知。

伤寒五六日,头汗出,微恶寒,手足冷,心下满,口不欲食,大便硬,脉细者,此为阳微结,必有表,复有里也。脉沉,亦在里也。汗出为阳微结,不得复有外证,悉入在里,此为半在里半在外也。脉虽沉紧,不得为少阴病。所以然者,阴不得有汗,今头汗出,故知非少阴也,可与小柴胡汤。设不了了者,得屎而解。《玉函》"在里也"作"为病在里"。

知云:此言少阳病,有似少阴者,当

细辨其脉证也。

成云：伤寒五六日，邪当传里之时，头汗出，微恶寒者，表仍未解也。手足冷，心下满，口不欲食，大便硬，脉细者，邪结于里也。大便硬为阳结，此邪热虽传于里，然以外带表邪，则热结犹浅，故曰阳微结。脉沉虽为在里，若纯阴结，则更无头汗恶寒之表证。诸阴脉，皆至颈胸中而还，不上循头，今头汗出，知非少阴也。与小柴胡汤，以除半表半里之邪。服汤已，外证罢而不了了者，为里热未除，与汤取其微利则愈，故云得屎而解。

程云：半里之热，以怫郁不得外达，故头汗出。半表之寒，以持久不能解散，故微恶寒。两邪互拒，阳气郁滞而成结矣。唯其阳气郁而滞，所以手足冷，心下满，口不欲食，大便硬。既有结滞之证，便成结滞之脉，所以脉亦细。所云阳证似阴者，此其类也。凡脉细、脉沉、脉紧，皆阳热郁结之诊，无关少阴也。可见阳气一经郁结，不但阳证似阴，并阳脉似阴矣。只据头汗出一证，其人阳气郁结，必夹口苦、咽干、目眩而成。其余半在表证，但一审之微恶寒，而凡往来寒热等证，不必一具，即可作少阳病处治，与以小柴胡汤矣。得屎自解，即大柴胡与柴胡加芒硝汤，皆所当斟酌者耳。

丹云：汗出为阳微。锡驹云：汗出为太阳表气虚微，与阳微结之微不同。钱氏以为"阳微而结"与"汗出为阳微"同为阳气衰微之义，汪氏则并下阳微为阳微结之义，俱失之。《金鉴》云：脉细当是脉沉细。观本条下文，"脉沉亦在里也"之"亦"字自知。"脉虽沉紧"之"紧"字，当是"细"字，本条上文，并无"紧"字，如何说"虽沉紧"？"虽"字何所谓耶？必是传写之误。

又云：汪氏云：《补亡论》郭白云云：实者，大柴胡汤，虚者，蜜煎导之。其说甚是。而今推成氏之意，当是调胃承气汤。

《本事方》曰：有人患伤寒五六日头汗出，自颈以下无汗。手足冷，心下痞闷，大便秘结，或者见四肢冷，又汗出满闷，以为阴证。予诊其脉，沉而紧。予曰：此证诚可疑。然大便结，非虚结也，安得为阴？脉虽沉紧为少阴，多是自利，未有秘结者。予谓此正半在里半在表，授以小柴胡得愈。仲景称"伤寒五六日，头汗出"云云，此疾证候同，故得屎而解也。

铁樵按：本条自"伤寒五六日"句起，至"脉沉亦在里也"止，文字虽简，直有绘影绘声之妙，非屡诊此病者不知。"阴不得有汗，今头汗出，故知非少阴"三句，不得凿解。少阴明明有但头汗出者，不过少阴之头汗，张景岳、王肯堂均谓之"脱汗"，是即亡阳。亡阳者，阳扰于外，阴争于内，此虽有汗，当不名为汗，大约《内经》所谓"绝汗乃出"者是。丁[1]此之时，医者之目光，所注者在脱绝。盖病至于此，目光必异常，呼吸不续，脉必或沉、或细、或硬、或乱，面色或灰败、或戴阳，舌色或干枯、或鲜明如锦。凡此种种，皆脏气垂绝之象，医者所注意，当在此等处。虽头汗，岂复得与寻常汗出相提并论？故此处直言阴不得有汗。因本条病证不过少阳，与阴证相差甚远。仲景以此为说，弦外之音正多妙谛。若死煞句下，以阴不得有汗为疑，便去题万里矣。此非余之曲说，学者他日至成功境界，自能领会。史公谓九方皋相马，在牝牡骊黄之外[2]，吾于此节文字，亦觉有

---

① 丁：当，遭逢。

② 九方皋……之外：谓对待事物要抓住本质特征，不能为表面现象所迷惑。典出《列子·说符》。九方皋，春秋时相马家。

如此蹊径也。

伤寒五六日，呕而发热者，柴胡汤证具，而以他药下之，柴胡证仍在者，复与柴胡汤。此虽已下之，不为逆，必蒸蒸而振，却发热汗出而解。若心下满而硬痛者，此为结胸也，大陷胸汤主之。但满而不痛者，此为痞，柴胡不中与之，宜半夏泻心汤。《外台》此条作"太阳病下之，其脉促，不结胸者，此为欲解也。若心下满硬痛者，此为结胸也，大陷胸汤主之。但满而不痛者，此为痞，柴胡不中与之也，宜半夏泻心汤主之"。《玉函》"发热"后无"者"字，"已"作"以"，"但"作"若"，"不中与之"作"不中复与之也"。

志云：此节分三段：上段言柴胡证具，虽下不为逆，复可与柴胡汤；中段言下之而成结胸，大陷胸汤；下段言痞证但满不痛，不可与柴胡，而宜半夏泻心汤。

柯云：呕而发热者，小柴胡证也。呕多虽有阳明症，不可下。若有下症，亦宜大柴胡，而以他药下之误矣。误下后有二症者，少阳为半表半里之经，不全发阳，不全发阴，故误下之变，亦因偏于半表者成结胸，偏于半里者，心下痞耳。此条本为半夏泻心而发，故只以痛不痛，分结胸与痞，未及他症。

钱云：他药者，即承气之类，非有别药也。蒸蒸，身热汗欲出之状也。振者，振振然动摇之貌，即寒战也。以下后正气已虚，难于胜邪，故必战而后汗也。

魏云：结胸不言柴胡汤不中与，痞证乃言柴胡汤不中与者，何也？结胸证显而易认，痞证甚微难认，且大类于前条所言支结，故明示之意详哉！

半夏泻心汤方

半夏半升，洗。《外台》注：一方五两　黄芩　干姜　人参　甘草炙，各三两　黄连一两　大枣十二枚，擘。《玉函》作"十六枚"

上七味，以水一斗，煮取六升，去滓，再煎取三升，温服一升，日三服。须

大陷胸汤者，方用前第二法。再煎，成本、《玉函》作"再煮"。"须"以后十二字，成本无。

程云：泻心虽同，而证中具呕，则功专涤饮，故以半夏名汤耳。曰泻心者，言满在心下清阳之位，热邪挟饮，尚未成实，故清热涤饮，使心下之气得通，上下自无阻留，阴阳自然交互矣。然枢机全在于胃，故复补胃家之虚，以为之斡旋，与实热入胃，而泻其蓄满者，大相径庭矣。痞虽虚邪，乃表气入里，寒成热矣。寒虽成热，而热非实，故用苦寒，以泻其热，兼佐辛甘以补其虚，不必攻痞，而痞自散。所以一方之中，寒热互用也。

柯云：即小柴胡去柴胡加黄连干姜汤也。不往来寒热，是无半表症，故不用柴胡。痞因寒热之气互结而成，用黄连、干姜之大寒大热者，为之两解也。

吴云：去滓复煎者，要使药性合而为一，漫无异同，并停胃中，少顷随胃气以敷布，而里之未和者，遂无不和。

《医方考》曰：伤寒下之早，以既伤之中气，而邪乘之，则不能升清降浊，痞塞于中，如天地不交而成否，故曰痞。泻心者，泻心下之邪也。姜、夏之辛，所以散痞气；芩、连之苦，所以泻痞热。下之后，脾气必虚，人参、甘草、大枣，所以补脾之虚。

《伤寒选录》曰：凡言泻心者，少阳邪将入太阴，邪在胸中之下，非心经受邪也。《伤寒蕴要》曰：泻心非泻心火之热，乃泻心下之痞满也。

《千金·心虚实门》：泻心汤治老少下利，水谷不消，肠中雷鸣，心下痞满，干呕不安。即本方。煮法后云：并治霍乱。若寒，加附子一枚；渴，加瓜蒌根二两；呕，加橘皮一两；痛，加当归一两；客热，以生姜代干姜。又《冷痢门》：泻心汤治卒大下利热，唇干口燥，呕逆引饮。

于本方去大枣，加瓜蒌根、橘皮。注引胡洽文与《心虚实门》同，唯云"仲景用大枣十二枚"。

《三因·心实热门》：泻心汤，治心实热，心下痞满，身重发热，干呕不安，腹中雷鸣，泾溲不利，水谷不消，欲吐不吐，烦闷喘急。于本方去大枣。

铁樵按：本节意义自明，惟柴胡、陷胸、半夏泻心三方，总觉阶级相差太远，固知本节之主意只在泻心。然三方之证，相去无几，三方之药，夷险悬绝，则陷胸总属可疑。柴胡证亦痞满，不过少阳之满，乃连及胁下者，泻心症痞满只在胸中。观泻心方，以芩、连为主药，是即集表之体温，因误下之故，返而救里。所谓内陷者，是有积者为结胸，故按之硬，无积者为痞，故按之濡。虚者，下之则入阴分，故云脏结。脏结、结胸与痞，皆是内陷，陷者当举高者，以瓜蒂散吐之，颇效。其结之地位略低者，大柴胡表里分疏亦效。何故忽出一奇悍药品之大陷胸汤？至于痞，亦是热陷。外不解者，仍当解外，外已解者，但余里热，恐未必发热而呕吐。此于理论既甚真确，于经验亦复习见不鲜，而经文乃不可解矣。泻心非不可用，事实上，往往只用为副药。泻心出专条，而更有种种泻心，已属可疑。至于陷胸，仅小陷胸可用，大陷胸汤丸皆无可用之理，后文之十枣汤，尤属谬妄。而各条散见之陷胸汤，可以前后互证，绝非一节偶误可知，故吾疑《伤寒论》太阳下篇竟是伪书。若必认定是仲景之书，曲为之解，则各注家解释，捉襟露肘，亦已淋漓尽致。若竟盲从而尝试，则有杀人而已。

太阳少阳并病，而反下之，成结胸。心下硬，下利不止，水浆不下，其人心烦。《玉函》《脉经》"利"后有"复"字，"不下"间有"肯"字，"其人"后有"必"字。

汪云：太阳病在经者不可下，少阳病下之，亦所当禁，故以下之为反也。下之则阳邪乘虚，上结于胸，则心下硬，下入于肠，则利不止，中伤其胃，则水浆不入。其人心烦者，正气已虚，邪热躁极也。《条辨》云：心烦下疑有脱简，大抵其候为不治之证。仲景云：结胸证悉具，烦躁者亦死。况兼下利，水浆不下者邪？其为不治之证宜矣。

锡云：凡遇此病，宜重用温补，即小陷胸亦不可与也。

丹云：此条证，喻氏以降，皆以为死证。特钱氏云：愚恐未必尽皆死证，或有治法，未可知也。当于仲景诸烦证中，约略寻讨其活法可也。

铁樵按：此条有阙文，以语气未完也。若各注家之说，以为是死证，故仲景不出方，此正不然。若仅仅水浆不下，心下硬与心烦，便委为死证，不立方，则平心而论，仲景尚不算高手。论中阳证三承气，阴症四逆、通脉、白通，较此危险倍蓰，仲景未尝委之而去，此症乃无方药，是何说欤？

脉浮而紧，而复下之，紧反入里，则作痞，按之自濡，但气痞耳。《玉函》"复"作"反"。

方云："濡"与"软"同，古字通用。复，亦反也。紧反入里，言寒邪转内伏也。濡，言不硬不痛而柔软也。痞，言气隔不通而否塞也。

钱云：脉浮而紧，浮为在表，紧则为寒。乃头痛发热，身疼腰痛，恶风无汗，寒邪在表之脉，麻黄汤证也。而复下之者，言不以汗解，而反误下之也。紧反入里者，言前所见紧脉之寒邪，因误下之虚，陷入于里，而作心下痞满之症也。此不过因表邪未解，误下里虚，无形之邪气陷入于里而成痞耳。其脉证不同，治法各异者，又于下条分出，以为临症施治之用。

丹云：此条症，常器之主小陷胸汤、生姜泻心汤；郭白云主半夏泻心汤、枳实理中丸；喻氏、程氏、魏氏主大黄黄连泻心汤；《金鉴》主甘草泻心汤。未如钱氏不主一方也。

太阳中风，下利呕逆，表解者，乃可攻之。其人漐漐汗出，发作有时，头痛，心下痞硬满，引胁下痛，干呕短气，汗出不恶寒者，此表解里未和也，十枣汤主之。干呕短气，《玉函》作"呕即短气"。《玉函》无"汗出不恶寒者"六字。《玉函》《脉经》《千金翼》"此"后有"为"字。

柯云：中风、下利、呕逆，本葛根加半夏证，若表既解，而水气淫溢，不用十枣攻之，胃气大虚，后难为力矣。然下利呕逆，固为里症，而本于中风，不可不细审其表也。若其人漐漐汗出，似乎表证，然发作有时，则病不在表矣。头痛是表证，然既不恶寒，又不发热，但心下痞硬而满，胁下牵引而痛，是心下水气泛溢，上攻于脑而头痛也。与"伤寒不大便六七日而头痛，与承气汤"同。干呕汗出为在表，然而汗出而有时，更不恶寒，干呕而短气，为里症也明矣。此可以见表之风邪已解，而里之水气不和也。然诸水气为患，或喘或渴，或噎或悸，或烦，或利而不吐，或吐而不利，或吐利而无汗。此则外走皮毛而汗出，上走咽喉而呕逆，下走肠胃而下利，浩浩莫御，非得利水之峻剂，以直折之，中气不支矣。此十枣之剂，与五苓、青龙、泻心等法悬殊矣。

丹云：《金鉴》云："下利"之"下"当是"不"字，"发作"之"作"字，当是"热"字。汪氏云："头痛"二字，当在"发作有时"之前。二说并非也。

十枣汤方

芫花熬　甘遂　大戟

上三味等分，各别捣为散，以水一升半，先煮大枣肥者十枚，取八合，去滓。纳药末，强人服一钱匕，羸人服半钱。温服之，平旦服。若下少，病不除者，明日更服，加半钱，得快下利后，糜粥自养。

柯云：头痛短气，心腹胁下，皆痞硬满痛，是水邪尚留结于中，三焦升降之气拒隔而难通也。表邪已罢，非汗散所宜；里邪充斥，又非渗泄之品所能治。非选利水之至锐者，以直折之，中气不支，亡可立待矣。甘遂、芫花、大戟，皆辛苦气寒，而秉性最毒，并举而任之，气同味合，相须相济，决渎而大下，一举而水患可平矣。然邪之所凑，其气已虚，而毒药攻邪，脾胃必弱，使无健脾调胃之品主宰其间，邪气尽而元气亦随之尽，故选枣之大肥者为君，预培脾土之虚，且制水势之横，又和诸药之毒，既不使邪气之盛而不制，又不使元气之虚而不支，此仲景立方之尽善也。张子和制浚川、禹功、神祐等方，治水肿痰饮，而不知君补剂以护本，但知用毒药以攻邪，所以善全者鲜。

方云：羸，瘦劣也。糜粥，取糜烂过熟，易化而有能补之意。

吴云：一钱匕者，匕者，匙也，谓钱大之匙也。

《千金》云：钱匕者，以大钱上全抄之。若云半钱匕者，则是一钱抄取一边尔。并用五铢钱也。

《金匮要略》：病悬饮者，此汤主之。又咳家其脉弦，为有水，此汤主之。又有支饮家，咳烦胸中痛者，不卒死，至一百日或一岁，宜此汤。

《外台秘要》：《深师》朱雀汤，疗久病癖饮，停痰不消，在胸膈上液液，时头眩痛苦挛，眼暗[①]，身体手足十指甲尽

---

① 眼暗：《外台秘要·卷八·癖饮方七首》作"眼睛"。

黄，亦疗胁下支满，饮辄引胁下痛。即本方，用甘遂、芫花各一分，大戟三分，大枣十二枚。

《圣济总录》：三圣散，治久病饮癖停痰，及胁满支饮，辄引胸下痛。即本方。

汪氏云：陈无择《三因方》，以十枣汤药为末，用枣肉和丸，以治水气，四肢浮肿，上气喘急，大小便不通，盖善变通者也。

《医学纲目》：昔杜壬问孙兆曰：十枣汤，毕竟治甚病？孙曰：治太阳中风，表解里未和。杜曰：何以知里未和？孙曰：头痛，心下痞满，胁下痛，干呕汗出，此知里未和也。杜曰：公但言病症，而所以里未和之故，要紧总未言也。孙曰：某尝于此未决，愿闻开谕。杜曰：里未和者，盖痰与燥气壅于中焦，故头痛干呕。短气汗出，是痰膈也，非十枣汤不治。但此汤不得轻用，恐损人于倏忽，用药者慎之。

《宣明论》：此汤，兼下水肿腹胀，并酒食积，肠垢积滞，疟癖坚积，蓄热暴痛，疟气久不已；或表之正气与邪热并甚于里，热极似阴，反寒战，表气入里，阳厥极深，脉微而绝，并风热燥甚，结于下焦，大小便不通，实热腰痛，及小儿热结，乳癖积热，作发风潮搐，斑疹热毒，不能了绝者。

又云：芫花，慢火炒变色。仲景乡语，云"炒"作"熬"。下凡言"熬"者，皆干炒也。按杨雄《方言》云：凡以火而干五谷之类，自山而东，齐楚以往，谓之熬。即其义也。

《嘉定县志》：唐杲，字德明，善医。太仓武指挥妻，起立如常，卧则气绝欲死。杲言是为悬饮，饮在喉间，坐之则坠，故无害，卧则壅塞诸窍，不得出入，而欲死也。投以十枣汤而平。

《医学六要》：一人饮茶过度，且多

愤懑，腹中常辘辘有声，秋来发热寒似疟，以十枣汤料，黑豆煮晒干，研末，枣肉和丸，芥子大，而以枣汤下之。初服五分，不动，又治五分，无何腹痛甚，以大枣汤饮，大便五六行，皆溏粪无水。时盖晡时也，夜半乃大下数斗积水，而疾平。当其下时，瞑眩特甚，手足厥冷，绝而复苏，举家号泣，咸咎药峻，嗟乎！药可轻哉？

《方脉正宗》：治五种饮证，芫花醋煮，大戟醋煮，甘遂童便煮，三处煮过，各等分，焙干为末，每服二钱，大枣十枚，煎汤调下。出《本草汇言》。

《直指方》：治小瘤方，先用甘草煎膏，笔蘸妆瘤四围，干而复妆，凡三次。后以大戟、芫花、甘遂等为细末，米醋调，别笔妆敷其中，不得近着甘草处。次日缩小，又以甘草膏妆小晕三次，中间仍用大戟、芫花、甘遂如前，自然焦缩。

《活人书》：用此汤，合下不下，令人胀满，通身浮肿而死。

铁樵按：大戟、芫花，可以治水肿，甘遂用以除积聚。若伤寒太阳中风，下利呕逆，表解里未和，乃病之小者，而用此大方，不伦极矣。且此方方后无分量，仅云三味等分，服一钱匕。既服药末，当云散，不可谓汤。抑此三味药，决不等分。如其等分，大戟、芫花等于未用，大戟、芫花与甘遂轻重不侔。吾治水肿，大戟、芫花皆用一钱至钱半，甘遂仅用一分。所以知此者，吾曾自服故也。江南医生故无敢用此者，不知四川、广东，曾有用此者否。屡见四川、广东医生之方，姜、萸、附、桂，少则三钱，多至一两，细辛、川椒，亦有用至二三钱者，病人服此等方药，并不即死，但神色异常，莫名病状。吾曾见有形与神离，大有精气已去，其魄独居之雅。是暂时不死，终竟必死而已。

重不得以不死为借口，况伤寒太阳中风，表解里不和，而用十枣，能否暂时不死，尚在未可知之数乎。

太阳病，医发汗，遂发热恶寒。因复下之，心下痞，表里俱虚，阴阳气并竭。无阳则阴独，复加烧针，因胸烦，面色青黄，肤𥆧者，难治。今色微黄，手足温者，易愈。"心"前，《玉函》《脉经》有"则"字，"𥆧"后有"如此"二字。烧，《脉经》作"火"。

成云：太阳病，因发汗，遂发热恶寒者，外虚阳气，邪复不除也。因复下之，又虚其里，表中虚邪内陷，传于心下为痞。发汗表虚为竭阳，下之里虚为竭阴。表证罢为无阳，里有痞为阴独。又加烧针，虚不胜火，火气内攻，致胸烦也。伤寒之病，以阳为主，其人面色青，肤肉𥆧动者，阳气大虚，故云难治。若面色微黄，手足温者，阳气得复，故云易愈。

丹云：既云阴阳气并竭，而又云无阳则阴独，义不明切。方氏云：无阳，以俱虚言也。阴独，谓痞也。喻氏云：虽曰阴阳气并竭，实繇①心下无阳，故阴独痞塞也。程氏云：阴阳气并竭，则并陷入之阳邪，亦不成其为阳，而兼并于阴矣。无阳则阴独，恐发热者，不发热而单恶寒矣。志聪云：无太阳之表阳，有阴邪之独陷也。锡驹云：言无阳气于外，则阴血独守于内也。钱氏云：并竭之阴阳者，乃人身之真气也。此所谓无阳者，指胃中之阳气空虚也。阴独者，谓唯有阴邪痞塞于中也。魏氏云：阴阳之正气虽俱竭，而阴药之性，痞塞于心下之阴分者，独不散，故曰无阳则阴独。《金鉴》云：阴阳并竭，已成坏证矣。况无阳则阴不生，阴独则阳不化，而复加烧针，火气内攻，阴阳皆病。汪氏云：痞证为天气不降，地气不升。气属阳，二气不能交通，故曰无阳。

中州之土闭塞，犹之孟冬之月，则纯阴用事，故曰阴独。以上数说，糊涂不通，特柯氏于此二句，不敢解释，岂其遵阙如之圣训耶？

郭白云云：此为难治之证，须临时更详轻重。痞甚，先泻心汤；发热恶寒甚，则先小柴胡；火逆甚，则先救逆汤。从所重治之。汪氏云：小柴胡不宜用。发热恶寒甚，乃太阳表证在也，仲景法，宜更用桂枝汤以解肌。丹按：《医垒元戎》此证治以大黄黄连泻心汤，恐不允矣。钱氏云：手足温，则知阳气犹未败亡，温经复阳之治，尚可施也。锡驹云：予亲遇此证，不啻十百，皆从温补而愈。二家之言，当切当矣。

宗印曰：本经多有立论而无方者，有借医之汗下而为说辞者，多意在言外，读论者当活泼泼看去。若留着于眼，便为糟粕，如补立方剂，何异悬瘤？

铁樵按：此亦明明有讹，注家虽强为之说，都不可信。凡经文讹误处，欲纠正之，须统观前后文，不背公例者为准。如百四八条《金鉴》所改者是也。若文字无可证，则当准之病理，如大陷胸、十枣，因无可用之病理，所以知其误也。若本条，于文字既无可证，胸痞色黄手足温，温病固常常遇之，胸痞面青肤𥆧者，亦常常遇之。第汗下之后，何以阴阳气并竭？阴阳气毕竟何指？则不可晓，是当阙疑。至于胸痞面青肤𥆧，自有理论，读者可于《幼科讲义·惊风门》详参之。

心下痞，按之濡，其脉关上浮者，大黄黄连泻心汤主之。《千金翼》"濡"前有"自"字。《玉函》"浮"前有"自"字。

汪云：关上浮者，诸阳之脉皆浮也。

---

① 繇：通"由"。《尔雅·释水》："繇膝以下为揭，繇膝以上为涉。"

以手按其痞处虽濡，纯是邪热壅聚，故用此汤以导其热，而下其邪也。成注云"虚热"者误。夫中气虽虚，邪热则聚，故仲景以实热治之。若系虚热，则不用大黄、黄连矣。

钱云：心下者，心之下，中脘之上，胃之上脘也。胃居心之下，故曰心下也。其脉关上浮者，浮为阳邪，浮主在上，关为中焦，寸为上焦，因邪在中焦，故关上浮也。按之濡，乃无形之邪热也，热虽无形，然非苦寒以泄之不能去也，故以此汤主之。

丹云：柯氏改"濡"作"硬"，柯氏《方论》又以"濡"为"汗出湿濡"之义，徐灵胎亦为"心下濡湿"，《金鉴》"濡"上补"不"字，并非也。

大黄黄连泻心汤方

大黄二两　黄连一两

上二味，以麻沸汤二升渍之须臾，绞去滓，分温再服。原注：臣亿等详大黄黄连泻心汤，诸本皆二味。又后附子泻心汤，用大黄、黄连、黄芩、附子，恐是前方中亦有黄芩，后但加附子也，故后云附子泻心汤，本云加附子也。

汪云：麻沸汤者，熟汤也。汤将熟时，其面沸泡如麻，以故云麻。痞病者，邪热聚于心下，不比结胸之大实大坚。故用沸汤渍绞大黄、黄连之汁温服，取其气味皆薄，则性缓恋膈，能泄心下痞热之气。此为邪热稍轻之证，大抵非虚热也。

钱云：麻沸汤者，言汤沸时泛沫之多，其乱如麻也。《全生集》作"麻黄沸汤"，谬甚。

《千金翼》注：此方必有黄芩。《医垒元戎》：本方加黄芩，为伊尹三黄汤。

《金匮要略》：心气不足，吐血，衄血，泻心汤主之。于本方加黄芩一两，以水三升，煮取一升，顿服之。

《千金方》：巴郡太守奏三黄圆，治男子五劳七伤，消渴，不生肌肉，妇人带下，手足寒热。加减随四时。

又三黄汤，治下焦结热，不得大便。于本方去黄连，加栀子、甘草。若大便秘，加芒硝二两。

《外台秘要》集验：疗黄疸，身体面目皆黄。大黄散，三味各等分，捣筛为散，先食服方寸匕，日三服，亦可为丸服。又出《千金》。

《圣惠方》：治热蒸在内，不得宣散，先心腹胀满，气急，然后身面悉黄，名为内黄。即本方。

《和剂局方》：三黄圆，治丈夫妇人三焦积热。上焦有热，攻冲眼目赤肿，头项肿痛，口舌生疮；中焦有热，心膈烦躁，不美饮食；下焦有热，小便赤涩，大便秘结；五脏俱热，即生疮痍。及治五般痔疾，粪门肿痛，或下鲜血。三味各等分，为细末，炼蜜为圆，如梧桐子大，每服三十圆，热水吞下。小儿积热，亦宜服之。丹按：本出《圣惠方·热病门》。

《活人书》：泻心三黄汤，妇人伤寒六七日，胃中有燥屎，大便难，烦躁谵语，目赤，毒气闭塞，不通。即本方。如目赤睛疼，宜加白茯苓、嫩竹叶，泻肝余之气。

《拔萃方》：犀角地黄汤，治主脉浮，客脉芤，浮芤相合，血积胸中。热之甚，血在上焦，此药主之。于本方加地黄。

《张氏医通》：噤口痢，有积秽太多，恶气熏蒸者，大黄黄连泻心汤加木香。

铁樵按：心下痞，用大黄黄连泻心汤，固知汤属阳证，属热证，故用三黄正治。然"关上脉浮大者"一句，却不可为训。其一，痞为病在里，脉决不浮。浮为太阳脉，因体温集表，然后浮脉应之也。如云太阳病脉亦有不浮者，"浮"字未可执一而论，却亦不必关上浮大，寸尺两部不浮大。寸以候咽喉、头部，尺以候腰膝胫股，关上以候胸中，是经验上之事，难以理解者也，我亦知之。特痞证而云关上浮大，则事实不如此。其二，热向里攻，指尖渐厥，心下温温欲吐，关上脉滑数，确是事实。然则浮大字当改正。因吾所根据者，为人体之病理，自较宋版《伤寒论》为可靠也。其三，心下痞，按之濡，为证，脉关上浮，为脉。证与脉二者合参，以为用药之标准，是矣。然学者若仅凭此证此脉，而用大黄黄连泻心汤，十九不免偾事。迨既误之后，执此条经文自解，可以为透过之计，于事实无益。不但于事实无益，或且因此不愿读书，则为害大矣。然则奈何"浮大"字当改正？固然，改正之后，仍不是为用药之标准，当更注意舌色。例如大承气，本为吾人习用之药，而其难用，较泻心为甚。根据种种见证之外，更须根据舌苔，此所谓合色脉也。舌苔，吴又可论之最详，指用承气言。惟其色不可图。前年见有用三色版印舌图者，仍失真，不足为据。笔舌所不能达，自我视之，殆较脉为难喻，非从师临诊，由口授不可。今言其大略，舌绛而干，复见滑数之脉，再有胸痞、按之濡之证，然后可用大黄黄连泻心汤矣。

心下痞，而复恶寒汗出者，附子泻心汤主之。《玉函》"心"前有"若"字。

钱云：伤寒郁热之邪，误入而为痞。原非大实，而复见恶寒汗出者，其命门真阳已虚，以致卫气不密，故玄府不得紧闭而汗出，阳虚不任外气而恶寒也。

程云：伤寒大下后，复发汗，心下痞，恶寒者，表未解也。不可攻痞，当先解表，表解乃可攻痞。解表宜桂枝汤，攻痞宜大黄黄连泻心汤。与此条宜参看。彼条何以主桂枝解表，此条何以主附子回阳？缘彼条发汗汗未出，而原来之恶寒不

罢，故属之表。此条汗已出，恶寒已罢，而复恶寒汗出，故属之虚。凡看论中文字，须于异同处细细参考互勘，方得立法处方之意耳。

附子泻心汤方

大黄二两　黄连一两　黄芩一两　附子二枚，炮去皮，破。别煮取汁。成本、《玉函》《千金翼》作"一枚"

上四味，切三味，以麻沸汤二升渍之，须臾，绞去滓，纳附子汁，分温再服。切，《玉函》作"㕮咀"二字。

钱云：以热邪痞于心下，则仍以大黄、黄连泻之。加附子以扶真阳，助其蒸腾之卫气，则外卫固密矣。因既有附子之加，并入黄芩，以为彻热之助，而寒热并施，各司其治，而阴阳之患息，倾否之功又立矣。

程云：二证俱用大黄，以条中无自利证，则知从前下后，肠中反成滞涩，闭住阴邪，势不得不破其结，使阴邪有出路也。此虽曰泻心，而泻热之中，即具回阳之力，故以附子名汤耳。

《鉴》云：其妙尤在"以麻沸汤渍三黄，须臾绞去滓，纳附子别煮汁"，义在泻痞之意轻，扶阳之意重也。

舒云：按此汤治上热下寒之证，确乎有理。三黄略浸即绞去滓，但取轻清之气，以去上焦之热。附子煮取浓汁，以治下焦之寒。是上用凉而下用温，上行泻而下行补，泻取轻而补取重，制度之妙，全在神明运用之中。是必阳热结于上，阴寒结于下，用之乃为的对。若阴气上逆之痞证，不可用也。

铁樵按：恶寒为阳虚，读者苟小小注意于以前所讲附子之用法，则不待程注，已可了然于胸中。所当讨论者，既用芩、连，又用附子，在初学鲜有不以寒热并用为疑者。因用附子为阳虚而设，则胸痞之

热，当亦属虚热，而芩、连却是治实热之苦寒药。然则此病毕竟为寒乎热乎？虚乎实乎？此中有一关键，即躯体无绝对之寒，亦无绝对之热，无绝对之虚，亦无绝对之实。谈哲理者，谓各种学说与主义无绝对之善，亦无绝对之恶，正与病理相同。《内经》明主从、谈胜复正是此理。若云绝对之寒，绝对之虚，惟死人则然耳。以故桂枝汤有桂枝之阳药，却有白芍之阴药，麻黄汤有麻黄之发表，却有甘草之和中，小柴胡之扶正达邪，大柴胡之解表攻里，均是双管齐下，亦犹之附子泻心汤之温凉并用而已。舒驰远致疑于"桂枝汤中之不当有芍药"，后世医家往往喜用大队甘凉，皆未达一间者也。至于大承气之单纯攻下，四逆汤之专事回阳，固由于病势至此，已在十万火急之列，不暇兼顾，然亦须明胜复之道。举例以明之：霍乱无阳症，凡言有热霍乱者，妄也。理由详《伤寒论》末卷。救急无不用单纯温药，峰险已过，反当清暑是也。参观《药盦医案·霍乱案》。明乎此，则又何疑乎芩、连、附子之并用？况此方三黄，皆泡而不煎，故显然分主从乎。

本以下之，故心下痞，与泻心汤。痞不解，其人渴而口燥烦，小便不利者，五苓散主之。一方云，忍之一日乃愈。《脉经》无"烦"字。成本无"一方"以后九字，而注中释其义，则系于遗脱。

成云：本因下后成痞，当与泻心汤除之。若服之痞不解，其人渴而口燥烦，小便不利者，为水饮内蓄，津液不行，非热痞也。与五苓散，发汗散水可愈。一方忍之一日乃愈者，不饮者，外水不入，所停之水得行，而痞亦愈也。

丹云：口燥烦之烦，诸家不解。特魏氏及《金鉴》云："渴而口燥心烦。"然则"烦"字，当是一字句。

伤寒汗出解之后，胃中不和，心下痞硬，干噫食臭，胁下有水气，腹中雷鸣下利者，生姜泻心汤主之。柯本"噫"作"呕"，非。《玉函》"下利"作"而利"。

方云：解，谓大邪退散也。胃为中土，温润则和。不和者，汗后亡津液，邪乍退散，正未全复而尚弱也。痞硬，伏饮搏膈也。噫，饱食息也。食臭，鷇①气也。平人过饱伤食，则噫食臭。病人初瘥，脾胃尚弱，化输未强，虽无过饱，犹之过饱而然也。水气，亦谓饮也。雷鸣者，脾胃不和，薄动之声也。下利者，水谷不分清，所以杂进而走注也。

成云：干噫食臭者，胃虚而不杀谷也。胁下有水气，腹中雷鸣，土弱不能胜水也。

钱云：伤寒汗出解之后，言表邪俱从汗出而悉解也。"胃中不和"以下，皆言里症未除也。

丹云："干噫"之"干"，诸家无注义。程氏解干呕云：干，空也。此原郑玄注《礼记》，正与此同义。噫有吐出酸苦水者，今无之，故曰干噫。柯氏改作"干呕"，大失经旨矣。

生姜泻心汤方

生姜四两，切　甘草三两，炙　人参三两干姜一两　黄芩三两　半夏半升，洗　黄连一两　大枣十二枚，擘

上八味，以水一斗，煮取六升，去滓，再煎，取三升，温服一升，日三服。附子泻心汤，本云加附子。半夏泻心汤、甘草泻心汤，同体别名耳。生姜泻心汤，本云理中人参黄芩汤，去桂枝、术，加黄连，并泻肝法。"附子泻心汤"以后，《玉函》、

---

① 鷇：蛋内坏散，孵不成小鸟。《淮南子·原道训》："兽胎不贕，鸟卵不鷇。"高诱注："胎不成兽曰贕，卵不成鸟曰鷇。"

成本无。

《鉴》云：名生姜泻心汤者，其义重在散水气之痞也。生姜、半夏散胁下之水气，人参、大枣补中州之虚，干姜、甘草以温里寒，黄芩、黄连以泻痞热。备乎虚水寒热之治，胃中不和，下利之痞，焉有不愈者乎。

《施氏续易简方》：生姜泻心汤，治大病新瘥，脾胃尚弱，谷气未复，强食过多，停积不化，心下痞硬，干噫食臭，胁下有水，腹中雷鸣，下利发热，名曰食复，最宜服之。

铁樵按：云"解之后"，是表邪已解，其里复痞而不结，是仅病之余波。本条之生姜泻心，后条之甘草泻心，只是轻剂善后，其方药之力量，等于栀豉、五苓。参观栀豉条下按语，本条是伤食轻，胃寒重，甘草泻心是误下轻，胃虚重，总之非重剂。既明乎此，则知意不在战。宜用极轻分量，以解其后，原注药量，不必泥也。

伤寒中风，医反下之，其人下利，日数十行，谷不化，腹中雷鸣，心中痞硬而满，干呕，心烦不得安。医见心下痞，谓病不尽，复下之，其痞益甚。此非热结，但以胃中虚，客气上逆，故使硬也，甘草泻心汤主之。"谷"前，《外台》有"水"字。心烦，《玉函》《脉经》作"而烦"。"不得"间，《外台》有"能"字。《脉经》《千金翼》"谓"作"为"，"复"后有"重"字，"使硬"作"使之坚"，《外台》并同，《玉函》亦有"之"字。

《鉴》云：毋论伤寒中风，表未解，总不当下，医反下之，或成痞，或作利。今其人以误下之故，下利日数十行，水谷不化，腹中雷鸣，是邪乘里虚而利也。心下痞硬而满，干呕心烦不得安，是邪陷胸虚而上逆也。似此痞利，表里兼病，法当用桂枝加人参汤两解之。医惟以心下痞谓病不尽，复下之，其痞益甚。可见此痞非

热结，亦非寒结，乃乘误下中虚，而邪气上逆，阳陷阴凝之痞也。故以甘草泻心汤，以缓其急而和其中也。

志云：挟邪内入，有乖蒸变，故谷不化，而腹中雷鸣。

丹云：谷不化，喻氏、钱氏、张氏、柯氏，以"完谷不化"为解，非也。谓"胃弱不能转运，故水谷不得化，留滞于腹中，作响而雷鸣也"。

甘草泻心汤方

甘草四两，炙　黄芩三两　干姜三两。《外台》作"二两"　半夏半升，洗。《外台》有"去滑"二字　大枣十二枚，擘　黄连一两

上六味，以水一斗，煮取六升，去滓，再煎，取三升，温服一升，日三服。原注：臣亿等谨按：上生姜泻心汤法，本云理中人参黄芩汤，今详泻心以疗痞，痞气因发阴而生，是半夏、生姜、甘草泻心三方，皆本于理中也。其方必各有人参，今甘草泻心中无者，脱落之也。又按：《千金》并《外台秘要》，治伤寒䘌食用此方，皆有人参，知脱落无疑。《外台》云：一方有人参三两。

《鉴》云：方以甘草命名者，取和缓之意也。用甘草、大枣之甘，补中之虚，缓中之急；半夏之辛，降逆止呕；芩连之寒，泻阳陷之痞热；干姜之热，散阴凝之痞寒。缓中降逆，泻痞除烦，寒热并用也。

丹云：《总病论》：本方有人参。注云：胃虚故加甘味。《医垒元戎》：伊尹甘草泻心汤，即本方有人参，云伊尹汤液。此汤也七味，今监本无人参，脱落之也。又按《元戎》文：《医方类聚》引《南阳活人书》，今所传《无求子活人书》无此文。

《金匮要略》曰：狐惑之为病，状如伤寒，默默欲眠，目不得闭，卧起不安，蚀于喉为惑，蚀于阴为狐，不欲饮食，恶闻食臭，其面目乍赤、乍黑、乍白，蚀于上部则声喝。甘草泻心汤主之。即本方，亦

用人参三两。

《张氏医通》曰：痢不纳食，俗名噤口。如因邪留胃中，胃气伏而不宣，脾气因而涩滞者，香、连、枳、朴、橘红、茯苓之属。热毒冲心，头疼心烦，呕而不食，手足温暖者，甘草泻心汤去大枣，易生姜。此证胃口有热，不可用温药。

伤寒服汤药，下利不止，心下痞硬，服泻心汤已，复以他药下之，利不止，医以理中与之，利益甚。理中者，理中焦，此利在下焦，赤石脂禹余粮汤主之。复不止者，当利其小便。"汤药"后，《脉经》《千金》有"而"字。复不止，《玉函》《脉经》作"若不止"。"复"后，成本有"利"字。已，《千金》作"竟"。庞氏末句改作"复利不止，当以五苓散利小便"。

成云：伤寒服汤药下后，利不止而心下痞硬者，气虚而客气上逆也。与泻心汤攻之则痞也，医复以他药下之，又虚其里，致利不止也。理中丸，脾胃虚寒下利者，服之愈。此以下焦虚，故与之其利益甚。《圣济经》曰：滑则气脱，欲其收也。如开肠洞泄，便溺遗失，涩剂所以收之。此利由下焦不约，与赤石脂禹余粮汤，以涩洞泄。下焦主分清浊，下利者，水谷不分也，若服涩剂而利不止，当利小便，以分其气。

汪云：利其小便，仲景无方。《补亡论》常器之云：可五苓散。

赤石脂禹余粮汤方

赤石脂一斤，碎　太一禹余粮一斤，碎。《玉函》、成本无"太一"二字

右二味，以水六升，煮取二升，去滓，分温三服。成本"右"字作"已上"二字，误脱"分温"二字。

成云：本草云涩可去脱，石脂之涩，以收敛之；重可去怯，余粮之重，以镇固之。

柯云：甘、姜、参、术，可以补中宫火气之虚，而不足以固下焦脂膏之脱，此利在下焦，未可以理中之剂收功也。然大肠之不固，仍责在胃，关门之不紧，仍责在脾。此二味皆土之精气所结，能实胃而涩肠。盖急以治下焦之标者，实以培中宫之本也。要之，此证是土虚而非火虚，故不宜于姜、附。若水不利而湿甚，复利不止者，则又当利其小便矣。凡下焦虚脱者，以二物为本，参汤调服，最效。

丹云：志聪云：按《神农本经》，太乙余粮、禹余粮，各为一种，既云太乙禹余粮，此方宜于三味。或相传有误。此说太误。《证类本草·图经》云：本草有太乙余粮、禹余粮两种，治体犹同。

铁樵按：此条有误。表邪未尽者，误下而利不止，为陷，陷者当举。表邪已尽，下之过当，利不止，轻者只须谷芽、扁衣、建曲、怀药、芡实之类，重者宜理中与石脂、川芎并用，良效。若仅用石脂、余粮，药力单纯，于医理为非法。且二味皆重坠，于误下而利亦非宜。

伤寒吐下后发汗，虚烦，脉甚微，八九日，心下痞硬，胁下痛，气上冲咽喉，眩冒，经脉动惕者，久而成痿。《脉经》"发"前无"后"字。

成云：伤寒吐下后发汗，则表里之气俱虚。虚烦，脉甚微，为正气内虚，邪气独在。至七八日，正气当复，邪气当罢，而心下痞，胁下痛，气上冲咽喉，眩冒者，正气内虚而不复，邪气留结而不去。经脉动惕者，经络之气虚极，久则热气还经，必成痿弱。

锡云：痿者，肢体委废，而不为我用也。久而成痿者，经血不外行于四末也。

钱云：如此阴盛阳虚之证，虽或侥幸而不至危殆，若经久不愈，必至阳虚不治，筋弛骨痿而成废疾矣。

魏云：此条证，仍用茯苓桂枝白术甘

草汤，或加附子，倍加桂枝为对也。

丹云：成注"热气还经"，于义未允。汪氏引作"表气虚不能充养于身"，似是。《金鉴》云："八九日心下痞硬，胁下痛，气上冲咽喉"三句，与上下文义不属，必是错简。注家因此三句，皆蔓衍支离，牵强注释，不知此证总因汗出过多，大伤津液而成，当用补气补血、益筋壮骨之药，经年始可愈也。未知此说果是否，姑存俟考。郭氏①引《补亡论》云：可茯苓甘草白术生姜汤。郭白云云：当作茯苓桂枝白术甘草汤。成痿者，振痿汤。

铁樵按：既云气上冲咽喉，眩冒，必上盛下虚。云筋脉动惕，则入脑，波及运动神经。详"虚烦"字，乃肝阳胆火上燔，致神经受影响，宜乎久而成痿。各注非是。

伤寒发汗，若吐，若下，解后，心下痞硬，噫气不除者，旋复代赭汤主之。《玉函》《脉经》"发汗"作"汗出"，"复"作"覆"。成本、《玉函》"赭"后有"石"字。

方云：解，谓大邪已散也。心下痞硬，噫气不除者，正气未复，胃气尚弱，而伏饮为逆也。

汪云：此噫气，比前生姜泻心汤之干噫不同。是虽噫而不至食臭，故知其为中气虚也。与旋复代赭石汤，以补虚散痞下逆气。

旋复代赭汤方

旋复花三两　人参二两　生姜五两。成本有"切"字　代赭一两。《玉函》、成本"代赭石"甘草三两，炙　半夏半升，洗　大枣十二枚，擘

上七味，以水一斗，煮取六升，去滓，再煎，取三升，温服一升，日三服。成本"上"后有"件"字。

周云：旋复花能消痰结，软痞，治噫气。代赭石止反胃，除五脏血脉中热，建脾。乃痞而噫气者用之，谁曰不宜？于是

佐以生姜之辛，可以开结也，半夏逐饮也，人参补正也，甘草、大枣益胃也。予每借之以治反胃噎食，气逆不降者，靡不神效。

《伤寒类方》曰：《灵枢·口问篇》云：寒气客于胃，厥逆从下上散，复出于胃，故为噫，俗名嗳气，皆阴阳不和于中之故。此乃病已向愈，中有留邪，在于心胃之间，与前诸泻心法大约相近。本草云：旋复治结气胁下满，代赭治腹中邪毒气。加此二物，以治噫气。余则散痞补虚之法也。

吴仪洛《方论》曰：去滓复煎，亦取共行其事之义，与生姜泻心汤等同义。

《活人书》曰：有旋复代赭石证，其人或咳逆气虚者，先服四逆汤，胃寒者，先服理中丸，次服旋复代赭汤，为良。

喻氏《寓意草》曰：治一人膈气，粒食不入，始吐清水，次吐绿水，次吐黑水，次吐臭水，呼吸将绝。一昼夜，先服理中汤六剂，不令其绝，来早转方，一剂而安。《金匮》有云：噫气不除者，旋复代赭石汤主之。吾于此病，分别用之者有二道：一者以黑水为胃底之水，此水且出，则胃中之津，久已不存，不敢用半夏以燥其胃也；一者以将绝之气，止存一系，以代赭坠之，恐其立断，必先以理中，分理阴阳，使气易于降下，然后代赭得以建奇奏绩。乃用旋复花一味煎汤，调代赭石末二匙与之，才入口，即觉其转入丹田矣。但倦之极，服补药二十剂，将息二月而愈。

铁樵按：此条亦误。既云汗吐若下而病解，是汗吐下不误，不当见心下痞，噫气不除。既见心下痞，噫气不除，是必汗吐下有未当者在。详痞与噫，皆下之过当

① 郭氏：《皇汉医学丛书》本作"汪氏"。

之反应，是汗吐不误，下必有误。既云噫气与上条气上冲咽喉是同一蹊径，不过有轻重之辨。既是气上冲，便不当镇坠，强镇则反应愈剧，故旋复代赭不适用。喻昌《寓意草》极言旋复代赭之神，屡用不一用。然吾见近人用之，多不效，而反剧。见上逆即用镇坠之药，医理固不如是简单也。

下后，不可更行桂枝汤。若汗出而喘，无大热者，可与麻黄杏子甘草石膏汤。《玉函》作"大下以后"，"杏子"作"杏仁"。

成云：前第三卷十六证云"发汗后不可更行桂枝汤，汗出而喘，无大热"者，为与此证治法同。汗下虽殊，既不当损正气则一，邪气所传既同，遂用一法治之。经所谓"若发汗若下若吐后者"是矣。

程云：下在用桂枝后，是从"更"字上看出。

丹云：志聪、锡驹并云此节重出，"下"字疑本"汗"字。非也。

铁樵按：此条亦误，汗出无用麻黄理，已详前。

太阳病，外证未除，而数下之，遂协热而利，利下不止，心下痞硬，表里不解者，桂枝人参汤主之。协，成本作"协"，《玉函》《脉经》《千金翼》作"挟"。

程云：太阳病，外证未除，而数下之，表热不去，而里虚作利，是曰协热。利下不止，心下痞硬者，里气虚，而土来心下也。表里不解者，阳因痞而被格于外也。桂枝行阳于外以解表，理中助阳于内以止利，阴阳两治，总是补正，令邪自却。缘此痞无客气上逆动膈之阳邪，辄防阳欲入阴。故不但泻心中芩连不可用，并桂枝中芍药不可用也。协热而利，向来俱作阳邪陷入下焦，果尔，安得用理中耶？利有寒热二证，但表热不罢者，皆为协热利也。

丹云：此条，方氏、诸家并为热邪陷入证，至汪氏则云"此系邪热未解，乃实热之证，非虚寒也。桂枝人参汤，大都是叔和撰次时传写之误"。此盖以"协热"之"协"，为"合同"之义，而不知与"挟"同，皆坐不博考之弊也。程氏辨晰之极是矣。锡驹以挟热为解，然而未能免陷入之说，殊可惜也。按：此心下痞硬，与《金匮》"胸痹，心中痞，与人参汤"之证略同。

桂枝人参汤方

桂枝四两，别切。"别切"二字，《玉函》、成本作"去皮"　甘草四两，炙　白术三两　人参三两　干姜三两

上五味，以水九升，先煮四味，取五升，纳桂，更煮取三升，去滓，温服一升，日再，夜一服。"五升"后，《玉函》有"去滓"二字。成本"三升"后脱"去滓"二字。方氏圈"白术"之"白"。吴本删。

喻云：此方即理中加桂枝，而易其名。亦治虚痞下利之圣法也。

吴云：桂枝辛香，经火久煎，则气散而力有不及矣，故须迟入。凡用桂枝诸方，俱当以此为例。用肉桂，亦当临用去粗皮，切碎，俟群药煎好，方入。煎二三沸，即服。

《伤寒类方》曰：桂独后煮，欲其于治里症药中，越出于表，以散其邪也。

铁樵按：此条药证，皆丝丝入扣，程注尤佳，可为法。

伤寒大下后，复发汗，心下痞，恶寒者，表未解也。不可攻痞，当先解表，表解乃可攻痞。解表宜桂枝汤，攻痞宜大黄黄连泻心汤。《玉函》《脉经》"发"后有"其"字。

柯云：心下痞，是误下后里症；恶寒，是汗后未解症。里实表虚，内外俱

病，皆因汗下倒施所致。表里交持，仍当遵先表后里、先汗后下正法。盖恶寒之表甚于身疼，心下之痞轻于清谷，与救急之法不同。

钱[①]云：心下已痞，而仍恶寒者，犹有表邪未解也。前条同是痞证而恶寒，以附子泻心者，因恶寒汗出，所以知其为阳虚之恶寒也。此则恶寒而不汗出，是以知其为表未解也。

方云：伤寒病初之表当发，故用麻黄汤。此以汗后之表当解，故曰"宜桂枝汤"。

《活人书》曰：大抵结胸痞，皆应下，然表未解者，不可攻也。

《总病论》曰：前加附子，是汗出多而恶寒，表汗解，而里结未除故也；此症是发汗后无汗恶寒，故先须解表也。

铁樵按：此条当是原文。《内经》"病从外而之内者，先治其外，病从外而之内，甚于内者，先治其外，后治其内"，正与此条互相发明，证诸实验亦然。凡外未解者，先解外，不犯内则病愈。不出三五日，是证诸病理而合，征诸实验而信，与前数节迥然不同。惟钱氏及《活人书》，金谓此条是发汗后无汗，故不用附子，是又大谬。不然，同是有汗，有表不解与亡阳之辨，附子为亡阳而设，桂枝为有汗表不解而设，故知此条必有汗。若汗后无汗，是桂枝麻黄各半汤所主也。

伤寒发热，汗出不解，心中痞硬，呕吐而下利者，大柴胡汤主之。中，《玉函》《正脉》作"下"，方本、汪本同。

程云："心中痞硬，呕吐而下利"，较之"心腹濡软，呕吐而下利，为里虚"者不同。"发热汗出不解"，较之"呕吐下利，表解者乃可攻之，竟用十枣汤"者又不同。况其痞不因下后而成，并非阳

邪陷入之痞，而里气内拒之痞。痞气填入心中，以致上下不交，故呕吐而下利也。大柴胡汤虽属攻剂，然实管领表里上中之邪，总从下焦为出路，则攻中自寓和解之义，主之是为合法。

丹云：按，《金鉴》云："下利"之"下"字，当是"不"字。若是"下"字，岂有上吐下利，而以大柴胡汤下之之理乎？此说似是而实非也。所谓下利，乃是热利，若改作不利，则与小便何别？可谓失考矣。

铁樵按：程注以"里虚"及"表解"两条比较，为言"十枣汤"有疑义，自不可同日而语。大柴胡方中，既有大黄，当然是里实，且此所云心下痞硬，必是连及胁下者，云"呕吐必口苦"者，盖胸胁痞满，方是柴胡的证。里面是实热，而兼少阳则口无不苦，经文简单，读者当自己理会也。至于《金鉴》改"下利"之"下"字为"不"字，全书实无此句法，丹氏驳之甚是。然热利何以当攻？亦一问题。鄙意旁流与协热利，皆体工反应之见证。

肠胃皆主降。所谓降，谓使食物下行也。自食物下咽，在食管中，即起降之作用。其方法：食管之壁，包裹食物处，略略膨胀，食物所在之上部管腔与下部管腔则较小，然食物上部之管腔收缩力甚大，下部之收缩力较小，如此，食物下降则顺，上行则逆，故下咽不久，便达于胃部。至胃中，则略停顿，以营消化工作。消化既竟，胃之迫食物下行，亦如食管。胃腔上口收缩，下口开放，食物仍是上行则逆，下行则顺。继此至十二指肠，再营消化之工作，是为第二次消化工作。二次工作既竟，然后入于小肠，此时则有吸收

---

① 钱：原无，据《皇汉医学丛书》本补。

与分泌之工作。小肠壁膜吸收精华，使入血分，以成血液。与小肠相通之肾脏毛细管，承剩余之液体，以事排泄。继此，食物入大肠，已成完全之粪块，仍复迫之下行，至于直肠，以出肛门。故食物从入咽起，至出肛止，一路下行，非由其重量为地心吸力吸收而下行，乃生理作用迫之使下行也。从咽至胃，其行速，在胃中因须营第一次消化工作，则停顿；入十二指肠，因须营第二次消化工作，则亦停顿；入小肠，因须营吸收与排泄之工作，则行缓；入大肠，因既成粪块，亦行缓；入直肠，则无复余事，乃行速。胃下口曰幽门，有括约筋司启闭。凡食物之未完全消化者，不许通过。是幽门括约筋之设施，其目的在使食物得停顿胃中，而不致急遽下行。观直肠之设施，可以悟大小肠之回环曲折，因各种工作之未竟，有借此回环曲折，使其行迁缓，得各部分从容竟其工作之意味。又从咽至胃，迫食物下行之方法，在上部收缩，下部微弛。在胃与小肠，则收缩方法之外，更加一蠕动。在大肠，则蠕动方法之外，更于肠壁放出液体濡润之，以为之助。故吸鸦片者与患脏燥者，容易病便闭与积聚，即因大肠壁不但不放液汁濡润，且吸收粪块中黏液，致令非常燥结故也。又胃中之消化工作，乃磨礱①消化兼化学消化者，十二指肠之消化，乃纯粹化学之消化。胃中之胃酸，十二指肠之胆汁、膵液，其重要成分也。然观于粪便中之有胆汁，尿液中亦有胆汁，则可知胆汁不但有消化作用，兼有迫令食物下行之作用，胆汁亦主降者也。因此，可以悟得《内经》"苦降"之义。而川连所以能治呕，正因胃气上逆，得苦则降之故。患肝病者，往往便闭，其甚者致作恶、呕吐，皆因肝郁胆汁不能循常轨输送至十二指肠，第二次消化工作不健全，故

胃逆胆汁入小肠者少，粪便不能下降，故便闭也。

至于泄泻，就实地经验言之，大都是寒。感寒固泄，饮冷亦泄。再就药效执果溯因以求之，泄泻为寒因亦确。理中之姜、术，附子理中之附，乃至治霍乱之十滴水，皆大热之品，而能止泄洞，为昭然共见之事实也。西医籍用药，大都无所谓寒热，独于泄泻，则谓与冷热有关。谓冷则肠蠕动亢进，故泻，热则反是。故涤肠当用略凉之水，热则不效。顾肠之蠕动，亦神经为之。通常冷则能安神经，以故热病预防脑炎，则用冰枕。何以肠病得冷反使蠕动亢进？是可知温凉各有所宜。头部虽严冬冱寒，苟御狐腋之冠，老年尚嫌其大热；腹部虽盛夏酷暑，苟为风露所侵，即疼痛而雷鸣。中医籍太阴指脾，然不当死煞句下。腹部者，太阴之领域也，故伤寒太阴证，重要之证据曰腹满。少阳指胆，亦不当死煞句下。头目乃少阳之领域，故头昏目眩者，谓之肝阳胆火。惟其如此，故身半以上为阳，身半以下为阴，而阳明从燥化，太阴从湿化，乃不烦言而可解。十二经之阴阳太少，皆本此意，推勘入细之言耳。昧者不察，一开口即云太阴湿土、阳明燥金，求其故而不得，造为种种曲说，复不能明《内经》之旨趣，专拾一二玄谈，借其艰深，自文浅陋，愈趋愈远，遂至不可究诘。是则晋唐以后先哲，亦不得辞其咎也。

至于旁流为反应，其事极易明了。吾尝谓各种疾病，皆体工之本能驱逐病毒而起之变化。例如咳嗽，乃因气管内有作梗之物而起之反应，是咳嗽非病，前已言之，兹不复赘。旁流之为反应，其理正

---

① 磨礱：去掉稻壳的农具，形状略像磨，多以木料制成。

司。因病热之故，肠中起变化，当消化者兀不得充分消化，当吸收者复不得充分吸收，于是养生之食品反为胃肠之阻梗，生理乃起反应，欲驱而去之。其去之之法，不外乎肠蠕动与肠壁分泌液汁。驱之不去，则蠕动愈剧，而分泌愈多，剧则痛，多则泄矣。凡治病之法，无非顺生理以药力助之。苟见泄泻，不知其为旁流，而用理中以止之，是与生理为难也，则其治为误，其病当剧。以承气或麻仁丸下之，则为顺生理之所需求，而以药为之助，是为正当之治法，而其病当退也。所谓协热之利，亦属反应者。协热多半由于误下。误下则表热陷里，其在胃者，则温温欲吐。温温欲吐之意义，因热聚于里，胃中不通，则体工起反应而驱逐其热。其驱逐之法以呕，而药力复持之使不得呕，故温温欲吐而复不得吐。其在肠者，则蠕动以为驱逐，逐之不得，更分泌液体以佐之，则为利。协热之利，虽由误下而来，然下之则为顺生理之需求，故虽因误下而陷，有时揣度形势，仍当用下法以为救济。若呕且利者，纯用下法，则中焦因抵抗药力之故，或更呈剧烈之反应，而协热又不得不下，于是用柴胡疏达少阳，以安胃气，一面仍用大黄以治协热，遂成大柴胡表里分疏之局。此其斡旋之功，用意之精，在二千年前有如此医术，洵不愧"医圣"两字。夫岂西国之希伯克来，东国之吉益东洞，所能望其项背者？自金元以迄盛清，医家无有不尊仲景者，然真能知仲景者，实无一人。刘河间仿大柴胡法，制双解散，以麻、桂、硝、黄并用，是仅懂得表里分疏，彼又宁知大柴胡之为方，有如许曲折？故以双解散与大柴胡比较，貌似神非，精粗判若霄壤。余因简单言之，必然解人难索，故不辞词费，备论之如上。

病如桂枝证，头不痛，项不强，寸脉微浮，胸中痞硬，气上冲喉咽不得息者，此为胸有寒也，当吐之，宜瓜蒂散。"头"前、"项"前，《脉经》有"其"字，《千金翼》作"头项不强痛"。喉咽，《玉函》、成本作"咽喉"。此为胸有寒，《千金》作"此以内有久痰"。

成云：病如桂枝证，为发热汗出恶风也。

方云：头不痛，项不强，言太阳经中无外入之风邪，以明非中风也。寸候身半以上，微浮，邪自内出也。胸中痞硬，痰涎塞膈也。气上冲咽喉者，痰涌上逆，或谓喉中声如曳锯是也。寒，以痰言。

喻云：寒者，痰也。痰饮内动，身必有汗，加以发热恶寒，全似中风，但头不痛，项不强，此非外入之风，乃内蕴之痰窒塞胸间，宜用瓜蒂散，以涌出其痰也。

周云：寒饮停蓄，阻遏胸中之阳，使卫气不能外固，故发热恶寒汗出也。

程云：邪气蕴蓄于膈间，此为胸有寒也。痞硬一证，因吐下者为虚，不因吐下者为实。实邪填塞心胸，中、下二焦为之阻绝，自不得不从上焦为出路，所谓"在上者因而越之"是也。

丹云：按：方氏诸家以寒为痰，盖瓜蒂能吐膈间之顽痰，故有此说，而不可以寒直斥为痰。程氏则为"邪"字看，极稳当矣。如钱氏单为风寒之寒，亦恐不尔。《厥阴篇》瓜蒂散条云"邪结在胸中"，又云"病在胸中"，程说有所据。

瓜蒂散方

瓜蒂一分。熬黄　赤小豆一分。《玉函》作"各六铢"

上二味，各别捣筛为散，已合治之。取一钱匕，以香豉一合，用热汤七合，煮作稀糜，去滓，取汁和散。温顿服之。不吐者，少少加，得快吐乃止。诸亡血虚家，不可与瓜蒂散。一钱匕，《千金翼》作"半钱匕"。

《鉴》云：胸中者，清阳之府。诸邪

入胸府，阻遏阳气，不得宣达，以致胸满痞硬，热气上冲，燥渴心烦，欲嗢嗢吐，脉数促者，此热郁结也。胸满痞硬，气上冲咽喉，不得息，手足[1]寒冷，欲吐不能吐，脉迟紧者，此寒郁结也。凡胸中寒热，与气与饮，郁结为病，谅非汗下之法所能治，必得酸苦涌泄之品因而越之，上焦得通，阳气得复，痞硬可消，胸中可和也。瓜蒂极苦，赤豆味酸，相须相益，能疏胸中实邪，为吐剂中第一品也。而佐香豉汁合服者，藉谷气以保胃气也。服之不吐，少少加服，得快吐即止者，恐伤胸中元气也。此方奏功之捷，胜于汗下。所谓汗、吐、下，三大法也。今人不知仲景、子和之精义，置之不用，可胜惜哉！然诸亡血、虚家，胸中气液已亏，不可轻与，特为申禁。

汪云：伤寒一病，吐法不可不讲。华元化云：伤寒至四日在胸，宜吐之。巢元方云：伤寒病三日以上，气浮在上部，胸心填塞满闷，当吐之则愈。仲景以此条论，特出之《太阳下篇》者，以吐不宜迟，与太阳汗证相等，当于两三日间，审其证而用其法也。《条辨》以胸有寒为痰，亦通。盖胸有风寒，则其人平素饮食之积，必郁而成热，变而为痰。所以瓜蒂亦涌痰热之药也。《尚论篇》以此条证竟列入痰病中，误矣。煮作稀糜，言以汤七合，煮香豉如糜粥之烂也。方氏以稀糜为另是稀粥，大谬之极。

《古方选注》曰：瓜蒂散，乃酸苦涌泄重剂，以吐胸寒者。邪结于胸，不涉太阳表实，只以三物为散，煮作稀糜，留恋中焦以吐之，能事毕矣。瓜蒂性升，味苦而涌，豆性酸敛，味苦而泄，恐其未必即能宣越，故复以香豉汤，陈腐之性，开发实邪，定当越上而吐矣。

《外台秘要》：张文仲瓜蒂散，主伤寒胸中痞塞。瓜蒂、赤小豆各一两。上二味，捣散，白汤服一钱匕。又范汪疗伤寒及天行瓜蒂散方，同上二味，捣作散，汤二合，服一钱匕，药下便卧。若便吐且急，忍也。候食顷不吐者，取钱匕散、合汤和服之，便吐矣。不吐，复稍增，以吐为度。吐出青黄如菜汁者，五升以上为佳。若吐少病不除者，明日如前法复服之，可至再三，不令人虚也，药力过时不吐，服汤一升，助药力也。吐出便可食，无复余毒。若服药过多者，益饮冷水解之。"和服"之后，《活人书》有"以手指擿之"五字。

《东垣试效方》曰：若有宿食而烦者，仲景以栀子大黄汤主之。气口三盛，则食伤太阴，填塞闷乱，极则心胃大疼，兀兀欲吐，得吐则已，俗呼"食迷风"是也。经云：上部有脉，下部无脉，其人当吐，不吐者死，宜瓜蒂散之类吐之。经云：高者因而越之，此之谓也。

《医方集解》曰：治卒中痰迷，涎潮壅盛，颠狂烦乱，人事昏沉，五痫痰壅上膈，及火气上冲，喉不得息，食填中脘，欲吐不出，量人虚实服之。吐时须令闭目，紧束肚皮，吐不止者，葱白汤解之，良久不出者，含砂糖一块，即吐。丹按：张子和不用豆豉，加人参、甘草，齑汁调下。吐不止者，用煎麝香汤，瓜苗闻麝香即死，所以立解。

《活人指掌辨疑》曰：瓜蒂，即丝瓜蒂，俗名藤萝。丹按：此说本草所不载，录以俟试验。舒氏亦云：如无甜瓜，丝瓜蒂可代。

铁樵按：气上冲咽喉，此证常遇之，乃胃不能降，肺气因以上逆之故，与痰涎

---

[1]　足：原作"起"，据《皇汉医学丛书》本改。

塞膈无与。本论可吐、不可吐各节，文简而意义不甚明了，注家复多循文敷衍，致读者无可遵循。瓜蒂散一方，今人绝少用之者，殆以此故。今按寒饮、寒痰各说，是注家节外生枝，不可为训。本文"此为胸中有寒也"句，"寒"字可疑。例如："膈上有寒饮，干呕者，不可吐也"，"干呕吐涎沫，头痛者，吴茱萸汤主之"，以上两条，皆属寒，而云不可吐。又"少阴证，饮食入口则吐，心中温温欲吐，复不能吐，始得之，手足寒，脉弦迟者，此胸中实，不可下也，当吐之。若膈上有寒饮，干呕者，不可吐也，当温之，宜四逆汤"，皆言寒不可吐，是其他无标准可言，而寒之不可吐已确。"寒"字既不得强解为热，亦不得强解为邪，直误字耳。至于气上冲胸，如桂枝白术甘草汤一条，由吐下后心下逆满而起者，气上冲咽喉。如"经脉动惕，久而成痿"一条，由于吐下后，发汗虚烦，脉微，八九日心下痞硬而起者，皆属虚证，非可用瓜蒂散者。然则本条所云岂非全无凭准？窃疑"胸中有寒"句，不但讹字兼有脱落。吾侪若从根本着想，则虽脱落亦尚无妨。所谓根本者，无他，即上篇所释"顺生理为治"一语是也。凡病为日浅，正气未虚，邪热内攻，胃不能容，生理起反应而呕者，皆可吐也。其要点在病须阳证，正气未虚，否则禁吐。此为鄙人历数十次经验，无一或误者。用以治婴儿之病，奏效尤捷，而无流弊。

病胁下素有痞，连在脐傍，痛引少腹，入阴筋者，此名脏结，死。《玉函》《脉经》"病"后有"者若"二字，"入阴筋"作"入阴挟阴筋"。

程云：其人胁下素有痞积，阴邪之伏里者，根柢深且固也。今因新得伤寒，未察其阴经之痞，误行攻下，致邪气入里，

与宿积相互，使脏之真气结而不通，因连在脐旁，痛引少腹入阴筋，故名脏结。盖痞为阴邪，而脐旁，阴分也，在脏为阴，以阴邪结于阴经之脏，阳气难开，至此而结势已成，于法为死。

钱云：其痛下引少腹，入厥阴而控引睾丸之阴筋者，此等脏结，以阴气过极，阳气竭绝，故曰死。

锡云：上文论脏结，曰难治，曰不可攻；此复论脏结之死症，以见脏结可生，而亦可死也。

伤寒若吐若下后，七八日不解，热结在里，表里俱热，时时恶风，大渴，舌上干燥而烦，欲饮水数升者，白虎加人参汤主之。白虎加人参汤，《脉经》《千金》《千金翼》作"白虎汤"。"伤寒"后，成本有"病"字。

成云：若吐若下后七八日，则当解，复不解，而热结在里。表热者，身热也；里热者，内热也。本因吐下后，邪气乘虚，内陷为结热。若无表热，而纯为里热，则邪热结而为实，此以表热未罢，时时恶风。若邪气纯在表，则恶风无时，若邪气纯在里，则更不恶风。以时时恶风，知表里俱有热也。邪热结而为实者，则无大渴，邪热散漫则渴。今虽热结在里，表里俱热，未为结实，邪气散漫，熏蒸焦膈，故大渴，舌上干燥而烦，欲饮水数升，与白虎加人参汤，散热生津。

钱云：大渴，舌上干燥而烦，欲饮水数升，则里热甚于表热矣。谓之表热者，乃热邪已结于里，非尚有表邪也。因里热太甚，其气腾达于外，故表间亦热，即《阳明篇》所谓"蒸蒸发热"，自内达外之热也。

汪云：时时恶风者，乃热极汗多，不能收摄，腠理疏，以故时时恶风也。里热，则胃腑中燥热，以故大渴。舌上干燥而烦，欲饮水数升，此因吐下之后，胃气

虚，内亡津液，以故燥渴甚极也。

周云：口至干，舌至燥，无津液极矣。能生津液而神速者，莫若人参，故加之。

丹云：按，《金鉴》云："伤寒"二字之后，当有"若汗"二字。盖发汗较吐下，更伤津液为多也。"时时恶风"当是"时汗恶风"，若非"汗"字，则时时恶风，是表不解，白虎汤在所禁也。论中谓"发热无汗，表不解者，不可与白虎汤。渴欲饮水，无表证者，白虎加人参汤主之"。读者细玩经文自知，此说难从。柯氏云：当汗不汗，反行吐下，是治之逆也，吐则津液亡于上，下则津液亡于下。是也。

《伤寒类方》曰：胃液已尽，不在经，不在腑，亦非若承气症之有实邪，因胃口津液枯竭，内火如焚，欲饮水自救，故其证如此，与热邪在腑者迥别。

《外台秘要》：仲景《伤寒论》，疗伤寒汗出，恶寒身热，大渴不止，欲饮水一二斗者，白虎加人参汤主之。此条本经不载，姑附存于此。

白虎加人参汤方

知母六两　石膏一斤，碎　甘草二两，炙　人参二两。上篇、《玉函》作"三两"　粳米六两

上五味，以水一斗，煮米熟，汤成去滓，温服一升，日三服。此方，立夏后立秋前乃可服，立秋后不可服。正月、二月、三月尚凛冷，亦不可与服之，与之则呕利而腹痛。诸亡血、虚家，亦不可与，得之则腹痛利者，但可温之当愈。《玉函》作"春三月病常苦里冷"。丹按：此方已见《太阳上篇》，而无"此方立夏"以后六十二字，故再举于斯。此六十二字，疑是后人所添，而《玉函》《千金》及《翼方》《外台秘要》并有之，故不可妄删，姑存其旧耳。

《内台方议》：问曰：《活人书》云"白虎汤惟夏至后可用"，何耶？答曰：非也。古人一方对一证，若严冬之时，果有白虎汤证，安得不用石膏？盛夏之时，果有真武汤证，安得不用附子？若老人可下，岂得不用硝、黄？壮人可温，岂得不用姜、附？此乃合用者必需之。若是不合用者，强而用之，不问四时，皆能为害也。

汪氏引徐春沂云："立夏后"云云，疑是后人所加。

张氏《伤寒百问·经络图》曰：白虎加人参，名化斑汤，出异书。

铁樵按：白虎汤、大青龙、人参白虎，陆九芝《世补斋医书》论其用法最详，可以遵守，兹不俱赘。"时时恶风"句，各注所释不彻底，须知此非外感，如其有一分外感，白虎便不真确可用。其一因病之重心在里，表不固，里蒸热，故汗大出。因汗大出，血中液少故热而烦，汗出愈多，表阳愈虚，故当恶风。其二因体温外散，外界之温度与体内之温度骤然变更，其相差之程度，因空气热度骤低于表层体温，故肌肤有洒析恶风意。此云恶风，并非真有风，须臾之间，即能中和。故恶风旋罢，而里热蒸发不已，其热作阵，故时时恶风。用人参者，非为补而用，增加白虎之力也。白虎得参则缓，缓则力长，故增白虎之重量无用，必须加参。

伤寒无大热，口燥渴，心烦，背微恶寒者，白虎加人参汤主之。《玉函》"心"作"而"。《千金》及《翼》《外台》作"白虎汤"。

《鉴》云：伤寒身无大热，不烦不渴，口中和，背恶寒，附子汤主之者，属少阴病也。今伤寒身无大热，知热渐去表入里也。口燥渴，心烦，知热已入阳明也。虽有背微恶寒一证，似乎少阴，但少阴证口中和，今口燥渴，是口中不和也。背恶寒，非阳虚恶寒，乃阳明内热，熏蒸

于背，汗出肌疏，故微恶之也。主白虎汤以直走阳明，大清其热，加人参者，盖有意以顾肌疏也。

钱云：此条之背恶寒，口燥渴而心烦者，乃内热生外寒也，非口中和之背恶寒可比拟而论也。

汪云：内蒸热而表必多汗，以故恶寒，与上条恶风之义相同。

丹云：按：背恶寒，成氏以为表邪未尽，程氏以为阳虚，并非也。

《伤寒类方》曰：此亦虚燥之症。微恶寒，谓虽恶寒而甚微，又周身不寒，寒独在背，知外邪已解。若大恶寒，则不得用此汤矣。

铁樵按：此条与前条比类而观，则无大热，背微恶寒，非白虎证也。背微恶寒与背几几同，与时时恶风不同。此症状不当有汗，纵有汗亦不多。前条之大渴字，乃伏有大汗在内。因不大汗，不致大渴，云大渴，大汗已在言外，故知此条是误。大约他种书籍之误，由于辗转抄录，而有所讹脱，年代愈久，讹脱愈多。《伤寒论》则不止此，且有不通医理之医师，讹造者在内，此等处皆是。若承讹袭讹，从而曲为之说，乃引起无数葛藤。

伤寒脉浮，发热无汗，其表不解，不可与白虎汤。渴欲饮水，无表证者，白虎加人参汤主之。"解"后，成本、《玉函》《外台》有"者"字。《千金》及《翼》《外台》作"白虎汤"。

魏云：脉浮而不致于滑，则热未变而深入，正发热无汗，表证显然，如此不可与白虎汤，徒伤胃气。言当于麻黄汤、大青龙、桂枝二越婢一之间，求治法也。如其人渴欲饮水，与之水，果能饮者，是表邪变热，已深入矣。再诊脉，无浮缓、浮紧之表脉，审证，无头身疼痛、发热无汗之表证，即用白虎加人参，补中益气，止其燥渴。

钱云：若渴欲饮水，则知邪热已入阳明之里，胃中之津液枯燥矣。然犹必审其无表证者，方以白虎汤解其烦热，又加人参，以救其津液也。

太阳少阳并病，心下硬，颈项强而眩者，当刺大椎、肺俞、肝俞，慎勿下之。《玉函》"太阳"后有"与"字，"硬"作"痞坚"二字，"大椎"后有"一间"二字。成本无"肝俞"二字。考注文，系脱文。

成云：心下痞硬而眩者，少阳也，颈项强者，太阳也。刺大椎、肺俞，以泻太阳之邪，以太阳脉下项挟脊故尔。肝俞以泻少阳之邪，以胆为肝之腑故尔。太阳为在表，少阳为在里，明是半表半里证。前第八证云"不可发汗，发汗则谵语"，是发汗攻太阳之邪，少阳之邪益甚于胃，以发谵语。此云"慎勿下之"，攻少阳之邪，太阳之邪乘虚入里，必作结胸。经曰：太阳少阳并病，而反下之，成结胸。

方云：颈项，亦头项之互词。前条言眩冒，此有眩无冒，差互详略耳。

汪云：大椎一穴，实合太少而齐泻。诸家注皆不明用针之理，竟置大椎而不论，大误之极。

铁樵按：本条意义自明，注亦精当可法。太少并病，发汗则谵语，误下则结胸。眩则有肝阳胆火郁而上逆之象。柴胡性升，故有时宜刺。然仅曰"慎勿下之"，盖用柴胡尚无大害。下则为逆，将起反应，曰"慎勿下之"，有大柴胡亦不可用之意。于此可悟，凡上逆之症，均不可强抑。近人盲从喻嘉言之说，以旋复代赭汤用于喘逆之症，十九败事。然有积而胃逆，因胃逆而头痛，有非下不愈者，故吴又可以头痛为下症，验之事实而信。活法在人，不可执滞，固非老于阅历不为工也。

太阳与少阳合病，自下利者，与黄芩汤。若呕者，黄芩加半夏生姜汤主之。

成云：太阳阳明合病自下利，为在表，当与葛根汤发汗；阳明少阳合病自下利，为在里，可与承气汤下之。此太阳少阳合病自下利，为在半表半里，非汗下所宜，故与黄芩汤，以和解半表半里之邪。呕者，胃气逆也，故加半夏、生姜，以散逆气。

钱云：太少两阳经之证，并见而为合病。太阳虽在表，而少阳逼处于里，已为半表半里。以两经之热邪内攻，令胃中之水谷下奔，故自下利。

汪云：太少合病而至自利，则在表之寒邪，悉郁而为里热矣。里热不实，故与黄芩汤以清热益阴，使里热清而阴气得复，斯在表之阳热自解。所以此条病，不但太阳桂枝在所当禁，并少阳柴胡，亦不须用也。

《鉴》云：太阳与少阳合病，谓太阳发热头痛，或口苦、咽干、目眩，或胸满、脉或大而弦也。若表邪盛，肢节烦疼，则宜与柴胡桂枝汤，两解其表矣。今里热盛，而自下利，则当与黄芩汤清之，以和其里也。

丹云：按此条证，张璐、周禹载以为温病，魏氏驳之，是也。

《医方集解》曰：合病者，谓有太阳症之身热、头痛、脊强，又有少阳症之耳聋、胁痛、呕而口苦、寒热往来也。自利者，不因攻下而泄泻也。自利固多可温，然肠胃有积结，与下焦客热，又非温剂所能止。或分利之，或攻泄之可也。

黄芩汤方

黄芩三两。《玉函》作"二两" 芍药二两 甘草二两，炙 大枣十二枚，擘

上四味，以水一斗，煮取三升，去滓，温服一升，日再，夜一服。成本"一

服"后有"若呕者，加半夏半升，生姜三两"十二字，而无"黄芩加半夏生姜汤方"。成本第十卷"生姜一两半"。

黄芩加半夏生姜汤方

黄芩三两 芍药二两 甘草二两，炙 大枣十二枚，擘 半夏半升，洗 生姜一两半。一方"三两切"

上六味，以水一斗，煮取三升，去滓，温服一升，日再，夜一服。

汪云：此小柴胡加减方也。热不在半表，已入半里，故以黄芩主之。虽非胃实，亦非胃虚，故不须人参补中也。

钱云：黄芩撤其热，而以芍药敛其阴，甘草、大枣和中而缓其津液之下奔也。若呕者，是邪不下走而上逆，邪在胃口，胸中气逆而为呕也，故加半夏之辛滑，生姜之辛散，为蠲饮治呕之专剂也。

徐云：因此而推广之，凡杂证因里未和而下利者，黄芩汤可为万世之主方矣。

《玉函经》：黄芩人参汤方，黄芩、人参、桂枝、干姜各二两，半夏半升，大枣十二枚。上六味，以水七升，煮取二升，去滓。分温再服。

此方无治证，盖与黄连汤略同。此方《外台》名黄芩汤，治干呕下利。

《医方集解》曰：昂按：二经合病，何以不用二经之药？盖合病而兼下利，是阳邪入里，则所重者在里，故用黄芩以撤其热，而以甘、芍、大枣和其太阴，使里气和，则外证自解。和解之法，非一端也，仲景之书，一字不苟，此证单言下利，故此方亦单治下利。机要用之，治热利腹痛，更名黄芩芍药汤。又加木香、槟榔、大黄、黄连、当归、官桂，更名芍药汤，治下利。仲景此方，遂为万世治痢之祖矣。本方除大枣，名黄芩芍药汤，治火升鼻衄，及热痢。出《活人书》。黄芩加半夏生姜汤，亦治胆腑发咳，呕苦水如胆汁。

铁樵按：此条不用下法，即吴又可所谓"温邪未到胃"之证，亦即吾所谓"未化燥"之症。黄芩之用，以口苦为标准。口苦，少阳证也，此条之例，其原因在少阳上逆，胆汁不循常轨，消化不良，因而作利。治以黄芩，使上逆者重复下行，乃根治也。

伤寒，胸中有热，胃中有邪气，腹中痛，欲呕吐者，黄连汤主之。

成云：此伤寒邪气传里，而为下寒上热也。胃中有邪气，使阴阳不交，阴不得升，而独治于下，为下寒，腹中痛；阳不得降，而独治于上，为胸中热，欲呕吐。与黄连汤，升降阴阳之气。

程云：此等证，皆本气所生之寒热，无关于表，故着二"有"字。

《鉴》云：伤寒未解，欲呕吐者，胸中有热邪上逆也。腹中痛者，胃中有寒邪内攻也。此热邪在胸，寒邪在胃，阴阳之气不和，失其升降之常，故用黄连汤，寒温互用，甘苦并施，以调理阴阳而和解之也。伤寒邪气入里，因人脏气素有之寒热而化，此则随胃中有寒，胸中有热而化，胸中痛欲呕吐，故以是方主之。

汪云：《条辨》《尚论篇》皆以风寒二邪，分阴阳寒热，殊不知风之初来，未必非寒，寒之既入，亦能成热，不可拘也。

《病源候论·冷热不调候》曰：夫人荣卫不调，致令阴阳否塞。阳并于上，则上热，阴并于下，则下冷。上焦有热，或喉口生疮，胸膈烦满；下焦有冷，则腹胀肠鸣，绞痛泄利。

《宣明论》曰：腹痛欲呕吐者，上热下寒也，以阳不得降，而胸热欲呕，阴不得升，而下寒腹痛，是升降失常也。

黄连汤方

黄连三两。《玉函》作"二两"　甘草三两，炙。《玉函》作"一两"　干姜三两。《玉函》作"一两"　桂枝三两，去皮。《玉函》作"二两"　人参二两。《千金翼》作"三两"　半夏半升，洗。《玉函》作"五合"　大枣十二枚，擘。

上七味，以水一斗，煮取六升，去滓。温服，昼三夜二。疑非仲景方。成本作"温服一升，日三服，夜二服"，无"疑非仲景方"五字，《玉函》亦无。

《鉴》云：君黄连以清胸中之热，臣干姜以温胃中之寒。半夏降逆，佐黄连呕吐可止；人参补中，佐干姜腹痛可除。桂枝所以安外，大枣所以培中也。然此汤寒温不一，甘苦并投，故必加甘草，协和诸药。此为阴阳相格，寒热并施之治法也。

柯云：此与泻心汤大同，而不名泻心者，以胸中素有之热，而非寒热相结于心下也。看其君臣更换处，大有分寸。

《伤寒类方》曰：即半夏泻心汤去黄芩加桂枝。诸泻心之法，皆治心胃之间，寒热不调，全属里症。此方以黄芩易桂枝，去泻心之名，而曰黄连汤，乃表邪尚有一分未尽。胃中邪气，尚当外达，故加桂枝一味，以和表里，则意无不到矣。

铁樵按：前节着眼处是太阳少阳，此节着眼处实是阳明太阴。腹为太阴之领域，姜为脾药甚显著也。推究其所以然之故，当亦是胆汁不能输送至十二指肠之故。凡粪带褐色者，因有胆汁之故，其无胆汁者，粪呈淡黄带白色。感寒而腹痛者，其粪正是淡黄带白，则谓此节所言，乃胆汁不能达十二指肠之病甚确。黄连泻心，"心"字即指胸中。以本节与泻心汤诸节互证，腹痛为寒，呕吐为热，腹部为脾，胸中为胃。质言之，脾寒胃热耳，亦即后世医生常言之"太阴湿土""阳明燥金"。徒因《伤寒论》文字毫无一定，遂至解人难索。例如胃之一物，有时谓之胸中，有时谓之心，其实皆指"阳明胃家实"之胃。脾之一物，有时谓之腹，有时谓之中焦，有时乃谓之胃，其实皆指"足太阴①脾约"之脾。《伤寒论》文字，如此不可捉摸，是否本文如此，抑由后人改窜而然，不得而知。吾侪若不能从病理上根本探讨，鲜有不为其炫惑者。注家既不敢直揭本文之非，又必强作解。人不甘自居于不知之列，处处迁就，处处牵强，遂如着败絮行荆棘中，无在不感挂碍之苦，则不知根本解决之为害也。喻嘉言有进退黄连汤，谓本方之黄连、姜、桂可以随病症之寒热为进退，故名。舒驰远为喻氏再传弟子，谓进退黄连汤试之颇效，然其理不可晓，不敢再试。自今日观之，有何不可晓？是亦可见喻氏学说之颠顸，能堕人五里雾中。舒驰远注《伤寒》于不可解处，辄大骂王叔和，于本节直注曰：不懂。近世读《伤寒论》者，全无真信仰心。《温病条辨》《广温热论》等恶浊书籍，遂得横行一时，皆《伤寒论》文字不可捉摸，而研医者不能根本探讨之为害也。

伤寒八九日，风湿相搏，身体疼烦，不能自转侧，不呕不渴，脉浮虚而涩者，桂枝附子汤主之。若其人大便硬，原注：一云脐下心下硬。小便自利者，去桂加白术汤主之。疼烦，成本作"烦疼"，《脉经》作"疼痛"。"不渴"后，《外台》有"下之"二字，《千金翼》有"下已"二字。去桂加白术汤，《玉函》《脉经》《千金翼》作"术附子汤"，成本"桂"下有"枝"字。

《鉴》云：伤寒八九日，不呕不渴，是无伤寒里病之证也。脉浮虚涩，是无伤寒表病之脉也。脉浮虚，主在表虚风也；涩者，主在经寒湿也。身体疼烦属风也，不能转侧属湿也，乃风湿相搏之证，非伤寒也。与桂枝附子汤，温散其风湿，使从表而解也。若脉浮实者，则又当以麻黄加术汤，大发其风湿也。如其人有是证，虽大便硬，小便自利，而不议下者，以其非邪热入里之硬，乃风燥湿去之硬，故仍以桂枝附子汤去桂枝，以大便硬，小便自利，不欲其发汗再夺津液也。加白术，以身重着湿在肉分，用以佐附子，逐湿气于肌也。

程林《金匮直解》曰：风淫所胜，则身烦疼，湿淫所胜，则身体难转侧。风湿相搏于营卫之间，不干于里，故不呕不渴也。脉浮为风，涩为湿，以其脉近于虚，故用桂枝附子汤温经以散风湿。小便利者，大便必硬，桂枝近于解肌，恐大汗，故去之。白术去肌湿，不妨乎内，故加之。

《内台方议》曰：问曰：此书皆是伤寒之法，又兼此风湿之证杂之，何耶？答曰：此人先有湿气，因伤中风寒合而成此证，以此添入伤寒法中。昔自祖师张仲景开化以来，此风湿、暍、风温、湿温等证，皆在《金镜外台法》中。因三国混乱，书多亡失，《外台》之书，流荡不全。因王叔和得伤寒，足六经之法，集成《伤寒论》，间得《风》《湿》数篇，杂入此中，故曰痉、湿、暍三种，宜应别论，惟得正传者方知之。

丹按："相搏"之"搏"，方氏改作"抟"。注云：抟，捏聚也。言风与湿捏合团聚，共为一家之病。此说非也。盖"搏""薄"同。王冰《平人气象论》注引《辨脉》"阴阳相搏名曰动，作相薄"，可以证也。

桂枝附子汤方

桂枝四两，去皮　附子三枚，炮去皮，破。成本"破八片"，钱本作"二枚"　生姜三两，切　大枣十二枚，擘　甘草二两，炙

上五味，以水六升，煮取二升，去

———————————

① 阴：原作"阳"，据文义改。

滓，分温三服。

去桂加白术汤方《金匮》白术附子汤即是，《玉函》名"术附汤"，《金鉴》作"桂枝附子汤去桂枝加白术汤"

附子三枚，炮去皮，破　白术四两　生姜三两，切。《玉函》作"二两"　甘草二两，炙。《玉函》作"三两"　大枣十二枚，擘。《玉函》作"十五枚"

上五味，以水六升，煮取二升，去滓，分温三服。初一服，其人身如痹，半日许复服之，三服都尽，其人如冒状，勿怪，此以附子、术并走皮内，逐水气未得除，故使之耳，法当加桂四两。此本一方二法，以大便硬，小便自利，去桂也；以大便不硬，小便不利，当加桂。附子三枚，恐多也，虚弱家及产妇，宜减服之。去桂加白术汤，《金匮》：附子一枚，白术二两，生姜、甘草各一两，大枣六枚；"水六升"作"三升"，"二升"作"一升"。《外台》引仲景《伤寒论》：本云附子一枚，今加之二枚，名附子汤。又云：此二方，但治风湿，非治伤寒也。

徐云：是风湿相搏，以不头疼，不呕渴，知风湿之邪不在表，不在里，而在躯壳。然其原因于寒，几于风寒湿合而为痹矣。桂枝汤，本属阳剂，而芍药非寒湿证所宜，故易以附子之辛热，多至三枚，从桂枝之后，为纯阳刚剂，以开凝结之阴邪。然脉不单涩而浮虚，先见是湿少而风多也，故藉一附子，而迅扫有余，否则又宜去桂枝加术汤，驱湿为主矣。

吴仪洛《方论》曰：此即桂枝去芍药加附子汤，又加附子二枚，又即后条之甘草附子汤，以姜米易术之变制也。汪氏云：若其人大便硬，小便自利者，《后条辨》云"此湿虽盛而津液自虚也"，于上汤中去桂，以其能走津液，加术，以其能生津液。或问云：小便利则湿去矣，何以犹言湿盛？余答云：湿热郁于里，则小便不利；寒湿搏于经，则小便自利。又有昧

理者云"大便溏宜加白术"，殊不知白术为脾家主药。《后条辨》云：燥湿以之，滋液亦以之。

《直指方·带下论》云：经曰"卫气者，所以温分肉，充皮肤，肥腠理，司开阖"，卫气若虚，则分肉不温，皮肤不充，腠理不肥，而开阖失其司耳。况胃为血海，水液会焉。胃者中央之土，又所以主肌肉，而约血水也。卫气与胃气俱虚，则肌弱而肤空，血之与水，不能约制，是以涓涓漏卮，休作无时，而不暂停矣。然则封之、止之，其可不加意于固卫厚脾之剂乎？此桂枝附子汤以之固卫，而人参、白术、茯苓、草果、丁香、木香以之厚脾，二者俱不可阙也。

铁樵按：此节有可疑者，在大便硬，小便利，去桂加术，而仍用附子。《金鉴》：非邪热入里之硬，乃风燥湿去之硬。两语甚不妥当。既风燥湿去，何得仍用术、附？《金匮直解》之"桂枝恐大汗，白术去肌湿"两语亦不妥。术、桂皆为湿而用不为燥，而用苓桂术甘汤之治痰饮，即是其例。痰饮，湿也，湿家有大便硬者，乃燥湿不能互化之故，其理由可以两字明之，曰津、曰淖。读者可参观拙著《内经讲义》"肝气以津及淖，则刚柔不和"句下所集之解释。今日所见津淖之病，强半属于腺体者，预防则可。渴而掘井，斗而铸兵，结果多不良。

风湿相搏，骨节疼烦，掣痛不得屈伸，近之则痛剧，汗出短气，小便不利，恶风不欲去衣，或身微肿者，甘草附子汤主之。疼烦，成本作"烦疼"，是。

喻云：此条复互上条之意，而辨其症之较重者。痛不可近，汗出短气，恶风不欲去衣，小便不利，或身微肿，正相搏之最剧处。

钱云：掣痛者，谓筋骨肢节抽掣疼痛

也。不得屈伸，寒湿之邪，流着于筋骨肢节之间，故拘挛不得屈伸也。近之则痛剧者，即烦疼之甚也。疼而烦甚，人近之则声步皆畏，如动触之而其痛愈剧也。汗出，即中风汗自出也。短气，邪在胸膈，而气不得伸也。小便不利，寒湿在中，清浊不得升降，下焦真阳之气化不行也。恶风不欲去衣，风邪在表也。或微肿者，湿淫肌肉，经所谓湿伤肉也。风邪寒湿，搏聚而不散，故以甘草附子汤主之。

方云：或，未定之词。身微肿，湿外薄也，不外薄则不肿，故曰"或"也。

程云：以上二条，虽云风湿相搏，其实各夹有一"寒"字在内，即三气合而为痹之证也。邪留于筋骨之间，寒多则筋挛骨痛。

甘草附子汤方

甘草二两，炙。《玉函》《外台》作"三两"附子二枚，炮去皮。汪、周作"破八片"　白术二两。《玉函》作"三两"　桂枝四两，去皮

上四味，以水六升，煮取二升，去滓，温服一升，日三服。初服得微汗则解。能食汗止，复烦者，将服五合。恐一升多者，宜服六七合为始。《玉函》"二升"作"三升"。汗止，《金匮》、成本作"汗出"，无"将"字。始，《金匮》、成本作"妙"，《千金翼》作"愈"，徐彬《金匮论注》沈明宗编注作"佳"。

徐云：此与桂枝附子汤证同是风湿相搏。然彼以病浅寒多，故肢体为风湿所困，而患止躯壳之中；此则风湿两胜，挟身中之阳气，而奔逸为灾。故骨节间，风入增劲，不能屈伸；大伤其卫，而汗出短气恶风；水亦乘风作势，而身微肿。其病势方欲扰乱于肌表，与静而困者不侔矣。

吴云：此方用附子除湿温经，桂枝祛风和营，术去湿实卫，甘草辅诸药，而成敛散之功也。

周云：此证较前条更重，且里已受伤，曷为反减去附子耶？前条风湿尚在外，在外者利其速去；此条风湿半入里，入里者妙在缓攻。仲景止恐附子多，则性猛且急，筋节之窍未必骤开，风湿之邪岂能托出？徒使汗大出，而邪不尽耳。君甘草者，欲其缓也，和中之力短，恋药之用长也。此仲景所以前条用附子三枚者，分三服，此条止二枚者，初服五合，恐一升为多，宜服六七合，全是不欲尽剂之意。学者于仲景书有未解，即于本文中，求之自得矣。

钱云：虽名之曰甘草附子汤，实用桂枝去芍药汤，以汗解风邪，增入附子、白术，以驱寒燥湿也。

汪云：《后条辨》云：以上三方，俱用附子者，以风伤卫而表阳已虚，加寒湿而里阴更胜，凡所见证，皆阳气不充，故经络关节得着湿，而卫阳愈虚耳。愚以此言，实发仲景奥义。

丹云：按：《千金方·脚气门》：四物附子汤即是。方后云：体肿者，加防己四两，悸气小便不利，加茯苓三两。《三因方》：六物附子汤即是。

伤寒脉浮滑，此以表有热，里有寒，白虎汤主之。原注：臣亿等谨按：前篇云"热结在里，表里俱热者，白虎汤主之"，又云"其表不解，不可与白虎汤"，此云"脉浮滑，表有热，里有寒"者，表里字差矣。又阳明一证云"脉浮迟，表热里寒，四逆汤主之"，又少阴一证云"里寒外热，通脉四逆汤主之"，以此表里自差明矣。《千金翼》云"白通汤"，非也。《玉函》作"伤寒脉浮滑，而表热里寒者，白通汤主之，旧云白通汤，一云白虎者恐非"。注云："旧云"以后，出叔和。今考《千金翼》作"白虎汤"，疑《玉函》误矣。"此"字，《玉函》作"而"。成本无"以"字。程本、张本作"里有热，表有寒"，盖原于林亿说也。何氏作"表有热里有邪"，盖原于成注。

《鉴》云：王三阳云经文"寒"字，当"邪"字解，亦热也，其说甚是。若是"寒"字，非白虎汤证矣。此言伤寒

太阳证罢，邪传阳明，表里俱热，而未成胃实之病也。脉浮滑者，浮为表有热之脉，阳明表有热，当发热汗出，滑为里有热之脉，阳明里有热，当烦渴引饮，故曰表有热，里亦热也。此为阳明表里俱热之证，白虎乃解阳明表里俱热之药，故主之也。不加人参者，以其未经汗吐下，不虚也。

钱云：若胃实而痛者，为有形之邪，当以承气汤下之。此但外邪入里，为无形之热邪，故用寒凉清肃之白虎汤，以解阳明胃腑之邪热也。

丹云：按：此条诸说不一。成氏云：里有寒，有邪气传里也，以邪未入腑，故止言寒。如瓜蒂散证云"胸上有寒者"是也。方氏云：里有寒者，里字非对表而称，以热之里言。盖伤寒之热，本寒因也，故谓热。里有寒，指热之所以然者言也。喻氏：里有寒者，伤寒传入于里，更增里热。但因起于寒，故推本而言里有寒。程氏云：读《厥阴篇》中"脉滑而厥者，里有热也，白虎汤主之"，则知此处"表里"二字为错简。里有热，表有寒，亦是热结在里，郁住表气于外，但较之时时恶风，背微恶寒者，少倾忽零星之状。张氏亦改"表有寒""里有热"，云：热邪初乘肌表，表气不能胜邪，其外反显假寒，故言表有寒，而伏邪始发未尽，里热犹盛，故云里有热。志聪云：此表有太阳之热，里有癸水之寒。夫癸水虽寒，而与阳明相搏，则戊己化火，为阳热有余。故以白虎汤清两阳之热。锡驹云：太阳之标热在表，此表有热也；太阳之本寒在里，此里有寒也。凡伤于寒，则为病热，故宜白虎汤主之。魏氏云：此里尚为经络之里，非脏腑之里，亦如卫为表，营为里，非指脏腑而言也。钱氏云：白虎汤为表邪未解之所忌用，若云伤寒表有热，固

非所宜。而曰里有寒，尤所当忌，而仲景反以白虎汤主之，何也？以意推之，恐是先受之寒邪，已经入里，郁而为热，本属寒因，故曰里有寒；邪既入里，已入阳明，发而为蒸蒸之热，其热自内达外，故曰表有热。柯氏改"寒"作"邪"，云：旧本作"里有寒"者误，此虽表里并言，而重在里热，所谓"结热在里，表里俱热"是也。以上诸说如此，特林氏、程氏解似义甚切当，其余则含糊牵扭，难以适从。至其顺文平稳，则《金鉴》为得，故姑揭其说尔。

《汤液本草》：东垣云：胸中有寒者，瓜蒂散吐之。又，表热里寒者，白虎汤主之。瓜蒂、知母，味苦寒，而治胸中寒，又里寒，何也？答曰：成无己注云"即伤寒，寒邪之毒为热病也"，读者要逆识之。如《论语》言"乱臣十人"，《书》言"唯以乱民""其能而乱四方"。乱，皆治也，乃治乱者也，故云"乱臣""乱四方"也。仲景所言寒之一字，举其初而言之，热病在其中矣。若以寒为寒冷之寒，无复用苦寒之剂。兼言白虎证脉尺寸俱长，则热可知矣。

白虎汤方

知母六两　石膏一斤，碎　甘草二两，炙
粳米六合

上四味，以水一斗，煮米熟，汤成去滓，温服一升，日三服。《外台》作"水一斗二升，煮取米熟，去米纳药，煮取六升，去滓，分六服"。

柯云：阳明邪从热化，故不恶寒而恶热。热蒸外越，故热汗出。热烁胃中，故渴欲饮水。邪盛而实，故脉滑。然犹在经，故兼浮也。盖阳明属胃，外主肌肉，虽内外大热而未实，终非苦寒之味所宜也。石膏辛寒，辛能解肌热，寒能胜胃火，寒能沉内，辛能走外，此味两擅内外

之能，故以为君。知母苦润，苦以泻火，润以滋燥，故用为臣。甘草、粳米，调和于中宫，且能土中泻火，稼穑作甘，寒剂得之缓其寒，苦剂得之平其苦，使二味为佐。庶大寒大苦之品，无伤损脾胃之虑也。煮汤入胃，输脾归肺，水精四布，大烦大渴可除矣。白虎为西方金神，取以名汤者，秋金得令，而炎暑自解。

《伤寒明理论》曰：白虎，西方金神也，应秋而归肺。热甚于内者，以寒下之，热甚于外者，以凉解之。其有中外俱热，内不得泄，外不得发者，非此汤则不能解也。夏热秋凉，暑暍之气，得秋而止。秋之令曰处暑，是汤以白虎名之，谓能止热也。

《活人书》：化斑汤，治斑毒。于本方加葳蕤，用糯米。云：大抵发斑，不可用表药。表虚里实，若发汗开泄，更增斑斓也，当用此汤。

又曰：问两胫逆冷，胸腹满，多汗，头目痛，苦妄言，此名湿温病。苦两胫逆冷，腹满，又胸多汗，头目痛，苦妄言，其脉阳濡而弱，阴小而急，治在太阴，不可发汗。汗出必不能言，耳聋，不知痛所在，身青面色变，名曰重暍。如此死者，医杀之耳，白虎加苍术汤。于本方加苍术三两，此方出于《伤寒微旨》，亦仿《金匮》白虎加桂汤。

《和剂局方》：白虎汤，治伤寒大汗出后，表证已解，心胸大烦，渴欲饮水。及吐或下后七八日，邪毒不解，热结在里，表里俱热，时时恶风，大渴，舌上干燥而烦，欲饮水数升者，宜服之。又治夏月中暑毒，汗出恶寒，身热而渴。

《医学纲目》曰：孙兆治一人自汗，两足逆冷至膝下，腹满不省人事。孙诊六脉小弱而急。问其所服药，取视皆阴病药也。孙曰：此非受病重，药能重病耳。遂用五苓散、白虎汤。十余帖，病少苏，再服痊愈。或问治法，孙曰：病人伤暑也，始则阳微厥，而脉小无力。医谓阴病，遂误药，其病厥。用五苓散利小便，则腹减，白虎解利邪热，则病愈。凡阴病胫冷，则臂亦冷。汝今胫冷，臂不冷，则非下厥上行，所以知是阳微厥也。

又曰：火喘，用本方加蒌仁、枳壳、黄芩，神效。出初虞世。

《医方选要》：人参石膏汤，治膈消，上焦燥渴，不饮多食。于本方加黄芩、杏仁、人参。

《活人大全》：病在半表半里，热不退，脉尚浮洪者，当微表者，小柴胡汤合本方和之。

《方脉正宗》：治胃家实热或嘈杂，消渴善饥，或齿痛。于本方去粳米，加竹叶、芍药。出《本草汇言》。

铁樵按：此条之误，甚为显明。表有热，里有寒，既非白虎汤证，仅仅"脉浮滑"三字，亦何能断定表有热里有寒？白虎汤之用法，前章即《阳明篇》中，可资研究。此条缺之，亦无甚关系。

伤寒脉结代，心动悸，炙甘草汤主之。心动悸，《玉函》作"心中惊悸"。

《鉴》云：心动悸者，谓心下筑筑惕惕然，动而不自安也。若因汗下者多虚，不因汗下者多热。欲饮水，小便不利者，属饮；厥而下利者，属寒。今病伤寒，不因汗下，而心动悸，又无饮热寒虚之证。但据结代不足之阴脉，即主以炙甘草汤者，以其人平日血气衰微，不任寒邪，故脉不能续行也。此时虽有伤寒之表未罢，亦在所不顾，总以补中生血复脉为急，通行营卫为主也。

炙甘草汤方

甘草四两，炙　生姜三两，切　人参二两　生地黄一斤。《金匮》有"酒洗"字，《千金翼》有

"切"字　桂枝三两，去皮　阿胶二两　麦门冬半升，去心　麻仁半升。成本作"麻子人"　大枣三十枚，擘。成本、《玉函》作"十二枚"

上九味，以清酒七升，水八升，先煮八味，取三升，去滓，纳胶烊消尽。温服一升，日三服。一名复脉汤。

柯云：一百十三方，未有用及地黄、麦冬者，恐亦叔和所附。然以二味已载《神农本经》，为滋阴之上品，因《伤寒》一书，故置之不用耳。此或阳亢阴竭而然，复出补阴制阳之路，以开后学滋阴一法。生地黄、麦冬、阿胶滋阴，人参、桂枝、清酒以通脉，甘草、姜、枣以和营卫，结代可和，而悸动可止矣。

张云：津液枯槁之人，宜预防二便秘涩之虞。麦冬、生地，溥①滋膀胱之化源，麻仁、阿胶，专主大肠之枯约，免致阴虚泉竭，火燥血枯，此仲景救阴退阳之妙法也。

丹云：《名医别录》：甘草，通经脉，利血气。《证类本草》《伤寒类要》：治伤寒心悸，脉结代者，甘草二两，水三升，煮一半。服七合，日一服。由是观之，心悸脉结代，专主甘草，乃是取乎通经脉、利血气，此所以命方曰炙甘草汤也。诸家厝②而不释者何？

柯氏《方论》曰：仲景凡于不足之脉，阴弱者用芍药以益阴，阳虚者用桂枝以通阳，甚则加人参以生脉。此以中虚脉结代，用生地黄为君，麦冬为臣，峻补真阴者。然地黄、麦冬，味虽甘而气则寒，非发陈蕃秀之品，必得人参、桂枝以通阳脉，生姜、大枣以和营卫，阿胶补血，甘草之缓不使速下，清酒之猛捷于上行，内外调和，悸可宁而脉可复矣。酒七升，水八升，只取三升者，久煎之则气不峻，此虚家用酒之法。且知地黄、麦冬得酒则良。此证当用酸枣仁，肺痿用麻子仁可

也。如无真阿胶，以龟板胶代之。

《千金翼》：复脉汤，治虚劳不足，汗出而闷，脉结心悸。行动如常，不出百日；危急者，二十一日死。越公杨素，因患失脉七日，服五剂而复。

《千金方》：炙甘草汤，治肺痿涎唾多出血，心中温温液液者。即本方。《外台秘要》引仲景《伤寒论》，主疗并同。

《卫生宝鉴》：至元庚辰六月中，许伯威五旬有四，中气本弱，病伤寒八九日，医者见其热甚，以凉剂下之。又食梨三四枚，伤脾胃，四肢冷，时昏愦，请予治之。诊其脉，动而中止，有时自还，乃结脉也。亦心动悸，吃噫不绝，色青黄，精神减少，目不欲开，蹉卧恶人语。予以炙甘草汤治之，减生地黄，恐损阳气，剉一两，服之不效。再于市铺，选尝气味厚者，再煎服之，其病减半，再服而愈。凡药昆虫草木，生之有地，根叶花实，采之有时，失其地性味少异，失其时气味不全。又况新陈不同，精粗不等，倘不择用，用之不效，医之过也。

《张氏医通》曰：酒色过度，虚劳少血，津液内耗，心火自炎，致令燥热乘肺，咯唾脓血，上气涎潮。其嗽连续不已，加以邪客皮毛，入伤于肺，而自背得之尤速，当炙甘草汤。徐彬《金匮论注》曰：余妾曾病此，初时涎沫成碗，服过半月，痰少而愈。但最难吃，三四日内，猝无捷效耳。

脉按之来缓，时一止复来者，名曰结。又脉来动而中止，更来小数，中有还者，反动，名曰结阴也。脉来动而中止，不能自还，因而复动者，名曰代，阴也，得此脉者，必难治。成本"缓"后有"而"字，

---

① 溥：广大。
② 厝：安置，措置。

无"复动"之者。《玉函》无此条。

喻云：此段本为结代两脉下注脚。

方云：此承结代，而推言结阴、代阴，以各皆详辨其状。与《辨脉》第九章意同。

汪云：脉以指按之来，来者，滑伯仁云"自骨肉之分，而出于皮肤之际，气之升者"，是也。

钱云：结者，邪结也，脉来停止暂歇之名，犹绳之有结也。凡物之贯于绳上者，遇结必碍，虽流走之甚者，亦必少有逗留，乃得过也。此因气虚血涩，邪气间隔于经脉之间耳。虚衰则气力短浅，间隔则经络阻碍，故不得快于流行而止歇也。动而中止者，非《辨脉法》中阴阳相搏之动也，谓缓脉正动之时，忽然中止，若有所遇而不得动也。更来小数者，言止后更勉强作小数。小数者，郁而复伸之象也。小数之中，有脉还而反动者，名曰结阴。《辨脉法》云"阴盛则结"，故谓之结阴也。代，替代也。气血虚惫，真气衰微，力不支给，如欲求代也。"动而中止"句，与结脉同。不能自还，因而复动者，前因中止之后，更来小数，随即有还者反动，故可言自还，此则止而未即复动，若有不复再动之状，故谓之不能自还。又略久复动，故曰因而复动。本从缓脉中来，为阴盛之脉，故谓之代阴也。上文虽云脉结代者，皆以炙甘草汤主之，然结为病脉，代为危候，故又有"得此脉者，必难治"句，以申明其义。

丹云："脉来动"之"动"，周氏、柯氏、志聪，并以为阴阳相搏之动脉，非也。

又云：方氏云：本条结代，下文无代，而有代阴，中间疑漏代一节。《金鉴》云："脉按之来缓，时一止至，名曰结阴也"数语，文义不顺，且前论促结之脉已明，当是衍文。二书所论如是，要之此条实可疑尔。

《脉经》曰：代脉来数，中止不能自还，因而复动。脉结者生，代者死。

《诊家正眼》曰：结脉之止，一止即来，代脉之止，良久方至。《内经》以代脉之见，为脏气衰微，脾气脱绝之诊也。惟伤寒心悸，怀胎三月，或七情太过，或跌仆重伤，及风家痛家，俱不忌。代脉未可断其必死。

铁樵按：以上两条，皆言脉者，读者既知《脉学讲义》中各节，则此两条所包之意气若何，价值若何，已灼然不受炫惑，存而不论可矣。

卷　四

辨阳明病脉证并治

问曰：病有太阳阳明，有正阳阳明，有少阳阳明，何谓也？答曰：太阳阳明者，脾约原注：一云络。是也；正阳阳明者，胃家实是也；少阳阳明者，发汗利小便已，胃中燥烦实，大便难是也。《玉函》二"少阳"字，并作"微阳"，无"烦实"字；云"脾约"一作"脾结"，《千金翼》同，柯氏删此条。按：《玉函》无"烦实"二字，似甚允当。

《鉴》云：阳明可下之证，不止于胃家实也，其纲有三，故又设问答以明之也。太阳之邪，乘胃燥热，传入阳明，谓之太阳阳明，不更衣无所苦，名脾约者是也；太阳之邪，乘胃宿食，与燥热结，谓之正阳阳明，不大便内实满痛，名胃家实者是也；太阳之邪，已到少阳，法当和解，而反发汗利小便伤其津液，少阳之邪，复乘胃燥，转属阳明，谓之少阳阳明，大便涩而难出，名大便难者是也。

钱云：太阳阳明者，太阳证犹未罢者。若发汗，若下，若利小便，亡津液而胃中干燥，大便难者，遂为脾约也。脾约以胃中之津液言，胃无津液，脾气无以转输，故如穷约而不能舒展也，所以有和胃润燥之法。正阳阳明，乃热邪宿垢，实满于胃，而有荡涤之剂。少阳阳明，以少阳证而发其汗，且利其小便，今胃中之津液干燥而烦，是少阳之邪并归于胃，故曰燥烦实。实则大便难也，其治当与太阳阳明之脾约不远矣。

汪云：愚以大抵太阳阳明，宜桂枝加大黄汤；正阳阳明，宜三承气汤选用；少阳阳明，宜大柴胡汤。此为不易之法。

铁樵按：如《金鉴》说，第三条少阳阳明有疑义，因少阳为病，照例不能汗吐下。少阳而误用汗吐下，其流弊不止胃中燥烦实，大便难。因病从太少两阳传阳明为顺传，少阳而汗下分利为误治，误治者逆，不能得顺传之结果。从钱氏说，谓少阳阳明之燥烦实治法与太阳阳明脾约不远，则何取分太阳少阳。从汪说桂枝加大黄，恐亦不免纸上谈兵，不必能施诸实用。故陆九芝《阳明病释》谓此节言其人未病时，津液素亏而阳王者，为巨阳；因病中发汗利小便，亏其津液，而致阳王者，为微阳。若其津液既非素亏，又非误治所亏，而病邪入胃，以致胃燥者为正阳。故所谓太阳者，巨阳也，所谓少阳者，微阳也，非三阳经之太阳少阳也。今按：凡患热病仅有风寒而无食积者，若其人非虚体，复无其他弱点，则往往虽发热，不致病。仲景云伤寒二三日，阳明少阳证不见者，为不传也，即是此种。吾故曰：单丝不成线。凡风寒感受于外，食积应之于内，因有外感，消化失职，因有食积，发热愈甚，二者交相济恶，则当热，病初起便非单纯。太阳如此者，其病殆无不传，然若不经误治，则为顺传，顺传则化热，化热则阳明。凡若此者，其病胃实，所谓"正阳阳明，胃家实者是也"。若病在太阳，其人之秉赋为阴不足，阴不足者不任热，热则化燥，燥则不复，口中和且溲少便难，初起虽恶寒，旋即恶寒罢而恶热，是则因有本来之弱点而病传者，所谓"太阳阳明脾约者是也"。其少阳阳明，由于发汗利小便，则由于服药时去液过多而化燥者，较之太阳阳明，有自然非自然之辨，故别之曰少阳阳明。准此以谈，则陆氏所说为是，其他注释为非。然吾犹疑之。吾所以疑者，不止各家之注释，而在《伤寒论》之本文，此为第一百八十三节，为《阳明篇》开卷第一节，第一节而如此措辞，是综论阳明之为病，循绎语气，当为全篇之总纲，曰太阳，曰正阳，曰少阳，而以病有两字冠首，是必阳明病不出此三种而后可。今观脾约、胃实、胃燥实，只说得阳明腑证，并未及阳明经证，是此三者不足为《阳明篇》之纲领也。汉晋文字，与后之所谓古文者略异。其总纲与条目原不必分条承接，然详观以后各节，有相应者，有不相应者。相应者十一，不相应者十九。既十九不应，何取乎有此一节？然则所为太阳阳明、少阳阳明，可于议论上壮观瞻而已，于病理乃无当要领。吾将认此一节为徒乱人意之文字。

阳明之为病，胃家实原注：一作寒。是也。《玉函》以此条冠本篇之首，是也。成本无"是"字。

柯云：阳明为传化之腑，当更实更虚。食入胃实而肠虚，食下肠实而胃虚。若但实不虚，斯为阳明之病根矣。胃实不是阳明病，而阳明之为病，悉从胃实上得来，故以胃家实为阳明一经之总纲也。然致实之由，最宜详审。有实于未病之先者，有实于得病之后者，有风寒外束、热不得越而实者，有妄汗吐下、重亡津液而实者，有从本经热盛而实者，有从他经转属而实者。此只举其病根在实耳。

按：阳明提纲，与《内经·热论》不同。《热论》重在经络，病为在表；此经里证为主，里不和，即是阳明病。是二经所由分也。

方云：实者，大便结为硬满，而不得出也。作于迟早不同，非日数所可拘。

铁樵按：此节柯氏所释各种致实之由，极为允当，并云《内经·热论》不同，则未允洽，曰里不和即为阳明病，亦不为圆满之论。读者详观前后，拙按自明。

问曰：何缘得阳明病？答曰：太阳病，若发汗，若下，若利小便，此亡津液，胃中干燥，因转属阳明，不更衣，内实大便难者，此名阳明也。《玉函》"也"前有"病"字。《千金翼》"衣"后有"而"字。

成云：本太阳病不解，因汗、利小便亡津液，胃中干燥，太阳之邪入腑，转属阳明。古人登厕必更衣，不更衣者，通为不大便。不更衣则胃中物不得泄，故为内实。胃无津液，加之蓄热，大便则难，为阳明里实也。

汪云：或问：太阳病若下，则胃中之物已去，纵亡津液，胃中干燥，未必复成内实？余答云：方其太阳初病时，下之不当，徒亡津液，胃中之物，依然不泄，必转属阳明，而成燥粪，故成内实之证。

《总病论》曰：更衣，即登厕也。非颜师古注《汉书》"更衣"之义。《集验方》：痔有更衣挺出，妨于更衣，更衣出清血，以故知之。《集验方》之说，今见《外台·五痔论》。

铁樵按：阳明病只是胜复，若云必汗下分利，而后成阳明病，正未必然。纵经文如此说，亦不可泥，谓有因汗下分利，太阳病而转属阳明者则可。

问曰：阳明病外证云何？答曰：身热汗自出，不恶寒，反恶热也。《玉函》《千金翼》"反"前有"但"字。

汪云：上言阳明病，系胃家内实，其外见证，从未言及，故此条又设为问答。夫身热与发热异，以其热在肌肉之分，非若发热之翕翕然，仅在皮肤以外也。汗自出者，胃中实热，则津液受其蒸迫，故其汗自出，与"太阳中风，汗虽出而不能透，故其出甚少"亦有异。此条病，则汗由内热蒸出，其出必多，而不能止也。不恶寒者，邪不在表也；反恶热者，明其热在里也。伤寒当恶寒，故以热为反，夫恶热虽在内之证，其状必见于外，或扬手掷足，进去覆盖，势所必至。因外以征内，其为阳明胃实证无疑矣。《尚论篇》以此条病辨阳明中风证兼太阳，若以其邪犹在于经，大误之极。大抵此条病，乃承气汤证。

柯云：四证，是阳明外证之提纲，故胃中虚冷亦得称阳明病者，因其外证如此也。

丹云：按方氏、魏氏、《金鉴》，并以此条证为阳明病由太阳中风而传入者，非也。

铁樵按：此即现在所根据以认识阳明病者。身热汗自出，反恶热，不恶寒，阳明经腑所共也。若问何故云反恶热？曰："反"字对"汗自出"句言。汗自出则表虚也，表虚为阳虚，当恶寒，而乃不恶寒而恶热，故云反恶热。若问何故汗自出，不恶寒反恶热？曰：伤寒之为病，为寒邪袭人，太阳为寒所伤，故曰伤寒。寒为阴邪，阳为寒伤，是为阴胜。阴胜故无论已发热未发热必恶寒，体工之公例，苟未至于死，有胜必有复，阴胜则阳复，阳复则发热，故人之伤于寒也则为病热。胜以渐者，复亦以渐，人之伤于寒也，恒先不适数日，故于其复也，虽发热仍有数日之恶寒。伤于风者则不然。风为阳邪，故始虽恶寒，一二日即恶寒罢，而但恶热矣。但

恶热不恶寒，是为阳胜，阳胜则阳盛。自伤寒至于发热，发热而恶寒，为太阳病，至恶寒既罢，其为一段落。自不恶寒而恶热，为别一段落，因别名之曰阳明病。阳明者，盛阳也，故撮要言之，伤寒之已化热不恶寒者，谓之阳明。此为根据《内经》，根据全部《伤寒论》而得之，简明正确的阳明界说。而一八八条之"脾约燥烦实"云云，吾则疑之。以太阳上中两篇病理为例，觉太阳下篇与阳明篇，及后之三阴皆非仲景之原文也。

问曰：病有得之一日，不发热而恶寒者，何也？答曰：虽得之一日，恶寒将自罢，即自汗出而恶热也。发热，《玉函》作"恶热"。《千金翼》"发"前无"不"字。

周云：按：承上言，虽云反恶热，亦有得之一日而恶寒者，曰此尚在太阳居多耳，若至转阳明，未有不罢而恶热者。

程云：阳明恶寒症是带表，至于腑病，不唯不恶寒，且恶热，表罢不罢，须于此验之，故从反诘以辨出。

丹云：按："无热恶寒发于阴"，此云不发热而恶寒，恐不得为阳明内实之证。《玉函》作"恶热"，似是极。

铁樵按：此即伤寒之中风症，亦即我所谓伤寒系之风温症，陆九芝认此种为温病，主用葛根芩连、白虎，而叱《伤寒条辨》《温热经纬》之非，余病其未能将与伤寒互滥之。湿暍病提出，分别论治，为一大缺点，故明此种曰伤寒系之风温，以清界限。为近顷最多，最习见之热病。今按此条与第一条脾约、胃实、燥烦实三个阳明无干，是不相应也。

问曰：恶寒何故自罢？答曰：阳明居中，主土也，万物所归，无所复传，始虽恶寒，二日自止，此为阳明病也。成本、《玉函》《千金翼》无"主"字。

《鉴》云：此释上条阳明恶寒自罢之义。阳明属胃，居中，土也，土为万物所归，故邪热归胃，则无所复传，亦万物归

土之义。阳明初病一日，虽仍恶寒，是太阳之表未罢也，至二日恶寒自止，则是太阳之邪，已悉归并阳明，此为阳明病也。

柯云：太阳病八九日，尚有恶寒证，若少阳寒热往来，三阴恶寒转甚，非发汗温中，何能自罢，惟阳明恶寒，未经表散，即能自止，与他经不同。"始虽恶寒"二句，语意在"阳明居中"句上。夫知阳明之恶寒易止，便知阳明为病之本矣。胃为戊土，位处中州，表里寒热之邪，无所不归，无所不化，皆从燥化而为实，实则无所复传，此胃家实，所以为阳明之病根也。

铁樵按："土为万物所归"甚费解。"无所复传"云云，因热病化热化燥之后，只是热不退，而渐渐胃实，其时间恒甚长，故曰无所复传。若其末路神昏谵语，扬手掷足，则病为传脑，虽其时仍是胃家实，不得谓之不传。

本太阳初得病时，发其汗，汗先出不彻，因转属阳明也。

方云：彻，除也，言汗发不对，病不除也。此言由发太阳汗不如法，致病入胃之大意。

程云：汗出不透，则邪未尽出，而辛热之药性反内留，而助动燥邪，因转属阳明。《辨脉篇》所云"汗多则热愈，汗少则便难"是也。

魏云：太阳初受风寒之时，发其汗，而汗终出不彻者，则在表之邪，亦可以日久变热于外。内郁之热日久，耗津于内，汗虽出，未太过，而津已坐耗为多，其阳盛津亡，大便因硬，转属阳明，无二也。

丹云：按《太阳中篇》第四十八条"二阳并病，太阳初得病时发其汗，汗先出不彻，因转属阳明"云云，正与此条同义。

铁樵按：此条之意义，若病在太阳时，汗出能彻，病便愈于太阳，不彻乃转属阳明证之实验，甚确无误，但与卷首脾约等三个阳明又了不相涉。

伤寒发热，无汗，呕不能食，而反汗出濈濈然者，是转属阳明也。"伤寒"二字，《玉函》《千金翼》作一"病"字。

成云：伤寒发热无汗，呕不能食者，太阳受病也。若反汗出濈濈然者，太阳之邪转属阳明也。经曰：阳明病法多汗。

钱云：寒邪在表则发热无汗，寒邪在胸则呕不能食，皆太阳寒伤营之表证也。

程云：反汗出濈濈然者，知大便已燥结于内，虽表证未罢，已是转属阳明也。濈濈，连绵之意，俗云汗一身不了，又一身也。

铁樵按：伤寒，则胃不能消化，能消化则降，不能消化则逆，逆故呕，此为表证未罢，兼见里证之病。若热聚于里，则温温欲吐，若里热蒸发，则汗出，汗出则胃中燥而结。前者为阳明经证，后者为阳明腑证。此所谓濈濈然汗出，转属阳明者，乃阳明腑证之初步也。

伤寒三日，阳明脉大。

《鉴》云：伤寒一日太阳，二日阳明，三日少阳，乃《内经》言传经之次第，非必以日数拘也。此云三日阳明脉大者，谓不兼太阳阳明之浮大，亦不兼少阳阳明之弦大，而正见正阳明之大脉也。盖由去表传里，邪热入胃，而成内实之诊，故其脉象有如此者。

铁樵按：当阳明字断句，参观《药盦医案·陶宝宝案》。

伤寒脉浮而缓，手足自温者，是为系在太阴。太阴者，身当发黄，若小便自利者，不能发黄。至七八日，大便硬者，为阳明病也。

程云：脉浮而缓，是为表脉，然无头痛、发热、恶寒等外证，而只手足温，是邪不在表而在里。但入里有阴阳之分，须以小便别之。小便不利者，湿蒸瘀热而发黄，以其人胃中原来无燥气也；小便自利者，胃干便硬而成实，以其人胃中本来有燥气也。病虽成于八九日，而其始证，却脉浮而缓，手足自温，则实是太阴病转属来也。既已转系阳明，其脉之浮缓者，转为沉大，不必言矣。而手足之温，不止温已也，必濈然微汗出。盖阴证无汗，汗出者，必阳气充于内，而后溢于外，其大便之实可知也。

丹云：按《太阳篇》云：伤寒脉浮而缓，手足自温者，系在太阴。太阴当发身黄，若小便自利者，不能发黄。至七八日，虽暴烦下利日十余行，必自止，以脾家实，腐秽当去故也。当与此条互考。

铁樵按：阳黄之病皆胆汁混入血中所致。胆居肝短叶内，胆汁司消化，从输胆管达十二指肠与胰腺分泌物合营为消化最重要之区，肝藏之胆囊为其源，十二指肠为其委，无论源或委，及输胆管有异常时，皆能发黄。伤寒之发黄颇类西医籍所谓急性热性黄疸。盖疸病之慢性者多不发热，伤寒之发黄则因热也。发热之疸病多便闭溲难，脾脏肿大，与本条系在太阴，身当发黄，小便自利者，不能发黄之说正合。

伤寒转系阳明者，其人濈然微汗出也。《玉函》作"濈濈然"。《千金翼》"转"作"传"。方本、喻本、魏本亦作"濈濈然"。程本此条接上为一条。

汪云：此承上文，而申言之。上言伤寒系在太阴，要之既转而系于阳明，其人外证，不但小便利，当濈然微汗出，盖热蒸于内，汗润于外，汗虽微而腑实之证的矣。

阳明中风，口苦咽干，腹满微喘，发热恶寒，脉浮而紧。若下之，则腹满小便难也。

知云：此言阳明兼有太阳、少阳表邪，即不可攻也。阳明中风，热邪也，腹满而喘，热入里矣。然喘而微，则未全入里也。发热恶寒，脉浮而紧，皆太阳未除之证。口苦咽干，为有少阳之半表半里。若误下之，表邪乘虚内陷，而腹益满矣，兼以重亡津液，故小便难也。

丹云：按，下条云：阳明病能食者，为中风。《金鉴》则云：阳明谓阳明里证，中风为太阳表证。非也。

又云：按，此条，常器之云：可桂枝麻黄各半汤，又小柴胡汤。汪氏云：以葛根汤为主，加黄芩等凉药以治之。《金鉴》云：太阳阳明病多，则以桂枝加大黄汤两解之。少阳阳明病多，则以大柴胡汤和而下之。若惟从里治，而遽下之，则表邪乘虚复陷，故腹更满也。里热愈竭其液，故小便难也。

铁樵按：阳明中风，即吾所谓伤寒系之温病，而兼见太阳少阳症者。既兼见太阳少阳症，何以不谓之三阳合病，而曰阳明中风？此条与一九二条相应。虽云脉紧，恶寒不过一日，恶寒将自罢，即自汗出而恶热也。按脉浮而紧，是无汗者。所以定为阳明中风者，盖中风与伤寒之辨，不仅在脉紧无汗、脉缓有汗，其最重要之关键在《内经》定冬之热病为伤寒，春之热病为中风。临诊时极有注意价值。又无论其为伤寒、中风，既脉紧无汗，是当汗不当下。

阳明病，若能食名中风，不能食名中寒。二"名"字，《玉函》《千金翼》作"为"。

程云：本因有热，则阳邪应之，阳化谷，故能食。就能食者，名之曰中风，其实乃瘀热在里证也。本因有寒，则阴邪应之，阴不化谷，故不能食。就不能食者，名之曰中寒，其实乃胃中虚冷证也。

柯云：此不特以能食不能食别风寒，更以能食不能食定胃家虚实也，要知风寒本一体，随人胃气而别。

方云：名，犹言为也。中寒，即伤寒之互词。

丹云：按，程氏云：《论》中总无"中寒"字，独此处见之，犹云风与寒自内得也。此解恐未允。

铁樵按："能食为中风"之"中"字，当然是去声，此句既是去声，下句当然亦是去声。程氏谓自内得，似读下句之中字为平声，于文字上既不当，于病理上又未言其理由。吾意其说非是，详名"中寒"之名字，是指明如此区别，非谓真个中寒，真个中寒当中于太阳，无中于阳明之理。因阳明者，乃中寒化热而成盛阳之名称，若中寒便是太阳经事，非阳明经事也。六经以气化言，自当以病证划界限，不得自乱其例。准此以谈，则可以定一界说，曰：热病之已化燥而内实者，为阳明腑证；热病之已化热恶寒，罢未燥、未实者，为阳明经证。

阳明病若中寒者，不能食，小便不利，手足濈然汗出，此欲作固瘕。必大便初硬后溏。所以然者，以胃中冷，水谷不别故也。成本"寒"后无"者"字。《玉函》《千金翼》无"若"字，"食"后有"而"字，"固"作"坚"。

周云：此条阳明中之变证，着眼只在"中寒不能食"句。此系胃弱素有积饮之人，兼膀胱之气不化，故邪热虽入，未能实结。况小便不利，则水并大肠，故第手足汗出，不若潮热之遍身漐漐有汗，此欲作固瘕也。其大便始虽硬，后必溏者，岂非以胃中阳气向衰，不能蒸腐水谷，尔时，急以理中温胃，尚恐不胜，况可误以寒下之药乎？仲景惧人于阳明证中，但知有下法，及有结未定俟日而下之法，全不知有不可下反用温之法，故特揭此以为戒。

程云：此之手足濈然汗出者，小便不利所致，水溢非胃蒸也。固瘕者，固而成癖，水气所结，其腹必有响声。特以结在胸，为水结胸，结在腹为固瘕，阴阳冷热攸别。

钱云：注家以前人坚固积聚为谬，而大便初硬后溏，因成瘕泄。瘕泄，即溏泄也。久而不止，则为固瘕。按：此喻注，后柯氏、张氏志聪、《金鉴》并宗其说。愚以"固瘕"二字推之，其为坚凝固结之寒积可知，岂可但以溏泄久而不止为解？况初硬后瘕，乃欲作固瘕之征，非谓已作固瘕，然后初硬后溏也。观"欲作"二字，及"必"字之义，皆逆料之词，未可竟以为然也。

铁樵按：不化热，不名为阳明病，化热之后，不必便可下，因有能食不能食之辨。其云胃中冷，胃字竟是指肠，故后文屡言胃中燥矢五六枚。西人名此病为肠炎，亦可互证。胃中冷者，不必真冷，因不能消化耳。不能消化，故水谷不别，抑水谷不别，亦肠中事，胃中本自水谷不别。不病则各种机体不失职，胃肠能消化、能降、能吸收、能分泌；病则不能消化，一种机能失职，他种亦相因而至。一方面不能充分吸收，同时他方面不能充分分泌，故云水谷不别，故云小便不利。既水谷不别，小便不利，当然不能食，如此者，名之为中寒。如此解释，则头头是道，若如注家之言"胃肠素有积饮"云云，只是硬装。后文二零四、二零六两节，有"其人本虚"及"久虚故也"两语，皆经文自下注脚，与此节"胃中冷，水谷不别故也"句法同，何得节外生枝，加胃肠素有积饮一语？其"理中温胃"一语，亦误为此种病。非太阴证，误用理中，是以热治热，病型必乱。固瘕，是指粪块，亦即后文之燥矢。欲作固瘕者，矢尚未燥，故云先硬后溏。手足汗与燥矢之关系，亦是指一种病能，故用大承气以手足汗为一种证据。

阳明病，初欲食，小便反不利，大便自调，其人骨节疼，翕翕如有热状，奄然发狂，濈然汗出而解者，此水不胜谷气，与汗共并，脉紧则愈。成本无"初"字。不利，《玉函》作"不数"。并，成本、《玉函》作"併"。脉紧，《千金翼》作"坚"一字。喻本、程本有"初"字。

成云：阳病客热，初传入胃，胃热则消谷而欲食。阳明病热为实者，则小便当数，大便当硬，今小便反不利，大便自调者，热气散漫，不为实也。欲食则胃中谷多，谷多则阳气胜；热消津液则水少，水少则阴血弱。《金匮要略》曰：阴气不通即骨疼。其人骨节疼者，阴气不足也。热甚于表者，翕翕发热；热甚于里者，蒸蒸发热。此热气散漫，不专着于表里，故翕翕如有热状。奄，忽也。忽然发狂者，阴不胜阳也。阳明蕴热为实者，须下之愈；热气散漫，不为实者，必待汗出而愈，故云濈然而汗出解也。水谷之等者，阴阳气平也；水不胜谷气，是阴不胜阳也。汗出则阳气衰，脉紧则阴气生，阴阳气平，两无偏胜则愈，故曰"与汗共并，脉紧则愈"。

丹云：汪氏："脉紧则愈"，《补亡论》阙疑。常器之云：一本作脉去则愈。郭白云云：《千金》作"坚者则愈"，无"脉"字，是误以脉紧为去、为坚者，或漏"脉"字，或漏"者"字，当云"脉紧者则愈"。愚今校正，当云"脉紧去则愈"。喻氏云：脉紧则愈，言不迟也。脉紧疾，则胃气强盛。周氏、柯氏并同。程氏云：脉紧则愈者，言脉紧者得此则愈也。张氏宗印，云：此直中之寒邪，不能

胜谷精之正气，与汗共并而出，故其脉亦如蛇之纡回而欲出也。魏氏云：紧者，缓之对言。脉紧者，言不若病脉之缓而已，非必如伤寒之紧也。钱氏云：紧则浮去，而里气充实也。按以上数说，未审孰是，姑从成注。

铁樵按："脉紧则愈"句于病理不合，当阙疑。

阳明病，欲解时，从申至戌上。

成云：四月为阳，土旺于申酉戌，向旺时，是为欲解。

柯云：申酉为阳明主时，即日晡也。

阳明病，不能食，攻其热必哕，所以然者，胃中虚冷故也。以其人本虚，攻其热必哕。

魏云：阳明病不能食，即使有手足濈然汗出等证之假热见于肤表面目之间，一考验之于不能食，自不可妄言攻下。若以为胃实之热而攻之，则胃阳愈陷而脱，寒邪愈盛而冲，必作哕证，谷气将绝矣。再明其所以然，确为胃中虚冷之故，以其人本属胃冷而虚，并非胃热之实，误加攻下，下陷上逆，则医不辨寒热虚实，而概为阳明病，必当下之之过也。

志云：高子曰：遍阅诸经，止有哕而无呃，则哕之为呃也，确乎不易。《诗》云"鸾声哕哕"，谓呃之发声有序，如车鸾声之有节奏也。凡经论之言哕者，俱作呃解无疑。

钱云：胃阳败绝，而成呃逆，难治之证也。

汪云：愚谓宜用附子理中汤。

阳明病脉迟，食难用饱，饱则微烦头眩，必小便难，此欲作谷瘅。虽下之，腹满如故，所以然者，脉迟故也。瘅，成本作"疸"。微，《玉函》作"发"。柯本"脉迟"后补"腹满"二字。《金匮》"迟食"间有"者"字，"微"作"发"，"必小便难"作"小便必难"。

程云：脉迟为寒，寒则不能宣行胃气，故非不能饱，特难用饱耳。饥时气尚流通，饱即填滞，以故上焦不行而有微烦头眩证，下脘不通而有小便难证。小便难中包有腹满证在内。欲作谷疸者，中焦升降失职，则水谷之气不行。曰谷疸者，明非邪热也。下之，兼前后部言，茵陈蒿汤、五苓散之类也。曰腹满如故，则小便仍难，而疸不得除可知。再出脉迟，欲人从脉上悟出胃中冷来。热蓄成黄之腹满，下之可去，此则谷气不得宣泄，属胃气虚寒使然，下之益虚其虚矣，故腹满如故。

印云：按：《金匮》谷疸有二证。此则虚寒而冷颤者也。

钱云：谓之欲作，盖将作未作之时也。《阴阳应象论》云：寒气生浊，热气生清。又云：浊气则上，则生䐜胀。若不温中散寒，徒下无益也。

丹云：按：汪氏云：《补亡论》常器之云"宜猪苓汤、五苓散"。愚以上二方，未成谷疸时，加减出入，可随证选用。郭白云云：已发黄者，茵陈蒿汤，此为不可易之剂。张氏云：脉迟胃虚，下之无益，则发汗利小便之法，用之无益，惟当用和法，如甘草干姜汤，先温其中，然后少与调胃，微和胃气是也。以上二说，似未妥帖，当考。

铁樵按：小便难，即是不能分泌。食难用饱，即是不能消化。脉迟，亦即是肠胃虚冷。烦与眩，兼少阳证；腹满，兼太阴证。据西医籍输胆管若被压，则胆汁不能照常输送，却从胆带渗出混入血中，因而发黄，此与本条所谓谷疸者，于理为近。盖本是食难用饱，而又强食，胃气不降，肝胆亦逆也。

阳明病，法多汗，反无汗，其身如虫行皮中状者，此以久虚故也。《玉函》《千金翼》作"阳明病久，久而坚者，阳明当多汗而反无汗"云云。

成云：胃为津液之本，气虚津液少，病则反无汗。胃候身之肌肉，其身如虫行皮中者，知胃气久虚也。

程云：阳明病，阳气充盛之候也，故法多汗，今反无汗，胃阳不足，其人不能食可知。盖汗生于谷精，阳气所宣发也。胃阳既虚，不能透出肌表，故怫郁皮中，如虫行状。"虚"字指胃言，兼有寒。"久"字指未病时言。

柯云：此又当益津液和营卫，使阴阳自和而汗出也。

丹云：按：汪氏云：常器之云可桂枝加黄芪汤，郭白云云桂枝麻黄各半汤，愚以还当用葛根汤主之。《金鉴》云：宜葛根汤小剂，微汗和其肌表，自可愈也。魏氏云：补虚清热，人参白虎汤之类。并似与经旨相畔矣。

铁樵按：身如虫行皮中，乃浅层感觉神经变性，自是久虚之故，惟此病乃毛囊汗腺与末梢神经并病。着于外者，不过如虫行皮中，然决非仅仅一"虚"字而能有此。若谓久虚，阴液不能作汗，而见如虫行皮中，则与事实相去甚远。盖此乃内风大病，绝非细故，亦断非桂枝、白虎等药所能济事。仲景能辨王仲宣眉落，岂有并此不知，而误认为阳明证之理？此一节病理背谬，此下两节，辨头痛咽痛，文气小巧而不厚，疑皆非仲景本文之旧。

阳明病，反无汗，而小便利，二三日呕而咳，手足厥者，必苦头痛。若不咳不呕，手足不厥者，头不痛。原注：一云冬阳明。《玉函》作"各阳明病"。《千金翼》作"冬阳明病"。

成云：阳明病法多汗，反无汗，而小便利者，阳明伤寒，而寒气内攻也。至二三日，呕咳而肢厥者，寒邪发于外也，必苦头痛。若不咳不呕，手足不厥者，是寒邪但攻里，而不外发，其头亦不痛也。

丹云：按：此条难解，录数说于下。方氏云：此亦寒胜，故小便利、呕、手足厥。喻氏云：得之寒因而邪热深也。然小便利，则邪热不在内而在外，不在下而在上，故苦头痛也。程氏云：胃中独治之寒，厥逆上攻，故头痛者标，咳呕、手足厥者本。张璐注与喻同，云：仍宜小青龙主之。汪氏云：此阳明经伤寒，热气上攻，必苦头痛，当用葛根汤。《类要》用小建中汤，常氏用小柴胡汤，并非也。钱氏云：其所以无汗者，寒在阳明之经，而小便不利者，里无热邪也。柯氏云：此胃阳不敷布于四肢，故厥。不上升于额颅，故痛。缘邪中于膺，结在胸中，致呕咳而伤阳也，当用瓜蒂散吐之。呕咳止，厥痛自除矣。两"者"字，作"时"看更醒。

阳明病，但头眩不恶寒，故能食而咳，其人咽必痛。若不咳者，咽不痛。原注：一云冬阳明。《玉函》作"各阳明病"。《千金翼》作"冬阳明病"。

钱云：但头眩者，热在上也。不恶寒者，即《阳明篇》首所谓"不恶寒反恶热"之义也。能食，阳明中风也。咳者，热在上焦，而肺气受伤也。中风之阳邪，壅于上焦，故咽门必痛也。若不咳者，上焦之邪热不甚，故咽亦不痛。此条纯是热邪，当与前条之"不咳不呕，手足不厥，头不痛"一条，两相对待，示人以风寒之辨也。

程云：夫咽痛，惟少阴有之，今此以咳伤致痛，若不咳则咽不痛，况更有头眩不恶寒以证之，不难辨其为阳明之郁热也。

丹云：按：此条证，常器之、张璐并云茯苓桂枝白术甘草汤，常氏又云：咽痛者，桔梗汤。柯氏云：此邪结胸中，而胃家未实也，当从小柴胡加减法。

阳明病，无汗，小便不利，心中懊憹者，身必发黄。

成云：阳明病，无汗而小便不利者，热蕴于内而不得越，心中懊憹者，热气郁蒸，欲发于外而为黄也。

志云：阳明之气，不行于表里上下，则内逆于心中而为懊憹。阳热之气留中，入胃之饮不布，则湿①热蕴蓄，而身必发黄。

柯云：口不渴，腹不满，非茵陈汤所宜，与栀子柏皮汤，黄自解矣。

丹云：按：《金鉴》云：心中懊憹，湿瘀热郁于里也，宜麻黄连轺赤小豆汤。若经汗吐下后，或小便利，而心中懊憹者，热郁也，便硬者，宜调胃承气汤；便软者，宜栀子豉汤。视之柯注，却似于经旨不切矣。

阳明病，被火，额上微汗出，而小便不利者，必发黄。成本无"而"字，《玉函》同。

喻云：阳明病，湿停热郁，而烦渴有加，势必发黄。然汗出，热从外越，则黄可免；小便多，热从下泄，则黄可免。若误攻之，其热邪愈陷，清液愈伤，而汗与小便，愈不可得矣；误火之，则热邪愈炽，津液上奔，额虽微汗，而周身之汗与小便，愈不可得矣。发黄之变，安能免乎？

柯云：非栀子柏皮汤，何以挽津液于涸竭之余耶？

丹云：按，常氏云：可与茵陈蒿汤。汪氏云：五苓散，去桂枝加葛根，白术当改用苍术。《金鉴》云：若小便利，则从燥化，必烦渴，宜白虎汤；小便不利，则从湿化，必发黄，茵陈蒿汤。并于经旨未妥。

---

① 湿：原作"显"，据文义改。

铁樵按：发黄皆胆汁不循常轨所致，今所见者，均属湿热证。阳明病，热郁湿阻，其黄可必，二零五条谷疸属寒，却不常见。

阳明病，脉浮而紧者，必潮热，发作有时。但浮者，必盗汗出。《玉函》《千金翼》作"其热必潮"。

钱云：邪在太阳，以浮紧为寒，浮缓为风；在阳明，则紧为在里，浮为在表。脉浮而紧者，言浮而且紧也，谓邪虽在经，大半已入于里也。邪入于里，必发潮热，其发作有时者，阳明气旺于申酉，故曰晡时潮热也。潮热则已成可下之证矣。若但脉浮者，风邪全未入里，其在经之邪未解，必盗汗出，犹未可下也。阳明本多汗多眠，故有盗汗，然不必阳明始有盗汗，如《太阳上篇》，脉浮而动数，因自汗出之中风，即有盗汗。盖由目瞑则卫气内入，皮肤不阖，则盗汗出矣。此示人当以脉证辨认表里，未可因潮热而轻用下法也。

锡云：睡中汗出，如盗贼乘人之不觉而窃去也。

丹云：按，《补亡论》：与柴胡桂枝汤。汪氏及《金鉴》云：桂枝加葛根汤。《补亡论》为是。又云：按，程氏云：脉浮而紧者，缘里伏阴寒，系阳于外故也。阴盛阳不敢争，仅乘旺时而一争，故潮热发作有时也。但浮者，胃阳虚，而中气失守也。睡则阴气盛，阳益不能入，而盗汗出也。夫潮热汗出，皆阳明里实证，而今属之虚寒，则于其脉辨之，更可互参及能食不能食之内法也。此亦一说，故表而出。又《集注》：金氏曰：无病之人，则日有潮而不觉，病则随潮外现矣。此说太奇，故附于此。《金鉴》曰：自汗是阳明证，盗汗是少阳证。"盗汗"当是"自汗"，文义始属。按，此说太误。

铁樵按：经文仅仅凡有脉而云必见某证者，疑皆是叔和手笔。叔和著《脉经》，其意欲以脉解决医学，所以往往详脉而略证，卒之自误误人。仲景则不尔，其注重者在证，统观全文自知。此云必潮热，必盗汗出，两"必"字，皆在可不必之数也。

阳明病，口燥，但欲漱水不欲咽者，此必衄。《千金翼》作"咽"。

喻云：口中干燥与渴异。漱水不欲咽，知不渴也。阳明气血俱多，以漱水不欲咽，知邪入血分。阳明之脉，起于鼻，故知血得热而妄行，必由鼻而出也。

魏云：漱水，非渴也，口中黏也。

周云：使此时以葛根汤汗之，不亦可以夺汗而无血乎？此必衄者，仲景正欲人之早为治，不致衄后更问成流与否也。汪氏云：常器之曰可黄芩芍药地黄汤，一云当作黄芩芍药甘草汤。愚以此二汤乃衄后之药，于未衄时，还宜用葛根等汤加减主之。柯氏云：宜桃仁承气、犀角地黄辈。

丹云：按：本条后一"必"字，宜衄前防衄，犀角地黄之类，当为的对矣。

铁樵按：此条确是事实，周氏葛根汤汗之，可以夺汗无血，亦是事实，当葛根、芩、连、鲜生地并用。口鼻黏膜干而胃中不干，故漱水不欲咽。

阳明病，本自汗出，医更重发汗，病已瘥，尚微烦不了了者，此必大便硬故也。以亡津液，胃中干燥，故令大便硬。当问其小便日几行，若本小便日三四行，今日再行，故知大便不久出。今为小便数少，以津液当还入胃中，故知不久必大便也。此必大便硬，成本作"此大便必硬"。津液，《玉函》作"精液"。汪氏云："当还"二字，作"还当"，其义乃顺。非也。按：据柯注：数，如字。

柯云：胃者，津液之本也。汗与溲皆本于津液，不自出汗，本小便利，其人胃家之津液本多。仲景揭出"亡津液"句，为世之不惜津液者告也。病瘥，指身热汗出言。烦，即恶热之谓。烦而微，知恶热将自罢，以尚不了，故大便硬耳。数少，即再行之谓。大便硬，小便少，皆因胃亡津液所致，不是阳盛于里也。因胃中干燥，则饮入于胃，不能上输于肺，通调水道，下输膀胱，故小便反少，而游溢之气，尚能输精于脾，津液相成，还归于胃，胃气因和，则大便自出，更无用导法矣。以此见津液素盛者，虽亡津液，而津液终自还，正以见胃家实者，每踌躇顾虑，示人以勿妄下与妄汗也。历举治法，脉迟不可攻，心下满不可攻，呕多不可攻，小便自利与小便数少不可攻，总见胃家实不是可攻证。

方云：盖水谷入胃，其清者为津液，粗者成渣滓，津液之渗而外出者则为汗，潴而下行者，为小便，故汗与小便出多，皆能令人亡津液，所以渣滓之为大便者，干燥结硬而难出也。然二便者，水谷分行之道路，此通则彼塞，此塞则彼通，小便出少，则津液还停胃中，胃中津液足，则大便软滑，此其所以必出可知也。

汪云：病家如欲用药，宜少与麻仁丸。

铁樵按：本条真是绝妙文字。本自汗出，不可汗也，重发其汗，津液骤少，则胃燥肠亦燥而粪块坚，坚则肠胃起反应，以祛除此障碍物，其祛除之法，即前文所云蠕动之外，更分泌液体以润之。小便本日三四行，今忽减少者，乃浥彼注兹故也。虽属误汗，未至大坏，体工能自起救济，故见小便减少，而知大便之将下。大便既下，则微烦不了了当自除。心知其故，则不啻见垣一方，注家之言，去真际远矣。

伤寒呕多，虽有阳明证，不可攻之。

沈云：呕多则气已上逆，邪气偏侵上脘，或带少阳，故虽有阳明证，慎不可攻也。

方云："虽"字当玩味。

柯云：呕多，是水气在上焦，虽有胃实证，只宜小柴胡以通液，攻之恐有利遂不止之祸。要知阳明病，津液未亡者，慎不可攻。盖腹满呕吐，是太阴阳明相关证，胃实胃虚，是阳明太阴分别处。胃家实，虽变证百出，不失为生阳，下利不止，参附不能挽回，便是死阴矣。

喻云：呕多，诸病不可攻下，不特伤寒也。

丹云：常氏云：宜小柴胡汤。汪氏云：兼有阳明证，宜用葛根加半夏汤。按汪氏以葛根为阳明药，不可从。

铁樵按：呕者，胃气上逆也；攻者，抑之下行也。何以呕？胃欲祛除作梗之物故呕。如其食物不消化而梗，其不消化原因属寒，则当有寒证，寒者当温。如其因化学成分不平衡而为梗，则当有中毒证，则当吐。如其因热聚于里之故，热为无形质者，体工虽起反应，祛之不能去，如是者，则有热证，热者当清。凡此皆根治，亦皆顺生理而为治。若下之，则逆生理而为治。故曰虽有阳明证，不可攻之。

阳明病，心下硬满者，不可攻之。攻之利遂不止者死，利止者愈。《玉函》《千金翼》作"遂利"。

成云：阳明病腹满者，为邪气入腑，可下之。心下硬满，则邪气尚浅，未全入腑，不可便下之。得利止者，为邪气去正气安，正气安则愈。若因下利不止者，为正气脱而死。

魏云：言阳明病，则发热汗出之证具，若胃实者，硬满在中焦。今阳明病，而见心下硬满，非胃实可知矣。虽阳明，亦可以痞论也，主治者仍当察其虚实寒热，于泻心诸方中求治法。

汪云：结胸证，心下硬满而痛，此为胃中实，故可下。此证不痛，当是虚硬虚满，故云不可攻也。常器之云：未攻者，可与生姜泻心汤；利不止者，四逆汤。愚以须理中汤救之。

丹云：程氏：心下硬满者，邪聚阳明之膈，膈实者腹必虚，气从虚闭，亦见阳明假实证，攻之是为重虚。锡驹云：心下硬满者，胃中水谷空虚，胃无所仰，虚气上逆，反硬满也。故《太阳篇》曰：此非结热，但以胃中空虚，客气上逆，故使硬也。按：以上二说，以心下硬满为虚满假证，此证世多有之。然今考经文，唯云心下硬满，并不拈出虚候，故难信据焉。

铁樵按：前节呕不可攻，示人当顺生理为治，此节言虽不呕，亦不可攻，是更进一层。心下硬满者，邪正相持也，攻之则邪陷而正负，故利。利止者，正虽暂负，尚能自复，故得愈也。

阳明病，面合色赤，不可攻之。必发热色黄者，小便不利也。《玉函》、成本"色赤"作"赤色"，"黄"后无"者"字。《玉函》"必"前更有"攻之"二字。按：无"者"字为是。

成云：合，通也。阳明病面色通赤者，热在经也，不可下之，下之虚其胃气，耗其津液，经中之热，乘虚入胃，必发热色黄，小便不利也。

柯云：面色正赤者，阳气怫郁在表，当以汗解，而反下之，热不得越，故复发热。而赤转为黄也，总因津液枯涸，不能通调水道而然，须栀子柏皮，滋化源而致津液，非渗泄之剂所宜矣。

汪云：郭白云曰：既不可攻，但茵陈蒿汤调五苓散服之。大谬之极。此与二阳并病，面色缘缘正赤相同，可小发汗，宜桂枝加葛根汤，以微汗之。

丹云：按：张璐云"下虚之人，才感外邪，则挟虚火，而面色通红，总由真阳素虚，无根之火，随表药之性上升"云云，世素有此证，然与本条之义，不相干焉。

铁樵按：面色赤者，阳在上也。观下文之发黄，则知此面赤乃兼少阳者，肝阳胆火在上，则下必虚，故不可攻。攻之肠胃气乱，消化与分泌两俱失职，故小便不利而发黄也。似当从《玉函》"必"前加"攻之"二字，"黄"后去"者"字，文理方顺。

阳明病，不吐不下，心烦者，可与调胃承气汤。《玉函》《千金翼》作"不吐下而烦"，《脉经》同，无"调胃"二字。

柯云：言阳明病，则身热汗出，不恶寒反恶热矣。若吐下后而烦，为虚邪，宜栀子豉汤。

汪云：不吐不下者，热邪上不得越，下不得泄，郁胃腑之中，其气必上熏于膈则心烦。烦，闷而热也。

钱云：但心烦，不若潮热便硬之胃实，所以不必攻下，而可与调胃承气汤也。

张云：可与者，欲人临病裁酌，不可竟行攻击也。

舒云：按，心烦一证，阴阳互关，宜加细察，而后用药。调胃承气，不可轻试。

铁樵按：舒氏之意，以阴证亦有心烦，当温不当凉，故云不可轻试。然学者实不易了解，以余躬亲经验者言之，病至吃紧时，实有不易辨别之苦，各种病情多涉疑似，用药得当，应手而愈，失当，祸不旋踵。出入如此之大，若无真知灼见，岂非极可怕之事？然阅历既深，一望可辨，诸多疑似，决不能淆惑，其关键在分别症之主从。盖阳明症之烦躁为主症，少阴之烦躁为副证也。

阳明病，脉迟，虽汗出不恶寒者，其身必重，短气，腹满而喘，有潮热者，此外欲解，可攻里也。手足濈然汗出者，此大便已硬也，大承气汤主之。若汗多，微发热恶寒者，外未解也。原注：一法与桂枝汤。其热不潮，未可与承气汤。若腹大满不通者，可与小承气汤，微和胃气，勿令至大泄下。"攻里"间，《玉函》《脉经》有"其"字，"濈然"后成本有"而"字。"汗多"间，《玉函》有"出"字。"外未解也"后，《千金》《外台》有"桂枝汤主之"五字。不通，《脉经》《千金》作"不大便"。"勿令"后，成本无"至"字，《外台》"至"作"致"。

魏云：汗出，太阳所有，而不恶寒，则太阳所无也。身疼体痛，太阳所有，而身重则太阳所无也。兼以短气腹满，喘而潮热，纯见里证，而不见表证，知此外之太阳病，欲解而非解也，乃转属阳明，而阳明之胃实将成也。考验于此八者，乃可攻里，无疑矣。但攻里又非一途，更必于汗、于热辨之。如手足濈然而汗出者，胃热盛而逼汗于四末，津液知其内亡矣，大便必已干硬，胃实之成，确乎不易，大承气汤，荡积通幽，何容缓乎？若汗虽多，而发热反微，且带恶寒，仍存于表可知矣。再谛之于热，汗出虽多，热却不潮，则阳明之病未尽全，仍当从太阳表治可也。或病人患腹大满不通者，则胃家已有闷塞之征，小承气调和胃气，下而非下，勿令大泄下，以伤正气也。

张云：仲景既言脉迟尚未可攻，而此证首言脉迟，复言可攻者，何也？夫所谓脉迟尚未可攻者，以腹中热尚未甚，燥结未定，故尚未宜攻下，攻之必胀满不食，而变结胸痞满等证。须俟脉实结定后，方可攻。此条虽云脉迟，而按之必实，且其证一一尽显胃实，故当攻下无疑。若以脉迟，妨碍一切下证，则大陷胸之下证最急者，亦将因循缩手待毙乎。

程云：身重者，经脉有所阻也，表里邪盛，皆能令经脉阻。邪气在表而喘者，满或在胸，而不在腹，此则腹满而喘，知外欲解，可攻里也。

钱云：热邪归胃，邪气依附于宿食粕滓，而郁蒸煎迫，致胃中之津液枯竭，故发潮热而大便硬也。若不以大承气汤下之，必至热邪败胃，谵语狂乱，循衣摸床等变，而至不救。

锡云：四肢皆禀气于胃，手足汗出者，阳明胃气盛也。

舒云：吾家有时宗者，三月病热，予与仲子①同往视之。身壮热而谵语，苔刺满口，秽气逼人，少腹硬满，大便闭，小便短，脉实大而迟。仲远谓热结在里，其人发狂，小腹硬满，胃实而重兼殆血也，法以救胃为急。但此人年已六旬，证兼蓄血，下药中宜重加生地黄，一以保护元阴，一以破瘀行血。予然其言，主大承气汤，硝、黄各用八钱，加生地一两，捣如泥，先煎数十沸，乃纳诸药同煎，连进五剂，得大下数次，人事贴然，少进米饮，一二口辄不食，呼之不应，欲言不言，但见舌苔干燥异常，口内喷热如火，则知里燥尚未衰减，复用犀角地黄汤加大黄，三剂，又下胶滞二次，色如败酱，臭恶无状，于是口臭乃除。里燥仍盛，三四日无小便，忽自取夜壶，小便一回，予令其子取出视之，半壶鲜血，观者骇然。经言"血自下，下者愈"，亦生地之功也。复诊之，脉转浮矣，此溃邪有向表之机，合以柴胡汤，迎其机而导之，但此时表里俱还热极，阴津所存无几，柴胡亦非所宜，惟宜白虎汤，加生地、黄芩以救里，倍用石膏之质重气轻，专达肌表，而兼解外也。如是二剂，得微汗，而脉静身凉，舌

① 仲子：《皇汉医学丛书》本作"仲远"。

苔退，而人事清矣。再用清燥养荣汤，二十剂而痊愈。

丹云：按，程氏以脉迟为尚未可攻之迟脉，柯氏、钱氏为中寒无阳之迟脉，并与经旨左矣。

大承气汤方

大黄四两，酒洗。《外台》无"酒洗"字　厚朴半斤，炙，去皮　枳实五枚，炙　芒硝三合

上四味，以水一斗，先煮二物，取五升，去滓，纳大黄，更煮取二升，去滓，纳芒硝，更上微火一两沸，分温再服，得下余勿服。成本"煮"前无"更"字，"微火"作"火微"，非也。

《鉴》云：诸积热结于里，而成满痞燥实者，均以大承气汤下之也。满者，胸胁满急膜胀，故用厚朴，以消气壅；痞者，心下痞塞硬坚，故用枳实，以破气结；燥者，肠中燥屎干结，故用芒硝，润燥软坚；实者，腹痛大便不通，故用大黄，攻积泻热。然必审四证之轻重，四药之多少，适其宜，始可与也。若邪重剂轻，则邪气不服，邪轻剂重，则正气转伤，不可不慎也。

柯云：诸病皆因于气，秽物之不去，由气之不顺也，故攻积之剂，必用气分之药，故以承气名汤。煎法更有妙义，大承气用水一斗，煮朴、枳取五升，去滓，纳大黄，再煮取二升，纳芒硝，何哉？盖生者气锐而先行，熟者气纯而和缓，仲景欲使芒硝先化燥屎，大黄继通地道，而后枳、朴除其痞满。若小承气，以三味同煎，不分次第。同一大黄，而煎法不同，此可见仲景微和之意也。

知云：调胃承气，大黄用酒浸，大承气，大黄用酒洗，皆为芒硝之咸寒，而以酒制之。若小承气，不用芒硝，则亦不事酒浸洗矣。

《明理论》曰：承，顺也。伤寒邪气入胃者，谓之入腑，腑之为言聚也。胃为水谷之海，荣卫之源，水谷会聚于内，变化而为荣卫。邪气入于胃也，胃中气郁滞，糟粕秘结，壅而为实，是正气不得舒顺也。本草曰：通可去滞，泄可去邪。塞而不利，闭而不通，以汤荡涤，使塞者利而闭者通，正气得以舒顺，是以承气名之。

《总病论》：凡脉沉细数，为热在里。又兼腹满咽干，或口燥舌干而渴者，或六七日不大便，小便自如，或目中瞳子不明，无外证者，或汗后脉沉实者，或下利三部脉皆平，心下坚者，或连发汗已，不恶寒者，或已经下，其脉浮沉按之有力者，宜大承气汤。

《医垒元戎》曰：大承气汤，治大实大满。满则胸腹胀满，状若合瓦；大实，则不大便也。痞满燥实，四证俱备则用之，杂病则进退用之。丹按，王叔和《伤寒例》云：若表已解而内不消，大满大实坚有燥屎，自可除下之，虽四五日，不能为祸也。好古之说，盖原于此。

《内台方议》曰：仲景所用大承气者，二十五证，虽曰各异，然即下泄之法也，其法虽多，不出大满大热大实，其脉沉实滑者之所当用也。

《伤寒蕴要》曰：大抵下药，必切脉沉实，或沉滑沉疾有力者，可下也。再以手按脐腹，硬者，或叫痛不可按者，则下之无疑也。凡下后不解者，再按脐腹，有无硬处。如有手不可按，下未尽也，复再下之。若下后腹中虚软，脉无力者，此为虚也。

《外台》：崔氏承气丸，疗十余日不大便者，于本方去厚朴，加杏仁二两，蜜和丸如弹子，以生姜汤六合，研一丸，服之，须臾即通。

《卫生宝鉴》：治发狂因触冒寒邪，

失于解利，因转属阳明证，胃实谵语，本方加黄连。

《理伤续断方》：大成汤，一名大承气汤，治伤损瘀血不散，腹肚膨胀，大小便不通，上攻心腹，闷乱至死者，急将此药，通下瘀血后，方可服损药。于大承气汤加甘草、陈皮、红花、当归、苏木、木通。损药，乃本方小承气汤。

《医经会解》：加味承气汤，治痢疾邪毒在里，于本方加黄连、木香、皂角刺。

《本草汇言》：《嘉祐》方，治伤寒热实结胸，铁锈磨水，入承气汤，服之极验。

《医学正传》：治一人六月投渊取鱼，至深秋雨凉，半夜小腹痛甚，大汗，脉沉弦细实，重取之，如循刀责责然。夫腹痛脉沉弦细实，如循刀责责然，阴邪固结之象，便不当有汗，今大汗出，此必瘀血留结，营气不能内守，而渗泄于外也。且弦脉亦肝血受伤之候。与大承气加桂二服，微利痛减，连日于未申时，复坚硬不可近。与前药加桃仁泥，下紫血升余，痛止，脉虽稍减，而责责然犹在。又以前药加川附子，下大便四五行，有紫黑血如破絮者二升而愈。

吴勉学《汇聚单方》：余治一少年，腹痛目不见人，阴茎缩入，喊声彻天，医方灸脐，愈痛，欲得附子理中汤。余偶过其门，诸亲友邀入。余曰：非阴症也。主人曰：晚于他处有失，已审侍儿矣。余曰：阴症声低少，止呻吟耳，今高厉有力，非也；脉之伏而数且弦，肝为甚，外肾为筋之会，肝主筋，肝火盛也；肝脉绕阴茎，肝开窍于目，故目不明。用承气汤一服立止，知有结粪在下故也。凡痛，须审察寒热虚实，诸症皆然。久腹痛，多有积，宜消之。

《医方集解》曰：古人有治恶寒战栗，用大承气，下燥屎而愈者，此阳邪入里，热结于里，表虚无阳，故恶寒战栗。此阳盛格阴，乃热病，非寒证，误投热药，则死矣。朱丹溪曰：初下利腹痛，不可用参、术，然气虚胃虚者可用。初得之，亦可用大承气、调胃承气下之，看其气病血病，然后加减用药。尝治叶先生患滞下，后甚逼迫，正合承气症，但气口虚，形虽实而面黄白，此必平昔过食伤胃，宁忍二三日辛苦，遂与参、术、陈、芍药，十余帖。至三日后，胃气稍完，与承气二帖而安。苟不先补完胃气之伤而遽行承气，宁免后患乎？此先补后下，例之变也。

《伤寒直格》曰：《活人书》：大承气最紧，小承气次之，调胃承气又次之，而缓下急下，善开发而难郁结。可通用者，大承气汤，最为妙也。故今加甘草，名曰三一承气汤，通治三承气汤，于效甚速，而无加害也。《儒门事亲》曰：大承气汤，刘河间加甘草，以为三一承气，以甘和其中。余尝以大承气，改作调中汤，加以姜枣煎。俗见姜枣，以为补脾胃而喜服。

《卫生宝鉴》曰：若大承气证，反用调胃承气治之，则邪气不散。小承气汤证，反以大承气汤下之，则过伤正气。此仲景所以分而治之。后之学者，以此三药，合而为一，且云通治三药之证，及伤寒杂病内外一切所伤，与仲景之方甚相违背，失轩岐缓急之旨，使病人暗受其弊，将谁咎哉？

小承气汤方

大黄四两　厚朴二两，炙，去皮　枳实三枚大者，炙

上三味，以水四升，煮取一升二合，去滓，分温二服。初服汤当更衣，不尔者

尽饮之，若更衣者，勿服之。《千金翼》作"初服谵语即止，服汤当更衣，不尔尽服之"。《外台》作"若一服得利谵语止，勿服之"。

钱云：小承气者，即大承气而小其制也。大邪大热之实于胃者，以大承气汤下之，邪热轻者，及无大热，但胃中津液干燥，而大便难者，以小承气微利之，以和其胃气，胃和则止，非大攻大下之快剂也。以无大坚实，故于大承气中去芒硝；又以邪气未大结满，故减厚朴、枳实也。创法立方，惟量其缓急轻重而增损之，使无太过不及，适中病情耳。

丹云：按，钱氏云：大黄四两，既名之曰小，当是二两。汉之二两，即宋之五钱外，分二次服耳。此说无明证。唯《外台》崔氏承气汤，即本方用厚朴、大黄各三两，枳实六片。庞氏用大黄二两，而减厚朴一两，枳实一枚。

吴有性《瘟疫论》曰：按：三承气汤，功用仿佛。热邪传里，但上焦痞满者，宜小承气汤，中有坚结者，加芒硝，软坚而润燥，病久失下，虽无结粪，然多黏腻结臭恶物，得芒硝则大黄有荡涤之能。设无痞满，惟存宿结，而有瘀热者，调胃承气宜之。三承气功效俱在大黄，余皆治标之品也。不耐药汤者，或呕或畏，当为细末蜜丸汤下。《医垒元戎》小承气汤，治痞实而微满，状若饥人，食饱腹中无转失气，即大承气只去芒硝，心下痞大便或通，热甚，宜此方。《金匮要略》治腹满痛而闭者，厚朴三物汤。即本方，用厚朴八两，枳实五枚。又治停饮胸满，厚朴大黄汤。即本方。用厚朴一尺，大黄六两，枳实四枚。

《直指方》：枳壳剉散，治热证胀满，于本方加桔梗、甘草、乌梅、姜、枣。

《保命集》：顺气散，治中热在胃而能食，小便赤黄微利。至不欲食为效，不可多利。即本方。又三化汤，治中风邪气

作实，二便不通，于本方加羌活。

《拔萃方》：顺气散，消中者，热在胃而能饮食，小便赤黄，以此下之，不可多利，微微利，至不欲食而愈。即本方。

阳明病，潮热，大便微硬者，可与大承气汤，不硬者，不可与之。若不大便六七日，恐有燥屎，欲知之法，少与小承气汤，汤入腹中，转失气者，此有燥屎也，乃可攻之。若不转失气者，此但初头硬，后必溏，不可攻之，攻之必胀满不能食也，欲饮水者，与水则哕。其后发热者，必大便复硬而少也，以小承气汤和之。不转失气者，慎不可攻也。不可与之，成本脱"可"字，《玉函》作"勿与之"。此有燥屎也，成本无"也"字。转失气，《玉函》并作"转矢气"。其后发热，《玉函》作"其后发潮热"。周本、钱本"失"作"矢"。《千金》后二"转失气"作"转气"。

成云：潮热者实，得大便微硬者，便可攻之。若不硬者，则热未成实，虽有潮热，亦未可攻。若不大便六七日，恐有燥屎，当先与小承气赜《正脉》《全书》作"渍"，汪校作"探"。之。如有燥屎，小承气汤药势缓，不能宣泄，必转气下失。若不转失气，是胃中无燥屎，但肠间少硬尔，止初头硬，后必溏，攻之则虚其胃气，致腹胀满不能食也。胃中干燥，则欲饮水，水入胃中，虚寒相搏，气逆其哕。其后却发热者，则热气乘虚，还复聚于胃中，胃燥得热，必大便复硬，而少与小承气汤微利，与《全书》作"以"和之。故以重云不转失气、不可攻内，慎之至也。

知云：上条曰"外欲解可攻里"，曰"外未解未可与承气"，曰"可与小承气，微和胃气，勿令大泄下"，此条曰"可与"，曰"不可与"，曰"乃可攻之""不可攻之"，曰"少与小承气"，曰"以小承气和之""慎不可攻"，多少商量慎重之意。故惟手足溅然汗出，大便燥硬

者，始主之以大承气，若小承气，犹是微和胃气之法也。

汪云：转失气，则知其人大便已硬，肠胃中燥热亢甚，故其气不外宣，时转而下。不转矢气，则肠胃中虽有热，而渗孔未至于燥，此但初头硬，后必溏也。

钱云："其后发热"句，当从"不转矢气"句落下为是，观末句复云"不转矢气者，慎不可攻"，则前后照应显然矣。而注家谓攻后重复发热，胃热至此方炽，此必无之事，下笔详慎，智虑周密者，当不应若是。

魏云："欲饮水者"以下，细玩原文，明系另起一头脑，而注家含混，故文离愈甚。

舒云：按：此条原文，止在"攻之必胀满不能食也"，文意已毕，其下数句，平空插入，亦后人之误。

丹云：按虚变为实，寒转为热，岂是必无之事？发热即言潮热，《玉函》可证。成氏顺文注释，却觉允当。

又云：按转失气，《伤寒直格》谓"动转失泄之气也"，为是。《条辨》曰：黄氏曰：矢，《汉书》作"屎"，古"屎""矢"通，失传写误。《续医说》：《医学全书》曰：是下焦泄气，俗云去屁也。考之《篇韵》，"屎""矢"通用，窃恐传写之误，"矢"为"失"耳，宜从"转矢气"为是，且文理颇顺。若以"失"字，则于义为难训矣。舒氏云：按"矢气"二字，从前书中皆云"失气"，此误也，缘"矢"字误写出头耳。盖"矢"与"屎"同，矢气者屁，乃矢之气也。且"失"字之上，无"转"字之理，转乃转运也，以其气由转运而出，若果失下，夫何转之有？确为"矢"字无疑。然考《内经》有"失气语""咳而失气""气与咳俱失"之类是也，乃改作"矢"

者，却凿矣。

兼云：或问《伤寒论》中，所言转失气者，未审其气如何，若非腹中雷鸣滚动，转失气也。予曰：不然。凡泄泻之人，不能泻气，惟腹中雷鸣滚动而已。然滚动者，水势奔流则声响，泄气者，失气下趋而为鼓泻，空虚则声响，充实则气泄，故腹滚与泄气，为不同耳。其转失气，先硬后溏者，而气犹不能转也，况大便不实者乎。

黄仲理曰：作五段看之。

夫实则谵语，虚则郑声。郑声者，重语也，直视谵语，喘满者死，下利者亦死。"也"上《玉函》有"是"字。《外台》以"郑声者，重语也"为细注。"直视"以后，成氏以降，分为别条，只志聪、锡驹为一条。

锡云：此章统论谵语有虚实之不同，生死之各异也。实则谵语者，阳明燥热甚，而神昏气乱，故不避亲疏，妄言骂詈也。虚则郑声者，神气虚而不能自主，故声音不正，而语言重复，即《素问》所谓"言而微，终日乃复言者"是也。直视者，精不灌目，目系急而不转也。夫谵语当无死证，若喘满者，脾肺不交，而气脱于上，故死。下利者，脾液不收，而气陷于下，亦死。郑声者，即谵语之声，聆其声有不正之声，轻微重复之语，即是郑声，非谵语之中，别有一种郑声也，故止首提郑声，而后无郑声之证。

张云：喘满者，邪乘阳位而上争，气从上脱，故主死。下利者，邪聚阴位而下夺，气从下脱，亦死也。设谵语内结，下旁流清水者，又不可误认死证也。

钱云：喘则膻中迫促，而气不接；满则传化不通，而胃气绝，故死。

《证治要诀》曰：谵语者，颠倒错乱，言出无伦，常对空独语，如见鬼状。郑声者，郑重频繁，语虽谬而谆谆重复不自已。年老之人，遇事则谇语不休，以阳气虚也。二者本不难辨，须以他证别之。大便秘，小便赤，身热烦渴，而妄言者，乃里实之谵语也。小便如常，大便洞下，或发躁，或反发热，而妄言者，乃阴隔阳之谵语也。此谵语、郑声，虚实所以不同也。

《医学纲目》曰：谵语者，谓乱语无次第，数数更端也；郑声者，谓郑重频烦也，只将一句旧言，重叠频言之，终日殷勤，不换他声也。盖神有余，则能机变而乱语，数数更端，神不足则无机变，而只守一声也。成无己谓郑声为郑卫之声，非是。

《伤寒选录》曰：郑声，说过又说也。

舒氏云：李肇夫曰："重"字读平声，重语，当是絮絮叨叨，说了又说，细语呢喃，声低息短，身重恶寒，与谵语之声雄气粗，身轻恶热者迥别。

铁樵按：直视为脑病，喘满为肺病。因胃神经紧张影响及于中枢神经，间接影响于识阈，则谵语昏不知人，间接波及视神经床，滑车神经变硬则直视。由交感神经之关系，自无不兼涉肺与心。心病则脉变，肺病则喘满，但举直视喘满，不言脉者，就重要者言之也。热病肺脑症并见者，为末路。阳明亦不能外此例。阳明腑证，至于此极大满大实，轻药攻必不应，重药攻之却不任，故当死也。曰"下利者亦死"，注家以为是陷，鄙意其说不足据。此云下利者，当即是旁流。盖矢燥者为大实，下利者亦为大实，肠中起反应，祛此燥矢不得，故成旁流，其理已详前。惟其是实，实而至于谵语直视，无论利不利皆死也。若虚而下陷，便不喘满直视。虚证有喘者，属气短，不是喘满。有入脑者，目辄歧视，不喘满也。云"下利者

亦死"，当然与"喘满者死"句相并同，属于直视。谵语之下，抑郑声为虚，亦非指阴证。吾尝谓辨阴阳症，须合四面八方种种见证考虑，若仅从郑声、谵语上辨别，则无标准，而易误会。肠胃为燥矢所窒，则腑气不通，神经反射起救济，则血行必失职，至血行失职，则肠胃局部之病是实，而全体气血却虚。以故大实之症，至于峰极，则见虚象，大热之症，至于峰极，则见寒象。所以《内经》有"重寒则热，热极反寒"，而立正治之法，以治浅一层病，立从治之法，以治深一层病。然则可以郑声、谵语为辨别，仅据此一节，以定用药之标准乎？自古医家皆言热极则从寒化，而不言何以热极反从寒化，则学者自不能彻底明了，不能彻底读书，时如行荆棘丛中矣。

发汗多，若重发汗者，亡其阳，谵语，脉短者死，脉自和者不死。《玉函》"重发汗"后无"者"字，有"若已下复发其汗"七字句，"多"后无"若"字。

汪云：此系太阳病转属阳明谵语之证。本太阳经得病时，发汗多，转属阳明，重发其汗，汗多亡阳，汗本血之液，阳亡则阴亦亏，津血耗竭。胃中燥实而谵语，谵语者，脉当弦实，或洪滑，为自和。自和者，言脉与病不相背也，是病虽甚，不死。若谵语脉短者，为邪热盛正气衰，乃阳证见阴脉也，以故主死。或以阳亡为脱阳，脱阳者见鬼，故谵语，拟欲以四逆汤，急回其阳，大误之极。

柯云：亡阳，即津液越出之互解。

丹云：按，方氏以此条为太阳经错简，喻氏辨其误，是也。程氏、锡驹并以此条证为脱阳，亦非是。

伤寒，若吐、若下后不解，不大便五六日，上至十余日，日晡所发潮热，不恶寒，独语如见鬼状，若剧者，发则不识

人，循衣摸床，惕而不安，原注：一云顺衣妄撮，怵惕不安。微喘直视，脉弦者生，涩者死。微者，但发热谵语者，大承气汤主之。若一服利，则止后服。成本"止"前脱"则"字。"晡"后"所"字，《玉函》作"时"。"摸床"，《玉函》作"撮空"，《脉经》作"妄撮"，庞氏亦作"妄撮"。注云：常见有此撮空候，故改之。"惕而"，《玉函》《脉经》作"怵惕"。《脉经》"谵语"后无"者"字，"是五六日"后无"上"字。

汪云：此条举谵语之势重者而言。伤寒若吐、若下后，津液亡而邪未尽去，是为不解。邪热内结，不大便五六日，上至十余日，此为可下之时。日晡所发潮热者，腑实燥甚，故当其王时发潮热也。不恶寒者，表证罢也。独语者，即谵语也，乃阳明腑实，而妄见妄闻，病剧则不识人。剧者，甚也。热气甚大，昏冒正气，故不识人。循衣摸床者，阳热偏胜，而躁动于手也。惕而不安者，胃热冲膈，必神为之不宁。又胃热甚，而气上逆则喘，今者喘虽微而直视，直视则邪干脏矣，故其死生之际，须于脉候决之。《后条辨》云：以上见证，莫非阳亢阴绝，孤阳无依，而扰乱之象，弦涩皆阴脉，脉弦者为阴未绝，犹带长养，故可生。脉涩者为阴绝，已成涸竭，以故云死。其热邪微，而未至于剧者，但发潮热谵语，宜以大承气汤，下胃中实热，肠中燥结。一服利，止后服者，盖大承气虽能抑阳通阴，若利而再服，恐下多反亡其阴，必至危殆，可不禁之。

钱云：伤寒法当先汗，此但曰若吐若下后不解，明是当汗不汗，而误吐误下，以致外邪内陷而不解也。

柯云：如见鬼状独语，与郑声谵语不同。潮热不恶寒，不大便，是可下证。目直视不识人，循衣摸床等症，是日晡发热时事，不发热自安，故勿竟断为死症。凡直视谵语，喘满者死，此微喘而不满也。

《伤寒准绳》：赵嗣真云：此段当分作三截看。自"伤寒"云云，止"如见鬼状"，为上一截，是将潮热谵语，不恶寒不大便，对为现证。下文又分作一截，以辨剧者、微者之殊。微者但发热谵语，"但"字为义，以发热谵语之外，别无他证。又云：弦者阳也，涩者阴也，阳病见阴脉者生。在仲景法中，弦涩者属阴，不属阳，得无疑乎？《金鉴》曰：今观本文内，"脉弦者生"之"弦"字，当是"滑"字，若是"弦"字，弦为阴负之脉，岂有必生之理？惟滑脉为阳，始有生理。滑者通，涩者塞，凡物理皆以通为生，塞为死。玩后条"脉滑而疾者小承气主之，脉微涩者里虚为难治"，益见其误。

丹云：按，《辨脉》以弦为阴脉，故《金鉴》依赵氏之言，有此说。然而弦与滑，字形音韵迥别，决无相误之理，汪注原于成氏为允当，不复容他议也。弦义，详予所著《脉学辑要》。

《本事方》曰：有人病伤寒，大便不利，日晡发潮热，手循衣缝，两手撮空，直见喘急，更数医矣，见之皆走，此诚恶候，得之者十中九死。仲景虽有证而无法，但云脉弦者生，涩者死，已经吐下，难以下药，谩且救之。若大便得通而脉弦者，庶可治也，与小承气汤一服，而大便利，诸疾渐退，脉且微弦，半月愈。予尝观钱仲阳《小儿直诀》云：手寻衣领，及捻物者，肝热也。此证在《玉函》列于阳明部，盖阳明者胃也，肝有热邪，淫于胃经，故以承气泻之，且得弦脉，则肝平而胃不受克，此所谓有生之理。读仲景论，不能博通诸医书，以发明其隐奥，吾未之见也。

张氏《直解》曰：丁巳秋，予治一妇人，伤寒九日，发狂面白，谵语不识人，循衣摸床，口目瞤动，肌肉抽搐，遍身手足尽冷，六脉皆脱，死证悉具，诸医皆辞不治。予因审视良久，闻其声重而且长，句句有力，乃曰：此阳明内实，热郁于内，故令脉不通，非脱也。若真元败绝而脉脱，必气息奄奄，不久即死，安得有如许气力，大呼疾声，久而不绝乎？遂用大承气汤启齿而下，夜间解黑粪满床，脉出身热神清，舌燥而黑，更服小陷胸汤，二剂而愈。因思此症大类四逆，若误投之立死，硝、黄固不可以误投，参、附又岂可以轻试也哉？

《金鉴》曰：循衣摸床，危恶之候也，大抵此证，多生于汗、吐、下后，阳气大虚，精神失守。经曰：四肢，诸阳之本也。阳虚，故四肢扰乱，失所倚也，以独参汤救之，汗多者以参芪汤，厥冷者以参附汤治之，愈者不少，不可概谓"阳极阴竭"也。

铁樵按：此节各注颇详。《本事方》：弦脉，从《小儿直诀》悟出。《直解》：辨证以声为据，皆古人不吝以金针度人处。余治吴小姐案，脉与舌均不可见，专就动静上定承气证，亦与《直解》同一蹊径，皆宜潜玩合参。丹波氏《脉学辑要》，余无其书，大约不过如景岳《脉神章》。鄙意脉弦、脉涩，与前章之脉短，皆不必泥，当以有胃无胃为辨。所谓胃，即一"圆"字，已详《脉学讲义》。病人之脉，决不能如平人之和，第略有圆意，即是有胃，知其生气尚在也。

阳明病，其人多汗，以津液外出，胃中燥，大便必硬，硬则谵语，小承气汤主之。若一服谵语止者，更莫复服。成本"止"后无"者"字。

程云：阳明病法多汗，其人又属汗家，则不必发其汗。而津液外出，自致胃燥便硬而谵语，证在虚实之间，故虽小承

气汤，亦只一服为率。谵语止，更莫后服者，虽燥硬未全除，辄于实处防虚也。

柯云：多汗，是胃燥之因；便硬，是谵语之根。一服谵语止，大便虽未利，而胃濡可知矣。

周云：经云"少阳不可发汗，发汗则谵语者"，今自汗亦如是耶？

汪云：武陵陈氏亮斯云：大承气证，必如前条不大便五六日，或至十余日之久，渐渐搏实，而后用之。今则汗多燥硬而谵语，其机甚速，此亡津液之故，而非渐渐搏实，虽坚而不大满，故止当用小承气主之。且津液不足，非大承气所宜，服药后谵语虽止，即未大便，亦莫尽剂，恐过伤元气耳。

阳明病，谵语，发潮热，脉滑而疾者，小承气汤主之。因与承气汤一升，腹中转气者，更服一升，若不转气者，勿更与之。明日又不大便，脉反微涩者，里虚也，为难治，不可更与承气汤也。转气，成本并作"转失气"，《玉函》作"转矢气"。成本脱"勿"前"者"字及"又"字。《千金翼》"谵语"后有"妄言"二字。《脉经》《千金翼》无"小承气汤"之"小"字。

成云：阳明病，谵语发潮热，若脉沉实者，内实者也，则可下。若脉滑疾，为里热未实，则未可下，先与小承气汤和之。汤入腹中，得失气者，中有燥屎，可更与小承气汤一升以除之。若不转失气者，是无燥屎，不可更与小承气汤。至明日邪气传时，脉得沉实紧牢之类，是里实也，反得微涩者，里气大虚也。若大便利后，脉微涩者，止为里虚而犹可，此不曾大便，脉反微涩，是正气内衰，为邪气所胜，故云难治。

魏云：滑虽热盛于里之兆，而疾则热未成实之征。热之初传入腑，脉又变沉大，而兼带迟滞之象，迟乃疾之对，向之

滑疾，今乃沉大而迟滞，斯见胃以成实矣。今脉见滑疾，是犹带数，热变而传入，尚未坚凝结聚，小承气汤主之，消热调津，足以已病矣。

柯云：虚甚者，与四逆汤，阴得阳则解矣。

汪云：《后条辨》云：谵语潮热，脉反微涩，为里气大虚，并前此之脉滑疾，亦属虚阳泛上之假象。其言似是而非，愚以谵语潮热，脉滑疾者，乃阳证见阳脉，其人邪气盛，而正气未衰也，故云可与承气汤。脉反微涩者，是阳证见阴脉，其人邪气盛，正气衰，故云不可更与承气汤也。不转失气，并不大便，非肠中空虚而无物，乃胃家正气既衰，虽得汤药，内助其恶浊之物，仍然不能下泄，故云难治。后之人议用补虚回阳之法，是与仲景初时用承气之意相反。《补亡论》常器之云：可用黄芪人参建中汤。亦与论不合。大抵此条病，但云难治，其非不治之证明矣。如欲用药，还宜补泻兼施之剂。

丹云：按，白虎证脉滑，方氏以降，多以宿食解之，盖原于《脉诀》，不可从也。

铁樵按：脉滑而疾，主小承气，此滑脉似因将作旁流而见，何以言之？旁流者，肠胃之反应救济也，因矢燥不得出，肠胃增多分泌以事驱逐，不足则液汁之本入膀胱者改道入大肠，以厚驱逐之力，因成旁流。小承气者，为燥矢而设之药也。滑脉者，荣气不虚之脉也，所谓荣气不虚，谓脉管中能分泌液体，以供给各腺体濡润各机件之谓，故《脉学讲义》谓滑脉非病脉。脉疾者，血行速也，血行速所以脉疾者，因心房之弛张加数也，心房弛张所以加数者，由于神经，其命意在供给多量之血液，以应付侵害躯体之病毒。又躯体各部分皆有连带关系，一处疾速动作

则他处亦不期然而然见疾速动作。既明以上各义，于是可知因肠中矢燥，生理起自然救济，多分泌液体以事驱逐。肠部多分泌液体，心脏因连带关系，同时增加速率，故脉疾。肠中分泌液体既较多，脉管因血行疾速之故，分泌液体也较多，多则荣盛，故脉疾而滑，合之谵语潮热，非将作旁流而何？得汤腹中转气者，燥矢有动意也；得汤不转矢气者，肠中矢虽燥，胃中未实也。俟之一日，脉反涩者，涩为血少，先一日因救济作用，分泌骤多，后一日因一方血液不充，而增多之分泌难乎为继。一方客热太盛，阴液被灼烁，而供不应求，是欲作旁流而不能矣。故云里虚难治，不可更予承气，疑当以清热存阴为主，勿犯《内经》"虚虚"之禁。不出方者，清热更有种种证据，读者当自求之清热诸法也。黄芪建中及补虚回阳诸说，皆不可通，疑非是。

阳明病，谵语，有潮热，反不能食者，胃中必有燥屎五六枚也。若能食者，但硬耳。宜大承气汤下之。耳，成本作"尔"。"反"前，《玉函》《脉经》有"而"字。《玉函》无"宜"字。《脉经》无"大承气"之"大"。"宜大承气汤主之"七字，柯本移在"若能食者"前，张本同，周氏义同，《金鉴》以为错误，非也。

张云：此以能食不能食辨燥结之微甚也。详仲景言，病人潮热谵语，皆胃中热盛所致。胃热则能消谷，今反不能食，此必热伤胃中津液，气化不能下行，燥屎逆攻于胃之故，宜大承气汤，急祛亢极之阳，以救垂绝之阴。若能食者，胃中气化自行，热邪原不为盛，津液不致大伤，大便虽硬，而不久自行，不必用药反伤其气也。若以能食便硬而用承气，殊失仲景平昔顾虑津液之旨。

汪云：《补亡论》"宜大承气汤下之"句，在"若能食者"之前，盖能食既异，

治法必不相同。仲景法，宜另以调胃承气汤主之也。

周云：按：大承气汤，宜单承燥屎五六枚来，何者？至于不能食，为患已深，故宜大下。若能食但硬，未必燥屎五六枚口气，原是带说，只宜小承气汤可耳。

丹云：按，阳明病，谵语潮热，燥结甚者，皆不能食，而今下一"反"字，为可疑矣。注家消谷之说，乃是热中消瘅证，邪热不杀谷。伤寒家之常，何言之反？顺文解释，往往有如是者。又按：程氏、钱氏、志聪、锡驹，不论不能食与能食，并以大承气汤为主，非也。

《此事难知》曰：胃实者，非有物也，地道塞而不通也。《难经》云：胃上口为贲门，胃下口为幽门，幽门接小肠上口。小肠下口，即大肠上口也，大小二肠相会，为阑门。水渗泄入于膀胱，粗滓入于大肠，结广肠。广肠者，地道也。地道不通，土壅塞也，则火逆上行至胃，名曰胃实。所以言阳明当下者，言上下阳明经不通也。言胃中有燥屎五六枚者，非在胃中也，言胃是连及大肠也。

丹按：魏氏云：胃中必有燥屎五六枚，阻塞于胃底肠间，此言得之。

徐灵胎云：按，燥屎当在肠中，今云胃中，何也？盖邪气结成糟粕，未下则在胃中，欲下则在肠中，已续者即谓之燥屎。言胃，则肠已该矣。

又云：不能食者，客热不能消谷；能食，非真欲食，不过粥饮犹入口耳。不能食，则谷气全不近肠胃，实极故也。

阳明病，下血、谵语者，此为热入血室。但头汗出者，刺期门，随其实而写之，濈然汗①出则愈。写，成本作"泻"。《玉函》《千金翼》"刺"前有"当"字，"则"前有"者"字，《脉经》同。《金匮要略·妇人杂病篇》有此条，"刺"前有"当"字，"则"作"者"。

汪云：按此条，当亦是妇人病。邪热郁于阳明之经，迫血从下而行，血下则经脉空虚，热得乘虚而入其室，亦作谵语。《后条辨》云：血室，虽冲脉所属，而心君实血室之主，室被热扰，其主必昏故也。但头汗出者，血下夺则无汗，热上扰则汗蒸也。刺期门以泻经中之实，则邪热得除，而津液回复，遂濈然汗出而解矣。或问此条病，仲景不言是妇人，所以《尚论》诸家，直指为男子，今子偏以妇人论之，何也？余答云：仲景于《太阳篇》中，一则曰妇人中风云云，经水适来，此为热入血室。再则曰妇人中风云云，经水适断，此为热入血室。三则曰妇人伤寒云云，经水适来，此为热入血室。则是热入血室，明系妇人之证，至此实不待言而可知矣。且也，此条言下血，当是经水及期，而交错妄行，以故血室有亏，而邪热得以乘之，故成热入血室之证。考之《灵枢·海论》云冲脉为十二经之海，注云此即血海也。冲脉起于胞中。又考《素问·天真论》云：女子二七而天癸至，任脉通，太冲脉盛，月事以时下。夫任也、冲也，其经脉皆行于腹，故其血必由前阴而下。斯血室有亏，邪热方得而入，则是仲景云下血，乃经水交错妄行，又不问而自明矣。

《鉴》云：血已止，其热不去，蓄于阳明，不得外越而上蒸，故但头汗出也。

钱氏云：肝为藏血之脏，邪既入血，则热邪实满于经脉，故刺之以泄其实邪。然不以桃仁承气及抵当等汤治之者，仲景原云"毋犯胃气及上二焦"，盖以此也。

丹云：按：此条证，喻氏断为男子病，方氏、三阳、志聪、锡驹、柯氏、周

① 汗：原无，据《皇汉医学丛书》本及《注解伤寒论》补。

氏皆为男女俱有之证，《金鉴》则与喻同，特汪氏以妇人论之，可谓超卓之见矣。然不知血室即是胞，殊可惜耳。程氏、魏氏、钱氏并无男女之说，疑是疑而不决欤？

铁樵按：此条当从汪氏、钱氏说。血室字，即已揭明是妇人，假使男子，血从大便下为肠风，从小便下是淋病，皆当求之杂病门。期门是肝穴，与女子胞通，皆可互证。

汗出原注：汗，一作"卧"。谵语者，以有燥屎在胃中，此为风也。须下者，过经乃可下之。下之若早，语言必乱，以表虚里实故也。下之愈，宜大承气汤。原注：一云大柴胡汤。成本、《玉函》"下者"作"下之"，"愈"前有"则"字。

成云：胃中有燥屎则谵语，以汗出为表未罢，故云风也。燥屎在胃则当下，以表未和则未可下，须过太阳经，无表证乃可下之。

三云：三阳明多汗，况有谵语，故又当下。但风家有汗，恐汗出则表未罢，故须过经可下。若早，燥屎虽除，表邪乘虚复陷，又将为表虚里实矣。"下之则愈"二句，又申明"乃可下之"一句耳。

钱云：若下早，则胃气一虚，外邪内陷，必至热盛神昏，语言必乱。盖以表间之邪气皆陷入于里，表空无邪，邪皆在里，故谓表虚里实也。

汪氏云：《补亡论》以末二句，移之"过经乃可下之"句下，误矣。

丹云：按：《补亡论》移原文者，固误矣，然而经旨必当如此耳。又按：魏氏以此条证，为《内经》所谓胃风肠风，汪氏则为风燥症，并非也。

伤寒四五日，脉沉而喘满，沉为在里，而反发其汗，津液越出，大便为难，表虚里实，久则谵语。

张云：伤寒四五日，正热邪传里之时，况见脉沉喘满，里证已具，而反汗之，必致燥结谵语矣。盖燥结谵语，颇似大承气证，然以过汗伤津，而非大实大满，止宜小承气为允当耳。

舒云：脉沉而喘满，则知为阳明宿燥阻滞，浊气上干而然也，故曰"沉为在里"，明非表也，而反发其汗，则津越便难，而成实矣。至久则谵语者，自宜大承气汤，此因夺液而成燥者，原非大热入胃者比，故仲景不出方，尚有微甚之斟酌耳。

方云：越出，谓枉道而出也。

铁樵按：此条与前一条互相发明，再参看二百二十三条，其人多汗，津液外出，胃中燥，大便必硬，则可知人身液体，仅有此数。洞泄者溲必少，汗多者矢必燥，误汗者阴必伤，强责少阴汗者必动血，皆连成一串，病理形能，皆从此处有所领悟，然后能逐节发明，所谓活医学者此也。

三阳合病，腹满身重，难以转侧，口不仁，面垢，原注：又作"枯"，一云向经。谵语，遗尿。发汗则谵语，下之则额上生汗，手足逆冷。若自汗出者，白虎汤主之。"口"后，《脉经》有"中"字。成本、《玉函》"面"前有"而"字。"面垢"二字，《千金翼》作"言语向经"四字。"则谵语"《玉函》作"则谵语甚"，"逆冷"作"厥冷"，《千金翼》同。

《鉴》云：三阳合病者，必太阳之头痛发热、阳明之恶热不眠、少阳之耳聋寒热等证皆具也。太阳主背，阳明主腹，少阳主侧，今一身尽为三阳热邪所困，故身重难以转侧也。胃之窍出于口，热邪上攻，故口不仁也。阳明主面，热邪蒸越，故面垢也；热结于里，则腹满；热盛于胃，故谵语也；热迫膀胱，则遗尿；热蒸肌腠，故自汗也。证虽属于三阳，而热皆聚胃中，故当从阳明热证主治也。若从太阳之表发汗，则津液愈渴而胃热愈深，必更增谵语。若从阳明之里下之，则阴益伤，而阳无依则散，故额汗肢冷也。要当审其未经汗下，而身热自汗出者，始为阳明的证，宜主以白虎汤，大清胃热，急救津液，以存其阴可也。

柯云：里热而非里实，故当用白虎而不当用承气，若妄汗则津竭而谵语，误下则亡阳，而额汗出手足厥也。此自汗出，为内热甚者言耳，接"遗尿"句来。若自汗，而无大烦大渴证，无洪大浮滑脉，当从虚治，不得妄用白虎。若额上汗出，手足冷者，见烦渴谵语等证，与洪滑之脉，亦可用白虎汤。

方云：口不仁，谓不正而饮食不便，无口之知觉也。

钱云：《灵枢》曰"胃和则口能知五味"矣，此所云口不仁，是亦阳明胃家之病也。

方云：生汗，生，不流也，

丹云：按，手足逆冷，成氏、程氏、魏氏、汪氏、宗印皆为热厥，误矣。周氏以此条移于《温病热病篇》，亦非也。

又按：《玉函》"则谵语"后有"甚"字，文意尤明矣。

铁樵按：此章良如注家所说，发汗则谵语，理由已散见《新生理》《脉学讲义》及前此《伤寒讲义》中。下之则额上生汗，手足逆冷，即阴争于内，阳扰于外，先见额汗，次见肢冷。至见肢冷，即不止额上有汗，实是阳破阴消，大危之候，法当回阳救逆。此必白虎证，误用大承气乃致此，否则不尔也。海藏谓病有本是阳症，有因下之过当，必须用附子挽救者，即是此种，生理实上下互相维系。头汗有两种。里热炽盛，郁不得达，则蒸发而为头汗，其病遍身暵燥壮热，但头有

汗，亦为难治。前于《太阳篇》中曾历举本论中头汗各条，读者可以参看。若头汗而手足逆冷，遍身津润者，则非大剂回阳不可。虽舌色焦枯，亦属假象，皆上下不能相互维系之证据。其里热炽盛者，亦非一清可以济事，必须推求所以致此之由。例如病属痧子不得出，则当达其痧子；病属暑温，则当解暑。所谓活法在人也。《伤寒论》文字古而简，而其所包孕之意义广而活，仅就字面求之，执极简之经文以治病，鲜有不败事者。谬谓古法不适用于今病，宁不冤哉？

二阳并病，太阳证罢，但发潮热，手足漐漐汗出，大便难而谵语者，下之则愈，宜大承气汤。

成云：本太阳病并于阳明，名曰并病。太阳证罢，是无表证，但发潮热，是热并阳明，一身汗出为热越。今手足漐漐汗出，是热聚于胃也，必大便难而谵语。经曰：手足漐然而汗出者，必大便已硬也，与大承气汤，以下胃中实热。

柯云：太阳症罢，是全属阳明矣。先揭二阳并病者，见未罢时便有可下之症。今太阳一罢，则种种皆下症。

阳明病，脉浮而紧，咽燥口苦，腹满而喘，发热汗出，不恶寒反恶热，身重。若发汗则躁，心愦愦，反谵语。若加温针，必怵惕，烦躁不得眠。若下之则胃中空虚，客气动膈，心中懊憹，舌上胎者，栀子豉汤主之。若渴欲饮水，口干舌燥者，白虎加人参汤主之。若脉浮，发热，渴欲饮水，小便不利者，猪苓汤主之。反恶热，《脉经》《千金翼》，作"反偏恶热"。"心"后《千金翼》有"中"字。温针，成本作"烧针"。舌上胎，《总病论》作"苔生舌上"。《玉函》《千金翼》无"加人参"三字。

《鉴》云：此条表里混淆，脉证错杂，不但不可误下，亦不可误汗也。若以

脉浮而紧，误发其汗，则夺液伤阴；或加烧针，必益助阳邪，故谵语烦躁，怵惕愦乱不眠也；或以证之腹满恶热，而误下之，则胃中空虚。客气邪热，扰动胸膈，心中懊憹，舌上生苔，是皆误下之过，宜以栀子豉汤，一涌而可安也。若脉浮不紧，证无懊憹，惟发热，渴欲饮水，口干舌燥者，为太阳表邪已衰，阳明燥热正甚，宜白虎加人参汤，滋液以生津。若发热，渴欲饮水，小便不利者，是阳明饮热并盛，宜猪苓汤，利水以滋干。

成云：舌上苔黄者，热气客于胃中，舌上苔白，知热气客于胸中，与栀子豉汤，以吐胸中之邪。

柯云：连用五"若"字，见仲景设法御病之详。栀豉汤所不及者，白虎汤继之，白虎汤不及者，猪苓汤继之，此阳明起手之三法。所以然者，总为胃家惜津液，既不肯令胃燥，亦不肯令水渍入胃耳。

程云：热在上焦，故用栀子豉汤；热在中焦，故用白虎加人参汤；热在下焦，故用猪苓汤。

汪云：陈亮斯云：按，本文，汗下烧针，独详言误下治法者，以阳明一篇，所重在下，故辨之独深悉焉。

喻云：汗出、不恶寒、反恶热、身重四端，则皆阳明之见症。

钱云：舌上苔，当是邪初入里，胃邪未实，其色犹未至于黄黑焦紫，必是白中微黄耳。

丹云：若脉浮之浮，其义未详。魏氏、钱氏、锡驹并云：表邪未尽。果然，则与五苓散证何别？汪氏云：非风邪在表之脉浮，乃热邪伤气之脉浮也。此亦未见经中有其说。张氏乃以此条，编入《温热病篇》，云：伤寒小便不利，以脉浮者属气分，五苓散；脉沉者属血分，猪苓

汤。而温热病之小便不利，脉浮者属表证，猪苓汤；脉沉者属里证，承气汤。此说亦是臆造，经无明文，不可从也。特《活人书》：若伤寒引饮，下焦有热，小便不通，脉浮者，五苓散；脉沉者，猪苓汤。王氏则云：此条"浮"字误也，"若脉"字下，脱一"不"字矣。成氏直以脉浮释之，而朱氏却以脉沉言之，胥失之矣。若曰脉浮者五苓散，不浮者猪苓汤，则得仲景之意矣。盖其作沉，作不浮，未知本经旧文果然否，然推之于处方之理，极觉明确，故姑从其说焉。汪昂云：改脉浮为不浮，方书中无此文法。

又云：按，喻氏云：四段总顶首段。《医学纲目》引本条云：阳明病，脉浮紧，咽燥口苦，腹满发热，汗出不恶寒，若下后，脉浮发热，渴欲饮水，小便不利者，猪苓汤主之。正与喻意符矣。汪氏云：白虎汤证，即或有小便不利者，但病人汗出多，水气得以外泄。今观下条云"汗出多，不可与猪苓汤"，乃知此证其汗亦少，汗与溺俱无，则所饮之水，安得不停？故用猪苓汤，上以润燥渴，下以利湿热也。又云：今人病热，大渴引饮，饮愈多则渴愈甚。所饮之水既多，一时小便岂能尽去？况人既病热，则气必偏胜，水自趋下，火自炎上，此即是水湿停而燥渴之征，故猪苓汤润燥渴而利湿热也。

猪苓汤方

猪苓去皮　茯苓　泽泻　阿胶《外台》有"炙"字　滑石碎，各一两。《外台》有"棉裹"二字

上五味，以水四升，先煮四味，取二升，去滓，纳阿胶烊消，温服七合，日三服。成本"内"后有"下"字。"烊消"，《玉函》作"消尽"。

《鉴》云：赵羽皇曰：仲景制猪苓汤，以行阳明少阴二经水热，然其旨全在

益阴，不专利水。盖伤寒表虚，最忌亡阳，而里虚又患亡阴，亡阴者，亡肾中之阴与胃家之津液也。故阴虚之人，不但大便不可轻动，即小水亦忌下通。倘阴虚过于渗利，则津液反致竭。方中阿胶质膏，养阴而滋燥，滑石性滑，去热而利水，佐以二苓之渗泻，既疏浊热，而不留其壅瘀，亦润真阴，而不苦其枯燥，是利水而不伤阴之善剂也。故利水之法，于太阳用五苓加桂者，温之以行水也；于阳明、少阴用猪苓加阿胶、滑石者，润之以滋养无形，以行有形也。利水虽同，寒温迥别，惟明者知之。

《医方考》曰：四物皆渗利，则又有下多亡阴之惧，故用阿胶佐之，以存津液于决渎耳。

铁樵按：今以所见之病验之，可疑之点，不在第二句脉浮，转在第一句脉浮紧。因以理衡之，脉浮紧者当无汗。

以事实证之。凡脉浮紧之脉，皆无汗，但乍有汗，便不浮紧，绝对无或然之例外。今原文一串说下，大为可疑。阳明病，脉浮紧，咽燥口苦，今日流行之喉症近之。喉症初起，却恶寒，治以麻杏石甘，应手而愈。其所以能应手而愈，妙在得药而汗，若不汗，便不愈，并无发汗则躁，愦愦谵语之弊。且其症是发热无汗，并非发热汗出。凡温病，皆发热汗出，有恶寒，有不恶寒，皆不可发汗。所以然之故，因其病是里热向外蒸发，并非因抵抗外寒，体温集表而表实。此而误汗，确有躁烦谵语诸弊，但病既有汗，脉亦不浮紧，与本条不符。又有素秉阴虚，病温而暵热，此其病不可发汗。所以然之故，因其人素秉阴虚，阴液不能作汗也。其病确为咽燥口苦，然是发汗不出，与本条不符，其治法当斟酌于桂麻各半、麻黄二越婢一及葳蕤汤诸方，与本条之人参白虎亦

不符。此外有因特殊原因，如房后感冒，如剧劳冒雨，皆能壮热身重，腹满喘急诸症。然脉紧则无汗，有汗则脉缓，所谓绝对无例外也。然则本节"脉浮而紧，发热汗出"两语，必然有误。

本节文字以"者"字、"若"字为连续词。"若发汗"以下三个"若"字，是大段中插入一段文字。"舌上苔者"以下三个"者"字，均与身重句相承接。

又此病初起，必是无汗，观三个若字可知。因无汗，时师以发汗为治，故仲景以误汗为戒；因脉浮紧，时师有温针之治，故仲景以温针为戒；因腹满，时师有攻下之治，故仲景以误下为戒。而人参白虎则治有汗之热者，审是，则"发热汗出"四字，当在"渴欲饮水"之下，"口干舌燥"之上。

阳明病，汗出多而渴者，不可与猪苓汤。以汗多胃中燥，猪苓汤复利其小便故也。

成云：《针经》曰：水谷入于口，输于肠胃，其液别为五。天寒衣薄则为溺，天热衣厚则为汗，是汗溺一液也。汗多为津液外泄，胃中干燥，故不可与猪苓汤利小便也。丹按：《针经》文出《五癃津液别论》。

柯云：汗多而渴当白虎汤，胃中燥当承气汤，具在言外。丹云：按，魏氏云：若见虚，则炙甘草之证，实则调胃承气之证。炙甘草，盖为不对矣。

脉浮而迟，表热里寒，下利清谷者，四逆汤主之。

钱云：此与少阴厥阴，里寒外热同义。若风脉浮而表热，则浮脉必数。今表虽热而脉迟，则知阴寒在里，阴盛格阳于外而表热也。虚阳在外，故脉浮；阴寒在里，故脉迟。所以下利清谷，此为真寒假热，故以四逆汤祛除寒气，恢复真阳也。若以为表邪而汗之，则殆矣。

魏云：此虽有表证，且不治表而治里，则虽有阳明假热之证，宁容不治真寒，而治假热乎？是皆学者所宜明辨而慎思之者也。

丹云：按，此其实少阴病，而假现汗出恶热等阳明外证者，故特揭出斯篇。方氏云：此疑三阴篇错简。恐不然也。

若胃中虚冷，不能食者，饮水则哕。《玉函》"冷"后有"其人"二字。《千金翼》无"若"字。《脉经》"若"前有"阳明病"三字，"冷"后有"其人"二字，是。

锡云：此论阳明中焦虚冷也。若者，承上文而言也，言不特下焦生阳不启而为虚寒，即中焦火土衰微，而亦虚冷也。夫胃气壮，则谷消而水化，若胃中虚冷，则谷不消而不能食。夫既不能食，则水必不化，两寒相得，足以发哕。

汪云：武陵陈氏云：法当大温，上节已用四逆，故不更言治法。愚按，常器之云：宜温中汤。然不若用茯苓四逆汤，即四逆汤中加人参以补虚，茯苓以利水也。

《鉴》云：宜理中汤加丁香、吴茱萸，温而降之可也。

脉浮发热，口干鼻燥，能食者则衄。王肯堂校《千金翼》"鼻"作"舌"。

魏云：脉浮发热，太阳病尚有存者，而口干鼻燥能食①，虽阳明里证未全成，阳明内热已太盛。热盛则上逆，上逆则引血，血上则衄。此又气足阳亢之故，热邪亦随之而泄。

锡云：能食者则衄，言病不在胃，非因能食而致衄也。

汪云：常器之云：可与黄芩汤。愚云：宜犀角地黄汤。

丹云：按：舒氏云：热病得衄则解。能食者，胃气强，邪当自解，故曰能食者则衄。俗谓红衣伤寒，不治之证，何其陋也？太阳发衄者，曰衄乃解，曰自衄自

愈，以火劫致变者，亦云邪从衄解。即以阴邪激动营血者，尚有四逆汤可救，安见衄证皆为不可治乎？大抵俗医见衄，概以寒凉，冰凝生变，酿成不治，故创此名色，以欺世而逃其责耳。

铁樵按：舒氏说可商，衄为鼻黏膜充血，其人体盛热壮，所患者为阳症。正气未伤，血中液体未耗，因热盛之故，而血上壅，所谓阳者亲上也。因鼻膜最薄，而疏泄之势盛，故衄。此衄等于出汗，故古人谓之夺汗为血，衄后热亦随之而解，故云衄乃解。此是有余之衄，故老于医者，一望而知此衄之不足为患。"阴邪激动营血，尚有四逆可解"两语，意思不甚明了。若少阴亦有衄者，其所以致衄之故，乃因血液为热熏灼而干涸，血干则运行不利，神经失养，脉管变硬，微丝血管之浅在肌表者，辄破裂而出血，故其血多见于牙龈夹缝中，是为齿衄。若是者，乃不足之症，故古人以齿衄属少阴，鼻衄属阳明，而谓阳明多血多气，少阴多气少血。知此，则太阳阳明之病衄乃解，而少阴热病，乃绝险之症，血液涸竭，四逆非其治也。

阳明病，下之，其外有热，手足温，不结胸，心中懊憹，饥不能食，但头汗出者，栀子豉汤主之。《脉经》《千金翼》"饥"前有"若"字。

汪云：此亦阳明病误下之变证。阳明误下，邪热虽应内陷，不比太阳病误下之深，故其身外犹有余热，手足温，不结胸。手足温者，征其表和而无大邪；不结胸者，征其里和而无大邪。表里已无大邪，其邪但在胸膈之间，以故心中懊憹。饥不能食者，言懊憹之甚，则似饥非饥，

---

① 能食：原作"食阳"，据《皇汉医学丛书》本改。

嘈杂不能食也。但头汗出者，成注云：热自胸中，熏蒸于上，故但头汗出，而身无汗也。

志云：栀豉汤解心中之虚热，以下交则上下调和，而在外之热亦清矣。

阳明病，发潮热，大便溏，小便自可，胸胁满不去者，与小柴胡汤。成本无"与"字，"汤"后有"主之"二字，《玉函》同，"胸"前有"而"字，《千金翼》同。

王云：阳明为病，胃实是也。今便溏，而言阳明病者，谓阳明外证，身热汗出，不恶寒，反恶热之病也。

成云：阳明病潮热，为胃实，大便硬而小便数。今大便溏，小便自可，则胃热未实，而水谷不别也。大便溏者，应气降而胸胁满去，今反不去者，邪气犹在半表半里之间，与小柴胡汤，以去表里之邪。

钱云：盖阳明虽属主病，而仲景已云"伤寒中风，有柴胡证，但见一证便是，不必悉具"，故凡见少阳一证，便不可汗下，惟宜以小柴胡汤和解之也。

阳明病，胁下硬满，不大便而呕，舌上白苔者，可与小柴胡汤，上焦得通，津液得下，胃气因和，身濈然汗出而解。成本"解"后有"也"字。

成云：阳明病，腹满不大便，舌上苔黄者为邪热入腑，可下。若胁下硬满，虽不大便而呕，舌上白苔者，为邪未入腑，在表里之间，与小柴胡汤以和解之。上焦得通则呕止，津液得下，则胃气因和，汗出而解。

钱云：不大便，为阳明里热，然呕则又少阳证也。若热邪实于胃，则舌苔非黄即黑，或干硬，或芒刺矣。舌上白苔，为舌苔之初现，若夫邪初在表，舌尚无苔，既有白苔，邪虽未必全在于表，然犹未尽入于里，故仍为半表半里之证。

方云：津液下，大便行也。

程云：胁下硬痛，不大便而呕，自是大柴胡汤证，其用小柴胡汤者，以舌上白苔，犹带表寒故也。若苔不滑而涩，则所谓舌上干燥而烦，欲饮水数升之谓，热已耗及津液，此汤不可主矣。

锡云：不大便者，下焦不通，津液不得下也。呕者，中焦不治，胃气不和也。舌上白苔者，上焦不通，火郁于上也。可与小柴胡汤，调和三焦之气。上焦得通而白苔去，津液得下而大便利，胃气因和而呕止。三焦通畅，气机旋转，身濈然汗出而解也。

阳明中风，脉弦浮大而短气，腹都满，胁下及心痛，久按之气不通，鼻干，不得汗，嗜卧，一身及目悉黄，小便难，有潮热，时时哕，耳前后肿，刺之小瘥。外不解，病过十日，脉续浮者，与小柴胡汤。脉但浮，无余证者，与麻黄汤。若不尿，腹满加哕者，不治。成本、《玉函》"目"前有"面"字。《脉经》注云：按之气不通，一作"按之不痛"。《正脉》"腹都"作"腹部"。

方云：弦，少阳；浮，太阳；大，阳明。胁下痛，少阳也。小便难，太阳之膀胱不利也。腹满，鼻干，嗜卧，一身及面目悉黄，潮热，阳明也。时时哕，三阳具见而气逆甚也。耳前后肿，阳明之脉出大迎，循颊车，上耳前，太阳之脉，其支者，从巅至耳，少阳之脉，下耳后，其支者，从耳后，入耳中，出走耳前也。然则三阳俱见证，而曰阳明者，以阳明居多而任重也。

钱云：久按之气不通者，言不按已自短气，若久按之，则气愈不通，盖言其邪气充斥也。嗜卧，阳明里邪也。小便难者，邪热闭塞，三焦气化不行也，若小便利，则不能发黄矣。

程云：此条证，以"不得汗"三字为主。盖风热两壅，阳气重矣。怫郁不得越，欲出不得出，欲入不得入，经缠被扰，无所不至，究竟无宣泄处，故见证如此。刺法，从经脉中泄其热耳。其风邪被缠者固未去也，故纡而缓之，乃酌量于柴胡、麻黄二汤间，以通其久闭，总是要得汗耳。不尿、腹满加哕，胃气已竭，而三焦不复流通，邪永无出路矣。

柯云：本条不言发热，看"中风"二字，便藏表热在内。外不解，即指表热而言，即暗伏"内已解"句。"病过十日"，是"内已解"之互文也，当在"外不解"句上。"无余证"句，接"外不解"句来。刺之，是刺足阳明，随其实而泻之。"小瘥"句，言内病俱减，但外证未解耳，非刺耳前后，其肿少瘥之谓也。脉弦浮者，向之浮大减少，而弦尚存，是阳明之证已罢，惟少阳之表邪尚存，故可用小柴胡以解外。若脉但浮而不弦大，则非阳明少阳脉。无余证，则上文诸证悉罢。是无阳明少阳证，惟太阳之表邪未散，故可与麻黄汤以解外。若不尿，腹满加哕，是接耳前后肿来，此是内不解，故小便难者竟不尿，腹部满者竟不减，时时哕者更加哕矣。非刺后所致，亦非用柴胡、麻黄后变证也。

志云：耳前后肿，即伤寒中风之发颐证。但发颐之证，有死有生，阴阳并逆者死，气机旋转者生。朱氏曰：此与《太阳篇》中"十日以去，胸满胁痛者与小柴胡汤，脉但浮者与麻黄汤"同一义也。丹按：出第三十七条中篇。

《鉴》云：此等阴阳错杂，表里混淆之证，但教人俟其病势所向，乘机而施治也，故用刺法，待其小瘥。

丹云：按，《金鉴》云："续浮"之"浮"字，当是"弦"字，始与文义相属，则可与小柴胡汤。若俱是浮字，则上之浮，既宜用小柴胡汤，下之浮，又如何用麻黄汤耶？此说近是。

铁樵按：本条之哕，即呃逆也，俗名吃忒，又名呃忒，因方言而殊。此病之原理，上、下焦之气不相等，横膈及肺叶震动而然。其所以致此，种类甚多，有虚实寒热之辨，有痰食肝胃肾气之分。小孩大笑时，冷空气骤然入气管，辄作呃逆。此其呃，因冷热两气仓猝不得中和而发，须臾即能自已。又壮盛之人，偶因进食而噎，噎甚者，亦作呃。此因食道骤涨，挤逼气管，仓猝之间，气不得伸，则亦作呃，食物既下，旋亦自止。凡此乃呃逆之最轻微而不足为病者。就然其形能观之，则呃逆乃驱逐冷空气及哽噎之食物之一种紧急反应，其所以有此紧急反应者，则因冷气与食物入之太暴之故。惟其如此，故大病时之呃逆，因病而作者，不过十之一二，因药误而作者，乃居十之八九。以我历年经验所得，伤寒温病，有伧医误用海南子四钱之多，而见呃逆，亘两昼夜不止，卒至不可救药者；又有湿热交阻之阳明证，误用舒驰远之香砂术半而呃逆者；又有肝王阴亏，冲任之气上逆，误用喻嘉言之神圣妙药旋复代赭强镇，因而作呃逆者。旋复代赭本仲景方，喻氏《寓意草》中，每于无可如何，辄用旋复代赭搪塞，今人敢于妄用此药，皆喻氏为之厉阶。故云：凡上逆之证，当问其何以上逆。若冲气上逆，鲜有不与肝气相连者，肝为将军之官，不受压抑，故用强镇，其上逆必反甚；又仅仅冲气上逆，用代赭，不致作呃，若虚甚，则呃矣。凡若此者，皆因药力太暴故也。本节之发黄，亦属胆汁病发黄，不必兼呃，黄而误下，则见呃矣。又凡肺寒者尿多，肺热者尿少，今云发黄，云腹满，云不尿而加哕，其为误用烧针，误用攻下之坏病，已意在言外。

阳明病，自汗出，若发汗，小便自利者，此为津液内竭，虽硬不可攻之，当须自欲大便，宜蜜煎导而通之。若土瓜根，及大猪胆汁，皆可为导。成本"及"后有"与"字。《玉函》《脉经》"猪"前无"大"字。

成云：津液内竭，肠胃干燥，大便因硬，此非结热，故不可攻，宜以药外治而导引之。

《鉴》云：阳明病自汗出，或发汗，小便自利者，此为津液内竭。虽大便硬，而无满痛之苦，不可攻之，当待津液还胃，自欲大便。燥屎已至直肠，难出肛门之时，则用蜜煎，润窍滋燥，导而利之，或土瓜根，宣气通燥，或猪胆汁清热润燥，皆可为引导法，择而用之可也。

柯云：连用三"自"字，见胃实而无变证者，当任其自然，而不可妄治。更当探苦欲之情，于欲大便时，因其势而利导之，不欲便者，宜静以俟之矣。

汪云：或问：小便自利，大便硬，何以不用麻仁丸？余答云：麻仁丸，治胃热屎结于回肠以内。兹者，胃无热证，屎已近肛门之上，直肠之中，故云因其势而导之也。

按：方氏云："虽"上或下，当有"大便"二字。可谓拘矣。

蜜煎方成本作"蜜煎导"

食蜜七合。成本、《玉函》《千金翼》无"食"字

上一味，于铜器内，微火煎，当须凝如饴状，搅之勿令焦着，欲可丸，并手捻作挺，令头锐，大如指，长二寸许。当热时急作，冷则硬，以纳谷道中，以手急抱，欲大便时乃去之。疑非仲景意。已试甚良。又，大猪胆一枚，泻汁，和少许法醋，以灌谷道内。如一食顷，当大便，出宿食恶物，甚效。成本、《玉函》"于铜器内"作"内铜器中"，"当须"作"之稍"，"如"作"似"，无"疑"以后九字，"和少许法醋"作"和醋少许"，"谷道内"作"谷道中"，无"宿"以后六字。《正脉》"搅"作"抆"。《玉函》"欲可丸"作"俟可

丸"。成本"大猪胆"前无"又"字。方本"挺"后有"子"字。王本"并手"作"以手"，"抱"字作"捺住"二字。

汪云：《内台方》用蜜五合，煎凝时，加皂角末五钱，蘸捻作挺，以猪胆汁或油，润谷道纳之。猪胆汁方不用醋，以小竹管插入胆口，留一头，用油润，纳入谷道中，以手将胆捻之，其汁自入内，此法用之甚便。土瓜根方缺。《肘后方》：治大便不通。土瓜根，采根捣汁，筒吹入肛门内，取通。此与上猪胆方同义。《内台方》用土瓜根，削如挺，纳入谷道中，误矣。盖蜜挺入谷道，能烊化而润大便，土瓜根不能烊化，如削挺用之，恐失仲景制方之义。

志聪：本"蜜煎"后，有"或用土瓜根捣汁，竹管灌入谷道"十三字，盖据《肘后》补添者。钱本，蜜煎及猪胆汁法与原文异，今录下：蜜煎导法：白蜜七合，一味，入铜铫中，微火煎老，试其冷则硬，勿令焦，入猪牙皂角末少许，热时手捻作挺，令头锐根凹，长寸半者三枚。待冷硬，蘸油少许，纳谷道中，其次以锐头顶凹而入，三枚尽，以布着手指抵定，若即欲大便，勿轻去，俟先入者已化，大便急甚，有旁流者出，方去手，随大便出。猪胆导法：极大猪胆一枚，用芦管长三寸余通之，磨光一头，以便插入谷道，用尖锋刀刺开胆口，以管插入胆中，用线扎定，管口抹油，捻入谷道，插尽芦管，外以布衬手，用力捻之，则胆汁尽入，方去之。少顷，大便即出。

《伤寒准绳》曰：凡多汗伤津，或屡汗不解，或尺中脉迟弱，元气素虚人，便欲下而不能出者，并宜导法。但须分津液枯者用蜜导，邪热盛者用胆导，湿热痰饮固结，姜汁麻油浸瓜蒌根导。惟下旁流水者，导之无益。非诸承气汤攻之不效，以

实结在内，而不在下也。至于阴结便闭者，宜于蜜煎中，加姜汁、生附子末，或削陈酱姜导之。凡此皆善于推广仲景之法者也。

《外台秘要》：崔氏：胃中有燥粪令人错语，正热盛令人错语，宜服承气汤，亦应外用生姜兑，读作锐，下同。使必去燥粪。姜兑法，削生姜，如小指，长二寸，盐涂之，纳下部立通。

《三因方》：蜜兑法，蜜三合，盐少许，煎如饧，出冷水中，捏如指大，长三寸许，纳下部，立通。

《得效方》：蜜兑法，蜜三合，入猪胆汁两枚在内，煎如饧，以井水出冷，候凝，捻如指大，长三寸许，纳下部，立通。

《活人书》：单用蜜，一法入皂角末，在人斟酌用；一法入薄荷末，代皂角用，尤好。又或偶无蜜，只嚼薄荷，以津液调作挺，用之亦妙。

《丹溪心法》：凡诸秘服药不通，或兼他证，又或老弱虚极不可用药者，用蜜熬，入皂角末少许，作兑以导之。冷秘，生姜兑亦可。

《丹溪纂要》：蜜导方，以纸捻为骨，便。

《医学入门》：白蜜半盏，于铜杓内微火熬，令滴水不散，入皂角末二钱，搅匀，捻成小枣大，长寸，两头锐，蘸香油，推入谷道中，大便即急而去。如不通，再易一条，外以布掩肛门，须忍住蜜，待粪至，方放开布。

吴仪洛《方论》：海藏法，用蜜煎盐相合，或草乌头末相合亦可。盖盐能软坚润燥，草乌能化寒消结，可随证阴阳所宜而用之。

铁樵按：蜜煎猪胆汁导法，古人视为最稳妥办法，今则有西医之灌肠法，更不必有如许周折。然此法虽稳，亦仅宜于燥矢在直肠不得出者，若误用于阴证，则非常危险。余治张锦宏掌珠医案，可复按也。又痢疾之里急后重者，不得用此法，盖痢疾滞下由于气坠，初非可以涤肠济事者。然西医狃①于涤肠最稳，往往施之于痢疾，阳症变为阴证者有之，不可救药者亦有之，余每年必遇此等事数次，学者不可不知也。

阳明病，脉迟，汗出多，微恶寒者，表未解也，可发汗，宜桂枝汤。《玉函》《千金翼》"脉"前有"其"字，"多"后有"而"字。

汪云：此条言阳明病，非胃家实之证，乃太阳病初传阳明，经中有风邪也。脉迟者，太阳中风缓脉之所变，传至阳明，邪将入里，故脉变迟。汗出多者，阳明热而肌腠疏也。微恶寒者，太阳在表之风邪未尽解也。治宜桂枝汤，以解肌发汗，以其病从太阳经来，故仍从太阳经例治之。

《金鉴》云："汗出多"之下，当有"发热"二字。若无此二字，脉迟、汗出多、微恶寒乃是表阳虚，桂枝附子汤证也，岂有用桂枝汤发汗之理乎？必是传写之遗。

丹云：按：揭以"阳明病"三字，其发热可不须言而知也，《金鉴》之说，却非是也。

阳明病脉浮，无汗而喘者，发汗则愈，宜麻黄汤。"而"字，《玉函》《千金翼》作"其人必"三字，无"者"字。

《鉴》云：是太阳之邪，未悉入阳明，犹在表也，当仍从太阳伤寒治之，发汗则愈。

钱云：此条脉证治法，皆寒伤营也。若无阳明病三字，不几列之《太阳篇》

① 狃（niǔ 纽）：习以为常，不复措意。

中，而仲景何故以阳明病冠之邪？盖以《太阳篇》曰：恶寒体痛，脉阴阳俱紧者，名曰伤寒。其次条又曰：恶风无汗而喘者，麻黄汤主之。此条虽亦无汗而喘，然无恶风恶寒之证，即阳明所谓不恶寒，反恶热之意，是以谓之阳明病也。

阳明病，发热汗出者，此为热越，不能发黄也。但头汗出，身无汗，剂颈而还，小便不利，渴引水浆者，此为瘀热在里，身必发黄，茵陈蒿汤主之。"汗出"前，《玉函》有"而"字，无"汗出者"之"者"字，成本同。"身无汗"之"汗"，《千金翼》《外台》作"有"。剂，《玉函》《千金翼》作"齐"。《玉函》、成本、《千金翼》无"蒿"字。程本"剂"作"跻"，《金鉴》同。方本"引"作"饮"，喻、程诸本并同。

成云：但头汗出，身无汗，剂颈而还者，热不得越也。小便不利，渴饮水浆者，热甚于胃，津液内竭也。胃为土而色黄，胃为热蒸，则色夺于外，必发黄也。与茵陈汤，逐热退黄，

程云：无汗而小便利者，属寒；无汗而小便不利者，属湿热。两邪交郁，不能宣泄，故 盦① 而发黄。解热除郁，何黄之不散也！

柯云：身无汗，小便不利，不得用白虎。瘀热发黄，内无津液，不得用五苓。故制茵陈汤，以佐栀子、承气之所不及也。汪昂云：热外越而表不郁，湿下渗而里不停，今小便既不利，身又无汗，故郁而为黄。

茵陈蒿汤方

茵陈蒿六两　栀子十四枚，擘《千金》作"四十枚"　大黄二两去皮

上三味，以水一斗二升，先煎茵陈，减六升，纳二味，煮取三升，去滓，分三服。小便当利，尿为皂荚汁状，色正赤，一宿腹减，黄从小便去也。一斗二升，《金匮》及《玉函》、成本作"一斗"。"六升"后，《肘后》《千金》《外台》有"去滓"二字。"分"后，

《金匮》及《玉函》、成本有"温"字。"汁"《千金》并《翼》作"沫"。"一宿"二字，《千金》作"当"一字。《千金翼》无"腹减"二字。

钱云：茵陈，性虽微寒，而能治湿热黄疸，及伤寒滞热，通身发黄，小便不利。栀子苦寒，泻三焦火，除胃热时疾黄病，通小便，解消渴、心烦懊憹，郁热结气，更入血分。大黄苦寒下泄，逐邪热通肠胃。三者皆能蠲湿热，去郁滞，故为阳明发黄之首剂云。

《金匮要略》：谷疸之为病，寒热不食，食即头眩，心胸不安，久久发黄，为谷疸，茵陈蒿汤主之。

《千金方》注：范汪疗谷疸，《小品方》，用石膏一斤。

阳明证，其人喜忘者，必有蓄血。所以然者，本有久瘀血，故令喜忘。屎虽硬，大便反易，其色必黑者，宜抵当汤下之。喜忘，《外台》作"善忘"。成本"黑"后无"者"字。《玉函》"下"作"主"。

钱云：喜忘者，语言动静，随过随忘也。言所以喜忘者，以平日本有积久之瘀血在里故也。前太阳证中，因郁热之表邪不解，故随经之瘀热内结膀胱，所以有如狂、发狂之证。此无瘀热，故但喜忘耳。《素问·调经论》云"血气未并，五脏安定，血并于下，气并于上，乱而喜忘者"是也。

锡云：喜忘，犹善忘也。

程云：血蓄于下，则心窍易塞，而智识昏，故应酬问答，必失常也。病属阳明，故屎硬，血与粪并，故易而黑。

《伤寒准绳》曰：按邪热燥结，色未尝不黑，但瘀血则溏，而黑黏如漆，燥结则硬，而黑晦如煤，此为明辨也。

---

① 盦：覆盖。

又海藏云：初便褐色者重，再便①深褐色者愈重，三便黑色者为尤重。色变者，以其火燥也，如羊血在日色中，须臾变褐色，久则渐变而为黑色，即此意也。

铁樵按：凡便血者大便必易，其屎必黑，此在肠风下血者亦如此，不必伤寒。抑大便既易，攻下在可商之列，况抵当汤峻猛异常，勿用为是。

阳明病，下之，心中懊憹而烦，胃中有燥屎者，可攻。腹微满，初头硬，后必溏，不可攻之。若有燥屎者，宜大承气汤。《玉函》《脉经》《千金翼》"腹"前有"其人"二字，"初头硬后必溏"作"头坚后溏"。

成云：下后心中懊憹而烦者，虚烦也，当与栀子豉汤。若胃中有燥屎者，非虚烦也，可与大承气汤下之。其腹微满，初硬后溏，是无燥屎，此热不在胃而在上也，故不可攻。

《鉴》云：阳明病，下之后，心中懊憹而烦者，若腹大满，不大便，小便数，知胃中未尽之燥屎复硬也，乃可攻之。

程云：末句乃申"可攻"句，以决治法。

柯云：腹微满，犹是栀子厚朴汤证。

病人不大便五六日，绕脐痛，烦躁，发作有时者，此有燥屎，故使不大便也。

钱云：不大便五六日而绕脐痛者，燥屎在肠胃也。烦躁，实热郁闷之所致也。发作有时者，日晡潮热之类也。阳明胃实之里证悉备，是以知其有燥屎，故使不大便也。

程云：绕脐痛，则知肠胃干屎无去路，故滞涩在一处而作痛。

志云：不言大承气汤者，省文也。上文云：若有燥屎者，宜大承气汤。此接上文而言，此有燥屎，则亦宜大承气汤明矣。

汪云：仲景用大承气汤，证必辨其有燥屎，则是前言潮热谵语，手足汗出，转失气，其法可谓备矣。此条复云绕脐痛，可见证候多端，医者所当通变而诊治之也。

病人烦热，汗出则解。又如疟状，日晡所发热者，属阳明也。脉实者，宜下之；脉浮虚者，宜发汗。下之与大承气汤，发汗宜桂枝汤。《玉函》"又"作"复"，前二"宜"字并作"当"字，"与"作"宜"。

《鉴》云：病人，谓病太阳经中风伤寒之人也。

钱云：言病人烦热，至汗出而后解者，又或如疟状，必至日晡时发热者，即潮热也，如此则邪气已属阳明矣。然表里之分，当以脉辨之。若按其脉而实大有力者，为邪在阳明之里而胃实，宜攻下之；若脉浮虚者，即浮缓之义，为风邪犹在太阳之表而未解，宜汗解之。谓之浮虚者，言浮脉按之本空，非虚弱之虚也。若虚弱则不宜于发汗矣，宜详审之。脉实者下之，以其胃热，故宜与大承气汤；浮虚者汗之，以其风邪未解，故宜与桂枝汤。

印云：此章与太阳并病章"伤寒不大便六七日，头痛有热者，与承气汤"太阳中篇五十六条大意相同。

大下后，六七日不大便，烦不解，腹满痛者，此有燥屎也。所以然者，本有宿食故也，宜大承气汤。

程云：烦不解，指大下后之证；腹满痛，指六七日不大便后之证。从前宿食，经大下而栖泊于回肠曲折之处，胃中尚有此，故烦不解。久则宿食结成燥屎，挡住去路，新食之浊秽，总蓄于腹，故满痛。下后亡津液，亦能令不大便，然烦有解时，腹满不痛，可验。

锡云：此证着眼全在六七日上。以六

---

① 便：原作"鞕"，据文义改。

七日不大便，则六七日内所食之物，又为宿食，所以用得大承气。然今人本虚质弱，大下后得此者，亦什不得一耳。

舒云：此证虽经大下，而宿燥隐匿未去，是以大便复闭，热邪复集，则烦不解，而腹为满为痛也。所言有宿食者，即胃家实之互辞，乃正阳阳明之根因也。若其人本有宿食，下后隐匿不去者，固有此证。且三阴寒证，胃中隐匿宿燥，温散之后，而传实者，乃为转属阳明也。予内弟以采者，患腹痛作泄，逾月不愈，姜、附药服过无数。其人禀素盛，善啖肉，因自恃强壮，病中不节饮食，而酿胃实之变，则大便转闭，自汗出，昏愦不省人事，谵语狂乱，心腹胀满，舌苔焦黄，干燥开裂，反通身冰冷，脉微如丝，寸脉更微，殊为可疑。予细察之，见其声音烈烈，扬手掷足，渴欲饮冷，而且夜不寐，参诸腹满舌苔等证，则胃实确无疑矣。于是更察其通身冰冷者，厥热亢极，隔阴于外也。脉微者，结热阻截中焦，营气不达于四末也。正所谓阳极似阴之候，宜急下之。作大承气汤一剂投之，无效，再投一剂，又无效，服至四剂，竟无效矣。予因忖道，此证原从三阴而来，想有阴邪未尽，观其寸脉，其事著矣，竟于大承气汤中加附子三钱，以破其阴，使各行其用，而共成其功。服一剂，得大下，寸脉即出，狂反大发。予知其阴已去矣，附子可以不用，乃单投承气一剂，病势略杀。复连进四剂，共前计十剂矣，硝、黄各服过半斤，诸证以渐而愈。可见三阴寒证，因有宿食，转属阳明，而反结燥者，有如是之可畏也。

病人小便不利，大便乍难乍易，时有微热，喘冒原注：一作息。不能卧者，有燥屎也，宜大承气汤。

钱云：凡小便不利，皆由三焦不运，气化不行所致，惟此条小便不利，则又不然。因肠胃壅塞，大气不行，热邪内瘀，津液枯燥，故清道皆涸也。乍难，大便燥结也；乍易，旁流时出也；时有微热，潮热之余也；喘者，中满而气急也；冒者，热邪不得下泄，气蒸而郁冒也。胃邪实满，喘冒不宁，故不得卧，经所谓"胃不和则卧不安"也。若验其舌苔黄黑，按之痛，而脉实大者，有燥屎在内故也，宜大承气汤。

程云：易者，新屎得润而流利；难者，燥屎不动而阻留。

王[1]云：此证不宜妄动，必以手按之，大便有硬块，喘冒不能卧，方可下之，何也？乍难乍易故也。

食谷欲呕，属阳明也，吴茱萸汤主之。得汤反剧者，属上焦也。《玉函》、成本"呕"后有"者"字。

程云：食谷欲呕者，纳不能纳之象，属胃气虚寒，不能消谷使下行也。曰属阳明者，别其少阳喜呕之兼半表，太阳干呕不呕食之属表者不同，温中降逆为主。

汪云：得汤反剧者，成注云"以治上焦法治之，而无其方"，《准绳》云"葛根半夏汤"，误矣。《尚论篇》云：仍属太阳热邪，而非胃寒。《条辨》云：上焦以膈言，戒下之意。此又泥于"伤寒呕多，虽有阳明证，不可攻之"，皆大谬之极。穷思先贤用药，岂如今医之鲁莽，误以胃家虚寒为实热证？但虚寒在膈以上，不与胃腑之中涸同一治。上条证，治以吴茱萸汤，寒热虚实，原无误也。其有得汤反剧者，《补亡论》常器之云：宜橘皮汤。注云：《类要方》用橘皮二两，甘草一两，生姜四两，人参三两，水煎服。斯言庶得之矣。

---

① 王：原作"三"，据《皇汉医学丛书》本改。

魏云：何以得汤反剧耶？不知者，以为胃热而非胃寒矣。仲师示之曰：此固有热也，而热不在胃脘之中焦，乃在胸膈之上焦。惟其中焦有寒，所以上焦有热。吴茱萸、人参之辛温，本宜于中焦之寒者，先乖于上焦之热，此吴茱萸之所以宜用而未全宜耳。主治者，见兹上热下寒之证，则固有黄连炒吴茱萸，生姜易干姜一法，似为温中而不僭上。一得之愚，不知当否。喻谓得汤转剧属太阳，谬矣。程谓仍与吴茱萸，亦胶柱之见也。热因寒用，以猪胆为引，如用于理中汤之法，或亦有当乎。

丹云：按，柯氏云：服汤反剧者，以痰饮在上焦为患，呕尽自愈，非谓不宜服也。钱氏云：得汤反剧者，邪犹在胸，当以栀子豉汤涌之。庶几近似，二氏并失经旨矣。

吴茱萸汤方

吴茱萸一升，洗。《肘后》作"半斤"。《外台》"洗"作"炒"　人参三两。《肘后方》作"一两"　生姜六两，切　大枣十二枚，擘

上四味，以水七升，煮取二升，去滓，温服七合，日三服。《金匮》"七升"作"五升"、"二升"作"三升"，《外台》亦作"五升"。

汪云：呕为气逆，气逆者必散之。吴茱萸辛、苦，味重下泄，治呕为最。兼以生姜，又治呕圣药，非若四逆中之干姜，守而不走也。武陵陈氏云：其所以致呕之故，因胃中虚生寒，使温而不补，呕终不愈，故用人参补中，合大枣以为和脾之剂焉。

钱云：吴茱萸一升，当是一合，即今之二勺半；人参三两，当是一两，即宋之二钱七分；生姜六两，当是二两，即宋之五钱余；大枣当是四五枚；水七升，亦当是三升。观小承气汤，止用水四升，调胃承气，只用水三升，此方以辛热补剂，而

用之于表里疑似之间，岂反过之？大约出之后人之手，非仲景本来升合分两，学者当因时酌用。丹云：此说未知然否，姑举于此。

《金匮要略》：呕而胸满者，茱萸汤主之。

《肘后方》：治人食毕噫醋，及醋心。即本方。

《医方集解》曰：服汤反剧者，宜葛根加半夏汤、小柴胡汤、栀子豉汤、黄芩汤。又云：吴茱萸，为厥阴本药，故又治肝气上逆，呕涎头痛。本方加附子，名吴茱萸加附子汤，治寒疝①腰痛，牵引睾丸，尺脉沉迟。

铁樵按：本节各注均极牵强，证之实验，亦复未洽，疑本文有讹误。吴茱萸辛温下降，假使上焦有寒而呕，服之必效。今云得汤反剧，属上焦，似吴茱萸汤为中焦药矣。《太阳篇》一六八条云"医以理中与之，利益甚。理中者，理中焦，此利在下焦"云云，以理中与吴茱萸比较，为治虽不同，而吴茱萸为上焦药甚显。凡胃气上逆而呕，其源在肝胆，若以六经言之，则属少阳，今云属阳明，已是可商，又何以得汤反剧？苟非寒热误认，无得汤反剧理。岂有寒热误认，而可著以为法者？毕竟文字若何错法，则无从悬拟②。

太阳病，寸缓、关浮、尺弱，其人发热汗出，复恶寒，不呕，但心下痞者，此以医下之也。如其不下者，病人不恶寒而渴者，此转属阳明也。小便数者，大便必硬，不更衣十日，无所苦也。渴欲饮水，少少与之，但以法救之。渴者，宜五苓散。《玉函》"关"后有"小"字，"如其"以后十三字作"若不下其人复不恶寒而渴"十二字。

----

① 寒疝：原作"疝寒"，据文义改。
② 悬拟：揣摩想象。

成云：太阳病，脉阳浮阴弱，为邪在表。今寸缓关浮尺弱，邪气渐传里，则发热汗出，复恶寒者，表未解也。传经之邪入里，里不和者必呕，此不呕，但心下痞者，医下之早，邪气留于心下也。如其不下者，必渐不恶寒而渴，太阳之邪转属阳明也。若吐、若下、若发汗后，小便数，大便硬者，当与小承气汤和之。此不因吐下发汗后，小便数，大便硬。若是无满实，虽不更衣十日，无所苦也，候津液还入胃中，小便数少，大便必自出也。渴欲饮水者，少少与之，以润胃气，但审邪气所在，以法攻之。如渴不止，与五苓散是也。

吴云：寸缓，风伤卫也；关浮，邪犹在经，未入腑也；尺弱，其人阴精素亏也。

丹云：王三阳云：此处五苓散难用，不然，经文"渴"字前当有缺文也。《金鉴》云："但以法救之"五字，当是"若小便不利"，方与上文"小便数"、下文"渴者"之义相合。此条病势不急，救之之文，殊觉无谓，必有遗误。汪氏云："渴欲饮水"至"救之"十三字，当在"小便数者"之前。不恶寒而渴者，"者"字可删。吴仪洛删"渴欲"以后十九字，注云：旧本多衍文，今删之。按此条难解，以上四家各有所见，未知何是，姑存而举于此。

脉阳微而汗出少者，为自和原注：一作如也。汗出多者，为太过。阳脉实，因发其汗，出多者，亦为太过。太过者，为阳绝于里，亡津液，大便因硬也。成本"太过"后无"者"字，"阳脉实"以后为别条，方本、周本、钱本、汪本、魏本并同。

《鉴》云：脉阳微，谓脉浮无力而微也。阳脉实，谓脉浮有力而盛也。凡中风伤寒，脉阳微则热微，微热蒸表作汗。若

汗出少者，为自和欲解；汗出多者，为太过不解也。阳脉实则热盛，因热盛而发其汗，出多者，亦为太过，则阳极于里，亡津液，大便因硬，而成内实之证矣。

汪云：阳明病，阳脉不微而实。实者，按之搏指而有力也。

魏云：经文阳绝之义，似是阻绝。盖谓阳盛阻阴也，非断绝之绝，《内经》言绝多如此。

程云：阳绝于里者，燥从中起，阳气闭绝于内而不下通也。下条其阳则绝，同此。汪氏云：总于后条，用麻仁丸以主之。《补亡论》议用小柴胡汤，又柴胡桂枝汤，以通津液。如大便益坚，议用承气等汤。大误之极。

脉浮而芤，浮为阳，芤为阴，浮芤相搏，胃气生热，其阳则绝。二"为"字前，《玉函》有"则"字。

钱云：浮为阳邪盛，芤为阴血虚，阳邪盛则胃气生热，阴血虚则津液内竭，故其阳则绝。绝者，非断绝败绝之绝，言阳邪独治，阴气虚竭，阴阳不相为用，故阴阳阻绝而不相流通也。即《生气通天论》所谓"阴阳离决，精气乃绝"之义也。注家俱谓阳绝乃无阳之互词，恐失之矣。

沈云：此辨阳明津竭之脉也。若见此脉，当养津液，不可便攻也。

趺阳脉浮而涩，浮则胃气强，涩则小便数，浮涩相搏，大便则硬，其脾为约，麻子仁丸主之。成本无"子"字，"仁"作"人"。柯本无此条及麻仁丸方。

成云：趺阳者，脾胃之脉，诊浮为阳，知胃气强，涩为阴，知脾为约。约者，俭约之约，又约束之约。《内经》曰：饮入于胃，游溢精气，上输于脾。脾气散精，上归于肺，通调水道，下输于膀胱。水精四布，五经并行，是脾主为胃行其津液者也。今胃强脾弱，约束津液不得

四布，但输膀胱，致小便数、大便难。与脾约丸，通肠润燥。

汪云：趺阳者，胃脉也，在足跗上五寸骨间，去陷谷三寸，即足阳明经冲阳二穴。按之其脉应手而起。按，成注以胃强脾弱，为脾约作解。推其意，以胃中之邪热盛为阳强，故见脉浮；脾家之津液少为阴弱，故见脉涩。

程云：脾约者，脾阴外渗，无液以滋，脾家先自干槁了，何能以余阴荫及肠胃？所以胃火盛而肠枯，大便坚而粪粒小也。麻仁丸，宽肠润燥，以软其坚，欲使脾阴从内转耳。

丹云：按，喻氏讥成氏脾弱之说云：脾弱即当补矣，何为麻仁丸中反用大黄、枳实、厚朴乎？汪氏则暗为成注解纷，大是。又按：胃强脾弱，究竟是中焦阳盛而阴弱之义，不必拘拘脾与胃也。

《伤寒选录》曰：愚按：趺阳脉，一名会元，又名冲阳，在足背上，去陷谷三寸，脉动处是也。此阳明胃脉之所由出。夫胃者，水谷之海，五脏六腑之长也。若胃气以惫，水谷不进，谷神以去，脏腑无所禀受，其脉不动而死也。故诊趺阳脉，以察胃气之有无。仲景又谓趺阳脉不惟伤寒，虽杂病危急，亦当诊此以察其吉凶。

麻子仁丸方

麻子仁三升　芍药半斤　枳实半斤，炙。《千金翼》芍药、枳实各八两　大黄一斤，去皮　厚朴一尺，去皮。《玉函》作"一斤"　杏仁一升，去皮、尖，熬别作脂。《玉函》作"一斤"

上六味，蜜和丸如梧桐子大，饮服十丸，日三服，渐加，以知为度。"六味"后，成本、《玉函》有"为末炼"三字，"和"作"为"。成本无"梧"字。《证类本草》"饮服十丸"作"以浆水饮下十丸"。

徐云：即小承气，加芍药、二仁也。

方云：麻子、杏仁能润干燥之坚，枳实、厚朴能导固结之滞，芍药敛液以辅润，大黄推陈以致新。脾虽为约，此必疏矣。吴仪洛《方论》曰：此治素惯脾约之人，复感外邪，预防燥结之法。方中用麻杏二仁以润肠燥，芍药以养阴血，枳实、大黄以泄实热，厚朴以破滞气也。然必因客邪加热者，用之为合辙。后世以此概治老人津枯血燥之闭结，但取一时之通利，不顾愈伤其真气，得不速其咎耶？

《明理论》：即名脾约丸。

张氏《缵论》曰：云圆者，如理中、陷胸、抵当，皆大弹圆，煮化而和滓服之也；云丸者，如麻仁、乌梅，皆用小丸，取达下焦也。盖"丸""圆"后世互用，今据张说考论中，其言不诬。然《论》中丸字，《千金》《外台》多作"圆"，不知其义如何，拈而存疑。丹按：《本草序例》：厚朴一尺无考。《医心方》引《小品方》云：厚朴一尺及数寸者，厚三分广一寸半为准。

铁樵按：本节及上一节，均不甚可解。所谓不甚可解者，非文字不可解，乃病理不可解也。如云浮芤相搏，胃气生热，其阳则绝，如注家言"阳邪独治"，不过阳明化燥症，何得谓之阳绝？若云无阳之互词，既无阳，胃中若何生热，且凭脉之浮芤而下阳绝之断语，果足恃乎？本节以脉浮涩，断本便硬脾约，其弊亦同。脉之浮沉迟数，似乎易知，而施之实用，易滋误会。所以易滋误会之故，一因空空洞洞，毫无标准，二因不知循环真相，无基本观念。若复于浮沉迟数之外，而言芤涩，则歧路之中，更有歧路矣。此事在古人虽耳提面命，父子不能相喻，何况仅凭文字，欲以传之后人？玄妙之论，想当然之说，为医学上绝大障碍，其起点即在此等处。故鄙意以为治伤寒当以证为主，而绝对不赞同叔和《脉经》。凡本论中言脉，如浮芤相搏，浮涩相搏诸论调，皆与《脉经》文字为近，疑皆非本文之旧。又麻仁丸之用，自较承气为平善，然必用之于阳症，若阴症误施，为害亦烈。今人往往见十余日不大便，即恣用此药，又当用大承气时不敢用，而避重就轻用麻仁丸，亦复误事。是故医术之精粗，在能辨证，辨证之真确，在能明理，能明理，然后古书所言，知所别择，是今日中医之立脚点也。

太阳病，三日发汗不解，蒸蒸发热者，属胃也，调胃承气汤主之。《外台》作"发其汗病不解"，《玉函》作"蒸蒸然"。《脉经》无"调胃"二字。

程云：何以发汗不解便属胃？盖以胃燥素盛，故他表证虽罢，而汗与热不解也，第征其热，如炊笼蒸蒸而盛，则知其汗必连绵溅溅而来，此即大便已硬之征，故曰属胃也。热虽聚于胃，而未见潮热谵语等证，主以调胃承气汤者，于下法内从乎中治，以其为日未深故也。表热未除，而里热已待，病势久蕴于前矣，只从发汗后，一交替耳。凡本篇中云太阳病，云伤寒，而无阳明病字者，皆同此病机也。要之，脉已不浮而大，可必。

钱云：蒸蒸发热，犹釜甑之蒸物，热气蒸腾，从内达外，气蒸湿润之状，非若翕翕发热之在皮肤也。

伤寒吐后，腹胀满者，与调胃承气汤。

程云：吐法为膈邪而设，吐后无虚烦等证，必吐其所当吐者，只因胃家素实，吐亡津液，燥气不能下达，遂成土郁，是以腹胀，其实无大秽浊之在肠也。调胃承气汤，一夺其郁可耳。

太阳病，若吐，若下，若发汗后，微烦，小便数，大便因硬者，与小承气汤和之愈。成本、《玉函》无"后"字。

《鉴》云：太阳病，若吐，若下，若发汗后不解，入里微烦者，乃栀子豉汤证也。今小便数，大便因硬，是津液下夺也，当与小承气汤和之，以其结热未甚，入里未深也。

得病二三日，脉弱，无太阳柴胡证，烦躁心下硬，至四五日，虽能食，以小承气汤，少少与，微和之，令小安。至六日，与承气汤一升。若不大便六七日，小便少者，虽不受食，原注：一云不大便。但初头硬，后必溏，未定成硬，攻之必溏，须小便利，屎定硬，乃可攻之，宜大承气汤。受，成本、《玉函》作"能"。《千金翼》"不受食"作"不大便"，无"大承气汤"之"大"字。

汪云：得病二三日，不言伤寒与中风者，乃风寒之邪皆有，不须分辨之病也。脉弱者，谓无浮紧等在表之脉也。无太阳柴胡证，谓无恶寒发热，或往来寒热，在表及半表半里之证也。烦躁心下硬者，全是阳明腑热邪实。经云：肠实则胃虚，故能食。能食者，其人不痞不满，结在肠间，而胃火自盛，止须以小承气汤，少少与微和之，因其人烦躁必不大便，令其小安也。至六日，仍烦躁不安而不大便者，前用小承气汤，可加至一升，使得大便而止。此言小承气汤，不可多用之意。"若不大便"句，承上文烦躁心下硬而言。至六七日不大便，为可下之时，但小便少，乃小水不利，此系胃中之水谷不分清，故不能食，非谵语潮热有燥屎之不能食也。故云：虽不能食，但初头硬，后必溏，未定成硬而攻之，并硬者，必化而为溏矣。须待小便利，屎定成硬，乃可用大承气汤攻之。此言大承气亦不可骤用之意。

方云：太阳不言药，以有桂枝、麻黄之不同也；柴胡不言证，以专少阳也。凡似此为文者，皆互发也。以无太少，故知

诸证属阳明。以脉弱，故宜微和。至六日
已下，历叙可攻不可攻之节度。

喻云：此段之虽能食虽不能食，全与
辨风寒无涉，另有二义。见虽能食者，不
可以为胃强而轻下也，虽不能食者，不可
以为胃中有燥屎而轻下也。前条云"谵
语有潮热，反不能食者，胃中必有燥屎五
六枚"，与此互发。

丹云：按，脉弱，非微弱虚弱之弱，
盖谓不浮盛实大也。钱氏云"虚寒之
候"，柯氏云"无阳之征"，并误矣。

铁樵按：大承气症有脉弱者，所以然
之故，腑气不通，神经弛缓，其所以弛缓
之故，当是一部分紧张太甚之故。腑气不
通，脉搏之势力范围促，故见弱脉，其甚
者脉伏，弱乃伏之前一步也，此与少阴症
脉硬恰恰成为对待。金元以后，皆谓脉沉
实任按者为大承气症，甚非笃论，脉弱反
用承气下之，亦从治之义，凡深一层，罔
不如此。

伤寒六七日，目中不了了，睛不和，
无表里证，大便难，身微热者，此为实
也，急下之，宜大承气汤。

钱云：六七日，邪气在里之时也。外
既无发热恶寒之表证，内又无谵语腹满等
里邪，且非不大便，而曰大便难，又非发
大热，而身仅微热，势非甚亟也。然目中
不了了，是邪热伏于里，而耗竭其津液
也。经云：五脏六腑之精，皆上注于目。
热邪内烁，津液枯燥，则精神不得上注于
目，故目中不了了，睛不和也。

汪云：不了了者，病人之目，视物不
明了也。睛不和者，乃医者视病人之睛
光，或昏暗，或散乱，是为不和。

《鉴》云：目中不了了而睛和者，阴
证也，睛不和者，阳证也。此结热神昏之
渐，危恶之候，急以大承气汤下之，泻阳
救阴，以全未竭之水可也。睛不和者，谓

睛不活动也。

方云：了了，犹瞭瞭也。

《活人指掌》曰：目中不了了。了
了，谓明了也，或谓之病瘥。

丹按：汪氏云："无表里证"，"里"
字当是传写错误，宜从删。此说大误。

《伤寒选录》删"里"字，云：无表
里证则无病，何以用承气汤下之？里实
者，病可见矣。丹按：此说却非是。

铁樵按：目中不了了，睛不和，乃肠
胃之纤微神经紧张，中枢神经受影响，视
神经床亦受影响，神昏谵语，且相继而
来，故云急下之。

阳明病，发热汗多者，急下之，宜大
承气汤。原注：一云大柴胡汤。成本脱"病"字。
张本"汗"后补"出"字。

钱云：潮热自汗，阳明胃实之本证
也，此曰汗多，非复阳明自汗可比矣。里
热炽盛之极，津液泄尽，故当急下，然必
以脉症参之。若邪气在经，而发热汗多，
胃邪未实，舌苔未干厚而黄黑者，未可
下也。

程云：发热而复汗多，阳气大蒸于
外，虑阴液暴亡于中，虽无内实之兼证，
宜急下之，以大承气汤矣。此等之下，皆
为救阴而设，不在夺实。夺实之下可缓，
救阴之下不可缓。不急下，防成五实。经
曰：五实者死。

发汗不解，腹满痛者，急下之，宜大
承气汤。

成云：发汗不解，邪热传入腑，而成
腹满痛者，传之迅也，是须急下之。

程云：发汗不解，津液已经外夺，腹
满痛者，胃热遂尔迅攻，邪阳盛实而弥
漫，不急下之，热毒熏蒸，糜烂速及肠胃
矣。阴虚不任阳填也。

柯云：表虽不解，邪甚于里，急当救
里，里和而表自解矣。丹云：按，《太阳

中篇》八十九条云：本先下之，而反汗之，为逆；若先下之，治不为逆。柯氏盖据此条为解，然而考经文"不解"，邪气不解也，非谓表不解也，故其说难凭。

腹满不减，减不足言，当下之，宜大承气汤。

成云：腹满不减，邪气实也。经曰：大满大实，自可除下之。大承气汤，下其满实。若腹满时减，非内实也，则不可下。《金匮要略》曰：腹满时减，复如故，此为寒，当与温药。是减不足言也。

喻云："减不足言"四字，形容腹满如绘，见满至十分，即减去一二分，不足杀其势也。

钱云：然有下之而脉症不为少减者，死症也。

舒云：按：以上二条，俱未言其病之来由，又未明其所以当急之理，令人不无余憾。

丹云：按：《玉函经》此下有一条云：伤寒腹满，按之不痛者为虚，痛者为实，当下之，舌黄未下者，下之黄自去，宜大承气汤。《金匮要略》亦载此条，恐此经遗脱之。

阳明少阳合病，必下利，其脉不负者，为顺也。负者，失也，互相克贼，名为负。脉滑而数者，有宿食也，当下之，宜大承气汤。成本"顺"前无"为"字。"负也"之"也"，《玉函》作"若"。《脉经》"当下之"以后，作"属大柴胡承气汤证"。柯本删此条。

成云：阳明土，少阳木，二经合病，气不相和，则必下利。少阳脉不胜，阳明不负，是不相克，为顺也。若少阳脉胜，阳明脉负者，是鬼贼相克，为正气失也。《脉经》曰：脉滑者，为病食也。又曰：滑数则胃气实，下利者脉当微，厥冷。脉滑数，知胃有宿食，与大承气以下之。

程云：见滑数之脉，为不负，为顺；见弦直之脉，为负，为失。

丹云：按，《金匮要略》曰：脉数而滑者，实也，此有宿食也，当下之，宜大承气汤。乃知脉滑以下，正是别条，与阳明少阳合病不相干。

铁樵按：两阳合病而自利，为经验上一种事实，若言生理，则自利为救济反应。病在少阳，寒热起伏，少阳既病，肝胆上逆，胃不能化食物，肠胃因食物足以为梗，起蠕动以驱逐之，因而自利。寒热往来为少阳病，胃不能化食物乃阳明病。少阳之气盛则脉弦，少阳之气盛于上，不复与肠胃相谋，肠胃虽驱逐食物，于病无补，则成上下背驰之象，于是脉之弦者自弦，而肠胃之利者自利。治少阳病当疏达，然疏达肝胆，不能止利，则适助长上逆之气，而自利不止反成热陷之局。药本以止病，如此则益病矣，故云克贼者为逆。克贼之意义，谓阳明弱少阳盛也。若脉滑者，是胃肠有宿食，其利为旁流，势力集中于胃肠，故脉滑是阳明盛，治旁流攻之即愈。初非难事，故云不负者为顺，顺者阳明是主证，少阳是兼证，逆者少阳是主证，阳明是兼证。

病人无表里证，发热七八日，虽脉浮数者，可下之。假令已下，脉数不解，合热则消谷喜饥。至六七日不大便者，有瘀血，宜抵当汤。若脉数不解，而下不止，必协热便脓血也。《玉函》"虽脉"作"脉虽"，"协"作"挟"。"若脉"以后，原本为别条，今依《玉函》《千金翼》合而为一条，喻本、魏本、周本、柯本、程本并同《玉函》。

《鉴》云：病患无表里证，是无太阳表、阳明里证也。但发热而无恶寒，七八日，虽脉浮数，不可汗也。若屎硬，可下之，假令已下，脉不浮而数不解，是表热去，里热未去也。至六七日又不大便，若不能消谷善饥，是胃实热也，以大承气汤下之。今既能消谷善饥，是胃和合热，非胃邪合热，故屎虽硬，色必黑，乃有瘀血热结之不大便也，宜用抵当汤下之。若脉数不解，不大便硬，而下利不止，必有久瘀，协热腐化，而便脓血也，则不宜用抵当汤下之矣。

周云：《伤寒》一书，凡太阳表证未尽者，仲景戒不可攻。今发热七八日，太阳表证也，脉浮数，太阳表证也，此仲景自言者也。七八日中，未尝更衣，阳明腑证也，此仲景言外者也。何云病人无表里证，乃至自为矛盾耶？必始先发热，至七八日，则热势已杀，且热不潮，七八日虽不更衣，未尝实满，则里不为急，故曰无表里证。然脉尚浮数，仲景以为可下者，正以浮虽在外，而数且属腑，不予两解，恐内外之邪，相持而不去也。尔时以大柴胡议下，不亦可乎？

柯云："七八日"下，当有"不大便"句，故脉虽浮数，有可下之理。热利不止，必太阳瘀血，宜黄连阿胶汤。

汪云：成注云：可下之，与大承气汤，以为清涤阳明里热也。《尚论编》云：可下之，如大柴胡汤之类。误矣。便脓血者，仲景无治法。《补亡论》常器之云：可白头翁汤。

程云：今之医者，不论病人表罢不罢，里全未全，但见发热七八日，虽脉浮数者，以为可下之，不知发热脉浮，邪浑在表，岂可计日妄下，故一下而变证各出。

丹云：按：依程说，下则为误治，然观文脉殊不尔，第此条亦是不明核，姑举数说。

铁樵按：本条文气不贯，证据不足，病理不可通。抵当是大方，不可妄试，当阙疑。

伤寒发汗已，身目为黄，所以然者，以寒湿原注：一作温。在里不解故也。以为不可下也，于寒湿中求之。《玉函》"寒湿"后有"相搏"二字，"以为"后有"非瘀热而"四字，"也于"间有"当"字。

汪云：伤寒发汗已，热气外越，何由发黄？今者发汗已，身目为黄，所以然者，以其人在里素有寒湿，在表又中寒邪，发汗已，在表之寒邪虽去，在里之寒湿未除，故云不解也。且汗为阳液，乃中焦阳气所化，汗后中气愈虚，寒湿愈滞，脾胃受寒湿所伤，而色见于外。此与湿热发黄不同，故云不可下。或问云：湿挟热则郁蒸，故发黄，今挟寒，何以发黄？余答云：寒湿发黄，譬之秋冬阴雨，草木不应黄者亦黄，此冷黄也。王海藏云：阴黄，其证身冷汗出，脉沉，身如熏黄色黯，终不如阳黄之明如橘子色。治法，小便利者，术附汤；小便不利，大便反快者，五苓散。

铁樵按：论文气，本条亦误，惟既云寒湿，当有寒证。余曾用术、附、茵陈治阴黄，凡十余剂而愈。所谓阴黄，其人舌润口淡有汗，形寒，黄色颇淡，全无热象，殆即经所谓"寒湿"欤。

伤寒七八日，身黄如橘子色，小便不利，腹微满者，茵陈蒿汤主之。《玉函》"腹"前有"少"字。《千金方》"身"前有"内实瘀热结"五字，"微"后有"胀"字。

钱云：此言阳明发黄之色状，与阴黄如烟熏之不同也。伤寒至七八日，邪气入里已深，身黄如橘子色者，湿热之邪在胃，独伤阳分，故发阳黄也。小便不利，则水湿内蓄，邪食壅滞而腹微满也，以湿热实于胃，故以茵陈蒿汤主之。

伤寒身黄发热，栀子柏皮汤主之。"热"后，成本有"者"字。

成云：伤寒身黄，胃有瘀热，须当下去之，此以发热，其热未实，与栀子柏皮汤解之。

汪云：武林陈氏曰：发热身黄者，乃黄证中之发热，而非麻黄桂枝证之发热也。热既郁而为黄，虽表而非纯乎表证，但当清其郁以退其黄，则发热自愈。

《鉴》云：伤寒身黄发热者，设有无汗之表，宜用麻黄连轺赤小豆，汗之可也；若有成实之里，宜用茵陈蒿汤，下之亦可也。今外无可汗之表证，内无可下之里证，故惟宜以栀子柏皮汤清之也。

栀子柏皮汤方

肥栀子十五个，擘。成本无肥字，《玉函》同，作"十四枚" 甘草一两，炙 黄柏二两

上三味，以水四升，煮取一升半，去滓，分温再服。一升半，《千金翼》作"二升"。

钱云：栀子苦寒，泻三焦火，除胃热时疾黄病，通小便，治心烦懊憹，郁热结气。柏皮苦寒，治五脏肠胃中结热黄疸，故用之以泻热邪。又恐苦寒伤胃，故以甘草和胃保脾，而为调剂之妙也。

丹云：按，《金鉴》云：此方之甘草，当是茵陈蒿，必传写之误也。此说大谬，不可从焉。

伤寒，瘀热在里，身必黄，麻黄连轺赤小豆汤主之。"必"后成本有"发"字。《千金》并《翼》"轺"作"翘"。

钱云：瘀，留蓄壅滞也，言伤寒郁热与胃中之湿气互结，湿蒸如淖泽中之淤泥，水土黏泞而不分也。经云：湿热相交，民多病瘅。盖以湿热胶固，壅积于胃，故曰瘀热在里，身必发黄也。麻黄连轺赤小豆汤，治表利小便，解郁热，故以此主之。

林云：此证虽曰在里，必因邪气在表之时，有失解散，今虽发黄，犹宜兼汗解以治之。

麻黄连轺赤小豆汤方

麻黄二两，去节 连轺二两，连翘根是。《千金》并《翼》"轺"作"翘"，程、柯同 杏仁四十个，去皮、尖 赤小豆一升 大枣十二枚，擘 生梓白皮一升，切 生姜二两，切 甘草二两，炙。成本作"一两"

右八味，以潦水一斗，先煮麻黄再沸，去上沫，纳诸药，煮去三升，去滓，分温三服，半日服尽。"右"字成本作"以上"二字。"再沸"《玉函》作"一二沸"。成本脱"去滓"二字。"潦"《千金》作"劳"，盖此"涝"字之讹。

钱云：麻黄汤，麻黄、桂枝、杏仁、甘草也。皆开鬼门而泄汗，汗泄则肌肉腠理之郁热湿邪皆去。减桂枝而不用者，恐助瘀热也。赤小豆除湿散热，下水肿而利小便；梓白皮性苦寒，能散温热之邪，其治黄，无所考据；连翘根，陶弘景云"方药不用，人无识者"，王好古云"能下热气"，故仲景治伤寒瘀热用之。李时珍云：潦水，乃雨水所积。韩退之诗云：潢潦无根源，朝灌夕已除。盖谓其无根而易涸，故成氏谓其味薄，不助湿气而利热也。

方云：轺，本草作"翘"，翘本鸟尾，以草子柝①开，其间片片相比如翘得名。轺，本使者小车乘马者，无义，疑误。以上四条，疑《太阳中篇》错简，当移。

丹云：按，《内台方议》曰：潦水，又曰甘澜水。误也。《医学正传》曰：潦水，又名无根水，山谷中无人迹去处，新上科曰中之水也，取其性不动摇，而有土气内存，乃与时饮有少异。当考。

《伤寒类方》曰：连轺，即连翘根，气味相近。今人不采，即以连翘代可也。

辨少阳病脉证并治

少阳之为病，口苦咽干目眩也。成本无"为"字。

---

① 柝（tuò 拓）：判，分开。

成云：足少阳，胆经也。《内经》曰：有病口苦者，名曰胆瘅。《甲乙经》曰：胆者，中精之腑，五脏取决于胆。咽为之使，少阳之脉，起于目锐眦，少阳受邪，故口苦咽干目眩。

《鉴》云：口苦者，热蒸胆气上溢也；咽干者，热耗其津液也；目眩者，热熏眼发黑也。此揭中风伤寒，邪传少阳之总纲，凡篇中称少阳中风伤寒者，即具此证之谓也。

柯云：太阳主表，头项强痛为提纲；阳明主里，胃家实为提纲；少阳居半表半里之位，仲景特揭口苦咽干目眩为提纲。盖口咽目三者，不可谓之表，又不可谓之里，是表之入里，里之出表处，所谓半表半里也。苦干眩者，人所不知，惟病人独知，诊家所以不可无问法。

程云：少阳在六经中，典①开阖之枢机，出则阳，入则阴，凡客邪侵到其界，里气辄从而中起，故云半表半里之邪。半表者，指经中所到之风寒而言，所云"往来寒热，胸胁苦满"等是也。半里者，指胆腑而言，所云"口苦咽干目眩"是也。表为寒，里为热，寒热互拒，所以有和解一法。观其首条所揭口苦咽干目眩之证，终篇总不一露，要知终篇无一条不具有此条之证也。有此条之证，而兼一二表证，小柴胡汤方可用。无此条之证，而只据往来寒热等，及或有之证，用及小柴胡，腑热未具，而里气预被寒侵，是为开门揖盗矣。余目击世人之以小柴胡汤杀人者不少，非其认证不真，盖亦得半而止耳。入里不解，则成骨蒸痨疟，入阴渐深，则为厥逆亡阳。

少阳中风，两耳无所闻，目赤，胸中满而烦者，不可吐下，吐下则悸而惊。

《鉴》云：少阳，即首条"口苦咽干目眩"之谓也；中风，谓此少阳病是从中风之邪传来也。少阳之脉，起目锐眦，从耳后，入耳中；其支者，会缺盆，下胸中，循胁。表邪传其经，故耳聋目赤，胸中满而烦也。然此少阳半表半里之胸满而烦，非太阳证具之邪陷胸满而烦者比，故不可吐下。若吐下，则虚其中，神志虚怯，则悸而惊也。

汪云：《补亡论》庞安时云：可小柴胡汤，吐下悸而惊者。郭白云云：当服柴胡加龙骨牡蛎汤。

伤寒脉弦细，头痛发热者，属少阳。少阳不可发汗，发汗则谵语。此属胃，胃和则愈，胃不和，烦而悸。原注：一云躁。"烦"前，成本、《玉函》有"则"字。

《鉴》云：脉弦细，少阳之脉也。上条不言脉，此言脉者，补言之也。头痛发热无汗，伤寒之证也，又兼见口苦咽干目眩少阳之证，故曰属少阳也。盖少阳之病，已属半里，故不可发汗。若发汗，则益伤其津而助其热，必发谵语，既发谵语，则是转属胃矣。若其人津液素充，胃能自和，则或可愈，否则津干热结，胃不能和，不但谵语，且更烦而悸矣。

王云：凡头痛发热，俱为在表，惟此头痛发热，为少阳者，何也？以其脉弦细，故知邪入少阳之界也。

钱云：以小承气汤和胃，令大便微溏，胃和则愈也。胃不和者，以阳气虚损之胃，邪热陷入，而胃虚邪实，所以烦闷而筑筑然悸动，此少阳误汗之变证也，可不慎哉！

丹云：按，不可发汗，盖此属柴胡桂枝汤证。程云：烦而悸，当是小建中汤。汪氏云：和胃之药。成注云：与调胃承气汤。愚以须用大柴胡汤，未知的当否。

《伤寒选录》曰：少阳，小柴胡加姜

---

① 典：主管；执掌。

桂；阳明，调胃承气汤。

本太阳病不解，转入少阳者，胁下硬满，干呕不能食，往来寒热，尚未吐下，脉沉紧者，与小柴胡汤。若已吐下、发汗、温针、谵语，柴胡汤证罢，此为坏病。知犯何逆，以法治之。"若已吐下"以后，原本别为二条，今据《玉函》及《千金翼》合为一条，喻本、张本、柯本、钱本、魏本并以两条合为一条。《玉函》《千金翼》无"本"字，"食"后有"饮"字。《巢源》无"谵语"二字。

《鉴》云：脉沉紧，当是脉沉弦。若是沉紧，是寒实在胸，当吐之诊也。惟脉沉弦，始与上文之义相属，故可与小柴胡汤。

沈云：太阳不解，而传少阳，当与小柴胡和解，乃为定法，反以吐下、发汗、温针，以犯少阳之戒，而邪热陷入阳明，故发谵语，已为坏证。要知谵语，乃阳明受病，即当知犯阳明之逆而治之。若无谵语，而见他经坏证，须凭证凭脉，另以活法治之也。

程云：此条云"知犯何逆，以法治之"，桂枝坏病条亦云"观其脉证，知犯何逆，随证治之"，只此一"观"字，一"知"字，已是仲景见病知源地位。

三阳合病，脉浮大，上关上，但欲眠睡，目合则汗。眠睡，《玉函》《千金翼》作"寐"一字。吴本与《阳明篇》第四十一条"三阳合病，腹满身重"云云，白虎汤条合为一条。

钱云：关上者，指关脉而言也。仲景《辨脉篇》中，称尺脉曰尺中，关脉曰关上，寸脉曰寸口。

程云：大为阳明主脉，太阳以其脉合，故浮大上关上，从关部连上寸口也。少阳以其证合，故但欲眠睡。目合则汗，但欲眠为胆热，盗汗为半表里也，当是有汗则主白虎汤，无汗则主小柴胡汤也。

吴云：上关上，热势弥漫之象也。

《鉴》云：但欲眠睡，非少阴也，乃阳盛神昏之睡也。

丹云：汪氏云：常器之云：可柴胡桂枝汤。庞安时云：脉不言弦者，隐于浮大也。按此说未知是否，姑附存于斯。

伤寒六七日，无大热，其人躁烦者，此为阳去入阴故也。《玉函》无"故"字。

成云：表为阳，里为阴，邪在表则外有热。六七日，邪气入里之时，外无大热，内有躁烦者，表邪传里也，故曰阳去入阴。

印云：无大热者，邪不在表矣，其人躁烦者，邪入于里阴矣，此为去表之阳而入于里之阴也。

张云：邪气传里则躁烦，不传里则安静也。

丹云：方氏云：去，往也，言表邪往而入于里。按，此说未稳。又按，汪氏"《金鉴》以阳去入阴，为三阳传经之热邪入于三阴"之义，恐不然也。表邪入于里阴而躁烦者，盖此阳明胃家实而已。钱氏注与汪氏同。

伤寒三日，三阳为尽，三阴当受邪。其人反能食而不呕，此为三阴不受邪也。

汪云：伤寒三日者，即《素问》相传日数。上条言六七日，此止言三日，可见日数不可拘也。邪在少阳，原呕而不能食，今反能食而不呕，可征里气之和，而少阳之邪自解也。既里和，而少阳邪解，则其不传三阴，断断可必，故云"三阴不受邪"也。此注，本武陵陈亮斯语。

印云：以上二章，与《太阳篇》之第三章同义。

伤寒三日，少阳脉小者，欲已也。《玉函》此条无。

成云：《内经》曰：大则邪至，小则平。伤寒三日，邪传少阳，脉当弦紧，今脉小者，邪气微而欲已也。

丹云：按，此语《内经》中无所考。

《脉要精微》云：大则病进。

少阳病欲解时，从寅至辰上。

成云：《内经》曰：阳中之少阳，通于春气。寅卯辰，少阳木王之时。

柯云：辰上者，卯之尽，辰之始也。

铁樵按：少阳病理解释详《太阳篇》小柴胡汤条下，兹不赘。

《伤寒论》《太阳下篇》最后数条及《少阳篇》已不可信，犹之古碑近碑趺[1]处，其石已烂，字迹模糊，不可辨识，今之所有，多补缀痕迹，恐为晋人貂续。惟六经病理，《太阳篇》中业已具备，学者苟能洞明其理，自能隅反。《伤寒论》本文之不可信者，存而不论可也。

----

① 碑趺：碑座。

卷　五

辨太阴病脉证并治

太阴之为病，腹满而吐，食不下，自利益甚，时腹自痛，若下之，必胸下结硬。结硬，《玉函》作"痞坚"。《脉经》《千金翼》"不下"后有"下之"二字，无"自利"二字及"若下之必"四字。

程云：腹满而吐，食不下，则满为寒胀。吐与食不下，总为寒格。阳邪亦有下利，然乍微乍甚，而痛随利减。今下利益甚，时腹自痛，则肠虚而寒益留中也。虽曰邪之在脏，实由胃中阳乏，以致阴邪用事，升降失职，故有此。下之则胸中结硬，不顶上文吐利来，直接上"太阴之为病"句，如后条设当行大黄芍药者亦是也。曰胸下，阴邪结于阴分，异于结胸之在胸，而且按痛矣。曰结硬，无阳以化气，则为坚阴，异于痞之濡而软矣。彼皆阳从上陷而阻留，此独阴从下逆而不归，寒热大别。

《鉴》云：吴人驹曰，"自利益甚"四字，当在"必胸下结硬"句之后，其说甚是。若在"吐食不下"句之后，则是已吐食不下，而自利益甚矣。仲景复曰"若下之"，无所谓也。

丹云："自利益甚"四字，不允当，故姑从吴人驹之说。且《脉经》《千金翼》文有异同，可知此条固有差错也。

黄仲理曰：宜理中汤。阴经少有用桂枝者，如此证，若脉浮，即用桂枝汤微汗之；若恶寒甚不已者，非理中、四逆不可。

《伤寒蕴要》曰：凡自利者，不因攻下而自泻利，俗言漏底伤寒者也。大抵泻利，小便清白不涩，完谷不化，其色不变，有如鹜溏，或吐利腥秽，小便澄澈清冷，口无燥渴，其脉多沉，或细或迟，或微而无力，或身虽发热，手足逆冷，或恶寒踡卧，此皆属寒也。凡热症，则口中燥渴，小便或赤或黄，或涩而不利，且所下之物，皆如垢腻之状，或黄或赤，所去皆热臭气，其脉多数，或浮或滑，或弦或大，或洪也。亦有邪热不杀谷，其物不消化者，但脉数而热，口燥渴，小便赤黄，以此别之矣。

太阴中风，四肢烦疼，阳微阴涩而长者，为欲愈。

锡云：太阴中风者，风邪直中于太阴也。

魏云：太阴病，而类于太阳之中风。四肢烦疼，阳脉微而热发，阴脉涩而汗出，纯乎太阳中风矣。然腹自满，有时痛，下利益甚，吐而不能食，是非太阳之中风宜表散也。

钱云：四肢烦疼者，言四肢酸疼，而烦扰无措也。盖脾为太阴之脏，而主四肢故也。脾病，四肢不得禀水谷气，见《素问·阳明脉解》。阳微阴涩者，言轻取之而微，重取之而涩也。脉者，气血伏流之动处也，因邪入太阴，脾气不能散精，肺气不得流经，营阴不利于流行，故阴脉涩也。阳微阴涩，正四肢烦疼之病脉也。长脉者，阳脉也，以微涩两阴脉之中，而其脉来去皆长，为阴中见阳，长则阳将回，故为阴病欲愈也。

太阴病欲解时，从亥至丑上。

成云：脾为阴主，王于丑亥子，向王，故为解时。

柯云：经曰：夜半后而阴隆为重阴。又曰：合夜至鸡鸣，天之阴，阴中之阴也。脾为阴中之至阴，故主亥子丑时。

太阴病，脉浮者，可发汗，宜桂枝汤。

汪云：夫曰太阴病，当见腹满等候，诊其脉，不沉细而浮，则知太阳经风邪犹未解也，故宜桂枝汤以汗解之。

《鉴》云：即有吐利不食、腹满时痛一二证，其脉不沉而浮，更可以桂枝发汗，先解其外，俟外解已，再调其内可也。于此又可知论中身痛腹满下利，急先救里者，脉必不浮矣。

程云：条中有桂枝汤而无麻黄汤，桂枝胎建中之体，无碍于温也。

丹云：按，舒氏云：此言太阴病，是必腹满而吐，腹痛自利矣。证属里阴，脉虽浮亦不可发汗，即令外兼太阳表证，当以理中为主，内加桂枝，两经合治，此一定之法也。今但言太阴病，未见太阳外证，其据脉浮即用桂枝，专治太阳，不顾太阴，大不合法，恐亦后人有错。此说有理。

自利不渴者，属太阴，以其脏有寒故也，当温之，宜服四逆辈。《玉函》《千金翼》无"服"字。"辈"，《脉经》作"汤"。

《鉴》云：凡自利而渴者，里有热，属阳也；若自利不渴，则为里有寒，属阴也。今自利不渴，知为太阴本脏有寒也，故当温之。四逆辈者，指四逆、理中、附子等汤而言也。

魏云：以其人脾脏之阳平素不足，寒湿凝滞，则斡运之令不行，所以胃肠水谷不分，而下泄益甚。"自利"二字，乃未经误下误汗吐而成者，故知其脏本有寒也。

舒云：口渴一证，有为实热，亦有虚寒。若为热邪伤津而作渴者，必小便短大便硬，若自利而渴者，乃为火衰，不能熏腾津液，故口渴法主附子，助阳温经，正所谓釜底加薪，津液上腾，而渴自止。若寒在太阴，于肾阳无干，故不作渴。

伤寒脉浮而缓，手足自温者，系在太阴。太阴当发身黄，若小便自利者，不能发黄。至七八日，虽暴烦下利日十余行，必自止，以脾家实，腐秽当去故也。"以"一字，《玉函》作"所以然者"四字。暴烦下利，《千金翼》作"烦暴利"。

钱云：缓为脾之本脉也。手足温者，脾主四肢也，以手足而言自温，则知不发热矣。邪在太阴，所以手足自温，不至如少阴、厥阴之四肢厥冷，故曰系在太阴。然太阴湿土之邪郁蒸，当发身黄，若小便自利者，其湿热之气，已从下泄，故不能发黄也。如此而至七八日，虽发暴烦，乃阳气流动，肠胃通行之征也。下利虽一日十余行，必下尽而自止，脾家之正气实，故肠胃中有形之秽腐去，秽腐去，则脾家无形之湿热亦去故也。此条当与《阳明篇》中"伤寒脉浮而缓"云云至"八九日，大便硬者，此为转属阳明"条互看。

喻云：暴烦下利，日十余行，其证又与少阴无别，而利尽秽腐当自止，则不似少阴之烦躁有加，下利漫无止期也。

汪云：成注云：下利烦躁者死，此为先利而后烦，是正气脱而邪气扰也，兹则先烦后利，是脾家之正气实，故不受邪而与之争，因暴发烦热也。下利日十余行者，邪气随腐秽而去，利必自止，而病亦愈。

本太阳病，医反下之，因尔腹满时痛

者，属太阴也，桂枝加芍药汤主之。大实痛者，桂枝加大黄汤主之。《玉函》无"本"字。尔，《全书》、程本作"而"，《脉经》《千金翼》无"尔"字。《千金翼》作"加大黄汤主之"，无"桂枝"二字。"大实痛"以后，成氏及诸本为别条，非也。

钱云：本太阳中风，医不汗解而反下之，致里虚邪陷，遂入太阴，因尔腹满时痛，故曰属太阴也。然终是太阳之邪未解，故仍以桂枝汤解之。加芍药者，因误下伤脾，故多用之以收敛阴气也。

汪云：如腹满痛甚者，其人胃家本实，虽因太阳病误下，热邪传入太阴，然太阴之邪已归阳明而入于腑，此非里虚痛，乃里实痛也。成注云：大实大满，自可下除之，故加大黄以下里实。其仍用桂枝汤者，以太阳之邪犹未尽故也。

程云："因而"二字宜玩。太阴为太阳累及耳，非传邪也。

《内台方议》曰：表邪未罢，若便下之，则虚其中，邪气反入里。若脉虚弱，因而腹满时痛者，乃脾虚也，不可再下，与桂枝加芍药汤以止其痛。若脉沉实，大实满痛，以手按之不止者，乃胃实也，宜再下，与桂枝汤以和表，加芍药、大黄以攻其里。

桂枝加芍药汤方 《玉函》"加"前有"倍"字

桂枝三两，去皮　芍药六两　甘草二两，炙　大枣十二枚，擘　生姜二两，切

上五味，以水七升，煮取三升，去滓，温分三服。本云，桂枝汤今加芍药。温分，《千金翼》作"分温"。

桂枝加大黄汤方

桂枝三两，去皮　大黄二两。《玉函》作"三两"。成本作"一两"　芍药六两　生姜三两，切　甘草二两，炙　大枣十二枚，擘

上六味，以水七升，煮取三升，去滓，温服一升，日三服。

柯云：腹满，为太阴、阳明俱有之证，然位同而职异。太阴主出，太阴病则腐秽气凝不利，故满而时痛。阳明主内，阳明病则腐秽燥结不行，故大实而痛，是知大实痛是阳明病，而非太阴病矣。仲景因表证未解，阳邪已陷入太阴，故倍芍药以益脾调中，而除腹满之时痛，此用阴和阳法也。若表邪未解，而阳邪陷入阳明，则加大黄，以润胃通结，而除其大实之痛，此双解表里也。凡妄下，必伤胃之气液，胃气虚，则阳邪袭阴，故转属太阴。胃液涸则两阳相搏，故转属阳明。属太阴，则腹满时痛而不实，阴道虚也；属阳明，则腹满大实而痛，阳道实也。满而时痛，是下利之兆；大实而痛，是燥屎之征。故倍加芍药，小变建中之剂，少加大黄，微示调胃之方也。

汪云：按，桂枝加大黄汤，仲景虽入太阴例，实则治太阳、阳明之药也，与大柴胡汤治少阳、阳明证义同。

钱云：考汉之一两，即宋之二钱七分也。以水七升，而煮至三升，分作三次服之，止温服一升。按，李时珍云：古之一升，今之二合半，约即今之一饭瓯也。大黄不满一钱，亦可谓用之缓而下之微矣。

丹云：按，方氏云：曰桂枝加，则以本方加也，而用芍药六两，水七升，不合数，皆后人之苟用者。此说非也。

《总病论》曰：小建中汤，不用饴糖，芍药为君，止痛复利邪故也。

《圣济总录》：芍药汤，治产后血气攻心腹痛，即桂枝加芍药汤，无生姜、大枣。

《圣惠方》：赤芍药散，治小儿初生及一年内儿，多惊啼不休，或不得眠卧，时时肚胀，有似鬼神所为，即桂枝加大黄汤，去姜、枣，加白术五味。

太阴为病，脉弱，其人续自便利，设

当行大黄、芍药者，宜减之，以其人胃气弱易动故也。原注：下利者，先煎芍药三沸。成本无"下利"云云九字注文。

程云：前条之行大黄、芍药者，以其病为太阳误下之病，自有浮脉验之，非太阴为病也，若太阴自家为病，则脉不浮而弱矣，纵有腹满大实痛等证，其来路自是不同。中气虚寒，必无阳结之虑，目前虽不便利，续自便利，只好静以俟之，大黄、芍药之宜行者减之，况其不宜行者乎？诚恐胃阳伤动，则洞泄不止，而心下痞硬之证成，虽复从事于温，所失良多矣。胃气弱，对脉弱言；易动，对续自便利言。太阴者，至阴也，全凭胃气鼓动，为之生化，胃阳不衰，脾阴自无邪入，故从太阴为病，指出胃气弱来。

锡云：曰便利，其非大实痛可知也；曰设当行，其不当行可知也。总之伤寒无分六经，一切皆以胃气为本。

印云：按，本经凡下后，皆去芍药，为苦泄也。

丹云：按，锡驹云：续者，大便陆续而利出也。汪氏云：大便必接续自利而通，盖续者，谓虽今不便利，而续必便利之义，非自利陆续频并之谓。程注为得。

铁樵按：太阴指腹言，故开卷第一节即言"太阴之为病，腹满"。所谓腹，其部位以脐为主，脐以下是少阴部位。又所谓腹，并非指腹膜，乃该肠胃而言。古人皆云太阴指脾，若泥定一脾字，便生出无数疑团。说来好听，终竟不能明了，而临床时不免有模糊影响之弊矣。须知阳明与太阴，只辨一个寒热虚实，虚者从太阴治，实者从阳明治，热者从阳明治，寒者从太阴治。故二八二节"自利不渴者属太阴，脏寒当温，宜四逆"，二八四节"大实痛者加大黄"最是显明。故喜多村谓"实则阳明，虚则太阴，自利者肠寒而利也"。《阳明篇》之燥矢，肠热而燥也，《阳明篇》定义为胃家实，固是指胃，《太阴篇》第一语即曰腹满而吐，吐亦指胃也，故知阳明与太阴病位悉同，并无分别，所当辨者，寒热虚实而已。注家释二八二节必定要说"其人平素脾阳不足"，释二八四节必定要说"热邪因误下传入太阴，然太阴之邪已归阳明而入于腑"云云，皆是凭空添无数缴绕，不可为训。现在西人谓伤寒是肠炎，亦可以为佐证。西法无所谓寒热，矢燥、谵语之阳明证是肠炎，腹满、自利之太阴证亦是肠炎，以彼从病灶定名故云尔也。

或问西医谓伤寒是肠炎，果病如其名乎？曰病如其名。病灶果在肠乎？曰然。然则无所谓六经，中法以六经为治，得毋与病之真相不吻合乎？答曰：此为一最有价值之问题，今人多不省，尽人皆云中法与西法不同，又不能言其所以不同之故。天下之真理只有一个，病是一个病，何得有两个法？西法与中法既然不同，西法是即中法非，中法是即西法非。今就药效言之，西法治伤寒，结果不良，可谓西法非是，中法治伤寒，未能十全，而较西法为良，可谓中法比较近是。仲景法治伤寒未能十全，《温病条辨》法亦偶有一二愈者，是仲景固比较近是，而吴鞠通、王孟英辈亦有一二是处，此为近来中医界普通心理。其实如此说法，去事实甚远，须知西法是，仲景法是，王孟英、吴鞠通辈非是。

仲景之六经，处处从病能着笔，彰彰事实，不容非议，安得不是。西法用生理学、医化学、诊断学各方面精密考察，然后断定，安得不是？若王孟英、吴鞠通辈既未懂得《内经》，又未懂得《伤寒》，当时又无西法可供参考，而彼等好名心胜，本其想当然之见解，图幸逐其盗名欺世之私心，妄引《内经》，既毫无心得，推崇仲景，完全抓不着痒处，其技术之拙劣，情有可原，其用心之卑劣，是曰可杀，彼等安得有丝毫是处。

中西二种学说，既属皆是，何以病位不同乎？应之曰：伤寒本是体温反射为病，其发热即是体温反射之故，体温所以起反射，其目的在驱逐外袭之寒，治法因势利导，去其目的，则反射之动作自止，故第一步当发汗。然单纯发汗则无用，必须视其副因。所谓副因，寒热虚实是也，故有麻黄、桂枝、葛根芩连、青龙之辨。仲景之大本领，虽不全在此等处，而此数种方法，却不可谓非仲景之大本领。因用此法，则伤寒之病，至多一候，即截然而止，不复进行，嗣后种种危险病状，皆不复见，实有曲突徙薪之功。西人不知此，见其壮热，以冰冰之不效，亦未尝不用发汗药。如《医学史》所言，希柏克来时代，尚温保法，所谓温保，即是发汗之意。然单纯发汗，不兼顾副因，仍是不效。晚近验得血中有杆菌，以杀菌药治之，仍复不效，于是谓伤寒病无特效药，而医师之治此病，惟注意饮食，清洁空气等。调护方面，可谓极其能事，病则听其自然进行。凡伤寒不经误治，无有不传阳明者，传阳明即是肠胃方面事矣，又热病每多与食积为缘，故既见腹症之后，下之即愈。西人复不知太阳症未罢，不可下之理，诊得胃中有积，即与泻药，此为下之不当，下之太早。太早则传太阴，太阴亦肠胃方面事矣，积数十百次经验，十九病灶在肠，因定伤寒病为肠炎，此其定名，原自不误，惟病之经过传变，不如仲景所言之详。又西人所谓特效药，往往不离物质。仲景之治伤寒，则能利用体功反射之理，以祛病毒，顺自然而不逆自然，此所以收效多而结果良佳。国人事事效法西洋，吾则谓有许多事西洋人亦当效法中国，治伤寒乃许多事中之一事也。

辨少阴病脉证并治

少阴之为病，脉微细，但欲寐也。

《鉴》云：少阴肾经，阴盛之脏也。少阴受邪，则阳气微，故脉微细也。卫气行阳则寤，行阴则寐，少阴受邪，则阴盛而行阴者多，故但欲寐也。此少阴病之提纲，后凡称少阴病者，皆指此脉证而言也。

程云：前太阴，后厥阴，俱不出脉象，以少阴一经可以误之也。少阴病六七日前，多与人以不觉，但起病喜厚衣近火，善瞌睡，凡后面亡阳发躁诸剧证，便伏于此处矣，最要提防。

丹云：按：《太阳中篇》三十七条云：太阳病，十日已去，脉浮细而嗜卧者，外已解也。此当以脉浮沉而别阴阳也。

铁樵按：阴虚火旺者，恒苦竟夜不得寐，阴盛阳衰者，无昼夜但欲寐。阴虚火王之不寐，并非精神有余不欲寐，乃五内燥扰不宁，虽疲甚而苦于不能成寐。阴盛阳衰之但欲寐，亦非如多血肥人，头才着枕即鼾声雷动之谓，乃外感之寒胜，本身阳气微，神志若明若昧，呼之则精神略振，须臾又惝恍不清，此之谓但欲寐。病入少阴无有不如此者，故《少阴篇》首节标此三字。然阳明症亦有迷睡，须不得误认，故又出脉微细三字。然仅据脉微细，但欲寐两语，即足以认识少阴症，则少阴症亦不为难识，天下宁有此容易事？果如此容易，医亦不足学矣，然则奈何曰"仲景之意不如此也"。盖谓少阴之见症可于但欲寐知之，然仅据此三字不足辨证，更须辨神、辨色，与夫声音、热度、津液等等。凡见不足者，方是少阴，见有余者，则非少阴。有余不足之辨别，最大而最要者在脉，故举脉以该其余。汉文简单，当然不能如鄙人著讲义之杂沓肤浅，故读古书贵在别有会心也。唯其如此，所以此处"脉微细"三字，不必泥定，后文有脉浮、脉紧、脉数、脉涩，皆是少阴，非少阴症必须脉微细也。注家不明此意，先执定脉微细三字，嗣后凡遇各种脉，与此条不合者，皆须曲为解释，真有着败絮行荆棘中之苦。

少阴病，欲吐不吐，心烦，但欲寐。五六日，自利而渴者，属少阴也。虚故引水自救。若小便色白者，少阴病形悉具，小便白者，以下焦虚有寒不能制水，故令色白也。"具"后"小便白"，《玉函》作"所以然"三字。"水"，《玉函》作"溲"。

程云：人身阴阳中分，下半身属阴，上半身属阳，阴盛于下，则阳扰于上，欲吐不吐，心烦证尚模糊，以但欲寐征之，则知下焦寒，而胸中之阳被壅。治之不急，延至五六日，下寒甚，而闭藏彻矣，故下利，上热甚而津液亡矣，故渴。虚故引水自救，非徒释"渴"字，指出一"虚"字来，明其别于三阳证之实邪作渴也。然则此证也，自利为本病，溺白，正以征其寒，故不但烦与渴以寒断，即从烦渴而悉及少阴之热证，非戴阳即格阳，无不可以寒断而从温治。肾水欠温，则不能纳气；气不归元，逆于膈上，故欲吐不吐；肾气动膈，故心烦也。

汪云：此与热邪之但欲寐不同，其寐必不昏浊，其呼吸必促而细也。常器之云：可四逆汤，又甘草干姜汤。愚以五六日之前，宜四逆汤加生姜二两，五六日后，宜茯苓四逆汤。

魏云：引水自救，以理论之，虽渴未

必能多饮水，或多饮多尿，尿色淡白，则少阴肾脏为真寒，附子汤主之。少阴肾脏为病，内素寒者，十之六七，外寒乘入者，十之三四，无内寒，则不能召外寒。君子平日宁可不以命门之火为宝，而用啬道乎？

舒云：《经络考》云：舌下有二隐窍，名曰廉泉，运动开张，津液涌出，然必藉肾中真阳为之薰腾，乃足以上供。若寒邪侵到少阴，则真阳受困，津液不得上潮，故口渴，与三阳经之邪热烁干津液者，大相反也。

铁樵按：此节"自利而渴"句与首节"脉微细"句，立于同等地位，乃平行的，非相属的，即脉微细但欲寐属少阴。若不见脉微细，其人自利而渴但欲寐亦属少阴，此即吾所谓"但欲寐之外见不足者，乃少阴也"，故仲景自下注脚以"虚"字释"渴"字。既云虚，非不足而何？小便白，疑"白"字当作"清"字解。魏荔桐释作尿色淡白，是清而不黄赤之谓。就经验上言，溲清是下焦无热，与经文下焦虚寒义合。若溲白如乳汁，反是热矣。舒氏说"廉泉、肾阳"等语，与拙说"肾腺病连带唾腺"意颇相合，已散见以前各讲义中，兹不赘。

病人脉阴阳俱紧，反汗出者，亡阳也，此属少阴，法当咽痛而复吐利。亡，《脉经》作"无"。

方云：阴阳俱紧，伤寒也。伤寒不当有汗，故谓为"反汗出"。

周云：按脉至阴阳俱紧，阴寒极矣。寒邪入里，岂能有汗？乃反汗出者，则是真阳素亏，无阳以固其外，遂致腠理疏泄，不发热而汗自出也。此属少阴，正用四逆急温之时，庶几真阳骤回，里证不作。否则阴邪上逆，则为咽痛、为吐，阴寒下泄，而复为利，种种危候，不一而足也。

魏云：利者，少阴本证，吐而咽痛，则孤阳飞越，欲自上脱也，可不急回其阳，镇奠其肾脏阴寒，以救欲亡之阳乎？真武、四逆、附子等汤，斟酌用之可也。

丹云：按："亡阳"之"亡"，程氏、魏氏为"出亡"之"亡"，以讥无阳之解。然《太阳上篇》桂枝二越婢一汤条有"无阳"字，此条"亡"字，《脉经》作"无"字，则必不出亡之义也。柯云：上焦从火化而咽痛呕吐，下焦从阴虚而下利不止也，宜八味肾气丸主之。丹按：柯氏所论，于杂病往往有如此者，此条证决非肾气丸所主也。

铁樵按："亡"与"无"通，此条当作"亡阳"解，《脉经》不足据。后二九一条作"无阳"解，于义较妥。又亡阳者乃汗自出，遍身清润之谓，脉不当紧而当弱，今脉紧，紧即不当清润，故云反，亡阳亦是不足。详此条意义，并无但欲寐在内，盖谓脉紧而自汗，不得误认为太阳症，故云此属少阴，谓虽不但欲寐，亦属少阴也。审是，读者真不可死煞句下。少阴咽痛，喉头不红肿，痛如刀割者是。

少阴病，咳而下利，谵语者，被火气劫故也，小便必难，以强责少阴汗也。以，《玉函》作"为"。

锡云：此三节，俱论少阴不可发汗。《平脉篇》云：肾气微，少精血，奔气促迫，上入胸膈。是咳者，少阴精血少，奔气上逆也；下利者，少阴肾气微，津液下注也。复以火劫其汗，则少阴精气妄泄，神气浮越，水不胜火，则发谵语，故曰"谵语者，被火气劫故也"。然不特谵语，小便必难，以强责少阴肾脏之精而为汗，竭其津液之源故也。蒋宾侯曰：少阴下利极多，何曾皆是被火，且被火未必下利，惟谵语乃是被火。经云：被火者必谵语。

故咳而下利谵语者，当分看为是。

程云：少阴病，咳而下利，真武中有此证。

方云：强责，谓过求也。

丹云：按，汪引《补亡论》云：常器之用救逆汤、猪苓汤、五苓散以通小便。《金鉴》云：白虎、猪苓二汤，择而用之可耳。并误也。盖因喻氏热邪挟火力之解，而袭其弊耳，当是茯苓、四逆证矣。

少阴病，脉细沉数，病为在里，不可发汗。

程云：何谓之"里"，少阴病脉沉是也。毋论沉细、沉数，俱是脏阴受邪，与表阳是无相干，法当固密肾根为主。其不可发汗，从脉上断，非从证上断，麻黄附子细辛汤，不可恃为常法也。薛慎庵曰：人知数为热，不知沉细中见数为寒甚，真阴寒证，脉常有一息七八至者，尽概此一"数"字中，但按之无力而散耳，宜深察也。

丹云：按，此条方、喻诸家以热邪入里为解，乃与经旨乖矣。

少阴病，脉微，不可发汗，亡阳故也。阳已虚，尺脉弱涩者，复不可下之。亡，《脉经》《千金翼》作"无"。钱云：亡，音无。

钱云：微者，细小软弱，似有若无之称也。脉微则阳气大虚，卫阳衰弱，故不可发汗以更竭其阳，以汗虽阴液，为阳气所蒸而为汗，汗泄而阳气亦泄矣。今阳气已虚，故曰"亡阳故也"。若阳已虚，而其尺脉又弱涩者，如命门之真火衰微，肾家之津液不足，不惟不可发汗，复不可下之，又竭其阴精阳气也。此条本为少阴禁汗、禁下而设，故不言治，然温经补阳之附子汤之类，即其治也。

程云：拈出"尺脉弱涩"字，则少阴之有大承气汤证，其尺脉必强而滑，已伏见于此处矣。

汪云：《补亡论》：并宜附子汤，以补阳气，散阴邪，助营血也。

周云：不可汗，用四逆加人参汤；不可下者，用蜜煎导。

少阴病，脉紧，至七八日，自下利，脉暴微，手足反温，脉紧反去者，为欲解也。虽烦，下利，必自愈。

钱云：脉紧见于太阳，则发热恶寒，而为寒邪在表；见于少阴，则无热恶寒，而为寒邪在里。至七八日，则阴阳相持已久，而始下利，则阳气耐久，足以自守矣。虽至下利而以绞索之紧，忽变而为轻细软弱之微，脉微则恐又为上文不可发汗之亡阳脉矣。为之如何？不知少阴病，其脉自微，方可谓之无阳，若以寒邪极盛之紧脉，忽见暴微，则紧峭化而为宽缓矣，乃寒邪弛解之兆也。曰"手足反温"，则知脉紧下利之时，手足已寒，若寒邪不解，则手足不当温，脉紧不当去，因脉本不微，而忽见暴微，故手足得温，脉紧得去，是以谓之反也。反温反去，寒气已弛，故为欲解也。虽其人心烦，然烦属阳，而为暖气已回，故阴寒之利，必自愈也。

少阴病，下利，若利自止，恶寒而踡卧，手足温者，可治。柯本删"下利"二字。踡，方本作"倦"。

程云：少阴病下利，而利自止，则阴寒亦得下祛，而又不致于脱，虽有恶寒踡卧不善之证，但使手足温者，阳气有挽回之机，虽前此失之于温，今尚可温而救失也。

钱云：大凡热者偃卧，而手足弛散，寒则踡卧，而手足敛缩。下文恶寒踡卧，而手足逆冷者，即为真阳败绝，而成不治矣。若手足温，则知阳气未败，尚能温暖四肢，故曰可治。

汪云：温经散寒，宜四逆汤主之。

《活人书》释音曰：踡，具员切，踡局不伸也。

少阴病，恶寒而踡，时自烦，欲去衣被者，可治。《千金翼》作"不可治"。

钱云：但恶寒而不发热，为寒邪所中也。踡卧者，踡曲而卧，诸寒收引，恶寒之甚也。

程云：少阴病，不必尽下利也，只恶寒而踡，已知入脏深矣。烦而去衣被，阳势尚肯力争也，而得之时与欲，又非虚阳暴脱者比。虽前此失之于温，今尚可温而救失也。

喻云：后条云"不烦而躁者死"，对看便知。

丹云：按：《总病论》《活人书》并云"宜大柴胡汤"，可疑。

少阴中风，脉阳微阴浮者，为欲愈。

钱云：太阳中风，阳浮而阴弱，盖以浮候沉候分阴阳也。此所谓阳微阴浮者，是以寸口尺中分阴阳也，若以浮沉二候分阴阳，则沉候岂有浮脉邪，此不辨自明也。夫少阴中风者，风邪中少阴之经也。脉法浮则为风，风为阳邪，中则伤卫，卫受风邪，则寸口阳脉当浮，今阳脉已微，则知风邪欲解。邪入少阴，唯恐尺部脉沉，沉则邪气入里，今阴脉反浮，则邪不入里，故为欲愈也。

少阴病欲解时，从子至寅上。至，《玉函》作"尽"，无"上"字。

汪云：阳生于子，子为一阳，丑为二阳，寅为三阳，少阴解于此者，阴得阳则解也。

喻云：各经皆解于所王之时，而少阴独解于阳生之时，阳进则阴退，阳长则阴消，正所谓阴得阳则解也。即是推之，而少阴所重在真阳，不可识乎？

少阴病，吐利，手足不逆冷，反发热

者，不死。脉不至者，原注：至，一作足。灸
少阴七壮。《脉经》《千金翼》"吐"前有"其人"
二字。《千金翼》"至"作"足"。

程云：少阴病，吐而且利，里阴胜
矣，以胃阳不衰，故手足不逆冷。夫手足
逆冷之发热，为肾阳外脱；手足不逆冷之
发热，为卫阳外持。前不发热，今反发
热，自非死候，人多以其脉之不至，而委
弃之，失仁人之心与术矣，不知脉之不至
由吐利，而阴阳不相接续，非脉绝之比。
灸少阴七壮，治从急也，嗣是而用药，自
当从事于温。

魏云：灸其少阴本穴七壮者，就其经
行之道路，扶其阳气，使宣通，则吐利不
止自止，脉不至亦必至矣。七壮必非一
穴，凡少阴之经，起止循行之处，皆可灸
也。仍须温中扶阳，又不待言。

汪云：常器之云：是少阴、太溪二
穴，在内踝后，跟骨动脉陷中。庞安常
云：发热，谓其身发热也。经曰：肾之
原，出于太溪。药力尚缓，惟急灸其原，
以温其脏，犹可挽其危也。

丹云：按，《活人书》亦云太溪穴。

铁樵按：此条当云：少阴病，吐利，
手足逆冷，脉不至者，灸少阴七壮，手足
不逆冷反发热者，不死。注家循文敷衍，
甚不妥当。盖手足不逆冷，体温能达四
末，体温既能达四末，脉无不至者，其有
体温能达四末而脉不至者，阳明腑证脉伏
者有之，既非少阴，亦无可灸之理。且此
下一条，一身手足尽热，为热在膀胱，断
定便血，岂便血亦可灸乎？二九二及二九
三条"手足温可治，手足温虽自利不
死"，皆不云灸。程注"自非死候"之
下，接"人多以其脉之不至，委而去
之"，如此勉强自圆其说，恐彼执笔时，
左支右绌，不免汗出也。自余各家所释，
无一稍之合理者，甚奇。

少阴病，八九日，一身手足尽热者，
以热在膀胱，必便血也。

钱云：大凡寒邪入少阴，必恶寒逆
冷，故以反发热者，为阳回阴解而不死，
此因邪气入少阴。至八九日之久，一身手
足尽热者，盖以足少阴肾邪传归足太阳膀
胱也。肾与膀胱，一表一里，乃脏邪传
腑，为自阴还阳，以太阳主表，故一身手
足尽热也。热邪在膀胱，迫血妄行，故必
便血也。"必便血"三字，前注家俱谓必
出一阴之窍，方、喻并同。恐热邪虽在膀
胱，而血未必从小便出也。

丹云：按，汪引常器之云"可桃仁
承气汤、芍药地黄汤"，愚以还宜芍药地
黄汤。柯氏云：轻则猪苓汤，重则黄连阿
胶汤。盖柯说为的对矣。

铁樵按：以"热在膀胱必便血"句，
当存疑。因手足尽热，何以热在膀胱？其
理不可晓，且于经验上亦未值此种病，此
两者俱无，便无从强释。钱氏谓"虽热
邪在膀胱，恐血未必从小便出"，是钱氏
亦未曾见此种病也。

少阴病，但厥无汗，而强发之，必动
其血。未知从何道出，或从口鼻，或从目
出者，是名下厥上竭，为难治。成本无
"者"字。

锡云：此论少阴生阳衰于下，而真阴
竭于上也。少阴病，但厥无汗者，阳气微
也。夫汗虽血液，皆由阳气之薰蒸宣发而
出也，今少阴生阳衰微，不能蒸发，故无
汗强发之，不能作汗，反动其经隧之血，
从空窍而出也，然未知从何道之窍而出。
少阴之脉，循喉咙，挟舌本，系目系，故
或从口鼻，或从目出。阳气厥于下，而阴
血竭于上，少阴阴阳气血俱伤矣，故为
难治。

程云：难治者，下厥非温不可，而上
竭则不能用温，故为逆中之逆耳。

丹云：按，汪氏云：按此条，仲景但云难治，其非必死之证明矣。《补亡论》常器之云：可芍药地黄汤。成氏、方氏、喻氏、魏氏、《金鉴》并以此条证为热厥，盖袭常氏之谬耳。

又云：按，喻氏云：后人随文读去，总置不讲，不知下厥者，阴气逆于下也；上竭者，阴血竭于上也，盖气与血两相维附，气不得血，则散而无统，血不得气，则凝而不流，故阴火动，而阴气不得不上奔，阴气上奔，而阴血不得不从之上溢而竭矣。血既上溢，其随血之气，散于胸中，不得复反于本位，则下厥矣。阴既逆于下，势必龙雷之火应之，血不尽，竭不止也，仲景所以断为难治者，非直不治也。苟为大辟其局，则以健脾中之阳气为第一义。健脾之阳，一举有三善：一者脾中之阳气旺，而龙雷之火潜伏也；一者脾中之阳气旺，而胸中窒塞，如太空不留纤翳也；一者脾中之阳气旺，而饮食运化精微，复生已竭之血也。出《医门法律》。以此推之，下厥上竭，唯景岳六味回阳饮，滋阴回阳两全，以为合剂矣。

铁樵按：荣与卫皆行躯体表层。平时赖以润泽肌肤是荣，热时疏泄体温而出汗，汗亦是此荣，血稀薄则荣多，血干厚则荣少，古人谓"夺血为汗"，又云"阴液不能作汗"，皆指荣言。厥谓手足逆冷，头脑昏瞀，乃血不能养神经，因有此病症。厥且无汗，可知血干荣少，此时犹强责其汗，唯有血管破裂，故动血可必。口鼻与目皆黏膜最薄之处，弦急而绝，其绝处必其纤维较脆弱处，今强责少阴汗，其出血之处，自当在口鼻与目，如此误治，有死而已，不止难治。"未知从何道出"句，疑衍。难治，似当作"不治"解。

少阴病，恶寒身踡而利，手足逆冷者，不治。

钱云：前恶寒而踡，因有烦而欲去衣被之证，为阳气犹在，故为可治；又下利自止，恶寒而踡，以手足温者，亦为阳气未败，而亦曰可治。此条恶寒身踡而利，且手足逆冷，则四肢之阳气已败，故不温，又无烦与欲去衣被之阳气尚存，况下利又不能止，是为阳气已竭，故为不治。虽有附子汤及四逆、白通等法，恐亦不能挽回既绝之阳矣。

舒云：按，此证尚未至汗出息高，犹可为治，急投四逆汤加人参，或者不死。

少阴病，吐利，躁烦，四逆者，死。

喻云：上吐下利，因至烦躁，则阴阳扰乱，而竭绝可虞。更加四肢逆冷，是中州之土先败，上下交征，中气立断，故主死也。使早用温中之法，宁至此乎？

张云：此条与吴茱萸汤一条不殊，何彼可治而此不可治耶？必是已用温中诸汤不愈，转加躁烦，故主死耳。

舒云：按，此条与后吴茱萸汤证无异，彼证未言死，此证胡为乎不主吴茱萸汤，而断之曰死，是何理也？于中疑有缺文。

《总病论》曰：与吴茱萸汤。宜细审其死生也。

少阴病，下利止而头眩，时时自冒者，死。

钱云：前条利自止而手足温，则为可治；此则下利止而头眩。头眩者，头目眩晕也，且时时自冒。冒者，蒙冒昏晕也。虚阳上冒于巅顶，则阳已离根而上脱，下利无因而自止，则阴寒凝闭而下竭。于此可见阳回之利止则可治，阳脱之利止则必死矣。正所谓"有阳气则生，无阳气则死"也。然既曰死证，则头眩自冒之外，或更有恶寒、四逆等证及可死之脉，未可知也，但未备言之耳。

少阴病，四逆恶寒而身踡，脉不至，不烦而躁者，死。原注：一作吐利而躁逆者死。

钱云：恶寒身踡而利，手足逆冷者，固为不治，此条但不利耳。上文吐利烦躁四逆者死，此虽不吐利，而已不见阳烦，但见阴躁，则有阴无阳矣，其为死证无疑，况又脉不至乎？前已有脉不至者，因反发热，故云不死。又有脉不出者，虽里寒，而犹有外热，身反不恶寒，而面赤，其阳气未绝，故有通脉四逆汤之治。此则皆现阴极无阳之证，且不烦而躁，并虚阳上逆之烦，亦不可得矣，宁有不死者乎？

铁樵按：以上四条死证，皆是事实，虽用药甚当，亦终必死。

少阴病六七日，息高者，死。

程云：夫肺主气，而肾为生气之源，盖呼吸之门也，关系人之生死者最巨。息高者，生气已绝于下，而不复纳，故游息仅呼于上，而无所吸也。死虽成于六七日之后，而机自兆于六七日之前。既值少阴受病，何不预为固护，预为提防，迨今真阳涣散，走而莫追，谁任杀人之咎？

铁樵按：此条是由肾传肺。

少阴病，脉微细沉，但欲卧，汗出不烦，自欲吐，至五六日自利，复烦躁不得卧寐者，死。

程云：今时论治者，不至于恶寒踡卧、四肢逆冷等证叠见则不敢温，不知证已到此，温之何及？况诸证有至死不一见者，则盍于本论中之要旨一一申详之。少阴病，脉必沉而微细，论中首揭此，盖已示人以可温之脉矣。少阴病但欲卧，论中又已示人以可温之证矣。汗出，在阳经不可温，在少阴宜急温，论中又切示人以亡阳之故矣，况复有不烦自欲吐，阴邪上逆之证乎？则真武、四逆，诚不啻三年之艾矣。乃不知预先绸缪，延缓至五六日，前欲吐，今且利矣，前不烦，今烦且躁矣，

前欲卧，今不得卧矣，阳虚扰乱，阴盛转加，焉有不死者乎？原文烦冗，今采《金鉴》所改。

柯云：六经中，独少阴历言死证，他经无死证，甚者但曰难治耳，知少阴病是生死关。

丹云：按他经亦有死证，但不如此经之多端也。

铁樵按：自利烦躁，是肾绝。

少阴病，始得之，反发热，脉沉者，麻黄细辛附子汤主之。《千金翼》"脉"后更有"反"字。成本、《玉函》作"麻黄附子细辛汤"。

钱云：此言少阴之表证也。曰"始得之"者，言少阴初感之邪也。始得之，而即称少阴病，则知非阳经传邪，亦非直入中脏，乃本经之自感也。始得之而发热，在阳经则常事耳，然沉脉则已属阴寒，篇首云"无热而恶寒者，发于阴也"，发于阴而又发热，是不当发之热，故云反也。察其发热，则寒邪在表，诊其脉沉，则阴寒在里，表者，足太阳膀胱也，里者，足少阴肾也，肾与膀胱，一表一里，而为一合，表里兼治。

程云：脉沉者，由其人肾经素寒，虽表中阳邪，而里阳不能协应，故沉而不能浮也。

周云：少阴与太阳相为表里，故言少阴表证即太阳也。

麻黄细辛附子汤方

麻黄二两，去节　细辛二两　附子一枚，炮去皮，破八片

上三味，以水一斗，先煮麻黄，减二升，去上沫，纳诸药，煮取三升，去滓，温服一升，日三服。《千金翼》"一斗"作"二斗"，"二升"作"一升"。成本脱"诸"字。

钱云：麻黄发太阳之汗，以解其在表之寒邪，以附子温少阴之里，以补其命门之真阳，又以细辛之气温味辛，专走少阴

者，以助其辛温发散，三者合用，补散兼施，虽发微汗，无损于阳气矣，故为温经散寒之神剂云。

《伤寒琐言》曰：赵嗣真曰：仲景《太阳篇》云：病发热头痛，脉反沉，身体疼痛，当救其里，宜四逆汤。《少阴篇》云：少阴病，始得之，反发热，脉沉者，麻黄附子细辛汤。均是发热脉沉，以其头痛，故属太阳。阳证脉当浮，而反不能浮者，以里久虚寒，正气衰微，又身体疼痛，故宜救里，使正气内强，逼邪外出，而干姜、附子，亦能出汗而散。假令里不虚寒而脉浮，则正属太阳麻黄证矣。均是脉沉发热，以无头痛，故名少阴病。阴病当无热，今反热，寒邪在表，未全传里，但皮肤郁闭为热，故用麻黄、细辛以发表热，附子以温少阴之经。假使寒邪入里，外必无热，当见吐利厥逆等症，而正属少阴四逆汤症矣。由此观之，表邪浮浅，发热之反犹轻，正气衰微，脉沉之反为重，此四逆汤，不为不重于麻黄附子细辛矣。又可见熟附配麻黄，发中有补，生附配干姜，补中有发，仲景之旨微矣。

《十便良方》：《指迷方》：附子细辛汤，头痛者，谓痛连脑户，或但头额与眉相引，如风所吹，如水所湿，遇风寒则极，常欲得热物熨，此由风寒客于足太阳之经，随经入脑，搏于正气，其脉微弦而紧，谓之风冷头痛，于本方加川芎、生姜。

《医贯》曰：有头痛连脑者，此系少阴伤寒，宜本方，不可不知。

《医经会解》曰：若少阴证，脉沉欲寐，始得之，发热肢厥，无汗，为表病里和，当用正方，缓以汗之。若见二便闭涩，或泻赤水，谓之有表复有里，宜去麻黄，名附子细辛汤，仍随各脏见证加药。房欲后伤寒者，多患前证。

《张氏医通》曰：暴哑声不出，咽痛异常，卒然而起，或欲咳而不能咳，或无痰，或清痰上溢，脉多弦紧，或数疾无伦，此大寒犯肾也，麻黄附子细辛汤温之，并以蜜制附子噙之，慎不可轻用寒凉之剂。又云：脚气冷痹恶风者，非术、附、麻黄并用，必不能开，麻黄附子细辛汤加桂枝、白术。

铁樵按：以上文为例，则知麻黄之证，为荣气未竭，可以急救之候。此证江浙绝少，两湖常见，古人以南北为言，其说非是。鄙意以为是水土有厚薄之故，即所谓海洋国与大陆国之辨。以浙江与湖南一比较，则有显然不可诬者，杭嘉湖宁绍台各区域，河岸与水平相去不过数尺，而湖南衡阳湘潭间，湘江两岸高数十丈，地层土色，历历可辨，此与疾病用药，断非无关系者。本方麻黄、细辛各二两，照世补斋所考定者，每古量一两，当今七分六厘，是麻黄、细辛各得钱半，此断非江浙人所能任者，而在湖南实不足为异，方中用麻黄三钱，细辛钱半，乃习见不鲜之事。故今之儒医，读古书、用经方，往往用药奇重，以《伤寒论》之药量，施之江苏人之病者，皆妄也。《伤寒大白》不知此故，谓仲景方只能用之北方，欲将长沙移至黄河以北，几何不令人齿冷，而水土厚薄之故，卒鲜有注意者。鄙意麻黄附子细辛汤、麻黄附子甘草汤，在两湖确有此等病，在江浙可谓竟无此等病，所以然之故，土厚固然，水亦不同。湘沅襄河及长江上游，其水均从万山中来，夹有阴寒之气。湖北竹山谷城等处，山居之人，多患喉瘿。湖南非辣椒苦瓜，不足以燥脾胃，四川医生用药动以两计，皆因此故。吾侪但精研病理，心知其故，自能因物付物，因方为珪，遇圆成璧。执中无权，造为曲说，拘墟之见，不足与言医也。

少阴病，得之二三日，麻黄附子甘草汤微发汗。以二三日无证，故微发汗也。《玉函》《全书》"证"前有"里"字，方本以下并同。盖原文系于遗脱，当补入焉。

周云：按，此条当与前条合看，补出"无里证"三字，知前条原无吐利躁渴里证也。前条已有"反发热"三字，而此条专言无里证，知此条亦有发热表证也。少阴证见，当用附子，太阳热见，可用麻黄，已为定法，但易细辛以甘草，其义安在？只因得之二三日，津液渐耗，比始得者不同，故去细辛之辛散，益以甘草之甘和，相机施治，分毫不爽耳。

程云：既云微发汗矣，仍用"以"字、"故"字推原之，足见郑重之意。

柯云：要知此条是微恶寒、微发热，故微发汗也。

《鉴》云：此二证皆未曰无汗，非仲景略之也，以阴不得有汗，不须言也。

麻黄附子甘草汤方

麻黄二两，去节　甘草二两，炙　附子一枚，炮去皮，破八片

上三味，以水七升，先煮麻黄一两沸，去上沫，纳诸药，煮取三升，去滓，温服一升，日三服。《玉函》《千金翼》"三升"作"二升半"，"一升"作"八合"。

周云：但言无里证，则有反发热之表在可知矣。易细辛以甘草者，因二三日其势缓，故甘草亦取其缓也。设兼见呕利一二里证，专主救里，在太阳已然，况少阴乎！

少阴病，得之二三日以上，心中烦，不得卧，黄连阿胶汤主之。《千金翼》"卧"后有"者"字，《外台》同。

成云：《脉经》曰：风伤阳，寒伤阴。少阴受病，则得之于寒，二三日以上，寒极变热之时，热烦于内，心中烦不得卧也，与黄连阿胶汤，扶阴散热。

知云：二三日，邪在少阴，四五日，已转属阳明，故无呕利厥逆诸证。而心烦不得卧者，是阳明之热内扰少阴，故不欲寐也，当以解热滋阴为主治也。

周云：气并于阴则寐，故少阴多寐，今反不得卧，明是热邪入里劫阴，故使心烦，遂不卧也。二三日以上，该以后之日而言之也。

舒云：外邪挟火而动者，心烦不眠，肌肤煤①燥，神气衰减，小便短而咽中干，法主黄连阿胶汤，分解其热，润泽其枯。此条挈证未全，疑有缺文。

黄连阿胶汤方

黄连四两　黄芩二两。成本、《玉函》《千金翼》《外台》作一两　芍药二两　鸡子黄三两　阿胶三两。一云三挺。《千金翼》作"三挺"，《外台》作"三片"

上五味，以水六升，先煮三物，取二升，去滓，纳胶烊尽，小冷，纳鸡子黄，搅令相得，温服七合，日三服。"水六升"，成本、《玉函》作"五升"。

柯云：此少阴之泻心汤也。凡泻心，必藉连、芩而导引，有阴阳之别。病在三阳，胃中不和，而心下痞硬者，虚则加参、甘补之，实则加大黄下之。病在少阴，而心中烦不得卧者，既不得用参、甘以助阳，亦不得用大黄以伤胃也，故用芩、连以直折心火，用阿胶以补肾阴。鸡子黄佐芩、连，于泻心中补心血；芍药佐阿胶，于补阴中敛阴气。斯则心肾交合，水升火降，是以扶阴泻阳之方而变为滋阴和阳之剂也。

吴云：此汤本治少阴温热之证，以其阳邪暴虐，伤犯真阴，故二三日以上，便见心烦不得卧，所以始病之际，即用芩、连大寒之药，兼芍药、阿胶、鸡子黄以滋养阴血也。然伤寒六七日后，热传少阴，

——————
① 煤：干燥；热。

伤其阴血者，亦可取用，与阳明腑实用承气汤法。虽虚实补泻悬殊，而祛热救阴之意则一耳。《肘后方》：时气瘥后，虚烦不得眠，眼中疼痛，懊憹，黄连四两，芍药二两，黄芩一两，阿胶三小挺，水六升，煮取三升，分三服，亦可内鸡子黄二枚。

少阴病，得之一二日，口中和，其背恶寒者，当灸之，附子汤主之。《脉经》无"附子汤主之"五字。

魏云："少阴病"三字中，该脉沉细而微之诊，见但欲寐之证，却不发热，而单背恶寒，此少阴里证之确据也。

成云：少阴客热，则口燥舌干而渴，口中和者，不苦不燥，是无热也。背为阳，背恶寒者，阳气弱，阴气胜也。经曰：无热恶寒者，发于阴也。灸之，助阳消阴；与附子汤，温经散寒。

王云：背恶寒者，阴寒气盛，此条是也。又或阳气内陷，有背恶寒者，经所谓"伤寒无大热，口燥渴，心烦，背微恶寒，白虎加人参汤主之"是也。一为阴寒气盛，一为阳气内陷，当于口中润燥辨之。

汪云：《补亡论》常器之云：当灸膈俞、关元穴，背俞第三行。按：第三行者当是膈关，非膈俞也。《图经》云：膈、关二穴，在第七椎下，两旁相去各三寸陷中，正坐取之，足太阳气脉所发，专治背恶寒，脊强，俯仰难，可灸五壮。盖少阴中寒，必由太阳而入，故宜灸其穴也。又关元一穴，在腹部中行，脐下三寸，足三阴任脉之会，灸之者，是温其里，以助其元气也。

钱云：灸之谓灸少阴之脉穴，如涌泉、然谷、太溪、复溜、阴谷等井荣输经合，即《三部九候论》之所谓"下部地，足少阴也"。王注云：谓肾脉，在足内踝后跟骨上陷中，太溪之分，动脉应手者是也。灸之者，所以温少阴之经也。

附子汤方

附子二枚，炮去皮，破八片。成本、方本诸本脱"炮"字，只志聪、锡驹本有"炮"字　茯苓三两　人参二两　白术四两　芍药三两

上五味，以水八升，煮取三升，去滓，温服一升，日三服。

柯云：此大温大补之方，乃正治伤寒之药，为少阴固本御邪第一之剂也，与真武汤似同而实异，倍术、附去姜加参，是温补以壮元阳。真武汤还是温散而利肾水也。

汪云：武陵陈氏曰：四逆诸方，皆有附子，于此独名附子汤，其义重在附子，他方皆附子一枚，此方两枚，可见也。附子之用不多，则其力岂能兼散表里之寒哉？邪之所凑，其气必虚，参、术、茯苓皆甘温益气，以补卫气之虚，辛热与温补相合，则气可益而邪可散矣。既用附子之辛烈，而又用芍药者以敛阴气，使卫中之邪不遽全进于阴耳。

《千金方》：附子汤，治湿痹缓风，身体疼痛如欲折，肉如锥刺刀割，于本方加桂心、甘草。丹按：此据下条证转用者。

少阴病，身体痛，手足寒，骨节痛，脉沉者，附子汤主之。《玉函》注：沉，一作微。

钱云：身体骨节痛，乃太阳寒伤营之表证也，然在太阳则脉紧，而无手足寒之证，故有麻黄汤发汗之治。此以脉沉而手足寒，则知寒邪过盛，阳气不流，营阴滞涩，故身体骨节皆痛耳。且四肢为诸阳之本，阳虚不能充实于四肢，所以手足寒，此皆沉脉之见证也，故以附子汤主之，以温补其虚寒也。即此推之，《太阳篇》之发汗病不解，虚故也，以芍药甘草附子

汤；及发汗后，身疼痛，脉沉迟者，桂枝加芍药生姜人参新加汤主之者，皆汗多亡阳，阴盛阳虚之证，即此义也。

少阴病，下利便脓血者，桃花汤主之。方本"利"作"痢"，注云：古利无"疒"。疒，后人所加。

成云：阳病下利，便脓血者，协热也。少阴病，下利便脓血者，下焦不约而里寒也，与桃花汤，固下散寒。

汪云：此条乃少阴中寒，即成下利之证。下利便脓血，协热者多，今言少阴病下利，必脉微细，但欲寐，而复下利也。下利日久，至便脓血，乃里寒而滑脱也。

钱云：见少阴证而下利，为阴寒之邪在里。湿滞下焦，大肠受伤，故皮坼血滞，变为脓血，滑利下脱，故以温中固脱之桃花汤主之。

丹云：按，此条证，喻氏、柯氏、魏氏、周氏、《金鉴》并为传经热邪之所致，大乖经旨，钱氏辨之详矣，见下条注。柯氏以症治疏略删去。

桃花汤方

赤石脂一斤，一半全用，一半筛末　干姜一两　粳米一升

上三味，以水七升，煮米令熟，去滓，温服七合。纳赤石脂末方寸匕，日三服。若一服愈，余勿服。《金匮》《千金翼》"温"后无"服"字。《千金翼》"去"前有"汤成"二字。

成云：涩可去脱，赤石脂之涩，以固肠胃；辛以散之，干姜之辛，以散里寒；粳米之甘，以补正气。

印云：石脂，色如桃花，故名桃花汤，或曰即桃花石。

吴云：服时又必加末方寸匕，留滞以沾肠胃也。

丹云：按，柯氏云：名桃花者，春和之义，非徒以色言耳。王子接云：桃花

汤，非名其色也，肾脏阳虚用之，一若寒谷有阳和之致，故名。二说并凿矣。

《金匮要略》：下利便脓血者，桃花汤主之。

《医方集解》：昂按，此症成氏以为寒，而吴鹤皋、王肯堂皆以为热。窃谓便脓血者，固多属热，然岂无下焦虚寒，肠胃不固，而亦便脓血者乎？若以此为传经热邪，仲景当用寒剂以彻其热，而反用石脂固涩之药，使热闭于内而不得泄，岂非关门养盗，自贻伊戚也耶？观仲景之治协热利，如甘草泻心、生姜泻心、白头翁等汤，皆用芩、连、黄柏，而治下焦虚寒下利者，用赤石脂禹余粮汤，比类以观，斯可见矣。此症乃因虚以见寒，非大寒者，故不必用热药，惟用甘辛温之剂以镇固之耳。本草言石脂性温，能益气调中固下，未闻寒能损胃也。

《肘后方》：疗伤寒若下脓血者，赤石脂汤方。赤石脂二两，碎，干姜二两，切，附子一两，炮破。上三味，以水五升，煮取三升，去滓，温分三服。脐下痛者，加当归一两，芍药二两，用水六升。

《千金方》：桃花圆，治下冷，脐下搅痛。干姜、赤石脂各十两。上二味，蜜丸如豌豆，服十丸，日三服，加至二十丸。

《和剂局方》：桃花圆，治肠胃虚弱，冷气乘之，脐腹搅痛，下利纯白，或冷热相搏，赤白相杂，肠滑不禁，日夜无度。方同上，只面和为丸为异。

《千金翼》：干姜丸，主胃中冷，不能食，或食已不消。方，干姜十两，赤石脂六两，上捣筛为末，炼蜜为丸如梧子，服十丸，日三。

《外台秘要》：崔氏疗伤寒后，赤白滞下无数，阮氏桃华汤方：赤石脂八两，冷多白滞者加四两；粳米一升；干姜四两，冷多白滞者加四两，切。上三味，以

水一斗，煮米熟，汤成，去滓。服一升。不瘥，复作，热多则带赤，冷多则带白。

铁樵按：桃花汤之用在兜塞，兜塞云者，谓滑脱之利，肛门不能自禁者，此汤可以兜塞，准此推论，桃花汤乃治久利，非治暴利。暴利无滑脱者，便脓血，即后世所谓痢疾，如注家所言，似乎少阴便脓血，是伤寒中有此一种病候，与痢疾为两件事者，其说最是误人。钱说谓大肠受伤，皮坼血滞，更与肠穿孔无别。成注"阳症便脓血为协热，阴症便脓血为里寒，与桃花汤固下散寒"云云，亦尚与实际未能吻合。后之学者，读此等注释，总不能胸中了了，言下无疑。今就吾经验所得，径直爽快说，俾后人有所遵循，旧说当用快刀切乱麻手段，扫而空之，庶几省却无数纠葛，然犹存旧说而不废者，恐吾万一自以为是，有谬误而不自知，不废旧说，所以资比较，明是非，著书体例，自古如此也。拙说如下。

肠风便血，其血有厚有薄，有鲜红有带紫，亦有枯黑如焦炭者，凡此等皆属肠壁出血。似虽属肠壁出血，并非壁膜破裂，乃肠壁上患外疡，如鼠乳状物，其中通血管，其顶有孔，血满则放射如注，血竭则暂时闭塞，故患此者，恒数月或数十日一发。此疮以地位所在而异其病名，在肛门者曰外痔，在直肠者曰内痔，在大小肠者曰肠风，其血皆不胶黏。痢疾之为病，乃肠壁之油膜随粪而下，其原因为气不能举。气不能举，大肠、直肠皆肥肿，肛门则塞，努力迫之使下，初起粪与油膜中黏液并下，既而粪反不下，专下黏液，故肠部疠痛而里急后重。所下色白如涕者，油膜分泌之黏液也，其有红白并下者，微丝血管中渗出之血，与黏液混合也，无论红白，皆胶黏如涕，即《伤寒论》所谓脓血也。此病初起属有余，属

热属阳，白头翁最效。川连、黄柏所以解热，亦所以燥湿，秦皮所以止痛，白头翁因气下坠，举之使上升也。继而正气渐衰，则为不足，为虚，为阴寒证，为滑脱，桃花汤最效。赤石脂固涩，使不滑脱，干姜祛寒即所以止泻，粳米所以存谷气也。于此有一事当知者，滑脱之证，就今日经验言之，多胶黏黄液，色透明如玻璃，虽桃花汤可救，然既辨明为真确之阴证，当与附子并服，否则不效。又当注意其血色、呼吸、目光、脉象种种无败象者，方可救十之七八，否则不治。即无败象，既见滑脱，即是败证，亦难十全。此则与仲景所言不同。又滑脱虽略瘥，若见黑粪，其中有星星血点者，即是肠穿孔，例在不救。其有非胶黏之鲜血并下者，尤其是肠穿孔确证，虽其他现象甚好，亦死。此则为桃花汤后一步事，为《伤寒论》所未言者，皆初学所不可知者也。

少阴病，二三日至四五日，腹痛，小便不利，下利不止，便脓血者，桃花汤主之。《全书》"痛"作"满"。"止"后《玉函》有"而"字。

成云：二三日以至四五日，寒邪入里深也。腹痛者，里寒也。小便不利者，水谷不别也。下利不止，便脓血者，肠胃虚弱，下焦不固也。与桃花汤，固肠止利也。

钱云：二三日至四五日，阴邪在里，气滞肠间，故腹痛也。下焦无火，气化不行，故小便不利，且下利不止，则小便随大便而频去，不得潴蓄于膀胱，而小便不得分利也。下利不止，气虚不固，而大肠滑脱也。便脓血者，邪在下焦，气滞不流，而大肠伤损也。此属阴寒虚利，故以涩滑固脱、温中补虚之桃花汤主之。

汪云：少阴里寒便脓血，所下之物，其色必黯而不鲜，乃肾受寒湿之邪，水谷之津液为其凝泣，酝酿于肠胃之中而为脓

血，非若火性急速而色鲜明。盖冰伏已久，其色黯黑，其气不臭，其人必脉微细，神气静而腹不甚痛，喜就温暖，欲得手按之，腹痛即止，斯为少阴寒利之征。

丹云：按，钱氏云：腹痛，小便不利，下利不止，便脓血者，痢疾也。自成氏以来，凡注皆为里寒，惟《尚论》为少阴热邪，若果热邪填塞胃中，如何可用干姜之辛热以散之？似属背理。恐指为寒邪者，未为大误，指为热邪者，反贻误后人不少矣。若以干姜为误，其误当责之立法之仲景矣。但观痢证，有用大黄、黄连而愈者，有用干姜、肉果、人参、附子而愈者，皆非明证邪？此论可谓能得经旨矣。《千金》诸书所用，亦皆不过治寒以热之意尔。况《名医别录》：赤石脂，酸辛大温，无毒，治肠澼下利赤白。亦复一证矣。

少阴病，下利便脓血者，可刺。

钱云：邪入少阴而下利，则下焦壅滞而不流行，气血腐化，而为脓血，故可刺之以泄其邪，通行其脉络，则其病可已。不曰刺何经穴者，盖刺少阴之井荥俞经合也，其所以不言者，以良工必知之熟矣，故不必赘也。

张云：先下利日久，而后便脓血，则用桃花汤。若不先下利，而下利便脓血，则可刺经穴，若刺经穴不愈，则当从事白头翁汤。设更咽干心烦，不得眠，则又须黄连阿胶汤，为合法也。

汪云：《补亡论》常器之云：可刺幽门、交信。

丹云：此条证与"少阴病八九日，一身手足尽热者，以热在膀胱，必便血也"正相同，乃是热迫血分，而便脓血者，钱注为是。方氏则为里寒滑脱证，汪氏则亦改"刺"字作"灸"字，并误矣。

少阴病，吐利，手足逆冷，烦躁欲死者，吴茱萸汤主之。"利"后，《玉函》有"而"字。逆，成本作"厥"，诸本同，惟志聪、《金鉴》作"逆"。

钱云：吐利，阴证之本证也。或但吐或但利者犹可，若寒邪伤胃，上逆而吐，下攻而利，乃至手足厥冷，盖四肢皆禀气于胃，而为诸阳之本，阴邪纵肆，胃阳衰败而不守，阴阳不相顺接而厥逆，阳受阴迫而烦，阴盛格阳而躁，且烦躁甚，而至于欲死，故用吴茱萸之辛苦温热，以泄其厥气之逆，而温中散寒。盖茱萸气辛味辣，性热而臭臊，气味皆厚，为厥阴之专药，然温中解寒，又为三阴并用之药，更以甘和补气之人参，以补吐利虚损之胃气，又宣之以辛散止呕之生姜，和之以甘缓益脾之大枣，为阴经急救之方也。

喻云：吐利厥冷，而至于烦躁欲死，肾中之阴气上逆，将成危候，故用吴茱萸以下其逆气，而用人参、姜、枣以厚土，则阴气不复上干矣。

丹云：吴茱萸汤之用有三：阳明食谷欲呕用之，少阴吐利用之，厥阴干呕吐涎沫者亦用之。要皆以呕吐逆气为主，与四逆汤之吐利厥逆自异。

铁樵按：吴茱萸乃肝胃药，故阳明、厥阴皆用之。吴茱萸之功效专能止呕，其止呕之理由，能使胃气上逆者下降，肝气怫郁者条达，论至其真相，当纯粹是医化学作用。肝郁则失职，胆汁分泌少，郁逆能复常，则胆汁分泌多，胃得胆汁则消化良而气不上逆，故呕止。本条之四逆、烦躁、吐利，只是一"寒"字，寒在中脘，上吐者，下必利，中权失职故也。然此是脾胃病，因寒而躁，是阴躁，阴躁却是少阴。

少阴病，下利，咽痛，胸满，心烦，猪肤汤主之。"烦"后成本有"者"字。

程云：下利虽是阴邪，咽痛实为急

候，况兼胸满心烦，谁不曰急则治标哉！然究其由来，实是阴中阳乏，液从下溜而不能上蒸，故有此，只宜猪肤汤，润以滋其土，而苦寒在所禁也。虽是润剂，却加白粉，少阴经所重者，趺阳也。

丹云：此条证，成氏以降，诸家并以为阳经传入之热邪，特柯氏与程氏同义，若果为热邪，则宜用苦寒清热之品，明是不过阴证治标之药耳。

猪肤汤方

猪肤一斤

上一味，以水一斗，煮取五升，去滓，加白蜜一升，白粉五合，熬香，和令相得，温分六服。成本、《玉函》脱"令"字。

周云：猪肤，王以为猪皮，吴以为燖①猪时刮下黑肤，二说不同。考《礼运》疏云：革，肤内厚皮也。肤，革外厚皮也。由斯以言，则吴说为是，洵是浅肤之义。丹云：此说出于《本草纲目》引汪机《会编》。

钱云：猪肤一味，方中向未注明。如吴绶谓"燖猪时刮下黑肤也"；方有执谓"既谓肤，当以燖猪时所起之皮外毛根之薄肤为是"；王好古以为猪皮；《尚论》云：若以为燖猪皮外毛根薄肤，则签劣无力，且与熬香之说不符，但以外皮去其内层之肥白为是。若果以燖猪时毛根薄肤，则薄过于纸，且与垢腻同下，熬之有何香味？以意度之，必是毛根深入之皮，尚可称肤。试观刮去毛根薄肤，毛断处，毛根尚存皮内，所谓皮之去内层，极为允当。盖以猪为北方之水畜，肤近毛根，取其色黑，而走肾滋肾。

吴云：猪肤，但当取厚皮，汤泡去肥白油，刮取皮上一层白腻者为是。

徐云：白粉，白米粉。

舒云：取猪皮一斤，内去油，外去毛，刮净白者。

丹云：猪肤，诸说纷纷，未知孰是。《活人指掌》：猪肤，诸家所论不同。庞安时云：去膜。如此论之，即猪膊膏也。肤上安得有膜？或有用猪皮者，兼本草中不载猪肤，但云燖猪汤，解诸毒，疑可用燖猪皮上黑肤也。所以言肤者，肌肤之义。《礼·内则》"麇肤鱼醢"，注"肤，切肉也"。贾疏不大明，亦他书无所考。《外台》深师贴喉膏、《集验》乌扇膏，并用猪膏脂治喉痛，则姑用皮上白腻者，于理为是。当博考。

《活人指掌》云：英粉，白粉，即米粉也。丹按：钱氏以白粉为粟米粉，非也。

《张氏医通》：徐君育素禀阴虚多火，且有脾约便血证，十月间患冬温，发热咽痛，里医用麻仁、杏仁、半夏、枳、橘之属，遂喘逆倚息，不得卧，声飒如哑，头面赤热，手足逆冷，右手寸关虚大微数，此热伤手太阴气分也，与葳蕤、甘草等药不应，为制猪肤汤一瓯，令隔汤顿热，不时挑服，三日声清，终剂而痛如失。

《本经逢原》：猪肤者，皮上白膏是也。取其咸寒入肾，用以调阴散热，故仲景治少阴病下利咽痛，胸满心烦，有猪肤汤。予尝用之，其效最捷。

铁樵按：此条实所未达。心烦下痢亦是寒证，心烦下利而咽痛，则上下气乱也。阳衰于下，阴涸于上，故咽痛，与猩红热咽痛迥然不同，用附、桂必效。猪肤性味如何，既未达亦未用过，不敢妄说。各注互歧，皆臆说，《医通》一案，又非少阴咽痛，皆不可为训，不如阙疑。

少阴病二三日，咽痛者，可与甘草汤。不瘥，与桔梗汤。成本、《玉函》"瘥"后

① 燖：用开水去毛。晁补之《猪齿曰化佛赞》："扬扬燖毛，毛需弥聚。"

有"者"字。

程云：若咽痛而不兼下利，则自无胸满心烦之证，虽不由于肾寒上逆，然只热客少阴之标，而无关脏本。若寒则犯本，不可用也，只宜甘草缓之。不瘥者，经气阻而不通也，加苦梗以开之。喻嘉言曰：此在二三日，他证未具，故用之，若五六日，则少阴之下利呕逆，诸证蜂起，此法并未可用矣。

甘草汤方

甘草二两

上一味，以水三升，煮取一升半，去滓，温服七合，日二服。二服，《外台》作"三服"。

桔梗汤方

桔梗一两 甘草二两。《外台》作"三两"

上二味，以水三升，煮取一升，去滓，温分再服。温分，成本、《玉函》《千金翼》作"分温"。

汪云：经中客热，故咽痛，用甘草汤者，甘以发其热，缓其痛也。服汤后不瘥者，与桔梗汤，即于甘草汤内加桔梗，以开提其邪，邪散则少阴之气自和矣。

钱云：桔梗乃苦桔梗，非甜桔梗也。

徐云：甘草一味单行，最能和阴，而清冲任之热，每见生便痈者，骤煎四两，顿服立愈，则其能清少阴客热可知，所以为咽痛专方也。

锡云：聂乾庵曰：后人以甘桔通治咽喉诸病，本诸于此。

志云：按：本论汤方，甘草俱炙，炙则助脾土而守中，惟此生用，生则和经脉而流通，学人不可以其近而忽之也。

丹云：单味甘草汤，功用颇多。《玉函经》：治小儿撮口发噤，用生甘草二钱半，水一盏，煎六分，温服，令吐痰涎，后以乳汁点儿口中。《千金方》：甘草汤治肺痿涎唾多，心中温温液液者。又：凡

服汤，呕逆不入腹者，先以甘草三两，水三升，煮取二升，服之得吐，但服之不吐益佳，消息定，然后服余汤即流利，更不吐也，此类不遑枚举也。《金匮要略》：咳而胸满，振寒脉数，咽干不渴，时出浊唾腥臭，久久吐脓如米粥者，为肺痈，桔梗汤主之。即本方。

《肘后方》：治喉痹，传用神效方。桔梗、炙甘草各一两，上二味，切，以水一升，煮取服即消，有脓即出。

《圣惠方》：治喉痹肿痛，饮食不下，宜服此方。桔梗一两，去芦头；甘草一两，生用。上件药，都剉，以水二大盏，煎至一大盏，去滓，分为二服。服后有脓出，即消。

《和剂局方》：如圣汤，治风热毒气上攻咽喉，咽痛喉痹，肿塞妨闷，及肺壅咳嗽，咯唾脓血，胸满振寒，咽干不渴，时出浊沫，气息腥臭，久久吐脓，状如米粥。又治伤寒咽痛。即本方。

《圣济总录》：散毒汤，治喉痹肿塞，用桔梗、甘草各二两。

又桔梗汤，治咽喉生疮疼痛，于本方加恶实微炒，各一两，竹叶十片。

《小儿方诀》：甘桔散，治涎热咽喉不利，甘草，炒二两，桔梗，一两，米泔浸一宿，焙干用。上为末，每服大二钱，水一盏，入阿胶半片，炮过，煎至五分，食后温服。

《三因方》：荆芥汤，治风热肺壅，咽喉肿痛，语声不出，喉中如有物哽，咽之则痛甚，于桔梗汤内加荆芥穗，《济生》名三神汤。

《直指》：保安炙甘草方，痈疽漏疮，通用神妙。粉草，以山泉溪涧长流水一小碗，徐蘸水，漫火炙，水尽为度，秤一两。上剉粗末，用醇酒三碗，煎二碗，空心随意温服，最活血消毒。

又诸痈疽、大便秘方，甘草，生一两，上剉碎，井水浓煎，入酒调服，能疏导恶物。

又乳痈初肿方，甘草，生二钱，炙二钱，粗末，分两次，新水煎服，即令人吮乳。

又生姜甘桔汤，治痈疽诸发，毒气上冲，咽喉胸膈窒塞不利，于本方加生姜。

《御药院方》：甘草汤，治胸中结气，咽喉不利，下一切气，于本方加杏仁二两。

《经验秘方》：治喉咽郁结，声音不闻，大名安提举神效方。于桔梗汤内加诃子，各等分，生熟亦各半，为细末，食后沸汤调服，又名铁叫子如圣汤。

《施圆端效方》：橘甘汤，治咽喉噎塞堵闭，咳咯脓或血，于桔梗汤内加橘皮、半夏、生姜，水煎服。

《备预百要方》：喉闭，饮食不通欲死方，即桔梗汤。兼治马喉痹。马项长，故凡痹在项内不见处，深明连腋，壮热吐气数者，是也。

《医垒元戎》：仲景甘桔汤例，仁宗御名如圣汤，治少阴咽痛。炙甘草一两，桔梗三两，上为粗末，水煎，加生姜煎亦可。一法，加诃子皮二钱，煎，去渣饮清，名诃子散，治失音无声。如咳逆上气者，加陈皮；如涎嗽者，加知母、贝母；如酒毒者，加葛根；如少气者，加人参、麦门冬；如唾脓血者，加紫菀；如疫毒肿者，加黍粘子、大黄；如咳渴者，加五味子；如呕者，加生姜、半夏；如目赤者，加栀子、大黄；如胸膈不利者，加枳壳；如不得眠者，加栀子；如心胸痞者，加枳实；如肤痛者，加黄芪；如面目肿者，加茯苓；如咽痛者，加黍粘子、竹茹；如肺痿者，加阿胶能续气；如发狂者，加防风、荆芥；如声不出者，加半夏。

《薛氏医案》：武选汪用之，饮食起居失宜，咳嗽吐痰，用化痰发散之药，时仲夏，脉洪数无力，胸满面赤，吐痰腥臭，汗出不止。余曰：水泛为痰之证，而用前剂，是谓重亡津液，得非肺痈乎？不信仍服前药，翌日果吐脓，脉数，左寸右寸为甚，始信。用桔梗汤一剂，脓、数顿止，再剂全止，面色顿白，仍以忧惶，余曰：此证面白脉涩，不治自愈。又用前药一剂，佐以六味丸，治之而愈。

铁樵按：既是少阴咽痛，当有少阴见证，如云冠以"少阴病"三字，即有蜷卧、但欲寐、脉微细诸见症在，则甘草、桔梗，恐无济于事，疑原文有脱漏。就学理言之，咽痛而属之少阴者，以少阴之经行经咽喉之故。足少阴直者，属肾贯肝膈，入肺循喉头，挟舌本；手少阴支者，从心系上喉系瞳子。肾病属寒，心病属热，故凡病见阴虚而热诸证象，咽喉痛而目眊者，知其为手少阴咽痛，见阳虚而寒诸证象，咽痛而舌强者，知其为足少阴咽痛。寒当温，热当凉，如此方头头是道，今原文咽痛之外，仅有"少阴病"三字，教人何所遵循？各注无一不模棱，无语非曲说，此亦可见自古无有能通下半部伤寒者。

少阴病，咽中伤，生疮，不能语言，声不出者，苦酒汤主之。

钱云：前人以一咽疮而有治法三等之不同，遂至议论纷出。不知其一条咽痛，少阴之邪气轻微，故但以甘桔和之而已。其一条，因经邪未解，痛在咽中，痰热锁闭，故以半夏开豁，桂枝解散。此条则咽已生疮，语言不能，声音不出，邪已深入，阴火已炽，咽已损伤，不必治表，和之无益，故用苦酒汤。以半夏豁其咽之不利，鸡子白以润咽滑窍，且能清气除伏热，皆用开豁润利，收敛下降而已，因终是阴经伏热，虽阴火上逆，决不敢以寒凉用事也。

汪云：或问：仲景言咽痛，咽以咽物，于喉何与，而云语声不出邪？余答云：喉与咽相附，仲景言少阴病热咽痛，而喉咙即在其中。

苦酒汤方

半夏洗破如枣核，十四枚。《玉函》、成本"核"后有"大"字。《神巧万全方》"七个，洗，切，破作十四片" 鸡子一枚，去黄，内上苦酒着鸡子壳中。《玉函》无"上"字，"着"作"于"。《千金翼》"上"后有"好"字

上二味，纳半夏，着苦酒中，以鸡子壳，置刀环中，安火上，令三沸，去滓，少少含咽之，不瘥，更作三剂。《玉函》无"着"字，成本、《玉函》"环"作"钚"。少少，《玉函》作"细"一字。《玉函》无"三剂"二字。《千金翼》"剂"后有"愈"字。《全书》"剂"后有"服之"二字。置刀环中，《圣济总录》作"放剪刀环中"。

钱云：半夏，开上焦痰热之结邪；卵白，清气治伏热；苦酒，味酸，使阴中热淫之气敛降。今之优人，每遇声哑，即以生鸡子白啖之，声音即出，亦此方之遗意也。

《鉴》云：半夏涤涎，蛋清敛疮，苦酒消肿，则咽清而声出也。

丹云：按，《活人书》：苦酒，米醋是也。盖原于《本草》陶注。王氏云：按，苦酒，《本草注》曰醯，而成氏复云苦酒之酸，余则以为名义俱乖，安知酒之味苦者，不可以已咽痛耶？考《本草》，醋也，醯也，苦酒也，并为一物。陶云以有苦味，俗呼苦酒，不知王氏何据有此说。又按，王氏云：上苦酒，"上"字无着落矣，宜较正之。不知"上"是"上好"之谓。《千金翼》作"上好苦酒"，可见耳。

《外台秘要》：《古今录验》：鸡子汤，疗喉痹方。半夏末，方寸匕。上一味，开鸡子头，去中黄白，盛淳苦酒，令小满，纳半夏末着中搅令和鸡子，着刀子环令稳，炭上令沸。药成置杯中，及暖稍咽之，但肿即减。《肘后》文仲同。此与仲景苦酒汤同，半夏不可作末，剖之可也。

《圣惠方》：治咽喉中如有物，咽唾不得，宜服此方。半夏一七枚，破如棋子大，汤洗七遍去滑，上以鸡子一枚，打破其头，出黄白，纳半夏，并入醋于壳中令满，微火煎，去半夏，候冷饮之，即愈。

《圣济总录》：治狗咽，鸡子法，半夏一钱末，姜汁搜为饼子，焙干，研细，鸡子一枚。上二味，先开鸡子头，去黄，又盛苦酒一半，入半夏末壳中，搅令匀，安鸡子，坐于煻灰①火中，慢煎沸熟，取出，后稍冷，就壳，分温三服。

铁樵按：咽中生疮，声不出，自形能言之，参以新生理，确是少阴病。因扁桃腺肾腺相通，声之出，由于声带，声带所以能发声，必藉扁桃腺分泌液汁润之之故，润之则响，失润则枯。观方用鸡子、半夏，亦是润之之意，何以知之？观于患湿病者，往往涎多，而口反渴，肌肤湿疮浸淫，经脉反见劲强，则知腺体失职，便一身之燥湿不能互化。今喉疮暗哑，是必声带虽枯，痰涎反盛，亦一燥湿不能互化之局，故既用鸡子润其燥，复用半夏化其痰。诸家释半夏未能搔着痒处。至于用苦酒，亦自有说，观于肺虚咳嗽之用五味子，即可知苦酒酸敛，大有妙用。此病上海甚少，吾于七八年前两次用此方皆效，惜当时未留底稿，详细病情，今已忘之，不敢妄言，以取罪戾。故特详言其理，此中曲折，断非读死书者所能了解也。

少阴病，咽中痛，半夏散及汤主之。《外台》"咽中"作"咽喉"。

---

① 煻：带火的灰。

《鉴》云：少阴病咽痛者，谓或左或右，一处痛也。咽中痛者，谓咽中皆痛也，较之咽痛而有甚焉，甚则涩缠于咽中，故主以半夏散，散风邪以逐涩也。

半夏散及汤方

半夏洗　桂枝去皮　甘草炙

上三味，等分，分别捣筛，已合治之，白饮和服方寸匕，日三服。若不能散服者，以水一升，煎七沸，纳散两方寸匕，更煮三沸，下火令小冷，少少咽之。半夏有毒，不当散服。上，成本作"已上"两字，《玉函》作"一二"二字，《全书》作"一两"二字。更煮，《玉函》、成本作"更煎"。《玉函》、成本无"半夏有毒不当散服"八字。

钱云：咽中痛，则阳邪较重，故以半夏之辛滑以利咽喉，而开其黏饮，仍用桂枝，以解卫分之风邪，又以甘草和之。

《活人书》曰：半夏桂枝甘草汤，治伏气之病，谓非时有暴寒中人，伏气于少阴经，始不觉病，旬月乃发，脉便微弱，法先咽痛，似伤寒，非咽痹之病，次必下利，始用半夏桂枝甘草汤主之，次四逆散主之。此病只二日便瘥，古方谓之肾伤寒也。即本方作汤，入生姜四片煎服。

铁樵按：此亦腺体失职，因而多痰。仅用半夏治痰，并非甚重要之方法，不过有可用此方之一证耳。观方中用桂枝、甘草，并无少阴药，意不必少阴症，但喉间多痰涩者，亦可用之。

少阴病，下利，白通汤主之。

钱云：下利已多，皆属实在少阴，下焦清阳不升，胃中阳气不守之病，而未有用白通汤者，此条但云下利，而用白通汤者，以上有"少阴病"三字，则知有脉微细、但欲寐、手足厥之少阴证。观下文下利脉微，方与白通汤，则知之矣。利不知，而厥逆无脉，又加猪胆、人尿，则尤知非平常下利矣。盖白通汤，即四逆汤而

以葱易甘草，甘草所以缓阴之逆气，和姜、附而调护中州，葱则辛滑行气，可以通行阳气，而解散寒邪，二者相较，一缓一速，故其治亦颇有缓急之殊也。

丹云：柯氏以此条症治疏略，删去。

白通汤方

葱白四茎　干姜一两　附子一枚，生，去皮，破八片。成本、《玉函》"生"下有"用"字

上三味，以水三升，煮取一升，去滓，分温再服。

方云：用葱白而曰白通者，通其阳，则阴自消也。

《肘后方》：白通汤，疗伤寒泄利不已，口渴不得下食，虚而烦方，即本方用葱白十四茎，干姜半两，更有甘草半两炙。方后云：渴微呕，心下停水者，一方加犀角半两，大良。

少阴病，下利，脉微者，与白通汤。利不止，厥逆无脉，干呕烦者，白通加猪胆汁汤主之。服汤，脉暴出者死，微续者生。

印云：少阴病下利，阴寒在下也。脉微，邪在下，而生阳气微也。故当用白通汤，接在表在上之阳以下济。如利不止，阴气泄而欲下脱矣。干呕而烦，阳无所附，而欲上脱矣。厥逆无脉，阴阳之气，不相交接矣。是当用白通汤以通阳，加水畜[1]之胆，引阴中之阳气以上升，取人尿之能行故道，导阳气以下接，阴阳和而阳气复矣。

方云：暴出，烛欲烬而焱烈也。微续，真阳回而渐复也。

《伤寒类方》曰：暴出，乃药力所迫，药力尽则气仍绝；微续，乃正气自复，故可生也。前云其脉即出者愈，此云

———————

　① 水畜：古代以五行配五种牲畜，猪为水畜。

暴出者死，盖暴出与即出不同。暴出，一时出尽；即出，言服药后，少顷即徐徐微续也。须善会之。

白通加猪胆汁汤方

葱白四茎　干姜一两　附子一枚生去皮破八片。"生"下宗印及锡驹本有"用"字，是　人尿五合　猪胆汁一合

上五味，以水三升，煮取一升，去滓，纳胆汁、人尿，和令相得，分温再服。若无胆，亦可用。成本"上"作"已上"二字，"五味"作"三味"，并非也。

志云：始焉下利，继则利不止，始焉脉微，继则厥逆无脉，更兼干呕心烦者，乃阴阳水火并竭，不相交济，故以白通加猪胆汁汤。夫猪，乃水畜，胆具精汁，可以滋少阴而济其烦呕。人尿，乃入胃之饮，水精四布，五经并行，可以资中土而和其厥逆，中土相济，则烦呕自除。

汪云：按，方后云"若无胆亦可用"，则知所重在人尿，方当名"白通加人尿汤"始妥。

铁樵按：白通汤与白通加猪胆汁汤，皆与厥阴相通，说详《厥阴篇》。人尿、猪胆汁，为物不同，其用则同，皆取其降也，胃之所以能消化，赖有胆汁输入，人之所以异于禽兽者，在知识不在躯体，若论躯体，同是血肉，相去甚微，故猪胆入药，可以降胃气。然则不但猪胆，鸡与牛之胆似亦在可用之列。人尿之理，详杂病栏吐血讲义中。

少阴病，二三日不已，至四五日，腹痛，小便不利，四肢沉重疼痛，自下利者，此为有水气。其人或咳，或小便利，或下利，或呕者，真武汤主之。"自下利"《玉函》作"而利"，"利"后无"者"字，"小便利"作"小便自利"。《千金》及《翼》"真武汤"作"玄武汤"。

《鉴》云：论中心下有水气，发热有汗，烦渴引饮，小便不利者，属太阳中风，五苓散证也。发热无汗，干呕不渴，小便不利者，属太阳伤寒，小青龙汤证也。今少阴病，二三日不已，至四五日，腹痛下利，阴寒深矣。设小便利，是纯寒而无水，乃附子汤证也。今小便不利，或咳或呕，此为阴寒兼有水气之证，故水寒之气，外攻于表，则四肢沉重疼痛，内盛于里，则腹痛自利也。水气停于上焦胸肺，则咳喘而不能卧；停于中焦胃腑，则呕而或下利；停于下焦膀胱，则小便不利，而或少腹满。种种诸证，总不外乎阴寒之水，而不用五苓者，以非表热之饮也，不用小青龙者，以非表寒之饮也，故惟主以真武汤，温寒以制水也。

汪云：或下利者，谓前自下利，系二三日之证，此必是前未尝下利，指四五日后始下利者而言。

真武汤方

茯苓三两　芍药三两　白术二两。《外台》作三两　生姜三两，切　附子一枚，炮去皮，破八片

上五味，以水八升，煮取三升，去滓，温服七合，日三服。若咳者，加五味子半升，细辛一两，干姜一两；若小便利者，去茯苓；若下利者，去芍药，加干姜二两；若呕者，去附子，加生姜足前为半斤。《外台》"五味"后有"切"字。成本"细辛"后无"一两"二字，"干姜"后有"各"字。《千金翼》"半斤"后有"利不止便脓血者，宜桃花汤"十一字。

张云：此方本治少阴病水饮内结，所以首推术、附，兼茯苓、生姜之运脾渗水为务，此人所易明也。至用芍药之微旨，非圣人不能。盖此证虽曰少阴，本病而实缘水饮内结，所以腹痛自利，四肢疼重，而小便反不利也。若极虚极寒，则小便必清白无禁矣，安有反不利之理哉？则知其

人不但真阳不足，真阴亦已素亏，若不用芍药固护其阴，岂能胜附子之雄烈乎？即如附子汤、桂枝加附子汤、芍药甘草附子汤，皆芍药与附子并用，其温经护营之法，与保阴回阳不殊，后世用药，获仲景心法者几人哉？

知云：白通、通脉、真武，皆为少阴下利而设。白通、四逆，附子皆生用，惟真武一证熟用者。盖附子生用，则温经散寒，炮熟则温中去饮。白通诸汤以通阳为重，真武汤以益阳为先，故用药有轻重之殊。干姜能佐生附以温经，生姜能资熟附以散饮也。

钱云：加减法为后世俗医[①]所增，察其文理纰缪，恶其紫之乱朱，故逐一指摘其误，使学者有所别识云。今以文繁，不录于斯。汪氏引武陵陈氏亦云：加减法系后人所附，而非仲景原文矣。

王氏《易简方》：此药不惟阴证伤寒可服，若虚劳人，憎寒壮热，咳嗽下利，皆宜服之，因易名固阳汤，增损一如前法。今人每见寒热，多用地黄、当归、鹿茸辈补益精血，殊不知此等药味多甘，却欲恋膈，若脾胃大段充实，服之方能滋养，然犹恐因时致伤胃气，胃为仓廪之官，受纳水谷之所，五脏皆取气于胃，所谓精气血气，皆由谷气而生，若用地黄等药，未见其生血，谷气已先有所损矣。孙兆谓"补肾不如补脾"，正谓是也，故莫若以固阳汤，调其寒热，不致伤脾，饮食不减，则气血自生矣。

《直指方》：治少阴肾证，水饮与里寒合而作嗽，腹痛下利，于本方加干姜、细辛、五味子。凡年高气弱久嗽通用，仍间服养正丹。

《医史》朱右撰《撄宁生传》云：宋可与姜，暑月身冷自汗，口干烦躁，欲卧泥水中。伯仁诊其脉，浮而数，沉之豁然

虚散。曰：《素问》云"脉至而从，按之不鼓，诸阳皆然"，此为阴盛隔阳，得之饮食生冷，卧坐风露。煎真武汤冷饮之，一进汗止，再进烦躁去，三进平复如初。余子元病恶寒战栗，持捉不定，两手皆冷汗浸淫，虽厚衣炽火不能解，伯仁即与真武汤，凡用附子六枚。一日病者忽出，人怪之，病者曰：吾不恶寒，即无事矣。或以问伯仁，伯仁曰：其脉两手皆沉微，余无表里证，此体虚受寒，亡阳之极也。初皮表气隧为寒邪壅遏，阳不得伸而然也。是故血隧热壅须用硝、黄，气隧寒壅须用桂、附，阴阳之用不同者，无形有形之异也。

铁樵按：真武证为习见之病，真武汤亦习用之药，证之实验，或小便利句必误，盖真武逐水，断无小便自利而可用此方之理。但观《玉函》亦作"小便自利"，则知讹误已久。后人无有敢持异议者，吾非敢冒不韪而武断，特根据病能药效以纠正之，圣人复起，不能夺也。凡真武证，小便频数短赤，得汤则变为清长，经多次经验，皆如此故也。通常以小便短赤为热，何得予姜、附？则有他种当用姜、附之证据之故，舌苔亦然，是则活法在人。详言之，累牍不能尽，且犯复，读者苟能汇通全部讲义，自能领会。又用芍药，亦不如张氏之说，凡复方皆有刚柔交互作用，舒驰远不知此理，疑桂枝汤中不当有芍药，正与张氏一般见识。注中"真阴亦素亏"句最不妥当，内轻阳破阴消本是连串说下，原无阳虚阴不虚之理，但真阴若素亏，便成阴虚而热之局，岂但不是真武证，并且不能服附子，所以然之故，阳回阴不能副也。若详细言之，亦累

---

① 医：原作"药"。据《皇汉医学丛书》本改。

牍不能尽，且未必说得明白，全在读者自己领会，所谓"能与人规矩，不能使人巧"。

少阴病，下利清谷，里寒外热，手足厥逆，脉微欲绝，身反不恶寒，其人面色赤，或腹痛，或干呕，或咽痛，或利止脉不出者，通脉四逆汤主之。成本、《玉函》"色赤"作"赤色"。"止"后《玉函》有"而"字。

成云：下利清谷，手足厥逆，脉微欲绝，为里寒；身热不恶寒，面色赤，为外热。此阴甚于内，格阳于外，不相通也，与通脉四逆汤散阴通阳。

汪云：武陵陈氏云：里寒外热者，寒甚于里，有阴无阳，而无根失守之火浮越于外也，与通脉四逆汤，以温里散寒。

林云：格，拒格也。亦曰隔阳，阴阳隔离也。又曰戴阳，浮于上如戴也。夫真寒入里，阴气未有不盛者，然其剧不过阳愈微、阴愈盛耳。

通脉四逆汤方

甘草二两，炙。《全书》作"三两" 附子大者一枚，生用，去皮，破八片 干姜三两，强人可四两

上三味，以水三升，煮取一升二合，去滓，分温再服。其脉即出者愈。面色赤者，加葱九茎；腹中痛者，去葱，加芍药二两；呕者，加生姜二两；咽痛者，去芍药，加桔梗一两；利止脉不出者，去桔梗，加人参二两。病皆与方相应者，乃服之。《千金翼》"葱"后有"白"字。《玉函》作"桔梗二两"。《全书》作"人参一两"。成本、《玉函》无"病皆"以后十字。《玉函》无"去葱、去芍药、去桔梗"八字。《千金翼》"乃服"间有"加减"二字。汪氏云：去葱、去芍药、去桔梗，此系衍文。

汪云：武陵陈氏云：通脉四逆，即四逆汤也，其异于四逆者，附子云大，甘草、干姜之分两加重，然有何大异，而加通脉以别之？曰四逆汤者，治四肢逆也。《论》曰：阴阳之气，不相顺接，便为厥。厥者，阳气虚也，故以四逆益真阳，使其气相顺接，而厥逆愈矣。至于里寒之甚者，不独气不相顺接，并脉亦不相顺接，其证更剧，故用四逆汤而制大其剂，如是则能通脉矣。同一药耳，加重则其治不同，命名亦别，方亦灵怪矣哉！

钱云：加减法，揣其词义浅陋，料非仲景本意，何也？原文中，已先具诸或有之证，然后出方立治，则一通脉四逆汤，其证皆可该矣，岂庸续用加减邪？况其立意，庸恶陋劣，要皆出于鄙俗之辈。未敢竟削，姑存之以备识者之鉴云。

丹云：汪氏云：据《条辨》云"通脉者，加葱"之谓，其言甚合制方之意，况上证云"脉微欲绝"云云，其人面赤色，其文一直贯上，则葱宜加入方中，不当附于方后，虽通脉之力不全在葱，实赖葱为引，而效始神。方中无葱者，乃传写之漏，不得名通脉也。钱氏云：以四逆汤而倍加干姜，其助阳之力，或较胜，然既增"通脉"二字，当自不同，恐是已加葱白，以通阳气，有白通之义，故有是名，疑是久远差讹，或编次之失，致原方中脱落，未可知也。按：二氏之说，未知果是否，姑附存于斯。

少阴病，四逆，其人或咳，或悸，或小便不利，或腹中痛，或泄利下重者，四逆散主之。

锡云：凡少阴病四逆，俱属阳气虚寒，然亦有阳气内郁，不得外达而四逆者，又宜四逆散主之。枳实，胃家之宣品，所以宣通胃络；芍药，疏泄经络之血脉；甘草，调中；柴胡，启达阳气于外行，阳气通而四肢温矣。魏士千曰：泄利下重者，里急后重也。其非下利清谷明矣。

《鉴》云：四逆，虽阴盛不能外温，然亦有阳为阴郁，不得宣达，而令四肢逆冷者，但四逆而无诸寒热证，是既无可温

之寒，又无可下之热，惟宜疏畅其阳，故用四逆散主之。

钱云：少阴病者，即前所谓脉微细、但欲寐之少阴病也。成氏云：四逆，四肢不温也。其说似与厥冷有异，然论中或云厥，或云厥逆，或云四逆，或云厥冷，或云手足寒，或云手足厥寒，皆指手足厥冷而言也。

丹云：成氏、周氏、魏氏并以此条证为传经邪气之热厥。钱氏指摘其非，是矣。

四逆散方

甘草 炙　　枳实 破，水渍炙干　　柴胡　　芍药

上四味，各十分，捣筛。白饮和服方寸匕，日三服。咳者，加五味子、干姜各五分，并主下利；悸者，加桂枝五分；小便不利者，加茯苓五分；腹中痛者，加附子一枚，炮令坼；泄利下重者，先以水五升，煮薤白三升，煮取三升，去滓，以散三方寸匕，纳汤中，煮取一升半，分温再服。

丹云：此方虽云治少阴，实阳明、少阳药也。

柯云：加味俱用五分，而附子一枚，薤白三升，何多寡不同若是，不能不疑于叔和编集之误耳。

钱云：详推后加减法，凡原文中每具诸或有之证者，皆有之，如小柴胡汤、小青龙汤、真武汤、通脉四逆汤、四逆散，皆是也。愚窃揆之以理，恐未必皆出于仲景。

程云：四逆散一证，寒热未经详定，姑根据小柴胡例，从事和解，然黄芩已经革去，而使人知少阴之有火，诚人身之至宝，而不可须臾失也。

《医学入门》：祝仲宁，号橘泉，四明人，治周身百节痛，及胸腹胀满，目闭肢厥，爪甲青黑。医以伤寒治之，七日昏沉，弗效。公曰：此得之怒火，与痰相搏，与四逆散加芩、连，泻三焦火而愈。

丹按：此案本出《程皇墩文集·橘泉翁传》，但不著四逆散之名，云与柴胡、枳壳、芍药、芩、连，泻三焦火，明日而省，久之愈。

铁樵按：王朴庄注伤寒，于本条下，引东晋崔行功用此方治伤寒甚效，众医效之，一时枳实为之增价云云。伤寒确有与此方相需甚殷之症，惟本条原文仅有"少阴病四逆"五字，此外皆或然证，与方不相涉，方中四味，均与少阴无涉，是讹误不辨自明。

少阴病，下利六七日，咳而呕渴，心烦不得眠者，猪苓汤主之。《千金翼》"下利"作"不利"。

锡云：少阴病阴尽出阳之期也。

《鉴》云：凡少阴下利清谷，咳呕不渴，属寒饮也。今少阴病六七日，下利黏秽，咳而呕渴，烦不得眠，是少阴热饮为病也。饮热相搏，上攻则咳，中攻则呕，下攻则利，热耗津液，故渴，热扰于心，故烦不得眠。宜猪苓汤利水滋燥，饮热之证皆可愈矣。

汪云：此方乃治阳明病热渴引饮、小便不利之剂，此条病亦借用之，何也？盖阳明病，发热，渴欲饮水，小便不利者，乃水热相结而不行，兹者少阴病，下利，咳而呕渴，心烦不得眠者，亦水热搏结而不行也。病名虽异，而病源则同，故仲景同用猪苓汤主之，不过是清热利水，兼润燥滋阴之义。

丹云：此条视之黄连阿胶汤证，乃有咳呕渴，及小便不利，而大便下利之诸证，所以不同也。又按，前条云"少阴病欲吐不吐，心烦但欲寐，五六日自利而渴者，属少阴也。虚故引水自救，若小便

色白者，少阴病形悉具。小便色白者，以下焦虚有寒，不能制水，故令色白也"，可知此条下利呕渴心烦同证，而有不得眠及不白之异，乃是寒热分别处。

少阴病，得之二三日，口燥咽干者，急下之，宜大承气汤。

钱云：此条得病才二三日，即口燥咽干，而成急下之证者，乃少阴之变，非少阴之常也。然但口燥咽干，未必即是急下之证，亦必有胃实之证，实热之脉，其见证虽少阴，而有邪气复归阳明，即所谓阳明中土，万物所归，无所复传，为胃家实之证据，方可急下，而用大承气汤也。其所以急下之者，恐入阴之证阳气渐亡，胃腑败损，必至厥躁呃逆，变证蜂起则无及矣，故不得不急也。

舒云：少阴挟火之证，复转阳明，而口燥咽干之外，必更有阳明胃实诸证兼见，否则大承气汤不可用也。

少阴病，自利清水，色纯青，心下必痛，口干燥者，可下之，宜大承气汤。原注：一法用大柴胡。自利，《玉函》《脉经》作"下利"。"可"字，成本、《玉函》作"急"，是也。"宜"后，《脉经》有"大柴胡汤"四字，"宜"作"属"，"大承气汤"后有"证"字。

钱云：此亦少阴之变例也。自利，寒邪在里也，自利清水，即所谓清水完谷，此则并无完谷，而止利清水，其色且纯青矣。清水固属寒邪，而青则又寒色也，故属少阴。成氏及方注皆以为肝色，误矣。若证止如此，其为四逆汤证无疑，不谓胃中清水，虽自利而去其谷食之渣滓，热邪尚留于胃，所以心下按之必痛，且口中干燥，则知邪气虽入少阴，而阳明实热尚在，非但少阴证也。其热邪炽盛，迫胁胃中之津液下奔，下焦寒甚，故皆清水而色纯青也。阳邪暴迫，上则胃中之津液，下则肾家之真阴，皆可立尽，故当急下之也。

《名医类案》曰：孙兆治东华门窦太郎患伤寒，经十余日，口燥舌干而渴，心中疼，自利清水，众医皆相守，但调理耳，汗下皆所不敢。窦氏亲故相谓曰：伤寒邪气，害人性命甚速，安可以不次之疾，投不明之医乎？召孙至，曰：明日即已不可下，今日正当下。遂投小承气汤，大便通得睡，明日平复，众人皆曰：此证因何下之而愈？孙曰：读书不精，徒有书尔。口燥舌干而渴，岂非少阴证耶？少阴证，固不可下，岂不闻"少阴一证，自利清水，心下痛，下之而愈"，仲景之书，明有此说也。众皆钦服。

少阴病，六七日，腹胀不大便者，急下之，宜大承气汤。"胀"字，《玉函》《脉经》《千金》及《翼》，并作"满"。

钱云：少阴病而至六七日，邪入已深，然少阴每多自利，而反腹胀不大便者，此少阴之邪复还阳明也。所谓阳明中土，万物所归，无所复传之地，故当急下，与《阳明篇》"腹满痛者急下之"无异也。以阴经之邪，而能复归阳明之腑者，即《灵枢·邪气脏腑病形篇》所谓"邪入于阴经，其脏气实，邪气入而不能容，故还之于腑，中阳则溜于经，中阴则溜于腑"之义也。然必验其舌，察其脉，有不得不下之势，方以大承气下之耳。

舒云：少阴复转阳明之证，腹胀不大便者，然必兼见舌苔干燥，恶热饮冷，方为实证。

铁樵按：自三二五至此三条，均不可为训。冠以少阴阴症，而用大承气，病是少阴，药是阳明，注家虽疑之，不敢非之，曲为之说，本文又极简单，无可依据，乃依据注家之曲说，于是矛盾百出，而少阴病乃不可识矣。例如动者为阳证，静者为阴证，病至极危急之时，口不能言，脉不可见，如拙著《药盦医案》中吴小姐医案大承气证也。当时详细诊察，仅凭一"动"字用药，我因动而辨为阳证，故毅然用承气而不疑。假使病人静而不动，用承气祸不旋踵，将认此种病为少阴证乎？假使认此种病为少阴，不能不断言其定名之误，因有动为阳症一语，为前提之故。又注家皆言每条冠以少阴证三字，便有但欲寐、脉微细在内，今欲用大承气，于此等见证，则何以自解于阳明腑证？如云少阴亦有大实证，则何以自解于篇首提纲？又如《药盦医案》中嘉兴刘小姐医案，病二十余日，不能言，不能动，初与附子一钱，热增高至百零五度零六，脉数而乱，不能言动如故，继予附子三钱，热退至百零一度，其后半个月不更衣，以半硫丸下之而愈。所凭者，亦只一"静"字，其后之温下，已是滞腑之局，假使用大承气，则何堪设想矣。故鄙意少阴病而云急下之宜大承气，简直不通之论。仲景于阳明证用大承气先之以调胃，继之以小承气，转矢气者可下，否则不可下，矢燥者可下，先硬后溏者不可下，有许多审慎之表示，今于少阴证，仅云"急下之，宜大承气"，毋乃太简乎？故仅仅以阳明腑证为比例，于辞气间求之，已可知此三条之不可为训。五谷不熟，不如夷稗，读《伤寒论》而盲从注家之言，可以杀人如草，反而不如向验方《新编汤头歌诀》中讨生活者。

少阴病，脉沉者，急温之，宜四逆汤。

汪云：少阴病，本脉微细，但欲寐，今者轻取之微脉不见，重取之细脉几亡，伏匿而至于沉，此寒邪深中于里，殆将入脏，温之不容以不急也。少迟则恶寒身踡，吐利躁烦，不待卧寐，手足逆冷，脉不至等死证立至矣，四逆汤之用，其可

缓乎？

成云：既吐且利，小便复利，而大汗出，下利清谷，内寒外热，脉微欲绝者，不云急温，此少阴病脉沉而云急温者，彼虽寒甚，然而证已形见于外，治之则有成法，此初头脉沉，未有形证，不知邪气所之，将发何病，是急与四逆汤温之。

少阴病，饮食入口则吐，心中温温欲吐，复不能吐。始得之，手足寒，脉弦迟者，此胸中实，不可下也，当吐之。若膈上有寒饮，干呕者，不可吐也，当温之，宜四逆汤。心中温温，《玉函》作"心下嗢嗢"，《千金》作"心中愠愠"。当，《玉函》、成本作"急"，非也。

《鉴》云：饮食入口即吐，且心中嗢嗢欲吐，复不能吐，恶心不已，非少阴寒虚吐也，乃胸中寒实吐也。故始得之，脉弦迟，弦者饮也，迟者寒也。而手足寒者，乃胸中阳气，为寒饮所阻，不能通于四肢也。寒实在胸，当因而越之，故不可下也。若膈上有寒饮，但干呕有声而无物出，此为少阴寒虚之饮，非胸中寒实之饮也，故不可吐，惟急温之，宜四逆汤，或理中汤加丁香、吴茱萸，亦可也。

程云："温温"字与下文"寒饮"字对，"欲吐复不能吐"与下文"干呕"字对。干，空也，饮食入口即吐，业已吐讫矣。仍复温温欲吐，复不能吐，此非关后入之饮食，吐之未尽，而胸中另有物为之格拒也。胸中实者，寒物窒塞于胸中，则阳气不得宣越，所以脉弦迟，而非微细者比，手足寒而非四逆者比，但从吐治，一吐而阳气得通。若膈上有寒饮，干呕者，虚寒从下上，而阻留其饮于胸中，究非胸中之病也，直从四逆汤，急温其下矣。

柯云：当吐之，宜瓜蒂散。

铁樵按：食入即吐，手足寒，其人王部必青，其为日必浅，此证于小孩常遇

之，大都一吐即愈。所谓胸中实不可下，即《幼科讲义》中"热向内攻"之谓，惟其热向内攻，故手指尖微厥，而胸中格拒，妄与攻下即内陷矣。《幼科讲义》中苦口戒用回春丹、抱龙丸诸药，即以此故，故曰胸中实，不可下也。本论谓"胸中寒，口中和，热向内攻"者，其舌必见热象，若膈上有寒饮而干呕，其舌必润。

少阴病，下利，脉微涩，呕而汗出，必数更衣，反少者，当温其上，灸之。原注：《脉经》云：灸厥阴可五十壮。

钱云：阳气衰少则脉微，寒邪在经则脉涩，阴邪下走则利，上逆则呕也。肾脏之真阳衰微，不能升越而为卫气，卫气不密，故汗出也，必数更衣。反少者，即里急后重之谓也，乃下焦阳虚，清阳不能升举，少阴寒甚，阴气内迫而下攻也。阳气陷入阴中，阴阳两相牵制，致阴邪欲下走而不得，故数更衣。阳气虽不得上行，犹能提吸，而使之反少也。当温其上，前注皆谓灸顶上之百会穴，以升其阳，或曰"仲景无明文，未可强解"。以意测之，非必巅顶然后谓之上也，盖胃在肾之上，当以补暖升阳之药温其胃，且灸之，则清阳升而浊阴降，水谷分消，而下利自止矣。灸之者，灸少阴之脉穴，或更灸胃之三脘也，即前所谓当灸之，附子汤主之之法。

舒云：此证阳虚气坠，阴弱津衰，故

数更衣，而出弓反少也。更衣者，古人如厕大便，必更衣。出弓者，矢去也。曾医一妇人，腹中急痛，恶寒厥逆，呕而下利，脉见微涩，予以四逆汤投之，无效。其夫告曰：昨夜依然作泄无度，然多空坐，榨胀异常，尤可奇者，前阴榨出一物，大如柚子，想是尿脬，老妇尚可生乎？予即商之仲远，仲远踌躇曰：是证不可温其下，以逼迫其阴，当用灸法温其上，以升其阳而病自愈。予然其言，而依其法，用生姜一片，贴头顶百会穴上，灸艾火三壮，其脬即收，仍服四逆汤加茋、术一剂而愈。

丹云：温其上灸之，义未详。方氏云：上，谓顶百会是也。汪氏云：百会，治小儿脱肛久不瘥，此证亦灸之者，升举其阳也。喻氏、程氏、柯氏、《金鉴》皆从方说为解。特志聪、锡驹并云温其上，助上焦之阳，与钱所援或曰之说略同。汪氏又引常器之云"灸太冲"，郭白云云"灸太溪"，《脉经》云"灸厥阴俞"，俱误也。

铁樵按：既云当温其上，又云灸之，则其病为下陷无疑。所谓数更衣反少者，当是后重。凡阳邪亲上，阴邪亲下。观肝胆上燔者，头眩目赤，热全在上，而气上冲，则知阴邪固结者，寒全在下，而气下坠。灸其上，举陷之意，则谓是百会穴，当未为大误。此病现在上海未曾经见，舒氏医案甚好，可供参证。

卷　六

辨厥阴病脉证并治

厥阴之为病，消渴，气上撞心，心中疼热，饥而不欲食，食则吐蛔，下之利不止。《玉函》"食则"前有"甚者"二字，"利不止"作"不肯止"。《脉经》《千金翼》并同，无"食则"之"食"。

程云：厥阴者，两阴交尽，阴之极也。极则逆，逆固厥，其病多自下而上，所以厥阴受寒，则雷龙之火逆而上奔，撞心而动心火，心火受触，则上焦俱扰，是以消渴，而心烦疼，胃虚而不能食也。食则吐蛔，则胃中自冷可知，以此句结前证，见为厥阴自病之寒，非传热也。且以见乌梅丸，为厥阴之主方，不但治蛔宜之，盖肝脉中行，通心肺，上巅，故无自见之证，见之中上二焦，其厥利发热，则厥阴之本证，胃虚脏寒，下之则上热未除，下寒益甚，故利不止。

钱云：邪入厥阴，则阴邪自下迫阳于上，故气上撞心，心中疼热而消渴也。消渴者，饮水多而渴不止也。阴中之阳，受迫而在上，故消渴而胃觉饥，然终是阴邪，所以不欲食。客热尚不杀谷，况阴邪乎？即使强食，阴邪不能腐化，湿热郁蒸，顷刻化而为蛔，随阴气之上逆，故吐蛔也。若不知，而以苦寒误下之，则胃阳败绝，真阳下脱，故利不止也。

舒云：按，此条，阴阳杂错之证也。消渴者，膈有热也，厥阴邪气上逆，故上撞心。疼热者，热甚也，心中疼热，阳热

在上也。饥而不欲食者，阴寒在胃也，强与之食，亦不能纳，食必与蛔俱出，故食则吐蛔也。此证上热下寒，若因上热误下之，则上热未必即去，而下寒必更加甚，故利不止也。

张云：张卿子曰：尝见厥阴消渴数证，舌尽红赤，厥冷，脉微，渴甚，服白虎、黄连等汤皆不救，盖厥阴消渴皆是寒热错杂之邪，非纯阳亢热之证，岂白虎、黄连等药所能治乎？

《鉴》云：此条总言厥阴为病之大纲也。厥阴者，为阴尽阳生之脏，与少阳为表里者也。邪至其经，从阴化寒，从阳化热，故其为病，阴阳错杂，寒热混淆也。杨氏《活人总括》云：张氏有言，厥阴为病，消渴，气上冲心，饥不欲食，食即吐蛔。吐蛔既出于胃冷，设有消渴之证，何哉？盖热在上焦，而中焦、下焦虚寒无热耳。设或大便硬结，是亦蕴毒使然，又不可指为燥粪，但用生料理中汤，加大黄入蜜以利之，白术、干姜，所以辅大黄也。丹按：《六书》加味理中饮本于此说，当考。

铁樵按：谓厥阴病是寒热错杂之证，自是不误，因厥阴主方是乌梅丸，乌梅丸之药味，寒热并用者也。然本篇可疑处较他篇为多，可取法处较他篇为少。愚有心得，与经文绝不类，颇以离经叛道为嫌，然治病则奇效，其方法均从《千金》《内经》得来，是虽与《伤寒论》不同，于中医学未为魔道。窃疑《伤寒论·厥阴篇》原文散失者多，已全非仲景书真面目，故用以治病，十九无效，而厥阴之真

意义，逐无人得知。病人之患厥阴证者，有死而已，吾既有所得，若复秘之，于心不安，且吾之得此，亦有缘法，非徒勤求古训，假使不公布，不知更须几何年方能明白，则吾罪大矣。兹仍照前例逐节加按语，未能完全之处，限于能力，若有机缘，他日再公布之。

详本节心中疼热，饥①而不欲食，是病在胃，下之利不止，是病在肠。肠胃病，不属之阳明，不属之太阳者，以其病之兼风化也。《伤寒论》之六经，太阳兼寒化，阳明兼燥化，太阴兼湿化，少阳兼火化，少阴兼热化，厥阴兼风化。寒化，故恶寒；燥化，故渴不恶寒但恶热；湿化，故腹满；火化，故口苦咽干。少阴之热化是虚热，故多从治。厥阴之风化是内风，非外风，故阴阳不相顺接，饥而不能食，利而不得止，皆阴阳不相顺接故也。若何是阴阳不相顺接，说在下文。

厥阴中风，脉微浮为欲愈，不浮为未愈。《玉函》《千金翼》"脉"前有"其"字。

《鉴》云：厥阴中风，该伤寒而言也。脉微，厥阴脉也。浮，表阳脉也。厥阴之病，既得阳浮之脉，是其邪已还于表，故为欲愈也。不浮则沉，沉，里阴脉也，是其邪仍在于里，故为未愈也。

锡云：王良能曰：阳病得阴脉者死。不浮，未必即是阴脉，故止未愈。不曰"沉"而曰"不浮"，下字极活。

张云：按：仲景三阴皆有中风，然但言欲愈之脉，而未及于证治者，以风为阳邪，阴经之中，得风气流动，反为欲愈之机。

铁樵按："中风"二字是术语，与《太阳篇》"中风"二字同一意义，发热而有汗之谓也。厥阴中风，犹言厥阴证发热有汗，脉微浮，为病有向外之机转，是不相顺接者，有变为顺接之倾向，故为欲愈，反是为不欲愈。

厥阴病欲解时，从丑至卯上。《玉函》《千金翼》作"从丑尽卯"。

锡云：少阳旺于寅卯，从丑至卯，阴尽而阳生也，厥阴病解于此时者，中见少阳之化也。徐旭升曰：三阳解时，在三阳旺时而解，三阴解时，亦从三阳旺时而解，伤寒以生阳为主也。

厥阴病渴欲饮水者，少少与之愈。《玉函》《千金翼》"愈"前有"即"字。喻本、程本、钱本、魏本并无"渴"字。

程云：厥阴之见上热，由阴极于下而阳阻于上，阴阳不相顺接使然，非少阴水来克火，亡阳于外者比。寒凉不可犯下焦，而不妨济上焦，欲饮水者，少少与之，使阳神得以下通，而复不犯及中、下二焦，亦阴阳交接之一法也。

丹云：成氏以降，以渴欲饮水，为阳回气暖，欲解之佳兆，殊不知消渴乃厥阴中之一证，特柯氏注云：水能生木，能制火，故厥阴消渴最宜之。是也。盖曰愈者，非厥阴病愈之义，仅是渴之一证，得水而愈也。汪氏引武陵陈氏，辨篇首消渴与此条之消渴不同，竟不免牵强耳。

诸四逆厥者，不可下之，虚家亦然。

锡云：诸病而凡四逆厥者，俱属阴寒之证，故不可下，然不特厥逆为不可下，即凡属虚家而不厥逆者，亦不可下也。张均卫曰：虚家伤寒，未必尽皆厥逆，恐止知厥逆为不可下，而不知虚家虽不厥逆，亦不可下，故并及之。

汪云：仲景于后条，虽云热厥者应下之，然方其逆厥之时，下之一法，不轻试也。"诸"字，是该下文诸厥之条而言。虚家亦然者，言人于未病之前，气血本虚也。

———————————

① 饥：原作"肌"，据文义改。

丹云：《玉函》从此条以下至篇末，别为一篇，题曰《辨厥利呕哕病形证治第十》。

伤寒，先厥后发热而利者，必自止，见厥复利。

成云：阴气胜则厥逆而利，阳气复则发热，利必自止，见厥则阴气还胜，而复利也。

张云：伤寒先厥，后发热而利，言伤寒表证罢，先见厥利而后发热，非阴证始病，便见厥利也。先厥后发热，而利必自止，乃厥阴之常候，下文见厥复利，乃预为防变之辞。设厥利止，而热不已，反见咽痛喉痹，或便脓血，又为阳热有余之证矣。

铁樵按：张注是也。冠以"伤寒"字，是言厥阴证从传变来。先厥后发热而利，是因厥而利，非内热而利。厥而利，当观热之先后，假使热在后，虽利必自止也。与三三二条合观，则知厥为病进，热为病退。厥则热在里，其脉沉，甚则至于伏，故云热深厥深；热则病向外，其脉浮，故云浮为欲愈，不浮为未愈。

伤寒，始发热六日，厥反九日而利。凡厥利者，当不能食，今反能食者，恐为除中。原注：一云消中。食以索饼，不发热者，知胃气尚在，必愈。恐暴热来出而复去也。后日脉之，其热续在者，期之旦日夜半愈。所以然者，本发热六日，厥反九日，复发热三日，并前六日，亦为九日，与厥相应，故期之旦日夜半愈。后三日脉之而脉数，其热不罢者，此为热气有余，必发痈脓也。食以索饼，《千金翼》作"食之黍饼"。后日脉之，成本、《玉函》作"后三日脉之"。《玉函》无"所以然"以后三十八字。

钱云：自"始发热"，至"夜半愈"，是上半截原文，所以然者，至"必发痈脓"止，乃仲景自为注脚也。但"厥反

九日而利"句下，疑脱"复发热，三日利止"七字，不然，如何下文有"恐暴热来出而复去"二句，且"所以然"句下云"发热六日，厥反九日，复发热三日，并前六日，亦为九日"，是明明说出，其为脱落无疑矣。然何以知其为复发热利止乎？上条云"先厥后发热，利必自止"，况自食索饼后，并不言利，是以知其复发热而利止也。言始初邪入厥阴，而发热者六日，热后厥者九日，是发热止六日，而厥反九日，厥多于热者三日矣，故寒邪在里而下利也。厥后复发热三日，利必自止。大凡厥冷下利者，因寒邪伤胃，脾不能散精以达于四肢，四肢不能禀气于胃而厥，厥则中气已寒，当不能食，今反能食者，似乎胃气已回，但恐为下文之除中，则胃阳欲绝，中气将除，胃中垂绝之虚阳复焰，暂开而将必复闭，未可知也。姑且食以索饼，索饼者，疑即今之条子面及馓子①之类，取其易化也。食后不停滞而发热，则知已能消谷，胃气无损而尚在，其病为必愈也，何也？恐其后发之暴热暂来，出而复去故也。食后三日脉之，而厥后之热续在者，即期之明日夜半愈，所以然者，以其本发热六日，厥反九日，计后三日续发之热又三日，并前六日，亦为九日，与厥相应，为阴阳相均，胜复之气当和，故期之旦日夜半，阴极阳回之候，其病当愈。所谓厥阴欲解时，自丑至卯上也。所谓后三日脉之，其热续在，为阴阳相当而愈，则其热当止矣。若脉仍数，而其热不罢者，此为热气有余，阳邪太过，随其蕴蓄之处，必发痈脓也。

————————————

①　馓子：一种油炸的面食。《本草纲目·谷部》："寒具，即今馓子也，以糯米和面，入少盐，牵索纽捻成环钏之形，油煎食之。"现在的馓子形如栅状，细如面条。

汪云：即来复骤去者，此胃中真气得食，而尽泄于外，即名除中，而必死矣。

魏云：食索饼以试之，若发热者，何以知其胃气亡？则此热乃暴来出而复去之热也，即如脉暴出者，知其必死之义也。阴已盛极于内，孤阳外走，出而离阴，忽得暴热，此顷刻而不救之证也。凡仲景言日皆约略之辞，如此九日之说，亦未可拘，总以热与厥，较其均平耳。如热七八日、厥七八日亦可，热五六日、厥五六日俱可，不过较量其阴阳盛衰，非定谓必热九日、厥九日，方可验准也。

柯云：发痈肿，是阳邪外溢于形身，俗所云伤寒留毒者是也。

丹云：《金鉴》云："不发热"之"不"字，当是"若"字，若是"不"字，即是除中，何以下接恐暴热来出而复去之文也？盖二"恐"字，皆疑为除中而下之，若是发热，则不可更言恐暴热来出而复去也，此说不可从。

又云：方云："索"当作"素"，谓以素常所食之饼饵饲之。一说，无肉曰素。志聪云：索饼，麦饼也。此说非也。刘熙《释名》云：饼，并也，溲面使合并也，蒸饼、汤饼、蝎饼、髓饼、金饼、索饼之属，皆随形而名之。《缃素杂记》云：凡以面为食具，皆谓之饼。清来集之《倘湖樵书》云：今俗以麦面之线索而长者曰面，其圆块而匾者曰饼。考之古人，则皆谓饼也，汉张仲景《伤寒论》云"食以索饼"，饼而云索，乃面耳，此汉人以面为饼之一证也。知是钱氏为条子面者，确有根据也。

铁樵按：此条文字冗长，而语气不相续，钱氏补"复发热，三日利止"七字，亦仅就文字上推测，似乎有此七字较顺，然可疑处正多。"食以索饼"句，简直无此情理，胃气尚在与否，不能假色脉以断之，乃乞灵于索饼之试验，尤无理之甚者。"恐暴热"句与上文不相接，谓是提笔，属之下文，亦复不类。此外不可解处尚多，犹之读模糊之碑帖，字迹且不明了，无论意义。然若对于字句之支离灭裂，不求甚解，第就大段求其神理，却有可以领会之处。仲景之意，盖谓厥与热，日数恒相当，若厥多于热则病危，若热多于厥则作痈脓。凡厥且利者，例不能食，若能食者为除中。"食以索饼"句固误，证以此下一条"不发热"句亦误，盖胃中寒为除中原因，但当问胃寒与否，与发热无干也。以上所述，为本节意义之可知者，至于厥与热何故相当，自有其理，下文详之。

伤寒，脉迟六七日，而反与黄芩汤彻其热。脉迟为寒，今与黄芩汤复除其热，腹中应冷，当不能食，今反能食，此名除中，必死。今与，《玉函》作"而与"。此名，《玉函》《千金翼》作"此为"。钱曰：彻，读为撤。

汪云：脉迟为寒，不待智者而后知也。六七日反与黄芩汤者，必其病初起，便发厥而利，至六七日，阳气回复，乃乍发热，而利未止之时，粗工不知，但见其发热下利，误认以为太少合病，因与黄芩汤彻其热。彻，即除也。又"脉迟"云云者，是申明除其热之误也。

成云：除，去也。中，胃气也。言邪气太甚，除去胃气，胃欲引食自救，故暴能食也。

柯云：除中则中空无阳，反见善食之状，俗云食禄将尽者是也。

程云：对上文看，则食入必发热可知矣，必见下利、厥逆、发躁等证而死。上条脉数，此条脉迟，是题中二眼目。

丹云：《金鉴》云："伤寒脉迟六七日"之下，当有"厥而下利"四字，若无此四字，则非除中证矣，有此四字，始与下文反与黄芩汤之义相属。此说颇有理，然而汪氏太明备，不必补"厥而下利"四字，而义自通矣。

伤寒，先厥后发热，下利必自止，而反汗出，咽中痛者，其喉为痹。发热无汗，而利必自止，若不止，必便脓血，便脓血者，其喉不痹。

汪云：先厥后发热，下利必自止，阳回变热，热邪太过，而反汗出咽中痛者，此热伤上焦气分也，其喉为痹。痹者，闭也。此以解咽中痛甚，其喉必闭而不通，以厥阴经循喉咙之后，上入颃颡故也。又热邪太过，无汗而利不止，便脓血者，此热伤下焦血分也，热邪泄于下，则不干于上，故云其喉不痹。或问：中寒之邪，缘何变热？余答曰：元气有余之人，寒邪不能深入，才着肌表即便发热，此伤寒也。元气不足之人，寒邪直中阴经，不能发热，此中寒也。寒中厥阴，为阴之极，阴极则阳生，故发热，然亦当视其人之元气何如。若发热则自愈者，元气虽不足，不至太虚，故得愈也。元气太虚之人，不能发热，但厥而至于死者，此真阳脱也。有发热而仍厥者，此阳气虽复而不及，全赖热药以扶之也。有发热而至于喉痹便脓血，如上证者，此阳气虽复而太过，其力不能胜邪热，全赖凉药以平之也。余疑此条证，或于发厥之时，过服热药，而至于此，学者临证，宜细辨之。

丹云：汪云：常器之曰"喉痹可桔梗汤，便脓血可桃花汤"，然桃花汤内有干姜，过于辛热，不可用也。如黄芩汤，可借用之。张云：便脓血者，白头翁汤。未知何是。

铁樵按：厥阴与少阳同，皆自下而上，第一节气上撞心，即是此节喉痹之理。便脓血，气下陷，下陷即不上冲，故喉不痹。试就本节一为推敲之形能，可以证明喉头扁桃腺与汗腺有关系之说，厥而下利，可以证明神经与肠有关系之说，厥阴为肝经，乃涉及神经系之病也。

伤寒，一二日至四五日，厥者，必发热。前热者，后必厥，厥深者热亦深，厥微者热亦微。厥应下之，而反发汗者，必口伤烂赤。"四五日"后，成本、《玉函》有"而"字。

程云：伤寒毋论一二日，至四五日，而见厥者，必从发热得之。热在前，厥在后，此为热厥。不但此也，他证发热时不复厥，发厥时不复热，盖阴阳互为胜复也。唯此证，孤阳操其胜势，厥自厥，热仍热，厥深则发热亦深，厥微则发热亦微，而发热中兼夹烦渴不下利之里证，总由阳陷于内，菀其阴于外，而不相接也。须用破阳行阴之法下其热，而使阴气得伸，逆者顺矣。不知此而反发汗，是徒从一二日及发热上起见，认为表寒故也。不知热得辛温，而助其升散，厥与热两不除，而早口伤烂赤矣。

喻云：前云诸四逆厥者，不可下矣，此云厥应下之者，其辨甚微。盖先四逆而后厥，与先发热而后厥者，其来迥异，故彼云不可下，此云应下之也。以其热深厥深，当用苦寒之药，清解其在里之热，即名为下，如下利谵语，但用小承气汤止耳，从未闻有峻下之法也。若不用苦寒，反用辛甘发汗，宁不引热势上攻，口伤烂赤，与喉痹互意。

丹云：喻注云：先四逆而后厥，则似以四逆与厥分为二证。钱氏于四逆散注：辨厥、四逆同一义。极是，当参考。

又汪云：此条系《阳明篇》错简。此说非也。此证固是阳明胃家实，然以其厥者，与厥阴之厥相似，故揭于此篇，与下白虎汤条同意。

铁樵按：厥字不止一种意义，指尖

凉，谓之微厥，则厥之甚者，自然是四逆。四逆当温者，与厥阴之四逆不同，可别之为少阴之四逆与厥阴之四逆。少阴之四逆，亡阳为之主因，其脉必沉微而弱，其肤腠必有冷汗，何以故？因阴争于内，阳扰于外，构成阳破阴消之局。四末离中央较远，体温不能输送至于其地，故手冷过肘，脚冷过膝。此种病若就生理可见者言之，是心房弛张无力，血行不能及远，故爪下恒见紫色。西医认此为心房衰弱，其治法用强心剂，然结果多不良，因能识生理之浅层，未能识生理之深层也。《内经》以阴阳为说曰：阳者卫外，阴者内守而起亟。此究有若何之意义乎？综观经文所言，如云"大块无所凭，大气举之"，云"藏德不止，故不下"，云"阳破阴消，阴藏阳密"，此其所言，实是爱力，故其论脏腑之关系，曰内外雌雄相输应，可谓明明说出爱力生于热力，故四逆于外者责其内之无热，而以姜、附主治。此实能识生理之深层，故其效捷于影响。至于厥阴之四肢冷，非里面无热之谓，乃热向内攻之谓。阳明症有指尖微厥者，其心下必温温欲吐，乃是热向内攻，已于《幼科讲义》中详言之矣。少阳症寒热往来，当其寒时，亦肢冷，爪下泛紫色，亦是热向内攻。少阳症之所以寒热往来，简单言之，邪正互相格拒，互为低昂之故。阳明、少阳、厥阴病各不同，若论厥逆，则同为热向内攻，就中少阳与厥阴，最为相似，因同是邪正格拒，互为低昂也。惟其是邪正互为低昂，故先厥者必发热，前热者后必厥，厥深者热亦深，厥微者热亦微。假使厥不复热，成一往不返之局，则其人已死，不名为厥矣。生气未尽，照例不死，故见厥时其后之发热，可以预必。阳明与少阳异者，为其不寒热往来。少阳与厥阴异者，因有虚实之辨，所谓三阳皆实，三阴皆虚。少阴之四逆，脉微多汗，厥阴之四逆，脉沉不汗也，汗之而必口伤烂赤者。厥阴主肝，其专责是调节遍身之血，厥阴病，则血无不病。本患荣枯血少，复强责其汗，则津液枯竭，腺体起异常变化，肝胆皆上逆，故病征独见于咽喉口舌。惟云厥当下之，却有疑义。详"厥"字之意义，四逆谓之厥，猝然不省人事，亦谓之厥，《内经》所谓"厥巅疾"，所谓"下厥上冒"，皆属此种。凡如此之厥，有可以攻下之理，若热向内攻之厥，无可以攻下之理，何以故？厥之所以能复，因正气能抗病，热深厥深者，病气胜而正气负也，厥止发热者，病气负而正气伸也，惟其是正气得伸，故先厥后发热。日数相应者，知其病之将愈，既如此，则扶正达邪之不暇，奈何下之？下之，比之下井投石，正虚邪陷矣。若云是下厥上冒之厥，亦非仅仅攻下可以济事者，且与热深厥深是两种病，岂得混为一谈？此条文气，确是《伤寒论》原文，且言病理处，均极正当明白，惟此"下"字不可解，亦不可为训。今之婴儿发热，手足微厥，经儿科用攻下致内陷不救者习见不鲜，即使此条真为仲景原文，亦当存疑。

伤寒病，厥五日，热亦五日，设六日当复厥，不厥者自愈。厥终不过五日，以热五日，故知自愈。

《鉴》云：伤寒邪传厥阴，阴阳错杂为病，若阳交于阴，是阴中有阳，则不厥冷，阴交于阳，是阳中有阴，则不发热，惟阴盛不交于阳，阴自为阴，则厥冷也，阳亢不交于阴，阳自为阳，则发热也。盖厥热相胜则逆，逆则病进，厥热相平则顺，顺则病愈，今厥与热日相等，气自平，故知阴阳和，而病自愈也。

喻云："厥终不过五日"以下三句，

即上句之注脚。

程云：云自愈者，见厥热已平，其他些少之别证，举不足言矣。

魏云：厥热各五日，皆设以为验之辞，俱不可以日拘，如算法设为问答，以明其数，使人得较量其亏盈也。厥之本于肝，忽发热忽厥，亦犹少阳往来寒热之义也。阳经病本于腑，病浅在表，阴经病本于脏，病深在里，此所以为时之久暂不同也。观于疟证之一日、间日、三日，发之迟速不同，则少阳之往来寒热，厥阴之忽热忽厥，皆肝经脏之本然也。

铁樵按：似当作"热终不过五日，以厥五日，故知自愈"，因此条之主意，只在说明热与厥相当，热之日数，如其厥之日数。

凡厥者，阴阳气不相顺接，便为厥。厥者，手足逆冷者是也。成本、《玉函》"冷者"之"者"无。

魏云：凡厥者，其间为寒为热不一，总由肝脏受病，而筋脉隧道同受其患，非阴盛而阳衰，阳为寒邪所陷，则阳盛而阴衰，阴为热邪所阻，二气之正，必不相顺接交通。寒可致厥，热亦可致厥也。言凡厥者，见人遇厥，当详谛其热因、寒因，而不可概论混施也。夫厥之为病何状？手足逆冷，是为厥也。在阴经诸证，原以手足温冷分寒热，今凡厥俱为手足逆冷，则是俱为寒，而非热矣。不知大寒似热，大热似寒，在少阴已然，至厥阴之厥证，阴阳凡不顺接，皆厥也，又岂可概言寒邪，反混施也？此仲景就厥阴病中，厥之一证，令人详分寒热，便于立法以出治也。

铁樵按：阴阳不相顺接，是古人从病能体会而得，自今日言之，直是神经变硬之渐。惟其是神经变硬，故泄泻无度，或便脓血，而其机之初见者，则在厥之见症。

伤寒脉微而厥，至七八日肤冷，其人躁无暂安时者，此为脏厥，非蛔厥也。蛔厥者，其人当吐蛔。今病者静，而复时烦者，此为脏寒。蛔上入其膈，故烦，须臾复止，得食而呕，又烦者，蛔闻食臭出，其人当自吐蛔。蛔厥者，乌梅丸主之。又主久利。非蛔厥也，成本作"非为蛔厥也"，王肯堂校本《千金翼》作"死"一字。今病者，《玉函》作"今病者"。成本、《玉函》"时烦"后无"者"字，"上入"后无"其"字。"又主久利"四字，《玉函》无，《千金翼》为细注。

《鉴》云：伤寒脉微而厥，厥阴脉证也，至七八日不回，手足厥冷，而更通身肤冷，躁无暂安之时者，此为厥阴阳虚阴盛之脏厥，非阴阳错杂之蛔厥也。若蛔厥者，其人当吐蛔，今病者静，而复时烦，不似脏厥之躁无暂安时，知蛔上膈之上也，故其烦须臾复止也。得食而吐，又烦者，是蛔闻食臭而出，故又烦也。得食蛔动而呕，蛔因呕吐而出，故曰其人当自吐蛔也。蛔厥主以乌梅丸，又主久利者，以此药性味酸苦辛温，寒热并用，能解阴阳错杂，寒热混淆之邪也。

喻云：脉微而厥，则阳气衰微可知，然未定其为脏厥、蛔厥也，惟肤冷而躁无暂安时，乃为脏厥，用四逆汤及灸法，其厥不回者死。

柯云：脏厥、蛔厥，细辨在烦躁，脏寒则躁而不烦，内热则烦而不躁，其人静而时烦，与躁而无暂安者迥殊矣。此与气上撞心，心中疼热，饥不能食，食即吐蛔者，互文以见意也。看厥阴诸证与本方相符，下之利不止，与"又主久利"句合，则乌梅丸为厥阴主方，非只为蛔厥之剂矣。

魏云：此为脏寒，此"脏"字即指胃，《内经》十二脏，并腑以言脏也。其蛔因胃底虚寒，浮游于上，故有易吐之势。

丹云：《金鉴》云："此为脏寒"之"此"字，当是"非"字，若是"此"字，即是脏厥，与辨蛔厥之义不属。此说误矣。盖此证膈热胃寒，蛔避寒就温，故上入其膈也。若果非脏寒，则乌梅丸中，宜不用附子、干姜、桂枝、蜀椒之辛热。柯氏亦误作非脏寒，抑何不思之甚也。

《总病论》：脏厥，宜四逆汤辈，极冷服之。

乌梅丸方

乌梅三百枚。成本"枚"作"个" 细辛六两 干姜十两 当归四两 黄连十六两。成本作"一斤"，《千金》作"十两" 附子六两，炮去皮。方、周、魏、吴并作"六枚"。成本此与桂枝并脱去"皮"字 蜀椒四两，去汗 桂枝去皮，六两 人参六两 黄柏六两。《千金》云：一方用麦

上十味，异捣筛，合治之。以苦酒渍乌梅一宿，去核，蒸之五斗米下，饭熟捣成泥，和药令相得，纳白中，与蜜杵二千下，丸如梧桐子大。先食饮服十丸，日三服，稍加至二十丸，禁生冷、滑物、臭食等。成本"丸"字并作"员"。渍，志聪、锡驹作"浸"。《千金》"五斗米"作"五升米"，"泥"作"垩"，"和药"作"盘中搅"三字。"饭熟"后，《玉函》有"取"字，"臭食"作"食臭"。

吴云：此方主胃气虚，而寒热错杂之邪，积于胸中，所以蛔不安，而时时上攻，故仍用寒热错杂之味治之。方中乌梅之酸以安胃，蜀椒之辛以泄滞，连柏之苦以降气。盖蛔闻酸则定，见辛则伏，遇苦则降。其他参、归以补气血之虚寒；姜、附以温胃中之寒饮，若无饮则不呕逆，蛔亦不上矣；辛、桂以祛陷内之寒邪，若无寒邪，虽有寒饮，亦不致呕逆，若不呕逆，则胃气纵虚，亦不致蛔厥。

程云：名曰安蛔，实是安胃，故并主久利，见阴阳不相顺接，厥而下利之证，

皆可以此方括之也。

《内台方议》云：蛔厥者，乃多死也，其人阳气虚微，正元衰败，则饮食之物不化精，反化而为蛔虫也。蛔为阴虫，故知阳微而阴胜，阴胜则四肢多厥也。若病者时烦时静，得食而呕，或口常吐苦水，时又吐蛔者，乃蛔证也，又腹痛，脉反浮大者，亦蛔证也，有此当急治，不治杀人。故用乌梅为君，其味酸能胜蛔，以川椒、细辛为臣，辛以杀虫，以干姜、桂枝、附子为佐，以胜寒气，而温其中，以黄连、黄柏之苦以安蛔，以人参、当归之甘而补缓其中，各为使，且此蛔虫为患，为难比寸白等剧用下杀之剂，故得胜制之方也。

《千金方》：治冷痢久下，乌梅圆。即本方。

伤寒，热少微厥，指原注：一作梢。头寒，嘿嘿不欲食，烦躁，数日小便利，色白者，此热除也。欲得食，其病为愈。若厥而呕，胸胁烦满者，其后必便血。成本、《玉函》"微厥"作"厥微"。《千金翼》"指头"作"梢头"。

程云：热既少厥微，而仅指头寒，虽属热厥之轻者，然热与厥并现，实与厥微热亦微者同为热厥之例，故阴阳胜复，难以揣摩。但以嘿嘿不欲食，烦躁，定为阳胜；不欲食，似属寒，以烦躁，知其热。小便利色白，欲得食，定为阴复。盖阴阳不甚在热厥上显出者，如此证，热虽少而厥则不仅指头寒，且不但嘿嘿不欲食，而加之呕，不但烦躁，而加之胸胁满，则自是厥深热亦深之证也。微阴当不能自复，必须下之，而以破阳行阴为事矣。苟不知此，而议救于便血之后，不已晚乎？此条下半截曰小便利色白，则上半截小便短色赤可知，是题中二眼目；嘿嘿不欲食，欲得食，是二眼目；胸胁满烦躁，与热除，是

二眼目，热字包有烦躁等证，非专指发热之热也。

丹云：汪云：《补亡论》郭白云云：热不除而便血，可犀角地黄汤。柯云：此少阳半表半里症，微者小柴胡和之，深者大柴胡下之。按：以上二说，恐与经旨畔矣。

铁樵按：此节是热微厥微，程注当，柯、喻二说亦当，并不与经旨相畔。小便色白即是色清，并非白如米泔。厥阴是肝经，胸胁是肝经之部位，厥呕烦满，是肝热之病症，便血当是尿血，以对于"小便利色白"说，盖病退则小便利色白，病进则尿血也。

病者手足厥冷，言我不结胸，小腹满，按之痛者，此冷结在膀胱关元也。

《鉴》云：病者手足厥冷，言我不结胸，是谓大腹不满，而惟小腹满，按之痛也。《论》中有小腹满，按之痛，小便自利者，是血结膀胱证；小便不利者，是水结膀胱证；手足热，小便赤涩者，是热结膀胱证。此则手足冷，小便数而白，知是冷结膀胱证也。

程云：发厥，虽不结胸，而小腹满，实作痛结，则似乎可下，然下焦之结多冷，不比上焦之结多热也，况手足冷，上焦不结，惟结膀胱关元之处，故曰冷结也。

钱云：关元者，任脉穴也，在脐下三寸，亦穴之在小腹者，总指小腹满痛而言，故谓冷结在膀胱关元也。

柯云：当知结胸证，有热厥者。

汪云：《补亡论》庞安时云：宜灸关元穴。据《图经》云：关元一穴，系腹部中行，在脐下三寸，足三阴任脉之会，治脐下疗痛，灸之良，可百壮。愚以灸关元，而膀胱之冷结自解矣。

丹云：《总病论》删"言我不结胸"

五字，似是。《伤寒蕴要》云：小腹，下焦所治，当膀胱上口，主分别清浊，或用真武汤。

铁樵按："冷结膀胱"句，"冷"字有疑义，当是"热"字。冷为虚，热为实，实者拒按，虚则不拒按，且就病能言之，亦是热结，惟其热结，所以手足厥冷。若寒在小腹，痛而不拒按，且下利矣。膀胱关元，泛指地位，言其处是三阴任脉之会。有血结者，其病是癥瘕慢性，吾曾值此症，治以温药，兼用柴胡、鳖甲而愈，则冷结云者，实是血结。《金鉴》、程氏之说，皆可商矣。

伤寒，发热四日，厥反三日，复热四日，厥少热多者，其病当愈。四日至七日，热不除者，必便脓血。《玉函》无两"者"字，"便"作"清"。成本无前"者"字，"热不除者"后，有"其后"二字。

《鉴》云：伤寒邪在厥阴，阳邪则发热，阴邪则厥寒，阴阳错杂，互相胜复，故或厥或热也。伤寒发热四日，厥亦四日，是相胜也，今厥反三日，复热四日，是热多厥少，阳胜阴退，故其病当愈也。当愈不愈，热仍不止，则热郁于阴，其后必便脓血也。

丹云：汪云：《补亡论》常器之云：可桃花汤。误矣。愚以仲景黄芩汤，可借用之。按：此说未知是否。

铁樵按：先厥后热病向外达，故厥热日数相当，其病自愈。若热过当，则便脓血矣。便脓血即是痢，是转属病，当白头翁汤，黄芩汤非其治，无效，桃花汤可治脏厥之利，不能治热陷下利。丹氏亦未能根本解决，故有黄芩汤之说。

伤寒，厥四日，热反三日，复厥五日，其病为进。寒多热少，阳气退，故为进也。喻本、程本、魏本、《金鉴》并接前条为一条。

方云：此反上条而言。进，加重也。

程云：厥阴、少阳，一脏一腑。少阳在三阳为尽，阳尽则阴生，故有寒热之往来；厥阴在三阴为尽，阴尽则阳生，故有厥热之胜复。凡遇此证，不必论其来自三阳，起自三阴，只论厥与热之多少。热多厥少，知为阳胜，阳胜病当愈，厥多热少，知为阴胜，阴胜病日进。热在后而不退，则为阳过胜，过胜而阴不能复，遂有便血诸热证；厥在后而不退，则为阴过胜，过胜而阳不能复，遂有亡阳诸死证。所以调停二者，治法须合乎阴阳进退之机，阳胜宜下，阴胜宜温，若不图之于早，坐令阴竭阳亡，其死必矣。

汪云：《补亡论》常器之云：可四逆汤。待其热退寒进，厥不复热者，始可用之。

铁樵按："阳胜宜下，阴胜宜温"两语，似是而非。"待其热退寒进，厥不复热时，始可用四逆汤"真是梦话。因不知热厥与脏厥之理，故有此等谬说。

伤寒六七日，脉微，手足厥冷，烦躁，灸厥阴。厥不还者，死。"脉"前《玉函》《千金翼》有"其"字。微，《千金翼》作"数"。

《鉴》云：此详申厥阴脏厥之重证也。伤寒六七日，脉微，手足厥冷，烦躁者，是厥阴阴邪之重病也，若不图之于早，为阴消阳长之计，必至于阴气寝寝而盛，厥冷日深，烦躁日甚，虽用茱萸、附子、四逆等汤，恐缓不及事，惟当灸厥阴以通其阳。如手足厥冷过时不还，是阳已亡也，故死。

程云：脉微厥冷而烦躁，是即前条中所引脏厥之证，六七日前无是也。

汪云：烦躁者，阳虚而争，乃脏中之真阳欲脱，而神气为之浮越，故作烦躁。常器之云：可灸太冲穴。以太冲二穴，为

足厥阴脉之所注，穴在足大指下后二寸或一寸半陷中，可灸三壮。武陵陈氏云灸厥阴，如关元、气海之类。

丹云：宗印云：此当灸厥阴之荥穴会穴，行间、章门是也，关元、百会亦可。按，今验气海、关元为得矣。

铁樵按：此条是脏厥症，兼见少阴亡阳症，必有汗，脉微不当躁，脉微而躁是阴躁，其里无热，故知当阳亡于外而有汗，此下一条亦脏厥。

伤寒发热，下利，厥逆，躁不得卧者，死。

喻云：厥证但发热则不死，以发热则邪出于表，而里证自除，下利自止也。若反下利厥逆，烦躁有加，则其发热又为阳气外散之候，阴阳两绝，亦主死也。

伤寒，发热，下利至甚，厥不止者，死。《玉函》无此条。

成云：《金匮要略》曰：六腑气绝于外者，手足寒，五脏气绝于内者，利下不禁。伤寒发热，为邪气独甚，下利至甚，厥不止，为腑脏气绝，故死。

钱云：发热则阳气已回，利当自止，而反下利至甚，厥冷不止者，是阴气盛极于里，逼阳外出，乃虚阳浮越于外之热，非阳回之发热，故必死矣。

铁樵按：此条是纯厥阴症，神经变硬，胃肠全无固摄力，故洞泄无度，厥不复还。

伤寒，六七日不利，便发热而利，其人汗出不止者，死。有阴无阳故也。《玉函》"不利"作"不便利"，"便"字作"忽"。

魏云：伤寒六七日不下利，此必阳微之证于他端也，而人不反觉，遂延误其扶阳之方。其人忽而发热，利行汗出且不止，则孤阳为盛阴所逼，自内而出亡于外，为汗为热，自上而随阴下泄为利，顷刻之间，阳不守其宅，阴自独于里，有阴

无阳而死。倘早为图，维何致噬脐莫追乎！

锡云：王元成曰：厥阴病发热不死，此三节发热亦死者，首节在躁不得卧，次节在厥不止，三节在汗出不止。

铁樵按：汗出不止，利不止，皆是神经变硬，所谓阴阳不相顺接。利在肠，汗在汗腺。

伤寒五六日，不结胸，腹濡，脉虚复厥者，不可下，此亡血，下之死。成本、《玉函》"亡"前有"为"字。《千金翼》作"不可下之，下之亡血死"。

程云：诸四逆厥之不可下者，已条而析之矣，更得言夫虚家亦然之故。伤寒五六日，外无阳证，内无胸腹证，脉虚复厥，则虚寒二字，人人知之，谁复下者？误在肝虚则躁而有闭证，寒能涩血故也，故曰"此为亡血，下之死"。

丹云：方云："亡"与"无"通，钱本改原文作"无血"。《金鉴》云："结胸"二字，当是"大便"二字，不结胸，腹濡，脉虚复厥，皆无可下之理，而曰不可下，何所谓邪？按以上数说，不可从，程注觉允当矣。

铁樵按：此条亦文字不顺，病理不合。热厥之证，无可下之理，前已详辨之，此处忽着一不可下，似乎有意掩着，盖此处云不可下，若曰其他厥逆固当下也，岂知仲景所谓不可下，必庸手认为可下，而其病实不可下者，方以不可下戒之。若尽人知为不可下，则不须多此告诫也。故腹濡脉虚而议下，无此理，腹濡脉虚之下，赘不可下，尤无此理。且仅云腹濡脉虚，亦岂是亡血之证？疑此等处皆彼江南诸师秘仲景书者为之，非原文也。

发热而厥，七日下利者，为难治。"发"前，《玉函》《千金翼》有"伤寒"二字。

钱云：厥多而寒盛于里，复至下利，则腔腹之内，脏腑经络，纯是阴邪，全无阳气，虽真武、四逆、白通等温经复阳之法，恐亦未能挽回阳气，故曰难治。

志云：上文五节，言热言厥言下利，或病五六日，或病六七日，此节乃通承上文死证之意而言，发热而厥，至七日而犹然下利者，病虽未死，亦为难治。上文言死证之已见，此言未死之先机。

伤寒脉促，手足厥逆，可灸之。原注：促，一作纵。成本、《玉函》"逆"后有"者"字。

喻云：伤寒脉促，则阳气跼蹐可知，更加手足厥逆，其阳必为阴所格拒而不能返，故宜灸以通其阳也。

丹云：汪引常器之云：灸太冲穴。未知是否。

伤寒，脉滑而厥者，里有热，白虎汤主之。成本、《玉函》"热"后有"也"字。

钱云：滑者，动数流利之象，无沉细微涩之形，故为阳脉，乃伤寒郁热之邪在里，阻绝阳气，不得畅达于四肢而厥，所谓"厥深热亦深"也。

《鉴》云：伤寒脉微细，身无热，小便清白而厥者，是寒虚厥也，当温之。脉乍紧，身无热，胸满而烦，厥者，是寒实厥也，当吐之。脉实，大小便闭，腹满硬痛而厥者，热实厥也，当下之。今脉滑而厥，滑为阳脉，里热可知，是热厥也，然内无腹满痛、不大便之证，是虽有热，而里未实，不可下而可清，故以白虎汤主之。

印云：此章因厥故，复列于厥阴篇中，亦非厥阴之本病也。

《活人书》云：热厥者，初中病，必身热头痛，外别有阳证，至二三日，乃至四五日，方发厥。其热厥者，厥至半日，却身热，盖热气深，则方能发厥，须在二三日后也。若微厥即发热者，热微故也。其脉虽沉伏，按之而滑，为里有热，其人或畏热，或饮水，或扬手掷足，烦躁不得眠，大便秘，小便赤，外证多昏愦者，知其热厥，白虎汤。又有下证悉具，而见四逆者，是失下后，血气不通，四肢便厥，医人不识，却疑是阴厥，复进热药，祸如反掌。大抵热厥，须脉沉伏而滑，头上有汗，其手虽冷，时复指爪温，须便用承气汤下之，不可拘忌也。

手足厥寒，脉细欲绝者，当归四逆汤主之。《玉函》《千金翼》作"脉为之细绝"，无"者"字。

钱云：四肢为诸阳之本，邪入阴经，致手足厥而寒冷，则真阳衰弱可知。其脉微细欲绝者，《素问·脉要精微论》云"脉者血之府也"，盖气非血不附，血非气不行，阳气既已虚衰，阴血自不能充实。当以四逆汤，温复其真阳，而加当归以荣养其阴血，故以当归四逆汤主之。

当归四逆汤方

当归三两　桂枝三两，去皮　芍药三两　细辛三两。《玉函》作"一两"　甘草二两，炙　通草二两　大枣二十五枚，擘。一法十二枚。枚，成本作"个"

上七味，以水八升，煮取三升，去滓，温服一升，日三服。

钱云：手足厥寒，即四逆也，故当用四逆汤。而脉细欲绝，乃阳衰而血脉伏也，故加当归，是以名之曰当归四逆汤也。不谓方名虽曰四逆，而方中并无姜、附，不知可以挽回阳气，是以不能无疑也。恐是历年久远，散失遗亡，讹舛于后人之手，未可知也。从来注伤寒家，皆委曲顺解，曾不省察其理，亦何异于成氏之随文顺释乎！

柯云：此条证为在里，当是四逆本方加当归，如茯苓四逆之例，若反用桂枝汤攻表，误矣。既名四逆汤，岂得无姜、附？

若其人内有久寒者，宜当归四逆加吴茱萸生姜汤。

钱云：此承上文言。手足厥寒，脉细欲绝，固当以当归四逆治之矣。若其人平素内有久寒者，而又为客寒所中，其涸阴沍寒，难于解散，故更加吴茱萸之性燥苦热，及生姜之辛热以泄之，而又以清酒扶助其阳气，流通其血脉也。

当归四逆加吴茱萸生姜汤方

当归三两　芍药二两，炙。《玉函》作"三两"　通草二两。《玉函》作"三两"　桂枝三两，去皮　细辛三两　生姜半斤，切。《千金翼》作"八两"，方、周、钱、《鉴》作"三两"　茱萸二升《玉函》《千金翼》作"吴茱萸二两"，方、周、钱、《鉴》作"半斤"　大枣二十五枚，擘

上九味，以水六升，清酒六升，和煮取五升，去滓，温分五服。原注：一方水酒各四升。《玉函》《千金翼》并用水酒各四升。

柯云：此本是四逆，与吴茱萸相合，而为偶方也。吴茱萸配附子，生姜佐干姜，久寒始去。

严氏《济生方》：通脉四逆汤，治霍乱多寒，肉冷脉绝，即本方加附子。

大汗出，热不去，内拘急，四肢疼，又下利厥逆而恶寒者，四逆汤主之。《千金翼》无"内"字，"又"作"若"。

《鉴》云：通身大汗出，热当去矣，热仍不去，而无他证，则为邪未尽而不解也。今大汗出热不去，而更见拘急肢疼，且下利厥逆而恶寒，是阳亡于表，寒盛于里也，故主四逆汤，温经以胜寒，回阳而敛汗也。

汪云：内拘急，此寒气深入于里，寒主收引，当是腹以内拘急。

丹云：按，方氏云：内拘急，四肢者，亡津液而骨气不利也。乃以内拘急，为手足拘急，然"内"字不妥帖。

大汗，若大，下利而厥冷者，四逆汤

主之。《玉函》《千金翼》"汗"后有"出"字。

钱云：上条大汗出，而热不去，此条大汗出，而不言热，是无热矣。或曰：上文下利厥逆而恶寒，且多内拘急四肢疼之证，此条亦大下利厥冷，而不恶寒，其不言热，乃阳气犹未飞越于外，得毋较前为稍轻乎？曰无热则阳气更微，大下利则阴邪更盛，故亦以四逆汤主之。

丹云：按，《玉函经》此下有两条：曰表热里寒者，脉虽沉而迟，手足微厥，下利清谷，此里寒也，所以阴证亦有发热者，此表热也；曰表寒里热者，脉必滑，身厥舌干也，所以少阴恶寒而蜷，此表寒也，时时自烦，不欲厚衣，此里热也。

病人手足厥冷，脉乍紧者，邪结在胸中，心下满而烦，饥不能食者，病在胸中，当须吐之，宜瓜蒂散。《辨可吐篇》"乍紧"作"乍结"。成本、《玉函》"心下"作"心中"。

印云：曰病人者，非厥阴之为病，而亦非外受之寒邪也，以手足厥冷，故列于厥阴篇中。

《鉴》云：病患手足厥冷，若脉微而细，是寒虚也，寒虚者可温可补，今脉乍紧劲，是寒实也，寒实者，宜温宜吐也。时烦吐蛔，饥不能食，是病在胸中也，寒饮实邪，壅塞胸中，则胸中阳气，为邪所遏，不能外达四肢，是以手足厥冷，胸满而烦，饥不能食也。当吐之，宜瓜蒂散，涌其在上之邪，则满可消，而厥可回矣。

伤寒，厥而心下悸，宜先治水，当服茯苓甘草汤，却治其厥。不尔，水渍入胃，必作利也。成本、《玉函》"悸"后有"者"字，《玉函》作"与"。

钱云：《金匮》云：水停心下，甚者则悸。《太阳篇》中有饮水多者，心下必悸。此二语，虽皆仲景本文，然此条并不言饮水。盖以伤寒见厥，则阴寒在里，里寒则胃气不行，水液不布，必停蓄于心下，阻绝气道，所以筑筑然而悸动，故宜先治其水，当服茯苓甘草汤，以渗利之，然后却与治厥之药，不尔，则水液既不流行，必渐渍入胃，寒厥之邪在里，胃阳不守，必下走而作利也。

汪云：郭雍云：以四逆汤治厥。

《鉴》云：《伤寒·太阳篇》"汗出表未和，小便不利"，此条"伤寒表未解，厥而心下悸"，二证皆用茯苓甘草汤者，盖因二者见证虽不同，而里无热表未和，停水则同也。故一用之谐和荣卫以利水，一用之解表通阳以利水，无不可也。此证虽不曰小便不利，而小便不利之意自在，若小便利，则水不停，而厥悸属阴寒矣，岂宜发表利水耶？

又云："厥而心下悸"者之下，当有"以饮水多"四字，若无此四字，乃阴盛之悸，非停水之悸矣，何以即知是水，而曰宜先治水耶？丹按：此说近是。汪氏、周氏以此条证为热厥兼水，误矣。

伤寒六七日，大下后，寸脉沉而迟，手足厥逆，下部脉不至，喉咽不利，唾脓血，泄利不止者，为难治，麻黄升麻汤主之。《玉函》无"而"字，"喉咽"作"咽喉"，成本同。《千金翼》无"寸"字。

柯云：寸脉沉迟，气口脉平矣；下部脉不至，根本已绝矣；六腑气绝于外者，手足寒；五脏气绝于内者，利下不禁。喉咽不利，水谷之道绝矣。汗液不化，而成脓血，下濡而上逆，此为下厥上竭，阴阳离决之候，生气将绝于内也。麻黄升麻汤，其方味数多而分两轻，重汗散而畏温补，乃后世粗工之伎，必非仲景方也。此证此脉，急用参附以回阳，尚恐不救，以治阳实之品治亡阳之证，是操戈下石矣，敢望其汗出而愈哉？绝汗出而死，是为可必，仍附其方，以俟识者。

麻黄升麻汤方

麻黄二两半，去节 升麻一两一分 当归一两一分。《玉函》升麻、当归各一两六铢，《千金翼》同 知母十八铢 黄芩十八铢 葳蕤十八铢。一作菖蒲 芍药六铢 天门冬六铢，去心。《玉函》《千金翼》作"麦门冬" 桂枝六铢 茯苓六铢 甘草六铢，炙 石膏六铢，碎棉裹 白术六铢 干姜六铢

上十四味，以水一斗，先煮麻黄一两沸，去上沫，纳诸药，煮取三升，去滓，分温三服。相去如炊三斗米顷令尽，汗出愈。

丹云：此条证方不对，注家皆以为阴阳错杂之证，回护调停，为之诠释，而柯氏断然为非仲景真方，可谓千古卓见矣，兹不敢繁引诸说云。

又按：《外台》引《小品》载本方，方后云此张仲景《伤寒论》方。

《伤寒选录》云：此药之大者，若瘟毒瘴利，表里不分，毒邪沉炽，或咳或脓或血者，宜前药。

伤寒四五日，腹中痛，若转气下趣少腹者，此欲自利也。此，《玉函》作"为"。趣，《正脉》本作"趋"，诸本同，唯方本作"趣"。

钱云：伤寒四五日，邪气入里，传阴之时也。腹中痛，寒邪入里，胃寒而太阴脾土病也。转气下趋少腹者，言寒邪盛，而胃阳不守，水谷不别，声响下奔，故为欲作自利也。

周云：愚按，腹中痛，又何以知是虚寒？若火痛，必自下逆攻而上，若热痛，必胸结烦满而实，故下气转趋，知为寒，欲利无疑也。

伤寒本自寒下，医复吐下之，寒格，更逆吐下，若食入口即吐，干姜黄芩黄连人参汤主之。复吐下之，《玉函》《千金翼》《全书》作"复吐之"。《玉函》无"若"字，"即吐"作"即出者"。《千金翼》"寒格"前有"而"字。

王云：按，本自寒下，恐是本自吐下，玩"复"字可见。盖胃寒则吐，下寒则利，胃寒者不宜吐，医反吐之，则伤胃气，遂成寒格。下文文气不贯，当有阙文。

《鉴》云：经论中，并无寒下之病，亦无寒下之文，玩本条下文"寒格更逆吐下"，可知"寒下"之"下"字，当是"格"字，文义始属。注家皆释胃寒下利，不但文义不属，且与芩、连之药不合。

丹云：柯本删"更逆吐下"四字。要之此条，必有误脱。

干姜黄芩黄连人参汤方

干姜 黄芩 黄连 人参各三两

上四味，以水六升，煮取二升，去滓，分温再服。

柯云：伤寒吐下后，食入口即吐，此寒邪格热于上焦也，虽不痞硬，而病本于心，故用泻心之半，调其寒热，以至和平。去生姜、半夏者，心下无水气也。不用甘草、大枣者，呕不宜甘也。

《鉴》云：朝食暮吐，脾寒格也；食入即吐，胃热格也。寒格，当以理中汤，温其太阴，加丁香降其寒逆，可也；热格，当用干姜、人参安胃，黄连、黄芩降胃火也。

丹云：《金匮》：食已即吐者，大黄甘草汤主之。《金鉴》注文，与此条意同。

《保幼大全》：四味人参汤，治伤寒脉迟，胃冷呕吐。即本方。

下利有微热而渴，脉弱者，令自愈。令，成本作"今"，《玉函》无。

程云：下利脉绝者死，脉实者亦死，必何如而脉与证合也？缘厥阴下利，为阴寒胜，微热而渴，则阳热复也，脉弱，知邪已退，而经气虚耳，故令自愈。

钱云：脉弱者，方见其里气本然之虚，无热气太过，作痈脓便脓血，及喉痹口伤烂赤之变，故可不治，令其自愈也。若或治之，或反见偏胜耳。

丹云：汪氏、魏氏、周氏以此条证为传经热利，误矣。

《溯洄集》云：六经病篇，必非叔和所能赞辞也，但厥阴经中，下利呕哕诸条，却是叔和因其有厥逆而附，遂并无厥逆而同类者，亦附之耳。

下利，脉数，有微热汗出，令自愈。设复紧，为未解。原注：一云设脉浮复紧。《千金翼》"有"作"若"。今，成本作"令"，《玉函》《千金翼》作"者"。

成云：下利，阴病也；脉数，阳脉也。阴病见阳脉者生，微热汗出，阳气得通也，利必自愈。诸紧为寒，设复脉紧，阴气犹胜，故云未解。

下利，手足厥冷，无脉者，灸之不温，若脉不还，反微喘者，死。《玉函》"若"作"而"。

钱云：阴寒下利，而手足厥冷，至于无脉，是真阳已竭，已成死证，故虽灸之，亦不温也。若脉不还，反见微喘，乃阳气已绝，其未尽之虚阳，随呼吸而上脱，其气有出无入，故似喘非喘而死矣。

汪云：喘非灸所致，阳气不因灸复，则绝证以次第而至。《尚论篇》云：孤阳随火气上逆而脱。误矣。此条仲景不言当灸何穴。常器之云：当灸关元、气海二穴。

少阴负趺阳者，为顺也。原本及《千金翼》、志聪本、锡驹本接前条，今据成本及《玉函》分为别条。

钱云："少阴负趺阳"句，疑有脱字，不然何至词不达义邪？前注皆以少阴为水，趺阳为土，恐土不能制水，得以泛溢而为呕吐下利，予其权于土，土强则水有制，而平成可几。丹按：此喻注，盖本成注，

方意亦同。愚恐犹未合于至理。夫少阴，肾也，水中有火，先天之阳也。趺阳，胃脉也，火生之土，后天之阳也。此承上文下利而言，凡少阴证中，诸阳虚阴盛之证，而至于下利及下利清谷之证，皆由寒邪太盛，非惟少阴命门真火衰微，且火不能生土，中焦胃脘之阳不守，故亦败泄而为下利。少阴脉虽微细欲绝，而为阴寒所胜，则为少阴之真阳负矣。若趺阳脉尚无亏损，则是先天之阳，虽为寒邪之所郁伏，而后天胃脘之阳尚在，为真阳犹未磨灭，所谓"有胃气者生"，故为顺也。若趺阳亦负，则为无胃气而死矣。

丹云：此条未妥贴。钱注稍觉稳当，柯氏删之，盖有所见也。

铁樵按：《阳明篇》互相克贼，名曰负也，是钱注所本，从柯氏删去亦未尝不可，究竟不甚可解。又《厥阴篇》与前文多有犯复痕迹，本条之外，如躁烦下利各条与《太阳篇》中脏结症亦近似，皆不无错简讹脱在内。

下利，寸脉反浮数，尺中自涩者，必清脓血。

成云：下利者，脉当沉而迟，反浮数者，里有热也。涩为无血，尺中自涩者，肠胃血散也。随利下必便脓血。"清"与"圊"通，《脉经》曰：清者，厕也。丹按：《脉经》引《四时经注》。

汪云：热利而得数脉，非反也，得浮脉则为反矣。兹者寸反浮数，此在里之邪热不少敛也。尺中涩者，阴虚也，阳邪乘阴分之虚，则其血必瘀而为脓血。常器之云：宜桃花汤。误矣。愚意云：宜以仲景黄芩汤代之。

丹云：柯氏以此条属白头翁汤部，似是。王云黄连阿胶汤，亦得。

下利清谷，不可攻表，汗出必胀满。"表"前《玉函》有"其"字。

成云：下利者，脾胃虚也。胃为津液之主，发汗亡津液，则胃气愈虚，必胀满。

程云：下利清谷，此为里虚，反攻其表，则汗出而阳从外泄，浊阴得内填，胀满所由来也。汗剂所以发邪阳之在表也，表若无邪，必拔及里阳而外泄，遂生内寒。

汪云：郭白云云：宜通脉四逆汤。

铁樵按：程注说生内寒之理，甚精。

下利，脉沉弦者，下重也；脉大者，为未止；脉微弱数者，为欲自止，虽发热，不死。"也"字，《玉函》无，《千金翼》作"其"。

汪云：此辨热利之脉也。脉沉弦者，沉主里，弦主急，故为里急后重，如滞下之证也。脉大者，邪热甚也，经云大则病进，故为利未止也。脉微弱数者，此阳邪之热已退，真阴之气将复，故为利自止也。下利一候，大忌发热，兹者脉微弱而带数，所存邪气有限，故虽发热，不至死耳。

《鉴》云：由此可知滞下脉大，身热者必死也。

舒云：按厥阴下利，法当分辨阴阳，确有所据，对证用药，无不立应，但言脉者，玄渺难凭，吾不敢从。

下利，脉沉而迟，其人面少赤，身有微热，下利清谷者，必郁冒汗出而解，病患必微厥。所以然者，其面戴阳，下虚故也。

汪云：下利脉沉而迟，里寒也。所下者清谷，里寒甚也。面少赤，身微热，下焦虚寒，无根失守之火，浮于上越于表也。以少赤微热之故，其人阳气虽虚，犹能与阴寒相争，必作郁冒汗出而解。郁冒者，头目之际，郁然昏冒，乃真阳之气，能胜寒邪，里阳回而表和顺，故能解也。

病患必微厥者，此指未汗出郁冒之时而言。面戴阳系下虚，此申言面少赤之故。下虚，即下焦元气虚。按：仲景虽云汗出而解，然于未解之时，当用何药？郭白云云：不解，宜通脉四逆汤。

张云：太阳、阳明并病，面色缘缘正赤者，为阳气怫郁，宜解其表，此下利脉沉迟，而面见少赤，身见微热，仍阴寒格阳于外，则外微热，格阳于上，则面少赤。仲景以为下虚者，谓下无其阳，而反在外在上，故云虚也。虚阳至于外越上出，危候已彰，或其人阳尚有根，或用温药，以胜阴助阳，阳得复反而与阴争，差可恃以无恐。盖阳返虽阴不能格，然阴尚盛，亦未肯降，必郁冒少顷，然后阳胜而阴出为汗，邪从外解，自不下利矣。

《伤寒绪论》云：戴阳者，面赤如微酣之状。阴证冷极，发躁面赤，脉沉细，为浮火上冲，水极似火也。凡下元虚惫之人，阳浮于上，与在表之邪相合，则为戴阳。阳已戴于头面，而不知者，更行发散，则孤阳飞越，危殆立至矣。大抵阳邪在表之怫郁，必面合赤色，而手足自温，若阴证，虚阳上泛而戴阳，面虽赤，足胫必冷，不可但见面赤，便以为热也。

下利脉数而渴者，今自愈。设不瘥，必清脓血，以有热故也。《玉函》《千金翼》"脉"后有"反"字。"今"，《全书》作"令"，程本、魏本同。

周云：下利脉数而渴，邪虽未尽，而数为热征，则亦阳气自复之候，而无利久入阴之虞，亦可自愈。而不愈者，必热势向盛，此不但利不止，而必至圊脓血耳。以此推之，则其脉必数而有力者也。

汪云：此条仲景无治法。《补亡论》常器之云：可黄芩汤。

王云：黄连汤。

《金匮直解》云：脉数而渴，则寒邪

去，而利当止。经曰：若脉数不解，而下不止，必挟热而便脓血。此有热陷于下焦，使血流腐而为脓也。

下利后，脉绝，手足厥冷，晬时脉还，手足温者生，脉不还者死。《玉函》"脉"前有"其"字，无"冷"字，"生"后无"脉"字，"不还"后有"不温"二字，《千金》同。

成云：晬时，周时也。

钱云：寒邪下利，而六脉已绝，手足厥冷，万无更生之理，而仲景犹云周时脉还，手足温者生，何也？夫利有新久，若久利脉绝而至手足厥冷，则阳气以渐而虚，直至水穷山尽，阳气磨灭殆尽。脉气方绝，岂有复还之时？惟暴注下泄，忽得之骤利而厥冷脉绝者，则真阳未至陡绝，一时为暴寒所中，致厥利脉伏。真阳未至陡绝，故阳气尚有还期。此条乃寒中厥阴，非久利也，故云晬时脉还，手足温者生。若脉不见还，是孤阳已绝而死也。

柯云：此不呕不烦，不须反佐，而服白通，外灸少阴及丹田气海，或可救于万一。

伤寒下利，日十余行，脉反实者死。《千金翼》"脉"前有"其人"二字。

成云：下利者，里虚也，脉当微弱反实者，病胜脏也，故死，《难经》曰：脉不应病，病不应脉，是为死病。

钱云：所谓实者，乃阴寒下利，真阳已败，中气已伤，胃阳绝而真脏脉现也。

印云：以上十章，论下利有表里阴阳，寒热气血，邪正虚实，而为审辨之法，故不立方。

丹云：汪氏以此条证为热利之死证，恐不然也。

下利清谷，里寒外热，汗出而厥者，通脉四逆汤主之。

锡云：夫谷入于胃，藉中土之气，变化而黄，以成糟粕，犹奉心化赤而为血之

义也。若寒伤厥少二阴，则阴寒气甚，谷虽入胃，不能变化其精微，蒸津液而泌糟粕，清浊不分，完谷而出，故下利清谷也。在少阴则下利清谷，里寒外热，手足厥逆，脉微欲绝，身反不恶寒，在厥阴则下利清谷，里寒外热，汗出而厥，俱宜通脉四逆汤，启生阳之气，而通心主之脉也。

汪云：下利清谷，为里寒也，外热为身微热，兼之汗出，此真阳之气外走而欲脱也。前条汗出为欲解，此条汗出而反厥，乃阳气大虚也，与通脉四逆汤，以温经固表，通内外阳气。

丹云：吴人驹云：有协热下利者，亦完谷不化，乃邪热不杀谷，其别在脉之阴阳虚实之不同，今验之小儿此最多。

热利下重者，白头翁汤主之。

《鉴》云：热利下重，乃火郁湿蒸，秽气奔逼广肠，魄门重滞而难出，即《内经》所云"暴注下迫"者是也。

《金匮直解》云：热利下重，则热客于肠胃，非寒不足以除热，非苦不足以坚下焦，故加一热字，别以上之寒利。

白头翁汤方

白头翁二两。《金匮》《全书》、方、魏、钱、《鉴》并作"三两" 黄柏三两 黄连三两 秦皮三两

上四味，以水七升，煮取二升，去滓，温服一升。不愈，更服一升。

《鉴》云：白头翁，《神农本经》言其能逐血止腹痛，陶弘景谓其能止毒痢，故以治厥阴热痢。黄连苦寒，能清湿热，厚肠胃，黄柏泻下焦之火，秦皮亦属苦寒，治下痢崩带，取其收涩也。

下利，腹胀满，身体疼痛者，先温其里，乃攻其表。温里宜四逆汤，攻表宜桂枝汤。成本脱二"宜"字。

喻云：此与《太阳中篇》下利身疼，

用先里后表之法大同。彼因误下而致下利，此因下利而致腹胀，总以温里为急者，见晛曰消之义也。身疼痛有里有表，必清便已调，其痛仍不减，方属于表，太阳条中已悉，故此不赘。

下利，欲饮水者，以有热故也，白头翁汤主之。"以"《玉函》《千金翼》作"为"，无"故"字。

钱云：此又申上文热利之见证，以证其为果有热者，必若此治法也。夫渴与不渴，乃有热无热之大分别也。里无热邪，口必不渴，设或口干，乃下焦无火，气液不得蒸腾，致口无津液耳，然虽渴亦不能多饮。若胃果热燥，自当渴欲饮水，此必然之理也，宁有里无热邪，而能饮水者乎？仲景恐人之不能辨也，故又设此条，以晓之曰：下利，渴欲饮水者，以有热故也，白头翁汤主之。

下利，谵语者，有燥屎也，宜小承气汤。《千金翼》"利"后有"而"字，"者"作"为"，无"也"字。

《鉴》云：下利里虚，谵语里实，若脉滑大，证见里急，知其中必有宿食也。其下利之物，又必稠黏臭秽，知热与宿食合而为之也，此可决其有燥屎也，宜以小承气汤下之。于此推之，可知燥屎不在大便硬与不硬，而在里之急与不急，便之臭与不臭也。

汪云：下利者，肠胃之疾也。若谵语则胃家实，与厥阴无与，乃肠中有燥屎，不得下也，治宜小承气汤者，此半利半结，只须缓以攻之也。或问：既下利矣，则热气得以下泄，何由而致谵语有燥屎也？答曰：此系阳明腑实，大热之证，胃中糟粕，为邪所壅，留着于内，其未成硬者，或时得下，其已成硬者，终不得出，则燥屎为下利之根，燥屎不得出，则邪热上乘于心，所以谵语。要之此证须以手按

脐腹，当必坚痛，方为有燥屎之征。

丹云：《少阴篇》云：少阴病，自利清水，色纯青，心下必痛，口干燥者，急下之，宜大承气汤。《辨可下篇》云：下利心下硬者，急下之，宜大承气汤。下利脉迟而滑者，内实也，宜大承气汤。下利不欲食者，有宿食故也，当下之，宜大承气汤。并与此条证同。

下利后更烦，按之心下濡者，为虚烦也，宜栀子豉汤。

方云：更烦，言本有烦，不为利除，而转甚也。

柯云：虚烦，对实热而言，是空虚之虚，不是虚弱之虚。

《鉴》云：林澜曰：此利后余热之证也。曰下利后，而利止者，必非虚寒之烦，乃热遗于胸中也。按之心下濡，虽热而非实热，故用此以清其虚烦。

呕家有痈脓者，不可治呕，脓尽自愈。

《鉴》云：心烦而呕者，内热之呕也；渴而饮水呕者，停水之呕也。今呕而有脓者，此必内有痈脓，故曰不可治，但俟呕脓尽自愈也。盖痈脓腐秽，欲去而呕，故不当治，若治其呕，反逆其机，热邪内壅，阻其出路，使无所泄，必致他变，故不可治呕，脓尽则热随脓去，而呕自止矣。郑重光曰：邪热上逆，结为内痈，肺胃之痈是也。

呕而脉弱，小便复利，身有微热，见厥者，难治，四逆汤主之。

成云：呕而脉弱，为邪气传里。呕则气上逆，而小便当不利，小便复利者，里虚也。身有微热见厥者，阴胜阳也，为难治，与四逆汤，温里助阳。

汪云：按，诸条厥利证，皆大便利，此条以呕为主病，独小便利而见厥，前后不能关锁。用四逆汤，以附子散寒下逆

气，助命门之火，上以除呕，下以止小便，外以回厥逆也。

干呕，吐涎沫，头痛者，吴茱萸汤主之。"沫"后，《玉函》《千金翼》有"而复"二字，方本、喻本脱"头痛"字。

张云：凡用吴茱萸汤有三证：一为阳明食谷欲呕；一为少阴吐利，手足厥冷，烦躁欲死；此则干呕吐涎沫头痛。经络证候各殊，而治则一者，总之下焦浊阴之气，上乘于胸中清阳之界，真气反郁在下，不得安其本位，有时欲上不能，但冲动浊气，所以干呕吐涎沫也。头痛者，厥阴之经，与督脉会于巅也。食谷欲呕者，浊气在上也，吐利者，清气在下也。手足厥冷者，阴寒内盛也。烦躁欲死者，虚阳扰乱也。故主吴茱萸汤，茱萸专主开豁胸中逆气，兼人参、姜、枣以助胃中之清阳，共襄祛浊之功，由是清阳得以上升，而浊阴自必下降矣。

锡云：成氏云：呕者有声者也，吐者吐出其物也，故有干呕而无干吐。今干呕吐涎沫者，涎沫随呕而吐出也。

钱云：涎沫者，黏饮白沫也。

丹云：柯氏云：干呕、吐涎是二证，不是并见，可谓执拘矣。舒氏云：此条多一"干"字，既吐涎沫，何为干呕？当是呕吐涎沫，盖为阴邪协肝气上逆，则呕吐涎沫。此与柯说同。

《金匮要略》：呕而胸满者，茱萸汤主之。

呕而发热者，小柴胡汤主之。

成云：经曰：呕而发热者，柴胡证具。

钱云：邪在厥阴，惟恐其厥逆下利，若见呕而发热，是厥阴与少阳脏腑相连，乃脏邪还腑，自阴出阳，无阴邪变逆之患矣。故当从少阳法治之，而以小柴胡汤，和解其半表半里之邪也。

伤寒，大吐、大下之，极虚，复极汗者，其人外气怫郁，复与之水，以发其汗，因得哕。所以然者，胃中寒冷故也。成本、《玉函》"极汗"后有"出"字，"其人"前有"以"字。

钱云：伤寒而大吐大下，则胃中阳气极虚矣，复极汗出者，非又汗之而极出也，因大吐大下之后，真阳已虚，卫外之阳，不能固密，所以复极汗出，乃阳虚而汗出也。愚医尚未达其义，以其人外气怫郁，本是虚阳外越，疑是表邪未解，复与之暖水，以发其汗，因而得哕。哕者，呃逆也，其所以哕者，盖因吐下后，阳气极虚，胃中寒冷，不能运行其水耳。水壅胃中，中气遏绝，气逆而作呃逆也。治法当拟用五苓散、理中汤，甚者四逆汤可耳。

程云：点出"胃中寒冷"字，是亦吴茱萸汤之治也。

汪云：理中汤亦可借用之。

丹云：宗印云：此章与《辨脉篇》之"医不知，而反饮冷水，令人汗出，水得寒气，冷必相搏，其人即䭇"大意相同。《活人书》云：橘皮干姜汤、羌活附子散、半夏生姜汤、退阴散。

伤寒，哕而腹满，视其前后，知何部不利，利之即愈。《玉函》"视"作"问"。成本"即"作"则"。

锡云：伤寒至哕，非中土败绝，即胃中寒冷，然亦有里实不通，气不得下泄，反上逆而为哕者。《玉机真脏论》曰：脉盛，皮热，腹胀，前后不通，闷瞀，此谓五实。身汗得后利，则实者活。今哕而腹满，前后不利，五实中之二实也，实者泻之。前后，大小便也，视其前后二部之中，何部不利，利之则气得通，下泄而不上逆，哕即愈矣。夫以至虚至寒之哕证，而亦有实者存焉，则凡系实热之证，而亦有虚者在矣，医者能审其寒热虚实，而为之温凉补泻于其间，则人无夭札之患矣。

汪云：常器之云：前部不利，猪苓汤，后部不利，调胃承气汤。愚以须小承气汤利之。

丹云：按，常氏原于《活人》，盖前部不利，五苓散、猪苓汤，后部不利，宜三承气，选而用之。仲景不载主方，意在于此耶。

铁樵按：呃逆为病，旧说颇庞杂，大都用丁香、柿蒂，不效则改而他图，致温凉杂投，往往不救，其症结在病理不明，胸无主宰，故不免于尝试。然以病人供吾试验，医者能无内疚，况病理不明，虽试验不能有所发明，则将终身在试验之中矣。兹就鄙人研求所得者言之，以资学者之探讨。此病共有三种：其一，因寒而呃；其二，因食而呃；其三，因燥而呃。致其所以呃之原理，西国人谓是横隔膜痉挛，其说当确。盖人之呼吸，肺叶弛张于上，横隔膜低昂于下，如鼓气之风箱然，故横隔膜痉挛，则肺呼吸为之停止。然就形能言之，不但横隔膜能作痉挛，即食管亦能痉挛。前述三者之外，更有两种呃逆，其一，小孩往往因大笑，冷空气骤入食管，猝然不得中和，则作呃逆；其二，健体因食物太骤而咽食道暴闭，亦作呃逆。此两种与大病之呃逆不同。笑而呃者，冷气中和则愈；噎而呃者，食下则愈。故因笑而呃者，以物取喷则愈；因噎而呃者，饮汤则愈。不若大病之呃，恒亘数昼夜不得息也。至于大病之呃，属寒者，即如本节所言之理由，胃中寒冷，精气虚竭，用丁香、柿蒂当效。不过丁香、柿蒂之外，当顾元气，其聚水者，更当利水。其因食而呃者，如此下一节云，视其前后何部不利，利之即愈，是有属食积，亦有属腹水者矣。当温者属虚，当利者属实，古人以有声无声辨虚实，是辨法之一

种，却不完全，当合色脉病因，为综合的考虑，方为得也。至于因燥而呃者，却饶有曲折，盖液体涸竭，肺叶与躯壳内壁相切处不利，体工起救济，则气聚于胸中，而横膈膜以下气少，横隔以上气多，欲中和而不得，斯痉挛作矣。凡如此者，其人恒仅能向一边侧卧，所以然之故，即因液少，肺叶相切处不利使然。吾治章椿伯先生太炎先生之兄呃逆，用犀角地黄，药入即止，杭州医界骇然，致开中医大会研究，亦未闻有何理由说出。惜乎医界中无一人肯下问者，一般医生，皆以为古人无有用此药治此病者，遂群相诧怪，其实崇古太过，未从原理探讨，故不能知也。

辨霍乱病脉证并治

问曰：病有霍乱者何？答曰：呕吐而利，此名霍乱。"此名"，成本、《玉函》作"名曰"。《千金翼》"何"后有"也"字，"名"作"为"。

成云：三焦者，水谷之道路，邪在上焦则吐而不利，邪在下焦则利而不吐，邪在中焦则既吐且利。以饮食不节，寒热不调，清浊相干，阴阳乖隔，遂成霍乱。轻者止曰吐利，重者挥霍撩乱，名曰霍乱。

锡云：霍者，忽也，谓邪气忽然而至，防备不及，正气为之仓忙错乱也。胃居中土，为万物之所归，故必伤胃。邪气与水谷之气交乱于中，故上呕吐而下利也，吐利齐作，正邪纷争，是名霍乱。

《病源候论》曰：霍乱者，人温凉不调，阴阳清浊二气有相干乱之时，其乱在于肠胃之间者，因遇饮食而变，发则心腹绞痛，其有先心痛者，先吐，先腹痛者，先利，心腹并痛者，则吐利俱发。霍乱，言其病挥霍之间，便致撩乱也。

《千金方》曰：原夫霍乱之为病也，

皆因食饮，非关鬼神，饱食肫胘，复餐乳酪，海陆百品，无所不啖，眠卧冷席，多饮寒浆，胃中诸食结而不消，阴阳二气拥而反戾，阳气欲降，阴气欲升，阴阳乖隔，变成吐利，头痛如破，百节如解，遍体诸筋，皆为回转，论证虽小，卒病之中，最为可畏。

《外台秘要·必效方》云：上吐下利者，名为湿霍乱。

丹按：《文选蜀都赋》："翕响挥霍"。刘曰：奄忽之间也。济曰：沸乱貌。《文赋》：纷纭挥霍。善曰：挥霍，疾貌。唐惠琳《藏经音义》云：转霍，呼郭反。按霍，倏，急疾之貌也。霍热①、忽霍，皆是也。又霍然，倏忽速疾之貌也。由是考之，成氏云挥霍撩乱，锡驹云忽也，钱云大约是倏忽间，吐泻扰乱之意耳，其义并同。方氏云：霍，吐也；乱，杂乱也。其说不通。

问曰：病发热头痛，身疼恶寒，吐利者，此属何病？答曰：此名霍乱，霍乱自吐下，又利止，复更发热也。成本无后"霍乱"二字。《玉函》"寒"后有"不复"二字，"此名"作"当为"，无"自"字、"又"字。《千金翼》"寒"后有"而复"二字。

《鉴》云：此承上条，以详出其证也。头痛身疼，发热恶寒，在表之风寒暑热为病也。呕吐泻利，在里之饮食生冷为病也。具此证者，名曰霍乱。若自呕吐已，又泻利止，仍有头痛身疼恶寒，更复发热，是里解而表不解也。沈明宗曰：吐利已止，复更发热，乃里气和，而表邪未解，当从解表之法；或无表证，但有腹痛吐利，此为里邪未解，当以和里为主。

方云：发热头痛，身疼恶寒，外感也。吐利，内伤也。上以病名求病证，此以病证实病名，反复详明之意。

锡云：夫但曰利止，而不曰吐止者，省文也。

伤寒，其脉微涩者，本是霍乱。今是伤寒，却四五日，至阴经上，转入阴必利，本呕，下利者，不可治也。欲似大便，而反失气，仍不利者，此属阳明也。便必硬，十三日愈，所以然者，经尽故也。下利后当便硬，硬则能食者愈，今反不能食，到后经中颇能食，复过一经能食，过之一日当愈。不愈者，不属阳明也。成本、《玉函》、方氏诸本，并以"下利后当便硬"以下别为一条。《玉函》"本"前有"素"字。"欲似"，《玉函》及钱本作"似欲"。成本"属"前无"此"字。

《鉴》云：此承上条，辨发热头痛，身疼恶寒，吐利等证，为类伤寒之义也。若有前证，而脉浮紧，是伤寒也。今脉微涩，本是霍乱也。然霍乱初病，即有吐利，伤寒吐利，却在四五日后，邪传入阴经之时，始吐利也。此本是霍乱之即呕吐，即下利，故不可作伤寒治之，俟之自止也。若止后，似欲大便，而去空气，仍不大便，此属阳明也。然属阳明者，大便必硬，虽大便硬，乃伤津液之硬，未可下也。当俟至十三日经尽，胃和津回，便利自可愈矣。若过十三日，大便不利，为之过经不解，下之可也。下利后，肠胃空虚，津液匮乏，当大便硬，硬则能食者，是为胃气复，至十三日，津回便利，自当愈也。今反不能食，是为未复，俟到十三日后，过经之日，若颇食，亦当愈也，如其不愈，是为当愈不愈也。当愈不愈者，则可知不属十三日过经便硬之阳明，当属吐利后，胃中虚寒不食之阳明，或属吐利后，胃中虚燥之阳明也。此则非药不可，俟之终不能自愈也，理中、脾约，择而用

① 霍热：《皇汉医学丛书》本作"霍然"，义胜。

之可矣。

恶寒，脉微原注：一作□。而复利，利止，亡血也，四逆加人参汤主之。

成云：恶寒脉微而利者，阳虚阴胜也，利止则津液内竭，故云亡血。《金匮玉函》曰：水竭则无血，与四逆汤，温经助阳，加人参，生津液益血。

丹云：按，《金鉴》曰：利止亡血，如何用大热补药？利止，当是"利不止"；亡血，当是"亡阳"。钱氏亦疑亡血之为"亡阳"。然徐大椿曰：按亡阴，即为亡血，不必真脱血也。此说似是。

四逆加人参汤方

甘草二两，炙　附子一枚，生，去皮，破八片　干姜一两半　人参一两

上四味，以水三升，煮取一升二合，去滓，分温再服。《千金》《外台》用人参三两。利甚者，加龙骨二两，《小品》名四顺汤。

魏云：于温中之中，佐以补虚生津之品，凡病后亡血津枯者，皆可用也，不止霍乱也，不止伤寒吐下后也。

徐云：今利虽止，而恶寒脉微如故，则知其非阳回而利止，乃津液内竭而利止也，故曰亡血，又当加人参，以生津益血矣。

霍乱，头痛，发热，身疼痛，热多欲饮水者，五苓散主之。寒多不用水者，理中丸主之。"用"字，方氏作"欲饮"二字。"丸"，成本作"员"，《玉函》作"汤"，《千金翼》同。

魏云：伤寒者，外感病；霍乱者，内伤病也。伤寒之发热头痛，身疼恶寒，风寒在营卫；霍乱之头痛身疼恶寒，必兼吐下，风寒在胃腑也。风寒外邪，何以遽入于胃腑？则平日中气虚歉，暴感风寒，透表入里，为病于内。因其为风寒客邪，故发热头痛，身疼恶寒，与伤寒同，因其暴感胃腑，故兼行吐利，与伤寒异，此二病

分关之源头也。其所以吐利时不热，利止复热者，则亦因中气虚弱，当吐利行时，邪虽在胃，而气散热不能发，利止气收方发耳，亦异于伤寒之热发在表，无作息时也。既明霍乱致病之由，为病与伤寒之异，而治法方可就其人之寒热施之。热多者，胃虽虚自热，多虚热者，吐利行，必大饮水，五苓散主之，导湿清热滋干，所必用也。寒多者，胃素虚且寒，多虚寒者，吐利行，必不用水，理中丸主之，温中燥湿补虚，所必用也。

《伤寒类方》曰：按霍乱之症，皆由寒热之气不和，阴阳拒格，上下不通，水火不济之所致，五苓所以分其清浊，理中所以壮其阳气，皆中焦之治法也。《医史》戴良撰《吕沧洲翁传》[①]云：内子王病伤寒，乃阴隔阳，面赤足踡而下利，躁扰不得眠。论者有主寒主温之不一，余不能决，翁以紫雪匮理中丸进，徐以水渍甘草干姜汤饮之愈。且告之曰：下利足踡，四逆证也，苟用常法，则上焦之热弥甚，今以紫雪折之，徐引辛甘以温里，此热因寒用也。闻者皆叹服。

理中丸方原注：下有作汤加减法。《玉函》"丸"作"圆"

人参　干姜　甘草炙　白术各三两

上四味，捣筛，蜜和为丸，如鸡子黄许大，以沸汤数合，和一丸，研碎，温服之，日三四，夜二服，腹中未热，益至三四丸。然不及汤。汤法，以四物依两数切，用水八升，煮取三升，去滓，温服一升，日三服。若脐上筑者，肾气动也，去术，加桂四两；吐多者，去术，加生姜三两；下多者，还用术；悸者，加茯苓二两；渴欲得水者，加术足前成四两半；腹

---

① 吕沧州翁传：即元戴良所撰《沧州翁传》，收入《九灵山房集》卷十七。

中痛者，加人参，足前成四两半；寒者，加干姜，足前成四两半；腹满者，去术，加附子一枚。服汤后如食顷，饮热粥一升许，微自温，勿发揭衣被。成本、《玉函》"筛"后有"为末"二字，无"子许"二字。"若脐上"前有"加减法"三字。"日三四"，《瘥后病篇》《玉函》、成本作"日三服"。

方云：理，治也，料理之谓。中，里也，里阴之谓。参、术之甘，温里也；甘草甘平，和中也；干姜辛热，散寒也。

程云：阳之动始于温，温气得而谷精运，谷气升而中气赡，故名曰理中，实以燮理①之功，予中焦之阳也。盖谓阳虚，即中气失守，膻中无发宣之用，六腑无洒陈之功，犹如釜薪失焰，故下至清谷，上失滋味，五脏凌夺，诸证所由来也。参、术、炙甘，所以守中州，干姜辛以温中，必假之以燃釜薪而腾阳气，是以谷入于阴，长气于阳，上输华盖，下摄州都，五脏六腑，皆受气矣，此理中之旨也。

钱云：后加减方，文理背谬，量非仲景之法。

《伤寒类方》曰：桂枝汤之饮热粥，欲其助药力以外散；此饮热粥，欲其助药力以内温。

《金匮要略》：胸痹，心中痞，气结在胸，胸满胁下逆抢心，人参汤主之。程林注：此即理中汤也。中气强，则痞气能散，胸满能消，胁气能下。人参、白术所以益脾，甘草、干姜所以温胃，脾胃得其和，则上焦之气开发，而胸痹②亦愈。

《千金方》：治中汤，治霍乱吐下，胀满，食不消化，心腹痛。即本方。四味㕮咀，以水八升，煮取三升，分三服。不瘥，频服三剂。远行防霍乱，依前作丸，如梧子大，服三十丸。如作散，服方寸匕，酒服亦得。若转筋者，加石膏三两。

又四理顺中圆，已产讫，可服此方，新生脏虚，此所以养脏气也。即本方。

《外台秘要》：崔氏理中丸，疗三焦不通，呕吐不食，并霍乱吐逆下痢及不得痢。即本方。

又延年理中丸，疗霍乱吐利，宿食不消，于本方加大麦蘖。

又《广济》：疗冷热不调，霍乱吐利，宿食不消，理中丸，于本方加良姜、桂心。

又范汪茯苓理中汤，疗霍乱脐上筑而悸，于本方加茯苓、木瓜。

又范汪理中加二味汤，疗霍乱胸满，腹痛吐下，于本方加当归、芍药。

又延年增损理中丸，主霍乱，下气能食，止泄痢，于本方加厚朴、茯苓。

《直指》：水煎，亦名理中汤。

又《小品》扶老理中散，疗羸老冷气，恶心食饮不化，腹虚满，拘急短气，及霍乱呕逆，四肢厥冷，心烦气闷流汗，于本方加麦门冬、附子、茯苓。

《活人书》：或③四肢拘急，腹满下利，或转筋者，去白术，加附子一枚，生用。

《三因方》：病者因饮食过度伤胃，或胃虚不能消化，致翻呕吐逆，物与气上冲蹙胃口，决裂所伤，吐出其色鲜红，心腹绞痛，白汗自流，名曰伤胃吐血。理中汤，能止伤胃吐血者，以其功最理中脘，分利阴阳，安定血脉。方证广如《局方》，但不出吐血证，学者当自知之。或只煮干姜甘草汤饮之，亦妙，见《养生必用》。又加味理中圆，治饮酒过多，及

---

① 燮理：和理；调理。
② 胸痹：原作"胸腜"，据《皇汉医学丛书》本改。
③ 或：原作"成"，据《皇汉医学丛书》本改。

咳炙煿热食动血，发为鼻衄，于本方中加干葛、川芎各等分。《济生方》不用川芎。《直指方》于本方加木香，治饮食伤胃失血诸证。

又附子理中汤，治五脏中寒，口噤，四肢强直，不语，于本方加大附子，各等分。

施氏《续易简方》：有中寒气虚，阴阳不相守，血乃妄行者，经所谓"阳虚阴必走"是也。咯血吐血，衄血便血，皆有此证。理中汤加官桂治之。人皆知此药能理中脘，不知其有分利阴阳、安定血脉之功也。

又理中汤，治伤寒时气，里寒外热，加五味子、阿胶末等分，名顺味圆，治寒邪作嗽甚妙。老人吐泻不止，去甘草，加白茯苓一两，名温中汤。

《直指方》：理中圆，补肺止寒嗽，于本方加炒阿胶、五味子。

又加味理中汤，治肺胃俱寒，咳嗽，于本方加半夏、茯苓、橘红、细辛、五味子，姜枣煎。

又妇人妊娠胎动，腹胁腰痛，下血水者，以真料理中汤，加缩砂佐之。

《体仁汇编》：三建汤，与必审真房劳及冬月真伤寒方可用。本方加川芎、鹿茸。

《医汇》：腹痛全然不思饮食，其人本体素弱，而腹冷痛，以手按之则不痛，此亦虚也，本方加良姜、吴茱萸。

《阴证略例》：寒证不能食，理中建中各半汤，为二中汤。

《医经会解》：本方倍白术、人参，加猪苓、泽泻、茯苓、肉桂，名理苓汤。吃忒，加丁香、柿蒂。

《张氏医通》：衄血，六脉弦细而涩，按之空虚，色白不泽者，脱血也，此大寒证，理中汤加黄芪。

吐利止，而身痛不休者，当消息和解其外，宜桂枝汤小和之。

成云：吐利止，里和也。身痛不休，表未解也。与桂枝汤小和之，《外台》云：里和表病，汗之则愈。

方云：消息，犹斟酌也。小和，言少少与服，不令过度之意也。

《伤寒直格》：消息，谓损益多少也。

吐利汗出，发热恶寒，四肢拘急，手足厥冷者，四逆汤主之。

志云：吐利汗出，乃中焦津液外泄，发热恶寒，表气虚也。四肢拘急，津液竭也。手足厥冷者，生阳之气不达于四肢，故主四逆汤，启下焦之生阳，温中焦之土气。

既吐且利，小便复利，而大汗出，下利清谷，内寒外热，脉微欲绝者，四逆汤主之。"内"，《玉函》作"里"。

钱云：吐利，则寒邪在里，小便复利，无热可知，而大汗出者，真阳虚衰而卫气不密，阳虚汗出也。下利清谷，胃寒不能杀谷也。内寒外热，非表邪发热，乃寒盛于里，格阳于外也。阴寒太甚，阳气寝微，故脉微欲绝也。急当挽救真阳，故以四逆汤主之。

丹云：据《少阴篇》《厥阴篇》之例，此条所主，当是通脉四逆汤。

吐已下断，汗出而厥，四肢拘急不解，脉微欲绝者，通脉四逆加猪胆汤主之。成本、《玉函》"胆"后有"汁"字。《外台》不用猪胆汁，《千金》同。

锡云：吐已下断者，阴阳气血俱虚，水谷津液俱竭，无有可吐而自已，无有可下而自断也，故汗出而厥。四肢拘急之亡阴证，与脉微欲绝之亡阳证，仍然不解，更宜通脉四逆加猪胆，启下焦之生阳，而助中焦之津液。

志云：霍乱之证，至汗出而厥，四肢拘急，脉微欲绝，乃惟阴无阳，用四逆汤，不必言矣。又加胆汁、人尿者，津液竭而阴血并虚，不当但助其阳，更当滋益其阴之意。

丹云：志聪、锡驹注：本方更加人尿，然原文中无所考，盖据白通加猪胆汁汤而有此说耳。锡驹云：每见夏月霍乱之证，四肢厥逆，脉微欲绝，投以理中、四逆，不能取效，反以明矾少许，和凉水服之而即愈，亦即胆汁、人尿之意。先贤立法，可谓周遍详明矣，霍乱用矾石，原见于华佗危病方，与胆汁、人尿，盖其意迥别。

通脉四逆加猪胆汤方

甘草二两，炙　干姜三两，强人可四两　附子大者一枚，生，去皮，破八片　猪胆汁半合。《玉函》作"四合"，《肘后》作"一合"

上四味，以水三升，煮取一升二合，去滓，纳猪胆汁，分温再服，其脉即来。无猪胆，以羊胆代之。

吴云：汗出而厥，阳微欲绝，而四肢拘急，全然不解，又兼无血以柔其筋，脉微欲绝，固为阳之欲亡，亦兼阴气亏损，故用通脉四逆以回阳，而加猪胆汁以益阴，庶几将绝之阴，不致为阳药所劫夺也。注认阳极虚、阴极盛，故用反佐之法，以通其格拒，误矣。丹按：成氏、方氏、钱氏、《金鉴》并同。

程云：吐已下断，犹阴邪坚结，阳气难伸，所以证则汗出而厥，四肢拘急不解，脉则微而欲绝，此汤主之，于回阳救急中，交通其气，善后犹难为力如此，敢不慎厥初哉！

吐利发汗，脉平，小烦者，以新虚不胜谷气故也。发汗吐下后篇"汗"后有"后"字。

魏云：吐利发汗后，脉遂就平，病遂瘥可，此尤为素日胃气有余，而病邪轻微之效也。但余小烦，乃胃气暴为吐下所虚，非素虚，乃新虚也。胃既新虚，仍与以旧日之谷数，则谷气多于胃气，所以不胜谷气，而作小烦也。仲景不言治法，盖损其谷则愈之治，见于大病瘥后之条矣，故不复赘此，凡病可云然也。

辨阴阳易瘥后劳复病脉证并治

伤寒，阴阳易之为病，其人身体重，少气，少腹里急，或引阴中拘挛，热上冲胸，头重不欲举，眼中生花，原注：花，一作眵。膝胫拘急者，烧裈散主之。"花"后，《玉函》有"眼脸赤"三字，《千金翼》作"痂脸赤花"，《巢源》作"眯"。

成云：大病新瘥，血气未复，余热未尽，强合阴阳得病者，名曰易。男子新病瘥未平复，而妇人与之交得病，名曰阳易；妇人新病瘥未平复，男子与之交得病，名曰阴易。丹按：以上出《巢源》。以阴阳相感动，其余毒相染着，如换易也。其人病身体重，少气者，损动真气也。少腹里急，引阴中拘挛，膝胫拘急，阴气极也。热上冲胸，头重不欲举，眼中生花者，感动之毒，所易之气，熏蒸于上也。与烧裈散，以道①阴气。

钱云：男女一交之后，自然元气空虚，余邪错杂于精气之中，走入精隧，溢入经络，乘其交后虚隙之中，入而浸淫于脏腑筋骨、脉络俞穴之间，则正气因邪而益虚，邪气因虚而益盛，故有此阴盛阳衰之诸证也。邪入阴经，身体必重，真阳亏损，三焦不运，宗气不行，所以少气。邪从阴窍而溜入少阴、厥阴，故少腹里急。若里急之甚，或引阴中拘挛，皆阴邪之所致也。阴邪在下，而虚阳上走，故热上冲胸，头重不欲举，眼中生花，下焦虚冷，所以膝胫拘急也。此真所谓阴阳之患，故

———————————
① 道（dǎo 导）：疏通。

以烧裈散主之。

方云：伤寒，包中风而言也。易，犹交易、变易之易。言大病新瘥，血气未复，强合阴阳则二气交感，互相换易而为病也。

《肘后方》：两男两女，并不自相易，则易之为名，阴阳交换之谓也。

烧裈散方

妇人中裈近隐后，取烧作灰。

上一味，水服方寸匕，日三服，小便即利，阴头微肿，此为愈矣。妇人病，取男子裈烧服。成本、《玉函》作"上取妇人中裈近隐后，剪烧灰，以水和服方寸匕，日三服，小便即利，阴头微肿则愈。妇人病，取男子裈当烧灰。"

钱云：男女之交媾，《易》所谓"二气感应以相与"也，以未净之邪，随交合之情，精神魂魄，无不动摇，翕然而感，感而遂通，混入于少阴之里，故以近隐处之裈裆，引出其阴中之邪，所谓物从其类，同气相求之义也。

《鉴》云：男女裈裆，浊败之物也，烧灰用者，取其通散，亦同气相求之义耳。服后或汗出，或小便利则愈。阴头微肿者，是所易之毒，从阴窍而出，故肿也。《伤寒蕴要》曰：阴阳易，仲景治以烧裈散。《活人书》以猯鼠屎汤、瓜蒌根竹茹汤、竹皮汤、当归白术散之类主之，易老分寒热而治。若伤在少阴肾经，有寒无热者，以附子汤调下烧裈散；若伤在厥阴肝经者，以当归四逆汤，加吴茱萸、附子，送下烧裈散主之；如有热者，以鼠屎竹茹汤之类，送下烧裈散主之。要在审察脉症，分其冷热而治矣。

《阴证略例》曰：若阴阳易，果得阴脉，当随证用之。若脉在厥阴，当归四逆汤送下烧裈散。若脉在少阴，通脉四逆汤送下烧裈散。若脉在太阴，四顺理中丸送下烧裈散。

《证治准绳》曰：尝治伤寒病未平复，犯房室，命在须臾，用独参汤调烧裈散，凡服参一二斤余，得愈者三四人。信哉，用药不可执一也。

大病瘥后，劳复者，枳实栀子汤主之。

钱云：凡大病新瘥，真元大虚，气血未复，精神倦怠，余热未尽，但宜安养，避风节食，清虚无欲，则元气日长。少壮之人，岂惟复旧而已哉？若不知节养，必犯所禁忌，而有劳复、女劳复、食复、饮酒复剧诸证矣。夫劳复者，如多言多虑，多怒多哀，则劳其神，梳洗澡浴，早坐早行，则劳其力，皆可令人重复发热，如死灰之复燃。为重复之复，故谓之复。但劳复之热，乃虚热之从内发者，虽亦从汗解，然不比外感之邪，可从辛温发散取汗也，故以枳实栀子豉汤主之。惟女劳复，虽为劳复之一，而其见证危险，治法迥别，多死不救。所以吴绶谓前人有大病新瘥，如大水浸墙，水退墙苏，不可轻犯之喻也。

喻云：劳复，乃起居作劳复生余热之病，方注作"女劳复"，大谬。

《病源候论》曰：伤寒病新瘥，津液未复，血气尚虚，若劳动早，更复成病，故云复也。若言语思虑则劳神，梳头澡洗则劳力，劳则生热，热气乘虚还入经络，故复病也。又大病之后，脾胃尚虚，谷气未复，若食猪肉、肠血、肥鱼及久腻物，必大下利，医所不能治也，必至于死。若食饼糍黍饴餔炙脍，枣栗诸果脯物，及牢强难消之物，胃气虚弱，不能消化，必更结热，适以药下之，胃虚冷，大利难禁，不可下之，必死。下之亦危，皆难救也。

枳实栀子汤方 成本、《玉函》"子"后有"豉"字

枳实三枚，炙　栀子十四个，擘　豉一升，棉裹

上三味，以清浆水七升，空煮取四升，纳枳实、栀子，煮取二升，下豉，更煮五六沸，去滓，温分再服。覆令微似汗。若有宿食者，纳大黄，如博棋子五六枚，服之愈。"清浆水"，《千金》作"酢浆"，《千金翼》同。"空煮取四升"，《玉函》作"空煎减三升"。"内大黄"，成本作"加大黄"。"子"后成本有"大"字，无"服之愈"三字。"五六枚"，《千金》《外台》作"一枚"。

成云：劳复，则热气浮越，与枳实栀子豉汤以解之。食复，则胃有宿积，加大黄以下之。

汪云：劳复证，以劳则气上，热气浮越于胸中也，故用枳实为君，以宽中下气，栀子为臣，以除虚烦，香豉为佐，以解劳热。煮以清浆水者，以瘥后复病，宜助胃气也。

周云：如果虚劳而复，当用补矣，乃立此汤。虽曰劳复，实食复也，何也？新瘥未必大劳，或偶不慎起居，致食不能消化者有之，若有宿食，竟自过饱矣。故枳实宽中破结，栀子散热除烦，香豉解虚热微汗，合三物之苦寒，主劳伤之复热也。如多食停滞，因生热者，必按之痛，宜加大黄去之，快愈之速，使不大耗胃液也，设不知者，以病后不可用，所损多矣。

《伤寒类方》曰：浆水即淘米泔水，久贮味酸为佳。《本草蒙筌》曰：浆水造法：炊粟米，热投冷水中，浸五六日，生白花，色类浆者。《医方祖剂》曰：浆水，乃秫米和曲酿成，如酢而淡。《字汇》曰：浆，米汁也。吴云：清浆水，一名酸浆水，炊粟米熟，投冷水中，浸五六日，味酢，生白花，色类浆，故名。若浸至败者，害人。其性凉善走，能调中宣气，通关开胃，解烦渴，化滞物。丹按：李时珍引嘉谟云"浆水，酢也"，误。

《千金方》：羊脂煎方后云：棋子，大小如方寸匕。又《服食门》：博棋子，长二寸，方一寸。

《伤寒蕴要》枳实栀子汤，治食复、劳复，身热心下痞闷。如有宿食不下，大便秘实，脉中有力者，可加大黄。

《内外伤辨惑论》：食膏粱之物过多，烦热闷乱者，亦宜服之。

伤寒瘥以后，更发热，小柴胡汤主之。脉浮者，以汗解之；脉沉实原注：一作紧。者，以下解之。成本、《玉函》"热"后有"者"字。

钱云：伤寒既瘥以后，更发热者，若病后余气作虚热，固当以柴胡、黄芩清解余热，以人参补其病后之虚，而以姜、枣和之。若复感外邪而发热，亦属病后新虚，理宜和解，但察其脉证之有类于半表半里之少阳者，以小柴胡汤主之。若脉浮则邪盛于表，必有可汗之表证，仍当以汗解之，但病后新虚，不宜用麻黄过汗，使伤卫亡阳。若脉沉实者，沉为在里，实则胃实，仍当用下法解之，但卫气已虚，不宜用承气峻下，宜消息其虚实，或小承气，或调胃，或如博棋子之法，随其轻重，以为进止，可也。

方云：脉浮，有所重感也。脉沉，饮食失节也。

丹云：按，喻云：汗下之法，即互上条，汗用枳实栀豉微汗，下用枳实栀豉加大黄微下也。此恐非是。

《千金方》黄龙汤，治伤寒瘥后，更头痛壮热烦闷方，仲景名小柴胡汤。

大病瘥后，从腰以下，有水气者，牡蛎泽泻散主之。

钱云：大病后，若气虚，则头面皆浮，脾虚则胸腹胀满，此因大病之后，下焦之气化失常，湿热壅滞，膀胱不泻，水性下流，故但从腰以下，水气壅积，膝胫足跗皆肿重也。以未犯中上二焦，中气未虚，为有余之邪，脉必沉数有力，故但用排决之法，而以牡蛎泽泻散主之。

牡蛎泽泻散方

牡蛎_熬 泽泻 蜀漆_{暖水洗去腥} 葶苈子_熬 商陆根_熬 海藻_{洗去咸} 瓜蒌根各等分

上七味，异捣，下筛为散，更于白中治之。白饮和服方寸匕，日三服，小便利，止后服。_{成本"葶苈"后无"子"字，"于白"作"入白"。钱本、《金鉴》"葶苈"前有"苦"字。}

钱云：牡蛎咸而走肾，同渗利，则下走水道。泽泻利水入肾，泻膀胱之火，为渗湿热之要药。瓜蒌根，解烦渴而行津液，导肿气。蜀漆，能破其澼，为驱痰逐水必用之药。苦葶苈泄气导肿，去十肿水气。商陆苦寒，专于行水，治肿满，小便不利。海藻，咸能润下，使邪气自小便出也。

《鉴》云：此方施之于形气实者，其肿可随愈也。若病后土虚，不能制水，肾虚不能行水，则又当别论，慎不可服也。

大病瘥后，喜唾，久不了了，胸上有寒，当以丸药温之，宜理中丸。_{《玉函》、成本"胸上"作"胃上"。《玉函》无"以丸药"三字。}

方云：唾，口液也，寒以饮言。

锡云：大病瘥后喜唾者，脾气虚寒也。脾之津为唾，而开窍于口，脾虚不能摄津，故反喜从外窍而出也。久不了了者，气不清爽也，所以然者，以胃上有寒，故津唾上溢，而不了了也。

钱云：胃上者，胃之上口，贲门也，不用理中汤，而用理中圆者，非取其缓也，因病后余症，不必用大剂力救，但欲其常服耳。

周云：理中者理中焦，利在下焦，已为非治，今寒在胃上，何宜理中乎？不知痰积膈上者，总胃虚不能健运也，设复以逐饮破滞之药与之，痰即出矣，独不虞今日之痰虽去，而明日之痰复积乎？惟温补其胃，自使阳气得以展布，而积者去，去者不复积已。

伤寒解后，虚羸少气，气逆欲吐，竹叶石膏汤主之。_{成本"吐"后有"者"字。}

汪云：伤寒，本是热病，热邪所耗，则精液销铄，元气亏损，故其人必虚羸少气。气逆欲吐者，气虚不能消饮，胸中停蓄，故上逆而欲作吐也。与竹叶石膏汤，以调胃气散热逆。

钱云：仲景虽未言脉，若察其脉虚数而渴者，当以竹叶石膏汤主之。虚寒者，别当消息也。

竹叶石膏汤方

竹叶二把 石膏一斤 半夏半升，洗 麦门冬一升，去心 人参二两。_{《玉函》、成本作"三两"} 甘草二两，炙 粳米半升

上七味，以水一斗，煮取六升，去滓，纳粳米，煮米熟，汤成去米，温服一升，日三服。

《鉴》云：是方也，即白虎汤去知母，加人参、麦门冬、半夏、竹叶，以大寒之剂，易为清补之方，此仲景白虎变方也。

钱云：竹叶性寒而止烦热，石膏入阳明而清胃热，半夏蠲饮而止呕吐，人参补病后之虚，同麦冬而大添胃中之津液，又恐寒凉损胃，故用甘草和之，而又以粳米助其胃气也。

《本草序例》云：凡云一把者，二两为正。

《千金方》：本方，用生姜四两。《外台秘要》：文仲疗天行表里虚烦，不可攻者，竹叶汤，本方，用石膏一升、人参二两、粳米一升。方后云：此仲景方。

《千金》竹叶汤，治产后虚渴，少气力，于本方去石膏、粳米，加茯苓、大

枣、小麦。

《千金月令》：主风毒脚气，多睡，心中悸，石发攻心，口干方，于本方去半夏、粳米、甘草，加茯苓、生姜。

王氏《易简方》：既济汤，治发热下利者，于本方去石膏，加熟附子。

《和剂局方》：竹叶石膏汤，治伤寒时气，表里俱虚，遍身发热，心胸烦闷，或得汗已解，内无津液，虚羸少气，胸中烦满，气逆欲吐，及诸虚烦热并宜服之。诸虚烦热，与伤寒相似，但不恶寒，身不疼痛，头亦不痛，脉不紧数，即不可汗下，宜服此药。即本方。

《总病论》：竹叶汤，治虚烦病，兼治中暍渴吐逆，而脉滑数者。即本方。

《直指方》本方，治伏暑内外热炽，烦躁大渴。

《伤寒选录》竹叶汤，阳明汗多而渴，衄而渴欲水，水入即瘥复渴，即本方。汤成去滓，入生姜自然汁三匙，再煎一沸服，神效。

《证治要诀》：热嗽诸药不效，竹叶石膏汤去竹叶，入粳米，少加知母，多加五味、杏仁。此必审是伏热，在上焦心肺间者可用。

《张氏医通》：上半日嗽多，属胃中有火，竹叶石膏汤，降泄之。

又唇青有二：若唇与爪甲俱青，而烦渴引饮者，为热伏厥阴，竹叶石膏汤。若唇青，厥冷而畏寒，振振欲擗地者，为寒犯少阴，真武汤。

又夏月感冒吐泻霍乱，甚则手足厥逆，少气，唇面爪甲皆青，六脉俱伏，而吐出酸秽，泻下臭恶，便溺黄赤者，此火伏于厥阴也，为热极似阴之候，急作地浆，煎竹叶石膏汤。误作寒治必死。

《夷坚志》：袁州天庆观主首王自正病伤寒，旬余，四肢乍冷乍热，头重气塞，唇寒面青，累日不能食，势已甚殆。医徐生诊之曰：脉极虚，是为阴证，必服桂枝汤乃可。留药而归。未及煮，若有语之曰："何故不服竹叶石膏汤？"王回顾不见，如是者三，遂买见成药两帖，付童使煎。即尽其半，先时头不能举，若戴物千斤，倏尔轻清，唇亦渐暖，咽膈通畅，无所碍。悉服之，少顷，汗出如洗，径就睡，及平旦脱然如常时。自正为人谨饬，常茹素，与人斋醮尽诚，故为神所祐如此。

病人脉已解，而日暮微烦，以病新瘥，人强与谷，脾胃气尚弱，不能消谷，故令微烦，损谷则愈。"病人"，《玉函》作"伤寒"。

喻云：脉已解者，阴阳和适，其无表里之邪可知也。日暮微烦者，日中卫气行阳，其不烦可知也，乃因脾胃气弱，不能消谷所致，损谷则脾胃渐趋于旺，而自愈矣。注家牵扯日暮为阳明之王时，故以损谷为当小下。成注。不知此论瘥后之证，非论六经转阳明之证也。成注。日暮，即内经日西而阳气已衰之意，所以不能消谷也。损谷，当是减损谷食，以休养脾胃，不可引前条宿食例，轻用大黄，重伤脾胃也。

魏云：损其谷数，每食一升者，食七合，食五合者，食三合，俟胃脾渐壮，谷渐增益，亦节饮食防病复之一道也。

丹云：《玉函经》：病后劳复发热者，麦门冬汤主之。方与《金匮要略·咳嗽篇》所载同，此条今本遗脱，当是仲景旧文。

章太炎先生霍乱论

论霍乱一

霍乱吐逆四逆之证，多起夏秋之间。依大论"热多欲饮水者，用五苓散；寒多不用水者，用理中丸；四肢拘急，手足厥冷者，用四逆汤；脉不出者，用通脉四逆汤；兼烦躁欲死者，用吴茱萸汤"。并见《霍乱》《少阴》二篇。余十六岁时，尝见一方数百里中，病者吐逆厥冷，四肢挛急，脉微欲绝，老医以四逆汤与之，十活八九。三十岁后，又见是证，老医举四逆汤、吴茱萸汤与之，亦十活八九。此皆目击，非虚言也。以五苓证则绝少见，理中证亦其不亟者耳。夏时得此，何也？大凡心脏搏动，藉酸素输致之力，夏时空气稀薄，酸素寡而心脏弱，《千金》以五味酸药为生脉之剂，即此义。冬即反是。是故冬日气寒，则血脉之行疾，夏日气热，则血脉之行迟，加以汗出阳虚，心转无力鼓舞，血脉愈且懈矣。观夫伤寒脉紧，而暑病则多弦细芤迟之脉，所谓"脉盛身寒，得之伤寒；脉虚身热，得之伤暑"。非独病时为然，血脉流行，冬夏亦自有张弛也。夫知此，则可以知霍乱之原矣。岁莫严寒，冰雪凛凛，而人之处其中者，脉劲血駃①，戒备亦严，是以乍得伤寒，多为阳证，其得少阴证者，必平时心脏特弱之人也。夏秋间气或稍凉，较之冬时，不逮远甚也。然以久处炎燠，心力弛懈，脉行甚迟，猝遇寒邪中之，营卫虽欲抵拒，而素不设备，遇敌退挠，则唯任其直入。寒入而厥，血脉不能收摄水分，上下出于肠胃而为吐利，旁出于肤而为魄汗，水分尽泄，则血如枯虾，脉欲停止，于是死矣。冬时寒虽盛而易制，夏时寒虽微而莫当，守备有殊而勇怯之势异也。徐灵胎不解此义，以为大论所谓"霍乱者，因于伤寒"，而今吐利出于夏时，则非霍乱，四逆汤服之必死。不悟大论所说者属伤寒，而今之发于夏秋间者为寒疫。叔和《序例》云，从春分以后，至秋分前，大有暴寒者，皆为时行寒疫。夫以阳盛气柔，

脉素惰缓，为寒所薄，则病更亟于伤寒。是以发热头痛之霍乱，夏秋间不可得见，而死期猝至，亦无有过经者，则以伤寒尚缓，寒疫弥暴也。徐氏所谓"服四逆汤必死者"，此乃夏时偶伤饮食使然，本非霍乱。夫呕吐而利，其病众多，非独霍乱一候。尝见霍乱起时，老医与四逆、茱萸，用之神效。改岁有偶患吐利者，新学不识，竟与四逆致毙。其识者或与半夏泻心汤，病即良已。则前者为真霍乱，后者为寻常之吐利尔。霍乱无有不吐利，而吐利不必皆霍乱。大论《太阳篇》：伤寒发热，汗出不解，心中痞硬，呕吐而下利者，且以大柴胡汤主之。此与霍乱乃有冰炭之殊矣，然其辨之亦易明也。大柴胡证为太阳伤寒久未能罢者，与夏秋间霍乱暴至者固殊。诸泻心证，初无手足厥冷，脉微欲绝之状，且霍乱所泄者，如清米汁，而溏便甚少，非若鹜溏肠垢之淆杂者。今西人以腹中不痛为霍乱，痛即非是，盖痛则不通，通则不痛，其理易明。太阴之为病，吐利腹痛，治虽用理中，然非霍乱。自非粗工，安有目眯黑白者也。若真霍乱证，发于冬时，与伤寒相属者，头痛发热，容之矣；发于夏秋，与寒疫相属者，则热象不可得见。是以经言"长夏善病洞泄寒中。"徐灵胎、王孟英乃云：绝未见有寒霍乱者，岂当时适未遇之，抑过为矫诬之论也。近人陆九芝，善治温热，悉归本于《伤寒论》，痛斥叶天士、吴鞠通辈，生地、麦冬、犀角、牛黄之非，议论快绝。至治霍乱，则鞠通敢用四逆、理中，而九芝独为异论，乃其所谓霍乱者，实无吐利形证，不知何以混称也。按灵胎治连耕石暑热坏证，脉微欲绝，遗尿谵语，循衣摸床，以为阳越之候，急以人参、附子与之，三服得生。然则暑热阳越，尚为虚寒欲绝之状，岂暴寒所劫而无

---

① 駃：同"快"。

寒疫耶？斯实一间未达矣。

西人治霍乱，有以雅片[①]制止者，此即《斗门方》中"御米止利法"也。民间无医，亦有以矾石、石榴皮涩止者，其用与雅片同。轻者得止，剧者仍无以愈之。独以盐水注射脉中，虽危亟亦有起者。按盐水探吐，本《千金》治干霍乱法，而今施于吐利，世多不解其故。余以盐水能收摄血脉。《周官》疡医称以盐养脉。少俞曰：盐入胃也，其气走中焦，注于血脉。脉者，血之所走也，与咸相得即血凝。尝观俗人有争血统是非者，两人各刺血注之水中，水或有盐则两血相聚，是其证也。亦能收摄水分，令不泄出。许叔微以禹余粮丸治水胀，称"食盐则水胀再作"，是其证也。是以咸能凝血，亦能调血，《阴阳大论》称"心欲软，急食咸以软之"。霍乱血结如块，用盐水者，非取其刚而取其柔。夫治有异法而同愈者，盐水与四逆、茱萸二汤近之矣，非温凉相反之谓也。

问曰：《别录》"香薷主霍乱腹痛吐利"；《唐本草》"薄荷主霍乱宿食不消"；陶隐居云：霍乱煮饮香薷，无不瘥。《千金翼方》治霍乱，有一味香薷方，有一味鸡苏方，恐心脏垂绝，不应更用辛散？答曰：言腹痛则非无阻拒，言宿食不消则不关血脉，此非真霍乱，特以相似名之耳。

论霍乱二

海宁孙世扬曰：霍乱有里寒外热者，此阳欲尽也，断无头痛发热身疼与吐利齐作之事。正使有之，则是时行感冒而致吐利，本与霍乱异病，仲景不应混之。按本论问曰：病发热头痛身疼恶寒吐利者，此属何病？答曰：此名霍乱。霍乱自吐下，又利止，复更发热也，即知发热头痛身

疼，在吐利断后，非与同时。余谓斯论独得仲景真旨。霍乱正作时，胃逆口噤，白汤茗饮，皆不得入，何欲饮水、不欲饮水之可言，故非独五苓证在吐利断后，即理中证亦然。合之桂枝证，凡为瘥后三法。盖其始吐利无度，水汋将竭，愈后口渴，亟欲饮水自救，饮水多则惧胀满，故与五苓散以消之，此瘥后第一法也。其或寒多不用水者，虽烦渴不形，内之津液，犹自渐涸，故与理中丸，健行中焦，而助泌别，则津液自滋，此瘥后第二法也。若但身痛者，直以桂枝汤调其营卫，此瘥后第三法也。分类言之，则五苓、桂枝二证，为阴病转阳，理中证则阴病渐衰，未得转阳者尔。《肘后》治霍乱瘥后大渴者，以黄粱五升，煮汁饮之，今人或用白虎加人参汤、竹叶石膏汤，不能卧者，用黄连阿胶汤、猪苓汤，虽与五苓散有温凉之殊，其存津救阴，亦无异也。若吐利初起，用理中而止者，多属太阴伤寒吐利腹痛之候，故方下有吐多、下多、腹痛加减之法，为太阴伤寒设也。霍乱则少阴伤寒之属，吐利不腹痛，水液横决，无能禁者，过在心脏，不在脾胃，虽用理中，未得止也。《素问·阴阳大论》皆以霍乱属太阴者，此徒据形式为言，犹喘咳则归之肺尔。《阴阳大论》又云：不远热则热至，身热吐利霍乱。此亦时行吐利，必非真霍乱也。

论霍乱三

民国十五年夏，鄞范文虎以书问曰：前此二十载，霍乱大作，非大附子一两，连三四剂不治。前此五年，霍乱又作，以紫雪和生姜汁、井水冷调服亦愈。去岁霍乱又作，以酒炒黄芩一二两治之。今岁霍

---

① 雅片：即鸦片。

乱又大作，仆用王清任解毒活血汤，进三四剂，服后化大热得已，而进姜附者多不救。将岁时不同，不可执一乎？答曰：严用和云：吐利之证，伤寒伏暑皆有之，非独霍乱，医者当审而治之。夫常病之吐利者，自肠胃涌泄而出，是以利必有溏粪，吐必有余食。霍乱之吐利者，自血液抽汲而出，是以溲如米汁，而溏粪余粮鲜见。且肠胃亦不与相格拒，无腹痛状。心合于脉，脉为血府，故血被抽汲则脉脱，脉脱而心绝矣。夫以血脉循环，内摄水汋，其凝聚之力甚固，曷为不能相保，使如悬霤①奔瀑以去哉！此土则以为寒邪直中少阴，心脏是。西人则以为血中有霍乱菌，二说虽殊，要之邪并行血分，心阳挠败，力不能抗，则无异。俗方或取明矾、石榴皮、铜青为治，皆有杀菌用。大方唯以通脉为主，是犹兵法攻守之异也。王清任之为解毒活血汤也，欲两有之以为功，其主药仍在桃仁、红花。红花五钱，行血通脉之力亦不细，桃仁八钱，则入血杀菌之功伟矣。足下又以其方进三四剂，所以治有奇效，非夫徐、王歧说比也。然清任自云：一两时后，汗如水，肢如冰，是方亦无功，仍以附子、干姜大剂治之，然则始起即厥者，必急用姜、附可知也。足下谓今岁进姜、附者多不救，此进姜、附者何人哉？意其诊断不审，以伤暑吐利为霍乱，则宜其不救矣。夫大疫行时，非遽无常病也。长夏暴注，泊泊乎不可止者，其剽疾亦与霍乱相似，医者狃于所见，遂一切以霍乱命之，识病先误，其药焉得有效耶？去岁用黄芩而愈者，亦必肠胃常病也。凡诸吐利，轻者进六和汤亦得止，甚者以半夏泻心汤与之，十愈八九。及霍乱作，而半夏泻心汤不足任者，以其所吐利者出自血液，而非肠胃水谷之余，故合芩、连、干姜、半夏之力，而不足以遏之

也。若夫肠胃常病，则黄芩自擅场矣。仆以为霍乱初起，腹不作痛，利如米汁，其可断为霍乱已明，唯厥逆未见，或不敢遽与四逆，而理中平缓，不足以戡乱禁暴，专任黄芩，又有不辨阴阳之过，无已，可取《圣济》附子丸为汤，以附子强心，以干姜、黄连止吐利，以乌梅杀菌，每服六钱。生附子一钱，干姜、黄连各一钱五分，乌梅二钱。是亦与清任第一方同功，贤于专任黄芩万万也。紫雪、生姜汁治法，仆记前五年霍乱作时，亦多赖附子得起，此仍四逆流，恶不知服紫雪、生姜汁者，果何证状？恐肠胃不调，吐利之候，必非真霍乱也，足下以为何如？

章太炎先生来书一

铁樵先生大鉴：

前数日得函，并治霍乱、暑证、湿温三法。喝即暑证，盖无疑义。唯《素问》称"凡伤于寒而成温病者，先夏至日为温，后夏至日为暑"，彼暑似即热病。《要略》喝证，乃真暑病耳。热病较温为甚，温病汗出脉躁，暑病则脉弦细芤迟，此其虚实不同之处也。鄙人旧论霍乱，亦推夏日脉虚之故，知其寒薄心脏，又以《少阴篇》厥利并作证，与霍乱比，殆无差别，因知霍乱即少阴伤寒之类。少阴者，心也。然时犹以大论有五苓、理中二证，头痛发热，既与阴证不相似，且热多欲饮水，寒多不欲饮水，吐利时亦不能有此现象，心颇疑之，亦存而不论。顷与弟子孙世阳详较《霍乱论篇》文义，乃知发热头痛身疼，皆在利止以后，《霍乱篇》第二节。因知五苓、理中二证，皆吐利瘥后之现象，方系善后，亦于急救无干。太

---

① 悬霤（liú 刘）：倾泻的小股水流。如小型瀑布、屋檐水等。霤，屋檐水。

阴病吐利腹痛，饮理中而愈者，亦本非霍乱也。会宁波老医范文虎，以书来质，其人本解读《伤寒论》，敢用四逆汤者，尚谓今岁霍乱用姜、附多不救，唯王清任解毒活血汤治之得已。因为解其治效之由，与霍乱暴注不同之故，是为论二篇。第一篇本曩岁旧作，第二、第三为今岁新作，录呈座右，未知有当于心否耶？

专肃。即颂兴居万福！

章炳麟顿首

章太炎先生来书二

铁樵先生左右：

得手书，奖饰逾量，并惠大著二十册，深慰下怀。鄙人少时略读医经，闻时师"夏至一阴生"之说，以为比附卦象，非必实事。稍长，见夏时果多虚寒脉证，而不能得其理。或以井水夏寒为喻者，其实井水四时保其常度，夏时井水寒于空气，而非寒于三时之井水自体也。此亦不足为例证者。近数岁，乃知夏时酸素薄，血行迟，更证以汗多阳虚之理，始悟夏时心力较弱，由脉懈汗多为之，而外证之现寒象者，由心力弱为之。此事说破亦易晓，徒以天资迟钝，研寻半生始得之，亦自笑矣。大著荟萃群言，折中自己，裨益后学，效著而功宏。窃观脏腑锢病，以中医不习解剖生理，自让西医独步，唯彼中伤寒治疗，至今浅陋无胜人处。而吾土独《伤寒论》辨析最详，即入手桂枝、麻黄、大青龙、小柴胡诸方，变化错综，已非彼土所能梦到。是以医家遇此，未尝束手，惜后人争论，莫衷一是，要之贤者贵能识大，如清代诸家解《伤寒》者，武断臆说，虽多不免，然如柯氏知六经各立门户，非必以次相传，而阳明、厥阴二篇，则一起即为温热，此识其大者也。尤氏知直中之寒久亦化热，传经之热，极则

生阴，斯论为前人所未及，按之少阴、厥阴二篇此类甚众，此亦识其大者也。若夫按文责义，虽甚精审，犹多差缪。盖一人精力，不足办此，但于大体了然，即为不世出之英矣。大著参会群言加之判断，迥非独任私智者比，至于条条皆有充分确当之论，恐须俟之后生。从来提倡学术者，但指示方向，使人不迷，开通道路，使人得入而已。转精转密，往往在其门下，与夫闻风私淑之人，则今时虽有未周，不足虑也。鄙意著书讲学，足以启诱后生，至欲与西医较胜负，则言论不足以决之，莫如会聚当世医案，医案者，即宋人所谓《本事方》也。有西医所不能治之，中医治之得愈者，详其证状，疏其方药，录为一编，则事实不可诬矣。如君所治白喉一案，用麻杏石甘汤而愈者，能再将当时证状，详细录写，则治效自然不刊，此类医案在鄙人亦有之，即他医当亦有之。惜前此西医治者，其名与药剂，未得尽悉耳。今欲为此比较，但广征医家，录取治案，并征前此西医治案，证据既具，自无所逃。所谓我欲载之空言，不如见之行事之深切著也。尊意以为何如？

章炳麟顿首
夏历七月十四日

太炎先生为当代国学大师，稍知治学者，无不仰之如泰山北斗。医学乃其余绪，而深造如此，洵奇人也。鄙人病聩，以重听故，不敢常谒先生，最为生平憾事。然因读《章氏丛书》，斗觉早岁为文，下笔即模仿桐城声调，为未闻大道，始弃去诗古文词，专治医学，自问心力有限，不敢贪多。今虽造就不深，已较前此所得为夥，否则并此区区成绩而无之，是先生之益我者深矣。本卷论三首、书两通，乃去年疫病流行时所见示者。其文字之朴茂，思想之瑰奇，引证之宏通渊雅，

用笔之婉曲透辟，时贤实无此种文字，古人亦无此种文字。愿吾同学宝之爱之，假使将此三篇熟读千百遍，因而能读章氏丛书中之任何一种，可以脱凡胎，换仙骨，获益无量也。至《伤寒·霍乱篇》，鄙人不敢复赘一词，因既有此三篇，比之日月之出，爝火当然不明尔。

丁卯六月廿七日后学恽铁樵谨志

自　跋

《伤寒论辑义按》既杀青，徐生衡之，强余为自序，俾《全书》头绪较有纲领，则读此书者，较易寻得条理。其言未尝不是，惟不佞于今秋病痢后，迄未得稍将息，精气未复，懒于握管。本年夏间，友人庞君，为介绍郑鸿年先生，谓可以合办医校，当时曾拟有说帖，旋以事相左，彼此未谋面，说帖亦未达，所言虽质，尚有鞭擗近理处，爰即移原文为是书之跋。后有欲改良中医者，不敢云吾说可以资考镜，要未尝不足备壤流，宏大君子，或无讥焉。

民国十七年九月铁樵自识

中医有保存之必要

中国医学，为极有用之学术，不但有甚悠久之历史，不但极合于我国民性，就现在已发见之优点，与西国医学比较，委实互有短长，未易轩轾。

中医有改革之必要

凡学说流行既久，无不有流弊，必须加以洗刷磨礲①，方合于进化原则，故汤盘以日新为教。中医自晋王叔和以后，即失古意，至丹溪为第一次腐化，至叶桂、吴鞠通为第二次腐化。今日欧风东渐，相形见绌，唯医学为甚。倘今日中医不加改革，实无保存之价值，亦无幸存之可能。改革之方法有三要素：（一）发明古书精义；（二）采取西国学说；（三）证诸实地经验。

研求古书，当以《伤寒论》《内经》为主，因《灵枢》《难经》《针经》等书，皆芜杂不可靠，徒乱人意，可以资参考，不足当主要研究。从《千金》《外台》以下，直至明清各家学说，无可取。验方则当详细选择，加以疏证。

采取西医学说，有当注意者三事。（甲）勿蹈日本覆辙。日本自改用西医后，中医渐渐消灭，其有中西医兼治之人，又多将中医药效，融入西医药，是中医学不能自存，遑论采取。其所以得此结果，因日本旧有之中医学，本不彻底明了，本无存在之可能。所谓不彻底者，因彼邦旧医，不能懂得《内经》《伤寒论》精义之故。我国此后态度，当以真正之中医学理，与西医学理互相切磋，互相中和，而产生一种新中医。（乙）不可蹈唐容川覆辙。唐氏医书号称中西合璧，乃其内容，不过拾西医唾余，附会中国旧说，对于中西医，双方都不彻底，其价值尚不能如王清任《医林改错》，更何能使中医学昌明？今后之新中医，当媾通中西，双方理论。中医学方面以《内经》《伤寒》之精理为主要，西医学方面，以医化学、诊断学为先务。（丙）不得妄用西药。现在时下中医，往往有为人打血清针者，调查其实际，于西医各种应有之常识，皆所不知，仅仅学得打针。此实自欺欺人之举动，与彼摇串铃、拾一二海上方为人治病

---

① 礲（lóng 龙）：磨砺。

者何异？且中国药不但积有数千年经验，其医方无不在与理论相合，此但验之《伤寒论》之麻、桂、青龙各方，便能显然明白。故知改革中医，绝非采用西药之谓。

实验当以病之形能为主

乾嘉时人治经学以考据，取多种书互证以求一是，结果能发明古书已湮没之精义。近人谓此法合于科学方法。治经学自以考据为长，治医学却无多用处。况考据之学，劳苦多而功效少。王念西以考据大家而通医学，其所辑《证治准绳》一书，于医学并无发明，所以然之故，因医书承讹袭谬，自西晋以来即如此，故无从互证。又日医丹波元坚著《素问识》一书，即用考据方法读《内经》者，吾侪似无须再绞脑汁，治此过时之学术。故治医学不妨断去一切葛藤，侧重实地经验。所谓实地经验，并非某方治某病有效之谓，病理丝毫不同，成方即难取效，故《验方新编》非可恃以为改良医学之书。今之所谓实验，专注意于病之形能传变。《内经》《伤寒》不可解之处，以病形病能为证实，有执柯伐柯之妙，而中西医学病名不同，说理不同，欲求互相媾通，亦惟此实地经验是赖。否则空论虽多，于革新无补也。

以上三个改革方法，是革新中医学之骨干，亦为改革第一步着手方法。继此所当有事者，更有二事，其一可名为存古，其二可名为维新。《内经》文字颇古，《伤寒论》为汉文，苟于旧文学无根底，读此两书，总不免捍格，涉猎其他古医籍，更不了了。且医学深处，实与儒家、道家之言多相通者。故欲中医真正改革，治医者必须选读几种古籍，如《孟子·论性》诸篇，《易经·系辞》及《书·洪范》《礼·月令》之类，此存古之说也。前谓采取西医学以医化学、诊断学为主，特言其最要者耳，非谓解剖学、生理学诸科可以不讲也。凡神经之系统，血液之循环，骨骼之组织，脏腑之部位，凡应有之常识，皆当酌量情形，择要研究，则维新之说也。

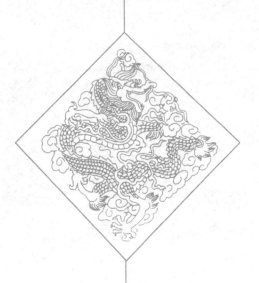

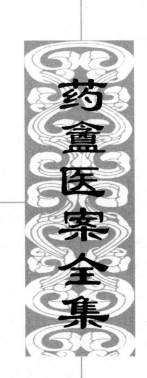

药盒医案全集

内容提要

　　《药盦医案全集》系恽氏生平临证验案之总汇，由门人章巨膺、顾雨时、李鸿庆、仲添澜等整理。恽氏医案初稿以戊辰、己巳年间（1928～1929）医案为主进行编辑，但未刊行。1936年，章巨膺复增入癸酉、甲戌、乙亥年间（1933～1935）案例，并对原稿进行了修订，于恽氏去世一周年之际成书，总计约两千案，分七门四十类，辑入《药盦医学丛书》第八辑，铅印出版。

　　本书共八卷：卷一伤寒门；卷二温病门；卷三、卷四杂病门，计风病、神经病、肝胃病、水肿、臌胀、噎膈、喘咳、黄瘅、泄泻、疝气、失眠、消渴、湿热十三类；卷五虚损门，计肺病、咳嗽、吐血、遗精、瘰疬、肾病六类；卷六时病门，计疟疾、痢疾、喉疾、麻疹、霍乱、脑炎、肝阳七类；卷七妇科门，计经带、胎前、产后，癥瘕、杂病五类；卷八小儿门，计惊风、天痘、痧疹、咳嗽、食积、泄泻、杂病七类。

　　全书每案详记患者姓氏、性别、年龄、症状、辨证、治法、方药等，多连续记载危重疑难疾病的诊治过程，不论最终疗效，均如实详加记述。语言明白晓畅，基于实践，可治不可治直言不讳，无故弄玄虚之弊。制方用药亦有特点，病浅者不以悍药创其正，病重者竟以猛剂去其毒，无平淡敷衍之弊。该书对中医临床颇有指导和借鉴意义。

丁　序

　　我国医学历年既久，邃古不出神祇范畴，及中古而渐趋实验。近代自科学昌盛以来，欧美、日本之学相继侵入，乃与国学时有争竞，不洽之处，中西新旧之说于以起矣。尝考我国医学学派之纷歧，迨金元而更甚，各家立论虽异，要旨各有独得之妙。其所以各自成派者，实亦环境使之然耳。若刘河间以火立论，所著《原病式》等书主重降心火而益肾水，是以处方不离于寒凉，而成一寒凉之派也。张子和推衍河间，其所著书主重攻下，次则汗、吐，以其治病首在驱邪，邪去则正自安，畏攻最足以养病，故成一攻下之派也。盖刘张两氏皆生于北方，北人饮食厚浊，夏则吞冰，冬则围炉，病邪属实，有非寒凉攻下者不能驱其病也。李东垣独异其旨，以脾胃为重，谓土为万物之本，著《脾胃论》发明补中益气及升阳散火诸法而成一补土派也。盖李亦北人，为富家子，其所以交游者率皆养尊处优之辈，嗜欲逸乐乃为若辈恒情，而行道时复值元兵南下之际，人多流离失所，饮食无常，以致脾弱气馁，影响消化，非补土必不足以奏效，此李氏之所以偏重于补土者。朱丹溪，南人也，生于承平之世，目睹南人体弱人柔，嗜好特多，于是推衍刘、李、张三家之义，创阳常有余、阴常不足之说，主用滋阴降火之法而获大效，此朱氏偏重养阴不为无故也。四家各就环境立说，不泥陈规，其革故鼎新、富于创作精神，实堪钦敬。今者得一人焉，能辨别新旧得失，体认中西异同，屏除杂说，生面别开，贯通融会，不落恒蹊，武进恽先生铁樵是也。先生少攻佉卢[①]，长醇国学，寝馈于医学者复有十余年，所成《保赤新书》《脉学发微》《生理新语》《温病明理》《伤寒论研究》等书若干种，皆为环境之需要，时代之作品，不仅一时传诵，洛阳纸贵，学者恒仰为宗师，其有裨于实用可知矣，非具大智慧大手笔者曷克臻此。顷章君巨膺搜辑乃师遗著医案，颜曰《药盦医案全集》。杀青有日，问序于余，因略叙数语，乐为介绍如此。此时在中华民国二十五年六月。

中央国医馆理事上海国医分馆副馆长丁仲英识

442　　① 佉（qū 区）卢：古印度的一种文字，横书左行。此借指横行书写的文字，即西文。

谢　序

恽君铁樵长余数岁，与余同产孟河之滨。少更艰苦努力学问，初治旁行文字，继则词章诗赋无不通晓。民国初年与余同事商务印书馆，余辑史地之学，君主《小说月报》。彼此均在壮年，诙谐杂沓，精神蓬勃。唯时吾国小说尚囿言情之作，君独扩其范围，凡不能列入专书记载者概归纳于其所编辑中，务以高尚文辞相砥砺，号于众曰：吾之小说实大说也，非有此侜大文词，乌能得知识阶级之所好。馆中韪其言、从其策，期年而声誉鹊起，销数顿增，成绩大著，而君之文名从此播矣。

余编辑之暇辄悬国医之帜，为治病之招。君见而羡之，遂亦悬壶于租界会乐里，即努力于伤寒学。未久而洞彻了解，常谓余曰：仲圣之学，贯彻始终，仲圣以下，无非旁门邪道。当今之世，非发挥仲圣之精理合今日新科学之说不可。非仲圣复起，吾谁与归？遂本斯旨，创设中医函授学校，于寓所布告全国，远近信徒者万计，开国医界未有之局面，而医业亦从此大盛。顾余治学远在早岁，孜孜多载，仅得尺寸；而君发创于中年，遽能于牝牡骊黄之外别树一帜，为革新家所宗，名遍海内，慨余先进，深叹勿如。

君赋性机警，目光敏锐，异趣横生，长于交际。但卞急①殊甚，于是肝火易升，耳痒日剧。痒则努力爬搔，久搔遂成聋病。聋病既深，卞急遂退，而皮肤风病又作，须眉尽落。君检《千金》方法为治，服药数月，果然须眉复生，皓然尽白，几于变易面目。迨后又治佛学，修净土宗，自谓确有心得。然耳聋而医业盛，眉白而医名振。治佛未久即逝，逝时与众不同观耳。君云台所述似亦得佛性。故综论君之形状，殆今世奇人，非天资聪颖者不能有此造诣。君所著书二十余种，久已风行社会。丙子初夏，其高足章巨膺君将刊印医案，索序于余。于余曰：吾师之处方也，其治疗有新思想而不泥于古法，有旧法则而运用新知识，谨慎处十分稳健，大胆处十分冒险，而所投皆中；至于案语，明白晓畅，如哀梨并剪②，饶有文学风味，迥出于古今医案之上。章君亲炙有年，确

---

① 卞急：急躁。
② 哀梨并剪：比喻言语、文章流畅爽利。哀梨，传说汉朝秣陵哀仲家的梨，个大味美。并剪，并州（今山西一带）产的锋利剪刀。清代赵翼《瓯北诗话·苏东坡诗》："天生健笔一枝，爽如哀梨，快如并剪。"

能得恽案真味者，校刊行世，为后学津梁，洵医林盛业。爰述往事，附弁简端，作佛头之粪，恽君有知，当亦抵掌称快也。

中华民国二十五年六月武进谢利恒序

章　序

　　今世医案作品多矣，皆其后人搜集旧方成书，亦多治验方案，垂示后学固未尝不可传也，然其及身著作仅医案一种而无著述，但有治验而无理论，集案成书，不足称著作也。若既有等身著作，复有全集医案，则治验与理论可相印证，斯恽氏医案有足尚矣。

　　恽师医案行世，今后数十年中将尠①医案。闻者异之曰：行道十年，集案数百，犹是医也，人人优为之，安得曰恽氏之后遂鲜医案作品？对曰：客知名医多矣，而知其行道之术否？今世所谓名医，盖有成名之术焉。视疾无论轻重，方案危词耸听，防变、防厥字样，每殿案末，而用药专尚平淡，动辄淡豆豉、大豆卷，成则居功，败则卸过，博得稳当之名，为其成名之基，但求无过，不求有功，安足为后世法。如此名医，医案千篇，防变、防厥，豆豉、豆卷，是有其书等于无书也。然则恽氏医案基于实学，所治皆验，是又不然。治者许其可治，不治者预言生死。病浅者不以悍药创其正，病重者竟以猛剂去其毒。案语明白晓畅，不作湿土燥金模糊影响之谈；处方中病，不袭医方程式平淡敷衍之弊。举世滔滔，名医多矣，实有泾渭之分焉。

　　是书集戊辰己巳年间稿，师初无印行之意，曰治病贵乎明理，当导学者致力于实学，医案刊印恐学者舍本逐末，故其所著书次第付梓，而是案竟未刊印。今学者要求是书者綦众。念吾师学说，学者已饫闻②矣，而施诸应用，不免尚多捍格，欲求理论与治验一炉共冶，亟有待于是书。因即董理③旧稿，删其重复不足者，于癸酉甲戌年稿补充之。书成，适值师殁周年，至是师等身著作除尚有数种在函授讲义中，未刊者付刊，绝版者再版印行，已备追念知遇，聊尽绵薄云尔。

　　　　　　　　　　　　　　　　　丙子大暑门人章巨膺敬序

---

① 尠：同“鲜”，少。
② 饫闻：谓所闻已多。饫，饱食。
③ 董理：整理。

恽先生传

　　恽先生讳树珏，字铁樵，江苏武进人也。父讳金相，游宦台州，而卒时先生才五岁，兄十一岁尔。明年又丧母，族人收之，返武进之孟河堡居焉。先生自幼孤苦，即刻意读书，年二十六入南洋公学，毕业课最当。清光绪、宣统间，中国始不竞文士，多译西洋小说，欲以是变国俗。先生译英吉利人却尔斯佳维所著，曰《豆蔻葩》，曰《黑衣娘》，曰《波痕萤》，因一时传诵，咸谓与闽县林纾所译异曲同工也。民国兴小说猥众，大抵饾饤①堆砌，号为鸳鸯蝴蝶派。先生主编《小说月报》及《小说海》，一切摈之，而雅洁者是取。于是有逋峭者曰：此非小说，乃大说也。亦有推重者以为小说中马丁路德云。先生体羸多疾，旧医、德意志医治之皆不愈，子女亦多不育，于是发愤究医术。盖孟河近世号为名医之地，先生所闻于乡先进者亦已久矣。先是镇海余岩作《灵素商兑》，以西洋医法摧破旧说。先生见之叹曰：《内经》之论脏腑，以气化言之，以时序言之，初不重解剖也。不知解剖固不可为医，不知四时寒暑阴阳胜复又岂可为医耶？遂作《见智录》以应之。以为人类四时所产而又资四时以生活，是故《内经》之法以四时为主。四时有风、寒、暑、湿、燥、火之变化，故立六气之法属之天；四时有生、长、化、收、藏之变化，故立五行之法属之地。五行六气，凡以说明四时者也。唯人资四时以生活，故气血运行以四时为则。四时之序成功者，退母气之衰，子气代旺。是故以肝属春，以心属夏，以脾属长夏，以肺属秋，以肾属冬。谓肝授气于心，心当授气于脾，脾当授气于肺，肺当授气于肾，肾当授气于肝，周而当复始焉。观于病郁者，当春必剧；伤于暑汗出者，传为心肿；肺弱者，秋无不咳；冬伤于寒，病在足少阴。此一例也。冬不藏精，春乃病温；逆春伤肝，夏为寒变；盛暑引冷，秋必痎疟；肺病之久，传为肾病。此又一例也。以是推勘仲景之书而立四时热病之大纲。曰伤寒者，冬病也。冬气通于肾，足少阴也，肾之腑膀胱，足太阳也，热从寒化，故伤寒必恶寒。曰风温者，春病也。春气通于肝，足厥阴也，肝之腑胆，足少阳也，风从火化，故曰风温，甚者下厥上冒。曰温病者，先夏至日之病也。曰暑温者，后夏至日之病也。夏气通于心，手少阴也，心之腑小肠，手太阳也，寒从热化，故暑温必多汗。

446　① 饾饤：多而杂的食品。比喻文辞的罗列堆砌。

曰湿温者，长夏病也。长夏气通于脾，足太阴也，脾之腑胃，足阳明也，燥从湿化，故湿温必口淡且甘。曰伏暑者，秋病也。秋气通于肺，手太阴也，肺之腑大肠，手阳明也，燥从湿化，故伏暑往往泄泻而传为痢。夫热病者，由浅入深，由外之内，故善治者治皮毛，次治六腑，其次治五脏。然而脏腑之相联络，非谓其血管神经之相联络也，亦由病状传变测之尔。于是一腑以配一脏，五脏以配四时。十二经以配六气，于是有标本，中气者，本也；天气者，标也者。脏气也，中见者。脏气，所可变化者也，人以三阴三阳上奉天之六气相为正负。天热人应之以阴，天寒人应之以阳。然少阴太阳主夏而从标从本者，天与人相去不远者也。少阴太阳主冬而从标从本者，天与人各趋极端者也。知其各趋极端也，则治有逆从，药有正反；知其不甚相远也，则刺宜浅，药宜轻，治法宜和解。若夫仲景所论者，伤寒也，病发于冬，系之足经，故可用重剂。河间所补苴者，温病也，病发于夏，系之手经，故但取轻剂。近世戴北山作《广温热论》，录仲景方悉去其温药，盖心知其意者。吴鞠通作《温病条辨》，谓温病传手不传足，亦可谓谈言微中矣。然仲景辨伤寒与痉湿暍，以为相滥，相滥者谓其均是发热也，人之伤于寒也则为病热，是之谓阴阳胜复。热者，卫之岁气也；汗者，荣之脏气也；内分泌者，腺之脏气也，是之谓经气。伤寒始得之，病在卫；稍进，病在荣；更进，病在腺。其热化者，传为阴虚生内热；其寒化者，传为阳虚生内寒。然则《伤寒论》虽列六经，其病候实只三种。太阳有荣卫之别，阳明有经腑之辨，少阳非并病则合病也，不别为一候；三阴者，少阴为主，太阴、厥阴为副。盖腺统于肾，肾腺为本，汗腺为末。内分泌失职则亡阳烦躁，少阴证也。腹中统于脾，组织无弹力则腹满自利，太阴证也。神经统于肝，内脏神经硬化则阴阳不相顺接，厥阴证也。此三者必兼见，例如霍乱吐利之后，必见亡阳，亡阳之后，必见转筋，遍三阴经也。其不见兼见者，在厥阴为痉，在太阴为湿。夫痉而发热，盖西医所称流行性脑病也；湿而发热，湿温是也；暍而发热，近世所称暑温也。发热之为胜复一也，而时序不同，病之脏气不同，所从得之复不同。仲景概以伤寒方施之，盖亦疏矣。痉者，得之饱食惊怖倾跌而复感寒，其发作不应时序。然其岁气之病者，肝胆肠胃也，其病所则神经也，此非瓜蒌桂枝汤之治甚明。神经之病大别有两种，神经紧张者，殆所谓刚痉也；神经弛缓者，所谓柔痉也。然而仲景以无汗有汗辨刚痉柔痉为无当病理矣。案《千金方》治惊痫用龙胆草，钱仲阳则用全蝎、白花蛇，今以治神经紧张者有验。《圣济方》治风缓用川椒、附子，盖仲景大建中汤法也，今以治神经弛缓者亦有验。推治痉之法而致于诸风，原小儿之病以及成人，则神经系统病证无不可为也。湿温者，得之感寒而复伤湿。其为病也，组织弹力不足，淋巴吸收不健，水有余剩而血失所资，是燥与湿不互化也。湿在上则头重而发黄，湿在下则腹满而泄泻，故曰湿温，不可发汗，而《金匮要略》方有用麻黄者，何其相反也？暑温者，得之伤热而复感寒，体若燔炭，汗出而散者，手少阳病也；自汗出，小便不利，传为心囊聚水者，手少阴病也。心邪当从小肠泻之，而《要略》主以白虎加人参汤，又岂可试耶？若其病发于秋者，所谓夏暑汗不出，秋为痎疟也，是以谓之伏暑。夫人所以应夏暑者以汗与溲，饮冷当风则汗不出，汗不出则荣行于溪谷。三焦者，有所沉淀而不得排泄。溪谷者，肌腠之间也，三焦者，皮肤脏腑之间也，通言之曰三焦，局言之曰募原，此所谓半表半里也。荣滞于半表半里则寒热起伏而传为疟，少阳为枢也。误汗而腺枯则传为白痦，心肾相应也。误汗而泄泻其传为痢，肺与大肠为表里也。痢者，肠无弹力以致里急后重，治在手阳明，不可温之。然腹满自利者亦肠病也，而仲景系之太阴。脾约者，燥矢结于肠间，而仲景云在胃中。此脏气合于时序之证也，盖释《伤寒论》者，自方中行、喻嘉言以还数十家，大抵泥于文义而不征之病情。叶天士、吴鞠通辈知伤寒温病之有别，而言之不能成理，后先聚讼逾三百年，得先生之说而纠纷悉解矣。于是先生以医闻于时而小说之名反不显，其有病为众医所不能起者必归先生，先生咸乐应之。凡所治何人何病，其状何如，施何方药而愈，不愈者，予何期日，具载《药盦医案》及临证笔记。其尤可纪者，宣氏子年十余岁，病热十日以上不解，比先生诊之，寸口、人迎脉皆不至，左乳下亦不动，问其所服饵，则犀角、远志辈，以及牛黄丸、紫雪丹也。先生曰：心房已寂而呼吸不促，爪下血色不变，是静脉尚未绝也，法在十二点钟内不死，失此不治或再误治遂死。无汗则非脱，不泄泻则非陷，是表实失汗也，汗之脉当出。遂以麻黄三分，葛根一钱，杏仁三钱，炙甘草六分，柴胡八分，吴茱萸二分为一剂，令煮服。或曰：使西医治此，必注射强心剂。先生曰：注射强心剂必致脉暴出而死，以强心剂是姜附之比，救里不救表故也。于是病人服汤后战栗发狂，继以微汗而寐，脉则微续，更服药十日而愈。余杭章公闻之曰：恽氏昔有南田①之画、子居②之文，今得铁樵之医，可称三绝矣。其比拟如此。先生三十后患失聪，诊病必先瞪目注视，定其病名云何，病所何在，何从得之，及可治与否，然后持脉，庶几所谓望而知之者。素好围棋，以为治病如弈，须顾全局，读《伤寒论》如看棋谱，须在无子处着想云。凡先生卖医上海者二十年，其宿疾亦逐年传变，尝患心痛，得缪仲醇治朱国桢法，服苏子五钱而瘥。然自知沉痼不可疗也，于是近取诸身，远取诸治验以证诸说，以旧说合之西医法而辨其术孰为精粗，论其治孰为工拙，以成一家之学，积所著有《伤寒辑义按》《伤寒后按》《药物讲义》《霍乱新论》《温病明理》《热病讲义》《神经系病理治要》《金匮方论》《读金匮翼》《金匮翼方选按》《病理概论》《病理各论》《脉学发微》《生理新语》《医学入门》《保赤新书》《梅疮见垣录》各若干卷，悉付刊以问世，四方遥从请业者盖数百人焉。民国二十二年夏，中央国医馆有建议统一病名者，欲以西洋译名为准，而罢旧名之不可正者，先生持不可，为书驳之。有曰西洋医法以病灶定名、以细菌定名，一书包举气管支炎、肋膜炎、腹膜炎、胸水、腹水以及流行性脊髓膜炎、日射病、虎列拉诸病，如今尽用此等译名而不废六经之法，则似枘凿③不能相入；如废之则是使旧书医尽弃其学而学于西医也。《易》曰：天下同归，而殊途一致。而百虑西洋科学以日新为贵，未必为一定法；中国旧说本经验而立，未必无可通之道。试就诊断较之，亦有此善于彼者，如诊热病，手按病人颜额及其手掌，较其热孰甚即可测其热为虚为实。实热攻肌表颜额，虚热攻四肢也。于是体温表之精密，反为粗疏矣。又如诊经水不至，属瘀者环唇必见青色，属孕者脉滑而唇四白之色荣。瘀与孕，子宫之事也，而关于环唇静脉，何以通之？其一观于阉人之无须，则环唇与肾腺有关系可知也；其次观于经阻而少腹痛者，上唇见青色，则冲任之血与上唇有关系可知也；其次观于孕者，唇四白之色荣则是。瘀者血凝，故静脉见青色；孕者血活，故唇四白之血荣，

---

① 南田：恽格（1633—1690），字惟大，后字寿平，号南田，武进人。明末清初著名的书画家，开创了没骨花卉的独特画风，是常州画派的开山祖师。

② 子居：恽敬（1757—1817），字子居，武进人。清乾隆四十八年（1783）举人，阳湖文派创始人。有《恽子居文钞》四卷存世。

③ 枘（ruì 瑞）凿：枘圆凿方或枘方凿圆，难相容合。比喻事物的扞格不入或互相矛盾。《史记·孟子荀卿列传》："持方枘欲入圜凿，其能入乎？"枘，榫头；凿，卯眼。

更可知矣。如此逐步推测，以为诊断之法，所谓形能也。子宫、卵巢、生殖腺与环唇静脉之途径，盖解剖所不能见，是形能之法有时胜于解剖也。胎元胎盘均是血肉，爱克司光所不能别，而形能之法可以断有孕无孕，是形能之法有时胜于爱克司光也。由是观之，中国医术自有其途径，则其命名也自有其系统。今欲统一病名，自当以旧名为主。苟中国本无其名，则不得不取于译名尔。要之，统一之名当取其名实相副，一望可喻者。即不能然，亦当各取界说，使可相别异而止。例如常言肺病或曰肺劳或曰劳病，此几不可分辨矣。所谓肺病者，盖肺肾病之一种，病所在肺，病源在肾，故其为病遗精盗汗而吐痰夹血，此乃《素问》所谓煎厥，溃溃乎如坏都，汩汩乎不可止者也。以其潮热、掌热、柴瘠，有如煎熬，故谓之煎；以其气血上逆，故谓之厥。此《素问》之病名，今所当取者也。所谓肺劳者，即《金匮》之肺萎，肺劳之一种也。其为病，面无血色，肺量缩朒①，吐痰透明如胶，肺系组织失其弹力所致也，故当以肺萎之名为正。所谓劳病者，亦劳病之一种，其病始于易感冒而咳久，咳而不愈，在男子则遗精，在女子则白带，渐至卧不能起，足百日而死，故谓之百日劳。未死数日之前面色死尚不变，故谓之桃花疰。疰者，注也，一人死，传染同血统者；一人更六七年，然后如此传染不已，有似挹注②也。《外台秘要》名之曰尸疰，此亦今之所当取者也。至于阳黄、阴黄，解说错乱，今当详其病理、药效，以立别名。所谓阳黄者，胃肠积食而胀大，输胆管为挤，胆汁不通利，从脉管壁渗出，混入血中，故发黄。自病之形能观之，发热则食积不下；肝胆逆则血菀于上；胆汁溢则淋巴不健而致湿，故谓之湿热。凡方用茵陈者，为其发黄也；用栀子者，为其热郁也；用大黄者，为其食积不下也；用茯苓、猪苓、泽泻者，为其小便不利水无出路也；用防己、厚朴者，为其湿热郁蒸也。若乃白血球增、红血轮减、血色素变而发黄者，治之以针砂，此犹西医法用铁补血也。其病得之食积，胃肠不通以致作肿，肿传为发黄，一也；或得之失血太多，组织代偿而作肿，亦传为发黄，二也；或得之伤力，营养复不足，亦先作肿，传为发黄，三也。此皆虚证，以其血行不利为实，故可用干漆。然非瘀热在里，身黄如橘子色者，比而

---

① 朒（nǜ 衄）：退缩。
② 挹注："挹彼注兹"的省略，谓将彼器的液体倾注于此器。

《金匮翼》以与谷疸同列，何其无别异也。至所谓阴黄者，韩祗和云：脾土为阴湿所加，与热邪相会而发黄，当以温药治之。脉沉细迟，身体逆冷，皆阴候也，此属寒湿，固当温之；然其病为胆汁混入血中，而非血色素有变，则阳黄之类也，名之曰阴寒，将何以别于针砂证乎？今谓瘀热在里，身黄如橘子色者，当称阳黄；其副证因食积而见者，谓之谷疸。其太阴中寒夹湿者，谓之阳黄兼寒湿证，其血素变而发黄者，乃当称阴黄。因于伤力者，谓之阴黄伤力证或曰力疸。因于失血者，谓之阴黄失血证或曰血疸。如此异实异名，名闻而实喻，则施治亦不致有误矣。书既出，市医亦多称统一病名不便议，遂寝。先生秉心正直，与人语坦率无隐，亦自大笑，见人一艺，奖借惟恐不至。当主编《小说月报》时，有投稿者，酬金如例，及校勘以为杰作，亟增其酬，再三书谢乃已，小说家至今以为美谈。既以医自给，又勤撰述，积病早衰，须发尽白，手足拘挛，以善服饵，故神明不敝。民国二十四年七月卒。卒前一日病甚，尚改定《霍乱新论》一事，云子道周、女慧庄世其学。

赞曰：近世旧医震慑于西洋科学且自丧其所守，先生理医经，旁证西法而折衷于治验，故能自尊其道，独立而不惧也。其论霍乱吐利，责之胃气不降、脾气不升。脾气者，内呼吸也。动脉静脉之交输养气收炭气，命曰内呼吸。其枢在气海、关元，故系之太阴，此盖西医所不能道。苟不为新旧宠辱之见，科学非科学之辨，而一是以愈病为职，则先生之说其不可废。故删其纲要，以为先生传，庶使后之学者有所考征焉。

海宁孙世扬撰

旧著鳞爪

　　自来医案，鲜有佳者。徐灵胎《洄溪医案》颇佳，然药无分量。俞震东所辑《古今医案按》最为详备，贤于《名医类案》正、续编，然集古人医案，既非我自己用药，便不免多所隔膜。喻嘉言《寓意草》乃其手自定，观其自叙，可谓自负不可一世，然有一事令人大惑不解，《寓意草》中每至至危极险之时，辄以旋复代赭奏其效，后人多踵而用之，然吾已数十次见人用此，无一效者，甚且败事，故余迄未敢一用，毕竟效颦者皆非与，抑《寓意草》尚有不尽不实者邪？近人余听鸿先生《诊余集》则较为鞭辟近里，章太炎先生颇赏之，然就中孩食碎磁一案，谓语邻夸诞，审视良是。该书付印时其世兄非常审慎，且曾由不佞审查一过，不图犹有此白圭之玷，则医案岂易言哉。此编别无他长，是只不打诳语，诸后人可以取法。惜吾十余年来所诊病不留底稿。今所忆者仅较大数案，余都不复省记。近来各案因留底稿，故较详细，然如前此之用大方者反不多觏。若论后来取法，多以普通者为佳，大病本少，大方亦难用也。

　　余最初为人诊病，为家七太爷眉卿之第五子。七太爷住北城都路贞吉里，其五少爷当时生才十四个月，壮热，不啼，不乳，亦无涕泪、便溺，延医诊视，予以普通应酬，方之豆豉、豆卷等，服后无效，神色则愈昏迷，亘两日夜，了无变动，乃惶急无措，专足至商务编译所延诊。七太爷所以急而招我者，因闻小女慧男生才七个月患伤寒，中西医均束手，而吾以麻黄汤自疗之也（此案已载入拙著《伤寒研究》中，此不赘）。余视其病证，脉数，肢温，热盛壮，微有汗意，舌苔不绛不糙，唇亦不干，惟目光无神，目珠微向上，按其腹部不硬，按胸部则眉蹙。其时为七月，余思时虽盛暑，却与暑湿无关，是食停上膈证。经云："在上者，因而越之"，是可吐也。因为书瓜蒂散：生豆豉三钱，生山栀三钱，甜瓜蒂五个。因方中无贵药，嘱其仆即近处小药店中购之。既而购药者归，谓无甜瓜蒂，仅有南瓜蒂。余思南瓜蒂甚大，五个殊太多，乃改用两枚，并谓病家药后如不吐，可以鸡羽探喉。归后殊不放心，翌晨自往探视，云药后吐泻并作，已能啼矣。亟往视之，才入室，见病儿目灼灼向余审视。余喜曰：愈矣。视其所下，皆黄粪，成块者甚多[①]。

---

　　① 甚多：此下原衍"甚多"2字。

此证，停积虽多，舌无黄苔，用表药既非其治，用攻药亦不能一药而愈，以承气证未具也。当时用瓜蒂散，只欲其吐，不虞其泻。嗣后乃知，此儿以食物太多，上中下三焦皆满，腑气不通，故不啼不乳；矢未燥，故腹部不拒按；栀、豉有升降作用，故吐泻并作。抑栀、豉之力不是去积？其所以能升降，全赖瓜蒂上口开、下口亦开也。然则因食停上膈而用吐，可谓知其一未知其二，此病用此方可谓是幸中，而此方与此病为此丝丝入扣，实非余当时能力所及，乃由事后反复思索而悟得者，实不可谓非幸中。嗣是此五少爷者竟不复病，直至八岁时始以小感冒延诊一次，今十二龄矣。此可见仲景方之高绝，非其他方药所可几及。余每用伤寒大方愈病，其人必亘七八年始以小病就诊者甚多，不仅此一症为然也。

是年九月，家四太爷延诊其第六子，病孩为六个月婴儿，壮热，脉数，无汗，不啼、不乳两日夜，气促鼻扇，目光无神。病家恐出痧子，以纸捻蘸油燃，烛其面部。余以纸捻向东西移，其目珠乃不随光转动，试以电灯亦然。视其前方，不过豆豉、枳壳，初起发热，至是凡六日，第四日陡增重，则因是日曾服金鼠矢半粒，药后下青色粪，遂不啼、不乳。初服金鼠矢，热势略杀，是日复壮热，始惊惶。余有两儿一女，皆因发热时医予以香药而殇者，而此孩才六个月，且气促鼻扇，目不能瞬，计已无望，因不敢处方。家四太爷固强之，仍逐层推敲，久之，忽有所悟，因用生麻黄四分，葛根一钱，黄芩八分，炙甘草六分，仅四味，嘱尽剂。翌日复诊，诸恙悉瘥，目能动，啼且乳，微汗出，热且退矣。原方去麻黄加枳实、竹茹，霍然而愈。此病之机括，全在初服金鼠矢，热略减，既而热复壮，须知初时之热减非热退，乃热陷也。金鼠矢一名万应锭，为秘方，在北京甚有名，亦回春丹之类，仅服米粒，大便能奏效，使病孩下青色粪及痰，可知药中必有甚猛烈之品，如甘遂、牵牛之类。热陷为误下太阳，误下则为结胸，胸结则体温集表者反而内攻，而表热乃不壮。药中麝香奇重，麝本能开闭，热既内攻，麝乃不达表而窜里；麝能蚀脑，既不达表而窜里，斯无有不引热入脑者，引热入脑，则热之在表者反低而脉反迟，脑脊髓炎之险证见矣。故儿科用香药于热病即多不救，不必见险证败象而后知之。吾初见病孩，目光不随烛光转移，以为热已入脑，六个月婴儿热既入脑，法在不救，故不敢用药。继思热既复壮，是仍有外出之机，因势利导，当仍可达之，使从外解。其目不能瞬，确是胃气为药力所抑，胃神经起变化影响后脑，间接及于目珠之滑车神经。若后脑发热，即成一往不返之局，今表热既复壮，生机自在，所谓忽有所悟者，此也。吾乡先辈刘少寅先生，光绪中为嘉兴府知府，后即入嘉兴籍，其所居曰保忠墈民五。少寅先生之女公子病，由其孙问筹世兄来沪延诊。病者二十二岁，尚未出阁，其病证初起发热，医谓是温病，服药不效，前后易五六医，延时两月，愈病愈重。旧方纸厚寸许，略一审视，初起豆豉、豆卷；其后均鲜石斛为主药，共四十余纸，每纸石斛三钱，有五钱者，最后则为霍山石斛，综计所服各种石斛至少当有十二两；又其后则为羚羊角、犀角；又其后旋覆花、代赭石；其后紫雪丹；最后则为稆豆衣、糯稻根须。嗣是五日无方，盖已谢不敏矣。视病人则不能动，不能言，肉削殆尽，热不退而脉数，遍身无汗，日进粥汤一两羹匙，舌色灰腻厚润，热百零四度，溲有而甚少，气短蜷卧似寐，目尚能瞬而已。病家问如何，余曰此坏证病也，纯为药误，恐不可救。病家自固请挽回，余思既远道来此，亦断无不用药之理，乃为处方，方已不记忆，仅忆是麻黄、附子为主，炙麻黄五分，炙附子块一钱。书方已，由问筹偕往游鸳鸯湖。时为八月既望，烟雨楼中光线绝佳，楼外烟云，湖中舟楫，水面菱芡，界为方罫①，如铺绿茵，款乃②时闻，光景清绝，为之留连竟日。问筹意在泥吾行，游兴既阑，复往饭店晚餐，延至九钟，当日已无火车可行，乃偕归。因病人不能言，亦不能动，故药后无所表见。余诊其脉，其数度如梨园中之板鼓，骤如急雨不可数，急以寒暑表试之，得百零五度零六，为之大惊失色。病家问如何，余挢舌不能答也。乃至其家厅事中，屏人独处，深长以思，已而复入诊视，按病人之胸脘，觉鸠尾骨膛中板然而硬，复四旁按之，察其有无边际，则硬处大如五寸碟子，俨如癥痕，乃处方如下：制附片三钱，柴胡一钱半，姜半夏钱半，吴茱钱半，薤白三钱，炙甘草一钱，云苓三钱。煎成已十二钟，即予服十之七。寻思药已入腹，更无推敲余地，苟不予药，宁有幸者，冒险不悔也。乃嘱问筹四钟时醒，我是夜竟得酣寐，黎明时更入诊，脉已软缓，以热度表测之，得百零一度，心为释然。然乃将头煎余药并二煎予服，至八钟能言矣。将原

---

① 罫（guǎi拐）：围棋盘上的方格。
② 款乃：似当作"欸乃"，象声词，摇橹声。又指划船时歌唱之声。

方去柴胡，减附子为一钱，吴茱半之，其余副药略相称，嘱服四剂。以十点钟车返沪。越四日，复延诊，他无所苦，惟腹胀不得大便，便仍以半硫丸下之，计每次一钱，服两次而便行。嗣后竟弗药，仅以糜粥调理，至翌年五月始完全复原，遍身肌肉再生，可谓绝处逢生也。按：此病是伤寒系之温病，医者误认以为暍病，而以叶天士医案之法治之，遂致误入歧路。夫暍病是暑温，在伤寒范围之外；通常所谓风温、温热，乃伤寒之类之热病，在伤寒范围之内。此古人所未明者，且叶天士、顾景文等仅知暑温不可用伤寒法，而不自知其石斛、羚羊、犀角杀人反掌，即暑温亦不可用，后人复漫不加察，谬种流传，滔滔皆是，固不必为嘉兴医生咎也。以上所说，可参观《温病讲义》。至吾所用之方，为变相真武汤，为舒驰远所常用者，半硫丸则宋窦材《扁鹊心书》法，此两法若何可用，若何不可用，说详后。

凡病未经误治者，纵险，可挽回者多；既经误治而见败象，则十死八九，因脏气扰乱，反应之救济易穷故也。余治张锦宏掌珠一案，其病之险尤甚于嘉兴刘氏。张锦宏者，常州奔牛人，与丁君仲英为襟兄弟，向在丁处。民六岁暮，其掌珠患伤寒，初由余继鸿兄诊治，予以豆卷、栀、豉等不效，病渐内传。张延余诊，其病为阳明腑证，予以调胃承气汤，热不解；更予小承气汤，时已逼岁除，病仍不解。除夕、初一未复诊，初二则病变。舌润汗多，胸闷，肢冷，神志不清楚，脉数微硬，盖少阴证见矣。问所以致此之由，因连进承气不效，仲英予以银花、连翘、竹叶、芦根等药，初意以为甚平稳之药，恣服无害，不图寒凉过当，遂见阴证也。余曰：今则非附子不可。时座上贺年戚友强半医生，闻附子无不谈虎色变，仲英欲余负责。余曰：彼此稍有交谊，故略尽绵薄，余岂欲耽之邪？时有窃笑于旁者，余不顾，处方用附子钱半，柴胡一钱，即诊嘉兴刘姓所用方，第分量较轻耳。仲英留余雀战，其意盖不能释然于附子，余斗牌技至劣，是日负至四十余元，然附子之药效则良佳，得酣寐竟日，醒而热退矣。继而十日不大便，复有微热，余以半硫丸下之，得干粪，精神复爽慧，从此慎摄，可以逐渐复元，余亦不复往。二月初忽以急足来迓①，谓病有变。余莫明其故，姑往诊视，则目上视，环唇汗出，两手无脉，一手脉仅两至。问所以致此之由，因服半

---

① 迓（yà 压）：迎接。

硫丸得大便后，又便秘半月，鉴于前此用药之难，不敢予药，以灌肠皮带导之，不图遂有此变。锦宏请处方挽救，余谢不敏。仲英谓此时更能挽救，其技始真能服人。余哂之曰：凡事成之至难，败之至易，治病较之寻常事件尤甚。此病所以不能挽回者，因伤寒之变化至中阴溜腑止，前此便秘用半硫丸，即是溜腑自尔，日得大便后又半月不更衣，其生机即在此处。何以故？以阴病变阳也，今以涤肠法隳其自复之脾阳，吾疑公等之不欲其生也，奈何复言挽救？锦宏声泪俱下，锦之环境甚窄，而爱女如此，余亦爱怜女儿甚于儿子者，且余之儿女多死于医，不觉为之下同情之泪。寻思凡败象之见，其来渐者不可救，暴者拨乱反正却有可愈之理。因令购艾绒于关元穴灸之至八九壮，毫无影响。余曰：此当以五十壮为期，业已目上视而无脉，灸与不灸均之是死，计无复之。遂不返顾，至九十壮汗敛，脉两手皆有，乃以大剂参附频频予服，一面继续再灸至七十余壮，病者呼痛始止。是日薄暮至夜半，进附子、人参各三钱，两钟时再灸，至黎明又五十余壮，脉见缓滑。余曰：可矣。止艾炷，以千槌膏盖灸疮处，饮以米汤，病者得美睡。从此不敢妄予药，病亦竟不复变，至七月间，肌肉充盈，病乃全除，精气全复。

自西法治病盛行后，向患便闭者殆无不知有灌肠皮带及打密唧筒，因中国古法仅有蜜煎导，而药肆中又不备此物，诚不如西法之灵捷便利也。然有两种病不可用，为余目击，其害至数十次无一或爽者，一为伤寒之阳明经证，二为痢疾。伤寒最喜化燥，最忌漏底化燥，则一清可愈，漏底则阴证立见。惟阳明腑证当然可用，其非伤寒大便燥结者亦可用。至于痢疾里急后重，所苦者即是粪不得出。西医往往涤肠，即非医生亦往往有此感想，以为涤肠总无大害，不知病理不如是简单也。痢疾之滞下，初起十九属湿热，其有从洞泄变痢者，亦在化热之后，以故太阴腹满症往往有用理中遽变滞下者，故初步皆用寒凉攻下，《伤寒论》之白头翁汤用连、柏、秦皮即是此理。舒驰远长于用温短于用凉，因疑白头翁汤非仲景方，其意盖以凉药为疑，不知痢疾初步之无寒证也。然痢疾之后重在肛门之闭结，而其病笃则在肠胃。又肛门之所以闭，由于气坠，故用枳实、大黄攻其胃肠之积热，会病势瘥减，用升麻、川芎升举其下坠，则病势更减。若用灌肠法，胃肠之积绝不因此荡涤，而下坠之气则因荡涤而更甚，用一次虽不能愈病，尚能减热而稍松，用多次则大肠由热变冷，白头翁汤之阳证变为桃花汤之阴证，甚且有亡阳而大汗肢冷，非附子大剂不能挽救者。张女之病从前后药效推断，其为灌肠败事，丝毫无疑，是今日治医者不可不知也。

病有至危极险，用全力治之幸而得愈，而旁人视之殊平淡无奇；亦有病非重证，药中肯綮，应手奏效，而病家医家咸惊为神奇者。凡技术之稍精深处，罔不如此，所谓文章得失寸心知也。以下所列四案即有如次蹊径，而真价值则在"毋失病机"四字。治病欲臻如此境界，须头脑空灵，屏除私意，病家之贫富、自身之名誉，与夫其他一切缴绕，悉数度外置之，精神集中于病人之身，更须病家之信任，能专医者之学力及毅，如此则回生起死。古今人相去正复不远，平心言之，年来一日诊数十病，上午散精于门诊，下午仆仆于道途，日日如此，心力都尽，此种境界，哪复得到，病机之逸者不可胜算。孟子曰：大匠能与人规矩，不能使人巧。此固事情之公例。然读者须知，欲臻神妙之境，舍规矩不能；真正神妙之事，从规矩不得。学力及毅，规矩之事也；精神集中，神妙之阶也。讲义明学理是规矩，医案则字里行间有妙境之阶梯在焉。知有浅深，能有大小，苟能精神集中，则小者有小妙境，大者有大妙境。吾所能知，乃其浅者小者，学者苟能积理较深，则用吾之言，必有大妙境在后。是不龟手之药，或以封，或不免于洴澼絖①之谓也。

王君依仁，丁甘仁君之门人也，住上海小东门，由甘仁之世兄仲英延诊，病可两候，发热有汗不解，曾吐血，气急，脉带硬。自言夹阴，曾用麝香、鸽子。问曾服泻药否，曰无之。脉硬发热，最惧气急，因硬脉为无阳气，急则大有出入。假使曾服泻药，是下后息高，不治。下后息高所以不治者，为不当下而下，脏气乱，故使气急。王之气急固不甚剧，然使是脏气乱，则当以次增剧。又问吐血如何症状，则因旧有此病，近日固未发，视前方大半凉药，病人自始小腹不痛。余思虽非夹阴，却是肾虚之体夹阴。指房后受凉而言，则小腹必痛，寒在下，药力不及，当用麝香、鸽子，不痛即如是用麝，反嫌虚虚。是当从治，以附子补火无疑。因用附子一钱，佐以归、芍、甘草，以护其阴。写方既毕，仲英乃示我以乃翁之方，则附子八分，参须八分，他佐药今已不复省忆。余曰：此与拙方用意略同，不过分量较轻耳。仲英谓病家见是附子，不敢服，故延阁下。余曰：既尊大人已处方，自当即服，犹且犹豫，

① 洴澼絖（píngpìkuàng 平譬旷）：漂洗棉絮。絖，原作"洸"，据文义改。

则拙方更不敢服矣。仲谓家严今日往苏州诊病，彼等恐无以善后，故不敢服，今请君负责，吾当立主服尊方。余曰：诺。时为上午十一钟，余乃辞去。是时余尚在商务书馆馆课，既毕，傍晚五钟许，至福州路丁氏医寓，仲英出诊未归，余向西餐店购小食。食顷，仲英来，一见即叹曰：王依仁已矣。余曰：何如？曰：殆已绝望。余曰：既未死，便不尔，请姑言病状。曰：已昏不知人，且动风。余沉吟为间，曰：嘻，是不可以不往。仲英似惊怖余言。曰：若敢往乎？余曰：如此时不即往，其人乃真死矣。仲英亦神王，曰：然则吾当陪君一行。即街头雇人力车驰而往，抵王寓门前，陈冥器纸制肩舆一，又一纸制包车，下衬以禾槁，其家人方燃火也。仲英掣余衣角。余曰：是不死，当速入。入则室中无虑数十人，余挤至病榻前，则帐帏已撤去，病人仰卧，口中狂呼如唱歌，数女人执其手。余不暇他顾，急从人丛中伸手按其脉，脉乃缓软，因摇手止彼等勿号哭及叫喊，且曰：是决能安全，倘有不测，惟我是问。众闻言皆愕眙^①。余且诊脉且语众曰：室中宜静，人宜少，须臾当得寐，更两钟可神志清楚，谈话如常人。众自将信将疑，余不复申辩，就医室中坐。是时人虽多，余相识者绝少，仅与仲英谈话，询知其尊人尚未归，因问曾延某君否，曰彼于五钟时曾来，问服其方否，曰尚未，余曰险哉。余之疾驰而来正为此业。仲英曰：是诚怪事，君未见其方，何以知不可服。余笑曰：彼所开之药方第一味当为羚羊角四分，尚所测误者，则余此来为多事矣。即有人启抽屉出其方，其首列之药果为羚羊片八分也。余曰何如，众乃相顾而嘻。余因言羚羊不可服，谈可一钟许，病者神志已清，诊脉之顷，问答如平人，且自言遍身舒适，从此平剂调理渐愈。翌年遇友人席上，壮健过于未病时，血证竟不复作。

此病所以用附子，其标准在脉硬而有汗。凡有汗者，脉当缓纵，不缓亦不硬，硬却是阴证。至其手脚痉挛而发狂，乃上热下寒。药本当冷服，避去上焦之热，因事先未虑及此，习惯药皆热服，热遇热遂起剧变，然毕竟是瞑眩，不是药误，故表面虽发狂，里面已阳回，脉之硬者转为缓和。附子之性质辛温而下降，热既下行，浮火自敛，至药力远于下焦，其狂自止。此本非甚棘手之证，因焚冥器、撤帐帏，遂若病者已在大渐之顷，此全由于病家神经过敏者，又是医生不佞，反因此浪得虚

---

① 愕眙：惊视。

名，其实较之张锦宏君之掌珠，其易不可以道里计矣。

承天英华学校校长周志禹君，于民九秋抄由缪子彬君介绍延诊。其病为发热不解，脉数带滑，胸脘痞闷不能食，大便不行可三数日，病约五六日，舌润苔白，别无败象，亦能寐，不气急，惟晚间热加壮，有谵语，有溲，有汗。如此而已，而其家人则异常惊惶。叩其故，向服西药，因晚间热度臻至百零五度零六，西医欲用冰而其家人犹豫未决，西医两人咸谢不敏辞去，故合家惊惶失措。思谵语是热高神经受炙所致，然气不喘，脉不乱，规矩权衡不坏，总无死法。观其舌色，是温热病之夹湿者。热有起落，可以从少阳治。舌润而白，胸脘痞闷，若从少阳治，即柴胡、槟、朴乃对症之药也。因用吴又可达原饮，药后热势顿减，胸闷亦宽。明日复诊，已无复危险可言，仅予归、芍养营。然神志虽清，体力却不健，舌色仍润。又明日已全无热度，三数日后忽见迷睡，脉微，肢凉，微汗，其见证纯属阳虚，乃于归芍方中加附子八分，两剂霍然起矣。

此病实不曾费力。而病家至今以为中医有时神效有不可思议如此者。周君之戚某君本有名西医，既称道拙技，偶值疑难病，辄约余会诊，是余第二次浪得虚名也。十余年来三次值热度百零五度零六，第一次即嘉兴刘女士之病，又一次为友人余继鸿君约至上海城中会诊一男子，其人可四十余岁，体肥而喘甚，脉乱，余谢不敏，未书方，嗣闻当夜即逝，是百零五度零六之热度，固非易愈者。

陶希泉姻丈之第三女公子，今九龄矣。当其初生才四个月时，病伤寒。初延余诊，见其发热，呕乳，与以荆防、二陈，热不解。第二日余往外埠诊病，遂延某君，亦陶宅向来延诊之熟人，药后仍无出入。第三日壮热，不啼不乳。第四日复然。余归，陶宅已两次急足来探询。急往，则某君方为之针十指，云是肺闭，其法如《刺疟篇》刺十指螺门，每刺令出血，以纸拭之，纸方尺，拭血斑斓满之，而小孩不啼，某君谓是闭证。希丈之夫人，余族祖姑也，儿时又曾从余受业，以此因缘两家往来颇频。祖姑问余何如，余曰：此病不可服香药。又问：如何是香药？余曰：如太乙、紫雪、万应、回春各丹，凡有麝香者皆是。某君闻余言，似不谓然，默默辞去。祖姑殊惶急不知所可，余坦然曰：此病吾能愈之。希丈曰：如此甚佳，请阁下下榻此间，不但医药惟命，且借重看护，何如？余亟首肯其语曰：良佳。苟非余躬自看护，则不能操必愈

459

之券。乃为处方：第一剂用麻黄三分，黄芩六分，杏仁二钱，枳实八分，炙草四分，药一次尽服，时为黄昏八钟，越两钟视之，不得汗；十钟时继进一剂，更越两钟视之，仍不得汗，不啼、不乳亦不寐，形神颇躁扰。加麻黄为四分，黄芩八分，杏仁三钱，更予服，仍一次尽剂，越两钟视之，仍不得汗，诸恙如故，躁扰之外亦别无败象。余思仲景总不欺人，所以不汗者，必此病人不当服麻黄汤，然麻黄汤为大方，婴儿仅四个月，倘施之不当，安有不变者？况壮热无汗，不用麻黄解表，将更用何药乎？已而忽悟洁古谓葛根是阳明药。经云：伤寒三日，阳明，脉大。盖热壮而脉不大，惟痉病为然，若伤寒则脉无不大者。王朴壮于"阳明脉大"之下注云"此义未详"。鄙意则以为此节经文当于"阳明"字断句，若曰伤寒三日，若已传阳明者，其脉则大。换言之，即伤寒二日，若脉大者即可定其为已传阳明。夫但恶热不恶寒，脉缓而汗出者，尽人可知其为阳明也。若已传阳明而仍无汗，又值不能言自觉症之婴儿，则将于何辨之。故经文又出"三日""脉大"四字，以教人识证之法。今病已第四五日之交，而热壮无汗，此非用麻黄汤之候，乃用葛根汤之候也。沉思至此，瞿然而起曰：愈矣。即于前方加葛根一钱半再予之，尽剂，药后可半钟许，颜额、两手、胸背、足部均蒸蒸得微汗，向之躁扰者至此遽静，热亦渐杀，至黎明竟沉沉睡去，候其颜额，热渐退矣。余乃就榻假寐，至八点钟起，早膳毕，视婴儿仍酣寐，诫乳妈弗无故醒之，听其尽量酣睡，余则出而应诊，至下午四钟始毕事，复赴陶宅，则病孩仍未醒。余甚以为奇，亟趋视之，才揭帐帏，嗷然啼矣。乳妈喂以乳，儿饥甚，大口咽有声，乃嘱勿多予。嗣后仍有小潮热，更三日出痧疹，得大便，然后霍然而愈。当时某君闻余言不可服香药默默辞去，其意盖以为如此闭证，不用紫雪、至宝等丹开之，更无治法，此非余之浅测，时下儿科手笔大都如此，岂知苟予香药，必然不救。余之儿女以类此之病经时医投辛凉轻剂失表于前，复用玉枢、紫雪误开于后，以致夭折者两人。近十余年来，见类此之病误用香药致不可救药者更指不胜屈。假使余不辨，函授不著医案，此中曲折何能公布于天下后世？此事而不能公布于天下后世，余总觉如骨鲠在喉，不吐不快。

有住英租界南京路逢吉里金姓者延诊，不知其为何许人也。病者为三十余妇人，其病至重，发热可二十余日，肢寒脉软，热不退，昏不知人，舌色灰腻而润，不能食，大便如水，不能起而更衣，粪尿皆壅以败絮，臭秽殊甚，其最可怕者，遍身均微见痉挛，手指瞤动而谵语时作，目直视，自言自语。省其所言皆鬼话，谓堂中有某某人在其床前碰麻雀，床上更有姊妹邀彼至某处，据其所言，几乎满室皆鬼。按其胸腹不知痛，亦不见蹙额手拒诸反应动作，而前板齿则燥。视前方计二十余纸，皆上海著名高价之中医，而某甲之方最多，近二十纸，每纸皆石斛三钱，有五钱者。石斛之名称不一，曰鲜石斛，曰金钗石斛，曰铁皮石斛，曰风斛，曰霍山石斛，曰耳环石斛。每方之药价从一元四五角起，其最高价一剂可二十元余。因注意病者之生活程度，病者居住仅一楼面。所谓楼面者，一楼一底之房屋，仅租赁楼房前半间之谓，上海四五等贫家之居处也。此半间屋中破旧藤椅一，板一，桌一，旧红木橱一，旧铁床一，床上蚊帐补缀如衲衣，观此陈设与其所住楼面之经济程度恰相称。再注意研究其病情，发热三候，神昏谵语，益以自利，不问可知是伤寒。伤寒之误治曰误下、误汗、误清、误温，无不可以原谅，独无用甘凉之石斛遏热不出之理。即让一步说，照叶派治法亦自有变换，断无一味石斛自始至终三候不变之理。夫能生死肉骨，自是良医，苟其动辄杀人，为害犹非甚烈，在病家闻此医之多杀将裹足不前，在医者因营业之不振将发奋而研究，是医而杀人，其结果则为演进，始而为庸医，其后来犹有不庸之时。若其用药既不能活人，复不能杀人，则将终生为庸医。近人且辗转效尤，习医者专门以不死不活为目的，而病家之受祸乃酷矣。若此病者，本属窭人①，但因求愈心切，忍痛出高价以延医，更忍痛出高价以买药，残喘仅延，债台已筑，天下吃亏事宁有过于此者？余于是对于某医深恶痛恨，后年余偶值此医于病家，渠又出其惯技，风斛、霍斛、铁皮斛，涂鸦满纸，而病者则为一出痧子之小孩，已拜石斛之赐昏不知人矣。余恨极几欲饱以老拳，其实两人前此且不识面，无论恩怨，此医见余以盛气凌之，亦自莫名其妙，此殊堪喷饭者也。今姑置此而言金姓之病。此病为伤寒已不待言，所当考虑者是伤寒之阳明腑证抑是少阴证。少阴有自利，俗称漏底。伤寒阳明亦有热结旁流之症，少阴自利是粪水热结旁流，亦称为粪水，绝相似而至难辨。又阳明矢燥则谵语，少阴亦有谵语。自来医家分谵语为两种，一种曰郑声，一种曰谵语。谵语者，语无伦次，其人如狂；郑声者，语音细微，

---

① 窭人：穷苦人。

言而再言。郑声为虚，谵语为实；实者阳明，虚者少阴。然纸上言之了了，施之实际仍不能无疑义，所以然之故，病情变动不居，绝不能与印板文字恰恰吻合。病有弃衣疾走，登高而呼者，实之极端也；有仅仅唇吻辟阖，恍恍惚惚，若有所见者，虚之极端也。走极端者易辨，邻疑似者难知。古人又以小便之清赤辨虚实，舌苔之润燥辨虚实，其言则是，而事实上则全非。少阴证有舌燥溲赤，得大剂附子、吴萸后舌转润而溲清长者。《内经》所谓阳扰于外、阴争于内则九窍不通，舌无津、溲短赤即九窍不通之谓也。古人又以脉辨虚实，谓脉任按者为实，沉微者为虚，则更不然。脉缓软而沉，沉而弱，沉弱而不至于伏，皆阳明腑证所有者，以大剂承气攻之，其脉始出，正是习见不鲜之事理。由详《脉学发微》。少阴证脉数，数而硬，硬而怵指者，比比皆是，予以大剂附子，其脉转和，所谓脉有阴阳和之气，即指此也。此外，又有肝阳胆火载痰逆行，神经剧变，笑啼并作者，此病与伤寒迥殊，而医者不察，往往混施医药，致多不救者。此当于他日详之，今只言伤寒。伤寒之阴阳虚实既如此难辨，则将奈何？曰：医学所以贵乎根本解决也。读者知脉之所以硬，由于纤维神经起反应之故，则阳明证不能滥于少阴；知肠胃扩张过当，手足可以见抽搐，则少阴不能滥于阳明。何以故？因阳明证是阳盛而热，第二步事；少阴证是阳虚而寒，阴虚而热，第三第四步事。就种种方面推考，灼然可见，不致有混淆也。金姓妇之病，脉软舌苔灰润而腻，即此二端，便可知非第三第四步事，非阳虚或阴虚之证，然则非大承气不为功。假使其家而富有者，即处方之后更无其他问题。今病家贫如此，而承气之用极有出入，药力太重将伤及元气，太轻则药不及彀，最好用轻剂药后，六点钟如无动静，斟酌情形，继进一剂。此即仲景一剂分数次服之法也。吾因其贫，为之节费，因语之曰：病诚危，药后必须再诊，吾当自来，不必更送诊金也。乃为处方：生大黄一钱，元明粉六分，朴四分，枳实一钱。嘱一次尽剂。六钟后更往，谵语略少，别无动静，脉软如故。嘱更进一剂。明日复诊，已得大便，鬼物悉不复见，神志清楚，热亦渐退矣，更调理五六日竟愈。自第二次复诊至于全愈，其家不复送诊金，余亦置之。嗣知其家固不贫，病家之夫曰金楢声，在汇中西饭店管账，年收入二千元，逢吉里之楼面乃其母家也。是年中秋金君赠予以甚丰盛之礼物，且登报道谢，又广为介绍。鄙谚有云：君子落得为君子。余固不敢以君子自居，然虽俚语，亦耐人寻味也。

武进恽铁樵著

药盦医案全集目录

卷一　伤寒门

王童　二月十一日

昨晚吐呕，今日泄泻，颜额间不发热反冷，面无血色，青络满布。此属感寒，来势甚暴，故如此病状。若发热，便入正轨，照伤寒治。

桂枝四分　枳实八分　小朴炒，三分　炙草六分　竹茹一钱五分　川连三分

周孩　二月十八日

头热，肢寒，舌润，头痛，二便自可。此伤寒太阳病证也，药后宜避风吃素，可以即愈。

炙麻黄二分　淡芩六分　竹茹一钱五分　桂枝三分　枳实八分　炙草六分

木左　二月十八日

见风头眩，泛恶，脚酸骨楚，不发热。非不发热，乃伤寒前驱证。

桂枝三分　川连三分　炙草六分　秦艽一钱五分　麻黄二分　子芩七分　杏仁三钱　法夏一钱

二诊　二月十九日

进麻、桂后，骨楚略减，得微汗，仍头痛，其舌色已化燥，当再清之。

淡芩八分　川连三分　防风炒，八分　橘红一钱五分　竹茹一钱五分　蔓荆子炒，一钱　花粉一钱　茅根三钱

陈幼　三月十二日

形寒发热，头痛，环唇青色，盗汗。桂枝汤主之。

桂枝三分　炙草六分　赤猪苓各三钱　白芍一钱　淡芩八分　方通八分

杨左　三月十二日

发热形寒，有汗，舌苔黄，是已化燥，乃太阳传阳明之候。

桂枝二分　法夏一钱　苡仁三钱　方通八分　淡芩一钱　炙草六分　赤苓三钱　茅根三钱　川连三分　葛根一钱

郑幼　三月十五日

发热，舌润，头汗，口不渴，腹鸣，口苦，寒热错杂，已十日，宜桂枝和营。

桂枝二分　炙草六分　赤芍一钱五分　象贝三钱　淡芩八分　川连三分　木香八分　杏仁三钱　枳实八分　竹茹一钱五分　瓜蒌二钱　葛根六分

姜左　三月十五日

舌苔黄厚而润，汗多，表热解。据说入夜掌热，然证象不虚，乃阳明证之已入腑者。

小朴炒，三分　竹茹一钱五分　麻仁丸五分　炙草六分　枳实三分　川连三分　归身三钱

郑小姐　三月十六日

遍身有汗而热不解，绕脐痛，转矢气，是有积也。

腹皮三钱　焦谷芽三钱　淡芩八分　竹茹一钱五分　楂炭三钱　枳实八分　馒头炭三钱

张童　三月二十四日

热甚壮，当是停食感寒。现在不可攻积，当先解表。此是伤寒，勿轻视。

羌活五分　枳实一钱　楂炭三钱　炙草六分　葛根一钱五分　竹茹一钱五分　荆防炒，各六分　香葱白两个

黄左　八月二十日

病经三候，气急，舌苔劫津，胸痞，

呃逆，四肢逆冷，肌肤津润。此是亡阳四逆，生命危险至于峰极，恐难挽回。就病理论，舌苔之枯，并非内热使然，实是上下隔断，肾气不能上承所致，故此病不宜寻常凉药。

制附块一钱五分 杏仁三钱 薤白一钱五分 炙草六分 吴萸六分 细地三钱 炒白芍一钱五分

夏孩 八月二十六日

壮热有汗，头痛而咳。病属伤寒，为时已一候，现方趋剧，亟宜慎食。

葛根一钱 橘红一钱五分 淡芩八分 香葱白一个 象贝三钱 防风八分 枳实一钱 杏仁三钱 茅根三钱 竹茹一钱五分

徐孩 九月初五日

壮热泄泻，舌尖光，舌面有苔颇糙。表邪陷里之候，证属伤寒，颇重宜慎。

葛根一钱五分 竹茹一钱五分 腹皮三钱 木香一钱 枳实一钱 楂炭三钱 建曲三钱 扁衣炒，三钱 茯苓三钱 香葱白二个 馒头炭三钱

黄右 九月初六日

恶风多汗，形寒发热，气急，脉软滑数，舌干绛。少阳失治所致，虚甚，里虽热却拒外界之冷，故嗜热饮，甚难治。

茅花一钱五分 杏仁三钱 防风六分 淡芩八分 炙苏子三钱 牡蛎三钱 赤芍一钱五分 干首乌三钱

二诊 九月初九日

舌色甚好，脉较前佳，未全和，咳嗽多痰，吐尚爽，咳却不爽，须宣达。

象贝三钱 橘络一钱五分 桑叶三钱 炙苏子三钱 杏仁三钱 炙草六分 防风四分 归身三钱 牡蛎三钱

三诊 九月十一日

剧咳发热，气急脉数，汗多，热夜甚，时形寒，苔润。症势不但缠绵，且有险。

桂枝三分 淡芩八分 杏仁三钱 橘红一钱五分 葛根一钱 炙草六分 象贝三钱 炙苏子三钱 桑叶二钱 茅根三钱

李右 九月初六日

头痛发热，形寒，口苦，脉滑。清之。

葛根一钱 川连三分 杏仁三钱 竹茹一钱五分 淡芩八分 象贝三钱 枳实八分 茅根三钱

楼小姐 九月十一日

壮热，昨有汗，今日汗闭，舌苔黄且干，脉数，气急。表里并病，太阳、阳明并见，当先事汗解。

炙麻黄三分 炙草六分 淡芩八分 知母一钱 枳实炭一钱 竹茹一钱五分 杏仁三钱

二诊 九月十二日

身凉，脉静。外感已除，可以补。

归身三钱 川连三分 竹茹一钱五分 潞党一钱 炙草六分 枳实八分 焦白术一钱 炒白芍一钱 苡仁三钱

孙孩 十月十四日

发热十日以上，迄不退，昨忽泄泻十余次。从两阳合病治。

葛根一钱五分 建曲炒，一钱 淡芩炒，八分 竹茹一钱五分 炒扁衣三钱 腹皮三钱 枳实炒，八分 馒头炭三钱

程右 十月十六日

舌露底，耳聋，胸闷，脉滑，热不甚却不肯退，昨有谵语，溲多腹痛，头亦痛。按：舌露底是营少，不宜燥药；耳聋、谵语，病入少阴，有危险；胸闷，亦营虚之象。

大生地三钱 川连三分 川象贝各三钱 归身三钱 瓜蒌皮一钱五分 杏仁三钱 白芍一钱五分 知母一钱 法夏一钱五分

二诊 十月十八日

舌苔露底，近乎劫津；舌旁隐青黑

苔，是温邪传入厥少之候，故手指战动。咳甚剧，剧则致呕。咳不足患病，却有趋重之势。热不肯退，拟犀角地黄清之。

乌犀尖—分　川芎六分　归身三钱　炙草六分　鲜生地三钱　白芍二钱　杏仁三钱　瓜蒌皮—钱五分　川象贝各三钱　川连三分　法夏—钱

顾左　十月十八日

咳，多涕，形寒，口苦，骨楚。自是感冒，然血分亦不清，故见症稍复杂。

荆防各八分　羌活五分　杏仁四钱　前胡—钱五分　秦艽—钱五分　象贝三钱　橘红—钱五分　炙苏子三钱　赤猪苓各三钱　炒车前三钱

二诊　十月二十日

咳，发热，形寒，骨楚，无汗。汗之，药后避风。

炙麻黄三分　炙草六分　象贝三钱　枳实八分　淡芩八分　秦艽—钱五分　杏仁三钱　竹茹—钱五分　茅根三钱

三诊　十月二十一日

汗后仍微热，晨间微恶风，舌苔厚，是有积。脉略滑数，当解肌。

葛根—钱　川连三分　竹茹—钱　腹皮三钱　淡芩八分　枳实八分　楂炭三钱　赤猪苓各三钱　方通八分　茅根三钱

四诊　十月二十四日

脉滑数，舌质绛干，却不咳，泄泻，干呕，热颇微。据脉象无大害，舌色却不甚平正。证属伤寒之已化热者，乃伤寒系之风温，因感风故骨楚，泄泻是陷，是两阳合病。前方本中肯，药后泻乃会逢其适，又少服，故病不除。

秦艽—钱五分　荆防各七分　淡芩六分　扁衣炒，三钱　葛根—钱　川连三分　木香—钱　建曲—钱　茯苓三钱　香葱白—个

郭右　十月二十四日

暵热无汗，头痛骨楚，均极剧，肌肤指甲亦痛甚，口苦而腻，喉痰窒如锁。病属伤寒，其痛为神经痛。可从肝治，治肝为佐治，太阳为主。

羌活四分　秦艽—钱五分　乳没药去油，各五分　桂枝二分　防风六分　制香附—钱五分　干首乌三钱　归身三钱　蒺藜三钱　淡芩八分　柴胡五分　胆草二分　法夏—钱

李宝宝　十月二十七日

发热，泄泻。里热甚炽，是已化热之阳明经证。

葛根八分　竹茹—钱五分　腹皮三钱　枳实八分　淡芩八分　楂炭三钱　橘红—钱五分　炙草六分　木香—钱五分

张左　十一月三日

伤风咳嗽久不愈，色脉均佳，亦不骨楚。此所谓不见阳明少阴证为不传者，无妨，但须忌荤。

象贝三钱　橘红—钱五分　桑叶三钱　杏仁三钱　炙草六分　法夏—钱　炙苏子三钱　炒防风八分

王孩　十一月七日

面色舌色甚不平正，发热，呕吐，肢凉。已七日，粪色尚未化热。此伤寒之较重者。

葛根—钱　川连炒，三钱　扁衣炒，三钱　小朴炒，二分　木香—钱　建曲炒，—钱　云苓三钱　炙草六分

冯左　十一月十日

发热第二日，脉细数，面尚有火色，舌有裂纹，头痛，胫酸，溲少。不廉[①]，以后必多变化，有危险。所以然之故，因初病即已见少阳、厥阴、少阴也。无汗当汗之，急解太阳减其势。

炙麻黄三分　淡芩八分　杏仁三钱　归身三钱　知母—钱　炙草六分　秦艽—钱五分　川连三分　葛根—钱

---

① 不廉：七卷本作"病甚不廉"。

阮童　十一月三日

舌尖剥，绛如血，中部及根际均厚苔，壮热，无多汗，咳全不爽。病已两候，即不成肺炎，亦可以直传厥阴。阴虚甚，不可强责其汗，有危险。

葛根一钱　象贝三钱　桑叶三钱　知母一钱　荆防炒，各七分　杏仁三钱　归身三钱　淡芩八分　茅根三钱　枳实八分

二诊　十一月四日

舌干苔不匀，脉已见缓滑，热尚炽，头部有汗。躁烦略减，是佳朕，仍有险。

荆防各八分　杏仁三钱　枳实八分　楂炭三钱　象贝三钱　橘红一钱五分　腹皮三钱　葛根一钱　生石膏一钱五分　淡芩八分　炙草六分　归身三钱　茅根三钱　川贝三钱

三诊　十一月五日

病略减，仍剧。舌苔可以消导，热退清尚须时。

枳实一钱　象贝三钱　炙苏子三钱　生石膏一钱五分　楂炭三钱　杏仁三钱　炙草六分　葛根一钱　腹皮三钱　橘络一钱五分　淡芩八分　茅根三钱　馒头炭三钱

四诊　十一月七日

脉甚平正，神气亦好，惟热不退，且肌肤暵燥。热退尚须时日。

小朴三分　淡芩八分　炙草六分　象贝三钱　枳实八分　栀皮一钱　杏仁三钱　橘红一钱五分　葛根八分　炙苏子三钱

王孩　十一月十七日

发热有汗意，舌苔结，其发有前驱症，是伤寒条件毕具，症势尚顺，可无妨。

葛根一钱五分　竹茹一钱五分　象贝三钱　橘红一钱五分　枳实八分　淡芩八分　杏仁三钱　川连三分　小朴炒，二分　花粉一钱

二诊　十一月十九日

热退，咳剧，痰多。色脉无恙，稍弱，须数日当瘥。

象贝三钱　桑叶三钱　炙草六分　杏仁三钱　赤苓三钱　橘红一钱五分　归身三钱　苡仁四钱　方通八分　防风八分

汪孩　十二月十二日

热无汗，啼无泪，迷睡，声不扬。曾服保赤散。表邪正炽，攻之内陷。故尔泻是邪陷之证，较有险。

葛根一钱五分　杏仁三钱　橘红一钱五分　建曲炒，一钱　象贝三钱　桑叶三钱　炒扁衣三钱　炙草六分

二诊　十二月四日①

热未清，泻未止，微有汗意，虽无泪不妨。次数多，当止之。

葛根一钱五分　木香一钱　建曲炒，一钱　象贝三钱　茅根三钱　炒扁衣三钱　芡实三钱　杏仁三钱

邱宝宝　十二月十四日

舌苔厚带灰，唇热，热不扬，有谵语。病系食复泻，是热结旁流证兼厥阴，不能径行攻下。

枳实一钱　腹皮三钱　焦谷芽三钱　葛根一钱　竹茹一钱五分　楂炭三钱　归身三钱　炙草六分　麻仁丸入煎，四分　馒头炭三钱

吴孩　十二月十三日

咂唇弄舌，唇焦躁烦，壮热，无汗，手指有力，并见抽搐。病起于痰晕，旋又吃馒头，发热之后又误服回春丹，脏气皆乱，故见症甚不平正，有险。

炙麻黄三分　葛根一钱　杏仁三钱　炙草六分　生石膏二钱　楂炭三钱　枳实八分　腹皮三钱

王官官　十二月十九日

感寒因而发热，补太早邪无出路，故泄泻。舌色、脉象尚无他，疏之可愈。误补尚贤于误用抱龙、回春诸丹，故病型尚未大坏。

---

① 四日：似应作"十四日"。

葛根一钱五分　桑叶一钱五分　建曲一钱　炙草六分　象贝三钱　橘红一钱五分　芡实三钱　归身三钱　杏仁三钱　炒扁衣三钱　云苓三钱　腹皮三钱　楂炭三钱　木香一钱

邓孩 十二月十二日

热本已退，现在又热，寐安，呼吸匀，手足亦温，唇绛，口渴，脉自可，溲初清，旋即转白色。是伤寒太阳阳明合病证，为势不重，避风，慎食，当即日霍然。

淡芩八分　竹茹一钱五分　方通八分　炙草六分　花粉一钱　赤猪苓各二钱　葛根一钱　茅根三钱　象贝三钱　杏仁三钱　橘红一钱五分

张世兄 十二月十六日

先龈肿喉痛，现痛虽止，喉头仍肿胀，并见头眩，舌绛。照例已化热，却仍形寒口淡，是表证未罢也。证属伤寒之较轻者，然多变化。

炙麻黄三分　板蓝根一钱五分　生草五分　淡芩八分　竹茹一钱五分　葛根一钱　赤芍一钱五分　枳实八分　茅根三钱　炒牛蒡一钱五分　炙僵蚕一钱

蒋竹庄先生 一月四日

颇似伤寒前驱症，恐其发热。本有微汗，不须发汗，惟当以宣达。

象贝三钱　桑叶三钱　橘红一钱五分　葛根一钱　杏仁三钱　炒防风八分　炙苏子三钱　炙草六分

二诊　一月五日

形寒，有汗，是伤寒太阳证。其不热，非不发热，乃未发热。咳而气急，是兼肺炎性者。

桂枝三分　淡芩八分　杏仁三钱　炙苏子三钱　葛根一钱　象贝三钱　橘红一钱五分　炙草六分　炒白芍一钱五分　秦艽一钱五分　炒防风五分

三诊　一月六日

肾气较佳，热亦退，惟苦汗多，咳亦尚剧，舌色已化燥，可清。咳为余波，尚有三数日。

象贝三钱　白芍二钱　竹茹一钱五分　杏仁三钱　牡蛎三钱　枳实八分　炙草六分　橘红一钱五分　归身三钱

四诊　一月八日

肺气敛则剧咳，头昏且重，是有湿，因剧咳震动亦有之。腰酸当利溲。

云苓三钱　浮小麦三钱　炙款冬一钱　杏仁三钱　炒车前三钱　炙桑皮一钱　炙紫菀一钱　象贝三钱

钱左 一月十日

舌绛如血，苔黄，甚渴引饮。感寒化火故如此。

鲜生地三钱　竹叶十片　葛根六分　淡芩八分　枳实八分　生石膏一钱五分　川连三分　猪苓三钱　方通八分

徐宝宝 一月十一日

壮热无汗，自啮其唇，唇色紫绛，溲如米泔，热有百零四度，病已二十余日。阳明证俱，太阳未罢，且见虚象，将传阴分，有危险。

川连三分　芦根三钱　梗通八分　归身三钱　淡芩八分　赤苓三钱　车前三钱　犀角三分　茅根三钱　猪苓三钱

陈先生 一月十七日

发热，是感寒，现已化热，形寒，气急，有汗，鼻干，是葛根芩连证。

葛根一钱五分　枳实一钱　杏仁三钱　淡芩一钱　秦艽一钱五分　炙苏子三钱　川连三分　象贝三钱　橘红一钱

颜孩 二月八日

表热颇壮，面色晦滞，有口疮。昨有汗，现汗闭，此病颇险。

炙麻黄三分　淡芩八分　杏仁三钱　葛根一钱五分　炙草六分　橘红一钱五分　象贝

三钱　秦艽一钱五分　炒防风八分　茅根三钱
芦根六寸

二诊　二月九日

脉较缓和，热未清，面色晦滞，略瘥
减，再予透达。

象贝三钱　桑叶三钱　炙草六分　杏仁
三钱　橘红一钱五分　炒防风六分　葛根一钱
五分　淡芩八分　茅根三钱

林先生　二月十九日

感冒春寒，行且①发热，先事疏解。

秦艽一钱五分　赤猪苓各一钱五分　炙草
六分　羌活四分　象川贝各三钱　桂枝泡汤，
三分　炒防风八分　杏仁三钱　淡芩八分
胆草一分　葛根八分

潘公展先生　二月二十日

形寒发热，腹痛泄泻，口淡亦苦，脉
舌无甚变动。是感寒尚未化热，舌苔白厚
是有积，亦尚未可攻，须略候之。

木香煨，一钱五分　竹茹一钱五分　炒扁
衣三钱　秦艽一钱五分　小朴炒，三分　淡芩
八分　楂炭三钱　腹皮三钱　枳实八分　葛
根一钱五分　老姜煨，一片　建曲炒，一钱

郑右　二月二十七日

发热，形寒，无汗，舌润，目赤。是
感寒，须防转属脑炎。

炙麻黄三分　淡芩八分　胆草二分　葛
根一钱五分　秦艽一钱五分　炙草六分　杏仁
三钱

袁宝宝　二月二十九日

发热无汗，无涕泪，唇舌瞤动，行且
成惊。

炙麻黄三分　杏仁三钱　胆草三分　葛
根一钱五分　淡芩一钱　茅根三钱　象贝三钱
川连三分　芦根四寸　川贝三钱

二诊　三月一日

热退，咳甚剧，舌色仍未清楚，防出
麻疹。

葛根一钱五分　川连三分　杏仁三钱

淡芩一钱　象川贝各三钱　桑叶三钱　橘红
一钱五分　炙草六分　胆草二分

陈右　三月五日

咳，形寒，头痛，胁痛，呼吸不舒，
脉尚可。先疏外感。

炒荆防各八分　橘红一钱五分　秦艽一钱
五分　象贝三钱　炙草六分　归身三钱　杏
仁三钱　制香附三钱　胆草一分

恽右　三月十七日

感寒发热，胸闷，形寒，骨楚。是伤
寒系症，传变必速，宜呕除之。

葛根一钱五分　羌活五分　姜夏一钱
秦艽一钱五分　炙草六分　竹茹一钱五分　川
连三分　归身三钱　瓜蒌霜一钱五分

陶左　三月十七日

发热冷汗，自是桂枝证。惟舌色脉象
均不平正，此病恐有问题，其先证是肝逆
肾虚。虽有冷汗，桂枝不中与之也。

淡芩八分　枳实八分　竹茹一钱五分
白芍一钱五分　川连三分　葛根八分　腹皮三
钱　楂炭三钱　蔓荆子炒，一钱

二诊　三月十八日

项强，冷汗较好，舌黄而剥，内热较
瘥，而见表热，里病有外达之倾向。仍当
桂枝解外。

桂枝三分　枳实八分　川连三分　楂炭
三钱　淡芩一钱　竹茹一钱五分　腹皮三钱
炙草六分　猪苓三钱　炒车前三钱

以上己巳年案

岳小姐　十一月一日

伤寒太阳证悉具，行且成急性肺炎。
汗之，药后避风。

葛根一钱五分　象贝三钱　橘红一钱五分
炙麻黄三分　炙苏子三钱　炙款冬一钱　杏
仁三钱　桑叶三钱　炙草六分

———————————

① 行且：将要。

宋先生　十二月廿二日

时邪感冒，太阳未罢，遽服泻药，因而腹胀，其表证仍不解，且益甚，势当先解外。

葛根一钱五分　川连三分　茯苓三钱　秦艽一钱五分　薄荷一钱，后下　枳实一钱　扁衣三钱，炒　防风八分，炒　淡芩一钱　竹茹一钱五分　建曲一钱，炒　焦谷芽三钱

二诊　十二月廿四日

舌苔鲜明，热有起伏而夜甚，腹微胀，微躁烦。此因太阳未罢，遽用泻药，表邪内陷，正气遂虚，所以如此。手微战动，少阴证兼见神经性，此不可忽视。

炙麻黄二分　杏仁三钱　葛根一钱　象川贝各三钱　炒防风一钱　归身三钱　姜半夏一钱　薄荷一钱，后下　炙草六分　秦艽一钱五分　川连三分　新会皮①一钱

三诊　十二月廿五日

舌色化燥，脉洪滑带数，自觉口中燥，引饮，大便色红，薄粪，有药气味。此肠胃不和，肠与胃不能协调则胃气上逆，此所以头痛非常。大段不错，尚无大害，更两三日可全愈。

枳实一钱　花粉一钱　归身三钱　扁衣三钱，炒　竹茹一钱五分　秦艽一钱五分　知母一钱　建曲一钱，炒　淡芩一钱　白薇一钱　赤白苓各三钱　川连二分

四诊　十二月二十七日

热有起伏，喉右面红肿，面部见红点，口臭，舌苔燥，亦厚腻，舌尖微见劫津苔。此是冬温夹斑之候，泄泻多为病进，泻止红点出为病退，现在虽见轻减，仍在吃紧之际。

炒牛蒡一钱五分，研　象川贝各三钱　白薇一钱　川连三分　炙僵蚕一钱五分　杏仁三钱　扁衣三钱　薄荷一钱　防风一钱　钗斛三钱　淡芩一钱　竹茹一钱五分

五诊　十二月二十九日

下午热高，舌苔黄糙，大便不实，呼吸、脉搏均佳，喉痛尚未全除。病无问题，只是好得太慢。

白薇一钱　木香一钱五分　赤白苓各三钱　炙苏子一钱五分　炙僵蚕一钱五分　扁衣三钱，炒　归身三钱　象川贝各三钱　川连三分　建曲一钱五分，炒　炙草五分　枳实八分，炒

谢先生　十月二十日

肢凉，脉沉而有热象。此非无阳而厥，乃热深厥深，循此以往，可以见神经中毒性麻痹症。病型不循常轨，经气乱故也。

炙草六分　细生地三钱　橘皮一钱五分　桂枝二分　茯苓三钱　天冬三钱　姜半夏一钱

二诊　十月二十二日

手脚转温，舌见热象，脉亦不沉。此非气候关系，厥回故尔。

归身三钱　竹茹一钱五分　茯神三钱　炙草五分　枳实一钱　橘络一钱五分　桑枝三钱　滁菊一钱五分

王小姐　九月三日

壮热，多汗，胸闷，呕吐。胃气上逆，脏气胥逆②，遂成下厥上冒之象，所以头晕便闭。

枳实八分　川连四分，姜炒　防风六分　连翘三钱　腹皮三钱　竹茹一钱五分　赤芍三钱　法夏一钱五分　楂炭三钱　橘络三钱

二诊　九月三日

壮热，脉滑，病在阳分。热所以壮，不全是病，乃大汗之后，汗闭所致。被覆太多能致大汗，亦能因此闭汗，经此转折反虚。

_____

①　新会皮：即新会县橘皮。新会今属广东省江门市。

②　胥逆：互逆。

葛根一钱五分　枳实一钱五分　淡芩八分　瓜蒌仁一钱五分，去油　竹茹一钱五分　炙草六分　黑荆芥八分　川连四分

三诊　九月六日

唇干口渴，味淡。热不解而气急，是当用葛根芩连例。

葛根一钱五分　川连三分　枳实八分　杏仁三钱　淡芩八分　法夏一钱五分　炙草六分　瓜蒌仁一钱五分，去油

马先生　十二月二十九日

病一月余，初起发热脚酸，当即是伤寒太阳证。厥阴者，骨酸楚。现在延日已久，色脉尚未大坏，病邪已传阳明。舌色黄厚，苔满布，腹胀而矢气，是有积，为阳明腑证。潮热溲多，其矢将硬，现在尚未可攻，当先导之。

枳实一钱　楂炭三钱　赤白苓各三钱　瓜蒌霜一钱五分　竹茹一钱五分　葛根一钱　归身三钱　腹皮三钱　焦谷芽三钱　川连三分　馒头炭三钱，柴火中煨，候冷，打碎入煎

二诊　十二月三十日

舌苔四边甚糙，中间黄厚。药后虽得大便，不多，是有结粪未下。温证夹斑夹食，是当攻之，得畅便热当退，斑当尽达。

白薇一钱　枳实一钱　归身三钱　薄荷一钱，后下　秦艽一钱五分　竹茹一钱五分　炙僵蚕一钱五分　炙草六分　炒牛蒡一钱，研　麻仁丸五分，入煎

三诊　十二月三十一日

脉尚平正，热度不甚高，夜间略重，舌苔异常之厚，脐部并不拒按，大便有厚重意，恐其转痢。舌苔太松浮，非可孟浪攻也，仍当导之，并与解外。

白薇一钱　枳实一钱　怀膝一钱五分　楂炭三钱　川连三分　乳没药各三钱，压去油令净　腹皮三钱　薄荷一钱　姜半夏一钱　白头翁一钱五分，酒洗　木香八分　葛根一钱，煨　枳实导滞丸四分，入煎

四诊　一月一日

舌苔黄厚而黑，糙燥异常，渴而引饮，是因胃热，其内部已化燥。可以攻之。表热甚轻，有微汗，不恶寒，太阳已除，腹鸣矢气都是可攻证据。惟恐久病体虚不能任受悍药，拟师大柴胡、黄龙汤意变通用之。

生锦纹五分　人参须七分，另煎　腹皮三钱　全瓜蒌一钱　制香附二钱　焦谷芽三钱　玄明粉三分，后下　煨葛根八分　归身三钱　炙乳没各三分，去油令净　秦艽一钱七分　钗斛三钱

五诊　一月二日

下后舌苔不遽化亦常有之事，现在却糙燥异常，甚不平正，当与胃病有关。关节痛本有特效药，惟与此种舌苔不甚相宜，只得另作商量。

钗斛三钱　细生地三钱　橘络一钱五分　西洋参一钱五分　元参一钱　炙乳没各四分，压去油令净　丝瓜络一钱五分　赤白苓各三钱　秦艽一钱五分　生白芍一钱

另：秦艽一钱五分　细辛三分　羌活一钱　防风一钱　炙川乌六分　乳没药各一钱

上药研筛后入乳没药，绍酒调敷痛处，外用布缚。

六诊　一月三日

色脉都平正，热亦退，舌苔不化。昨所进药为补剂，近日舌色胃气较佳，饮水亦少，即此可知不能再攻。肠胃受创，攻泻即嫌克伐；肠胃有权，自能驱积下行。现在病已无险，不宜好事喜功，再用重药。

西洋参一钱五分，另煎　炙虎骨三钱　竹茹一钱五分　独活七分　钗斛三钱　茯苓神各三钱　川贝三钱　桑枝五钱　秦艽一钱五分　枳实一钱　焦谷芽三钱　腹皮三钱

七诊　一月四日

脉甚好，神气亦较昨日为佳，苔厚不化，多矢气，仍有结粪未下，但非重要之点，当再导之。左臂不能动，左腿亦痛。此虽无大紧要，恐其成痹，须亟治之勿延。

枳实一钱　炙草五分　秦艽一钱五分　楂炭三钱　人参须七分，另煎　炙虎骨三钱　生军三分　姜半夏一钱五分

另：羌独活各三钱　细辛五分　川乌一钱五分　艾叶一钱五分　公丁香三十个　没药一钱五分　荆防各三钱　桂枝一钱五分

上药研粗末，用布两块将药末铺在布上，上加棉花，缝成手巾状，置痛处。须棉花一面向外，外用热水袋熨之。

八诊　一月五日

色脉神气都好，惟舌苔不化，自觉腹中仍有结粪。仍当带补带攻。左手不能动，此运动神经与肠神经有关系，积净自愈。

西洋参一钱五分，另煎　腹皮三钱　归身三钱　人参须一钱五分，另煎　钗斛三钱　炙草六分　枳实一钱　楂炭三钱　枳实导滞丸八分，入煎

九诊　一月六日

脉甚好。苔厚不化，知饥不思食。新陈代谢机能失职，亦属不妥，自当设法斡旋，必有效而不蹈险乃得。

西洋参一钱五分，另煎　枳实一钱　炙虎骨三钱　全瓜蒌三钱　竹茹一钱五分　石斛三钱　元明粉四分，后下　秦艽一钱五分　姜半夏一钱　生石膏一钱五分　小活络丹化服，半粒

十诊　一月七日

大便又通四五次，脉象已虚，苔仍未化，此因旧有胃病之故。既别无所苦，热亦清楚，不可再攻，反当补，补之其苔当化。

人参须一钱，另煎　枳实一钱　知母一钱　西洋参二钱，另煎　竹茹一钱五分　赤白苓各三钱　钗石斛三钱　姜半夏一钱五分　制香附三钱

十一诊　一月九日

热退脉静，四肢酸痛亦除，惟舌苔干糙依然，且不知饥。大便虽有，新陈代谢之令不行，胃中无液，脘上脐上有时觉胀，症结就在此部分，其处为十二指肠，为第二道消化冲要之区。

西洋参三钱，另煎　枳实一钱　瓜蒌三钱　麻仁三钱　花粉一钱　钗斛三钱　楂炭三钱　归身三钱　制香附三钱　馒头炭一钱五分，湿纸包、柴火煨、令表里皆焦、候冷入煎

十二诊　一月十一日

苔仍不化，糙燥异常，腹鸣，矢不得下。旧有肝气病，若理气则稍嫌燥，攻则嫌于脉虚。煎药拟双并顾，另用霍山石斛代茶。

归身三钱　麦冬三钱　钗斛三钱　沉香化气丸一钱五分，入煎　西洋参一钱五分，另煎　知母一钱　细生地三钱　枳实导滞丸四分，入煎

另用霍山石斛代茶，约每天五分，用炭墼①炖服。

十三诊　一月十二日

舌苔仍不化，胸腹皆不拒按，脉略虚尚调。此苔不化当非食积，是必司消化之神经纤维钝麻所致，乃胃病之一种。

人参须一钱，另煎　炙关虎肚二钱　枳实八分　钗斛三钱　姜半夏一钱　归身三钱　西洋参一钱，另煎　竹茹一钱五分　细生地三钱　焦谷芽三钱

十四诊　一月十四日

舌苔仍未化，不过已有胃气，虽虚亦

---

① 炭墼（ī 机）：用炭末捣制成的圆柱状燃料。

较前日为佳。大份已妥当，此后最重要之问题是要少吃。

人参须一钱五分　橘红一钱五分　炙关虎肚二钱　钗斛三钱　归身三钱　竹茹一钱五分　川贝三钱　知母一钱　人参再造丸一粒四分之一，化服

十五诊　一月十八日

有多量宿粪下行，是肠已有权，能行其新陈代谢之令。惟胃之内分泌不灵，消化不能充分，食后觉痞塞，舌苔不化亦因此。

人参一钱　知母一钱　枳实一钱　生石膏一钱　钗斛三钱　炙关虎肚二钱　竹叶七片　川贝三钱　蒺藜二钱　钩尖三钱，后下　回天丸一粒四分之一

十六诊　一月二十二日

色脉神气都好，舌苔亦化。伤寒除，旧有之胃病亦除。右手不能举，肉削。当有小小问题，此亦关系用脑。年事富，倘能静养，容易恢复。

片姜黄八分，切　归身三钱　枸杞三钱　炙虎胫骨三钱　炒绵仲三钱　川贝三钱　钗斛三钱　菟丝子三钱　橘红一钱五分　仙露半夏①一钱　炙关虎肚三钱　茯苓三钱

十七诊　一月二十四日

今日下午又见热度，虽不甚，总是顿挫。推究原因，食复、劳复两俱有之，当无大害。其手脚不能运动自如，关节炎未能净除之故，此与胃神经亦有关系。

炒枳实一钱　姜半夏一钱五分　茯苓三钱　腹皮三钱　焦谷麦芽各三钱　秦艽一钱五分　楂炭三钱　白薇一钱　归身三钱　小活络丹半粒，化服

以上丁卯年案

邵右　十一月七日

仅天明时有微汗，现在仍无汗，形寒，口淡，脉沉。此当发大热，现在尚未热，须从速避风。病为正式太阳证，麻桂不误，可加重。

炙麻黄四分　淡芩一钱五分　羌活八钱　桂枝四分　秦艽一钱五分　炒防风一钱　炙草六分　杏仁三钱　茅根四分，去心

药头煎分两次服，如第一次服后得畅汗，后半勿服。

二诊　十一月八日

昨予麻黄汤，药后得汗，仍形寒，脉气依然不宽，舌色则润，口味仍淡。再当解之。

桂枝三分　炒荆防各一钱　羌活四分　葛根一钱　川连三分　秦艽一钱五分　淡芩一钱五分　竹茹一钱五分　香葱白二个　杏仁三钱　归身三钱

张左　十一月十七日

感寒停积，服泻药太早，表邪方盛，遽行攻下，遂致诸般不适，现在已化热化燥，因是误下之故。脏气受创，当有三五日不适，此种仲景谓之小逆，亦坏病也。

淡芩一钱　焦谷芽三钱　秦艽一钱五分　茅根三钱　竹茹一钱五分　花粉一钱　羌活五分　炒防风一钱　枳实一钱　川连三分　归身三钱

二诊　十一月十九日

热退未清，泄泻未全止，舌露底，色如赭，干而鲜明，脉涩，其虚已甚，宜从速存阴。

钗斛三钱　元参一钱　木香一钱　麦冬三钱　归身三钱　腹皮三钱　细生地三钱　炒扁衣三钱　竹茹一钱五分

三诊　十一月二十日

昨日神志不清楚，气上逆而见呃逆、脘闷。今日舌苔已有胃气，脉气不宽，然

①　仙露半夏：又名仙半夏，是将生半夏用甘草、五味子、青陈皮、枳壳、枳实、川芎、沉香等14味中药煎汁浸泡，待药汁吸干，再烘干入药。毒性低，理气化痰作用增强。

亦尚平正，是其病已见机转。昨日上午仅见劫津苔，并未见恶候。据所述，夜晚所见各症是极凶恶之病候，是昨晚所见上午劫津苔之应，今早所见乃昨日药方存阴之效也，于此可以见诊病之难。

钗斛三钱　竹茹一钱五分　佛手一钱五分归身三钱　腹皮三钱　瓜蒌霜一钱　枳实一钱　川贝三钱

沈右　十二月十一日

发热形寒，头痛，腹痛。现值经行，病一候，热起伏作阵，无退尽时，亦发作无定时。舌苔抽心，口味甜，目光无神，环唇青。此中宫受伤，其热行且入血分，颇费周折，治之得法，亦须一星期。

白薇一钱　细生地四钱　炒延胡一钱青蒿一钱　归身三钱　川楝肉炒，一钱　炙龟甲三钱　赤芍一钱五分

沈右　十二月十二日

寒热起伏，恶寒特甚，一日二度发，月经昨日净，有汗，骨楚。症属伤寒，不是疟。鼻中所出物是血，血锭是衄。此亦坏病，不是自然如此。

葛根一钱　橘红一钱五分　秦艽一钱五分荆防炒，各一钱　炙草六分　象贝三钱　薄荷一钱　归身三钱　杏仁三钱

三诊　十二月十三日

仍形寒手不冷，痰有血，不宜温药，虑其动血，再事疏解。

炒黑荆芥八分　羌活四分　象贝三钱秦艽一钱五分　防风一钱　杏仁三钱　枳实一钱　竹茹一钱五分　香葱白二个　白薇一钱淡芩一钱　桂枝二分泡汤代水，去渣

四诊　十二月十四日

热退形寒，除色脉都平正，现在月事淋沥不净。此是肾虚，与寒热为两件事，外感既除，可以补。

归身三钱　菟丝子三钱　木香一钱五分绵仲炒，三钱　制香附醋炒，三钱　川芎四分

细生地四钱　棕皮炭三钱

吴左　十二月十二日

喉痛，无汗，形寒，色脉无恙。喉头并不红肿，亦无白点。惟恶寒①特甚，恶寒是太阳证，总当疏解。其喉头不红肿，是未化热化燥。

炙麻黄三分　淡芩一钱　枳实一钱　防风炒，一钱　葛根一钱　竹茹一钱五分　炙僵蚕一钱五分　炙草六分　杏仁三钱

二诊　十二月十三日

病情虽略好，湿太重，满面是风色，头痛，脚不良于行。热虽退，仍有问题，便闭不当攻。

赤白苓各三钱　丝瓜络一钱五分　防风炒，一钱　茵陈一钱　川连三分　秦艽一钱五分　淡芩一钱　炒车前三钱　草薢一钱，五分九龙丸二小粒，吞服

尹左　十二月十四日

咳嗽，形寒，头胀，脉缓，有微汗。是伤寒太阳病桂枝证，其不发热是未发热。

葛根一钱　象川贝各三钱　秦艽一钱五分桂枝三分，泡汤去渣煎药　橘络一钱五分　茯苓三钱　杏仁三钱　防风炒，一钱　炙草五分

沈右　十二月十六日

形寒发热，无汗，口渴引饮，胸脘痞闷，泛恶，呕绿水。当然危险，形神枯瘠，神志不清，难治。

葛根一钱　姜半夏一钱五分　楂炭三钱淡芩一钱　枳实一钱　腹皮三钱　川连三分竹茹一钱五分　秫米三钱，姜炒　瓜蒌霜一钱五分　归身三钱

方左　七月二十一日

壮热四天，昨天始得汗，现在又无。面赤，唇干绛，手掌②、手腕背亦热，神

---

① 恶寒：原作"无寒"，据文义改。
② 手掌：七卷本作"手掌热"。

志不清楚，有谵语。夏月感寒，肝胆从热化，成下厥上冒之局，所以面赤而脚冷，属重险之候。

香薷三分　淡芩一钱　仙藿香一钱五分　银花一钱五分　薄荷一钱，后下　竹茹一钱五分　花粉一钱　生甘草六分　辟瘟丹半分，研细，冲

当日晚改方，去香薷加梨汁一酒盅，西瓜汁二酒盅，辟瘟丹加半分。

二诊　七月二十二日

表热较退，已有汗，神识仍不清楚，仍有谵语，胸脘硬，拒按，有矢气，此有积。病情较昨日略好，仍旧在至危极险之中。此虽有积，不能用承气，因下厥上冒，冒是虚象，悍药下之，恐其有变。

枳实一钱　焦谷芽三钱　银花一钱五分　竹茹一钱五分　腹皮三钱　川贝三钱　鲜藿香一钱五分　冬瓜子三钱　赤白苓各三钱　钗斛三钱　白薇一钱　薄荷一钱　紫雪丹二分，冲　枳实导滞丸六分，入煎　皮硝三钱，夹布一层缚中脘

当日晚改方去紫雪丹。又去皮硝。

三诊　七月二十三日

神气清楚，脉颇静，表热亦退，舌质不红，是里热亦无多。惟大小便不通，当通之。现在最要者是慎食，假使吃坏，却不得了。

钗斛三钱　竹茹一钱五分　楂炭三钱　赤白苓各三钱　枳实一钱五分　焦谷芽三钱　腹皮三钱　炒车前一钱五分　鲜藿香一钱五分　梗通一钱　生甘草六分　归身三钱　银花一钱五分　绿豆衣三钱　西瓜皮三钱

李孩　十一月二十日

发热无汗，热高，迷睡，舌尖红，溲少，又吃语。大便虽行，迷睡是积，惟其有积，然后热高，有吃语。病属伤寒，但并不难愈，惟须注意调摄。

楂炭三钱　胆草一分，泡汤代水　香葱白二个　葛根一钱五分　炒荆防各一钱　枳实一钱　腹皮三钱　馒首炭五分　薄荷一钱　淡芩一钱　竹茹一钱五分　焦谷芽三钱

二诊　十一月二十日

色脉无恙，高热不退。有二件事当注意：第一是忌口，荤腥面食都当忌；第二勿强去其热。

薄荷一钱　枳实一钱　腹皮三钱　炙草六分　白薇一钱　竹茹一钱五分　木香一钱五分　归身三钱　淡芩一钱　葛根一钱五分　焦谷芽三钱

卞左　十一月廿日

发热形寒，下部汗出，满面风色，舌苔白。病属虚体伤寒，最是难治之候。

葛根一钱五分　赤白苓各三钱　橘核炒，一钱五分　秦艽一钱五分　小茴香炒研，八分　荔子核十个，炒，存性　制附片六分　川楝肉炒，一钱　萆薢一钱五分　香葱白二个

二诊　十一月二十二日

是中毒性腺病疝，因淋而起。寒热是外感，汗出恶寒①是伤寒。虽与淋是两种病，但外感是乘虚而入，故与寻常伤寒不同。太阳少阴并病而不见阳明证，此即所谓两感，最难治之候。

制附片四分　秦艽一钱五分　炙草六分　赤白苓各三钱　桂枝二分　归身三钱　泽泻八分　葛根二钱　萆薢一钱五分

孙孩　十一月二十七日

无表热却有里热，面有火色，唇绛，涕泪都无，咳嗽气急，神色不安详。须防惊，其肺部已虚，而咳仍不爽。现在流行病本是风邪束肺，此孩之外感却深入有险。

炙麻黄三分　防风炒，三分　竹茹一钱五分　川贝三钱　焦谷芽三钱　葛根一钱　淡芩一钱　枳实一钱　杏仁三钱　腹皮三钱

① 恶寒：原作"恶汗"，据七卷本改。

楂炭三钱　炙草六分

二诊　十一月二十八日

药后无甚出入，神气安详，色脉亦好。此是失表证，天气骤寒，所以不易出汗，还当解表。

葛根一钱　腹皮三钱　竹茹一钱五分　炙草六分　炒荆防各一钱　焦谷芽三钱　川贝三钱　炙麻黄二分　淡芩一钱　枳实一钱　杏仁三钱　归身三钱　馒首炭五钱，入煎

三诊　十一月二十九日

咳全不爽，微见鼻扇。既失表又伤肺，风邪深入，所以如此。现在气管炎肿，不宜再用汗药，无食积不宜攻也。

麦冬三钱　淡芩一钱　竹茹一钱五分　五味子四分　川贝三钱　归身三钱　细辛一分　枳实一钱　杏仁三钱　瓜蒌霜一钱五分　炙草六分　橘白络各一钱

四诊　十一月三十日

咳全不爽，眼皮渐肿，略有清涕。风寒深入而肺虚，病势可谓奇重，调理须费时日。

麦冬三钱　杏仁三钱　炙草六分　五味子二分　川贝三钱　炙款冬一钱　细生地四钱　炒防风一钱　归身三钱　橘白络各一钱　生姜一小片

五诊　十二月一日

咳较瘥，得寐，神气亦较好，痰仍不能吐。肺虚且寒，当略温之。

麦冬三钱　干姜炭一分　细生地四钱　五味子三分　杏仁三钱　橘白络各一钱　川贝三钱　炒防风一钱　炙草六分

尤左　十一月三十日

发热形寒，微咳，痰薄。初起是伤风，现在是热病，乃伤寒之最轻者。

葛根一钱五分　炒黑荆芥一钱　竹茹一钱五分　香葱白连须，二个　薄荷一钱　秦艽一钱五分　赤白苓各三钱　老生姜一小片　炒防风一钱　枳实一钱　焦谷芽三钱

徐左　十二月五日

神昏谵语，唇舌干绛，舌苔如荔子壳，齿䶡，气促鼻扇，已四日夜不得寐，常用手自挦①唇鼻，目赤。病已两星期，现在热入营分，大虚之候，有险。

乌犀尖磨冲，二分　钗斛三钱　杏仁三钱　鲜生地四钱　川贝三钱　天麦冬各三钱　归身三钱　茯神三钱　橘白络各一钱　茅根去心，三钱　茅花一钱五分

二诊　十二月六日

药后病不见瘥，仍神昏谵语，唇䶡，齿焦，目眊②，气急鼻扇，日夜不安，寐常摄衣摸裳。据眼光与气急，恐其肺已坏，脉数甚，病情奇重，诚无多希望。

乌犀尖磨冲，二分　杏仁三钱　茅根去心，三钱　天麦冬各三钱　鲜生地五钱　川贝三钱　归身三钱　炙紫菀一钱　北沙参一钱　橘白络各一钱　钗斛三钱

药分两次服，每服隔开四点钟。另用皮硝三钱，隔布一层缚当脐。

徐童　十一月二十六日

初起发热，旋即水泻，见四肢颤动，神昏。先曾服中药，后入医院。现在泻止而腹胀，胸满而呕黄水，有白痦，自搔鼻，神气不安详，饮食不得入肌肤，暵干，手掌热，肠胃窒塞不通，而又见甚重之虚证。起病迄今已二十天，照此情形，有万分危险，甚少希望。因虚甚不能用药使呕，更无用泻药之理，但胃肠窒塞不通，药不能受，则无办法。

生山栀一钱五分　瓜蒌霜一钱五分　川连二分　南瓜蒂切，二个　姜半夏一钱　归身三钱　枳实一钱　竹茹一钱五分

上药煎一大碗，分做六分，先缓服一

---

① 挦（xián 闲）：扯，拔。

② 目眊（mào 冒）：眼睛失神。目，原作"日"，据七卷本改。

分，不问能受与否，若吐则听吐，约两钟后再缓服一分，此病若能受，即当有大便，然后进另方。

另方：

钗斛三钱　麦冬三钱　川贝三钱　细生地一钱　杏仁三钱　归身三钱　茯神三钱

服前方如其见吐或见大便，可接服此方。此药煎要浓，水要少。病人如其闷甚，可以加紫雪丹一分；如其夜半热高神昏谵语。可加犀角屑一分冲服。

萧右　十一月二十六日

发热有起伏，下午为甚，入夜较重，神昏谵语如狂。此非邪祟，乃阳明少阳为病，是流行性感冒。

葛根一钱　竹茹一钱五分　瓜蒌三钱　薄荷后下，一钱　枳实一钱　归身三钱　淡芩一钱　白薇一钱　胆草酒炒，一分　川贝三钱　杏仁三钱　川连二分

包右　十二月十一日

发热形寒，略有汗，热仍不退，呕泻交作，现在呕已止。此是感寒所致。舌润唇干，略有湿病，是昨天起。宜吃素，避风，小心调理，不日可愈。

炒荆防各八分　木香一钱五分　川连二分　淡芩一钱　葛根一钱　扁衣三钱，炒　枳实一钱　生熟苡仁各三钱　川贝三钱　建曲一钱，炒　竹茹一钱五分　赤白苓各三钱　薄荷一钱，后下　伏龙肝一两，煎汤代水

以上甲戌年案

邱宝宝　一月八日

发热五日夜不退，面色暗，肌肤干，眼下微浮，气急鼻扇，溲少，大便不约，无汗，迷睡，微捻指。是伤寒夹食夹惊之候，病颇重，有险。

葛根一钱　橘红络各一钱　木香一钱五分　安脑丸一粒，吞服　薄荷后下，一钱　枳实一钱　腹皮三钱　楂炭三钱　象川贝各三钱　竹茹一钱五分　胆草一分，泡汤代水　焦谷芽三钱

二诊　一月九日

热仍壮，无涕泪，无汗，神气较昨为佳，舌色亦好。是危险减少，惟此病不算轻，现在亦尚未出险，饮食寒暖都当谨慎。

薄荷一钱，后下　枳实一钱　杏仁三钱　扁衣三钱，炒　葛根一钱五分　竹茹一钱五分　木香一钱五分　炙草六分　淡芩一钱　象川贝各三钱　建曲炒，一钱　归身三钱

何宝宝　一月十二日

发热五日，咳嗽不爽。自言手脚痛，其实是骨楚。据述症象，当出痧，慎勿吃荤。

川贝三钱　防风炒，一钱　归身三钱　焦谷芽三钱　杏仁三钱　秦艽一钱五分　炙草六分　薄荷后下，一钱　荆芥炒，八分　淡芩一钱　竹茹一钱五分　枳实一钱　葛根一钱五分

二诊　一月十七日

药后神气好，有涕泪，惟汗太多，手脚痛亦未除，手抖照例。不当抖，抖是惊，但其余色脉正当，都尚无他。现在热病都兼神经性者，恐是气候关系，寒暖饮食当格外当心。

薄荷一钱，后下　秦艽一钱五分　川象贝各三钱　麦冬三钱　淡芩一钱　枳实一钱　杏仁三钱　归身三钱　竹茹一钱五分　橘红络各一钱　浮小麦五钱　钩尖三钱，后下　赤白苓各三钱

三诊　一月十九日

药后手抖好些，亦不呼痛，神气亦尚好。惟有种种不妥当见症：其一，是气急鼻扇，候其舌色，气管尚未发炎肿；其二，二手脉不同，冷暖不同，昨日右颊发红；其三，迷睡，面肿，手肿。第一种见症是急性肺病，第二种见症是惊未除，第三种见症是积。第二种与第三种有交互关

系，难治。

钩尖三钱　川贝三钱　腹皮三钱　木通一钱　薄荷一钱，后下　前胡一钱五分　楂炭三钱　炒车前一钱五分　炙僵蚕一钱五分　秦艽一钱五分　焦谷芽三钱　归身三钱　炒荆芥一钱　枳实一钱　竹茹一钱五分　馒首炭五钱

丁右　一月十九日

头痛，痛在巅顶，皮肤感觉敏，手不能触，二太阳亦痛，色脉平正，惟不甚华，口苦，不能酣寐。是气候燥，肝阳不潜，湿邪上行，兼略有外感，故形寒发热。

炒荆防各八分　秦艽一钱五分　钩尖后下，一钱　茯神三钱　薄荷一钱　蔓荆子炒，一钱　归身三钱　炒车前一钱五分　羌活四分　生石决三钱　赤芍一钱五分　佛手一钱五分

计右　一月十八日

伤风咳嗽，发热，骨楚，颜额痛，咳全小爽。风束于外，故如是，亦伤寒证。

炒荆防各一钱　杏仁三钱　归身三钱　薄荷后下，一钱　秦艽一钱五分　麦冬三钱　川象贝各三钱　羌活四分　橘白络各一钱　葛根一钱　香葱白二个

谢左　一月十三日

发热先寒后热退得清楚，口苦，其右耳鸣，微出血。是伤寒少阳经病，当从疟治，必须忌口。

薄荷后下，一钱　竹茹一钱五分　秦艽一钱五分　梗通八分　白薇一钱　枳实一钱　防风炒，一钱　归身三钱　淡芩一钱　常山六分　赤白苓各三钱　炙草六分

二诊　一月二十五日

热已清楚，右耳鸣，大便虽行不畅，亦不彻却。是风，但风药总宜慎。色脉无恙，是风亦轻。可先调理元气。

归身三钱　防风炒，三钱　蒺藜一钱五分　川贝三钱　细生地四钱　秦艽一钱五分　梗

通八分　瓜蒌霜一钱五分　钗斛三钱　钩尖后下，三钱　薄荷后下，一钱

傅宝宝　一月二十七日

发热，咳嗽痰多，呕奶，神气甚好。是伤寒太阳中风证，其病不算重，慎饮食，谨寒暖。

薄荷一钱　竹茹一钱五分　楂炭三钱　橘红络各一钱　葛根一钱　焦谷芽三钱　淡芩一钱　炙草六分　枳实一钱　腹皮三钱　川象贝各三钱　杏仁三钱　香葱白二个

叶宝宝　一月二十七日

发热起伏有定时，退得清；泄泻，粪作青绿色；舌苔白，神气不安详。病已十日以上，此属伤寒久不愈，为小逆，有小危险，若以其小而忽之则大。

枳实一钱　竹茹一钱五分　葛根一钱　杏仁三钱　橘红一钱五分　炙草六分　薄荷一钱　归身三钱　青蒿一钱　木香一钱五分　白薇一钱　川贝三钱　常山五分　二神丸一钱

二诊　一月二十九日

舌色面色都正路，常迷睡，热未退，神气较安详，咳与胃纳亦较好。病退十之三四。

白薇一钱　葛根一钱　枳实一钱　木香一钱五分　薄荷后下，一钱　川贝三钱　竹茹一钱五分　炙草六分　常山四分　杏仁三钱　归身三钱

张宝宝　二月一日

发热，泄泻，迷睡，面色红，唇绛。病从热化，是正路。

薄荷一钱　竹茹一钱五分　建曲一钱　川贝三钱　葛根一钱五分　枳实一钱　木香一钱五分　杏仁三钱　淡芩一钱　扁衣三钱　茯苓三钱　炙草六分　梗通八分

二诊　二月二日

热颇壮，面有火色。据述气急，无涕泪，大便泄泻。此是伤寒太阳阳明证。

薄荷后下，一钱　秦艽一钱五分　川贝三

钱　扁衣炒，三钱　葛根一钱五分　淡芩一钱　杏仁三钱　建曲炒，一钱　炒荆防各一钱　川连二分　木香一钱五分　伏龙肝一两，煎汤代水煎药　炙草六分　香葱白二个

何右　二月三日

发热形寒，干呕，脉起落不宽，唇光绛，头眩痛，无汗。舌润是有湿，舌尖绛是伤寒阳明经症。

葛根一钱五分　川连二分　赤白苓各三钱　制香附三钱　薄荷后下，一钱　瓜蒌霜一钱五分　梗通八分　淡芩一钱　竹茹一钱五分　杏仁一钱五分　象贝三钱　归身三钱　香葱白二个

二诊　二月六日

热不退，干呕，质绛，近乎血皮舌苔。气急，脘部感不适，腹痛，大便一星期不行，现值经行。

炒荆防各一钱　归身三钱　淡芩一钱　木香一钱五分　薄荷一钱　细生地三钱　制香附三钱　枳实一钱　白薇一钱　川连二分　茯神三钱　竹茹一钱五分

三诊　二月七日

本是伤寒发热，热之后未得休息，又值经行，现在气急，舌绛苔花，虚甚而热入营分，有险。

炙龟甲三钱　竹茹一钱五分　细生地四钱　钗斛三钱　青蒿一钱　枳实一钱　白薇一钱　延胡八分　淡芩一钱　归身三钱　秦艽一钱五分　川楝肉一钱　逍遥丸入煎，六分

陈宝宝　二月十四日

壮热，咳嗽，气急鼻扇，舌色甚不平正。肠胃已受伤，而外邪未解，病有危险，谨慎调护。此后用药不错，尚有希望。

薄荷后下，一钱　淡芩一钱　杏仁三钱　炙草六分　葛根一钱五分　象川贝各三钱　归身三钱　木香一钱五分　扁衣炒，三钱　竹茹一钱五分　枳实一钱　伏龙肝一两，煎汤代水

二诊　二月十五日

气急鼻扇除，谵语多，热高，是邪已外达。

川贝三钱　炙草六分　葛根一钱五分　杏仁三钱　钗斛三钱　薄荷一钱　淡芩一钱　芦根四寸　竹茹一钱五分　枳实一钱　钩尖二钱

三诊　二月十六日病势瘥减，神气亦较前好，谵语尚未净除，舌苔有边，还当透达。

葛根一钱　竹茹一钱五分　杏仁三钱　腹皮三钱　薄荷后下，一钱　枳实一钱　橘白络各一钱　焦谷芽三钱　淡芩一钱　川象贝各三钱　钩尖后下，三钱　炙草六分

四诊　二月十八日

舌红，略有湿化症象，热不退，神气不振，迷睡而有谵语。外邪未净除，食积亦未净，尚有三日病，忌口须一礼拜。

炒车前三钱　梗通八分　胆草泡汤，一分　葛根一钱五分　枳实一钱　象川贝各三钱　防风一钱炒　薄荷后下，一钱　竹茹一钱五分　杏仁三钱　秦艽一钱五分　制小朴炒，二分　川连二分　炙草六分　归身三钱

陈孩　二月十四日

发热十日以上不退，无汗，无泪，形神躁烦，人王、鼻准部色泽都暗，兼迷睡，寐中惊。据述服西药止咳，此因用药强止，病邪全未外达，有危险。

炙麻黄二分　枳实一钱　炙草六分　葛根一钱五分　竹茹一钱五分　归身一钱　薄荷一钱　淡芩一钱　楂炭三钱　腹皮三钱　焦谷芽三钱　川贝三钱　杏仁三钱

二诊　二月十五日

昨予麻黄轻剂得汗甚多，咳仍不爽，热反高，形神躁烦，是尚未能外达。

葛根一钱　炒防风一钱　枳实一钱　茅根三钱　象川贝各三钱　淡芩一钱　炙草六分　杏仁三钱　竹茹一钱五分　薄荷一钱

三诊　二月十六日

唇舌都绛，微烦，病已将愈，余波尚盛，当清其里热。

薄荷后下，一钱　枳实一钱　川贝三钱　淡芩一钱　栀皮炒，一钱　杏仁三钱　竹茹一钱五分　茯苓三钱　归身三钱　炙草六分　芦根去节，三钱　葛根一钱

四诊　二月十八日

热未退，咳仍剧，眼皮肿，大便溏泄，神气微烦，余波尚未清楚，宜侧重治咳。

象川贝各三钱　橘红络各一钱　葛根一钱五分　赤白苓各三钱　防风炒，一钱　淡芩一钱　木香一钱五分　梗通八分　杏仁三钱　桔梗四分　扁衣炒，三钱　枳实一钱　竹茹一钱五分　归身三钱　炙草六分

五诊　二月二十五日

热起伏尚未清楚，咳较爽未除，神气亦尚未安详，舌无苔。尚有积在胃，所下硬粪不算，必有邋遢粪黏而臭者，然后内部清楚，则热可以全退。现在慎勿吃荤。

薄荷一钱　川贝三钱　竹茹一钱五分　腹皮三钱　橘白络各一钱　淡芩一钱　枳实一钱　焦谷芽三钱　楂炭三钱　白薇一钱　常山三分　炒防风一钱　归身三钱

以上乙亥年案

卷二 温病门

孙右 二月十二日

发热咳嗽，是时邪感冒之候，已延十三日，夜不寐，骨楚。从伤寒系风温论治。

秦艽一钱五分 法夏一钱五分 淡芩八分 炙草六分 川连三分 归身三钱 竹茹一钱五分 枳实八分 羌活四分 桂枝三分，泡汤煎药 葛根一钱 杏仁三钱 川象贝各三钱 炙苏子三钱 赤猪苓各三钱

任左 二月十七日

风温兼有肝阳，头眩，骨楚，气急，痰腻，入夜神昏谵语。阴虚营少，故如此。

归身三钱 赤芍一钱五分 防风六分 炙苏子三钱 秦艽一钱五分 钩尖三钱 细地三钱 杏仁三钱 扁衣炒，三钱 苡仁四钱 炒川连三分 葛根八分

缪右 二月十七日

热病一候，咳剧，气急，苔粗，胸闷，骨楚，是风温也。本来肾热，现溲频数，因心移热于小肠之故。

蔓荆子一钱五分 蒺藜三钱 羌活四分 川连三分 防风六分 秦艽一钱五分 杏仁三钱 炙苏子三钱 象川贝各三钱 橘红一钱五分 桔梗六分 归身三钱 芦根三钱 茅根三钱 瓜蒌仁去油，一钱五分

孟右 二月二十四日

唇干，脉滑，便闭，痰黄，为纯热象。舌战，面色不华，手脚麻，是虚。咳嗽，发热，是感冒。有汗，热不解，是风温。

川连三分 葛根一钱 杏仁三钱 鲜生地三钱 淡芩八分 象贝三钱 桑叶三钱 归身三钱 秦艽一钱五分 防风六分

周左 三月九日

发热不退已三个月，面黄，舌黄而干糙，脘闷，食物辄胀，脚冷，上身却不恶寒。病属风温夹湿，延久则虚，因湿邪，其病入脾故黄，嗣后恐不得健。

茵陈三钱 竹茹一钱五分 制香附三钱 青、陈皮各一钱 枳实八分 木香一钱 归身三钱 腹皮三钱

二诊 三月十三日

黄色见退，热仍不解，有汗则爽，故较前为佳。

茵陈三钱 秦艽一钱五分 归身三钱 防己三钱 赤芍一钱五分 茅术炒焦，八分 连翘三钱 制香附三钱 炒车前三钱 胆草一分，研末，吞 全当归三钱

三诊 三月十五日

面黄退，病却未除，血少故不能寐，溲赤且少，湿亦未净。

赤白芍各一钱五分 牡蛎三钱 防己三钱 川连三分 归身三钱 炒车前三钱 细生地五钱 猺桂心二分 四制香附三钱 沉香一分，冲

周左 三月十三日

头痛，骨楚，但恶热不恶寒，形神躁烦，脉亦躁疾，脚痛蜷不能伸，是温证之重者。

羌活六分 秦艽一钱五分 蔓荆子炒，一钱 香葱白一个 炒荆防各八分 川连三分 杏仁三钱 淡芩一钱 炙草六分 枳实一钱

二诊　三月十四日

药后脚痛瘥减，已稍能步，目赤，喉痛，舌有裂纹，苔黄。皆属厥阴前兆证象，便闭、欲呕是肝胆上逆属热者。

川连三分　淡芩八分　竹茹一钱五分　秦艽一钱五分　楂炭三钱　赤芍一钱五分　枳实八分　细地三钱　腹皮三钱　蒌仁去油，一钱五分　梨汁一酒盅

三诊　三月十五日

热结于里，故得清药而战汗。现苔黄已化，特①稍糙，阴不足也。

归身三钱　白芍一钱五分　炙草六分　杭菊一钱五分　天冬三钱　秦艽一钱五分　细生地三钱　钩尖三钱　桑芽三钱　羌独活各四分

李左　三月十四日

发热形寒，骨楚，盗汗，脉气不宽。表虚，是风温也。

羌活四分　淡芩八分　浮小麦三钱　防风炒，六分　炙草六分　红枣二个，去核　秦艽一钱五分　桂枝三分

王左　三月十四日

舌有湿象，脉平正，发热咳嗽，骨楚形寒，有汗。病属风温夹湿，故寒热如疟。

桂枝三分　淡芩一钱　赤苓三钱　白芍一钱五分　秦艽一钱五分　羌活四分　炙草六分　苡仁四钱　橘皮一钱五分　川贝三钱

钟右　三月十九日

经停两月，舌糙，口淡，脉软，骨楚，耳鸣，发热，头眩。证属风温，其经停而呕，恐是喜，先治温病。

羌活四分　葛根一钱　杏仁三钱　橘红一钱五分　炒荆防各六分　象贝三钱　桑叶三钱　归身三钱　川连三分　淡芩八分　佛手一钱

张官官　三月二十四日

唇红舌润，头热肢凉，兼见头晕、口干。此风温夹食之候。

羌活四分　葛根一钱　方通八分　川连三分　防风六分　赤猪苓各三钱　小朴炒，三分　淡芩八分

徐左　七月十日

规矩权衡不离，惟左脉略硬，此是虚象，其外感乃病之浅者，舌色颇干绛，痰多白沫。当疏解兼清肺。

瓜蒌仁一钱五分，去油　陈香薷四分　川连三分　橘红一钱五分　鸡苏散三钱，包　姜半夏一钱五分　枳实八分　竹叶十片　荆防炭各八分　鲜藿香叶十片

金孩　八月二十日

发热，泄泻，色脉尚无他。惟舌苔松浮，有似口糜，此却不妙，恐是胃败证据。

葛根八分　法夏一钱　橘皮一钱五分　木香一钱　白薇一钱　炙草六分　竹茹一钱五分　建曲一钱　炒扁衣二钱　煨生姜一小片

二诊　八月二十二日

新凉伏暑，酿为秋温，最是延长不肯愈之证。神气尚好，脚肿、口糜均非佳朕，有险。

葛根八分　赤猪苓各三钱　炒建曲一钱　楂炭三钱　炒车前三钱　腹皮三钱　芡实三钱　扁衣三钱　小朴三分　白薇一钱

三诊　八月二十四日

热退仍见脚肿，舌润，泻未全除，神气较好，食后泛恶，尚未可乐观。

木香一钱　炒建曲一钱　姜夏一钱　炒扁衣三钱　橘皮一钱五分　炙草五分　公丁香七枚

王右　八月二十三日

病属伏暑秋温，最是缠绵之病。平日有肝郁，经行不调，此于病亦略有关系。

白薇一钱　防己三钱　花粉一钱　竹茹

---

① 特：仅，只是。

一钱五分　川连三分　赤苓三钱　枳实八分　栀皮一钱，炒　橘皮一钱五分　甘露消毒丹二钱，入煎

张左　八月二十五日

脉不甚和，左尤甚，口腻，痰多，大便不实。表热不壮，舌有湿象，虽无重大病症，却是秋温伏暑，虑其延长，更虑成痢。

厚朴花七分　木香一钱　炒建曲一钱　竹茹一钱五分　赤猪苓各三钱　扁衣三钱　枳实八分　杏仁三钱　白薇一钱　葛根一钱　焦茅术三分　方通八分　橘红络各一钱　葱白一个

二诊　九月一日

先寒后热，发作有定时，口味淡。是疟之兼湿者，现已化燥，可桂枝柴胡黄芩合剂。

桂枝三分，泡汤　白芍一钱五分　海南子七分　柴胡五分　淡芩八分　炙草六分　赤苓三钱　干首乌三钱　炒扁衣三钱

三诊　九月三日

渴引饮至两壶之多，溲短赤，懒于言动。此当五苓分利，仍兼治疟。

桂枝三分　泽泻八分　云猪苓各三钱　方通八分　腹皮三钱　楂炭三钱　淡芩八分　竹茹一钱五分　鲜首乌三钱　白薇一钱

沈左　八月二十六日

伏暑秋温作伤寒治，无有不增剧者。现已匝月①，面部浮肿，舌剥，热度仍高。有大危险，病未去，阴已伤也。

归身三钱　知母一钱　天冬三钱　鲜藕汁半盅　细生地三钱　元参三钱　橘络一钱五分

二诊　八月二十七日

药后得大便，所苦好得多，脉亦好得多，神气总不安详。虽好得多，未出险。

归身三钱　细生地三钱　蒌仁去油，一钱　苡仁三钱　炙草六分　川连三分　赤苓三钱

法夏一钱

三诊　八月二十八日

仍在险中，脉则较好，希望较多，当营养。

大生地三钱　知母一钱　钗斛三钱　生草四分　归身三钱　川贝三钱　橘络一钱五分

四诊　九月一日

诸恙悉瘥。心嘈非心嘈，感饥耳。头眩是虚，可补。

西洋参一钱五分　大生地四钱　菟丝子三钱　钗斛三钱　绵仲三钱，炒　杏仁三钱　橘络一钱五分　佛手一钱　滁菊一钱五分

何右　八月二十六日

初起湿温，发白㾦，口碎，迄今已两月余。现在不发热，气不甚宽，瘰甚，目光异常，语无伦次。是温病，有转属脑症之倾向。虚甚当补血，亦当弛缓神经。

大生地四钱　钩尖三钱　蒺藜三钱　秦艽一钱五分　归身三钱　天麻三钱　赤芍一钱五分　胆草八分　回天丸半粒药，化服

黄童　八月二十八日

舌见热象，脉见虚象。常患头痛，昨曾发热，喉边作痛，颌下按有核。此寒热恐因外疡而发，急当疏之。

黑荆芥四分　川贝三钱　银花一钱五分　连翘壳三钱　瓜蒌仁一钱　葛根一钱五分　杭菊一钱五分　生草六分　桔梗八分　枳实炭六分

顾童　八月二十九日

脉和，舌光微白润，寒热不定，有时一日两次发。此非疟，乃温病似疟，伏暑秋温之候也。尚须发热，候舌有黄苔，然后可以全愈，大约尚有数日。

海南子五分　枳实炭七分　淡芩七分　炙草五分　赤苓三钱　归身三钱　苡仁四钱

---

① 匝月：满一个月。

钱童　九月四日

咳，头晕，发热，热有起伏，早起退清，风热为患。气急不甚好，恐其成急性肺病。

象贝三钱　苏子三钱　瓜蒌仁一钱五分　白薇一钱　杏仁三钱　橘红一钱五分　葛根一钱　炙草六分

二诊　九月八日热瘥，咳未除，仍气急，须忌口。

象贝三钱　杏仁三钱　橘红一钱五分　炙苏子三钱　瓜蒌仁一钱五分　炒防风七分　桔梗四分　苡仁三钱　方通八分　白薇一钱　赤猪苓各三钱

萧右　九月四日

有喜六阅月①，本体盛多痰，近患寒热，手脚酸痛，入夜热甚，微气急，舌苔根际厚。证属感冒新凉，乃伤寒系之风温。

葛根一钱五分　腹皮三钱　姜夏一钱　竹沥一两　秦艽一钱五分　枳实一钱　楂炭三钱　胆星六分　羌活四分　竹茹一钱五分　淡芩八分　归身三钱　桑寄生三钱

二诊　九月六日

诸恙瘥减，热尚未退，颇有风痹症象。

葛根一钱　秦艽一钱五分　杏仁三钱　橘红一钱五分　炒柴胡四分　天麻三钱　桑枝三钱　胆星六分　赤芍一钱五分　独活六分　象贝三钱　炙苏子三钱　桑寄生三钱

三诊　九月八日

脉甚好，喉痛，脚麻，有筋抽搐，不良于行，舌有黄苔。据色脉，当无大碍。

炒牛蒡三钱　木瓜三钱　桑枝三钱　炙僵蚕一钱五分　大生地三钱　橘络一钱五分　竹沥一两，冲　葛根八分　防风八分

吴右　九月四日

发热四十余日不解，气急，不能平卧，肌肤暵干微糙，舌苔亦糙，脉亦不和。初起当是寻常热病，现在则阴虚已甚。不得寐，则胃亦不能纳，正气乃益不支，其气急胸痞正由强镇而来。胁旁为肝之部位，肝不受压，以重药镇之，遂冲气上逆。现在之热，虚实皆有，虚多实少，照例不能速退，先事定喘，能平卧然后议其他。

归身三钱　川连四分　炙苏子三钱　细生地四钱　瓜蒌仁三钱　逍遥丸一钱五分　茯神四钱　制香附四钱　元参一钱　蛤蚧尾六分

二诊　九月五日

药后气略松，仍不能平卧，稍久气急如故。今日与昨较，无多进出，脉与舌些微有胃气，可谓有百分之一之瘥减，是瘥不足言也，热依然，面色枯瘁亦依然。病属坏证，转机尚须时日，咳不爽，痰不出，吃紧。

瓜蒌仁三钱　杏仁三钱　炙款冬一钱　川连四分　象川贝各三钱　炙苏子三钱　天麦冬各三钱　细地四钱　法夏一钱五分　蛤蚧尾六分　乌药一钱　竹沥二两　归身三钱　生首乌三钱

三诊　九月六日

痰出，气仍不平，仍不能卧，不能寐，脉则略有起色，舌见虚象，掌热，肌肤暵，皆虚极之候，难治自不待言。今当设法使得成寐，其余一切均姑置之。

珍珠母三钱　钗斛三钱　钩尖三钱　猺桂心一分　乌犀尖三分　西洋参一钱五分　川连三分　大生地三钱　沉香一分　蒌仁一钱五分　橘络一钱五分　炙苏子三钱　竹沥一两

忻右　九月五日

病经十一日，见种种未传证候，舌无血色，齿衄，耳聋，泄泻清水，脉洪，气

---

①　阅月：经一月。

急，不能食，尚能寐。泄泻一日夜十余次，粪水中夹有鲜血块，并见咳，却不爽。此病危险已至峰极，以时令衡之，其初起当是秋温，齿衄、耳聋则入厥少，法当神昏谵语动风诸恶候并见。今不尔，而泄泻是为下脱，神虽清，危险则同于动风，因清热过当，与漏底伤寒同一病理，且伤寒可温，温病不可温，尤为难治。

乌犀尖三分　归身三钱　芡实四钱　细生地三钱　炒扁衣三钱　炙草六分　象川贝各三钱　橘红一钱五分　款冬一钱　佛手一钱

茅花或鲜藕代茶。

二诊　九月六日

色脉均较平正，泄泻瘥减，血亦止，希望较多。然前此病太深，今转机太捷，体工变化太速，必仍有低昂。惟脉不乱、气不急，则可以测知，纵热度再高，病亦较前为减。

归身三钱　象川贝各三钱　炙草六分　橘络一钱五分　细生地三钱　杏仁三钱　麦冬三钱　丹皮八分　乌犀尖二分　真陈阿胶一钱

三诊　九月七日

血已止，泄泻不止，表热已退，内热甚炽。此内热是虚热，乃血中酸素自燃，从内发不从外烁，泄泻颇为可虑，脉则较好，危险视前此已减少许多。

人参须一钱　芡实三钱　炙桑皮一钱　大生地三钱　炒扁衣三钱　川贝三钱　炒槐米一钱五分　荷蒂三个　元参八分　鲜藕汁半盅　炙草六分　归身一钱

四诊　九月八日

脉霍霍然大，责责然不任按，是失血过多，心房起代偿作用，有此脉象。舌面黑苔紧砌，舌边光，有苔无苔处界限分明，此是热陷之证。黑苔是血，紧砌是虚。据述前数日面上有红点，今仅脚上有之，是即陷里之故。今早数便，而最后所

便仅涓滴，是欲下脱而不得遽脱，致成后重症象。如此重症，再转而成痢，何能希冀幸免。面色甚劣，加之不能食，不得寐，委实非常难治。拟勉维持正气，托之向外。若痢止，后重除，面部再见红点，方是吉证。

乌犀尖五分　当归三钱　炙草六分　白头翁酒洗，三钱　川芎四分　人参须一钱　枣仁三钱　大生地四钱　木香一钱

五诊　九月九日

面色灰败且肿，所下黑粪是纯血。今日能寐，能略进食，脉亦较好。虽较好，仍无补于事，元气大伤，不能支持，为难实甚。

人参须三钱　荷蒂三个　归身三钱　炒槐米四钱　陈阿胶三钱　大生地四钱　炙草六分　炒扁衣三钱　橘络一钱五分　炒枣仁三钱

蔡右　九月七日

发热口苦，泛恶，骨楚，脉滑，舌有虚象，见寒热似疟，是秋温也。

秦艽一钱五分　防风六分　枳实一钱　橘红一钱五分　羌活四分　川连三分　腹皮三钱　葛根一钱　炙草六分　香葱白一个

董孩　九月十三日

寒热如疟，一日二三度发，发但头有汗。初起手脚冷，现已温，寐中手指微瞤动，无泪，二便自可，脉尚平，咳有痰，音不亮。病情是秋温，不可强发汗或攻下，只宜辛凉透达，得畅汗当转瘥。此病往往有延至四五十日者。大约去病不伤正气，稍久渐愈，强汗下则变端百出。

青蒿一钱五分　薄荷一钱　竹茹一钱五分　炙草六分　白薇一钱　连翘三钱　淡芩八分　杏仁三钱　橘络一钱五分　象贝三钱

冯仆　十月十九日

咳久不愈，形寒，发热无定时，有汗。手太阴、少阳同病，颇非轻证，先予

疏解外感。

象贝三钱 橘红一钱五分 青蒿一钱 竹茹一钱五分 杏仁三钱 淡芩八分 枳实八分 白薇一钱 炙苏子三钱 炙草六分 炒荆防各八分

二诊 十月二十二日

脉舌正当，病症不妙，得雨或瘥。

桑叶三钱 象贝三钱 炙草六分 白薇一钱 常山六分 杏仁三钱 橘红一钱五分 青蒿一钱 生首乌一钱五分

谈童 十月二十一日

发热未退，腹痛，舌有热象，略有汗意，此不可温。

淡芩五分 炒栀皮八分 炙草六分 茯苓三钱 竹茹一钱五分 炒扁衣三钱 腹皮三钱 炒香豉三钱 香葱白一个 建曲一钱

二诊 十月二十二日

热退脉静，腹仍痛，大分已清楚，尚须吃素。

归身三钱 姜夏一钱 枳实八分 炙草六分 竹茹一钱五分 云苓三钱

江童 十月二十四日

病温十二日，热高，耳聋。神气脉象尚无败征，然耳聋是虚，已入险境，恐将见白㾦。现在却不宜重药，当养血但不增病，其热自能渐退。

归身三钱 法夏一钱 知母一钱 细生地三钱 炙草六分 竹茹一钱五分 橘皮一钱五分 川连三分 茅花一钱五分 赤芍一钱五分 炒扁衣三钱

二诊 十月二十五日

神色脉象均佳，热亦不高，惟有两点吃紧处，其一是耳聋，其二是齿衄，舌无苔，唇微燥。此两事皆病在脏，不在经腑之证，却有不能温，只宜平剂培元，不致有变动，特愈期稍远耳，调护宜慎。

归身三钱 炒扁衣三钱 芡实三钱 云苓三钱 炙草六分 炒建曲一钱 腹皮三钱

秦艽一钱五分

三诊 十月二十六日

热复壮，肌肤暵燥，夜不能寐，微躁烦，是温病末传阴虚之候，见血为犯忌，不过鼻衄为诸种血证中之较轻者。凡病入脏，照例热有起伏，邪正互为抵昂故也，渐退则愈。

天冬三钱 知母一钱 杏仁三钱 元参五分 川贝三钱 归身三钱 炙草六分 茜根炭一钱五分 细生地三钱 芡实三钱 炒扁衣三钱

忻小姐 十月二十七日

暵热迷睡，夜有谵语，热不退十日，手温，脉舌尚可。六日不更衣，口苦引冷，有矢气。证属伤寒系之风温，现在尚在阳经，但不宜峻攻致虚，虚则入阴经，难治。惟现在仓猝不得退热，至少须一星期。

生山栀二钱 淡豆豉三钱 南瓜蒂二个 枳实炭八分 赤白苓各三钱 杏仁三钱 炙草六分 香葱白一个

改方 十月二十八日

枳实一钱 竹茹一钱五分 腹皮三钱 楂炭三钱 秦艽一钱五分 炙草六分 瓜蒌三钱 栀皮一钱 枣仁一钱五分 馒头炭三钱

秀弟 十一月八日

发热，头胀痛，遍身骨楚，喘颇剧，口味咸。现值经行，色黑，脉尚可；面色稍暗。证属冬温，因有肝阳，故泛恶头胀；因肾虚，故喘而口味咸，腰酸。病颇不轻，须费周折。

炒荆防各八分 蔓荆子一钱 延胡六分 蛤蚧尾四分，炙、研 藁本六分 赤芍二钱 丹参六分 香豉三钱 炒乌药一钱 秦艽一钱五分 羌活四分 橘皮一钱五分 香葱白二个 川连四分 炙苏子三钱

二诊 十一月九日

药后仍无汗，头胀痛，骨楚，形寒特

甚，是太阳证全未罢。昨见其面甚劣，病来虚者，照例必传变，急予解外，从虚体治。

炙麻黄四分　葛根一钱　玉竹一钱　淡芩一钱　防风六分　秦艽一钱五分　杏仁三钱　炙草六分　归身三钱

林宝宝　十一月十五日

发热咳嗽，唇焦，多汗，病本不廉，曾跌则更甚，须防惊。

葛根一钱　杏仁三钱　赤苓三钱　象贝三钱　桑叶三钱　方通八分　炙草六分　茅根三钱，去心

周左　十一月十九日

有汗，形寒，口苦，头痛。是风热为患，脉颇清澈，只须谨慎将护饮食，不致为病。

桂尖二分　炙草六分　川连三分　枯芩八分　秦艽一钱五分　炒防风八分　枳实八分　竹茹一钱五分　茅根三钱

周左　十一月二十一日

热高，舌苔白，口苦唇燥，腰酸，脉颇平正。惟头上有脉跳动，是虚体冒邪，故热度较高。病无险，惟不可延长。

葛根一钱五分　归身三钱　赤苓三钱　羌活三分　淡芩八分　秦艽一钱五分　车前三钱　茅根三钱　炙草六分　川连三分　方通八分　知母一钱

二诊　十一月二十二日

脉起落清楚，左手略硬，亦尚未算坏。舌色较昨为佳，热不退，口有臭气，口苦，躁烦，热有起伏，不思饮，大便溏泄。仍宜从两阳合病治，论色脉总不致延长。

炒扁衣二钱　赤苓三钱　白薇一钱　竹茹一钱五分　炒建曲一钱　炙草六分　枳实一钱　腹皮三钱　淡芩八分　芡实三钱　归身三钱　葛根一钱五分　楂炭三钱　川连三分　秦艽一钱五分

三诊　十一月二十三日

热尚未清，脉较平正，口苦，腰酸，头痛，痛在巅顶，是肝阳为患，可苦以降之。大便多水，须分利，溲多粪当干。腰酸须外治。

归身三钱　胆草二分　炒建曲一钱　秦艽一钱五分　赤芍一钱五分　芡实三钱　炒扁衣三钱　车前三钱　赤苓三钱　木香一钱　羌活四分　炙草六分　藁本六分　白薇八分

王孩　十一月二十五日

发热，有汗，咳嗽，便溏，舌光，脉数。病方趋重，有成惊之倾向，甚险，须注意将护。

葛根一钱五分　建曲一钱　楂炭三钱　炒扁衣三钱　腹皮三钱　归身三钱　炙草六分　淡芩六分　小朴炒，三分

叶孩　十一月二十六日

发热，便溏，有汗意，面色晦滞，可解肌。

葛根一钱五分　竹茹一钱五分　炒扁衣三钱　枳实一钱　淡芩六分　炒建曲一钱　赤苓三钱　炙苏子三钱　香葱白二个　象贝三钱　杏仁三钱

孟左　十二月四日

风热为患，舌中心绛，口苦咽痛，头胀发热，无汗，指头凉而咳。已是风温症象，恐至少三五日方愈，现在须谨慎将护。

葛根一钱五分　蔓荆子炒，一钱　杏仁三钱　橘红一钱五分　炒荆防各七分　象贝三钱　桑叶三钱　茅根三钱　淡芩八分　炙僵蚕一钱五分　秦艽一钱五分

二诊　十二月六日

脉软少胃气，舌色稍嫌鲜明，且苔不匀带糙，热虽减未清，形寒。体气本弱，虚体冒邪，故有此见症。

蔓荆子炒，一钱　淡芩一钱　防风一钱　藁本六分　鲜生地四钱　秦艽一钱五分　香

葱白一个　杏仁三钱　象贝三钱　赤芍一钱五分　炒香豉三钱

顾孩　十二月六日

初一吐泻交作，嗣后即无大便，躁甚，舌干尖微剥，苔糙，脉软。此因感热而病，观其舌色，必多变化，谨慎将护，可望愈。

鲜生地三钱　枳实一钱　瓜蒌三钱　川连三分　葛根一钱　竹茹一钱五分　元明粉四分，后下　茅根三钱

二诊　十二月七日

热不甚壮，头向后仰，脉缓软，确是脑脊髓炎症，昨日仅知其变，不知其入脑，此是大症，有大危险。

归身三钱　楂炭三钱　蒺藜三钱　枳实一钱五分　瓜蒌三钱　钩尖三钱　腹皮三钱　秦艽一钱五分　蝎尾二分　麻仁丸一钱

徐左　十二月十日

寒热如疟已四五日，脉尚平正，舌色有胃病，尚不为重。此为痎疟，最是延长。

青蒿一钱　赤白芍各一钱　淡芩一钱　归身三钱　煨青果五分　白薇一钱　红枣四个　常山一钱，煎

二诊　十二月十二日

热未清，恶寒罢，疟隐温显，当从温治。

炒栀皮一钱五分　竹茹一钱五分　川连三分　炙草六分　炒车前一钱五分　香豉三钱　小朴三分　淡芩六分　秦艽一钱五分　猪苓三钱

三诊　十二月十四日

舌中心有厚苔，脉平正，胃消化不良。其疟与温则瘥，慎食，不可再发。

枳实八分　炙草六分　细生地三钱　竹茹一钱五分　白薇一钱　杏仁三钱　归身三钱　苡仁三钱　橘络一钱五分

楼童　十二月十二日

发热，呕吐，脉数，舌色颇平正。是风热为患，乃热病较轻者。

葛根一钱　象川贝各三钱　川连三分　竹茹一钱五分　淡芩一钱　杏仁三钱　枳实八分　炙草六分　炒防风八分

二诊　十二月十五日

热不退，目光无神，呓语，苔黄而结，气促，筋脉跳动，咳不爽，无汗。病症较之前数日重，乃倍蓰，何以致此，殊不明了，当是复感食积。

炙麻黄三分　生石膏三钱　淡芩八分　楂炭三钱　葛根一钱五分　枳实八分　炙草六分　象贝三钱　杏仁三钱

三诊　十二月十六日

舌色已化热，脉甚数。药后仍不得汗，气急亦未除，综合种种症象言之，则略瘥，但仍在危险中。

葛根一钱五分　炙苏子三钱　橘红一钱五分　法夏一钱　淡芩一钱五分　杏仁三钱　川连三分　竹茹一钱五分　香葱白二个　生石膏一钱五分

四诊　十二月十七日

据述，烦躁除，热略减未净，嗜卧。

葛根八分　赤猪苓各三钱　杏仁三钱　橘红一钱五分　淡芩八分　方通八分　象贝三钱　炙草六分　归身三钱　炙苏子三钱

五诊　十二月十八日

热退，咳剧。是病之余波，色脉已出险。

象贝三钱　杏仁三钱　炙草六分　淡芩八分　炙苏子三钱　橘红一钱五分　归身三钱　炒栀皮一钱　茅根三钱

黄童　一月十日

苔剥质绛，脉起落不宽，无胃气。肌肤已起风块，是有外感，郁不得达。胃虚被攻，积仍未去，故当谵语。有危险。

葛根一钱　枳壳六分　杏仁三钱　归身

三钱　茅根三钱　防风八分　炙草六分　川连三分，姜炒　淡芩八分

二诊　一月十一日

舌绛有毛刺，便闭，溲黄，迷睡，谵语，脉气仍不宽，危险仍在。

炒香豉三钱　炙草六分　归身三钱　方通八分　炒栀皮一钱五分　赤白苓各三钱　馒头炭三钱

三诊　一月十二日

疏解后见红点，却无汗，形寒，喉痛。是猩红热，须一星期乃愈，重症也。

炙麻黄三分　板蓝根三钱　玉竹一钱　生石膏三钱　杏仁三钱　甘中黄一钱　炒牛蒡三钱，研　葛根一钱

四诊　一月十三日

舌有毛刺，夜热壮，颊车下肿硬，此处将来恐溃烂，须另由外科治之，药仍宜清化。猩红热重症，有险。

生石膏三钱　板蓝根三钱　川连三分　炒牛蒡三钱　甘中黄一钱　淡芩一钱　炙僵蚕一钱五分　赤芍一钱五分　竹叶十五片　无价散一分

眉孩　一月十日

咳嗽，发热，气急，现在都较退。热不清，惟迷睡，恐其再发热，清之。

象贝三钱　薄荷一钱　炙草六分　方通八分　杏仁三钱　防风六分　赤猪苓各三钱　炒车前三钱　炒枣仁三钱

二诊　一月十一日

咳剧，气急鼻扇。热虽退，恐其成急性肺病，但能不热，不虞其惊。

象川贝各三钱　川连三分　淡芩一钱　茅根三钱　杏仁三钱　桑叶三钱　枳实一钱　馒头炭三钱　炙苏子三钱　橘红一钱五分　竹茹一钱五分

三诊　一月十二日

舌色已化燥，咳虽剧，行且自愈，惟须慎食。

淡芩一钱　炙苏子二钱　川连二分　象贝三钱　桑叶三钱　茅根三钱　杏仁三钱　橘红一钱五分　芦根去节，四寸　炒栀皮一钱　炒扁衣三钱

余孩　二月十六日

热夜甚，总退不清，有清涕，尚无败象。然现在脑病流行，不可不防，且易成肺炎，须慎食。

象川贝各三钱　橘红一钱五分　淡芩三钱　白薇一钱　杏仁三钱　炒防风八分　川连三分　赤猪苓各三钱　桑叶三钱　炙草六分　茅根三钱　方通八分　苡仁三钱　楂炭三钱　常山四钱

二诊　二月十七日

咳不爽，且甚频，舌尖光，热久未清，胸脘腹部均痛，里热甚于表热。

葛根一钱五分　杏仁三钱　象贝三钱　淡芩八分　生石膏三钱　桑叶三钱　橘红一钱五分　枳实一钱　竹茹一钱五分　瓜蒌三钱　茅根三钱　炙苏子三钱　香葱白二个　川连三分

三诊　二月十九日

热已退，咳甚剧不爽，其脘痛当是因咳所致。咳本余波，惟不当如是之甚，须忌荤及过咸之物，并忌面食。

桔梗四分　象川贝各三钱　炙苏子三钱　炙草六分　桑叶三钱　杏仁三钱　淡芩八分　炒防风六分　茅根三钱　赤苓三钱　川连二分

四诊　二月二十一日

脉甚平正，舌色亦尚好。腹痛是积未净，两太阳微热，即因此。要吃，是胃气已复，粥不妨频予，荤则当忌。

枳实炒，一钱　淡芩一钱　云苓三钱　竹茹一钱五分　炙草六分　杏仁三钱　橘红一钱五分　茅根三钱　腹皮三钱　楂炭三钱　象贝三钱　木香四分　麻仁丸三分

此药一剂后，如得畅便，去麻仁丸，

再服一剂；如不畅便，不去麻仁丸，再服一剂。每剂须隔二十小时。

杨左　二月十七日

左尺脉颇强硬，余部皆洪，口腻，唇干苔燥，见壮热谵语，手指瞤动，肛门下坠，溲短赤且难。风温肾亏已化热，阳明已见，太阳未罢之候。病方趋重，遍身骨楚，是带神经性者，有转属脑症成惊之虞。

秦艽一钱五分　羌活四分　淡芩一钱　葛根一钱五分　赤猪苓各三钱　防风七分　炙草六分　茅根三钱　芦根四寸　钩尖三钱　川连三分　竹茹一钱五分

二诊　二月十八日

黎明时有似发狂，神昏谵语，舌苔脉象均见阳证，暂予安绥抗暴。症象虽是脑病，脑症并未显，不得遽用一切治脑之药。

川连三分　归身三钱　淡芩一钱　胆草二分　葛根一钱五分　茅根三钱　炙草六分　生石膏一钱五分　香葱白一个

三诊　二月十九晨

昨夜发狂两次，手战，神识不清，内热重。

胆草四分　竹叶十片　葛根一钱　川连三分　鲜生地三钱①　瓜蒌仁一钱五分　淡芩一钱　归身三钱　钩尖三钱

四诊　二月十九晚

神气略清楚，脉甚好，唇燥且绛，手仍微颤，仍须护脑。

鲜生地四钱　淡芩一钱　川连三分　花粉一钱　葛根一钱五分　芦根五寸　杏仁三钱　归身三钱　茅根三钱　胆草五分　橘红一钱五分　栀皮一钱，炒

五诊　二月二十晨

色脉都平正，惟热不退，昨仍发狂，气不甚顺，无汗，不恶寒，可略攻之。

葛根一钱　淡芩八分　香葱白一个　杏

仁三钱　川连三分　生石膏一钱五分　炙草六分　炙苏子三钱　麻仁丸七分，入煎

六诊　二月二十晚

大便行，舌苔脉象均好，惟总有几分脑病。就症论，既渐见退，不当更有脑症。今不尔，是必平日见神经质，据云肝旺胆小，是神经过敏也。

滁菊二钱　蒺藜三钱　胆草四分　钩尖三钱　赤芍一钱五分　归身三钱　方通八分　茅根三钱　花粉一钱　炒车前三钱　芦根四寸　大生地三钱

七诊　二月二十一日

热未全清，色脉均甚佳，在理当渐愈，然仍有谵语，颇为例外，但可断言无危险，大便行，溲短赤，均非坏象。

鲜生地六钱　芦根六寸　竹叶二十片　滁菊三钱　茅根三钱　赤芩三钱　银花三钱　钩尖三钱　车前三钱　方通八分　花粉一钱　胆草三钱　归身三钱　葛根八分

八诊　二月二十二日

神色已清楚，确是虚甚，血不足养神经，故手微颤，此外无他。眼花正因为血少之故。脉平正，无虞虚脱。

归身五钱　大生地五钱　钩尖三钱　元参一钱　炙草六分　滁菊二钱　天冬三钱　炒车前三钱　知母一钱　苡仁三钱　独活四分

九诊　二月十三日②

色脉均极平正，热有百零二度，只是入夜发狂，须侧重神经治疗。

蒺藜三钱　钩尖三钱　归身三钱　人参须另煎，五分　独活八分　天冬三钱　大生地三钱　胆草四分　知母一钱　川贝三钱　香葱白两个　栀皮一钱　炒香豉三钱　川连三分

---

① 三钱：原作"三七"，据文义及下方改。
② 十三日：似应作"二十三日"。

又预备安脑丸一粒，如夜间再发狂，可用药化服。

十诊　二月二十五日

色脉均佳，热退，在理不致再有危险，仍当护脑，惟药太苦，须斡旋。

滁菊三钱　秦艽一钱五分　赤芍一钱五分　钩尖三钱　归身三钱　川连三分　桑芽三七　大生地三钱　杏仁三钱　姜夏一钱

如其再有谵语，可用安脑丸一粒，否则无须。

施先生　二月二十五晨

初起形寒发热，现在神昏，目上视，舌微缩，手脚抽动。是春温转属脑炎之候，六六之年得此重症，危险自不待言，竭力挽救，幸而神志清楚，恢复尚极费事。

大生地四钱　西洋参一钱半，另煎　胆草五分　竹沥二两　归身四钱　犀角三分　羚羊角三分　姜夏一钱五分　安脑丸一粒

二诊　二月二十六日

舌质红，苔结色黑，脉异常洪大，霍霍然空，神气比较略好。病仍在险中，知识①尚未恢复，内热略减，再当安脑潜阳。

大生地五钱　胆草五分　竹沥二两　秦艽一钱五分　归身五钱　天麻三钱　姜夏一钱五分　人参须一钱五分　犀角粉四分　独活一钱　蒺藜三钱　安脑丸二粒　郁李仁三钱　知母一钱　川贝三钱

李宝宝　三月三日

舌甚糙，微热，头向后仰。恐是流行性脑症，尚未十分确，姑先止泄泻。

木香一钱　枳实一钱　竹茹一钱五分　云猪苓各三钱　炒扁衣三钱　楂炭三钱　炙草六分　胆草二分　葛根一钱　瓜蒌皮二钱

二诊　三月四日

病属风温，因预防脑症而用胆草，是亦泄泻增剧之一因，热不退，还宜葛根，

咳只要畅，不怕剧。

葛根一钱五分　炒建曲一钱　杏仁三钱　木香一钱　淡芩一钱　桑叶三钱　炒扁衣三钱　象川贝各三钱　川连三分

三诊　三月五日

热仍不退，还须葛根，其理由因热病得葛根当泻止热退。今不尔，必有未达者，恐其出痧麻。若更张，便入歧途，故还宜葛根。

葛根一钱五分　杏仁三钱　炙草六分　炒扁衣三钱　象贝三钱　橘红一钱五分　茅根三钱　赤猪苓各三钱　木香一钱五分　方通八分

四诊　三月七日

病已除，虽有时尚似热，亦不为害，只须养血即得。

归身三钱　炙草六分　桑叶三钱　白芍一钱五分　杏仁三钱　橘红一钱五分　象贝三钱　云苓三钱

朱右　三月十七日

发热，胸闷，腹痛，脚软不能行，口苦，无汗，脉软甚，腹痛不拒按。汗下均不可，有险。

川连四分　郁李仁三钱　炙苏子三钱　淡芩一钱　川贝三钱　枳实八分　炒荆防各七分　杏仁三钱　归身三钱　秦艽一钱五分　香葱白一个

史右　三月十七日

壮热，无汗，今为第四日。舌苔厚，舌尖光，舌质润，胸闷，泛恶，有时头汗齐颈还，脉洪。七十三岁高年患此，是有问题，病是伤寒系温病，精气衰则传变，多险。

淡芩一钱　炙麻黄一分　归身三钱　楂炭三钱　川连三分　玉竹一钱　炙草六分　腹皮三钱　葛根一钱　法夏一钱　秦艽一钱五

---

① 知识：指知觉。

分　枳实一钱　杏仁三钱　花粉一钱

二诊　三月十九日

热未退，汗止，脉洪，舌尖光而干，其色不红。病入营分，所以不红，当是高年血衰之故，且热入营亦是费解。鄙意当是胃虚方有此舌色，照例须犀角。

乌犀尖三分　川贝三钱　归身三钱　炙草六分　鲜生地三钱　橘络一钱五分　知母一钱

王先生　三月十七日

热四日不解，有汗，脉责责然，舌抽心，苔黄薄。虚体冒邪。不宜过发表。

羌活四分　淡芩八分　川连三分　炒防风六分　归身三钱　茅根三钱　秦艽一钱五分　炙草六分　葛根一钱　方通八分

傅宝宝　七月十五日

发热起伏不清楚已近两候。此属暑温，神气色脉都尚好，不宜用悍药退热，又忌通大便，因此病不可泻。照爱克司光说心脏外膜有水，此与中国《内经》所说同，可以互证。

白薇一钱　竹茹一钱半　枳实一钱　赤白苓各三钱　苡仁四钱　鲜藿香一钱半　甘露消毒丹二钱，入煎

二诊　七月十七日

今日热度反略高，先是夜间咳，现在白日亦咳，小便短赤，舌有剥处，舌质并不甚红。当令溲长，暑温属心，心邪从小肠泻也。舌剥与热不退均是胃肠病，当略和之。

白薇一钱　薄荷一钱，后下　茅根去心，三钱　淡芩一钱　焦谷芽三钱　川贝三钱　赤白苓各三钱　杏仁三钱　细生地三钱　钗斛三钱　鲜藿香一钱半　益元散三钱，包　甘露消毒丹二钱，入煎

三诊　七月十九日

颜额有微热，手掌不热，啼时目眦润，不算无泪，肌肤和，有微汗。凡如此，热虽高亦不怕。暑温发热，照例弛张极甚，不可强汗，更不可攻下，前方并无不合之处，多服数剂，其热必退。

鲜藿香一钱半　赤白苓各三钱　银花一钱半　白薇一钱　鲜生地三钱　鲜荷梗一尺　鲜佩兰三钱　钗斛三钱　花粉一钱　甘露消毒丹三钱，入煎

四诊　七月二十一日

热尚未退，粪色如泥，是肠胃不和。凡见此种粪者，照例不退热，但邀遏粪以能下为佳，不过不可攻，恐攻之下利不止也。色脉较前为佳，病较退，大约更三日可以全好。

木香一钱半　炒扁衣三钱　杏仁三钱　炒建曲一钱　赤白苓各三钱　细生地四钱　川象贝各三钱　归身三钱　梗通八分　白薇一钱　腹皮三钱　苡仁五钱

五诊　七月二十四日

热仍未退，近二日无大便，舌中心苔剥。胃中仍有积，苦于不能攻，但得黄粪下，便不发热。

钗斛三钱　枳实一钱　鲜藿香一钱　竹茹一钱半　赤白苓各三钱　白薇一钱　木通六分　细生地三钱　归身三钱　知母一钱

六诊　七月二十六日

热总不清楚，舌苔剥，大便仍如泥，此外各切都好。胃肠不相协调，当补不当攻，如其灌肠，适得其反。

钗斛三钱　归身三钱　细生地三钱　茯苓三钱　川贝三钱　木香一钱半　橘白络各一钱

七诊　七月二十八日

热又转高，舌苔仍剥。凡胃肠不和，则肌表容易感冒，病属复感，而所以复感即因此。此须调理内脏为先务，节食亦要紧。

白薇一钱　薄荷一钱，后下　赤白苓各三钱　竹茹一钱半　枳实一钱　炒车前一钱半

银花三钱　鲜藿香一钱半　西瓜皮三钱　焦谷芽三钱　甘露消毒丹一钱半，入煎

八诊　七月三十一日

色脉都尚好，大便褐色，亦不算坏。现在热未清，仍是肠胃不和，积净其热自退。现在外面此种病甚多，并无危险，亦不可用重药，反有危险。

归身三钱　钗斛三钱　细生地三钱　枳实一钱　竹茹一钱　梗通八分　焦谷芽三钱　赤白苓各三钱

九诊　八月五日

热仍不退，前两日低，近日骤高，肤凉头热，恐是气候关系。其舌苔、脉象、面色并无异征，且所下之粪甚好，照例其病当退。

知母一钱　花粉一钱　象川贝各三钱　白薇一钱　青蒿一钱　杏仁三钱　西瓜皮三钱　鲜生地三钱　竹茹一钱半。

十诊　八月七日

神气脉舌并不坏，热则循环不已，汗甚多，舌色常变。此因汗多表虚，因而消化不良，调护方面当注意，用药当以止汗为主，因此汗甚不正当，汗多则心房弱。

牡蛎三钱　浮小麦五钱　白薇一钱　枳实一钱　竹茹一钱半　炒薏仁五钱　赤白苓各三钱　鲜荷梗一尺

另用龙骨、牡蛎、糯米各二两，研为粉，用粉扑蘸涂头面胸背。

十一诊　八月二十三日

泻后指尖厥，一定属虚。现在大便仍不实，下绿水，此是不当下而下，必须止。热起伏，关本元。面形苦，脏气已伤。当然要补，但勉强硬填，总不是事。

归身三钱　细生地四钱　钗斛三钱　川贝四钱　茯神三钱　木香一钱半　炒扁衣三钱　芡实三钱　牡蛎三钱　茯苓三钱　麦冬三钱　江西子一钱，炒　伏龙肝一两，煎汤代水

十二诊　八月二十四日

肢凉头热，手冷至肘，脚冷至膝，汗多，下青绿粪，昨夜仍五次。此实四逆亡阳之候，吃紧处在心弱而阳缩，所以一变至此，再放胆用攻剂下之，利不止为败征，只能勉为其难，不能说有把握。

制附片六分　吴萸三分　薤白六分　焦白术一钱　焦谷芽三钱　归身三钱　茯苓三钱　浮小麦五钱　牡蛎三钱　荜澄茄三分

十三诊　八月二十五日

泄泻止，手掌颜额热都较减，脉亦较有起色，面形仍苦。病已见机转，惟为程尚远。口渴，不宜再温，徒温亦不足济事。

麦冬三钱　五味子三分　细生地三钱　钗斛三钱　归身三钱　木通一钱　赤白苓各三钱　苡仁五钱　赤豆二两，泡汤代水

十四诊　八月二十六日

色脉颇好，神气殊萎顿，此不但是疲乏，其胸脘必感不适，粪甚好。因如此之粪是肠胃有权，为消化力恢复之朕兆，粪中微菌似可暂置不问。

木香一钱半　炒扁衣三钱　归身三钱　炒建曲一钱　茯苓、神各三钱　麦冬三钱　五味子三分　牡蛎三钱　浮小麦五钱半，西洋参一钱半，另煎

十五诊　八月二十八日

寐安，神气亦好，其痤痱非白瘄，溺多亦好，现在手掌不热，呼吸停匀，胃气亦伸。其热是虚，热得霍石斛当瘥。大便中痰确是痢，大份无妨。

木香一钱半，白头翁三钱，酒洗　竹茹一钱半　腹皮三钱　归身三钱　楂炭三钱　钗斛三钱　茯苓三钱　细生地三钱

十六诊　八月三十日拟方

泻与高热均吃紧，廿九日拟方是止泻之剂，止之不止，仍有四五次之多。在例不可温，可用辟瘟丹研碎置当脐，外盖清

凉膏，再用布缚之。

　　木香一钱半　炒扁衣三钱　赤石脂二钱，煅研、飞　芡实三钱　荷蒂二个　钗斛三钱　白头翁三钱，酒洗　梗通一钱　葛根八分

　　十七诊　八月三十一日

　　近二日有高热，下青绿粪，干厚而腻，仍是宿积。不过能下是好处，假使胃无权，此积必不肯下，积净其热当退。脉不匀，心房瓣膜有病；小便利，心囊决不聚水。此瓣膜病与热有关，热退后可渐愈。肛门红是脱肛。前一步事亦是虚证，面色好，寐安，都佳，全愈之期必不在远。

　　江西子一钱，炒　归身三钱　茯神三钱　人参须一钱半，另煎　钗斛三钱　麦冬三钱　枳实一钱　竹茹一钱半

　　十八诊　九月三日

　　粪色青黑黏腻，一日有四次，且略见后重。当作痢治，热不清实为例外，或者须积净之后方能退清。

　　白头翁四钱，酒洗　青木香二钱　川连炭二分　楂炭三钱　榧子一钱，炒，去壳　油当归一钱半　枳实一钱　江西子一钱，土炒　腹皮三钱　槟榔四分

　　十九诊　九月八日

　　病情较前为正路，粪较黏，老黄色，酸臭，算好的，痢疾见此粪是将愈之兆。热所以不退者，因积现在肠胃，渐次清楚，热退决不致再发。不过现在热尚未清，尚须服药数日。

　　归身三钱　江西子一钱，土炒　茯神三钱　西洋参一钱半，另煎　人参须一钱，另煎　钗斛三钱　麦冬三钱　木香一钱半　白头翁三钱，酒洗　枳实一钱　竹茹一钱半　焦谷芽三钱　细生地三钱

　　二十诊　九月十三日

　　近来发热起伏，日间退清，夜间热高。此虽与前次相似，而病情迥然不同。

舌质红，苔粗而花，肤凉汗多，指尖冷，此种情形都是新添之症，其为复感无疑。表虚则生内寒，大便溏薄即是腹部无热之故。

　　牡蛎三钱　炒扁衣三钱　炒建曲一钱　银花一钱半　连翘二钱　木香一钱半　薏仁四钱　归身三钱

　　另用牡蛎、龙骨粉止汗。

　　廿一诊　九月十七日

　　脉颇匀整，粪色甚好，热尚未清。其舌色并不红，亦不燥，常见花剥之苔。胃中并不过热，但消化力不及穀。

　　江西子一钱，土炒　人参须一钱，另煎　茯苓三钱　炒白芍一钱　归身三钱　焦谷芽三钱　槟榔三分　木香八分　赤豆一两，泡汤代水

　　廿二诊　九月廿一日

　　脉好，神气好，热仍有起伏，有时低过常度。是虚，此外无他。衣太暖，汗多，反易受凉，此须注意防其复感。

　　牡蛎三钱　浮小麦五钱　钗斛三钱　江西子一钱，米炒　归身三钱　象川贝各三钱　茯神三钱　炒扁衣三钱　炒建曲八分　糯稻根须一钱半

　　廿三诊　十月四日

　　舌色从寒化热，泄泻。新凉感冒兼有食积，此与前次不同，不致延长。

　　制小朴二分，姜炒　葛根一钱　木香一钱半　象川贝各三钱　建神曲一钱，炒　赤白苓各三钱　炒扁衣三钱　橘红络各一钱　大腹皮三钱　楂炭三钱　焦谷芽三钱

　　　　　　　　　　　以上癸酉年案

黄小姐　五月十八日

　　发热感寒，已病复进面食油腻，致祁寒壮热。中部窒塞不通，胃气逆而呕吐，现在滴水不能入，皮肤见红点。是风温夹食之重者，最好因而吐之。

　　生山栀三钱　南瓜蒂切，二个　豆豉三

钱　赤小豆二两

又方：进瓜蒂散之后，其胃部之食积当呕吐而出，其肠部之食积当从大便泄泻而下。吐泻之后，接服此方。

薄荷一钱　枳实一钱　炒防风一钱　橘白络各三钱　葛根一钱　竹茹一钱五分　秦艽一钱五分　淡芩一钱　茅根三钱

二诊　五月十九日

舌苔面色都正路，略见红点亦好，现在愈之甚易。

枳实一钱　焦谷芽三钱　炒防风一钱　竹茹一钱五分　楂炭三钱　川贝三钱　秦艽一钱五分　腹皮三钱　薄荷一钱　归身三钱

金右　五月二十八日

发热脚酸且麻，唇干燥，舌有垢苔，喉痛有白点，发热形寒。内热颇重。

白薇一钱　制香附三钱　桑枝三钱　炒防风一钱　青蒿一钱　归身三钱　怀膝一钱五分　茅根三钱　秦艽一钱五分　炙僵蚕一钱五分　佛手一钱五分　细生地三钱

二诊　五月三十日

高热，骨楚，舌蒙甚薄之垢苔，前半微剥，大便多日不行，而汗多热壮时喉痛。

薄荷一钱，后下　竹茹一钱五分　橘白络各一钱　牡蛎三钱　葛根一钱　焦谷芽三钱　秦艽一钱五分　郁李仁三钱　枳实一钱　淡芩一钱　防风炒，一钱　柏子仁二钱

三①诊　五月三十一日

脉微已甚，汗奇多，发热略退，未清楚。病候属心房，尚未过夏至，乃先有其病。从暑温治。

牡蛎三钱　麦冬三钱　细生地三钱　浮小麦五钱　秦艽一钱五分　川贝三钱　白薇一钱　归身三钱　冬瓜子一钱五分　更衣丸小豆大一粒，吞服

四诊　六月二日

大便已行，汗不多，亦略能寐，都

好。惟热仍未净，不能再泻，因其脉微甚，再泻必致大汗出。

白薇一钱　枳实一钱　橘络一钱五分　冬瓜子三钱　竹茹一钱五分　归身三钱　牡蛎三钱　川贝三钱　甘露消毒丹一钱，入煎

陈左　六月一日

壮热汗多，神气不安详，舌质绛，舌苔黄糙。从初起迄今十八日，三数日前曾退热，因不谨于口，遂致食复。此是正式风温，腹胀只宜消导，攻则有险。因舌苔腻，胃肠二部均有积，须先使胃积入肠，然后可攻。

白薇一钱　葛根一钱　枳实一钱　楂炭三钱　薄荷一钱，后下　牡蛎三钱　竹茹一钱五分　腹皮三钱　焦谷芽三钱　归身三钱　浮小麦五钱

二诊　六月三日

壮热未退，汗略少，舌苔结。其胸脘当闷，唇燥，夜不成寐，大便不行。胃肠都有积，胃气不下降，所以不寐。病属风温夹湿，虽属食复，病邪本未清楚。

馒头炭五钱　薄荷后下，一钱　冬瓜子三钱　竹茹一钱五分　葛根一钱　生熟苡仁各四钱　腹皮三钱　秦艽一钱五分　枳实一钱　茅根三钱　楂炭三钱　焦谷芽三钱　牡蛎三钱

笪小姐　六月八日

发热，汗多，其热起伏有定时，是温疟。

牡蛎三钱　川贝三钱　焦谷芽三钱　薄荷后下，一钱　枳实一钱　归身三钱　常山七分　竹茹一钱五分　秦艽一钱五分　浮小麦五钱　佐金丸吞，二分

二②诊　六月十日

薄荷一钱　青蒿一钱　川连三分　白薇

---

① 三：原作"二"，据文义改。
② 二：原作"三"，据文义改。

一钱　枳实一钱　焦谷芽三钱　常山八分　竹茹一钱五分　牡蛎三钱　浮小麦五钱　秦艽一钱五分　归身二钱　炒防风一钱

三诊　六月十二日

热退，舌黑色亦除。现在浑身酸痛，因剧烈运动而然，未免受风。

秦艽一钱五分　枳实一钱　归身三钱　薄荷一钱　竹茹一钱五分　炙草六分　防风一钱　杏仁三钱　焦谷芽三钱　甘露消毒丹八分

刘官官　六月九日

发热，汗多，热不高，泄泻。此种是暑温症象，是体工起变化而泻，并非因食积而泻，如其温之则变痢疾。

木香一钱五分　腹皮三钱　荷蒂二个　扁衣三钱　牡蛎三钱　薄荷一钱　建曲一钱　白薇一钱　伏龙肝一两，泡汤代水煎药

曾宝宝　六月十四日

发热，咳嗽，热高，咳不爽，舌上有苔，胸脘腹部都痛，舌尖光。此必有积，又有风寒，不先解表而先去积，则见此舌色而胸脘闷，躁烦而热高。

葛根一钱五分　楂炭三钱　象川贝各三钱　薄荷一钱　淡芩一钱　杏仁三钱　腹皮三钱　茅根三钱　枳实一钱　竹茹一钱五分　焦谷芽三钱　炒防风一钱　馒首炭三钱

郑右　六月十二日

头眩，发热，泛恶要吐，觉凛寒，舌色脉象都好。病属温病似疟，最易缠绵，须严谨忌口。

薄荷后下，一钱　焦谷芽三钱　冬瓜子三钱　白薇一钱　枳实一钱　生熟苡仁各三钱　竹茹一钱五分　防风炒，一钱　秦艽一钱五分

二诊　六月十五日

热弛张不已，舌质红，热甚，腹痛，泛恶。暑温似疟，前方不应改，从疟治。

白薇一钱　川连二分　生熟苡仁各三钱　青蒿一钱　竹茹一钱五分　冬瓜子三钱　常山四分　枳实一钱　归身三钱　甘露消毒丹一钱五分

陈右　六月十四日

发热弛张如疟，退不清楚，汗多。病情不过尔尔，乃前日忽痰中见血，此病变因发汗过多，西医遇热病辄用泻剂，近来读《伤寒论》，则发汗[①]，乃此病适在忌汗之例。

牡蛎三钱　茅根三钱　生熟苡仁各三钱　归身三钱　白薇一钱　冬瓜子三钱　藕节五个　细生地三钱　浮小麦三钱

二诊　六月十五日

汗奇多，肌肤津而凉。昨日起见泄泻，现在恶寒，气颇粗，暑温误汗，心房益弱，表虚则形寒，亦因表虚而泄泻。汗若不止，有险。

牡蛎三钱　川贝三钱　归身三钱　浮小麦五钱　杏仁三钱　藕节五个　糯稻根须二钱　生熟苡仁各三钱　冬瓜子三钱　甘露消毒丹一钱五分

三诊　六月十七日

汗较前为少，脉仍弱，气仍粗，胸闷，胸脘及腹部都觉冷，面色形不足。还当止汗。

牡蛎三钱　麦冬三钱　白薇一钱　浮小麦五钱　五味子四分　归身三钱　糯稻根须五钱　川贝三钱　獭肝研吞，二分　冬瓜子三钱　生熟苡仁各四钱

楼宝宝　六月十七日

面色黄，汗多，有微热弛张，不迄退。泻已止，粪便总不正当。鄙意当从暑温治，热退之后服福幼散，面黄当转。

生熟苡仁各四钱　木香一钱五分　炙草六分　冬瓜子三钱　扁衣三钱　薄荷一钱　赤白苓各三钱　归身三钱　白薇一钱　甘露消毒丹一钱五分，入煎

---

① 则发汗：此3字疑讹。

二诊　六月二十八日

面色不甚好，常常发热，其热有起伏，发作有定时，热甚高而汗不多。仍是暑温，但甘露消毒丹太多，当变更方法。

白薇一钱　常山三分　枳实一钱　鲜藿香叶一钱半　薄荷一钱，后下　牡蛎三钱　归身三钱　浮小麦五钱　青蒿一钱　竹茹一钱五分　炙草六分　方通八分　苡仁四钱　木香一钱五分

三诊　六月二十九日

面色不华，黄而枯，二便自可，汗不多，壮热不退。照例暑温不能过一百零四度，因病久正气虚，所以如此。唇色舌色都甚红，此是贫血症象，并非寒象。

荷梗一尺　淡芩一钱　枳实一钱　银花三钱　绿豆三钱　竹茹一钱五分　白薇一钱　西瓜皮三钱　川贝三钱　茅根三钱　生熟甘草各四分　鲜藿香一钱五分　归身三钱

四诊　六月三十日

面色不转，热虽退，恐仍是弛张。暑温最易缠绵，面形苦，内部有伤。其面色是虫，虚甚，不能用悍药，稍为难治。

归身三钱　杏仁三钱　枳实八分　钗斛三钱　川贝三钱　白薇一钱　麦冬三钱　焦谷芽三钱　竹茹一钱五分　鲜藿香一钱五分

五诊　七月一日

热已退，面形仍苦。面色不转，其病未除，当先培原。

钗斛三钱　焦谷芽三钱　江西子一钱　麦冬三钱　归身三钱　冬瓜子三钱　川贝三钱　茯神三钱　鲜藿香一钱五分

六诊　七月四日

热已清楚，面色亦较前为佳。现患咳嗽，是当宣达。

薄荷后下，一钱　杏仁三钱　焦谷芽三钱　防风炒，一钱　归身三钱　赤白苓各三钱　象川贝各三钱　炙草五分　鲜藿香叶一钱五分

七诊　七月六日

热退之后六日再发，如此者多次，面色黄而晦，舌色白润，无热象。此种西医谓之回归热，仲景谓之厥阴证。是有虫，在冬令从伤寒治，在夏季从暑温治，必须面色转，然后是痊愈。

薄荷后下，一钱　杏仁三钱　焦谷芽三钱　防风炒，一钱　白薇一钱　炙草六分　象川贝各三钱　归身三钱　茯苓三钱　鲜藿香叶一钱五分　九味芦荟丸一分，入煎

八诊　七月七日

得芦荟丸之后面色已转变，或者从此得机转，以后能渐肥而不再容易发热。但此诊断是否正确，当须待一礼拜。

归身三钱　茯苓三钱　焦谷芽三钱　钗斛三钱　麦冬三钱　炙甘草六分　江西子炒，一钱　细生地三钱　杏仁三钱　九味芦荟丸一分

九诊　七月九日

面色仍黄而带黑，但较前稍润，神气亦似乎略好。虚甚，芦荟丸当暂停数天。

钗斛三钱　绵仲炒，三钱　茯苓三钱　归身三钱　菟丝子三钱　焦谷芽三钱　江西子一钱　枸杞三钱　杏仁三钱　川贝一钱　炒车前一钱

十诊　七月十一日

面色较好，舌苔并不热化，是芦荟丸与此病甚合，可以与补药同服，则虚实两顾而无流弊。

钗斛三钱　炒潞党一钱　焦谷芽三钱　归身三钱　绵仲炒，三钱　川贝三钱　细生地三钱　枸杞三钱　枳实一钱　九味芦荟丸入煎，一分

庄左　七月二十日

壮热，汗少，唇干，舌露底，苔燥，头痛而恶风。病起于当风而卧，此种虽属暑温，实是暑月伤风，因热之故，容易转变脑症。汗少，可以汗解，惟兼虚，须

兼顾。

香薷三分　薄荷后下，一钱　青蒿一钱
鲜藿香一钱五分　防风炒，一钱　白薇一钱
银花一钱五分　西瓜皮三钱　竹茹一钱五分
生甘草六分　花粉一钱　胆草二分，泡汤煎药

王宝宝　六月二十六日

发热，面色红，眼白青。此为逆，热颇高，从暑温治。

白薇一钱　赤白苓各三钱　生甘草六分
薄荷后下，一钱　木香一钱五分　生熟苡仁各
三钱　青蒿一钱　扁衣炒，三钱　淡芩一钱
竹茹一钱五分　花粉一钱

二诊　六月二十八日

壮热，汗多不解，口渴，目光无神，大便不实。病情较昨日更逆，据说先曾推拿二次，第一次推颇好，第二次神气大坏，此必因推内部受伤。恐其面部、手脚发肿，更恐其因虚而惊，是有危险。

归身三钱　川贝三钱　白薇一钱　细生
地三钱　川芎二分　花粉一钱　薄荷一钱
炙草六分　知母一钱　木香一钱五分　荷蒂二
个　鲜藿香叶一钱五分

三诊　六月二十九日

口渴引饮无度，大便泄泻，面赤，眼白青。神气虽较昨日略好，面形甚苦，极不安详。病尚在危险之中，须从速退热，热退泻止方可放心。

荷梗一尺　鲜藿香叶一钱半　花粉一钱
五分　牡蛎三钱　赤白苓各三钱　荷蒂二个
青蒿一钱　浮小麦五钱　冬瓜子三钱　芡实
三钱　白薇一钱　生甘草六分　木香一钱五分
伏龙肝煎汤代水，一两　归身三钱　川芎二分

四诊　七月一日

唇燥舌绛，引饮无度，手指木强。因胃中热甚高，将次起惊，神气不妥，当渴，是积见症。阴虚而热，难治。

钩尖后下，三钱　川贝三钱　西瓜皮三钱
知母一钱　薄荷后下，一钱　蝎尾炙，研冲，一

分　绿豆衣三钱　青蒿一钱　枳实一钱　银
花三钱　花粉二钱　白薇一钱　生锦纹二分，
泡汤去渣，代水煎药　生甘草五分

顾右　六月二十七日

暑温二十一日，热有弛张，迄未得退。现在神气尚清楚，汗多溲少。病人本来湿重，病之关键在汗多溲少，假使溲多汗少，即容易退热。

白薇一钱　竹茹一钱五分　生熟苡仁各
三钱　薄荷后下，一钱　枳实一钱　冬瓜子一
钱　青蒿八分　赤白苓各三钱　牡蛎三钱
浮小麦五钱　鲜藿香叶一钱五分　甘露消毒
丹入煎，六分

二诊　七月二日

发热弛张迄未退，舌苔厚腻，矢气。此有积，因是夹湿，故不渴。虽略虚亦当攻之，不大便至二十日以上，肠胃都窒，故其热作潮，而胸脘不适。

枳实一钱　腹皮三钱　元明粉后下，四分
赤白苓各三钱　竹茹一钱五分　焦谷芽三钱
川贝三钱　鲜藿香一钱五分　楂炭三钱　全
瓜蒌三钱　归身三钱　生熟苡仁各三钱　炒
车前一钱五分　西瓜皮三钱　知母一钱　薄
荷后下，一钱　白薇一钱

俞宝宝　六月二十八日

发热汗多，水泻，是暑温。常轨[1]有积，故头痛、腹痛。

白薇一钱　枳实一钱　腹皮三钱　梗通
八分　薄荷一钱　木香一钱五分　焦谷芽三钱
竹茹一钱五分　扁衣炒，三钱　荷蒂二个　鲜
藿香一钱五分　冬瓜子三钱　生甘草六分

二诊　六月三十日

唇舌都已化燥，舌有糙白苔，发热汗多，水泻，暑温夹食之稍重者。

薄荷一钱　牡蛎三钱　枳实一钱　腹皮
三钱　白薇一钱　淡芩一钱　冬瓜子三钱

---

① 轨：法则。此指规律。

鲜藿香一钱五分　青蒿一钱　竹茹一钱五分
赤白苓各三钱　生草六分　馒头炭五钱　木
香一钱五分

丁官官　六月二十九日

发热有汗不解五日，脉缓，便约，舌
尖光红，热弛张夜重。是暑温，尚无大紧
要，不可吃荤，并忌生冷。

薄荷后下，一钱　枳实一钱　楂炭三钱
银花一钱五分　白薇一钱　焦谷芽三钱　鲜
藿香一钱五分　生甘草六分　竹茹三钱　荷
梗一尺　甘露消毒丹六分，入煎

朱宝宝　六月二十九日

发热，咳嗽，泄泻，热有弛张，汗不
多，暑温兼风之候。

防风炒，一钱　木香一钱五分　焦谷芽二
钱　白薇一钱　扁衣炒，三钱　青蒿八分　羌
活四分　薄荷后下，一钱　建曲炒，一钱　荷
蒂二个　鲜藿香叶一钱半　象川贝各三钱
杏仁三钱　赤白苓各三钱　梗通五分

二诊　七月一日

热仍不退，渴引饮，是积。因积而
泻，亦因积而热，舌苔不黄，其积尚在
胃，须节食。

白薇一钱　竹茹一钱五分　杏仁三钱
薄荷后下，一钱　焦谷芽三钱　木香一钱五分
枳实一钱　象川贝各三钱　扁衣炒，三钱　建
曲炒，一钱　防风炒，一钱　生甘草六分　鲜
藿香叶一钱五分　馒头炭五钱

吴宝宝　六月二十日

发热无汗，是暑温之另一种。暑当与
汗俱出，无汗则体若燔炭，汗之可解。

香薷三分　竹茹一钱五分　荷梗一尺
薄荷一钱　鲜藿香一钱五分　银花一钱五分
白薇一钱　西瓜皮三钱　甘露消毒丹五分

二诊　七月一日

舌质红，舌面干，热未退，略咳，神
气好。汗之不应，再汗之。

香薷三分　花粉一钱　川贝三钱　竹茹

一钱五分　杏仁三钱　银花三钱　枳实一钱
知母一钱　连翘去心，三钱　生甘草六分　西
瓜皮三钱　薄荷后下，一钱　鲜藿香叶一钱
五分

王官官　七月一日

症情是暑温，热退后复发，是复感。
色脉都尚好，只须轻剂，不必求治太急，
热略延长亦不妨。

白薇一钱　赤白苓各三钱　生熟苡仁各
三钱　薄荷后下，一钱　冬瓜子三钱　淡芩一
钱　鲜藿香一钱五分　生甘草六分　竹茹一钱
五分　枳实一钱　焦谷芽三钱　荷梗一尺

王宝宝　七月二日

壮热，汗多，面部手脚胸脘都发肿。
现在却无汗，热壮，小便多，舌有湿象。
小便既多，此肿不是聚水。胸脘闷，常太
息，其中部不通故肿。二便自可，并无虚
象。其积在中脘，不在肠，故舌上无苔。
现在已两候，须攻之，延宕①不得，再进
一步，可以神昏不识人。病属暑温，食停
中脘之候。

枳实一钱五分　瓜蒌霜一钱五分　薄荷后
下，一钱　竹茹一钱五分　知母一钱　鲜藿香
一钱五分　焦谷芽三钱　白薇一钱　馒头炭
五钱

另：皮硝三钱，隔布一层缚中脘。

二诊　七月四日

大便已行，胸脘较软，仍略硬，舌苔
亦未化，肿略退未全除，神气亦较好。病
除十之五六，尚有余波。

白薇一钱　竹茹一钱五分　腹皮三钱
赤白苓各三钱　薄荷一钱　枳实一钱　楂炭
三钱　瓜蒌霜一钱五分　淡芩一钱　焦谷芽三
钱　鲜藿香一钱五分　生熟苡仁各三钱

三诊　七月六日

肿已退，热未全除，脉好，大便三日

---

① 延宕（dàng 荡）：拖延。

不行，不必攻下。现在舌色不从热化，口不渴，无可攻之理。神气好，谨慎调护，不致延长。

白薇一钱　薄荷一钱　鲜生地三钱　青蒿一钱　枳实一钱　鲜藿香一钱五分　淡芩一钱　竹茹一钱五分　荷梗一尺

四诊　七月九日

热已退，脉亦清楚，尚微烦。此因大便不行之故，但不必攻，消导已得。

枳实一钱　楂炭三钱　川连二分　竹茹一钱五分　焦谷芽三钱　川贝三钱　腹皮三钱　瓜蒌霜一钱五分　归身三钱　鲜藿香叶一钱五分

陈右　七月二日

热不退，脘闷，口渴，汗多，骨楚，有喜四个月，舌苔厚腻，舌面润，舌尖干红。有食积而胃阴虚，暑温夹湿夹食，兼见虚象，年事稍多而又有喜，殊未可轻视。

薄荷一钱　竹茹一钱五分　淡芩一钱　佛手一钱五分　青蒿一钱　枳实一钱　瓜蒌霜一钱五分　秦艽一钱五分　白薇一钱　焦谷芽三钱　川贝三钱　制香附三钱　归身三钱　细生地三钱　馒头炭三钱

舒左　七月十二日

发热十三天，汗与溲俱少，其热起伏，下午为甚，有时脘闷，溺道痛，溲短赤而浑。证属暑温，心移热于小肠，所以如此。此病本容易绵长，谨慎调护，服药得法，亦须再一星期，然后可愈。

青蒿一钱　川贝三钱　绿豆衣三钱　钗斛三钱　生熟苡仁各三钱　白薇一钱　竹茹一钱五分　赤白苓各三钱　生草梢六分　花粉一钱　麦冬三钱　鲜藿香一钱五分　天冬三钱　冬瓜子三钱　知母一钱

二诊　七月十三日

夜半发热天明退，午后发热傍晚退。旧有子母疟之名，其实不是疟，是暑温

症，虚体冒邪，痱中惊，虚在肾。暑温之症结在心囊，心肾两经病，故其病发于子午。口腻则不能补，体虚则不能单纯治温，不免稍延长。调护尤须谨慎。

麦冬三钱　香薷二分　冬瓜子三钱　青蒿一钱　西瓜皮三钱　鲜生地三钱　赤白苓各三钱　生草梢六分　天冬三钱　花粉一钱　钗斛三钱　生熟苡仁各三钱　白薇一钱　鲜藿香一钱五分　灯心三十寸

傅宝宝　七月十二日

热有起伏，发作有定时，退得清楚，泄泻，下青色粪，所泻水分颇多，小便短赤，神气颇好。暑温似疟之候，与旧年病略相似。期以五日可以退清。

薄荷后下，一钱　木香一钱五分　鲜藿香一钱五分　梗通一钱　防风一钱　白薇一钱　生甘草六分　扁衣炒，三钱　常山三分　伏龙肝煎汤代水，一两

二诊　七月十四日

发热起伏无退时，舌面润，舌质不红，口渴引饮而溲少，汗亦不多。是正式暑温，大便泻者重，不泻者较轻。小便非通利不可，不可闷，却要避风。

赤白苓各三钱　生熟苡仁各三钱　炒车前一钱五分　炙草六分　木通八分　白薇一钱　麦冬三钱　花粉一钱　鲜藿香一钱五分　青蒿一钱　归身三钱　扁衣炒，一钱　木香一钱五分

三诊　七月十七日

仍略有微热，色脉神气都好，是无问题，舌苔些微有食积症象，其不安痱与吵闹即因胃不和之故。

枳实一钱　川贝三钱　方通八分　竹茹一钱五分　炒秫米三钱　白薇一钱　焦谷芽三钱　鲜藿香一钱五分　薄荷后下，一钱　绿豆衣三钱　炒车前一钱

改方　七月二十一日

热并不要紧，火腿汤吃不得，面尤其

吃不得，花生酱不如芝麻酱好。略吹风不妨，却不可晒太阳。舌苔与夜间发热十之九是因积。

白薇一钱　枳实一钱　冬瓜子三钱　馒头炭三钱　薄荷后下，一钱　焦谷芽三钱　炒薏仁三钱　防风炒，八分　竹茹一钱五分　鲜藿香一钱五分　荷梗一尺

四诊　七月二十五日

昨日以来又有微热，神气脉象舌色都好，惟小便太少。当略事分利，其余全不要紧。

生甘草六分　赤白苓各三钱　白薇一钱　薄荷后下，一钱　绿豆衣三钱　防风炒，一钱　梗通一钱　鲜藿香一钱五分

五诊　七月二十八日

发热起伏不定，其舌色白苔而润，是略感寒，神气好，亦并不瘠。是无问题，却不得因其受寒而多衣被，受热则更不得了。现在虽发热，并不算病。

炒荆芥四分　炒枳壳七分　梗通八分鲜藿香一钱五分　薄荷一钱　茯苓三钱　冬瓜子三钱　生甘草六分

六诊　七月二十九日

邋遢粪虽是积，却是肠胃有权，即此一点，可以知其无妨，其舌色并不热化，神气脉象亦好。现在只是发热，热度弛张有定时，溽暑感风则有此种病状，不是疟是温，但暑温症状亦不全。只须节食，更无余事。

薄荷后下，一钱　白薇一钱　扁衣炒，三钱　鲜藿香一钱五分　炒车前一钱五分　防风炒，一钱　腹皮三钱　建曲炒，一钱　生甘草六分

七诊　七月三十日

发热已多日，本来弛张，昨日则高热而不退，前二日泄泻是邋遢粪，昨日有青绿无臭气，今日亦如此，舌色不从热化，当止之。

薄荷后下，一钱　荜澄茄二分　炒车前一钱五分　木通一钱　葛根一钱　竹茹一钱五分　炙草六分　木香一钱五分　枳实一钱　归身三钱

改方　七月三十一日

加炒扁衣三钱，炒建曲一钱，伏龙肝一两，煎汤代水。

八诊　八月二日

脉搏颇匀整，起落亦宽，眼光神气亦尚好，舌色平正，唇色亦平正。现在惟热不退泻不止，所泻有完谷而溲甚少，汗虽有恐亦不多。温凉都在可商之列，病属暑温，不过尚未至去年地步，无论如何其泻当止，否则有剧变。

白薇一钱　薄荷后下，一钱　赤白苓各三钱　炒车前一钱五分　青蒿一钱　鲜藿香一钱五分　梗通八分　藿香正气丸入煎，一钱五分

九诊　八月四日

舌色面色脉象都好，神气不甚好亦不算坏，二便较正路自是好处，口渴是热亦是积。勿伤其脏气，病并不要紧。

焦谷芽三钱　花粉一钱　川贝三钱　木香一钱五分　鲜藿香一钱五分　腹皮三钱　白薇一钱　梗通八分　归身三钱　生草六分竹茹一钱五分　枳实一钱　炒车前一钱五分

十诊　八月六日

色脉神气都好，大便臭亦好，小溲量不多。舌质红方是暑温，现在舌质亦不红，唇亦不燥，不是暑温，其心房无病。发热只有二条路，其一是食积，其二是痱子。热衡量情形当属前一种。食物不但有定量定时，即算尽调护之能事，需观其能消化与否，假使不消化而强予之，虽有定量定时，依然是填鸭。

木香一钱五分　枳实一钱　梗通八分葛根八分　川贝三钱　焦谷芽三钱　竹茹一钱五分　赤白芍各三钱　归身三钱　藿香正气丸入煎，一钱五分

改方　八月十日

热度低过常人，有过低时即有高起时，甚非常轨，调护方面宜注意。

赤白苓各三钱　梗通八分　炙草六分　钗斛三钱　焦谷芽三钱

十一诊　八月十三日

色脉都好，舌苔白润，热有起伏，总退不清。病是感寒，但衣着不可过热，过热反致阳虚。胃口好是假的。

木香一钱五分　赤白苓各三钱　归身三钱　葛根八分　梗通八分　炙草六分　川贝三钱　荜澄茄三分　藿香正气丸一钱五分，入煎

十二诊　八月十四日

热仍未退，大便次数太多，粪青亦不妥当，色脉尚可，当止泻为主。

木香一钱五分　芡实三钱　荷蒂二个　扁衣三钱　薄荷一钱　生甘草八分　建曲一钱　白薇一钱　藿香正气丸一钱五分　伏龙肝一两，煎汤代水

十三诊　八月十六日

大便次数频，有冻，是已转痢疾。皮肤宽，面形苦，其病已虚，舌面皮紧，是不可温，亦不可攻。

木香一钱五分　煨葛根八分　楂炭三钱　白头翁三钱　川连炭二分　腹皮三钱　油当归三钱　没实子①四分　焦谷芽三钱　炙草六分

十四诊　八月十六日

发热是感新凉，舌苔薄白而润，幸而无多，伏暑当不要紧。小便浑浊是膀胱热化，与肌表发热有密切关系，膀胱之经气即旧时所谓太阳。

薄荷后下，一钱　梗通八分　炙草六分　鲜藿香一钱五分　葛根一钱　炒车前一钱五分　炒黑荆芥四分　赤白苓各三钱　归身三钱　杏仁三钱

改方　八月十八日

调护适当，又屡次用退热药，热只不退，而小便奇臭，恐其病不是膀胱，竟是内肾发炎。假使膀胱热，只小便有沉淀或白如米泔水，不奇臭。但此儿何以有内肾炎症，则不知，最好延西医检验，当更准确。

生甘草八分　炒车前一钱五分　归身三钱　炒子芩一钱　木通八分　鲜生地五钱　天冬三钱　钗斛三钱

十五诊　八月十九日

小便短赤而臊臭，神气不如前此活泼，热弛张起伏，只是不退。其热与溲都略有进退，扼要之点，只须小便通畅。若不利溲，而治心房，必然变化不测，而利溲亦不得强责其溲。

生甘草六分　炒车前一钱五分　杏仁三钱　天冬三钱　梗通一钱　川贝三钱　钗斛三钱　赤白苓各三钱　细生地四钱　甘露消毒丹六分，入煎

十六诊　八月廿二日

舌质不红，舌面润，热有起伏，小溲不通，以上是暑温，是心房聚水症，可以服真武汤。口涎黏、大便臭，都是热，因此之故，前数日踌躇不肯用附子，橘子水可吃的，并无关系。现在小溲仍不通畅，用真武汤与前方合并当能取效。经考虑之后决定不合并，单用真武汤，故除去钗斛、天冬。

生甘草六分　薤白一钱　梗通八分　制附片五分　车前炒，一钱五分　茯苓三钱　白薇一钱

十七诊　八月廿四日

面色眼光脉象都较前好，病较前轻，但仍发热。舌中心有一块剥且润，此非食积，照旧医书所说是湿。小孩无湿，当即是心囊之水尚未除。口渴不能燥，还事分利。

———————

①　没实子：即没食子。

木通一钱　炒车前一钱五分　生熟苡仁各三钱　木香一钱五分　赤白苓各三钱　冬瓜子三钱　荜澄茄三分　川贝三钱　枳术丸一钱五分　白薇一钱

十八诊　八月廿六日

今日面色略瘥，稍嫌呆，其余无他见症。仍旧发热，泄泻，溲少，手腕凉，其舌色略嫌鲜明。真武虽效，现在情形不宜再进。

炒车前三钱　钗斛三钱　江西子炒，一钱　地栗苗一茎　麦冬三钱　木香一钱五分　梗通一钱　白薇一钱　归身三钱　赤白苓各三钱　鲜藿香一钱五分

另：荆防各三钱　秦艽一钱五分　艾叶五钱　公丁香十个

上药研粗末，布缝缚当脐。

十九诊　八月二十八日

热退已清，泻已止，舌色鲜明，是虚象。病情已定，予清补。更无余事，谨慎调护，可臻健全。

人参须八分，另煎，冲　归身三钱　白芍三钱　麦冬去心，三钱　钗斛三钱　江西子炒，一钱　炙草一钱　云苓三钱

郁宝宝　七月二十九日

发热，咳嗽痰多，病已久，目光不安详，神气亦不安详，面色隐青，热不退。泄泻本是暑温，现在病邪不得出，并且起惊，是有危险。

薄荷后下，一钱　细生地三钱　白薇一钱　炙草六分　钩尖后下，三钱　川贝三钱　青蒿一钱　归身三钱　杏仁三钱　辟瘟丹一粒，四分之一化服

二诊　七月三十日

药后得汗，得大便，粪较前略厚。病情细微好些，面色仍不妥当，舌苔黄厚，舌质红，危险略减少。

薄荷后下，一钱　白薇一钱　川贝三钱　归身三钱　钩尖后下，三钱　青蒿一钱　杏仁三钱　瓜蒌霜一钱五分　香薷二分　木香一钱五分　炙草六分

三诊　七月三十一日

眼眶面色神气都较佳，热仍壮，亦仍泄泻，微咳。暑温发热本属绵长，假使不生枝节，虽热不退，亦无紧要。

香薷三分　薄荷后下，一钱　川贝三钱　竹茹一钱五分　防风炒，一钱　瓜蒌霜一钱五分　枳实一钱　杏仁三钱　白薇一钱　焦谷芽三钱　归身三钱　炒黑荆芥六分　川连二分　木香一钱五分

四诊　八月一日

舌苔厚，舌质绛，暵热而泄泻，瑟瑟有惊意。因积而泻，因泻而惊，病情甚险恶。积不除泻不得止，虚甚不能攻积，大是难事。

钗斛三钱　茯苓三钱　荷蒂二个　竹茹一钱五分　麦冬三钱　木香一钱五分　鲜藿香一钱五分　焦谷芽三钱　杏仁三钱　扁衣炒，三钱　枳实一钱　炙草六分　紫雪丹二分，分次冲

另：用辟瘟丹半粒，研细置当脐，外盖清凉膏。

五诊　八月二日

神气燥甚，暵热，舌苔干。皮肤扩然而空，因泄泻锐瘠，所以如此。病情虽见好，热太高，神色不安详，且见虚弱型，总属可虑。

银花三钱　钗斛三钱　竹茹一钱五分　扁衣炒，三钱　白薇一钱　麦冬三钱　茯苓三钱　西瓜皮三钱　青蒿一钱　杏仁三钱　木香一钱五分　荷蒂二个　鲜藿香一钱五分

六诊　八月三日

手腕背热，手掌亦热，目光无神，面色隐青，呕且泻。所呕是结块之乳，所泻是青粪。常哑唇弄舌，此其病属热，毫无疑义。目光无神与哑唇是将起惊。面色隐青，血行不利，其里面热甚。

薄荷一钱　象川贝各三钱　木香一钱五分　花粉一钱　杏仁三钱　扁衣三钱　橘络一钱五分　冬瓜子三钱　钩尖三钱　紫雪丹二分

改方　八月三日

加乌犀尖一分半，钗斛三钱，归身三钱。

七诊　八月五日

仍发热，手掌为甚，神气亦不安详，面色较活，病仍在险中，不过已见机转。

麦冬三钱　细生地三钱　白薇一钱　钗斛三钱　川贝三钱　杏仁三钱　茯神三钱　花粉一钱　归身三钱　紫雪丹一分，冲

八诊　八月六日

病反复不去，其重要在无乳，饿即足以致命，奶粉可吃。

钗斛三钱　归身三钱　白薇一钱　麦冬三钱　细生地三钱　川贝三钱　杏仁三钱　茯神三钱　佛手一钱五分

九诊　八月七日

面色、神气、舌色、脉象都较昨日为佳，热尚未清。乳少是一难事，大病之后，非有充分乳食不行。

竹茹一钱五分　钗斛三钱　赤白苓各三钱　梗通八分　枳实一钱　麦冬三钱　青蒿一钱　川贝三钱　焦谷芽三钱　白薇一钱　佛手一钱五分　冬瓜子三钱

十诊　八月九日

病瘥，眼光尚有些微病症，有余热亦尚微，有惊意，痰咳非重要之点。

钩尖后下，三钱　归身三钱　钗斛三钱　防风炒，七分　薄荷后下，一钱　川贝三钱　赤白苓各三钱　秦艽一钱　茯神三钱　细生地三钱　焦谷芽三钱　佛手一钱五分　白薇一钱　莲子心三十个

十一诊　八月十一日

眼光、神气都较昨日为佳，热已退，知要玩，是病除。咳虽是余波，须注意寒暖，因现在多痉挛性咳嗽。

象川贝各三钱　麦冬三钱　钗斛三钱　杏仁三钱　归身三钱　焦谷芽三钱　防风一钱　炙草六分　茯神三钱　赤白苓各三钱　冬瓜子三钱

十二诊　八月十四日

舌剥如地图，其胃内壁有伤，两耳出脓，已五六月，因有此两个原因，所以面色不复。假使此两种见症不能除，此孩毕竟矜贵。

钗斛三钱　川贝三钱　白薇一钱　生熟苡仁各三钱　竹茹一钱五分　杏仁三钱　鲜藿香一钱五分　梗通八分　钩尖三钱　赤白苓各三钱

另：胡黄连一钱，生甘草一钱，此二味煎汤一大碗，候冷，最好用玻管注入耳中，洗过之后用下方药粉吹耳中。

五倍子一分，人中白五分，濂珠粉五厘，冰片三厘。上药研极细末，瓶贮，勿令出气，每次只用少许。

以上甲戌年案

卷三　杂病门

风 病 类

董先生　二月十二日

气急脚肿，脉硬。内风重，湿亦重，血分不清，痼疾难治。肿是脚气，气急为猝病，当急治之。

槟榔八分　防己三钱　枳实八分　吴萸六分　苏梗一钱　木瓜三钱　姜夏一钱五分　橘叶三钱　归身三钱

曹右　二月十八日

脉无胃气，面色枯暗，患骨楚，咳嗽，手麻肉瞤，腹中有气攻痛。血枯风盛之候。

大生地四钱　人参须一钱　赤芍二钱　云苓三钱　归身四钱　蚕沙三钱，包　天麻三钱　木瓜三钱　虎骨三钱，炙　杏仁三钱　炒车前三钱

朱左　二月十八日

面色亦是血枯风胜之候，舌色是湿。此湿已久，血分不清，脚麻筋燥，皆血少也。

归身三钱　木瓜三钱　赤芍一钱五分　绵仲三钱　天麻三钱　苡仁五钱　苁蓉三钱　独活五分　阿胶三钱，蛤粉炒

吴右　三月十四日

脑漏六年，积久成风，舌苔黑有裂纹。肺肝肾皆病，不易治。

蔓荆子一钱，炒　炒防风八分　归身三钱　蒺藜三钱　天麻三钱

沈左　三月十六日

见症是肝肾并病。筋脉抽搐，为有内风。不知养生而处境复劣，因而有此，难治。

天麻三钱　赤芍一钱五分　胆草二分　菟丝子三钱　独活六分　人参须一钱五分　炒绵仲三钱　童便半杯

姚左　三月十七日

湿奇重，面部及头顶如针刺，然晨起有痰不能吐，时而升火。肾亏肺虚，湿重而有内风，颇不易治。

防己三钱　丹皮一钱　鲜生地三钱　飞滑石三钱　茵陈三钱　蒺藜三钱　炒车前三钱　金银花二钱　杏仁三钱　独活一钱　胆草末一分

二诊　三月十九日

湿已下行，头顶仍刺痛，面部亦略有之。药后胁下痛，大便仍干，此因苦降后肝受压抑所致，尚不为害。

西洋参三钱　归身三钱　茵陈三钱　赤芍一钱五分　胆草二分，研末　防己三钱　炒车前三钱　秦艽一钱五分　制香附三钱

三诊　三月二十三日

脉较缓和，头痛不除，痛在眉间，舌绛，甚润，并见喉痛。虚阳不潜，潜之。

牡蛎三钱　赤苓三钱　归身三钱　防己三钱　赤芍一钱五分　滁菊一钱五分　茵陈三钱　苡仁四钱　炒车前三钱　秦艽一钱五分　象贝三钱　瓜蒌皮一钱五分

李太太　三月二十三日

有内热，有风湿，肝胆上逆则为头痛，当苦以降之。

川连三分，用猪胆汁五滴拌，炙　胆草三分　独活六分　赤芍一钱五分　天麻三钱　蒺藜三

钱　秦艽一钱五分　人参须一钱

江右　八月十九日

脉滑，舌光，苔不匀，面有风色，掌热，呼吸觉室。病关内伤，非浅证。

川象贝各三钱　橘红一钱五分　桑皮一钱　茯苓三钱　杏仁三钱　归身三钱　制香附三钱

二诊　八月二十一日

色脉较前为佳，苔亦渐化。咳可愈，黄带来源远，当然不易除。

象川贝各三钱　桑皮一钱　归身三钱　茯苓四钱　杏仁三钱　炙草六分　草薢一钱五分　制香附三钱　琥珀四分

三诊　八月二十三日

脉嫌数，舌抽心，面有风色，腰酸多带，咳嗽。病甚深，虽瘥，瘥不足言。

蒺藜三钱　草薢一钱五分　莲须一钱五分　杏仁三钱　炒防风六分　绵仲三钱　炒车前三钱　桑叶三钱　橘络一钱　象贝三钱　炙草六分　归身三钱

四诊　八月二十九日

脉已不数，起落嫌不宽，舌仍抽心，胃气较佳，发热夜甚，溲多，不能饮，腹痛，是有瘀。

延胡六分　草薢一钱五分　归身三钱　丹参六分　赤芍一钱五分　车前三钱　桑枝三钱　杏仁三钱　炒柴胡六分　细生地三钱

陈右　八月二十四日

肝胃为病，兼有风象，脉尚可，舌润，呕吐清水。治肝当先祛风。

制香附三钱　赤芍一钱五分　天麻三钱　炒防风八分　吴萸三分　秦艽一钱五分　蒺藜三钱　归身三钱　橘皮一钱五分

另用：公丁香五个，防风八分，辛夷四分，薄荷八分，研细末嗅鼻。

童左　八月二十八日

脉尚可，舌有湿象，目眴[①]不已，自言心乱，有时语无伦次。是湿郁肝阳不潜，神经过敏之候，其重要在内风。

蒺藜三钱　钩尖三钱　赤芍一钱五分　淮膝一钱五分　天麻三钱　秦艽一钱五分　归身三钱　大生地五钱　回天丸半粒

张左　九月一日

鼻塞喉痒，并觉脑胀。先患吐血，现苦伤风，但此有湿热兼虚，须清化。若剧发，恐成脑漏。

桑芽三钱　杏仁三钱　前胡一钱五分　防风八分　象贝三钱　薄荷一钱　炙草六分　归身三钱　细生地三钱

二诊　九月四日

鼻塞涕腥，病因有几成内风，故宣肺不效。抑宣肺亦不宜过，本是由肾病，肺若开张过当，则反由肺病肾。

辛夷八分　蒺藜三钱　赤芍一钱五分　怀膝一钱五分　炒防风八分　天麻三钱　炙僵蚕一钱五分　细生地三钱　莲须一钱五分

江左　九月十日

湿重已成风，其源因当是酒，其将来恐成类中。

人参再造丸半粒，每日食前服，勿间断。

章右　九月十日

病后泄泻历久不愈，泄时须在早起，是肾泄也。有内风，将来恐有筋脉不仁等患，现尚无妨。

木香一钱　芡实三钱　炒故纸六分　扁衣三钱　云苓三钱　天麻三钱　人参须一钱　灶心土一两

高左　九月十三日

湿痰甚盛，兼有内风，故寻常药不效。须防中风。

竹沥一两　胆星一钱　炒车前三钱　天麻三钱　赤猪苓各三钱　回天丸半粒　秦艽一钱五分　独活六分

---

① 眴（shùn 顺）：眨眼。

姚左　十月十二日

前曾患中风，现在颇见湿痰凝结症象。气候太燥，宜清肝胆。

滁菊二钱　天麻三钱　独活八分　炒防风八分　钩尖三钱　蒺藜三钱　赤芍一钱五分　归身三钱　大生地四钱　回天丸一粒

任右　十月十三日

面部微觉麻木，头痛甚，舌中心有黑苔。风湿胆火为患，当苦降。

秦艽一钱五分　防风八分　蒺藜三钱　胆草二分　天麻三钱　独活六分　归身三钱　西洋参一钱　枳实一钱　竹茹一钱五分

二诊　十月二十二日

头痛如劈，颜额及手均冷，舌中心苔黑，四围润而中间焦干，呕逆不已，动作即吐，神色甚劣。本是风湿胆火为患，今更迫而上行，体虚恐其不任。

赤芍一钱五分　川连二分　钩尖三钱　橘皮一钱五分　怀膝一钱五分　滁菊一钱五分　鲜生地三钱　桑芽三钱　枳实八分　竹茹一钱五分　佛手一钱

孙右　十月十三日

肝旺血少却无风象，亦不见虚象。惟就病症测之，则二者均有，殆是内风之最轻者。

滁菊二钱　钩尖三钱　绵仲三钱　蒺藜三钱　桑芽三钱　归身三钱　赤芍一钱五分　防风八分　炙芪一钱五分　虎骨三钱，炙

二诊　十月十五日

颊车不利，确是风病。胆火不潜，不能温补。

滁菊一钱五分　桑芽三钱　蒺藜三钱　秦艽一钱五分　钩尖三钱　川连三分　防风六分　独活五分　炙草五分　归身三钱　天麻三钱　赤芍一钱五分　元参八分

李左　十月十三日

遍身麻，腿酸，左脉硬。肾亏精不足，血亦虚，因而有风意，当虚实兼顾。

归身三钱　秦艽一钱五分　炒绵仲三钱　菟丝子三钱　枸杞三钱　大生地三钱　天麻三钱　蒺藜三钱　回天丸半粒，药化服

二诊　十月十六日

腰腿酸痛，脉嫌不藏。风虽除，血未复，肾亏亦依然，此当渐瘥。

天冬三钱　菟丝子三钱　杭菊一钱五分　天麻三钱　绵仲三钱　归身三钱　赤芍一钱五分　大生地三钱　苁蓉三钱　蒺藜三钱

庄左　十月十四日

淋浊药后已瘥减，脉微滑，舌有腻苔。前药尚不误，须忌腥辣及慎房室。

草薢一钱五分　猪苓三钱　车前三钱　炙草六分　泽泻八分　梗通八分　归身三钱　琥珀四分，研丸吞　枳实八分　楂炭三钱　腹皮三钱

二诊　十月十九日

溲浊不清，面有风色，溺时不痛。仍当通之。

草薢一钱五分　蒺藜三钱　琥珀五分，研丸吞　炒车前三钱　天麻三钱　泽泻八分　梗通八分　石韦一钱五分　生草五分　炒白芍一钱五分

沈右　十月十四日

肝胆为病，兼有风意。

钩尖三钱　天麻三钱　茯神三钱　独活六分　制香附三钱　虎骨三钱　西洋参一钱五分　回天丸一粒

李左　十月十七日

脉滑而动，口眼瞤动，舌亦微蹇。此须防中风，伤风咳嗽乃细事。

炒荆防各八分　天麻三钱　赤芍三钱　胆星一钱五分　蒺藜三钱　独活八分　竹沥一两　生姜二滴　归身三钱　象贝三钱　杏仁三钱　大生地三钱　回天丸一粒

二诊　十月十八日

旧有内风，现患咳嗽气急，脉滑动，舌光。气候太燥，因感风而咳，肺复不任

燥气，故咳剧；肺系紧，体气渐弱，故气急。

象贝三钱　炙苏子三钱　麦冬三钱，炙炒乌药一钱　杏仁三钱　炙款冬一钱　炙紫菀一钱　橘白络各三钱　炒防风八分　蒺藜三钱　钩尖三钱

梁左　十月十七日

喉症已久，屡治不愈，舌润，喉间多沫，音哑，自汗。诸恙恐与内风有关系，拟略参风药。

防己三钱　蒺藜三钱　川象贝各三钱归身三钱　炒牛蒡三钱　天麻三钱　杏仁三钱　赤芍一钱五分　桔梗六分　槟榔三分

二诊　十月十九日

色脉略瘥，白沫仍多，音仍哑。病虽减，原因不明了，致用药不能中肯，惟不敢强不知以为知。

炒牛蒡三钱　炙僵蚕一钱五分　煨天麻三钱　归身三钱　川贝三钱　蝉衣八分，去足马勃八分　橘皮一钱五分　独活六分

三诊　十月二十六日

音哑，喉多黏涎，喉头后壁白腐浮起。用普济消毒饮则效，他药即不效，然病实非喉症，虽效，非其治，故不能愈。

人中白八分，入煎　蒺藜三钱　独活八分赤芍三钱　防风六分　天麻三钱　归身三钱蝎尾二分，研冲　犀黄半分，研冲　射干四分猺桂一分　川连二分，同研丸，冲

彭左　十月十八日

舌有湿象，血分不清，肾亏肾热，间接而病肺胃，其腰酸胫硬是肾亏证据，爪疥乃血不清证据，且神气亦不爽慧。病属内风，用药得法，尚须三五月调理，绝非轻证。

天麻三钱　归身三钱　枳实八分　人参须一钱　蒺藜三钱　炙草六分　竹茹一钱五分回天再造丸一粒，四分之一化服

卢左　十月十八日

咳嗽吐血已第二次发，血分不清，此因湿毒上犯所致，其先曾患湿病。

防己八分　象贝三钱　桑皮一钱　炒荆防各五分　苡仁三钱　杏仁三钱　茜根炭三钱炙草六分　炙苏子三钱

二诊　十月二十七日

吐血容易伤风，皆因湿毒上犯之故。病与寻常血证不同，止血宜兼除内风，清血分。

茜根炭一钱五分　炒防风六分　归身三钱　侧柏炭一钱　煨天麻三钱　象贝三钱细生地三钱　蒺藜三钱　藕节三个　地榆炭一钱　杏仁三钱

董右　十月十八日

色脉均佳，舌苔抽心，是有肝胃病，其经不调与此有关。又经行淋漓不净，因有风，故常发。是但补当非十全之道，宜参用风药。

制香附三钱　天麻三钱　归身三钱　细生地三钱　蒺藜三钱　川芎六分　槐花三钱左金丸四分，入煎　炒绵仲三钱　炒防风六分炒荆芥六分　川断三钱

杨右　十月二十四日

肝胆旺，神经敏，艰于成寐，手掌热，耳鸣，咽干，肢麻，当从风治。

天麻三钱　独活六分　归身三钱　秦艽一钱五分　蒺藜三钱　鲜生地三钱　人参须另煎，八分　蝎尾二分，炙，研冲

彭左　十月二十五日

脉虚，肾热湿重风胜，肺肾并病，血分不清，神气不甚爽慧，因血少神经亦受影响。当煎丸并进，标本兼治。

归身三钱　麦冬三钱　天麻三钱　绵仲三钱　天冬三钱　蒺藜三钱　炙草六分　草薢一钱五分　枸杞三钱　制香附三钱　回天再造丸一粒四分之一，化服

二诊　十月二十六日

面浮，脚肿，是脏气大虚所致，脉亦

虚。虚而肿，本非细事，惟舌色则湿象已化，此亦差强人意之一节。

高丽参一钱　蒺藜三钱　菟丝子三钱　天冬三钱　姜半夏一钱五分　炒绵仲三钱　钩尖三钱　滁菊一钱五分

三诊　十二月一日

脉虚甚而数，面浮，脚肿，神气甚劣，病殊危险。其内风因虚甚已不及治疗，勉强维持，能过春分方有希望。

天麦冬各三钱　川贝三钱　五味子三分　人参须一钱，另煎　橘络一钱五分　龟龄集二分

四诊　十二月六日

病有转机，照例肺肾并亏，更有内风而见面浮脚肿，是不治之候。有此现状，大是幸事。

天麦冬各三钱　人参须一钱，另煎　川贝三钱　五味子三分　杏仁三钱　橘络一钱五分　归身三钱　草薢一钱五分　龟龄集二分

五诊　十二月九日

脉气不宽，有歇止，舌略萎，肿未全除，形神不足，虚甚。

天麦冬各三钱　杏仁三钱　炙草六分　人参须一钱，另煎　炙桑皮一钱五分　蒺藜三钱　归身三钱　川象贝各三钱　橘皮一钱五分　龟龄集二分　陈阿胶一钱五分，蛤粉炒

六诊　十二月十五日

脉气不宽，微而无胃气，照此脉象，肿退尚须时。

高丽参六分　炒乌药一钱　杏仁三钱　川象贝各三钱　菟丝子三钱　蒺藜一钱五分　炒绵仲三钱　天冬三钱　龟龄集二分

俞左　十月二十六日

手脚不便，酸痛，舌本强，微不仁，乃内风。高年有此，并不足为患。其酸痛因血行缓，老废成分沉淀溪谷所致。

天麻三钱　秦艽一钱五分　归身三钱　独活一钱　防风八分　蒺藜三钱　钩尖三钱

赤白苓各一钱五分　细生地三钱　人参再造丸一粒，药化服

俞右　十月二十六日

初耳内起核溃脓，旋胸膈、腋下次第起核溃脓。此属腺病，与瘰疬同病。病关本元，虚为主，亦为风，当是先天证。

炙芪二钱　桂枝三分　白芍三钱　大生地四钱　炒绵仲三钱　菟丝子三钱　枸杞三钱　天麻三钱　独活七分　制香附三钱　归身三钱　龟龄集二分

刘左　十月二十六日

吐血年余，近两年来已止。头昏，阙庭间筋脉瞤动，从湿火治。

滁菊二钱　蒺藜三钱　赤芍一钱五分　泽泻八分　钩尖三钱　天麻三钱　丹皮一钱　绵仲三钱　归身三钱

二诊　十月二十八日

面色甚劣，阙庭间筋脉瞤动。湿毒直入神经系，方有此现象，较之寻常风湿尤险恶。

钩尖三钱　蒺藜三钱　橘皮二钱　大生地四钱　天麻三钱　赤芍三钱　归身三钱　姜夏一钱　天冬三钱

三诊　十一月二日

脉甚缓和，面部亦较有血色，是大佳象，阙庭间仍跳动，当更降之。

赤芍三钱　独活六分　细生地三钱　天冬三钱　天麻三钱　归身三钱　蒺藜三钱　赤猪苓各三钱　钩尖三钱　竹茹一钱五分　防风六分　炒绵仲三钱

四诊　十一月八日

风胜而在神经系，因之血不足，复不能养息，确是难事。

天麻三钱　蒺藜三钱　归身三钱　炙乳香三分　大生地三钱　独活六分　炒防风六分

五诊　十一月十一日

脚痛，痛时经络抽掣，面色较前为

佳，仍劣甚。

天麻三钱　枸杞三钱　秦艽一钱五分
独活六分　炒绵仲三钱　炙乳香六分　蒺藜
三钱　钗斛三钱　人参再造丸半粒

周左　十一月三日（膏方）

体盛脉滑，前此患舌强语塞，现略
瘥。当祛风化痰，培养元气。

天麻二两　归身三两　菟丝子二两　蒺
藜二两　白芍二两　苁蓉二两　赤芍一两
生地四两　怀药三两　秦艽二两　熟地四两
姜夏一两　独活一两　绵仲二两　龙眼肉八
两　防风八钱　枸杞二两

上药煎为膏。

邓右　十一月五日

有内风，故肺弱不胜，冷空气压迫，
故天寒必咳。其心悸则因拂逆而得。

炙款冬一钱　川象贝各三钱　天麻三钱
钩尖三钱　杏仁三钱　防风六分　茯神三钱
蒺藜三钱

二诊　十一月八日

脉气不宽，肾虚内风颇觉瘥减，药甚
效。骨楚，头眩，夜咳，仍是湿火为患。

淡芩一钱　车前三钱　赤芍三钱　防风
六分　细生地三钱　杏仁三钱　象贝三钱
蒺藜三钱　归身三钱　茯神三钱　钩尖三钱
滁菊一钱五分　秦艽一钱五分　丝瓜络一钱

三诊　十一月十二日

面色稍好而头眩，当是风病，稍复
杂，故前方不效。

杏仁三钱　橘红一钱五分　天冬三钱
滁菊一钱五分　川贝三钱　炙紫菀一钱　生
草六分　秦艽一钱五分　川连三分　琥珀四分

四诊　十一月十九日

面上风象大退，惟服药后脘闷、头
痛，现苦痰多咳剧。此病虽略瘥，根未
除，将来仍须常伤风。

象川贝各三钱　苡仁三钱　杏仁三钱
炙苏子三钱　炙桑皮一钱　泽泻八分　橘红

一钱五分　炙款冬一钱

张左　十一月七日

反胃为格证，尚不难治。有内风，当
然较难，尤劣者，在尺脉不伏。照例胃
逆，当寸盛，今脉证相反，故知必喘，此
关本元，不易愈。

川连三分　枳实一钱　绵仲三钱　蛤蚧
尾四分，炙、研　姜夏一钱　竹茹一钱五分
橘皮一钱五分　归身三钱

二诊　十一月十日

呕吐已止，尺脉仍不伏，且腹胀盗
汗。肾亏已甚，现在尚未能治本元病。

桂枝三分，泡　姜夏一钱　枳实八分
川贝三钱　川连三分　炙草六分　竹茹一钱五
分　白芍一钱五分　牡蛎三钱　秦艽一钱五分

三诊　十一月十二日

背酸，尺脉不伏，肌肉瞤动，是最重
证。食胀，盗汗，则因肾病及内风而有。

天麻三钱　秦艽一钱五分　防风八分
菟丝子三钱　蒺藜三钱　独活六分　炒绵仲
三钱　泽泻八分　牡蛎三钱　白芍一钱五分
浮小麦五钱　橘皮一钱五分　归身三钱　大
生地三钱

四诊　十一月十六日

诸恙悉瘥减，尺脉仍不伏。面上风色
亦未见退。为途尚远，不过已有办法，迟
早总可愈。

天麻三钱　秦艽一钱五分　天冬三钱
杏仁三钱　蒺藜三钱　独活六分　大生地三
钱　川象贝各三钱　橘红一钱五分　生白芍三
钱　浮小麦三钱　炒绵仲三钱　菟丝子三钱

张右　十一月八日

肝郁奇深，更有内风，又患癫痫，病
实太重。

制香附三钱　蒺藜三钱　归身三钱　茯
神三钱　独活六分　赤芍一钱五分　天麻三钱
防风六分　炙草六分

二诊　十一月十日

脉细迟，面有风色，脘痛腹痛，溺少便血，多黄带。头绪太多，为途甚远。

钩尖三钱　蒺藜三钱　车前一钱五分　炒荆芥五分　滁菊一钱五分　天麻三钱　炒槐米三钱　瓜蒌霜一钱　杏仁三钱　琥珀四分　象川贝各三钱

周左　十一月四日

病属湿热上行，本是可以渐愈之证，但规矩权衡不合，是已及纤维神经，中风之险即在目前。

天麻三钱　蒺藜三钱　炒防风八分　独活六分　生地四钱　胆草二分　回天丸一粒　归身三钱

另服莛薪丹，每日二次，每次一分。

二诊　十一月十九日

风胜不受补，大是难事，感觉神经钝麻，离中风不远，奈何。

虎骨三钱，炙　天麻三钱　独活八分　防风八分　回天丸一粒　归身三钱　大生地四钱

庞右　十一月十四日

面色黄是因失血，黄中带黑是因有内风，曾经多年咳嗽，多年黄带。现在骨楚，呕吐，嗅觉与食物相忤，病殊深。

蒺藜三钱　独活六分　归身三钱　大生地三钱　天麻三钱　佐金丸四分　回天丸一粒　橘皮一钱五分　秦艽一钱五分

二诊　十一月二十二日

内风甚盛，血分不清而胃甚热。

川连三分　独活六分　归身三钱　丹皮一钱　鲜生地三钱　天麻三钱　炙草六分　桑枝三钱　回天丸一粒

加服莛薪丹，每日一分。

三诊　十一月二十五日

腰酸骨楚，心跳特甚，脉起落不宽，舌色较上次诊时为佳，闷甚。此心跳及闷不易除，因是心肌神经为病。

朱茯神五钱　蒺藜三钱　川连三分　制

香附四钱　天麻三钱　炒防风六分　秦艽一钱五分　虎骨三钱　归身三钱　回天丸半粒

四诊　十一月二十八日

心跳虽较瘥，非根治，根治惟莛薪丹，但为时已稍嫌晚。病是风湿，脉虚年高，难冀十全。

朱茯神四钱　蒺藜三钱　独活六分　川连三分　防己一钱　天麻三钱　赤苓三钱　草薢三钱　归身四钱　秦艽一钱五分　炙草六分　回天丸半粒　西洋参一钱五分，另煎

五诊　十二月五日

色脉较前为静，舌色亦不坏，而胃呆不能食，自觉心跳，背脊痛，腰酸。以病理衡之，决是病退。年事高，病久又复杂，固当尔。

大生地四钱　蒺藜三钱　归身三钱　独活五分　朱茯神四钱　钩尖三钱　滁菊一钱五分　秦艽一钱五分　丝瓜络一钱五分　炒绵仲三钱　回天丸半粒

六诊　十二月九日

脉较软，面色较静，神经已变硬者，得重新弛缓之证，佳朕也。积风已久，血不清，疗此非仓猝间事。

蒺藜三钱　人参须一钱，另煎　姜夏一钱　秦艽一钱五分　独活八分　橘皮一钱五分　归身三钱　朱茯神三钱　回天丸半粒

邓左　十一月十五日

耳鸣是风，因有肾亏胆热关系，然风为主，所谓风，即神经钝麻也，是不可治。泄泻、腰酸是肾泄。舌色颇平正，脉亦调，贞疾延年，暂时无险。

绵仲三钱　枸杞三钱　天麻一钱五分　炙草六分　菟丝子三钱　滁菊一钱五分　蒺藜一钱五分　炒故纸四分

许先生　十一月二十日（膏方）

面色不甚华，体盛肾亏。手足有时痉挛，是风信也，防中。

天麻一两　绵仲一两　云苓一两　归身

一两半　蒺藜一两　菟丝子一两　车前八钱　炙芪二两　钩尖一两半　枸杞一两　防风五钱　苁蓉一两　独活五钱　萸肉四钱　制香附一两　泽泻四钱　潞党二两　姜夏一两　桑枝二两　大生地三两　天冬一两半

冰糖酌加。

戴先生　十一月二十三日

有脑漏不见风色，色脉均佳，而又寒热。寒热当是感冒，脑漏仍须从内风治。

炒荆防各七分　赤芍一钱五分　辛夷六分　竹茹一钱五分　藁本四分　炙草六分

二诊　十一月二十五日

鼻中有息肉，菹薪丹尤其是对证之药，其形寒、骨楚均与内风有关。

胆草二分　赤芍一钱五分　细生地三钱　天麻三钱　辛夷六分　枯芩八分　蒺藜三钱　炙僵蚕一钱　炙草六分　归身三钱　秦艽一钱五分

另：菹薪丹，每日服两次，每次服一分。

高老　十一月二十三日

旧有风病，现在尚算无恙；其迷睡是神衰，乃完全高年关系。当补，不可勉强峻补；寐中惊悸仍是风病见症，最好美味养阴。

天麻三钱　归身三钱　赤芍一钱五分　滁菊一钱五分　蒺藜三钱　独活四分　鲜生地四分　钩尖三钱　防风四分　虎骨三钱，炙　回天丸半粒　西洋参一钱五分，另煎

刘左　十一月二十七日

面有风色，脉少胃气，虚在肾。然肾有病不能补，补亦不效，拟补肺，略参风药，或当是斡旋之法。

天麦冬各三钱　杏仁三钱　大生地三钱　白芍一钱五分　知母一钱　归身三钱　川贝三钱　焦於术一钱　陈阿胶蒲黄炒，一钱五分

菹薪丹，每日服二次，每次一分。

二诊　十二月二日

面色甚劣，服徙薪丹则脚痛，现在粪后见红。虽脚痛，仍当服丹，因病根确是内风。

归身三钱　天麻三钱　炒槐米三钱　炙草六分　蒺藜三钱　细生地三钱

徙薪丹每日二次，每次一分。

三诊　十二月六日

面色未转，脉则较好。内风甚确，不宜更张，头眩可略补。

细生地三钱　炒槐米三钱　赤芍一钱五分　胆草二分　归身三钱　蒺藜三钱　西洋参一钱五分，另煎

四诊　十二月九日

脉尚好，夜有盗汗，多走气急，皆虚证。舌苔、面色均有内风证象。

炒防风八分　牡蛎三钱　归身三钱　蒺藜三钱　炒白芍一钱五分　炙草六分　细生地三钱

俞右　十二月五日

面有风色，伤风细事，内风为重。

炒荆防各一钱　杏仁三钱　橘红一钱五分　云苓三钱　象贝三钱　桑叶三钱　炙草六分

另服徙薪丹。

二诊　十二月十六日

风甚盛，未见效者，因药未及觳，抑咳非纯粹伤风，咳瘥即是药效。

橘红一钱五分　蒺藜三钱　炒车前三钱　象贝三钱　归身三钱　炒绵仲三钱　杏仁三钱　炒防风八分　琥珀四分，研吞

另服徙薪丹。

三诊　一月九日

风色退，脉亦平，尚咳，阙庭痛，间痛①，病较前为佳。

炙紫菀一钱　杏仁三钱　车前三钱　防风六分　桑叶三钱　绵仲三钱，炒　象川贝各三钱　元参一钱

――――――――――

① 间痛：此2字疑讹。

四诊 一月二十日

饮食无味，是风。其余皆细事。

元参一钱 象贝三钱 天麻三钱 佛手一钱五分 大生地三钱 杏仁三钱 独活六分 归身三钱 知母一钱 川连三分 车前三钱 制香附三钱

周右 十二月五日

面有风色，多带腰酸。病颇不廉，其伤风骨楚皆属脏气不衡，假使不根治，直无愈时。

四制香附三钱 淡芩八分 炙草六分 秦艽一钱五分 归身三钱 佐金丸四分 炒荆防各六分 细生地三钱

另服徙薪丹。

二诊 十二月九日

面上风色未除，药力尚未及彀，故腰酸黄带依然，其心跳与此有间接关系。

归身三钱 秦艽一钱五分 佐金丸四分 炙草六分 茯神三钱 蒺藜三钱 制香附三钱 橘络一钱五分 佛手一钱

周先生 十二月九日

旧患风湿，表不固则容易外感，湿火犯肺，其咳仍剧。

炒防风八分 象贝三钱 橘红一钱五分 炙苏子六分 蒺藜三钱 杏仁三钱 秦艽一钱五分 炙草六分 归身三钱 桑叶三钱

徙薪丹，早晚各服一分。

二诊 十二月十二日

阴阳不相顺接，则虽盛夏汗出仍肤冷。所以古人说，厥阴从风化，而愚定此种病为内风。

象贝三钱 蒺藜三钱 归身三钱 秦艽一钱五分 杏仁三钱 赤芍一钱五分 胆草二分 炙苏子三钱

徙薪丹，早晚各服一分。

陈左 十二月十一日

吐血，虽色紫却多，前曾患衄，面疱，嗜饮，脉稍衡硬。量情形血可止，然

恐有大病在后。

茜根炭三钱 地榆炭一钱 桑枝三钱 蒺藜三钱 小蓟炭一钱五分 丹皮一钱五分 赤芍一钱五分 炒荆芥四分 童便一杯，冲

二诊 十二月十三日

肾亏湿盛，湿火犯肺则咳，入少阳则衄。

大生地四钱 茜根炭三钱 秦艽一钱五分 滁菊二钱 胆草二分 小蓟炭一钱五分 钩尖四钱 蒺藜三钱 炒防风八分

三诊 十二月十六日

痰多而咳，衄则已止。内风奇重，当另用丹药疗治。

杏仁三钱 蒺藜三钱 赤芍一钱五分 车前三钱 橘红一钱五分 防风六分 赤苓三钱 桑枝三钱 丹皮一钱五分 大生地三钱 佛手一钱

徙薪丹，早晚各一分。

余左 十二月十八日

脉数，舌质绛，苔灰黑而剥，寒热，咳嗽。病属疟病，原却是内风。

象川贝各三钱 归身三钱 炙草六分 枳实一钱 杏仁三钱 常山一钱 赤苓三钱

徙薪丹，早晚各一分。

二诊 十二月二十日

湿火犯肺而咳，苔剥，食后胀，是脾虚不健运。

苡仁四钱 象贝三钱 炙草六分 赤芍一钱五分 川贝三钱 江西子一钱，土炒 赤苓三钱 杏仁三钱 秦艽一钱五分 归身三钱

黄先生 一月四日

咳久不愈，面有风色，是湿火犯肺。已见吐血，是为病已深。

象川贝各三钱 炙紫菀一钱 苡仁三钱 杏仁三钱 炒乌药一钱 炙草六分 炙苏子三钱 橘络一钱五分 云苓三钱

须右 一月六日

面有风色，脉有歇止，舌糙而不匀，

在上见偏头痛，在下见腰膝酸痛，食物无味，夜不酣寐。内风已深，脏气均乱，难治。

天麻三钱　秦艽一钱五分　钩斛三钱　炒车前三钱　蒺藜三钱　独活六分　大生地四钱　炙苏子三钱　炒防风一钱　归身三钱　杏仁三钱　回天丸半粒

改方　一月八日

原方去天麻、蒺藜、秦艽、独活、回天丸。

另开方：

绵仲三钱　菟丝子三钱　枸杞三钱　草薢一钱　潞党一钱　天冬三钱　归身三钱　橘皮一钱五分

另用桂枝、艾叶各五钱，乳香一钱半研末，布包缚酸处。

任右　一月六日

左目肿，久不退，面有风色，舌老黄，大便不行。内热奇重，此有后患，亟泻之。

胆草四分　赤苓三钱　木通八分　川连三分　炒车前三钱　郁李仁三钱　赤芍三钱　蒺藜三钱　麻仁三钱　蔗浆一杯

陈左　一月七日

内风酝酿已深，便闭，胃呆，感觉必多不仁，且必有死肌不知痛痒之处。本可用大药攻之，惟既有痔，则本元已亏，轻药复难于奏效，难治。

天麻三钱　归身三钱　柿霜一钱，后下　蒺藜三钱　麻仁三钱　百合三钱　赤芍二钱　郁李仁三钱

张右　一月九日

血不清，肢麻，是已延及感觉神经，此即是风病大证也。此病伏根于平时，发作于春日。

天麻三钱　独活六分　赤芍三钱　蒺藜三钱　归身三钱　秦艽一钱五分　炒防风八分　大生地五钱　炒车前三钱　泽泻八分　草薢

一钱五分　回天丸半粒，药化服

徙薪丹，每早晚各一分。

二诊　一月十二日

血不清，治须以渐，仓猝不能见大效。泄泻当是感寒，但此病略泻亦不妨，舌色稍嫌糙，须兼顾阴分。

归身三钱　草薢三钱　芡实三钱　绵仲三钱　车前三钱　滁菊一钱五分　泽泻一钱　川连三分　蒺藜三钱　天麻三钱

三诊　一月十五日

舌色好，脉不甚宽，面麻。仍是内风为患，不过怒则肝胆上逆，湿邪缘之而上，不宜。

炒防风八分　赤芍一钱五分　泽泻一钱　蒺藜三钱　归身三钱　滁菊一钱五分　天麻三钱　丹皮一钱　制香附三钱

杭佣　一月十日

脉尚可，面色太黄，右手三指发麻，是风信。

归身三钱　独活八分　木瓜三钱　丝瓜络一钱五分　橘络一钱五分　防己一钱　回天丸半粒

汪右　一月十一日

湿毒发于头部，迫之下行则为道太远，然无法令清，宜常服徙薪丹。

徙薪丹，每日早晚各二分，开水下。

杨右　一月十一日

面有风色，经不行，多带，腰酸胸闷，脉气不宽。病已久，难治。音哑乃腺病，仓猝难愈。

细生地三钱　制香附三钱　炒绵仲三钱　归身三钱　茯神三钱　金铃肉四分，炒　钩斛一钱五分　草薢一钱　车前一钱五分　琥珀四分，研

姚右　一月十六日

肝虚血不足，舌强，骨楚，手不能举，艰于成寐，肌肤间如有针刺。当补血以熄风。

大生地三钱　归身三钱　天麻三钱　熟地三钱　炒白芍一钱五分　砂仁八分　天麦冬各三钱　钩尖三钱　佛手一钱五分　佐金丸四分，入煎　回天丸半粒

陈右　一月十八日

耳鸣，心跳。肝胆为病，亦是内风，将来当聋。

滁菊一钱五分　蒺藜三钱　归身三钱　赤芍一钱五分　茯神辰砂拌，三钱　潞党一钱　钩尖三钱　炙草六分　绵仲三钱　当归龙荟丸三分

二诊　一月二十七日

耳鸣，头响。肝阳不潜，并有内风，绝非肾亏。

赤芍一钱五分　天麻二钱　炒绵仲三钱　蒺藜三钱　归身三钱　胆草二分　西洋参一钱五分

顾右　一月十九日

脉虚，宜乎腰酸眼花，喉间若梗，骨楚。皆徒薪丹症，腹痛是肝气。

制香附三钱　绵仲三钱　秦艽一钱五分　茯神三钱　炒车前三钱　木香一钱　归身三钱　草薢一钱五分　枸杞三钱

徒薪丹，每早晚各一分。

伍右　一月十九日

风块细事，用泻药不中病，泻后又用蚕沙外洗，均非法。小病误治，均成大病。

荆防各八分　连翘三钱　薄荷一钱　秦艽一钱五分　赤芍一钱五分　炙草六分

二诊　一月二十四日

风块本细事，其病源是血中风热，能向外达本佳，若逼之向里即有生命之险。

艾叶四分　蒺藜三钱　连翘二钱　赤芍一钱五分　炙草六分　天麻三钱　炒荆防各八分　归身三钱

董右　二月十八日

脉缓软如无病人，此因心房不病之故。神气面色则甚劣，手足瘛疭颇剧，云已十余日，前此尚不觉。今则持脉之顷觉其遍身虚颤，此属脑，有昏厥之虞。其面色直是规矩权衡不合，恐嗣后竟见手足反掉，则不可救药，须先事预防。惟能否避免，实无把握。所以然之故，病人旧有内风，今之见此症，其来源甚远也。

人参五分　川连三钱　制香附一钱五分　逍遥丸三钱，入煎　川楝肉五分，炒　细生地三钱　当归龙荟丸三分，吞

另用：厚朴三分，青陈皮各一钱，姜夏一钱五分，活贯众一钱，两剂将一剂，用猪肝三两许，一块同煎煮数十百沸，取猪肝出。另一剂研末筛过，和猪肝捣烂，棉裹纳阴中，每日换两次。

董左　九月二日

浑身痛，不能食，脘部、腹部及肌肉皆痛，节骱不痛，肌肤甲错，爪下无血色，手颤。是中风，非内伤。

蒺藜三钱　天麻三钱　归身三钱　姜夏一钱　钩尖三钱　人参须一钱五分，另煎　回天再造丸半粒

二诊　九月四日

皮肤干枯，血色都变，是风病之重者。口燥乃燥药为之。贫血，风则愈炽。

归身三钱　白芍一钱五分　炙草六分　潞党一钱五分　大生地四钱　蒺藜三钱　橘皮一钱五分　炙苏子三钱　回天丸半粒

徐老　九月十二日

唇吻指头均瞤动，内风甚炽。高年精枯血少，乃病渐深之原因，难治。最好美味将养，摒除各种难消化物。

炒荆防各七分　蒺藜三钱　归身一钱五分　大生地五钱　天麻三钱　独活七分　杏仁三钱　竹沥一两　桑枝三钱　炙草六分

江老　十月二十四日

半身不遂已三年，左手拘挛太甚，当不能复元，脚尚杖而能行。虽高年，服药

得法，可冀恢复。忌温补及升性之药，故鹿茸不可吃。参虽能服，是副药，非主药。

天麻三钱　大生地三钱　秦艽一钱五分　回天丸一粒　蒺藜三钱　蝎尾二分，炙　胆草八分　独活八分　归身三钱　虎胫骨三钱，炙

顾右　十一月二十四日

舌咽神经受病，是亦中风，其来源是痰火肝气。

胆草八分　胆星二钱　归身四钱　天麻三钱　竹沥二两　姜汁五滴　青陈皮各一钱　赤芍三钱　独活一钱　秦艽一钱五分　炒防风八分　蒺藜三钱　大生地四钱　回天丸一粒

二诊　十一月二十六日

舌咽神经受病，尚能言语，饮食、痰涎亦勉强能自制。病来甚剧，腺体已坏，却难治。

胆星一钱五分　天麻三钱　独活六分　青陈皮各一钱　竹沥一两，冲　蒺藜三钱　木香一钱五分　秦艽一钱五分　蝎尾二分，炙　人参须一钱五分　焦白术一钱　回天丸一粒

三诊　十一月二十八日

舌咽神经坏，其目珠转动不灵活，是滑车神经亦坏。肤冷，血不能运，为祸不远矣。此病难治，因药不见效。

胆草三分　天麻三钱　炒防风一钱　蝎尾二分，炙　独活一钱　蒺藜三钱　秦艽一钱五分　归身四钱　回天丸一粒

沈右　十二月六日

产后昏迷，目不能瞬，舌缩，呼吸不能自还，脉洪。病已一候以上，此从难产起，血菀于上，神经起变化，因失知觉，西医所诊断与鄙见悉同。候色脉，病人旧有内风，血分不清，此即难产之所由来，亦即西医所谓肾病，但此与现在治疗无关。现在抽血补以盐水。毕竟已郁于脑之

血不能下，且神经变硬者不复弛缓，则知识无由恢复。用苦降，倘体工能运药，可冀万一之效。

胆草四分　赤芍三钱　桃仁三钱　红花一钱五分　丹参一钱　人参须二钱　独活六分　蒺藜三钱　归身三钱

二诊　十二月七日

脉洪，较之昨日略多胃气，可以测知三五日内无事。两目皆斜，是脑病甚深之证，须加重药力。此病诚万险，但万一转机，只在二三日中。

乌犀尖四分　炙龟甲三钱　胆草四分　竹沥二两，姜汁，冲　蒺藜三钱　归身三钱　胆星一钱五分　独活一钱　人参须一钱五分　白芍一钱五分　桃仁三钱　赤芍一钱五分　安脑丸一粒

明日可用回天丸换安脑丸。

三诊　十二月九日

目光较前为活动，脉稍嫌忤指，痰多甚，呼吸为窒，当设法涤除。牙关紧亦须以药力开之。当然仍在危险之中，就希望方面说，可谓已过峰险。

胆草五分　蝎尾三分，炙　姜夏二钱　陈皮一钱五分　僵蚕二钱，炒　竹沥二两　姜汁六滴　胆星三钱　独活一钱　杏仁三钱　赤芍三钱　蒺藜三钱　炒防风一钱　归身四钱　桃仁三钱　人参须一钱　回天丸一粒

另用：皂角一寸去皮弦子炙，全蝎炙两枚，元寸①五厘，三味分研后合研至极细。每用少许，指蘸擦牙龈，其颊车当能自然开关。

四诊　十二月十日

今日无进步，推究原因，是无推陈致新作用之故，宜涤肠并宜改进粥汤。脉无变动，目光亦比较好些，汗太多。

煅龙齿三钱　胆草四分　姜夏一钱五分

---

① 元寸：麝香的别名。

独活八分　牡蛎三钱　归身四钱　炙龟甲三钱　蝎尾二分炙，研冲　蒺藜三钱　人参须八分，另煎　虎骨三钱，炙　炒白芍二钱　安脑丸一粒，化服　乌犀尖三分，先煎，冲

五诊　十二月十二日

凡脑病有一定危险期，过期便出险，在危险期中不可有顿挫。前日无进步，今日则不如前日甚远，舌缩、目斜、汗多均未减且加甚。是最可虑，恐竟无脱险希望。

大生地四钱　蒺藜三钱　杏仁三钱　独活一钱　竹沥一两，冲　赤白芍各一钱五分　蝎尾二分　川象贝各三钱　姜夏一钱五分　归身三钱　牡蛎三钱　人参须五分

六诊　十二月十六日

仍在险中，但危险已减少，知识虽略有，仍嫌太少，牙关亦尚紧。当令常有大便乃得，倘逐日得畅便，更三日当完全出险。

归身四钱　大生地五钱　天麻三钱　蝎尾三分　竹沥二两　独活一钱　蒺藜三钱　郁李仁三钱　胆星一钱五分　麻仁三钱　杏仁三钱　柏子仁三钱　安脑丸两粒　蒌仁三钱，去油　回天丸一粒

七诊　十二月十九日

今日脉好，神气亦较清，颇有希望。舌色亦无败象，或者立春能不加重，倘立春不加重，其病且日退。

茯神三钱　胆星一钱五分　归身三钱　胆草三分　炒乌药一钱　姜夏一钱五分　秦艽一钱五分　大生地四钱　炙苏子三钱　独活二钱　回天丸一粒

八诊　十二月二十四日

现脉象尚平正，目光亦尚活动，较之前次诊视时并不见坏，舌苔厚，大便行亦佳。危险期已过，搬动亦并未添病，只须静候开口，大约尚有半个月。

煨天麻三钱　生芪三钱　杏仁三钱　归身五钱　蒺藜三钱　炙乳没去油，各三分　姜夏一钱五分　郁李仁三钱　独活一钱　川贝三钱　秦艽一钱五分　胆草四分　大生地五钱　人参须一钱，另煎　橘红一钱五分　回天丸一粒　安脑丸一粒

此为一剂。每日挨匀时间，服完五剂后再诊。

九诊　十二月二十六日

昨日病情有变动，其最著者是两目皆大，右目较甚，眸子比较高起，脉虽不坏，然不如前此之洪，是脉亦小有变动，舌已能伸出，其苔太松浮，是胃亦有病。详此次之变，决然是立春节气关系，右目高是风胜。

虎骨三钱，炙　独活一钱　蝎尾二分，炙，研　西洋参二钱　天麻三钱　胆草五分　姜夏一钱五分　炙僵蚕一钱五分　滁菊一钱五分　白芍一钱五分　橘红一钱五分　郁李仁三钱　归身三钱　回天丸一粒

十诊　一月八日

舌苔厚，脉沉，面有火色，溲太少，脉微溢出寸口，额上有汗，亦转矢气。予潜阳通便利溲。

西洋参一钱　郁李仁三钱　柏子仁三钱　生石膏三钱　麻仁三钱　炙鳖甲三钱　滁菊三钱　胆草五分　安脑丸一粒　炒车前三钱　木通八分　牡蛎三钱

改方　一月十日

将八日原方去生石膏加鲜生地五钱，西洋参加五分为一钱五分。

十一诊　一月十六日

舌苔青黑，松厚如毡，臂上肌肤起粟，此两事纯属腺体变化不定，是凶相。汗腺起反应至于坏死，故肤糙，然表层既坏，里层却有新者续生，此由色脉推测知之。新陈代谢一度既毕则能言。但病实复杂，不止中风一症，开口之后能否复元，或是仅仅维持现状，及春分时有无危险，

现在尚难预言。

西洋参另煎，三钱　独活八分　虎骨炙，去髓，四钱　天麻三钱　秦艽一钱五分　白花蛇一分，炙，冲　鲜生地三钱　滁菊二钱　胆草五分　天冬三钱　炒车前三钱　归身四钱　炙鳖甲三钱　䗪虫一个，炙，入煎　回天丸一粒，药化服　全蝎三分，炙，去翅入煎　人参须一钱五分，另煎

十二诊　一月二十二日

肢凉，颜额亦凉，环唇隐青，脉沉微已甚，希望已等于零，所以致此之由，是不得尿之故。急则治标，姑勉强化痰。

橘红一钱五分　姜夏一钱五分　木通一钱　五味子四分　人参须一钱五分，另煎

胡右　一月十八日

产后十三日中风，今为第二十一日，右半身不遂，时见痉厥痰塞，目上视，人王部隐青色，厥时并见左手抽搐不止。病初起时先见头痛。是最重脑症，危险自不待言，发热则尤难治。

归身三钱　乌犀尖四分，先煎　秦艽二钱　安脑丸一粒　赤芍三钱　蒺藜三钱　胆草五分　独活一钱　蝎尾二分　姜夏二钱　回天丸一粒

二诊　一月十九日

神色较好，目光亦较正路，继续服药，厥可望其不再发，其不遂之半身能否复元尚未能断言。总之，须急起直追，迁延不得。

西洋参一钱五分　天麻三钱　蝎尾一分半，炙，研冲　制香附三钱　归身三钱　蒺藜三钱　胆草五分　茯神三钱　独活八分　大生地四钱　安脑丸一粒　回天丸一粒，药，化服　乌犀尖三分，研细，冲

三诊　一月二十二日

诸恙均见轻减，均未见净除，亦尚不能发言，牙关尚紧，脉则平正，舌色亦尚勉强，大便已行，能再行，其牙关紧

当除。

大生地五钱　天麻三钱　滁菊二钱　蝎尾二分，炙，研冲　归身三钱　天冬三钱　独活一钱　胆草六分　炒防风八分　蒺藜三钱　秦艽一钱五分　梗通八分　西洋参二钱，另煎　乌犀尖一分，研，冲　回天丸一粒，药化服

四诊　一月二十三日

脉舌尚平正，面色太呆，亦尚未能言语。而知识乍复，即与拂逆相值，大非所宜。

胆草一钱五分　犀角一钱　天麻三钱　蝎尾一钱，炙　秦艽一钱五分　元参三钱

上药研末，先分研筛过，再合研至极细。每用莲子羹匙①一匙，西洋参汤调服。每日夜约五次，每次隔三点钟。

另服回天丸一次，连上药五次，共六次十八点钟。

梁先生　一月十九日

右手五指不能随意动作，外无病，色脉均平正，夜寐右手及臂均不温暖。此其病源在脑，乃上肢神经之一侧受病，将来必逐渐加甚，至于两手皆不自然，则因运动神经有连带关系故也。神经本调节血行，右手之血不利，故冷。

天麻二钱　防风八分　虎掌骨三钱　归身三钱　独活六分　蒺藜二钱　回天丸半粒　胆草一分　片姜黄八分

另外治方：

羌独活各三钱　桂枝三钱　秦艽三钱　炙全蝎五个　防风二钱　公丁香一钱　艾叶三钱　炙僵蚕二钱

将上药研末，用布做手套将药末铺入，缚臂膊，用热水袋熨。

傅右　一月二十四日

始而酸楚在脚，继而发麻，旋手麻且抖，病来以渐，历久益甚，委实可怕。此

---

① 匙：此字疑衍。

是神经性痿证，其源在肝。

天麻三钱　独活八分　蒺藜三钱　归身五钱　炒防风八分　白芍一钱五分　虎骨四斤丸一钱五分

二诊　一月二十九日

神经痛，药后不甚效，色脉尚无他。病本不易治。

天麻三钱　独活六分　归身三钱　赤苓三钱　蒺藜三钱　防风六分　车前三钱　方通八分　白芍一钱五分　大生地四钱　茯神四钱　回天丸半粒，药化服

陈左　二月二日

手脚震颤先从一肢起，嗣延及四肢，今且全身振动，脉气不宽。细循症状，与寻常风病不同。

人参须一钱五分　独活一钱　大生地五钱　胆草四分　蒺藜三钱　蚤休四分　归身四钱

改方　二月三日

二日原方加：

天麻三钱　天冬三钱　菟丝子三钱　白芍一钱五分　绵仲三钱　五味子四分　真陈阿胶二钱

李左　十一月十二日

类中，舌謇不能言，右手不仁，有火色，唇焦液干。此少阳胆腑为从火化者，衡量症情，尚在可愈之列，忌放血。

鲜生地①　天麻三钱　竹沥二两，冲　独活一钱　归身三钱　秦艽一钱五分　滁菊一钱五分　回天丸一粒，化服　蝎尾二分，研末，冲，炙去毒

二诊　十一月十三日

脉洪大有力，血压太高，但不能言，溲少，大便不行，口臭，舌厚且白，神志尚清，然病情较昨为劣，得大便当有佳象。

滁菊六钱　郁李仁三钱　天麻三钱　竹沥二两，冲　枳实一钱　虎骨三钱，炙　麻仁

三钱　川连三分　鲜生地六钱　柏子仁三钱　钗斛三钱　梨汁冲，半杯

此药分六次，每次服隔一钟。

三诊　十一月十四日

今日脉较缓，亦较安适，尚不能言，亦尚无大便。下午若能维持现状，明后日可冀能发言，当以弛缓神经为先务。

乌犀尖二分，研冲　蝎尾一分，炙去毒　独活一钱　归身三钱　知母一钱　天麻三钱　虎骨三钱　钗斛三钱　鲜生地六钱

药分四次服，每次约隔两小时，仍用回天丸两粒。

四诊　十一月十五日

脉已缓软，热度亦净，神气颇好，右手能动，均佳。惟大便不行，其积不在肠，并非无积，舌腻口臭皆胃中有积证据。前方尚中肯，不必更动，连服三剂，当能发言。

鲜生地五钱　川贝三钱　天麻三钱　虎骨炙，三钱　知母一钱　梨汁一酒盅，冲　乌犀尖一分，磨冲　秦艽三钱　钗斛三钱　羌活四分　蝎尾一分，炙，研冲　枳实八分　回天丸一粒　当归龙荟丸二分，入煎

五诊　十一月十七日

色脉神气都好，惟舌苔甚厚，眠食无恙而不能发言。拟用调胃承气微荡之，其余理由详口说。

细生地三钱　天麻三钱　回天丸一粒，化服　钗斛三钱　乌犀尖一分，磨冲　独活一钱　虎骨三钱　枳实八分　竹茹三钱　腹皮三钱　归身三钱　生锦纹四分，开水泡，勿入煎

六诊　十一月十七日

神色较好，语言清楚，脉亦不硬，惟胸闷痰多，吐不甚爽，舌色微黄，胃中已热，温药可减。

瓜蒌霜一钱半　胆星一钱　独活一钱

① 鲜生地：此下剂量原脱。

竹沥二两，冲　归身三钱　姜半夏一钱半　天麻三钱　桑枝五钱　制附片五分　回天再造丸一粒

七诊　十一月十八日

舌苔未化，口仍臭，脉平正。昨日灌肠得粟粪不多，不为不适当，据舌色，宿积尚多。发热当是胜复，虽热并无危险。仍当用药攻下，不过不能过当，过分小心亦不是事。

秦艽一钱半　逍遥丸一钱，入煎　鲜生地四钱　麻仁丸一钱，入煎　独活一钱　钗石斛三钱　人参须另煎，冲，一钱半

八诊　十一月十九日

神气较好，脉按之却硬，此是大便不通之故。凡神经病腑气不通，风药往往不能取效；体气本虚，又恐不任攻下，以故药力不能过骤。论病情，危险时期已过。兹拟方备明日大便后之用，并兼治糖尿症。

滁菊二钱　知母一钱　生蛤壳一两，打　川贝三钱　钩尖三钱，后下　西洋参三钱，另煎　炒怀药三钱　秦艽一钱半　鲜生地五钱　独活一钱　钗斛三钱　回天丸一粒，化服

九诊　十一月二十一日

脉象神气都好，惟舌苔不甚平正。昨日灌肠之后，但头汗出，致竟夜不得安寐。检查十九号方，不致如此，或者灌肠不如前次适当。头汗为脏气虚，拟略补之。发言不能多，亦是虚。

珍珠母三钱　鲜生地四钱　钩尖三钱[1]，后下　茯苓神三钱　川贝三钱　秦艽三钱　蝎尾一分，炙，研冲　西洋参三钱，另煎　橘白络各一钱　归身三钱　回天丸一粒，化服　川椒五粒，去目炒，令汗

另服老山石斛，每日五分，用炭墼煨六个钟点。

改方　二十三日

二十一日方加虎胫骨三钱炙，钗斛三

钱，去川椒。

十诊　十一月二十四日

脉洪而数，口臭异常。其阳明经气与血本皆热化，又值天气恶热，是因热闷泛恶，无疑得辟瘟丹当佳，再与煎剂清热，或不致变动。

薄荷一钱，后下　知母一钱　姜半夏一钱五分　川连三分　竹叶一钱五分　鲜生地四钱　淡芩一钱　秦艽一钱半　防风八分，炒　辟瘟丹半分，研碎化服

十一诊　十一月二十八日

色脉神气都好，舌苔黄厚，胃肠仍有宿积，肺部却无疾，不气急，不汗出，均为出险症象。

川贝三钱　楂炭三钱　西洋参三钱，另煎，冲　丝瓜络五钱　羌独活各八分　枳实一钱　木瓜三钱　归身三钱　腹皮三钱　风斛三钱　天麻三钱　回天丸一粒　虎骨胶二钱，炖烊，后下　全蝎二分，去毒炙，研冲

十二诊　十一月二十九日

下午忽然形寒发抖，脉数而热度增高，胸脘异常不适。顷候色脉并无坏象，现在自觉头中不适，其不适处在巅顶，是因胃气上逆之故。何以忽然发抖，殊费推敲，就色脉论，知其无妨而已。

珍珠母三钱　瓜蒌霜一钱五分　蒺藜一钱五分　钩尖三钱，后下　白薇一钱　天麻一钱五分　细生地三钱　辟瘟丹磨冲，半粒　桑枝三钱　川贝三钱

十三诊　十一月三十日

今日神气脉象都好，舌苔未全化，较前为佳，寒热当不是疟。药力太骤，故见振栗，其实是瞑眩。右手较有力，未始非虎骨胶之功。为今之计，宁取稳着，取效以渐，庶不生枝节。

鲜生地三钱　独活八分　天麻三钱　回

---

① 三钱：原作"三七"，据文义改。

天丸半粒,化服　茯苓三钱　竹沥一两,冲
钗斛三钱　瓜蒌三钱　归身三钱　川贝三钱

十四诊　十二月四日

色脉平正,口臭,舌苔厚腻,胃中热
甚,致口干而头昏,此与气候太热有关。
病已无险,胃热必须清化。

生石膏三钱　秦艽一钱五分　淡竹叶三
钱　知母一钱　川贝三钱　钗斛三钱　归身
一钱　郁李仁三钱　薄荷一钱,后下　梨汁一
酒盅　回天丸一粒　西洋参一钱五分

十五诊　十二月七日

脉甚平正,神气亦较好,惟言语仍不
甚清楚,胃热则已减少,大便非涤肠不
下,可见内部热势仍盛。寒则洞泄,热则
便闭。

西洋参二钱,另煎　郁李仁二钱　秦艽
一钱五分　鲜生地四钱　钗斛三钱　麻仁三钱
枳实二钱　柏子仁三钱　天麻三钱　回天丸
一粒,化服

十六诊　十二月十五日

脉甚平正,手与腿酸痛,不但是病,
亦有气候关系。现在即无风病之人,亦多
患手脚痛者。面有风色,此最关紧要,非
使渐除不可。

鲜生地五钱　川贝三钱　丝瓜络五钱
木瓜三钱　梨汁一酒盅,冲　知母一钱　天麻
三钱　茯神三钱　虎骨三钱,炙　怀膝一钱五
分　炙乳香二分,去油　生石膏二钱　加料
回天丸半粒,化服　蝎尾炙,研冲,二分

十七诊　十二月二十日

色脉都好,面上风色亦除,仅手脚尚
痛。大分妥当,更二候可冀复元。

钗斛四钱　绵仲三钱,炒　川贝母四钱
天麻三钱　虎胫骨三钱,炙　西洋参一钱五分
知母一钱　丝瓜络一钱五分　加料回天丸半
粒,化服　当归龙荟丸三钱,吞　吉林参另煎,
一钱五分

得大便后去龙荟丸,人参减至八分。

十八诊

左手脉大,右脉缓软,尚不算坏。偏
右作痛,当是冬至节候关系。面色舌色均
甚正当,可以长方调理。

西洋参三钱,另煎　焦谷芽三钱　虎骨
四钱,炙　人参五分,另煎　赖橘红五分　钩
尖三钱　天麻三钱　桑枝一钱五分　钗斛三钱
回天丸一粒,化服

十九诊　神气脉象甚好,眠食均
佳,惟右手不能举,多动则痛。臂上肌肉
不削,可以复元。中风已告一段落,面上
风色亦除,继此可以日臻健全。

西洋参二钱,另煎　天冬三钱　天麻三钱
绵仲三钱　回天丸一粒,化服　归身三钱　玉
烛一钱　独活一钱　菟丝子三钱　虎骨三钱
细生地三钱　怀药三钱,炒　枸杞三钱　滁
菊二钱　钩尖三钱,后下　桑枝三钱　小活络
丹一粒,四分之一化服

神经病类

姚奶奶　三月三日

神经过敏,有时知觉全失。此是痫之
较轻者,极难治。

胆草二分　赤芍钱半　归身三钱　大生
地三钱　秦艽钱半　独活五分　蒺藜三钱
天麻三钱

另用:犀角粉三分,朱砂五分飞研,
蚤休二分,全蝎一分,分别研末,用猪心
一个洗净剖开,挖空入药末,蒸烂,捣数
千杵,泛丸。每服七粒。

徐左　一月十七日

气急,心悸,神色不甚安详。是神经
病,不在脑而在心。因受挫折而病,固当
病交感神经。

佐金丸四分,吞　细生地三钱　朱茯神
三钱　钩尖三钱　桑枝四钱　珍珠母三钱
至宝丹一粒三分之一　西洋参一钱

胡先生 二月五日

神气不爽慧，有时精神错乱。脉平正，病不在心房之故。大便不燥，则非燥证。脉滑亦非神经过敏症，病在大脑，却难治。

犀角四分 沉香二分 胆草五分 姜夏一钱 归身三钱 天冬三钱 麦冬三钱 蒺藜三钱 胆星二钱 大生地五钱

上药合丸，每早晚服五分，茯神一钱煎汤下。

王孩 二月十八日

色脉尚无他，厥不可常发，常发即成痫，须止之。

鲜生地三钱 滁菊二钱 钩尖三钱 川贝三钱 桑芽三钱 蒺藜三钱 杏仁三钱 赤芍一钱五分 归身三钱 回天丸半粒，药化服

毕先生 二月十八日

痫为诸种脑病中最不易治之症，因不但神经病，并关系本元。

赤芍一钱五分 胆草二分 归身三钱 大生地三钱 橘红一钱五分 胆星一钱 杏仁三钱

金先生 二月二十一日

手颤，指头凉，心跳头晕，气急。病在肝，若发热便成脑症，是有危险，不可忽视。然杂药乱投，险乃益甚。

独活八分 秦艽一钱五分 蒺藜三钱 钩尖三钱 炙草六分 赤芍一钱五分 淡芩八分 青陈皮各一钱

吕先生 三月二十二日

舌有垢苔，脉有歇止，头眩，心跳，脘闷泛恶，气促。病起于外感误补，迄今年余竟不得愈。按脉象是心肌神经病，所以气喘。以内部痉挛阅时已久成痼疾，无多把握。

乌犀尖一分半 郁李仁三钱 柏子仁二钱 人参须八分 蝎尾一分 胆草一分半

李奶奶 三月二十二日

血菀于上，心系急，故整日如有所急，乃神经为病。此病之大患在脑太健，决非痰迷。

钩尖三钱 赤芍一钱五分 天麻三钱 蒺藜三钱 细生地三钱 归身三钱 胆草三分 安脑丸一粒

二诊 三月二十三日

昨方尚无不合，但取效甚少。仍心慌，虽倦，焦急自若。当就原方增损多服，须以时日。

钗斛三钱 人参须一钱五分 胆草四分 归身三钱 制香附三钱 蒺藜三钱 天麻三钱 钩尖三钱 安脑丸一粒

沈先生 八月二十三日

目力甚劣，面色尤劣，粪燥。肝脾肾皆虚，而兼有几分脑病。此病甚，恐不易取效。

草决明三钱 绵仲三钱 菟丝子三钱 滁菊二钱 枸杞三钱 木香一钱 黄肉五分 蒺藜三钱 钩尖三钱 归身三钱

二诊 九月二日

药后无甚出入，脉仍虚，面色亦不转。种种见证似神经系病为主症，果尔，却是痼疾难治。

草决明三钱 蒺藜三钱 天麻三钱 绵仲三钱 菟丝子三钱 枸杞三钱 黄肉五分 泽泻七分 怀山药三钱

三诊 九月九日

照前方服二十剂。

恽左 八月二十八日

一言再三说谓之郑声，虚故也。目光异常，肌肉锐瘠，夜不能寐，小溲多而色粉红，两脚不良于行，且举止不安详，仿佛坐立无一而可，谓为心慌诚然。然脉歇止甚少，视寻常心肌神经病，其重倍蓰，委实形神已离，冬至可虑。

人参须一钱 天麦冬各三钱 元参一钱

逍遥丸一钱　生熟地各三钱　归身三钱　枣仁三钱　珍珠母三钱　煅龙齿三钱　茯神三钱

另：川连、犀角、猺桂各一分，研丸吞。

萧先生　八月二十四日

目光神色稍有异征，不能寐。因恐怖起，舌干且黄，并见头痛、骨楚、寒热，兼外感证，此与童稚惊略相似，剧即谵语，手足瞤动。

细生地三钱　钩尖三钱　枳实一钱　竹茹一钱五分　秦艽一钱五分　炒荆芥六分　花粉一钱　腹皮三钱　川连三分　胆草二分

殷孩　八月二十三日

初起寒热，现昏不知人，目斜，溲如盐，粪臭，能食不瘠，终日迷睡。此种亦脑病，生命在不可知之数。

炒枣仁三钱　枳实一钱　钩尖三钱　竹茹钱半　天麻三钱　赤猪苓三钱　蒺藜三钱　炒车前三钱

方先生

因跌伤脚，因伤即见谵语如狂等脑症。此非肝阳，乃神经关系，所谓病在上取之于下。谵语之来源乃脚痛为之也；不寐，多痰，其原因神经痛痉挛不能调节血行所致。暂时胃纳虽无恙，然不能维持现状，至于长久有断然者。脉弛缓，肢凉，并不发热，亦并无热象。温凉均之不妥，以无寒证或热证，温凉两方推求，岂非无的放矢。法当弛缓神经以安神志，更事定痛，然后议其他。若专事化痰，尤是头痛医头，无当要领。

归身三钱　赤芍一钱五分　天麻一钱五分　炙草六分　炒荆芥三分　秦艽一钱五分　七厘散一分，冲　蒺藜三钱　怀膝钱半　木瓜三钱　生乳香三分，去油

外治方：

羌独活各三钱　荆防各三钱　炙乳没各一钱五分　艾叶五钱　桂枝三钱　秦艽三钱

上药研末缚伤处，外以热水袋熨之。

姚奶奶　九月四日

目光无神，面黄，脉软，常晕厥，其状如痫。此难愈，其原因是肝虚。

当归三钱　生熟地各三钱　生白芍三钱　金铃肉八分，炒　天麻三钱　蒺藜三钱　滁菊一钱五分　钩尖三钱　猪胆汁五滴　回天丸一粒

二诊　十月十二日

面色转，脉缓和，舌光红，色脉不为坏。近来发痫，然觉皮肤紧，心中不适，或除根为难，或与气候有关，均未可知。

归身三钱　细生地三钱　炙鳖甲三钱　蒺藜三钱　高丽参一钱　煨天麻三钱　胆草三分　回天丸半粒

三诊　十月十九日

面色较前为黄，脉亦较虚，失知觉一二分钟即发痫。药力甚悍，尤且如此，委属难治。

天麻三钱　蒺藜三钱　钩尖三钱　独活八分　胆草三分　蚤休三分　炙鳖甲三钱　归身三钱　高丽参八分　回天丸一粒

四诊　十月二十一日

神气较前两日为佳，仍嫌面色黄，眸子太黑。痫虽不发，根株未除。

高丽参一钱　独活八分　天麻三钱　炙鳖甲三钱　蝎尾二分，炙，研冲　蚤休三分，切，入煎　归身三钱　大生地三钱　枸杞三钱　胆草三分　滁菊二钱　穿山甲一片，炙透　回天丸半粒　金匮肾气丸一钱五分

五诊　十月二十八日

昨又发痫，据说因拂逆，其实天时人事均有关系，病根总难除。

鳖甲三钱，炙　龟板三钱　穿山甲一片　牡蛎三钱　胆草四分　赤芍三钱　归身三钱　高丽参一钱　大生地三钱　犀角二分

另：猪心一个，飞辰砂三钱，蚤休五

分研。将猪心剖开洗净，入药末，用线扎，蒸三次，杵碎和丸。每服梧桐子大十粒，开水下。

六诊　十一月三日

论色脉，病瘳过半。本属痼疾，有此成绩已属幸事。现在虚象颇著，可补。

炙芪三钱　枸杞三钱　大生地四钱　归身三钱　狗脊三钱，去毛，炙　绵仲三钱　胆草三分　菟丝子三钱　滁菊一钱五分　赤芍三钱　龟板三钱，炙　鳖甲三钱，炙　犀角二分，研细，冲　回天丸半粒

七诊　十一月十五日

九节菖蒲七分　蚤休七分　茯神三钱　犀角二分，研极细　远志七分，炙　辰砂一钱，飞

上药研极细，入猪心，蒸三次，捣烂，加入犀角粉，丸绿豆大。每日服五至七粒。

八诊　十二月三日

辰砂二钱，飞　虻虫一个，炙，去翅、足　蝎尾两条，炙，去翅、足　䗪虫一个，炙，去翅、足　蚤休二钱

上药研末，用猪心一个剖开入药末，缝好扎紧，蒸三次，捣烂，加犀角粉三分，丸如绿豆大。每服五至七粒，早晚各一次，参须钱半煎汤下。

九诊　十二月二十八日

第六诊方加苁蓉三钱，怀药三钱，萸肉六分，泽泻八分。

宋先生　十月十三日

体气丰腴，面无血气，感心荡头胀。心肌神经有病，不能调节血行，因而有此证象。此病颇不易治，不能求速效。

蒺藜三钱　天麻三钱　胆草二分　人参须八分　狗脊三钱　赤芍一钱五分　归身三钱

二诊　十月十五日

脉舌均佳，亦是面色不正当，药后稍觉舒适。是从药效言之，脑症已确。

胆草二分　归身三钱　枸杞三钱　炙草六分　滁菊一钱五分　回天丸半粒

朱左　十一月一日

舌色太鲜明，是虚；营少神经失养，故有痉意。热有起伏，实则少阳虚，则厥阴委实未可乐观。溲多、胸闷、多沫痰，皆脏气不柔，当从弛缓神经主治。

细生地三钱　钩尖四钱　蒺藜三钱　归身三钱　生白芍一钱五分　炙草六分　天麻三钱　天冬三钱　川连三分　元参一钱　瓜蒌皮一钱五分　法夏一钱

黄先生　十一月四日

神迷谵语，舌强，耳聋，唇焦齿枯，遍身震颤。此非伤寒振振欲擗地之附子证可同日而语，急用犀角地黄救其血液，能否挽回，在不可知之数。

乌犀尖四分　大生地六钱　生白芍三钱　天麻三钱　蒺藜三钱　钩尖三钱　清炙草六分　归身三钱　知母一钱　川贝三钱

张先生　十一月四日（膏方）

脉涩，咳嗽，心跳。心肌神经有病，牵及肺部，此非细故。体格亦太瘠，幸眠食俱佳，尚不难调理。

天麦冬各二两　北沙参一两　蒺藜一两半　生熟地各三两　炙紫菀一两　杏仁二两　川象贝各二两　炙草五钱　瓜蒌霜八钱　归身二两　茯神二两　白芍一两　绵仲二两　菟丝子二两　橘红一两　炙芪二两　知母一两　云苓二两　天麻二两　蛤粉炒阿胶四两

上药酌加冰糖收膏。

焦先生　十一月二十五日

脉躁疾，续续而至，太数，感心跳。是心肌神经有病，其源在肝。当感觉敏而艰于成寐。肺却无病，有蕴湿。虽多年亦不能愈，心肝病却不易愈。

朱茯神三钱　天麻三钱　滁菊一钱五分　制香附三钱　钩尖三钱　大生地三钱　佐金丸四分　归身二钱　丹皮一钱五分

黄左　十一月二十四日

脉缓而涩，面色不华，有时神色似蒙，须臾即复。此为心肌神经病，体气衰则病进。现在虽无所苦，却非细事。

天麦冬各三钱　蒺藜三钱　钩尖三钱　炒白芍一钱五分　大生地三钱　天麻三钱　归身三钱

黄孩　十二月二十七日

遍身常患抽掣，当是神经为病，病之所以常发，因血虚，其源在肝。

归身三钱　炒白芍一钱五分　天麻三钱　钩尖三钱　滁菊三钱　独活六分　胆草半分　大生地三钱　橘红络各一钱五分　回天丸半粒

以上己巳年案

肝胃病类

郁先生　一月九日

胃胀痛，舌有寒象，因胃无弹力故胀。

厚朴三分　枳实八分　青陈皮各一钱　高丽参八分　竹茹一钱五分　姜半夏一钱　制香附三钱

二诊　一月十五日

脉舌均有胃气，是药效也。补后得泻，旋渐止，为佳象，因是脾胃有权之故。

高丽参八分　茯神三钱　小朴三分　木香一钱　制香附三钱　青陈皮各一钱　姜半夏一钱　砂仁八分

三诊　一月二十四日

旧有胃病，现在脘痛而胀，仍是胃无弹力。

姜夏一钱　制香附三钱　炙草六分　炙乳香三分　佐金丸四分　川椒七粒，炒　砂仁六分，研　云苓二钱　潞党八分

陈先生　一月九日

肝胃为病，是亦伏根于平日，发作于春时者，干呕责其胃寒。

制香附三钱　姜夏一钱五分　竹茹一钱五分　佐金丸四分　砂仁八分　枳实八分　青陈皮各一钱

孙右　一月九日

胸脘如格，是肝郁病。肝病当春，例感不适。其外感则已除，因肝病肺，其咳不易除。

制香附三钱　桑叶三钱　归身三钱　象贝三钱　橘红一钱五分　佐金丸四分　杏仁三钱　炙草六分　蒺藜三钱

费先生　一月十日

旧有胃病，因吃年糕，复动气，致胸脘如隔，恐不免再发旧病。

制香附三钱　竹茹一钱五分　枳实八分　砂仁八分　炙草六分　佛手一钱五分　姜夏一钱五分　归身三钱

朱右　一月十日

脉甚调，面色、舌色亦平正。脘痛是肝胃病，亦尚不深。胃寒，故不能食。

制香附三钱　法夏一钱　归身三钱　佐金丸四分　橘红一钱五分　茯神三钱　生乳香三分　青皮一钱

符先生　一月十三日

肝气甚盛，非饮酒不能成寐，腹中有气作胀，舌有热象。

制香附五钱　川连六分　滁菊三钱　西洋参三钱　胆草八分　大生地五钱

上药研末筛过，加猪胆汁十滴拌匀为丸，每服两钱。

印先生　一月十八日

舌苔粗而不糙，病在胃，故脘闷气逆而噫，色脉尚无他。

枳实一钱　川连三分　木香一钱　竹茹一钱五分　炙草六分　炙苏子三钱　淡芩八分　制香附三钱　云苓四钱　小朴三分　杏仁三钱

许奶奶　一月二十九日

肝病尚不算深，脘痛，嗳酸，皆因无以奉生气之故。

制香附三钱　大生地四钱　佛手一钱五分　佐金丸四分　橘白络各一钱　归身三钱　生乳香三分　砂仁四分,研

沈先生　二月二日

呕酸多年不愈，是厥阴亦是胃病，其脐下动悸是聚水。

茯苓五钱　竹茹一钱五分　乌梅丸三钱　佐金丸三分　生乳香三分　制香附三钱　赤芍一钱五分　炙草六分　绵仲三钱　车前三钱

二诊　二月十日

右脉较有起色，病症无甚出入，略好，亦不多。

制香附三钱　佐金丸四分　楂炭三钱　归身三钱　大生地四钱　郁李仁三钱　赤白芍各一钱　木香一钱　麻仁三钱

胡宝宝　二月八日

剧咳致胸脘腹部均痛，其呕清水是胃寒。

小朴二分　姜夏一钱　桑叶三钱　赤苓三钱　枳实八分　象贝三钱　橘红一钱五分　方通八分　竹茹一钱五分　杏仁三钱　炙草六分　葛根一钱五分

郭先生　二月十二日

舌苔抽心，其抽心处绛且干，脉则滑实，体格肥盛异乎寻常。病情虚实互见，痛是气窒，不属肺而属肝。痰虽多，阴分甚亏，劫夺之剂不适用，当理气。

制香附三钱　赤芍二钱　杏仁三钱　茯神三钱　元参一钱五分　橘白络各一钱五分　乳香三分　归身三钱　炙苏子三钱　麦冬三钱　指迷茯苓丸一钱五分

曹太太　二月十二日

脉虚，近日忽感腹胀，溲不利，龈有时出脓，舌抽心，面微肿。病情不廉，拟肝肾脾胃并治。

制香附三钱　菟丝饼三钱　法夏一钱五

分　佐金丸四分　人参须一钱　元参一钱　绵仲三钱　砂仁八分　佛手一钱　金匮肾气丸一钱五分

赵左　二月十二日

胃失弹力，故不消化，与寒温无关，故虽大剂辛温不效，且多药则成药虫，只须仲景人参厚朴半夏生姜汤足矣。

高丽参一钱　姜半夏一钱　佐金丸四分　制朴四分　老姜一大片

陈左　二月十九日

初起乳下病，继而腹部抽痛连及背部，确是肝气为患。肝俞在背，其络在乳下及腹部。脉尚平正，略嫌洪，神色亦无败象。痛可定，病痊愈在谷雨之后。因拂逆为病，因气候亦为病因也。

制香附三钱　吴萸三分　生乳没各八分　青陈皮各一钱　川连三分　桂枝三分　赤白芍各一钱五分　砂仁八分,研

二诊　二月二十四日

唇红，痰多沫，苔黄。肺燥，里热亦盛。右脉平，左脉沉弦，大便闭结，均属热象，不宜过温。肺燥咯痰多，则弱不能行水，此水声之由来。从饮治则药嫌燥矣。

制香附三钱　云苓四钱　归身三钱　郁李仁三钱　佐金丸四分　炙草六分　乳香四分　柏子仁三钱　青陈皮各一钱　牡蛎三钱

三诊　二月二十六日

色脉均佳，所苦痰多，所吐多沫。吐多则肺燥，大非所宜。舌苔黄薄。从饮治，药品不宜太燥，拟桂枝加桂引之下行，得安寐便佳。

桂尖四分　江西子一钱　猺桂心三分,研丸,吞　云苓五钱　炙草六分　归身三钱

钱左　二月二十四日

食停上膈而攻中下焦，诛伐无辜，病不除，虚乃益甚，闷亦益剧。现舌苔中剥，将入厥阴，成大病矣。

川连三分　蒺藜三钱　炙草六分　瓜蒌三钱　归身三钱　蝎尾二分，炙，研冲

顾先生　三月一日

肝气为患，交感神经痉挛，故痛作，时觉气急。

天麻三钱　赤芍三钱　归身三钱　蒺藜三钱　制香附三钱　生乳香四分　天冬三钱　佐金丸四分　大生地四钱　茯神三钱

二诊　三月六日

脉总少胃气，痛略瘥，却有气向上逆。

天麻三钱　归身四钱　滁菊三钱　蒺藜三钱　大生地五钱　炙鳖甲一钱五分　独活四分　逍遥丸一钱　生乳香三分　茯神三钱　制香附三钱　赤芍二钱

施先生　三月一日

脘痛呕清水，舌无热象，是胃寒，药不宜凉。

川连三分　炙草六分　制香附三钱　吴萸三分　潞党一钱　炙紫菀一钱　归身三钱　茯神三钱　川贝三钱　杏仁三钱　浮小麦五钱

张左　三月十六日

病源在胃，痛处皆肝之部位，西药不能除根，多服则疲，不但不效，且有流弊。

川连三分　桂枝三分　制香附三钱　青陈皮各一钱　干姜三分　乳香四钱　法夏一钱五分

刘先生　三月六日

舌苔厚腻，胁下有气窜痛，肝胃为病。

枳实一钱　淡芩一钱　木香一钱五分　竹茹一钱五分　制香附三钱　瓜蒌皮一钱五分　川连四分　吴萸一分，炒

二诊　三月八日

舌苔黄糙，胁下气窜痛，饮食均呕。是肝胃病，本可攻，惟病已六年，无急治之理。

川连四分　竹茹一钱五分　小朴二分，炒　鲜生地三钱　淡芩一钱　枳实一钱　瓜蒌霜一钱　砂仁六分

胡右　三月九日

食后须臾吐出，食物不化。是噎膈，胃寒故也。已三年，右脉气尚未败，可冀有效。

桂枝四分　炮姜炭三分　制香附三钱　炙草六分　川连三分　姜夏一钱五分　茯神三钱　青陈皮各一钱

二诊　三月十二日

呕吐已止，食物尚感不适，脉平，舌润，毕竟寒多于热。

桂枝三分　川连三分　制香附三钱　老姜一片　炮姜炭三分　姜夏一钱五分　茯神三钱　吴萸三分

三诊　三月十四日

病已瘥而自虑再发，鄙意再发恐是另一种病，若此可冀不发。

佐金丸四分　归身三钱　砂仁七分　人参须七分　制香附三钱　法夏一钱五分　青陈皮各一钱　生姜一片

薛太太　三月十三日

进食辄呕而背胀。因胃中无液，舌色干绛是其证也。脉平，脚麻木略减，宜专重营养。

钗斛三钱　橘络一钱五分　归身三钱　天麻三钱　细生地三钱　知母一钱　钩尖三钱　元参一钱　虎胫骨三钱

二诊　三月十五日

舌中心干，脉寸大尺小。肝阳上逆，胃中无液，所以不能纳饮食，却非细故。

西洋参一钱五分　橘白一钱五分　钩尖三钱　天冬三钱　霍斛五分　知母一钱　佐金丸三分

尤右　三月十八日

饥不能食，呕吐酸水，病在肝；环唇

青色，食后腹胀，病在脾。肝脾皆虚。

制香附三钱　炒白芍一钱五分　川连三分　乌梅丸六分　法夏一钱五分　木香八分　砂仁八分

邵先生　十月二十四日

脉稍嫌弦，无冲和之气，是血少胃病，当然猝不得除。神气却好，因向来湿胜，值现在气候暵燥，亦是近日较健之一原因，脉弦当补血为主。

归身三钱　人参须一钱五分　钩尖三钱　砂仁八分　法夏一钱五分　炙草六分　制香附三钱　滁菊一钱五分　枳实八分　茯神三钱

俞左　三月二十四日

症情是噎膈，肾亦有病，惟肝病为重。

制香附三钱　川连三分　萆薢一钱五分　秦艽一钱五分　砂仁八分　荜澄茄三分　猪苓三钱　防己三钱

以上己巳年案

卷四　杂病门

水肿类

郁左　一月二十二日

面色晦滞并肿，脚亦肿。脉洪大而无胃气，且有歇止。以色脉测之，行且成肿胀。现在之咳嗽气急乃肿胀之前驱，手脚更迭为肿乃四维相代，本是阳虚已甚之候，故耐温不耐寒。

款冬一钱，炙　炙苏子三钱　猺桂二分，饭丸，吞　云苓三钱　杏仁三钱　炒乌药一钱　蛤蚧尾六分，冲　车前三钱，炒

项奶奶　二月八日

先脚肿，次及腹部，旋至胸部，旋遍身漫肿。此病前一步是脚气，现在是水肿。脚气攻心，心不受邪，转属水肿。生命危险，能否挽救，在不可知之数，勉方冀幸万一。舌有热象，不可温。

槟榔六分　泽泻一钱　炒车前三钱　赤苓三钱　归身三钱　灶心土一两，代水　黑白牵牛头末各四分

二诊　二月十日

溲较多，肿较退，脉亦自可，自是佳象。惟四肢均冷，肿退未及半而面色带枯。热象，却不能一味利水。

归身三钱　腹皮三钱　云苓三钱　杏仁三钱　泽泻八分　炙苏子一钱五分　灶心土一两，煎汤代水　黑白牵牛头末各四分，炒

另丸药方：

红芽大戟一钱　芫花一钱，炒黄　槟榔五分，炒　木瓜二钱　橘叶一钱五分　苏梗一钱　甘遂一分，米泔浸去黑水

各药如法制过，研末筛过，用大红枣二十个去皮、核，同药末捣数百杵，即用枣汤和丸如菜籽大。每早晚服七粒，开水下。

三诊　二月十四日

肿未退，面部及手较退，腹部及脚加甚，脉无虚象，二便日行数次，此药力未及彀之故。

槟榔六分　木瓜三钱　松节四分　车前三钱，炒　苏梗一钱　归身三钱　茅根三钱　赤苓三钱　木通八分　大生地四钱　黑白牵牛头末各四分

虞左　二月十五日

气喘不能寐，不能平卧，脚肿，脉数，舌润，溲短，面尘。先脚肿后气喘为脚气攻心，先气喘后脚肿为肺不行水。治脚气当补火生土以制水，肺不行水却须利水。辛温发表非其治，故不寐。

杏仁三钱　归身三钱　茅根三钱，去心　吴萸四分　橘叶三钱　木瓜三钱　苏子三钱，炙　炒乌药一钱　黑白牵牛头末各四分，炒

二诊　二月十六日

肿在上者当开鬼门，在下者当洁净府。今药后虽略瘥，溲不利则肿不退，再通之。

杏仁三钱　炒乌药一钱　木瓜三钱　橘叶三钱　炙苏子三钱　茅根三钱　炒车前三钱　梗通八分

董左　二月十七日

天明时咳剧，气逆，心跳，饥不能食，脚肿自上而下，脉洪，起落尚清楚，舌有湿象。肺中有湿，肾脏则热。

苡仁六钱　云苓六钱　天冬三钱　橘叶三钱　方通八分　炙苏子三钱　杏仁三钱　茅根三钱　木瓜三钱

翁奶奶　三月二十二日

脉不虚而涩，唇绛见血干。燥热之证，其肿是心房病传变而来。脏气为病，本极难治，复得椒、辛、葶苈、桂枝，肿不退而血愈干，益难治。

细生地三钱　知母一钱　杏仁三钱　归身三钱　天冬三钱　白芍一钱　茯神四钱　黑白丑头末各四分，炒

李奶奶　三月二十二日

遍身骨楚，筋节酸痛，溲频不爽。初起气急，现在手足皆肿，脉滑，舌有热象，此因肾脏不能分利所致。脉象属阳证，在理可愈。

炒车前三分　淡芩八分　赤芍三钱　猪苓三钱　川连三分　防己三钱　虎骨三钱，炙　泽泻一钱　梗通八分　归身三钱　萆薢三钱　杏仁三钱　赤小豆一握，泡汤煎药

朱太太　一月十九日

脉硬，气促鼻扇。肺不行水，水肿见证毕具。法当下，若虚象见，则当补益，但此病难治，例无十全，勉拟重剂，如十枣、大陷胸法。

大戟一钱五分　陈皮一钱五分　归身三钱　甘遂二分，研，入煎　芫花一钱五分，炒黄　姜夏一钱五分　赤猪苓各三钱　地肤子一钱，炒　甜葶苈七分，隔纸炒黄

二诊　一月二十四日

皮下聚水，病势已入危境。前药能受，法当继进。脉象、舌色均见热象，不适即因此，勉拟再攻。

红芽大戟一钱半　苦杏仁四钱　甘遂二分，研打后下　木通八分　炒芫花一钱五分　地肤子一钱，炒　赤猪苓各三钱　大红枣十枚　甜葶苈八分，隔纸炒黄

此药用黄土二三斤，先煎汤澄清，去滓入药，煎极浓去渣，入大红枣十枚，煎数十百沸，入甘遂末，连枣肉频服。

三诊　一月二十六日

脉已软，略见虚象。前药碍，难继进。舌色甚绛，真武制水亦在可商之例，拟养血为主。

归身四钱　炙草六分　云猪苓各三钱　木通八分　杏仁三钱　炙苏子三钱　白芍三钱　姜夏一钱五分　土炒白术一钱五分

四诊　二月五日

腹已软，肿亦渐消，尚余十之一二，舌剥，溲多。病有转机，最好者气已不急。惟脉尚嫌硬，此层未可乐观。拟大剂真武以善其后。

制附块二钱　淡吴萸一钱　云苓六钱　姜夏二钱　杏仁四钱　苡仁四钱　焦白术二钱　灶心土二两，先煎

五诊　二月九日

肿退未净除，尚余十之一二，虚甚。再攻已不能胜，而病根尚在。丸尚须继服，一面补益，肿退净尽，丸乃可除。

制附块一钱　吴萸六分　归身三钱　云猪苓各三钱　潞党一钱，土炒　大生地三钱，土炒　焦白术一钱，土炒　海南子七分，切　杏仁四钱　炒枣仁三钱　姜夏一钱五分

六诊　二月二十日

虚甚亦热甚，肿退净，脉微软。丸须继服，转是辛温，不能继进，为难。

焦白术二钱，土炒　归身三钱　陈皮一钱五分　海南子八分，切　杏仁三钱　远志七分炙，去骨　姜夏一钱五分

七诊　二月二十五日

病已退，虚甚。非补不可，拟生料归脾丸。

潞党一钱五分　焦白术一钱五分　炙草八分　木香六分　龙眼肉十粒　云苓三钱　姜半夏一钱五分　陈皮一钱五分　炙芪二钱　远

志四分，炙，去骨①

八诊 三月四日

水肿已除而虚甚，腹部常气胀，脉不甚调，较病时软多。此病惧其再作，拟交感丸主之。

九制香附三钱 抱茯神三钱 焦白术一钱 陈皮一钱 姜夏一钱五分 防己三钱 炒车前三钱

九诊 三月十五日

左手脉甚洪大，右手已软，舌结苔不化，且不松，是虚证。所以多动则气促心跳，脚暮肿早退。其吃紧处在宿积不除，饮食不能营养，又且高年，此虚猝不易复。

炙绵芪五钱 姜半夏二钱 炙草五分 制附片六分 蒸于术二钱 云苓五钱 炒生地四钱 吴萸四分 龙眼肉十粒 陈皮一钱五分

十诊 三月二十六日

脉乍按之似较好，细循之仍硬。肿胀虽退，行且再发，再发即不救。唇边牵动，是内风，乃因虚而生。又有胃病，高年得此，其何以堪。

归身三钱 橘叶三钱 天麻三钱 姜夏一钱五分 土炒白术一钱五分 茅根五钱，去心 秦艽一钱五分 参须一钱，另煎冲

十一诊 四月一日

脉任按，咳甚，腹胀复发，舌根苔黄厚，胃病肝病肺亦病。肿胀本大症，复发则较虚而较重，益以高年，正虚邪实，脏气皆坏，此无能为役也。

象贝三钱 橘红一钱五分 归身三钱 天麻三钱 苏子三钱，炙 杏仁三钱 桑叶三钱，炙 槟榔一钱，切 秦艽一钱五分 制香附三钱

十二诊 四月二十三日

脉缓和，舌苔亦化，病至此可谓完全告痊。妙在内风完全不动，诚幸事也。

归身三钱 法夏一钱五分 杏仁三钱 天麻三钱，煨 生地三钱，炒 佛手一钱五分 枸杞三钱 秦艽一钱五分 制香附三钱 龟龄集二分，冲

张先生 十二月十六日

腆胀，脚肿，腹腆，颈脉跳动。皮水已成，乃至危极险之大症也。手尚未肿，气尚未大喘，脉任按，据此三点，尚有些微希望。

槟榔八分 吴萸五分 大戟一钱五分 防己三钱 芫花一钱五分，炒 红枣五枚，去核 木瓜三钱 姜夏一钱五分 甘遂二分，米泔水浸一宿

二诊 十二月十七日

脉略有起色，大便行，溲亦较多，无不足之症，自是佳象。前方尚中肯，惟药力太峻，当小其剂。

大戟一钱 红枣三枚，去核 吴萸四分 姜夏一钱五分 防己三钱 茵陈一钱五分 芫花一钱，炒 枳实八分 梗通八分 甘遂一分，米泔浸去黑水

三诊 十二月十八日

脉沉，左手尤甚，大便虽有不多，舌苔未化，腹肿未退。药虽中病，仅仅转机，未足言瘥。面色稍晦，当暂缓攻剂。此病宜一日攻之，二日补之，不得径行无忌也。

归身三钱 杏仁三钱 云苓三钱 防己三钱 吴萸四分 槟榔八分 熟附块八分 木瓜三钱

翟先生 八月二十四日

先脚肿，嗣遍身肿、麻木，胸脘闷而吐血，舌疳。是脚气已经攻心，毒溃之候，亡羊补牢，为时已晚，奈何。

海南子八分 吴萸三分 木瓜三钱 橘

---

① 远志四分炙去骨：七卷本作"炙远志四分"。

叶三钱 老苏梗一钱 赤芍一钱 秦艽一钱五分 杏仁三钱 茅根三钱 泽泻八分 黑丑头末四分,炒 归身三钱

王先生 九月二日

湿从下受,由脚气变为水肿,脉动而涩,有大危险,难治。

赤猪苓各三钱 木瓜三钱 苡仁四钱 防己三钱 归身三钱 茅根三钱 橘叶三钱 黑白牵牛头末各三分,炒

高先生 十二月九日

尿血溲浊,腰酸,内肾不能分泌,甚则肿,眼皮肿其见端也。肾之作用不但司分泌,倘能节欲,尚有办法。

天冬三钱 方通八分 丹皮一钱五分 赤猪苓各三钱 炒车前三钱 泽泻六分 归身三钱 龟龄集二分,冲

二诊 十二月十二日

溲略多,腰仍酸,面肿未退,脉不甚和,舌色平正。再予分利,停止龟龄集。

赤猪苓各三钱 苡仁四钱 泽泻一钱 木通八分 车前三钱 杏仁三钱 草梢一钱 萆薢二钱

杨先生 十二月九日

肿而黄且暗,脉不清楚,少胃气。脘闷,音哑,咳剧,痰中有血,舌糙。脏气无权故肿,湿犯肺故气急,音哑是有生命之险。

茵陈三钱 炒荆防各七分 赤芍一钱五分 赤猪苓各三钱 归身三钱 秦艽一钱五分 川连三分 胆草二分 车前三钱

二诊 十二月十日

脉舌较好,面色依然黄肿,音哑均未见瘥减。

茵陈三钱 赤芍一钱五分 泽泻八分 炒车前三钱 木通八分 猪苓三钱 胆草二分 归身三钱

王左 二月十七日

遍身皆肿,肤色黄暗,脉无虚象,溲却多,病属水肿。口中烂,里热,可攻。

生石膏三钱 赤猪苓各三钱 茵陈一钱五分 西瓜霜八分,后下 泽泻八分 枳实一钱 黑白牵牛头末各四分,炒

臌胀类

陈孩

面色萎黄,苔灰舌剥,腹臌胀,气上逆,脉无胃气。此属单腹胀,难治。

归身三钱 乌梅丸六分,入煎 川椒九粒,炒 霞天胶一钱半,蛤粉炒 江西子一钱,土炒 木香一钱五分 蝎尾二分,去毒炙,研冲 金匮肾气丸三钱,入煎

陈小姐 一月二十三日

面萎黄,气促,舌剥,脉微。较之初诊时略有胃气,病减百分之一二,是减不足言,为程尚甚远。

乌梅丸四分,入煎 木香一钱 云苓五钱 川椒九粒 江西子一钱,土炒 姜夏一钱 公丁香四个 霞天胶一钱,蛤粉炒 金匮肾气丸一钱五分

二诊 一月二十四日

单腹胀兼有筋脉弛缓症,舌绛且衄则不能温。

木香一钱 焦於术一钱 霞天胶五钱 蝎尾一分半,炙,冲 大生地三钱 云苓五钱 炒车前三钱 茅花一钱五分 金匮肾气丸一钱半,入煎

三诊 一月二十七日

脉仍无胃气,面色亦仍无生气。惟药后大便行,腹胀减,却是佳朕。

大生地三钱 木香一钱 潞党一钱 云苓三钱 生乳香二分 焦於术一钱 归身二钱 金匮肾气丸一钱五分,入煎

四诊 二月一日

痛与胀迭为进退,与其胀毋宁痛。色脉均甚劣,能否收功,尚在不可知之数。

归身二钱　木香二钱　枸杞三钱　丹皮
一钱五分　萸肉六分，炙　泽泻八分　云苓三
钱　车前一钱五分，炒　上猛桂一分，研丸，吞
炒川椒五粒　炒怀药二钱　胡广子一钱

五诊　二月三日

气急面黄，舌绛糙，脉无胃气，腹胀
且痛，食则胸脘作胀。药物偏凉则病增，
偏温则热证悉见，脏气已坏，恐不可治。

西洋参钱半，另煎，冲　丹皮一钱五分
萸肉七分，炙　泽泻一钱　炙鳖甲二钱　炒
乌药一钱　炒怀药二钱　猛桂一分，研丸，吞
归身三钱　云苓五钱

六诊　二月五日

面色奇劣，脉数而躁急，腹胀颇甚，
此种色脉委属不治之证。舌疳腹痛必
有虫。

潞党一钱　炙鳖甲三钱　归身三钱　大
生地三钱　雷丸一钱　炒百部五分　茯苓神
各三钱

七诊　二月七日

舌疳、脉数均较前瘥减，面色亦略有
起色。惟各恙均仍在，除十之一二耳。

木香一钱　炙鳖甲一钱五分　归身三钱
雷丸一钱五分　茯神三钱　炒百部六分　金
匮肾气丸二钱，入煎

八诊　二月九日

气急面肿，腹胀，经阻，无胃气。肺
胃肝肾并病，脏腑悉坏，不能治。

炙紫菀一钱　北沙参一钱五分　桑皮一
钱五分，炙　杏仁三钱　赤芍一钱五分　云苓
三钱　佐金丸四分，入煎　归身三钱　瓜蒌皮
一钱五分　炒乌药一钱

九诊　二月十五日

病略瘥，但为程尚远。

炙紫菀一钱　瓜蒌皮一钱五分　川连三
分　杏仁三钱　北沙参一钱五分　归身三钱
川象贝各三钱　炙苏子三钱　蒺藜三钱　金
匮肾气丸一钱五分，入煎

十诊　二月二十四日

面无血色，脉少胃气，痞甚。腹胀虽
略减，病则未见退。

炙款冬一钱　炙紫菀一钱　潞党一钱
杏仁三钱　炙苏子三钱　川贝三钱　焦谷芽
三钱　金匮肾气丸一钱五分，入煎

十一诊　二月二十九日

今日脉较有胃气，面色亦略转，是
佳朕。

川贝三钱　杏仁三钱　天冬三钱　象贝
三钱　炙苏子一钱五分　焦谷芽三钱　潞党一
钱五分　炙紫菀一钱五分　浮小麦五钱　金匮
肾气丸三钱，入煎

十二诊　三月二日

今日脉弦无胃气，病情不甚顺手，恐
拙技不足任此。

炙紫菀一钱　北沙参一钱五分　川贝三
钱　杏仁三钱　霞天胶一钱　蝎尾一分，研冲
焦谷芽三钱　金匮肾气丸三钱

十三诊　三月四日

今日脉数较有胃气，然病总难①，如
此旋进旋退，决无佳果，还是另寻高明之
家，或别觅单方。

霞天胶一钱，蛤粉炒　蝎尾一分，炙　杏
仁三钱　炙紫菀一钱　焦谷芽三钱　金匮肾
气丸一钱

另：

西瓜皮三钱　陈葫芦一钱　砂仁七分
研末冲服，每服五分。

十四诊　三月十九日

单腹胀近又转剧，脉浮无根，臂肉尽
削，而手指肌色将转，属水肿病，属不
救。无法挽救，勉方尽人事。

大生地二钱　炙萸肉二钱　炒怀药一钱
五分　猛桂心二分，研丸，吞　茯苓三钱　泽
泻六分　丹皮八分　制附块四分

―――――――――――――

① 难：此下疑有脱文。

朱奶奶　二月十九日

遍身浮肿，脉甚细，不气喘，血色不变。予利水不应，病则自下而上，先脚肿，继及全身。衡量病情，改从气治。

虾蟆一只去肠杂，入砂仁七粒，用线扎好，外用泥厚封，炭火上烧，令泥红，候冷去泥，其蟆已成灰。将全个研细，开水服。每次三厘，日三服。

董奶奶　十月二十四日

腹胀，多坐更甚。决为虚胀，其难治处因有风。体衰病显，药物不易图功。

高丽参八分，另煎　天麻三钱　钩尖三钱　蒺藜三钱　白芍一钱五分　归身三钱　细生地三钱　杭菊一钱五分　橘络一钱五分　回天丸半粒，药化服

史小姐　十月二十六日

病已经月，据说初起温病，经两次反复，现在面无血色，浮肿，气急，面肿，脚亦肿，腹胀，奇寒，壮热，发作无定时，脉滑数，舌苔略干。除面肿腹胀外，权衡规矩尚未全离。虽有可愈之希望，然为途甚远，现在先治寒热。

归身三钱　腹皮三钱　砂仁五分，研，后下　细生地三钱　鲜首乌三钱　制香附一钱五分　栀皮一钱，炒　川连三分　郁李仁三钱　瓜蒌仁一钱五分，去油

胡先生　十二月二十日

先肝病后肾病，近乃脾病腹胀便溏。是虚胀，不可通大便，通之则胀愈甚。衡量色脉，虚象甚著，且瘠甚。单腹胀朕兆已显，左腰出气，左胁气痛，舌边微黑。肝肾病既深，且有积瘀久，为难治之候。

炙鳖甲三钱　煨木香一钱五分　制香附三钱　灶心土五钱　归身五钱　江西子一钱，土炒　炒绵仲三钱　潞党一钱　秦艽一钱五分　金匮肾气丸三钱，入煎

二诊　十二月二十五日

脉颇调，泻止，舌边黑色。腹部并不加胀，可止，通大便非是。腰部仍酸，自觉有气泄出，且不觉饿。病深，为途远，当然非旦夕可取效。

木香一钱　制香附三钱　砂仁八分，研　归身三钱　江西子一钱，土炒　炒绵仲三钱　菟丝子三钱　枸杞三钱　炙芪一钱五分　橘络一钱五分　姜夏一钱　金匮肾气丸四钱，包煎

三诊　十二月三十日

肾气颇好，胀亦见减。左脉太软，舌边有黑斑，脘下有块，腹中有气，还向腰际，皮中却似有气行动。是当责其虚，惟其虚，攻积乃不可，缓①不过是血与气为病。非食积，不可攻大便。

炙鳖甲三钱　木香一钱　枸杞三钱　炙芪三钱　砂仁八分，研　归身三钱　钗斛三钱　制香附三钱　天麻三钱　炒绵仲三钱　佛手一钱五分　郁金一钱，切　金匮肾气丸四钱，入煎

四诊　一月八日

胀甚，色脉不坏。是不可攻，虽勉强可用理气药，然气药略多，其胀即增。仍须培元为主，兼予治风。肾病不见甚好，特为程尚远耳。

归身三钱　枸杞三钱　砂仁八分，研　炒绵仲三钱　木香一钱五分　炒江西子一钱五分　霞天胶三钱　蝎尾二分，炙，冲　金匮肾气丸五钱，入煎

五诊　一月十一日

大便行，腹较软，胀转减，意中较舒适，脉则甚虚。前此见有余之脉是假象，今则夫人而知当补矣。

潞党一钱五分，米炒　炙芪三钱　江西子一钱，炒　熟地三钱　姜夏二钱　砂仁八分，研　炒怀药三钱　云苓三钱　煨木香一钱　炒绵仲三钱　炙萸肉六分　菟丝子三钱　苁

---

① 缓：此字疑衍。

蓉三钱　泽泻八分　猺桂心二分

六诊　一月十三日

得大补剂，胀闷异常，然大便则行，是大佳事。脉缓，舌色好，可以不再胀。

制香附三钱　砂仁八分，研　姜夏一钱五分　秫米三钱，炒　木香一钱五分　归身三钱　绵仲三钱　江西子一钱，炒　云苓三钱

七诊　一月十四日

虚胀非补不可，惟太补则闷，理气则胀。又天晴则爽慧，阴雨则不适。仍当平补兼参风药。

江西子一钱，炒　绵仲二钱　菟丝子二钱　人参须五分　制香附一钱　枸杞二钱　云苓三钱　砂仁六分，研　霞天胶一钱，炒　姜夏一钱　潞党一钱　天冬二钱　蝎尾二分，炙，冲　金匮肾气丸一钱五分

八诊　一月十七日

脉见结代，胁下有痞块，更旧有风病。现在腹胀较瘥，因病久正虚，百孔千疮，次第发现，可知此病之不易治疗。现在自以去胀为先务，胃纳不香，宜培补。

高丽参八分　江西子一钱　姜半夏一钱　西洋参一钱　茯苓神各三钱　枸杞二钱　归身一钱五分　绵仲三钱　菟丝子三钱　天麻三钱　炙鳖甲一钱五分

九诊　一月二十日

脉软甚，舌色尚好，腹胀不见减，块则较软。不知饥尤劣，必须生料肾气丸，否则无效。

炒熟地三钱　炒怀药三钱　猺桂心二分，研丸，吞　泽泻一钱　霞天胶一钱，蛤粉炒　茯苓三钱　砂仁八分，研，后下　枸杞三钱　萸肉六分，炙　丹皮一钱　蝎尾二分，炙研，冲　苁蓉三钱　法夏一钱五分　制附块四分

十诊　一月二十三日

进附子后，药效较良，腹部皮较松。古人谓补火生土，虽理论不可通，事实上确有其事。当于前方略加，再进。

制附块六分　泽泻一钱　苁蓉三钱　川椒十四粒，炒　萸肉六分，炙　归身三钱　熟地三钱　枸杞三钱　姜夏一钱五分　砂仁八分，研　丹皮一钱　云苓三钱　猺桂心一分半

十一诊　一月二十四日

脉舌无变动，形寒，四肢尤甚。是感寒所致，补药当暂停，大分无妨。

桂枝三分，泡　云苓三钱　大生地二钱　炙草六分　防风六分　蒺藜二钱

十二诊　一月二十五日

胀消过半，腹角之块亦软，单腹胀已转机。现在风动，舌边黑斑复见，此两层当注意。

天麻三钱　归身三钱　木香一钱　蒺藜三钱　霞天胶一钱五分　人参须七分　防风五分，炒　炙鳖甲二钱　回天丸半粒，药化服　蝎尾一分炙，研，入煎

十三诊　一月二十七日

腹已皱皮，胀消十之八九，脉缓和，目光有神，均佳象。病已出险，元气未复，尚须时日。

大生地三钱　归身三钱　制香附三钱　茯神三钱　枸杞三钱　姜夏一钱　佛手一钱　潞党一钱　龙眼肉十粒　天冬三钱

十四诊　二月一日

大便半个月不行，腹不加胀，胸脘闷甚，胁下气窜。脾病退，肝病显，仍不可攻，攻则腹当再大，须温以行之。

制香附三钱　炙草六分　枸杞三钱　姜夏一钱五分　归身三钱　佐金丸三分，入煎　乌梅丸二分　金匮肾气丸二钱，入煎

另加半硫丸三分。此丸于食后远时先药服，开水下。

十五诊　二月三日

右脉缓滑有神，左脉虚甚。腹胀大瘥，进食亦不觉胀。惟大便不行业已半个月以上，却非行不可。

苁蓉三钱　枸杞三钱　菟丝子三钱　归

身三钱　乌梅丸三分　制附块四分　大生地四钱　绵仲三钱　霞天胶一钱五分，蛤粉炒

十六诊　二月五日

得大便多许而腹软，胀消，过午复胀，疲甚。现在之胀，只是一个虚字，当峻补，否则元气难复。

高丽参二钱　炙萸肉六分　归身三钱　绵仲三钱　枸杞三钱　姜夏一钱五分　砂仁八分　元武版[①]三钱　陈皮一钱五分

十七诊　二月九日

今日脉弦而少胃气，腹胀消后复作。昨药亦并不致增病，照例是有弛张性，亟养营，总以培元为先务。

归身三钱　郁金一钱，切　炙草六分　炒秫米三钱　赤白芍各三钱　象川贝各一钱五分　姜夏一钱　绵仲三钱　炒防风四分　宿砂仁三分，研　真陈阿胶一钱，蛤粉炒

十八诊　二月十日

昨晚仍有寒热，不过退清。今日脉尚无他，惟肌肤锐瘠，腹胀异常。此是遍身漫肿之前兆，虚胀难治，于此可见大约。除培本之外，别无妙法。今之所以不适，在肝脾肾三经，而肝脾为主要。心不病，故脉无他。肌肉锐减，则脾脏已坏也。寒热非外感。

归身三钱　炒白芍一钱　云苓三钱　潞党一钱五分，米炒　炙鳖甲三钱　佐金丸四分　姜夏一钱　龟龄集一分半，冲

十九诊　二月十一日

近两日锐瘠，今日神气更不如前，胸腹部均尚舒适。惟今日无溲，脉洪，脚微肿，呼吸不畅，微促，是久病虚竭，更值春分之故。

西洋参三钱　大生地三钱　赤、自苓各三钱　杏仁三钱　炙苏子三钱　佛手一钱　桑芽一钱五分　法夏一钱　龟龄集一分，冲

噎膈类

张左　十一月二十日

面黄而暗，鸠尾间有一块如骨，食物不能下，夜寐仅两三时。病膈亦贫血，难治。

归身三钱　蒺藜三钱　郁金一钱，切　制香附三钱　茵陈三钱　赤芍一钱五分

另用天竹枝削筷常用。

唐左　十二月十日

食不能入，心嘈，胸脘如格，却不呕，是膈而不噎，脉舌无恙，面色甚劣，大非轻证。

制香附三钱　川连三分　姜夏一钱　茯神三钱　吴萸三分　人参须八分　炒枳壳八分　砂仁六分

陈官官　十二月二十六日

食入移时吐出，仍是所食之物。舌光润，脉微。证属膈证，虚甚。吐可止，培元稍费事。

川连三分　老生姜片一片　淡芩八分　姜半夏一钱　桂枝二分　炙草五分　橘皮一钱五分

二诊　十二月二十八日

呕吐瘀，胸脘痞闷，脉微，无胃气，瘠甚。膈本大证，原非一药可愈，以规短权衡候之，此病尚有问题。

川连四分　桂枝三分　姜夏一钱　淡芩一钱　炙草六分　云苓三钱　瓜蒌仁一钱五分，去油

三诊　十二月二十九日

脉微，全无胃气，呕虽止，元气已伤，舌瘠。其腹痛是虫病颇深。尚未可乐观。

归身三钱　川连三分　炙草六分　白芍

---

① 元武版：即龟板。

一钱五分　姜夏一钱五分　乌梅丸子四分　滁菊一钱五分　瓜蒌仁一钱五分

喘咳病

马右　一月十日

舌剥，脉数，汗多。喘咳，五更时较剧，痰多而黄色。虚甚，补之。

五味子三分　桑皮一钱五分，炙　天冬三钱　炙苏子三钱　蛤蚧尾五分　沙参二钱　川贝三钱　橘红一钱五分　人参须一钱五分，另煎

二诊　一月十五日

原方加：乌药炒，一钱，炙紫菀一钱，高丽参八分，另煎，减人参须。

三诊　一月二十二日

但能坐，不能卧，卧则咳且喘。连进人参蛤蚧尾九剂无效，且有虚汗。当不咳时，色脉如故，自无他。痰多，汗多，宜温镇。肾虚已久，值气候寒，故如此。

炙款冬一钱　炒白芍一钱五分　代赭石三钱，煅　炒乌药一钱　旋覆花一钱，包　云苓三钱　竹沥一两，冲　黑锡丹二分，入煎　天冬一钱　紫菀一钱，炙

四诊　一月二十四日

寐不长，因虚，镇药不宜常服。

天冬三钱　人参须一钱　五味子四分　杏仁三钱　炒绵仲三钱　菟丝子三钱　乌药一钱　苏子三钱，炙　煅龙齿三钱

何左　一月二十日

左脉洪数，尺部弦，右软。咳迄不止，肢黄且气急。肾气不藏，肺气不敛，延时已久，难冀恢复。

炙款冬一钱　杏仁三钱　桑皮一钱五分　炙苏子三钱　川贝三钱　云苓三钱　知母一钱　天冬三钱　蛤蚧尾四分，研冲

鲁先生　一月二十日

面黑，溲短赤，气逆，夜不成寐，肾气不衡使然。

天麦冬各三钱　象川贝各三钱　杏仁三钱　炙苏子三钱　橘红络各一钱五分　炙款冬一钱　桑皮一钱，炙　金匮肾气丸一钱五分

费左　二月十四日

湿平痰多，气喘，药后未大见效，食后喘，当鼓其胃气。

人参须一钱五分　苡仁四钱　炙苏子三钱　杏仁三钱　蛤蚧尾六分，研冲　青陈皮各一钱　归身三钱　黑锡丹二分，吞

虞右　二月十五日

咳两候，遍身发肿。气喘是肺不行水，粪从溺道出是交肠，旧患赤白带下，是子宫、膀胱皆病。头绪多而各症皆重，高年有此，难治。

川象贝各三钱　炙苏子三钱　归身三钱　苦杏仁三钱　炒车前三钱　赤豆衣五钱　炙桑皮一钱五分　猪苓三钱　黑白丑头尾各二分，炒

邵先生　二月二十四日

咳月余不愈，痰中见红点，现在已无。舌中心渐黄，痰多白沫，乃热证，非寒证。

炙紫菀一钱　川象贝各三钱　淡芩五分　杏仁三钱　橘络一钱五分　炙草五分　归身三钱

二诊　二月二十八日

咳瘥，仍未全除，颇非易事，虚甚。

炙紫菀一钱　杏仁三钱　炙草六分　炙款冬一钱　川象贝各三钱　白芍一钱　天麦冬各三钱　橘络一钱五分　浮小麦五钱

张先生　二月三十日

是哮非喘，痰多，脉虚，可以镇压。

川象贝各三钱　炒乌药一钱　绵仲炒，三钱　杏仁三钱　归身三钱　橘络一钱五分　炙桑皮二钱　麦冬三钱　黑锡丹四分

虞左　三月七日

肾不纳气而喘，肺肾并病而肾病为

重，寒热互见而肾热为多。其心嘈，食又胀，因无消化力复无忍耐力，衰象也。高年见此，较为难治。所以然之故，因精气不能自恢复。

人参须一钱五分　蛤蚧尾六分　归身三钱　干姜炭二分　苁蓉三钱　制香附三钱　五味子五分　炙苏子三钱　炒绵仲三钱　杏仁三钱　法夏一钱　茯神三钱

二诊　三月十一日

诸恙均见瘥减，然为势仍剧。本元太亏，其痰不爽。因肺热仍虚，治肾为主。

人参须一钱五分　川贝三钱　瓜蒌皮一钱五分　橘红络各一钱五分　炙苏子三钱　炙桑皮一钱　天麦冬各三钱　杏仁三钱　牡蛎三钱　归身三钱　蛤蚧尾六分

三诊　三月十四日

大病再见转机，然尚不能进食，因胃不能化，故食必胀。宜燕窝煮粥，此外不得多吃。痰从肾上来，亦非寻常化痰品所能奏效。虚减则病瘥。

人参须一钱五分　橘络一钱五分　知母一钱　归身三钱　法夏一钱　砂仁八分　天冬三钱　蛤蚧尾六分

朱左　三月十日

脉气不宽带弦，旧患咳嗽。气喘本是肝肾病，现在面肿脚亦肿，咳依然。然早晚面部与脚之肿迭为进退，此属虚。其所以肿，则因肺经失职无治节故也。肺之所以失职，又因最初时伏邪因药补而深入，现已无法使之复出。

杏仁三钱　五味子三钱　天冬三钱　干姜炭二分

龟龄集，每日服二分，上方煎汤下。

朱左　三月十五日

气喘已十年，迩来发愈频，且掌热遗精，是肺肾并病也。肾虚则气逆而肺中气管收小，呼吸不通而肩息，肺虚则自汗。候舌色脉象，病恐得之遗传，不能除根，

能少发已属幸事。欲求少发，须节欲。

天冬三钱　人参须一钱　杏仁三钱　归身三钱　五味子三分　炙苏子三钱　蛤蚧尾六分，炙，研冲　绵仲三钱，炒　制香附三钱　茯神三钱

徐右　三月十七日

面色殷红，肩背痛则气急，值拂逆则痛剧。肺肝并病，其痛处是肺俞，其气急是内部痉挛。

制香附三钱　人参须八分　归身三钱　天麻三钱　蝎尾二分　杏仁三钱　蛤蚧尾四分　回天丸半粒

陈孩　八月二十三日

咳嗽气急，舌尖剥，是胃气上逆所致。喘则可成哮。

炙苏子三钱　杏仁三钱　炙紫菀一钱　法夏一钱　枳实五分　川象贝各三钱　炙款冬一钱　橘红一钱五分　炙草五分

二诊　八月二十八日

色脉佳，寐酣。虽尚咳，当然无妨。舌润不红，是偏于肺寒者。

炙款冬一钱　姜竹茹一钱五分　杏仁三钱　姜炒枳实八分　象贝三钱　炙草六分

慧生　八月二十四日

咳嗽气喘，冷汗极多，肌肤皆冷。肺寒已极，可以瘥减，不能除根。

杏仁三钱　川贝三钱　黑锡丹四分　橘皮三钱　五味子四分　桂枝三分

二诊　八月二十五日

已化热，咳喘均瘥。微见躁烦，此药烦也。体质太劣，可怖。

麦冬三钱　炙苏子三钱　归身三钱　橘皮一钱五分　五味子三分　炙草六分　款冬一钱

三诊　八月二十六日

药尚中病，体质太坏，毁齿①时恐有

---

① 毁齿：指儿童乳齿脱落，更生恒齿。

问题。

杏仁三钱　五味子四分　细辛一分　天冬三钱　炒干姜二分　炙草六分

四诊　八月二十七日

肺有伏寒，故开之，化热当敛之。哮非喘，还当镇之。治法虽多，总不能痊愈，因病关禀赋也。

归身一钱五分　天冬三钱　橘红一钱五分　黑锡丹二分　五味子二分　牡蛎三钱　炙草六分

高左　九月三日

外寒里热，肢凉，舌绛且剥，患膈旁痛，气喘，脉数，肺热，防成痈。

天麦冬各三钱　炙苏子三钱　桑皮一钱　瓜蒌皮一钱五分　杏仁三钱　赤芍一钱五分　川象贝各三钱　兜铃八分

朱童　十月七日

哮喘因肺弱不胜冷空气压迫之故，天寒必发。虚甚气不能敛，则春夏亦发。在童年可除根，成人难。

杏仁三钱　象贝三钱　橘皮一钱五分　款冬一钱　乌药一钱，炒　炙苏子三钱　黑锡丹二分

余右　九月二日

肺肾皆热，其气急是肾不纳气，特尚轻，不甚看得出。

天冬三钱　杏仁三钱　绵仲三钱　蛤蚧尾四分　枸杞三钱　川象贝各三钱　桑芽三钱　菟丝子三钱　归身三钱　滁菊三钱

二诊　九月五日

肺热甚，入夜剧咳，舌有垢苔，当兼治胃与肾。

天麦冬各三钱　兜铃一钱　绵仲三钱　法夏一钱　桑皮一钱，炙　杏仁三钱　菟丝子三钱　竹茹一钱五分

包左　九月十日

咳痰如皂沫，是肺燥肺热，亦是煎

厥。下午寒热，非外感，虚故也。遍身痛，是肺痛，肺与肠为表里，故便亦硬。不可镇，镇则气上冲不已。

天冬三钱　蛤蚧尾四分　杏仁三钱　紫菀一钱，炙　苡仁三钱　橘络一钱五分

二诊　九月十二日

脉甚调，病则不廉。病在肺不在心，故脉不变，变则危。昨方中肯，仍之。

天麦冬各三钱　桑皮一钱，炙　杏仁三钱　炙苏子三钱　细生地三钱　川贝三钱　蛤蚧尾六分　炙紫菀一钱　炙款冬一钱

李左　九月十一日

肺胃并病，肌表不固，消化不良，患咳经年，即坐此因缘，难治。

川象贝各三钱　竹茹一钱五分　腹皮三钱　杏仁三钱　楂炭三钱　炙草六分　枳实六分　苡仁三钱　归身三钱

二诊　九月十三日

咳剧，喉间觉有物如梗，即因肺燥。

天麦冬各三钱　人参须一钱　橘红一钱五分　川象贝各三钱　杏仁三钱　法夏一钱　炙草六分　归身三钱

孙右　十月十日

脉缓和，外感除，咳仍剧，痰黏而腥，气亦仍促。病在肺肾，心脏无病，故脉缓和，此后当以渐调理而无近功。

桔梗六分　归身三钱　杏仁三钱　生甘草六分　川象贝各三钱　猺桂心二分，研丸，吞　人参须八分，另煎　蛤蚧尾四分

二诊　十月十五日

脉软肺弱，气候骤寒，肺脏不胜冷空气压迫则喘，故不必感风然后发病。当略温，更须暖衣，惟又不可非时拥裘。

款冬一钱，炙　杏仁三钱　炙苏子一钱　黑锡丹二分，吞　干姜二分　防风六分　乌药一钱，炒

谢左　十月十四日

脉沉，肢凉，汗多，舌润，气急如坌涌①而出不能自还。纯属阳虚证象，当急顾阳分，否则有亡阳脱绝之险。然药苟得当，当能即止。

炙紫菀一钱　炒干姜四分　炙草六分　黑锡丹四分　炙款冬一钱　五味子四分　杏仁三钱

二诊　十月二十七日

色、脉、证三事，当分别言之。脉有胃气甚好，面色黑不甚好，舌苔尚好，见症甚劣。寒热非外感，乃由肺病来，痰咳不出，尤其是肺燥证据。汗出热退，须臾再发，一日或一次热，或两次热，极似温疟，此种最易乱人耳目，且中国古书均不言肺发热，故更易误治。谵语是因虚甚而来，其所说皆心头事。

瓜蒌皮一钱五分　川象贝各三钱　炙紫菀一钱　橘红一钱五分　杏仁三钱　炙款冬一钱　炙苏子三钱　乌药一钱，炒

黄瘅类

陈先生　一月十日

感寒失治致发黄，是将作瘅。为日尚浅，当可愈。

茵陈三钱　泽泻一钱　炒车前三钱　川连二分　赤猪苓各三钱　淡芩八分　秦艽一钱五分　防风六分　归身三钱　木通八分

何先生　二月十一日

面色颇黄，脉则洪数。此脉与面色不符，乃起代偿作用之反应。脉病有疑义，难治。

大生地三钱　茵陈三钱　归身三钱　川楝肉六分　橘核一钱五分　车前三钱　赤猪苓各三钱

邬先生　二月二十一日

面黄如兹，脉迟，痰中带血，是已成血瘅。病起于童稚毁齿之时，基本早坏，

无能为力。

归身三钱　赤芍一钱五分　绵仲三钱　菟丝子三钱　苁蓉三钱　侧柏炭一钱　童便一杯，冲

陈右　三月十八日

寒热时有时无，手冷，爪下无血色，面色黝然而黄，此阴黄贫血症也。春夏之交，附子可商。有寒热则不能补，拟先用轻剂，俟可乃已。

制附块五分　焦白术一钱　茵陈三钱　柴胡六分　归身三钱　炙草六分　制香附三钱

潘孩　八月二十九日

本甚健全，现在面黄，溲赤，不能食，颇见贫血证象。此非湿，乃血少，稍难治。

归身三钱　枳术丸一钱五分　车前三钱　生熟地各三钱　茵陈三钱　方通八分　砂仁八分　橘皮一钱五分　潞党一钱五分　茯苓六钱　法夏一钱五分

张先生　九月四日

舌无血色，肌肉渐瘦。病属瘅，慢性，无大害，却不得愈。

茵陈三钱　归身三钱　蒺藜三钱　天麻三钱　赤苓三钱　方通八分　连翘根一钱五分

黄先生　九月七日

唇略红，脉略起，舌仍黄，无血色，是亦难治。

茵陈三钱　归身三钱　枸杞三钱　熟地三钱　怀药三钱，炒　砂仁八分，研　赤苓三钱　方通八分

黄先生　九月二日

脉软稍数，全无血色，迩复发疟。照此色脉，恐难治。

茵陈三钱　连翘三钱　赤豆一握，泡汤煎药　归身三钱　桂枝三分，泡　干首乌三钱

---

① 坌（bèn 笨）涌：涌出。

二诊　九月三日

全无血色，汗多。汗于黄为宜，于血少绝不宜。耳鸣夜咳均属虚，毕竟难治，虽瘅，未可乐观。

归身三钱　大熟地三钱　天冬三钱　砂仁七分　炒白芍一钱五分　佐金丸四分　姜夏一钱五分　牡蛎三钱　炙僵蚕一钱五分　橘皮一钱五分　茵陈三钱

三诊　九月五日

血色略转，脉亦较佳，较前为有希望。

归身三钱　细生地三钱　牡蛎三钱　天冬三钱　大熟地三钱　炙僵蚕一钱五分　佐金丸四分　砂仁八分，研　茵陈三钱　佛手一钱

曹孩　十月五日

溲赤，面黄，常发热，大便不爽。病后失于调理，恐其成瘅。

茵陈三钱　泽泻一钱　猪苓三钱　车前三钱　归身三钱　炙草六分　枳术丸一钱五分，入煎

鲍先生　十月二十六日

脉平，舌色面色均见贫血症象，瘅已成，属慢性，不能愈，暂时亦无害，难得健全耳。

茵陈三钱　赤白苓各一钱五分　细生地四钱　生芪三钱　枸杞三钱　天麻三钱　法夏一钱五分

沈奶奶　十一月十六日

脉气不宽，面色黄暗，舌有黑苔，是贫血症。遍身不适，因血少体虚之故。肺亦有病。

归身四钱　生熟地各四钱　砂仁八分，研　秦艽一钱五分　天麻三钱　丝瓜络一钱五分　白芍一钱五分　羌活四分　绵仲三钱　菟丝子三钱　制香附三钱　佛手一钱五分　佐金丸四分，吞

二诊　十一月十九日

脉较宽，面色黄，恐不得退，因血瘅已成，例无退理。

归身三钱　白芍一钱五分　炙草六分　熟地三钱　砂仁五分　制香附三钱　川芎三分　绵仲三钱　枸杞三钱　怀膝三钱

三诊　十一月二十三日

从前经多即是崩，崩故成血瘅。据说自小有吐血病，宜其黄。最可怕是肿，肢寒还当补脾。

木香一钱　熟地三钱　归身三钱　绵仲三钱　潞党一钱五分　佛手一钱五分　枸杞三钱　茵陈三钱　砂仁四分，研

孙左　十一月十八日

湿奇重，面黄目黄睛亦黄，口淡，脉迟，形寒发热，恐将作瘅。

茵陈三钱　淡芩八分　木通八分　炙草六分　桂枝三分　赤苓三钱　归身三钱

二诊　十一月二十日

目珠深黄，头眩属热，脉不当迟，是因湿重，故血行缓，缓斯脉迟。

茵陈三钱　赤猪苓各三钱　泽泻一钱　细生地三钱　青蒿一钱　车前三钱　归身三钱　赤豆泡汤，三钱

李左　十一月三十日

茵陈三钱　赤苓三钱　梗通八分　连翘三钱　青蒿一钱五分　车前三钱　归身三钱　赤豆泡汤，三钱

二诊　十二月三日

脉已不虚，面黄略退，目瞤动，有风意。贫血能转机，大是幸事。

茵陈三钱　青蒿一钱五分　黄肉六分，炒　连翘三钱　归身三钱　泽泻一钱　车前三钱　大生地三钱　莲须一钱五分，泡汤　赤豆一大把

三诊　十二月七日

面黄，心跳，耳鸣，证属贫血。心房有病，虑其发肿。

茵陈三钱　蒺藜三钱　归身三钱　独活

四分 茯神三钱,辰砂拌 防风八分,炒 胆草二分 大生地四钱

孙左 十二月四日

面无血色而见浮肿病,由屡次剧发痔而起,遍身细胞均起变化,委是痼疾,难治。

归身三钱 防风六分,炒 蝎尾一分 姜夏一钱 蒺藜三钱 赤芍一钱五分 细地三钱 竹茹一钱五分 茵陈一钱五分 元参一钱 车前炒,三钱

二诊 十二月十日

疗痔而得贫血症,可谓得不偿失。据色脉,脏器已坏,恐难恢复。

茵陈三钱 归身三钱 熟地三钱 枸杞三钱 云苓三钱 砂仁六分,研 蒺藜三钱 天麻三钱 橘络一钱五分

丁童 十二月十四日

病后误食碱水面食发肿,面色黄,脉不和。肿无妨,黄可虑。

茵陈三钱 猪苓三钱 海南子六分,切 炒荆芥八分 泽泻八分 车前三钱 橘叶三钱

泄泻类

缪左 一月二十四日

脉气不宽,泄泻腹鸣。是感寒,可略温。

腹皮三钱 芡实三钱 炮姜炭二分 扁衣三钱,炒 木香一钱五分 灶心土一两,先煎 建曲一钱,炒 焦白术一钱

二诊 一月二十六日

尚胃呆腹胀,头昏。此是余波,可健胃。

象贝三钱 滁菊一钱五分 木香一钱 橘络一钱五分 枳术丸一钱五分,入煎

张左 一月二十七日

脾不实,泄泻后重常发作,惟无冻,

去湿当有效。

木香一钱五分 白头翁三钱 腹皮三钱 建曲一钱,炒 赤白苓各三钱 楂炭三钱 枳术丸一钱五分

二诊 二月六日

湿热奇重,仍泄泻,形寒。前方未及表证,故不效。

葛根一钱五分 赤苓三钱 羌活四分 淡芩八分 茵陈一钱五分 防风八分,炒 车前三钱 秦艽一钱五分 木香一钱五分

三诊 二月八日

大便次数减少,惟仍溏,肛门痛。湿重故如此,恐其成痢。

枳实一钱 木香一钱五分 楂炭三钱 竹茹一钱五分 青陈皮各一钱 腹皮三钱 云苓三钱 方通八分 馒头炭三钱

陈右 十月十五日

因气恼致泄泻,是古称谓木克土,其实是高年体弱,胃气上逆,脾不相输应故尔。

人参须五分,另煎 川连三分 制香附三钱 茯神三钱 炙草六分 木香一钱

谢先生 十一月二十一日

腹痛泄泻清水,今日已有七次,且后重,脘部异常不适,舌苔厚白而干。深恐因此动气喘旧病,此次因是食积而胃热脾寒,纯温纯凉均不能进。

枳实一钱,姜汁炒 槟榔六分 小朴三分 竹茹一钱五分 楂炭三钱 麻仁丸一钱五分 木香一钱五分 炙草八分 馒头炭三钱

二诊 十一月二十二日

今日色脉较平正,泻尚未止,胃呆,形寒,口苦,大致无妨。尚须摄养,至于开胃,似不宜过急。

木香一钱 川连三分,吴萸炒 姜夏一钱 炒枳壳八分 竹茹一钱五分 春砂壳六分 淡芩八分 归身三钱 炙草六分 腹皮三钱 炒乌药六分 炙苏子一钱 炒扁衣三钱 生

姜一片　红枣三个

曹左　十一月二十三日

本是肾泄，服温补致面肿肢肿，背恶寒，泄仍不止。是病转深，现在已成痼疾，难治。

炒扁衣三钱　炒建曲一钱　木香一钱　炙草六分　芡实三钱　炒故纸六分　车前三钱,炒　泽泻六分　萸肉四分,炙

孙先生　十一月二十四日

脘痛，便溏。是脾泄，宜香燥。

木香一钱五分　藿香一钱五分　青陈皮各一钱　制香附三钱　腹皮三钱　炙乳香三分　焦白术一钱

疝 气 类

姚先生　二月十八日

疝气偏坠作痛，过劳乏则剧。治疝当兼补气，其苔不匀，脉无胃气，病颇深，图功为难。

秦艽一钱五分　羌活四分　延胡七分,炒　金铃肉七分,炒　荔枝核七个,烧存性　橘核一钱五分,炒　归身三钱　川芎五分

胡先生　八月二十八日

疝无甚出入，病从出痘来，根蒂深，本难期痊愈，丸药常服则可以维持现状，且若能渐健，病渐减。

炒怀药五钱　泽泻一钱　萸肉一钱,炙　小茴香三钱　茯苓三钱　金铃肉一钱五分　橘络核各二钱　猺桂心二分　荔枝核十个,烧存性　蒺藜三钱

十贴，米糊为丸，临睡时服二钱。

贺先生　十月二十二日

小腹胀而形寒，此外无他。舌色总不甚平正，拟内外并治。

归身三钱　赤芍一钱五分　腹皮三钱　制香附三钱　春砂壳八分　青陈皮各一钱　细生地三钱　鲜首乌三钱

外治方：

艾叶一两　桂枝三钱　乳香一钱　羌活三钱　皮硝三钱

上药研粗末，布袋盛缚腹部。

二诊

小腹胀，形寒，药后无甚出入。自觉有气窜动连胁下，改从气治。

天麻三钱　蒺藜三钱　制香附三钱　金铃肉七分,炒　青陈皮各一钱　橘核一钱五分　天冬三钱　腹皮三钱

邢先生

脉缓肢凉，溲清，面黑，患偏坠已久，神气颇近卑慄。此虚也，虚之来源，当是药虚之。

桂心末三分,吞　小茴香八分,炒　荔核七个,炒　金铃肉八分,炒　赤芍一钱五分　归身三钱　橘核络各一钱五分

郑先生　十一月五日

神色甚好，脉缓。局部受凉，因而患疝偏坠。

小茴香一钱,研　赤芍一钱五分　橘核一钱五分,炒　金铃肉六分,炒　炒荆芥八分

另用老姜二两，地骨皮一两，二味同捣，隔纱布一层缚肾囊，一宿除去。

二诊　十一月七日

脉舌本无寒象，疝却非温不能愈。今既有鼻衄，疝当设法外治。

茅花一钱五分　猺桂心一分研丸,吞

另：

羌活三钱　防风三钱　大茴香二钱,炒　葱白五个　艾叶三钱

研粗末缚小腹。

郭先生　十一月七日

疝气偏坠，脉舌均有虚象，病已十阅月，旋愈旋发，精神甚感疲乏，嗜寐，腹部有异常感觉，自言如有水滴下，且胁下痞塞。此种当从陷者举之之例。

川芎六分　归身三钱　小茴香一钱五分,

炒 炒橘核二钱 金铃肉六分 荔枝核七个 防己一钱五分 荆芥六分，炒

另用老姜一两，地骨皮一两，研同捣缚肾囊。

二诊 十一月九日

疝未除，囊湿，寒从下受，前方尚中肯綮。

川芎八分 防己三钱 炒车前三钱 赤芍一钱五分 荔枝核七个 归身三钱 制香附三钱 金铃肉六分 炒橘核三钱 秦艽一钱五分 炒荆芥五分 小茴香一钱五分，炒研

洪先生 十一月九日

寒从下受，肾虚精气不守，因而成疝，复后脑痛。此有误药，原因在内，湿毒已上行也，稍难治。

草薢一钱五分 炒车前三钱 赤芍一钱 金铃肉一钱五分 小茴香一钱五分 滋肾丸一钱 猺桂心一分 荔枝核七个 橘核一钱五分 炒荆防各七分

林先生 十一月二十二日

疝病睾丸胀坠，更有浊，溺痛。血分不清，最怕上行，升之是教猱升木①。病从寒化，用苦寒亦犯虚虚。

秦艽一钱五分 金铃肉六分 草薢三钱 小茴香一钱，炒 荔枝核七分 烧草梢一钱 橘核三钱 赤芍炒，一钱五分 归身三钱 萹蓄一钱五分 炒车前三钱

加服徙薪丹，每日二分。

二诊 十一月二十五日

药后颇效，病未全除，舌色甚劣，湿毒尚在。

秦艽一钱五分 金铃肉六分，炒 归身三钱 梗通八分 草薢一钱 小茴香一钱，炒 赤芍一钱五分 荔枝核七个，烧 炒车前三钱 炒橘核三钱

俞先生 十二月十日

偏坠痛剧，脉滑而动，舌绛。内热甚重，不当从寒治。

鲜生地三钱 地骨皮三钱 制香附三钱 金铃肉八分，炒 川芎六分 小茴香八分，炒研 荔枝核五个，烧存性 炒橘核三钱

失 眠 类

赵奶奶 二月十二日

艰于成寐，予珍珠母丸不效，色脉尚无他，病可一年余。前方以升降为用，本非强制神经，再服当效。

乌犀尖二分，磨冲 沉香二分 胆草二分 薄荷一钱 茯神四钱 牡蛎三钱 猺桂三分，研冲 煅龙齿三钱 川连二分 白芍三钱 归身三钱

杨先生 三月十八日

脉不鼓指，神色形不足，肌肤起粟。此毛囊结核，血与精气不足应付腺体，起反应救济而见此。西医籍谓毛囊结核由于微菌，不确，虚耳。

钗斛三钱 细生地三钱 枸杞三钱 炒白芍三钱五分 绵仲三钱 归身三钱 菟丝饼三钱 橘络一钱五分 五味子十粒 牡蛎三钱 天冬三钱

二诊 三月二十二日

积弱则胆火易动，肝胆皆逆，当然不易成寐。前方仅滋养营血，若佐以苦降即能寐。神经只好弛缓，不可麻醉，安眠药勿常服为是。

钗斛三钱 归身三钱 橘络一钱五分 胆草三分 白芍一钱五分 菟丝饼三钱 绵仲三钱 天冬三钱 人参须一钱五分，另煎

朱先生 九月六日

病不深，不能寐或因胃不和。骨楚形寒是外感，消化力则更弱，然不寐在下半

---

① 教猱升木：比喻指使坏人干坏事。典出《诗·小雅·角弓》："毋教猱升木，如涂涂附。"猱，猴子的一种。

夜，则不但以上原因，且与血有关，当是血少。

秦艽一钱五分　炒荆芥八分　归身三钱　炙草六分　腹皮三钱　楂炭三钱　钩尖三钱，后下　天麻三钱

郭奶奶　十月二十六日

脉略带弦，脘下有气块窜动，时作剧痛，头偏左痛，龈痛，皮肤痛，不能寐。诸恙均不见减，然而无危险。其偏头痛因龈痛牵连而发，此处神经走两太阳之故，此层最难取效，不能寐可设法。痛根是肝气，亦有内风。病之近因是神经燥，天雨病势当略减。现有浮火在上，宜引火归元。

珍珠母四钱　川连三分　吴萸三分　猺桂心二分，另煎，冲　蒺藜三钱　杭菊三钱　钩尖三钱　制香附三钱　天麻三钱　人参须五分，另煎　归身三钱　生乳没各一钱五分，去油

范先生　十月二十七日

胃不和故不眠，略有积，又燥湿不能互化，故头眩舌润。可以即除。

法夏一钱五分　腹皮三钱　炒秫米三钱　瓜蒌三钱　川连三分　珍珠母三钱　枳实八分　苡仁三钱　楂炭二钱　钩尖三钱　滁菊一钱五分　猺桂心二分，研丸，吞

消 渴 类

袁左　十二月二十三日

舌苔干黑糙，饮多溲多，是消；肢体常感不仁，是风。先治消。

海蛤壳六钱　竹叶十片　覆盆子三钱　生石膏一钱五分　鲜生地三钱　怀山药六钱

彭右　十月二十六日

眉心重，两太阳、头项均痛，溲多，艰于成寐，胃纳强。恐其成消，亦有湿火在上。

藁本六分　赤芍三钱　淡芩八分　覆盆子三钱　蔓荆子一钱　防风八分　细生地三钱　归身三钱

伍右　十月十三日

面色较亮，脉亦较和，前阴似有物下坠，乃气虚之故。

西洋参一钱五分　知母一钱　炙草六分　海蛤壳一两　蒺藜三钱　天冬三钱　地骨皮三钱　绵仲三钱　泽泻一钱

张左　十一月十八日

色脉较前为佳，舌苔结，饥不能食，有积，然上有风。此所谓风，乃脏气不相顺接。

归身三钱　蒺藜三钱　虎骨三钱，炙　枳实一钱　天麻三钱　蝎尾一分，炙　乌梅一钱　腹皮三钱　秦艽一钱五分　炙芪一钱五分

二诊　十一月二十日

脉较和，面色较正当。诸恙均见瘥，惟小溲太多，脉均无热象。拟从肾气不摄治，得风药病瘥。脏气不相顺接，甚确。

归身三钱　秦艽一钱五分　蝎尾一分　乌梅一钱，炒　天麻三钱　蒺藜三钱　虎骨三钱，炙　炙芪三钱　缩泉丸一钱

三诊　十一月二十三日

饥甚，溲多。病属消证，不引饮，健饭，是中消。

知母一钱　炙草六分　海蛤壳六钱　生石膏二钱　天麻二钱　覆盆子二钱　蒺藜二钱

四诊　十一月二十五日

得温即剧，得凉即瘥。中消之证本属难治，尤难在气分太虚，而不能进补气之品。

知母一钱五分　覆盆子三钱　蒺藜三钱　天冬三钱　海蛤壳八钱，打　桑芽三钱　大生地四钱　竹叶二十片　绵仲三钱，炒

五诊　十二月三日

善饥，溲多，脚麻，色脉较前为佳。

病是消，不过既较前瘥减，即亦不足。病不进即退，退虽不多，然退故知其不为患也。

海蛤壳八钱　竹叶十片　覆盆子三钱　生石膏一钱五分　细地三钱　生白芍一钱五分　清炙草六分

六诊　十二月十四日

消已瘥减，脉象舌色亦较前为佳，稍瘠是当有之症象。其胫腿麻木，当俟消证全愈后另治。

海蛤壳八钱　细生地三钱　生白芍一钱五分　竹叶十片　玉竹一钱　覆盆子三钱　怀山药五钱

七诊　十二月二十一日

消证瘥减，色脉均佳，发出之红瘰乃血中热毒外达，愈发愈佳。惟消未净除，恐风药与病不相得，脚麻尚须缓治。

炒怀药五钱　大生地三钱　玉竹一钱　丹皮一钱五分　竹叶十片　覆盆子三钱　生石决三钱

吴左　九月九日

唇绛口燥，消渴，脉数，别无他病，当是消证。

鲜生地三钱　淡芩八分　竹叶十五片　元参一钱　海蛤壳一两

二诊　九月十一日

脉洪，唇绛，口燥引饮无度，溲多。据色脉不甚妥当，如其溲量多于饮量，则属不救，试注意考察。

海蛤壳一两　天冬三钱　鲜生地三钱　淡芩八分　竹叶十片　地骨皮三钱　钗斛三钱

三诊　九月十三日

见证属消渴，脉与舌色无恙，规矩权衡不合，虽饮量与溲量等，亦属肾消，难治。

人参须一钱　竹叶十五片　生草六分　生石膏三钱　知母一钱　秫米一撮

湿 热 类

王左　一月五日

腹胀，大便日数行，多痰。是脾病，亦复湿重所致。病已数年，取效不易。

木香一钱五分　青陈皮各一钱　赤苓三钱　制香附三钱　枳术丸一钱五分　车前三钱　砂仁七分，研　归身三钱　苡仁四钱

史左　一月五日

湿重，胃不甚健，有积，当导。痱以发出为佳，故愈痒愈妙。

枳实一钱　云苓三钱　车前一钱五分　竹茹一钱五分　腹皮三钱　归身三钱　防己一钱　楂炭三钱

戚右　二月十三日

脘痛属肝，痤痱属心，湿重能外达，甚佳。

赤芍三钱　方通八分　归身三钱　二妙丸一钱，吞　春砂壳八分　云苓、神各一钱　青陈皮各一钱　苡仁六钱　细生地三钱

童左　二月十五日

两脉皆少胃气，浊虽减少，湿热仍重，非再通不可。

草薢一钱五分　车前三钱，炒　苡仁六钱　猪苓三钱　二妙丸入煎，一钱　草梢一钱　茵陈三钱　梗通八分　归身三钱

范先生　二月十八日

咳一年，痰薄白，间有黑色。前次曾患浊，是由肾传肺，因气候关系，湿火上燔为病。

象贝三钱　橘红一钱五分　天冬三钱　杏仁三钱　炙草六分　桑叶三钱　苡仁五钱

魏先生　二月二十三日

舌润胸痞，骨楚，面色不华，形寒。湿胜而血少。

归身三钱　防己一钱五分　茯神三钱　厚朴三分　制香附三钱　炙草六分　秦艽一

钱五分　桂枝泡汤，三分　云苓三钱

倪先生　二月三十日

囊痛是湿，外治则内逼。因在下，故腹痛。当以分利为主。

生苡仁四钱　赤苓三钱　木香一钱　木通八分　生草梢八分　青陈皮各钱半　制香附三钱　金铃肉三钱　草薢三钱

二诊　三月三日

因外治囊痛，逼湿入里，因而腹痛。此与脚气湿从下受者同一理，亦与疝证略相等，当设法止痛。

荆防各三钱　炙乳没各一钱五分　赤芍三钱　小茴香一钱五分　桂枝一钱五分　羌独活各三钱

上药研末缚小腹。

许先生　三月二日

头不痛，胸脘不闷，脉平。既非时证，亦非红痧，其胁下红点是肝经湿热，以能发出为佳。

赤猪苓各三钱　淡芩八分　茵陈三钱　秦艽一钱五分　炒车前三钱　泽泻八分　归身三钱　赤芍一钱五分　二妙丸一钱五分

张左　三月十三日

脉凝结，舌苔厚。湿奇重，肝亦太旺，心肾不交，因而阳道不举，是可根治。

防己三钱　猺桂三分，丸吞　青陈皮各一钱五分　赤芍三钱　川连三分　佛手一钱　茵陈三钱　制香附三钱　归身三钱

王左　三月二十四日

本是湿浊在下，因服药而上行；本不虚，因药而虚。药多体弱，病进遂不可为，而成药蛊。脏气乱，当徐俟其定，然后按经诊治。

赤芍一钱五分　云苓三钱　秦艽一钱五分　方通八分　草薢一钱五分　炙草六分　车前一钱五分

周左　八月二十二日

只是要困，无他病，脾为湿困故尔。

小朴三分　赤猪苓各三钱　方通八分　青陈皮各一钱　制香附三钱　炒车前三钱　枣仁三钱，炒　木香一钱

周右　九月二日

泄泻经年，每日五六次，夜二三次，日则下午为多，夜则子夜以后，舌边黑，舌苔灰腻。病在血分，湿奇重。

赤猪苓各三钱　芡实四钱　川连三分　苡仁四钱　炒扁衣三钱　茅根三钱　木香一钱　焦白术一钱五分

二诊　九月六日

泄泻经年，舌苔灰腻，边黑。湿重而有积瘀，强止无益有害。

制香附三钱　炒车前三钱　芡实四钱　苍白术炒，各四分　赤猪苓各三钱　全当归三钱　木香一钱五分　建曲一钱　杏仁三钱　潞党一钱，炒　灶心土二两　苡仁五钱

杭左　九月十日

舌有湿象，咳痰如珠。肺中有湿痰却燥，是一脏之中燥湿不能互化。

沙参一钱　杏仁三钱　苡仁三钱　防风六分　象贝三钱　桑皮一钱，炙　炙草六分　兜铃一钱　前胡一钱五分

许左　九月十日

风湿能发出为佳。血不足，故偶有拘挛。症状尚不为剧，当补。

天麻三钱　天麦冬各三钱　潞党一钱五分　绵仲三钱　蒺藜三钱　归身三钱　菟丝三钱　炙芪三钱　大生地四钱　姜半夏一钱五分　佛手一钱　苡仁三钱　枸杞三钱　苁蓉三钱

金右　九月十五日

湿气发于身半以下，乃大好事，是真美疢。若逼之向里，反成大患。咳当治。

象贝三钱　麦冬三钱　防风六分　茯苓三钱　杏仁三钱　桑叶三钱　豨莶草一钱五分

黄右　十月七日

疟除，湿甚盛，从皮肤出则为疥，从

肺出则为咳。现略见气急，疟虽愈，湿不化，有问题。

竹茹一钱五分　枳实一钱　防己一钱五分　泽泻一钱　赤苓三钱　茵陈一钱五分　杏仁三钱　象川贝各三钱　橘红一钱五分　生苡仁三钱　元参三钱　瓜蒌仁去油，一钱五分

陶左　十月九日

湿体值燥令致郁而上行，头昏乃少阳为病，腕痛却关肾经。

大生地三钱　钩尖三钱　赤芍一钱五分　归身三钱　生石决三钱　赤苓三钱　竹茹一钱五分　滁菊一钱五分

胡先生　十月九日

湿体燥令，湿不得出，遂郁而上行，故咳。眩晕厥逆，病源只是胆火，清之当瘥。

归身三钱　滁菊三钱　桑芽三钱　淡芩八分　杏仁三钱　炙草六分　钩尖三钱　赤芍一钱五分　象贝三钱　苏子三钱，炙　瓜蒌仁一钱五分

二诊　十月九日

肝阳略除，咳与眩均解，惟痰多不得出。脉滑是可下之。

胆草八分　姜夏一钱五分　杏仁三钱　炙草六分　竹沥一两　枳实一钱　瓜蒌仁一钱五分　钩尖三钱

某左　十月十日

湿毒向上故耳聋，恐遂不可收拾。

胆草三分　赤芍三钱　车前三钱　草薢三钱　滁菊二钱　赤猪苓各三钱　草梢一钱　秦艽一钱五分　归身三钱

冷左　十月十日

蕴湿从皮肤外达最佳，疮多里面便清楚。现在脉甚好，即是其证，不可用药外治。

全当归三钱　赤芍一钱五分　蒺藜三钱　赤猪苓各三钱　防己一钱　茵陈一钱五分　防风七分　炒车前一钱五分　三妙丸一钱

许右　十月十一日

头响耳鸣，少阳气逆，血分不清。可以略平，但非旦夕间事。

滁菊一钱五分　钩尖三钱　桑枝三钱　赤芍一钱五分　胆草二分　西洋参一钱　左燕耳聋丸一钱五分

陆先生　十月十一日

咳嗽痰腻，时发时止已三年。遍身发红点，甚痒。面部无风色，湿毒从皮肤外达不及头面，是无大害。咳当是肺气弱，毛窍不固所致。

天麦冬各三钱　橘红络各一钱五分　象贝三钱　茯苓三钱　杏仁三钱　丝瓜络一钱五分　苡仁三钱　归身三钱　二妙丸一钱

二诊　十月十七日

遍身干疥作痒，是蕴湿外达。咳不爽，便难，均有关，发透即无事。

秦艽一钱五分　羌活四分　桃仁三钱　象贝三钱　瓜蒌三钱　防风八分　红花一钱五分　赤芍一钱五分　橘络一钱五分　麻仁三钱

张左　十月十五日

遍身肿乃肾脏关系，所谓自身中尿毒者近之。先予分利，继当清里，清里宜丸。

草薢一钱五分　车前三钱　细生地三钱　赤猪苓各三钱　木通八分

二诊　十月二十二日

溲仍不清，肿已除，有时滑精，然暂时不能兼顾。

草薢一钱五分　车前三钱　赤豆一握，泡汤　天冬三钱　赤猪苓各三钱　细生地三钱　杏仁三钱　归身三钱　泽泻八分

三诊　十月二十六日

浊已旧，现尚溺道作痛。

草薢一钱五分　萹蓄一钱五分　草梢一钱　车前三钱　猪苓三钱　木通八分　归身三钱

另：徙薪丹，每早晚服一分。

殷左　十月十六日

腰酸，病在内肾，其原因是湿，误用辛温药不中病，但不效尚是幸事。

萆薢一钱五分　龟板二钱，炙　赤芍一钱五分　车前三钱　朱砂五分　赤苓三钱　秦艽一钱五分

二诊　十月十八日

腰酸，近患咳嗽，喉不痒，有痰，舌有湿象，从肺治燥。

麦冬三钱　紫菀一钱，炙　萆薢一钱五分　秦艽一钱五分　桑皮一钱，炙　杏仁三钱　绵仲三钱　车前三钱　款冬一钱，炙　炙草六分　防风八分，炒

另：阳和膏一张，加元寸七厘，猺桂心一分，贴腰。

焦左　十月十六日

因气候燥，肺亦燥，故咳剧。燥湿不互化，湿聚于里则又种种变化，今得外达甚佳。痒不为害，美疢也。忌外治。

炒荆防各七分　象贝三钱　橘红一钱五分　炙草六分　猪苓三钱　杏仁三钱　赤芍一钱五分　车前三钱　泽泻一钱

王左　十月十六日

湿热上行致头痛泛恶，骨楚。其毒在将溃未溃之时，须从速使之向下，否则后患无穷。

秦艽一钱五分　萹蓄三钱　海金砂三钱，煅研　草梢一钱　赤猪苓各三钱　萆薢三钱　炒车前三钱　竹茹一钱五分　枳实八分

郭左　十月十七日

左尺脉硬，是虚脉，起落责责然有凝结意，舌色润而红，皆湿象。

人参须一钱五分　淡芩八分　胆星一钱五分　杏仁三钱　川贝三钱　制小朴三分　归身三钱　竹沥一两，冲　橘红一钱五分　砂仁五分

顾右　十月十九日

面有风色，舌有湿象，腰酸，带下色黄。此属风湿已入络，故遍身酸楚，时愈时发，非丸药不能除。

秦艽一钱五分　天麻三钱　归身三钱　砂仁八分　蒺藜三钱　赤芍二钱　桑枝三钱　炙草六分　制香附三钱

二诊　十月二十二日

小腹胀，遍身酸楚。湿已溃，故如此，病属慢性。

秦艽一钱五分　防风八分　赤芍一钱五分　丝瓜络一钱五分　制香附三钱　蒺藜三钱　归尾三钱　桑枝三钱　炙草六分　青陈皮各一钱

杨右　十月二十一日

剧咳白痰，舌有湿象，是亦湿火为患，胆火不潜，故头痛。

滁菊三钱　元参一钱　象贝三钱　赤芍一钱五分　钩尖三钱　归身三钱　杏仁三钱　淡芩八分　赤猪苓各三钱　车前三钱　方通八分

王左　十月二十一日

舌有湿象，目赤，是湿火确证。值燥令，肺不能任，故咳剧。

滁菊二钱　元参一钱　方通八分　桑叶三钱　淡芩八分　钩尖三钱　赤猪苓各三钱　杏仁三钱　象贝三钱　橘红一钱五分

徐左　十一月十六日

肝阳胆火，因时令而逆，挟湿上行，致耳鸣头痛。旧患鼻痔，例当更甚，得丹药当瘥。

天麻三钱　桑芽三钱　赤芍一钱五分　归身三钱　蒺藜三钱　胆草一分半　秦艽一钱五分　大生地三钱　天冬三钱

潘右　十一月十六日

面色黄而黝黑，有寒热，常形寒，一点钟内可数次。脉气不宽，肌肤感觉迟麻，绝非寻常外感，治标无益，根治则碍于标病，恐不可为。

炒荆防各三钱　杏仁三钱　天麻三钱　独活四分　象川贝各三钱　橘红一钱五分　蒺

藜三钱　淡芩八分　秦艽一钱五分

二诊　十一月十七日

头痛骨楚，发热形寒。寒热均较昨日为减，面黑亦略减，脉气亦较宽，在理可愈。惟肌肤感觉钝麻，乃兼有内风者，比较难治，且变化必多。服药后汗出不彻，深恐郁热不得外达，致陷而为泻利，化热而为痈脓，皆题中应有之义。

秦艽一钱五分　独活六分　蒺藜三钱　炙草六分　川连三分　羌活四分　防风八分　归身三钱　葛根一钱　法夏一钱　香葱白一个　象川贝各三钱　橘红一钱五分

葛左　十一月十八日

脉不宽，舌润，患气急，五更尤剧，湿重肾亏血热。

制香附三钱　乌药一钱，炒　川连三分，姜炒　蛤蚧尾六分，炙冲　茯神三钱　炙草六分　细生地三钱

二诊　十一月二十日

湿热奇重，喘则肺不行水，虑其发黄。

防己一钱五分　车前三钱　炙苏子三钱　乌药一钱　炒赤猪苓各三钱　苡仁三钱　淡芩八分　杏仁三钱　归身三钱

三诊　十一月二十二日

湿盛，内热重，前方尚中肯，宜再服。

茵陈三钱　泽泻八分　车前三钱　鲜生地三钱　梗通八分　丹皮一钱五分　防己一钱五分　赤苓三钱　归身三钱　乌药一钱，炒

陈左　十一月二十日

咳，面色略黄，瘠甚，腰背亦痛，舌苔裂纹甚粗。是有多年蕴湿，仓猝不得除。

杏仁三钱　象贝三钱　炙苏子三钱　归身三钱　苡仁三钱　橘红一钱五分　炙草六分　炙款冬一钱　天麦冬各三钱

二诊　十一月二十四日

久咳得瘥，色脉亦静，惟舌苔依然，是当除之以渐。

天麦冬各三钱　苡仁四钱　杏仁三钱　紫菀一钱，炙　款冬一钱，炙　泽泻八分　橘红一钱五分　细生地三钱　川贝三钱　炙苏子三钱　云苓三钱

李左　十一月二十七日

别无所苦，惟水疱经半月必发。此为湿毒未净，不宜外治。

泽泻一钱　甘中黄八分　土茯苓三钱，煎汤下　珠黄十宝丹二分

食前服，日一剂。

二诊　十二月七日

痤痱能发出为佳，再清之。

泽泻一钱　海金砂三钱　车前三钱　土茯苓三钱　萹蓄三钱　十宝丹二分　生草六分

三诊　十二月九日

病较好，色脉亦较好，未甚好，药力未及毂，再服前方。

茵陈三钱　赤芍一钱五分　蒺藜三钱　独活六分　茯神三钱　胆草六分　归身三钱　防风八分，炒　大生地四钱

四诊　十二月十三日

仍是较好不甚好，贫血本难治，能渐瘥便佳。

茵陈三钱　茯神三钱　归身三钱　赤芍一钱五分　制香附三钱　佐金丸四分　炙草六分　砂仁八分

五诊　十二月十六日

脉洪滑，舌无血色，面黄，以上证象迄未见减，食后腹胀，嗳气则瘥，肝脾并病也。

制香附三钱　青陈皮各一钱　生熟地各四钱　砂仁一钱　木香一钱五分　茵陈三钱　归身四钱　枸杞三钱　佛手一钱五分

任右　十一月二十七日

先患头痛，现在左目肿。虽属湿火为

病，却亦是内病外达，不过在头面，总非佳朕，当苦以降之。

赤芍三钱　大生地三钱　防风六分　胆草三分　蒺藜三钱　天麻三钱　归身三钱　橘皮一钱五分

陈左　十二月二日

咳嗽吐血，病属湿火，现在当先止血。

茜根炭一钱五分　侧柏炭一钱　杏仁三钱　赤芍一钱五分　小蓟炭一钱五分　炒荆防各五分　桑枝三钱　淡芩八分　茅花一钱五分　象川贝各三钱　橘红一钱五分　童便一盅，冲　丹皮一钱

陆先生　十二月三日

舌绛有裂纹，前患面部麻木，现患咳，咳全不爽。误补，岂但不愈，行且成肺痈。因此是湿火上燔而咳，肺露非其治。

象贝三钱　桔梗五分　橘红一钱五分　蒺藜三钱　杏仁三钱　甘草五分　淡芩八分　防风八分　瓜蒌皮一钱五分

周左

湿自下受而脚肿，肾水上泛，心阳被凌，故觉悸。

苏梗一钱　海南子六分　枳实八分　松节三分　吴萸三钱　橘叶三钱　木瓜三钱

邵左　十二月十四日

有湿却无风，外寒则里热，热则上升，故多梦，头昏。此无妨，略为分利即得。

防己一钱　车前三钱　枳术丸一钱五分　绵仲三钱　赤苓三钱　赤芍一钱五分　归身三钱　炒栀仁六分　炒枣仁三钱

曹左　十二月十七日

本有湿，不为之谋出路，仅从腺体及细菌方面用力，湿不得出则上燔，故有此病象。然则西医学大有商量余地。

草薢三钱　梗通八分　赤豆二两，泡汤　防己三钱　赤猪苓各三钱　车前三钱　细生地三钱　归身三钱　赤芍一钱五分　胆草三分

二诊　十二月十九日

湿火上燔，益以药针，遂致头痛。乳痒是肝气。

人参须五分　车前三钱　草梢一钱　胆草三分　梗通八分　秦艽一钱五分　草薢一钱五分　泽泻八分　蒺藜三钱　制香附三钱

三诊　十二月二十二日

湿热尚未上行，大便不爽，当泻。其乳痒是肝气。其湿病旧有者未除，新者又加，将来有甚大危险。

制香附三钱　防己三钱　泽泻一钱　赤芍一钱五分　草薢三钱　猪苓三钱　左金丸四分　车前三钱　九龙丸一粒，吞

四诊　十二月二十六日

脉舌无恙，遍身红瘰并有斑，头部有小疖。血分不清，湿热在上，宜使下行。

草薢三钱　车前三钱　草梢一钱　赤芍二钱　天麻三钱　大生地四钱　赤苓三钱　归身三钱　徙薪丹六分　橘皮一钱五分

卷五　虚损门

肺病类

夏先生　十月六日

面色枯萎，手鱼冷，舌有虚象，咳三个月不瘥。肺叶已焦，爪下色紫，血行已失常度，难治。

炙紫菀一钱　天麦冬各三钱　炙桑皮一钱　炙款冬一钱　杏仁三钱　芦根四寸　归身三钱　炙草六分　川贝三钱

二诊　十月九日

肺痿，面色枯，爪下血色紫，脉无胃气，其病已成，无能为役。

天麦冬各三钱　瓜蒌皮一钱五分　炙草六分　苡仁三钱　人参须一钱　炙桑皮一钱　归身三钱　杏仁三钱　川贝三钱

三诊　十月十一日

肺痿已成，药后觉瘥，瘥亦不足言。此病为程甚远，须三五个月方小效，转瞬立春，须急起直追，方可幸免。

天麦冬各三钱　炙苏子三钱　炙桑皮一钱　杏仁三钱　川象贝各三钱　炙紫菀一钱　炙款冬一钱　橘络一钱五分

四诊　十月十四日

脉躁疾，面色枯萎，舌边光，近更脚肿。虚痨证最忌脚肿，是不能治，勉强用药，亦无大效。

天麦冬各三钱　杏仁三钱　法夏一钱五分　川贝三钱　炙紫菀一钱五分　人参须一钱　炙草六分　炙款冬一钱

丁先生　十月九日

在上见肺燥，在下见脾寒肾亏，脉无胃气，瘠甚，已渐入损途，难治。

天麦冬各三钱　炙桑皮三钱　芡实三钱　炙草六分　象贝三钱　木香一钱　云苓三钱　杏仁三钱　金匮肾气丸一钱五分

赵先生　十月九日

寒热如疟，久不愈，前曾吐血，现在仍形寒发热。五月起直至于今，亦仍见咳，喉音哑，不能饮食。此非疟，乃肺痨也。现在病势已臻峰极，法在不救，勉强维持正气，一面以丸药治之，聊尽人事。

归身三钱　麦冬三钱　杏仁三钱　川贝三钱　白芍一钱五分　炙草六分　橘络一钱五分　知母一钱　炙僵蚕一钱

丸药方：

獭肝一个，研炙　杏仁五钱　炒怀药三钱　蒺藜三钱　虎骨五钱，劈去髓　天麦冬各三钱

上药烘干研末，加新鲜猪脊髓一条，同捣数百杵，酌加炼蜜，丸如绿豆大。每日中、晚、夜半各服十丸，开水下。丸装绢袋内，一佩，一挂房门口，先服佩身者，后服门上者。

包先生　十月十三日

肺燥咳嗽，痰腥，脉尚平正，亦不气急，却兼有寒热，舌苔抽心。论脉暂时无险，论证恐是痎疟兼肺燥。能否渐愈，须俟药后三日看成效如何，方可断言。

麦冬三钱　炙草六分　归身三钱　桑芽一钱五分　炙紫菀一钱　炒乌药五分　滁菊一钱五分　桔梗六分　橘红络各一钱五分　红枣三分，用常山煮

二诊　十月十五日

脉虚软，苔黄中间抽心，咳嗽而痰

腥，颧赤，热常在百度左右。此是肺虚，乃属不足，非有余。苇茎汤可用，但不可泻肺。

桔梗五分　杏仁三钱　细生地三钱　淡芩八分　生草五分　川贝三钱　炙紫菀一钱　芦根四寸，去节　橘红一钱五分　麦冬三钱　百部五分　木通八分　知母一钱　赤豆二两，泡

温奶奶　十月十四日

右肺尖痛，深呼吸或咳皆痛，唇无血色，产后经漏不止，乍有乍无。现当以止肺痛为主，若肺络损致吐血，则难治。

天麦冬各三钱　炙苏子三钱　茯神三钱　归身三钱　杏仁三钱　制香附三钱　赤白芍各一钱五分　大生地三钱　川象贝各三钱　人参须一钱

另：乌药一钱　茄楠香五分　川连三分　猺桂三分

上四味研末筛过，瓶贮，勿令出气。每用一钱字，生乳香去油，五分，煎汤下药。但不可常服，恐血行太多也。

二诊　十月十九日

脉无胃气，先肺痛，现脘痛，舌色甚好。

大生地三钱　佐金丸四分　白芍一钱五分　制香附一钱五分　天麦冬各三钱　归身三钱　炙草六分　生乳香五分，去油

沈奶奶　十月十九日

脉虚数，咳嗽痰不爽，右膝肿痛，入夜脚冷，余处发热。病属虚损，肺已痿，肿处为鹤膝，此痨之一种，难治。

天麦冬各三钱　炙紫菀一钱五分　杏仁三钱　赤芍一钱五分　怀膝三钱　天麻三钱　蒺藜三钱　归身三钱　知母一钱　桑枝三钱　炙芪三钱

二诊　十月二十一日

脉起落不宽，无胃气，且甚数。患鹤膝，咳而遍身酸楚，腰际尤甚，是肾亏也。病重，基础不固，极难治。

炒绵仲三钱　秦艽一钱五分　枸杞三钱　蒺藜三钱　菟丝子三钱　羌活四分　天麻三钱　怀膝三钱　赤芍一钱五分　天冬三钱　炙芪三钱　川贝三钱　知母一钱　炒白芍一钱五分　虎骨三钱，炙　归身四钱　大生地四钱　牡蛎三钱

三诊　十月二十四日

脉起落仍不宽，遍身作痛，左膝较甚。据说已较瘥，大约瘥不足言。虚甚，口味尚正当，虽有寒热，非外感，仍宜补。

归身三钱　菟丝子三钱　怀膝三钱　天麻三钱　炒绵仲三钱　枸杞子三钱　独活六分

另：五圣散一两，菊花露、蜜糖调敷膝盖。

四诊　十月二十七日

脉虚数，全无胃气，面色晦滞，咳嗽，盗汗，并患鹤膝。损证已成，又复血分不清，皮毛不固，用药温凉攻补均之掣肘，属难治。

炒荆防各七分　象川贝各三钱　杏仁三钱　橘红一钱五分　赤芍一钱五分　炙苏子三钱　桑叶三钱　秦艽一钱五分

徐先生　十一月四日

舌色略见虚象，脉则平正，咳嗽，痰中带血，膈旁痛，是肺伤也。

归身三钱　炙紫菀一钱　茜根炭一钱五分　知母一钱　炙草六分　杏仁三钱　赤芍一钱五分　川贝三钱　橘皮一钱　云苓三钱

二诊　十一月九日

色脉尚不为劣，症不妥当。每晨先紫血后鲜血，是有成薄厥之倾向，非速止不可，意中不适是虚。

茜根炭三钱　归身三钱　老三七一分半，研　小蓟炭一钱五分　大生地四钱　竹茹一钱五分　炙紫菀一钱　杏仁三钱　桑皮一钱，炙

藕汁一酒盅

三诊　十一月十二日

血不止，极可虑，因此种症状是薄厥前一层，其倾盆盈碗而来，则猝难措手。

花蕊石三钱，煅研　棕皮炭三钱　杏仁三钱　小蓟炭一钱五分　荷叶一角，烧　川象贝各三钱　茜根炭一钱五分　童便一杯　炙紫菀一钱　赤芍一钱五分　三七一分，研

四诊　十一月十四日

血止之不止，色脉实是慢性肺病，本有回旋余地，若薄厥则祸在眉睫，或者气候转变，血可以止，然必须以药力杜之。

丹皮一钱　桑皮一钱五分，炙　川贝三钱　藕汁一酒盅，冲　三七三分，研　杏仁三钱　橘红络各一钱五分　神品京墨半杯，冲

五诊　十一月十六日

血只不止，脉虚，自觉升火，似此情形，极可虑。

童便半杯　胆草一分半　三七二分，研　墨汁半酒盅，冲　真陈阿胶二钱，蒲黄炒

马太太　十一月七日

阴不足，肺弱。高年有此，尚不为害，脉象舌色颇平正。

潞党①一钱　象贝三钱　炙桑皮一钱五分　姜夏一钱　天麦冬各三钱　云苓三钱　炒绵仲三钱　炒荆芥五分　杏仁三钱　橘皮一钱　制香附一钱五分

二诊　十一月九日

每月必伤风一次，此非外感，乃肺弱耳。色脉均佳，喘咳高年常事，不为害也。

天麦冬各三钱　炙桑皮一钱五分　归身三钱　炙苏子三钱　橘红一钱五分　川象贝各三钱　杏仁三钱　炙草六分

钱先生　十一月十四日

是肺痿症，肝胃胆气皆逆，故肢凉。慢性病，调理以渐。

炙款冬一钱　炙桑皮一钱五分　炙苏子三钱　川象贝各三钱　炙草六分　沙参一钱五分　杏仁三钱　炙紫菀一钱　赤芍一钱五分

陶先生　十一月二十二日

是肺肾病，其窜痛皆肺之领域，病之小部分侵及感觉神经，故理气疏肝不效。

天麻三钱　赤芍三钱　天麦冬各三钱　莲须一钱五分　炙黄肉六分　蒺藜三钱　杏仁三钱　细生地三钱　泽泻八分　炙桑皮一钱五分　胡桃夹膜一钱

林奶奶　十一月二十三日

初起是夹虚，伤寒经汗解后，现在是肺病，颊肉削，掌热，肩背酸痛，欲咳不能，遍身骨楚而多黄带。肺病肾亦病，有大危险，仓猝不得愈。病情极复杂，病源极深远，益以不能摄养，岂能幸免。

象贝三钱　炙紫菀一钱五分　秦艽一钱五分　浮小麦三钱　川连三分　杏仁三钱　炙鳖甲三钱　炒防风六分　白薇一钱　橘红一钱五分　牡蛎三钱　丝瓜络一钱五分　青蒿一钱

孙小姐　十二月七日

脉数微躁疾，呼吸促，晨起痰薄白甚多，肩背酸楚，前两日有自汗，舌润，舌边有黑斑，左胁下痛，月事五月不行。病在肝，肺无弹力，是肺痿。肝太王，其实是虚。因肝病血，因肺病肾，故见许多副症。肝肺两者，以肺为急。

炙款冬一钱　杏仁三钱　蒺藜三钱　制香附三钱　炙紫菀一钱　炒乌药一钱　天麻二钱　归身三钱　赤芍三钱　炙鳖甲二钱

二诊　十二月八日

肺病因咳，咳剧则因胃病。胃所以病，从肝来。阴分虚竭，内热甚重，十滴水不宜，各种温药亦不宜。肝阴已伤，舌无味蕾，当用治肝胃之药与太平丸同服。

人参须七分　姜夏一钱　竹茹一钱五分

---

① 潞党：产于山西的党参。

川贝三钱　左金丸四分　橘络一钱五分　佛手一钱　炒白芍二钱　杏仁三钱　归身一钱五分　炒乌药八分　炙款冬一钱　炙紫菀一钱

膏药方：

天麦冬各三两　炒绵仲二两　细生地四两　白芍一两五钱　炙草五钱　桃仁泥一两五钱　牡蛎二两　炙鳖甲二两　肥玉竹一两　川贝三两　归身二两　菟丝子二两　枳实一两　浮小麦五两

早晚一羹匙。

薛先生　十二月七日

肾亏肺热，痰被煎熬而干，故咳不出，所谓煎厥也。是肺病初起，此病不与肾同病，候其色，是由肾传肺者。

炒绵仲二钱　天麦冬各三钱　炙桑皮一钱五分　菟丝子三钱　杏仁三钱　瓜蒌仁一钱五分　象川贝各三钱　橘络一钱五分　玉竹一钱　蒺藜三钱

蔡奶奶　一月七日

先从肾病，然后传肝传肺，现在肺肾病皆极深，绝非旦夕可以奏效者。

天麻三钱　大生地三钱　车前三钱　蒺藜三钱　归身三钱　炒绵仲三钱　炒防风八分　草薢二钱　杏仁三钱　炙苏子三钱

王奶奶　一月十五日

面色枯萎，脉无胃气，呼吸促而鼻扇，是气管变硬，乃肺病之慢性者。原有不咳嗽之肺病，不当以咳为准，其腰间之癥块当是冲任病。衡其色脉，病甚深，无把握。

天麦冬三钱　赤芍一钱　炙桑皮三钱　炙鳖甲三钱　地骨皮三钱　丹参一钱

曹先生　一月十五日

脉数而虚，呼吸稍促，腰背胁下均痛，舌裂纹甚深。肝肺肾三脏皆病，肝肺为重，已间接影响及心。此病大半关系环境，当设法休养，药物为效有限。

绵仲三钱　制香附三钱　天冬三钱　菟丝子三钱　枸杞三钱　杏仁三钱　潞党一钱五分

管奶奶　一月二十四日

目无神，面无血色，脉数无胃气，舌剥亦无血色。咳嗽气急，经阻而见鼻扇。肺络已损，心与肝亦病，有大危险，难治。

天麦冬各一钱　炒荆芥四分　橘红一钱五分　炙紫菀一钱　杏仁三钱　川连三分　沙参一钱五分　川贝三钱　浮小麦五钱　归身三钱

二诊　一月二十七日

气急鼻扇未除，肌肤暵燥，阴分枯竭，脉数甚，无胃气，经阻不行，皆损证已成之候，难冀全愈。

天麦冬各三钱　沙参一钱五分　玉竹一钱　地骨皮一钱五分　紫菀一钱　归身三钱　杏仁三钱　元参一钱　炙苏子一钱五分

三诊　二月六日

目光无神，脉仍无胃气，数甚，咳已止，仍微见气急鼻扇。

天麦冬各三钱　归身三钱　杏仁三钱　知母一钱　沙参三钱　炙紫菀一钱　地骨皮三钱　炙苏子三钱　川贝三钱　佛手一钱　炙芪三钱

四诊　二月九日

气管变窄，心脉亦乱，无血色，无胃气，病已深，无力挽救。

大生地三钱　炙苏子三钱　绵仲三钱　炙紫菀一钱　炒乌药一钱　知母一钱　沙参一钱五分　归身三钱　川贝三钱

吴先生　一月廿八日

脉有歇止，起落尚宽，此有两层：其一是心房不病，其二是禀赋本厚。然病实不可为，因肺气嗀辣已甚，其中午发热，绝非外感。据指尖肥厚，是血行失常度，乃侧支血管代偿循环，故脉有歇止。此血管变坏，当在肺络，以故膈旁痛而见红，病之来源甚远，决非一二剂药可以侥幸图功。而年事已高，病已入险境，虽欲从容调治，势已无及，故云不可为。危险时期在春分后，因脉气尚宽，必能过春分，大约过春分十日左右。

天麦冬各三钱　五味子四分　橘红络各一钱五分　象川贝各三钱　人参须一钱　炒乌药八分　杏仁三钱　炙紫菀一钱　北沙参一钱五分

周奶奶　二月三日

咳久不愈，指头胀，舌色无热象，是慢性肺病之一种。

炙款冬一钱　干姜炭一分　杏仁三钱　炙紫菀一钱　天麦冬各三钱　五味子三分　归身三钱

二诊　二月八日

十指皆胀，据云自幼如此，是病根在先天。现在已达中年，为幸已多，照例难治。

象贝三钱　橘红一钱五分　鲜生地三钱　杏仁三钱　麦冬三钱　瓜蒌皮一钱五分　炙苏子三钱　炙桑皮一钱

三诊　二月十七日

胸如格，是因寒故。因舌有寒象，肺弱，故咳。有黄带，更是湿。

象川贝各三钱　杏仁三钱　生苡仁五钱　炙款冬一钱　姜夏一钱　炙苏子三钱　炙紫菀一钱　佐金丸四分　归身三钱　徙薪丹一分

沈小姐　二月八日

面色焦暗，咳久不愈。前曾吐血，现在形寒，有盗汗，此肺病也。其寒固是感冒春寒，然不全关外感，有大险在后，难治。

象川贝各三钱　炙紫菀一钱五分　杏仁三钱　炙草六分　天麦冬各三钱　炙款冬一钱　橘红一钱五分　归身三钱

二诊　二月十一日

肺热肾亦热，是虚热。

兜铃一钱　泽泻八分　杏仁三钱　沙参一钱五分　天麦冬各三钱　橘红一钱五分　炙桑皮一钱　知母一钱　归身三钱　川贝三钱　瓜蒌仁一钱五分　炙草六分　炙紫菀一钱

三诊　二月十五日

面黄且暗，脉细数，咳痰不爽，经阻，鼻塞，多清涕。脏气窒而不通，现虽无大病，却不得健全。

前胡一钱五分　象贝三钱　桔梗四分　茵陈三钱　桑枝三钱　杏仁三钱　归身三钱　赤芍一钱五分　泽泻八分　赤苓三钱　车前三钱

四诊　二月十八日

面黄暗，脉弦细，发热形寒，爪甲泛青，手麻，盗汗。有外感，虚甚。

秦艽一钱五分　茵陈一钱五分　青蒿一钱　腹皮三钱　赤芍一钱五分　白薇一钱　木香一钱　归身三钱

王先生　二月九日

面色不华，咳嗽音哑，前曾吐血，膈痛，脉少胃气，舌有湿象。肺叶已焦，病属难治。

炙紫菀一钱　炙桑皮一钱五分　天冬三钱　北沙参一钱五分　炒百部四分　绵仲三钱　杏仁三钱　蝉衣八分　泽泻八分　云苓三钱　知母一钱　川贝三钱

二诊　二月十三日

肺中聚湿致咳，声如在瓮中。药后痰爽，是转机。

北沙参一钱五分　苡仁五钱　桔梗四分　炙紫菀一钱　桑叶三钱　生草六分　杏仁三钱　橘红一钱五分　炙苏子三钱　川贝三钱　知母一钱　射干六分

三诊　二月十六日

脉数，少胃气，舌润，咳仍不扬，面色晦滞。肺中聚湿良确，除当以渐。

炙紫菀一钱　杏仁三钱　猪苓三钱　射干七分　生苡仁五钱　归身三钱　泽泻八分　蝉衣八分　川象贝各三钱　炙草六分　炙苏子三钱　瓜蒌霜一钱五分

四诊　二月二十一日

寒热恐非外感，据色脉肺病甚深，从《外台》痨法处方。

青蒿一钱　炙草六分　炙紫菀一钱　归身三钱　杏仁三钱　川贝三钱　常山八分　炙桑皮一钱五分　炒乌药一钱　獭肝一分，研，冲

虞老老　二月十一日

春寒肺弱，不胜冷空气压迫，因而致咳。肾热体虚，病属难治。

炙款冬一钱　炙草六分　天冬三钱　川贝三钱　炙桑皮三钱　杏仁三钱　橘络一钱五分　知母一钱　归身三钱　炙紫菀一钱　蛤蚧尾四分，研，冲

二诊　二月十三日

咳夜甚，气仍促，肾热肝亦热，故畏热。肺因脏气从肾上传，间接而病。

天麦冬各三钱　杏仁三钱　滁菊一钱五分　炙苏子三钱　桑芽三钱　绵仲三钱　菟丝子三钱　炙紫菀一钱　知母一钱　川贝三钱　橘络一钱五分　蛤蚧尾五分

三诊　三月十五日

糯米不当食，不但不易化，且能增咳与痰，于此病尤不宜。舌质绛苔结，是即胃热之证。

炒枳壳八分　楂炭三钱　炙苏子三钱　腹皮三钱　杏仁三钱　佛手一钱　知母一钱　姜夏一钱　川贝三钱

四诊　三月二十日

脉舌尚勉强，委实太虚，恶寒是阳虚而阴亦不足。高年久病，本元早耗，自是难治。

天冬三钱　桂枝二分　杏仁三钱　云茯苓三钱　炙芪一钱五分　白芍一钱五分　炙草六分　人参须一钱　蛤蚧尾四分，炙

孙先生　二月十一日

脉少胃气，面无光泽，患咳不甚爽，旧曾吐血。此即慢性肺病，根蒂有触即发。若再吐血，则有危险。

炙款冬一钱　川象贝各三钱　橘红络各一钱　炙紫菀一钱　炒乌药一钱　瓜蒌仁二钱　杏仁三钱　北沙参一钱五分　归身三钱

二诊　二月十五日

脉少胃气，呼吸颇粗，舌有小裂纹，咳多黄腻痰，常有血，且有盗汗，病已深。

炙桑皮一钱五分　紫菀一钱，炙　炙苏子三钱　桔梗四分　知母一钱　杏仁三钱　炙草六分　川贝三钱　归身三钱　浮小麦四分　瓜蒌仁一钱五分，去油

三诊　二月二十日

脉与舌均较前诊时为佳，面无血色，瘠甚。患遗精，脘痛，咳嗽吐血。肺肾肝胃均病，难治。

天麦冬各三钱　川象贝各三钱　杏仁三钱　炙紫菀一钱　知母一钱　桑皮一钱，炙　归身三钱　炒乌药一钱　茜根炭三钱　生乳香二分，去油

四诊　二月二十四日

舌有黑斑，胁下痛，是有积瘀。现在吐血虽止，将来不免再发。脉虚，舌色、面色均不妥当。肝肾两种病最重。

天麦冬各三钱　川贝三钱　绵仲三钱　炙紫菀一钱　杏仁三钱　知母一钱　沙参一钱五分　炙鳖甲二钱　莲须一钱

五诊　三月一日

脉颇虚，现在脘下痛，舌黑斑已化。痛因拂逆起，前曾吐血，却甚不宜有怒。

制香附三钱　炙草六分　炙鳖甲二钱　佐金丸四分　炙紫菀一钱　炒绵仲三钱　归身三钱　川贝三钱

张先生　二月十四日

湿温之后咳嗽不止，面无血色，已成慢性肺病，难治。

天麦冬各三钱　桑叶三钱　知母一钱　细生地三钱　川象贝各三钱　炙芪三钱　炙苏子三钱　杏仁三钱　炒防风六分　归身三钱　炙草七分

二诊　二月十八日

慢性肺病，药后指胀见瘥，新医学中又得一节，然此属痼疾，毕竟难治，是否能竟全功，未能预料。

川象贝各三钱　炙芪三钱　知母一钱　杏仁三钱　炙草六分　天麦冬各三钱　生熟地各三钱　归身三钱　炙桑皮一钱　橘络一钱五分

庄奶奶　二月二十二日

音哑，痰皆白沫，咳甚气急，脉微细，似有若无。此是肺痿煎厥之候，虽不吐血，未可乐观。寒热非外感，不得任用何种退热药。

炙紫菀一钱　杏仁三钱　天麦冬各三钱　北沙参一钱五分　炒乌药一钱　炒百部四分　大生地三钱　云苓三钱　泽泻八分

梁先生　二月三十日

久咳吐血，自是肺病。按色脉，肝胃亦病。肝虚甚，脉缓不应指，气急尚不算剧。病属慢性，摄养为难。

归身三钱　炙紫菀一钱　杏仁三钱　大生地四钱　天麦冬各三钱　天麻一钱五分　炒乌药一钱　制香附三钱　川贝三钱

张先生　三月五日

痰成珠，肺热甚，面色焦，则病已深，更兼吐血气急，危险万分。认此种为胃病，难怪指摘丛丛矣。此病难治。

炙紫菀一钱　杏仁三钱　炙桑皮一钱　北沙参二钱　川象贝各三钱　地骨皮三钱　兜铃一钱　炙苏子三钱

二诊　三月八日

咳瘥，痰较少，脉仍无胃气，舌绛而光。虽瘥，依然危险。

天麦冬各三钱　归身三钱　杏仁三钱　地骨皮三钱　炙紫菀一钱　川贝三钱　炙桑皮一钱　北沙参三钱　炙苏子三钱　兜铃一钱

李先生　三月十七日

脉弦，肤津润，冷汗透衣，手冷及肘，久咳咯痰带血，现在气急。此属肺病，为候已深。其实热非外感，不可用外感药。其肌表已无阳，不得用过凉药。复非补可以济事，故难治。病已无希望，如不药，尚可延七八十日，若误药，反促其生命。

归身四钱　牡蛎三钱　炒白芍三钱　浮小麦六分　天麦冬各三钱　五味子四分　胡广子一钱，土炒　橘络一钱五分　苡仁五钱　红枣六枚　杏仁三钱　瓜蒌霜一钱五分

张先生　三月十八日

旧有肺病，此次发热，不过面色暗而浮，舌干有裂纹，有盗汗。肺虚已甚，潮热，不当从外感治。病有大危险，难冀收功。

天麦冬各三钱　赤白苓各三钱　知母一钱　牡蛎三钱　归身三钱　川贝三钱　炒白芍一钱五分　炙草六分　浮小麦五钱

李先生　三月十八日

脉细数，舌光，面无血色，溲不清，掌热。肺肾均坏，脾脏亦坏。因脏气无忍耐力，此损证已成之候也。

炙款冬一钱　桔梗六分　杏仁三钱　天冬三钱　云苓三钱　川贝四钱　生草六分　绵仲三钱　知母一钱　泽泻一钱

二诊　三月十九日。

脉数而不细，唇不光，是今日所见之进步，其余诸恙依然。虚损大证，原无速效之理。

桔梗六分　川贝三钱　知母一钱　天冬三钱　郁李仁三钱　生草六分　杏仁三钱　泽泻八分　炙款冬一钱

三诊　三月二十二日

今日脉仍见细数，此为病进，此外无出入。据云已稍好，当是心理作用。虚损大证，无如此容易也。

桔梗六分　杏仁三钱　天冬三钱　细生地四钱　炙桑皮一钱五分　炙、生草各六分　白芍三钱　知母一钱　归身三钱　蒺藜四钱　天麻三钱　川象贝各三钱　橘红一钱五分

徐宝宝　三月二十二日

肺病已成，照例不可救药，拟甘桔清金常服，一面念经修养，庶仗佛力挽救。

甘草五分，生用　苦桔梗五分

咳嗽类

章奶奶　八月十九日

略咳，痰不爽，肺颇燥，及今疗治。

兜铃一钱　炙桑皮一钱　杏仁三钱　炙草六分　川贝三钱　橘红一钱　细生地三钱　归身三钱

二诊　八月二十二日

色脉均佳，肺燥亦渐减少，但尚有些微心肌神经病，亦不足为害。

沙参一钱五分　茯苓三钱　炙甘草六分　佐金丸四分　川贝三钱　归身三钱　细生地三钱　制香附三钱

三诊　八月二十四日

晨咳腰酸，脉气不宽，肺热肾亦热。

沙参一钱五分　川贝三钱　归身三钱　细生地四钱　丹参八分　川连三分　炙草六分　杏仁三钱　天麦冬各三钱

四诊　八月二十七日

病次第告痊，较前为瘥，补为宜。

高丽参一钱　归身三钱　菟丝饼三钱　钗斛三钱　生白芍一钱五分　佛手一钱五分　麦冬三钱　炒绵仲三钱

蔡先生　九月六日

咳剧痰白，脉微硬，气急，舌光。病殊不廉，肺虚已甚，当略敛之。

天麦冬各三钱　滁菊一钱五分　五味子七粒　杏仁三钱　炙款冬一钱　橘白络各一钱　川贝三钱　干姜炭一分

二诊　九月七日

肺虚，敛肺当效；因有风，故不效。咳剧，风不得出，化热故渴。改用宣达，先令风净，然后敛之。

防风八分　杏仁三钱　蒌仁一钱，去油　桑叶三钱　象贝三钱　炙苏子三钱　炙草六分　桔梗四分

三诊　九月九日

唇绛而干，脉舌均有虚象，渴甚，仍剧咳气急，病绝深。

象贝三钱　杏仁三钱　桑叶三钱　瓜蒌皮一钱五分　炙苏子三钱　元参八分　炙紫菀八分　炙草五分

谢先生　十月二十四日

今日脉颇平正，缓滑而稍见湛圆，与平日不病时已相差不多。面色嫌黑，前两日黑更甚，今已略好，尚未全好。咳嗽之症状是无力，痰不爽，此是肺虚之证。手足温，虽有汗，已不甚多。前两日脉沉，汗出如雨，手冷及肘，实是亡阳险证，切勿误认凉药可服。但现在已成过去之事实，可置不论。此咳之病，由咳嗽言之是肺虚，由痰不出言之是气管肿，涕多是肺寒，亦是虚，面黑是肾气不足，多谈话则剧咳而喘，亦是肾亏。脉好是平日鱼胶之功，脉主心，有如此脉象，心脏病尚轻。头眩气逆，有几分肝病及湿在内，不过比较心肾肝病，湿病皆是副症。湿比从前好，但仍潜伏在内。此病秋冬本当较好，故虽好并未全好。急救亡阳当用大温药，现既转机，又见此脉象，是肾不寒，当然

不能用大温药，然肺实虚，寒凉决不可。

第一当温肺，则咳嗽可减。第二当纳肾气，则面色黑可除，气喘可渐平。第三当敛肺气，则涕汗皆少，痰当爽，溲当多。第四当潜肝阳。则头目清楚。

炙紫菀一钱　干姜炭二分　人参须八分　炙款冬一钱　五味子五分　龙骨一钱五分　炒乌药一钱　蛤蚧尾六分　牡蛎一钱五分　钩尖三钱　蒺藜三钱

汪官官　十月二十七日

咳嗽屡作，小小感冒即剧咳，面肿，脉数近乎乱。为肺不行水之症，有绝大危险，拙技尚不足治此病。

天麦冬各三钱　五味子三分　防风六分　赤芍一钱五分　云苓三钱　炙草四分　杏仁三钱　淡芩六分

吴官官　十一月二日

咳不止，热不退。规矩权衡已失常度，损证已成，尚用苦寒攻病，无有幸者。

炙草六分　大生地三钱　云苓三钱　象川贝各三钱　炙苏子三钱　归身三钱　潞党一钱　橘皮一钱　杏仁三钱　木香八分　天冬三钱　蝎尾二分　霞天胶一钱　蛤蚧炒　公丁香五个

二诊　十一月四日

舌黄且糙，气急鼻扇，腹胀硬而痛。肺病脾病皆重，恐难收功。

麦冬三钱　炙紫菀一钱　木香一钱　橘皮一钱　炙款冬一钱　杏仁三钱　川贝一钱五分　蝎尾一分　炙苏子三钱　焦白术五分　霞天胶一钱　蛤蚧炒

林先生　十一月十二日

咳久不愈，面有风色，腰酸。是肺肾病，其闷气竟是交感神经关系，以后恐病症更多。

天麦冬各三钱　苡仁三钱　杏仁三钱　川贝三钱　绵仲三钱　车前三钱　萆薢一钱五分　橘红一钱五分

二诊　十一月十七日

脉甚调，舌色小有虚象，面部风色咳略瘥，脘隐痛，是亦湿热上行犯肺而咳之病。

天麦冬各三钱　炙款冬一钱　苡仁四钱　杏仁三钱　炙草六分　归身三钱　川象贝各三钱　橘红一钱五分　炙苏子三钱

陆先生　十一月十六日

舌略干糙，脉气不甚宽，面色尚平正当，咳嗽音哑，夜间较甚，并有肛痛。病属损，症结在肺，能节欲可贞疾延年。

天麦冬各三钱　杏仁三钱　炙桑皮一钱　炙芪二钱　知母一钱　川象贝各一钱五分　射干四分

胡先生　十一月二十二日

咳颇剧，并有虚寒热，脉无胃气，剧咳致脘痛，痰白，已一月余，再延即肺病症状全见。

杏仁三钱　炙苏子三钱　炙紫菀一钱　归身三钱　炙桑皮一钱　炙款冬一钱　川象贝各三钱　天麦冬各三钱　炙草六分　橘红一钱五分　炒防风八分

魏奶奶　十二月五日

咳嗽产后起，面色不华，气急，食后作胀。是慢性肺病，目前无险，将来可虑。

象川贝各三钱　沙参一钱五分　炙紫菀一钱　杏仁三钱　兜铃一钱　玉竹一钱　细生地三钱　橘白络各一钱五分　归身三钱　四制香附三钱

二诊　十二月九日

面色形不足，肺亦略虚，咳嗽从产后起，有黄带。面无风色，肺病较深，内风尚浅。

象贝三钱　橘红一钱五分　炒车前三钱　杏仁三钱　炙草六分　归身三钱　桑叶三钱　萆薢一钱五分　徙薪丹一分

三诊　十二月十二日

咳未除且不爽，面色较前为佳，再宜之。

象贝三钱　麦冬三钱　防风六分　杏仁三钱　橘红一钱五分　制香附三钱　桑叶三钱　炙草六分　绵仲三钱

四诊　十二月十五日

面黄，脉气不宽，咳则已除。饭后胀是肝病。

左金丸四分　枳术丸一钱　归身三钱　钗斛三钱　制香附三钱　大生地四钱　绵仲三钱　菟丝子三钱　佛手一钱

陈先生　十二月十一日

头眩，耳鸣，小溲不畅，无力使出，不能任劳。又咳多沫痰，舌有黄黑结苔。种种皆虚象，其胃却热。

钗斛三钱　杏仁三钱　川象贝各三钱　炒乌药一钱　天冬三钱　炙紫菀一钱　橘红络各一钱五分　滁菊一钱五分　金匮肾气丸一钱五分

二诊　十二月十五日

内热甚重，其热在胃。脉软，见头眩耳鸣，行动气促，是肺肾皆虚。

竹叶十片　杏仁三钱　绵仲三钱　苁蓉三钱　天冬三钱　鲜生地四钱　枸杞三钱　菟丝子三钱　炙芪三钱　蒺藜三钱　川贝三钱　炙龟板一钱

三诊　十二月二十日

神虚、肾亏、肺弱种种见证及脉象皆显然可见，却非药物所能斡旋，进补不过略瘥而已。

绵仲三钱　细生地三钱　蛤蚧尾四分，炙，研冲　菟丝子三钱　炙苏子三钱　归身三钱　桑椹子三钱　炒乌药一钱　杏仁三钱

陆先生　十二月二十一日

咳嗽气喘，吐血。现血已止，喘略平，而两手脉皆溢出寸口，直至掌心，彻上彻下，其筋脉兴奋异乎常人。病属虚证而有此脉，是为反应无疑。血若再吐即危，当设法安绥抗暴。

沙参一钱五分　炙草六分　桑枝三钱　川贝三钱　蒺藜三钱　杏仁三钱　茜根炭三钱　蛤蚧尾四分，炙　炙苏子三钱　炒乌药一钱五分　佐金丸四分　藕汁一酒盅

饶小姐　十二月二十六日

咳嗽痰多，肩背皆酸，经阻不行，脘痛，腹痛，舌前半及边皆剥，中又糙苔。咳已月余，肺气已伤，冲任亦病。

制香附三钱　炙苏子三钱　归身三钱　沙参二钱　象川贝各三钱　逍遥丸一钱五分　炙草六分　杏仁三钱　橘皮一钱　炙桑皮一钱　赤芍一钱五分　生乳香三分

徐宝宝　一月六日

胆腑为病，其气上逆，故耳烂腺肿，胃气亦逆，因多食成胃病。肺不能安，故夜咳。是当摒除一切杂食，否则损不可挽救。

滁菊一钱五分　钩尖三钱　枳实八分　淡芩八分　川贝三钱　桑芽三钱　防风六分　竹茹一钱五分　赤芍一钱五分　杏仁三钱　炙僵蚕一钱五分

二诊　一月八日

前夜尚有寒热，脉颇平，胆火已潜，胃病极深。

竹茹一钱五分　法夏一钱　细生地三钱　淡芩八分　炙草六分　川贝三钱　炙桑皮一钱

陆奶奶　一月九日

目光无神，面色黄暗，脉数无胃气，咳嗽，面肿，有盗汗，经不准。自云初三起病，然伏根已深，脏气皆坏，有大危险，难冀挽回。

炙紫菀一钱　杏仁三钱　炙鳖甲三钱　天麦冬各三钱　炒乌药一钱　绵仲三钱，炒　赤白苓各一钱　炙桑皮一钱　川贝三钱

黄先生　一月十二日

剧咳月余不止，昨忽吐血杯许，今犹未止，胸膈不觉痛，脉软。暂时只有清肺。

茜根炭三钱　荆芥炭六分　象贝三钱　麦冬三钱　小蓟炭一钱五分　荷叶一钱　杏仁三钱　侧柏炭一钱　赤芍三钱　炙苏子三钱　鲜藕汁一杯，冲

二诊　一月十五日

血止，色脉亦较佳，春寒肺虚，故咳剧。不可补，且不宜吃荤。

象川贝各三钱　杏仁三钱　橘红一钱五分　茜根炭三钱　炙草六分　炒黑荆芥四分

三诊　一月二十日

咳嗽喉痒，前曾吐血，现在剧咳不止，色脉平正，喉痒有外风，亦虚。

象川贝各三钱　炙苏子一钱五分　大生地三钱　杏仁三钱　枳实八分　归身三钱　广橘红一钱五分　竹茹一钱五分　瓜蒌皮一钱五分

四诊　一月二十三日

面色太黄，溲不多，当略分利。咳瘥固佳，尚须吃素。

茵陈一钱五分　云苓四钱　象贝三钱　归身三钱　方通八分　瓜蒌皮一钱五分　大生地三钱　杏仁三钱　真阿胶一钱五分，蛤粉炒

五诊　一月二十九日

右脉甚佳，左脉弦，尺部硬，面色亦稍不平正，咳多沫痰，腰背酸。补肾润肺，更常调肝。

天麦冬各三钱　云苓三钱　炒绵仲三钱　蒺藜二钱　萆薢一钱五分　杏仁三钱　菟丝子三钱　独活四分　防风四分，炒

李先生　一月十九日

脉起落不宽，少胃气。旧有遗精病，现患咳且见红，面色焦黄。当然是肺肾并病。但此病之吃紧处不在肺而在胃，其舌色黄糙，苔厚，咳，因胃气不降，当先治胃。

竹叶十五片　楂炭三钱　象贝三钱　杏仁三钱　淡芩一钱　枳实一钱　腹皮三钱　炙苏子三钱　炙桑皮一钱五分　芦根三寸

二诊　一月二十一日

原方去苏子，加秫米三钱，姜夏一钱五分，秦艽一钱五分，莲须一钱五分。

三诊　一月二十四日

脉仍少胃气，舌苔黄厚，梦遗，五更剧咳。肺肾兼病，疑与胃不和亦有关。

莲须二钱　腹皮三钱　枳实一钱　泽泻八分　楂炭三钱　竹茹一钱五分　萸肉六分，炙　杏仁三钱　秫米三钱，炒　天麦冬各三钱　炙紫菀一钱　生苡仁四钱　大生地三钱

张宝宝　一月二十四日

咳三个月不愈，面色晦滞，舌苔花。肺胃均有病，回春丹、保赤散都吃过，此两种丸药甚误事。现在肺气甚虚，有危险。

钩尖三钱　天冬三钱　炙草六分　川连三分　杏仁三钱　归身三钱　炙紫菀一钱　橘红一钱五分

顾官官　一月二十六日

咳五年，近三数月中见吐血，盗汗潮热，面色不华，脉无胃气。肝病已深，既见盗汗，是肾亦病。药物之外，须认真练功。

炙桑皮一钱五分　沙参一钱五分　炙紫菀一钱　茜根炭三钱　地骨皮三钱　杏仁三钱　炙芪一钱五分　玉竹一钱　牡蛎三钱　炒百部四分　橘红络各一钱五分　陈年芥菜露每服一羹匙

屠先生　二月一日

湿火上燔，肺胃并病，苔剥。因胃不消化，肠亦不能吸收，饮食不作肌肤，大便不循常轨。湿入肺络，胃气不降，肺气不肃，因而夜咳剧而吐血。病来以渐，照

例无速效，难治。

天冬三钱　沙参二钱　蒺藜三钱　川象贝各三钱　炙紫菀一钱　苡仁三钱　杏仁三钱　炒车前二钱　云苓三钱　茜根炭三钱　徙薪丹二分

毛奶奶　二月九日

舌润，苔不匀，咳夜剧，前日呕血，现在血止而气急。此病有一关键，吐血后不可咳，咳即入损途，难治。所以夜剧者，因胃气不降。盗汗则肺气已虚。病从伤力来，今则不能从伤治。

象川贝各三钱　橘红络各一钱　炙桑皮一钱五分　云苓三钱　杏仁三钱　茜根炭一钱五分　炒乌药一钱　炙苏子三钱　炙草六分　苡仁三钱　浮小麦五钱　八宝五胆墨汁半杯

二诊　二月十一日

又吐血大份，即因剧咳，咳与气急足以致命。现当止血，弗锢闭风邪，或者可幸免。

花蕊石三钱，煅　茜根炭三钱　荷叶一角，烧　炒黑荆芥四分　小蓟炭三钱　童便半杯　五胆墨汁半杯

三诊　二月十三日

呼吸甚促，血尚未止，面色黄，脉滑，舌中剥如血皮，病情甚险恶。

炒乌药一钱　知母一钱　杏仁三钱　炙苏子三钱　川贝三钱　白芍一钱五分　麦冬三钱　橘络一钱五分　云苓三钱　茜根炭三钱　小蓟一钱　荆芥炭四分　墨汁半杯　童便半杯，冲

夏女士　二月十五日

剧咳不爽，久不愈，肩背均酸痛，头眩，手颤，心悸，呼吸时头微动摇，经阻。浑身是病，就其重要者名之，可谓神经性肺病，恐不可治。

象川贝各三钱　赤芍三钱　枳实一钱　蝎尾一个，炙　杏仁三钱　全当归三钱　䗪虫一个，炙　干漆灰一分，炒炭　炙桑皮一钱

五分　炙鳖甲三钱　蒺藜三钱　炒防风五分　生锦纹三分，泡

林先生　二月二十一日

咳是肺虚，故气急形寒，当和营。

天麦冬各三钱　茯神三钱　归身三钱　象川贝各三钱　桂枝三分，泡　秦艽一钱五分　杏仁三钱　炙草六分　姜夏一钱

二诊　二月二十三日

无甚大病，颇见虚象，口味咸，亦是虚，故有盗汗。是肺虚不任春寒压迫，所以形寒。

炙款冬一钱　杏仁三钱　炙草六分　天麦冬各三钱　炙苏子三钱　姜夏一钱五分　象川贝各三钱　归身三钱　浮小麦四钱　花粉一钱　炒白芍一钱五分　桂枝二分

三诊　二月二十四日

咳，气急，盗汗，形寒，溺痛。虚甚，其虚在肺。

滁菊二钱　炙紫菀一钱　炒乌药一钱　天麦冬各三钱　炙苏子三钱　杏仁三钱　绵仲三钱　菟丝子三钱　炙芪一钱五分　桂枝二分　白芍一钱五分　牡蛎三钱

四诊　二月二十九日

咳，气急，盗汗，心荡多梦，皆虚象。形寒因表不固。

炙紫菀一钱　杏仁三钱　炒白芍一钱五分　北沙参一钱五分　浮小麦五钱　知母一钱　天麦冬各三钱　炙苏子三钱　川贝母三钱　炙芪一钱五分　炒乌药一钱　炒绵仲三钱

五诊　三月三日

肺肾并病，左右脉弦甚，可知其气急是肾不纳气，盗汗则肺虚已甚。

炙紫菀一钱　杏仁三钱　天冬三钱　北沙参一钱五分　川贝三钱　白芍一钱　桔梗四分　生草四分　浮小麦五钱　炒绵仲三钱　菟丝三钱

万小姐　二月二十七日

虚胀，脾坏肺亦坏。面色晦滞，咳痰

不爽，有盗汗。肺虚已甚，复不能食，是于夏至前后有问题。

人参须一钱五分　炙紫菀一钱　木香一钱　炒白芍一钱五分　北沙参一钱五分　焦於术一钱　杏仁三钱　川贝三钱　金匮肾气丸三钱，煎

卢先生　三月十三日

色脉均形不足，咳，无痰，胁痛。曾吐血，旧患遗亦甚剧，舌光。胁痛是肝，咳则因上下不相承接之故，因肾而病肺也。

天冬三钱　菟丝饼三钱　杏仁三钱　蛤蚧尾六分　绵仲三钱，炒　苁蓉三钱　人参须一钱五分　五味子三分

王先生　三月十八日

左脉脉气不宽且硬，舌光，是皆虚象。凡咳嗽痰爽者，只作伤风论，不作肺病论；若兼见肾病，便是肺痨初步。今浊虽止而肾则虚，咳不止，非细故也。

炙款冬一钱　川象贝各三钱　杏仁三钱　绵仲三钱　炙紫菀一钱　橘红一钱五分　炙苏子三钱　菟丝子三钱

二诊　三月二十三日

咳除，脉些微见好，唇仍绛，舌太光，掌热未除，有时脘闷连背，皆虚象。

细生地三钱　知母一钱　地骨皮三钱　炙桑皮一钱　炙芪三钱　麦冬三钱　绵仲三钱　菟丝子三钱

吐血类

宋先生　八月二十日

吐血得之忧郁，寒热为之诱因，色脉尚无他。可以渐愈，特愈后宜慎。

炒荆芥六分　丹皮一钱　茜根炭三钱　象川贝各三钱　归身三钱　侧柏炭一钱　鲜藕汁半盅，炮　姜炭三分　五胆墨汁半杯

二诊　八月二十三日

血已止，却见寒热，口味淡是有外感，吐血见寒热犯忌，须速退，非吃素不可。

炒栀皮一钱　连翘三钱　橘络一钱　干首乌三钱　淡芩八分　白薇一钱　茅根三钱　甘露消毒丹一钱五分

曹先生　八月二十二日

吐血前已两次发作，面有火色，舌亦糙，血颇热。近感脘下痞满，恐其再发，是当凉肝。

生白芍一钱五分　桑枝三钱　归身三钱　瓜蒌仁一钱五分　丹皮一钱　川连三分　细生地三钱　法夏一钱

二诊　八月二十五日

血未吐，胸脘不适，脉不宽，舌有虚象，更略有外感。

炒荆防各七分　棕皮炭三钱　炙草六分　茜根炭二钱　归身一钱五分　三七一分，研　制香附三钱　细生地三钱　佛手一钱

三诊　九月三日

面有火色，吐血止，然常泛恶，舌有湿象。此为兼证，与本来血病是两件事。然若湿郁引动肝阳，则于血病不利。

滁菊一钱　赤猪苓各三钱　天冬三钱　钩尖三钱　大生地三钱　炙草六分　归身三钱　杏仁三钱　童便半杯

张先生　八月二十四日

薄厥决不无因而起，脉细，失血之后，肝已虚也。

茜根炭三钱　棕皮炭三钱　炒白芍一钱　制香附三钱　白归身三钱　老三七一分半　鲜藕汁半杯①，冲

二诊　八月二十八日

血止，色脉亦好。只须善后，药物不能除根，惟练功能除根。

① 杯：七卷本作"盅"。

大生地四钱　归身三钱　制香附三钱
藕节三个　茜根炭三钱　炙草六分　生白芍一钱五分

陶先生　九月五日

舌绛苔黑，左脉全无胃气。患咳嗽夹痰吐血，腰酸胁痛。表面是因伤吐血，然色脉不合，亦非纯肺病，乃由肾病肺，兼有肝病者，绝深，不但难治。

天麦冬各三钱　茜根炭三钱　杏仁三钱
菟丝子三钱　云茯苓三钱　大生地三钱　炒绵仲三钱　归身三钱　童便半酒盅，冲

二诊　九月十二日

肺病之外，更见甚深之肝病，不戒酒只有渐深，更无可愈希望。

茜根炭一钱五分　天麦冬各三钱　枳椇子一钱五分　制香附三钱　知母一钱　桑枝三钱　川连三分　杏仁三钱　藕节半盅，冲

江先生　九月七日

爪下郁血，脉不和，面色晦滞。吐血衄血已六年，近剧咳失音。肺虚甚，难治。

象川贝各三钱　炙苏子三钱　炒绵仲三钱　杏仁三钱　归身一钱五分　茜根炭三钱　天麦冬各三钱　赤芍一钱五分　炙桑皮一钱　蚕豆花露一杯，冲　陈年芥菜露一杯，冲

费先生　九月七日

咳嗽，痰中夹血，舌光，指尖胀。肺病已成，不易取效。

天冬三钱　杏仁三钱　川贝三钱　苡仁六钱　茜根炭三钱　炙桑皮一钱　炙草六分　赤苓三钱　藕节三个

田先生　九月十三日

失血过多，口鼻、二便均有鲜血与瘀血并下，面无血色，发热，汗黏。脏气悉乱，只有止之一法，恐无补于病。

犀角屑四分　高丽参一钱　大生地五钱　丹皮一钱五分　橘络一钱五分

蔡先生　十月六日

血必全止，然后可补，前方尚中肯，再从原方加重。

老三七三分　归身三钱　川象贝各三钱　茜根炭三钱　杏仁三钱　知母一钱　炙苏子三钱　人参须五分　五味子三分　蛤蚧尾四分

二诊　十月七日

血未净，本不可补，今则欲速不达，仍当疏肝，引血归经。

炒荆芥五分　棕皮炭二钱　炙苏子三钱　茜根炭三钱　象贝三钱　茯苓三钱　侧柏炭一钱　杏仁三钱　藕节三个，烧　回龙汤半杯，冲

三诊　十月十日

血不止，膈痛，气急。是肺络受伤，非止不可。然不能过事凉血，因脉舌无热象。

炒荆芥七分　炮姜炭二分　象贝三钱　橘白络各一钱五分　茜根炭三钱　地榆炭一钱五分　杏仁三钱　藕节三个　炙苏子三钱　回龙汤半杯，冲

四诊　十月十三日

前两日无热象，今日则脉数、溲赤、唇干，此三者均属热象。血未全止，当另有其故。鄙意面部有风色，不当专就温凉两方考虑。

荆芥炭五分　象川贝各三钱　茜根炭三钱　蒺藜三钱　地榆炭一钱　炙草六分　京墨汁半酒盅　回龙汤一杯

五诊　十月十六日

凡咳卧时较甚者，皆胃气上逆使然。略带饥，当瘥减。

象川贝各三钱　竹茹一钱五分　炙苏子三钱　橘红一钱五分　枳实八分　炒秫米三钱　杏仁三钱　炙草六分

张先生　十月九日

夹痰吐血已第三次，舌有湿象。头晕

是因湿火上犯所致，故旧有脚湿气，今不作痒。

滁菊二钱　苡仁三钱　茜根炭三钱　桑枝三钱　防己八分　杏仁三钱　钩尖三钱　蒺藜三钱　赤芍一钱五分　炒荆芥四分　侧柏炭二钱　归身二钱　藕汁一酒盅，冲

二诊　十月十一日

肝、胆、肺、胃皆不降，故血不止，咳不止。肺甚虚，脉涩，病稍复杂。

茜根炭三钱　地榆炭一钱　桑枝三钱　归身三钱　赤芍一钱五分　丹皮一钱　荆芥炭六分　炙草六分　杏仁三钱　童便半杯，冲

三诊　十月十四日

血不止，脉洪，少胃气。是脏气不藏，气候太燥，恐其奔薄而上，当予潜阳。

滁菊一钱五分　炙鳖甲一钱五分　杏仁三钱　丹皮一钱　钩尖三钱　桑皮三钱　炙龟板一钱五分　三七三分，研　橘红络各一钱　童便半杯

蔡先生　十月十七日

吐血与气急、膈痛并见，照例是肺血。舌苔湿颇重，或因气候太燥所致。病在燥湿不能互化。

鲜生地三钱　滁菊一钱五分　钩尖三钱　赤芍一钱五分　炙苏子三钱　丹皮一钱　地榆炭一钱五分　防己三钱　天麻三钱　蒺藜三钱　淮膝一钱五分　桑枝三钱　藕汁一盅，冲

二诊　十月十九日

血已止，色脉均尚无他，喉燥、矢燥，皆气候关系。

天麦冬各三钱　丹皮一钱五分　杏仁三钱　蒺藜三钱　黑荆芥五分　枇杷叶三钱　桑枝三钱　炙苏子一钱五分　三七四分，研　细生地三钱　藕汁一盅，冲

三诊　十月二十二日

今日仍见血，舌质绛，咳较频，脉平正。当是天久不雨，太燥所致。

天麦冬各三钱　沙参一钱　蒺藜三钱　杏仁三钱　兜铃一钱　丹皮一钱　桑皮一钱　黑荆芥五分　枇杷叶三钱　地榆炭一钱　藕汁一盅　茜根炭一钱五分

四诊　十月二十五日

色脉均佳，血止，稍觉腰酸。气候骤寒，当暖衣，药则宜疏解不宜补。

象川贝各三钱　杏仁三钱　橘皮一钱五分　桑叶三钱　防风六分　归身三钱　细生地三钱　炙草六分

余世兄　十月二十六日

气候燥，肝阳上行，引动吐血旧病。症情重险，非速止不可，否则倾盆盈碗而来，即刻可以脱绝。

花蕊石三钱　地榆炭一钱五分　炒荆芥三分　茜根炭三钱　赤芍一钱　棕皮炭四钱　荷叶炭一钱　童便半杯　京墨半杯

二诊　十月二十七日

薄厥已止，血尚未止，暂时可无危险。右脉有胃气，左脉弦。病根完全未动，慎防再发。

茜根炭三钱　炙草六分　小蓟炭一钱　棕皮炭三钱　赤芍一钱五分　炒荆芥六分　地榆炭一钱　归身三钱　京墨半杯　老三七五分　蚕豆花露二两

徐先生　十月二十七日

右尺脉弦，吐血已第二次发，而与第一次相距近五六月。此病现在可愈，明年必再发，在春分再发便不可收拾，从速练功。

赤芍一钱五分　茜根炭三钱　侧柏炭一钱　地榆炭一钱　荷叶一钱，烧　小蓟炭一钱五分　荆芥炭五分　三七五分，研　童便一杯，冲

江官官　十一月二日

脉静，舌色亦正当，热尚未清。昨日尚痰中夹血，今则神气清楚，肌肤暵燥亦除，是病已无险。未能霍然者，譬之煮物

已熟未烂，须俟火候到耳，大约不过三五日。

归身三钱　杏仁三钱　赤芍一钱五分　知母一钱　橘络一钱五分　炙草六分　川贝三钱　细生地三钱　炙苏子三钱

二诊　十一月七日

热虽未清，舌色脉象均平正，旋当自清。但血不应有，是喉间有破损处，此层恐关系本元。口苦且干，纯属胆热。若喉间之血亦属鼻血则无妨，以色脉衡之，或者是鼻血。

茅花一钱五分　茜根炭一钱五分　元参一钱　麻仁三钱　郁李仁三钱　枳实一钱　归身三钱　知母一钱　细生地三钱　川贝三钱　鲜藕汁一杯

三诊　十一月九日

今天脉不如前次，略数，是热较高之故。热所以高，当是蓖麻油去积之故。但此亦不妨，虽数并不算大坏。喉头胀痛，尚干净，非白喉，是喉蛾。是因虚而有，并非两件事，可不必另治喉。肌肤较前此为润，是阴虚已减。既非肺病，无有不愈者，有须至二十余日然后退热者，还当徐候，定不可慌张。

细生地三钱　知母一钱五分　天冬三钱　橘红一钱五分　归身三钱　川贝三钱　杏仁三钱　炙草六分　藕汁一酒盅

张先生　十一月十四日

肢凉，咯血满口，面黄，气急。症属薄厥，亟止之。

花蕊石三钱，煅　炒茜根三钱　侧柏炭一钱五分　归身三钱　丹皮一钱五分　小蓟炭一钱五分　法夏一钱　七厘散一分，冲　童便一杯

二诊　十一月十五日

血止，脉洪数，面色尚可，当清。

归身三钱　老三七二分　丹皮一钱五分　细生地三钱　制香附三钱　知母一钱　茯神

三钱

三诊　十一月二十日

痰中仍有血，气喘，肺甚热。此病现在不见凶象，然已有败证，将来不了。

丹皮一钱　川象贝各三钱　炒乌药一钱　天麦冬各三钱　炙桑皮一钱　炙苏子三钱　杏仁三钱　秋石一分　老三七一分

四诊　十一月二十二日

血已止，脉有歇止而略气急，是心肺均有病。病在神经，养心为主。

象贝三钱　丹皮一钱　桑叶三钱　炙苏子三钱　杏仁三钱　赤芍一钱五分　橘络一钱五分　炙草六分　藕汁半杯，冲

王奶奶　十一月十六日

吐血十年，愈吐愈剧，脉尚可，脘痛，背痛，腰痛，肝肺肾症并见。秉赋本尚可，何以有此病，不自知。若不除，当然有险。

川连三分　炒荆芥四分　茜根炭三钱　荷叶一角，烧　赤芍一钱五分　四制香附三钱　棕皮炭三钱　杏仁三钱　炙桑皮一钱五分　藕汁半杯

二诊　十一月十九日

脉尚可，血止咳减，然目光少神且有热象。肝阳不潜，仍虑血上行。

滁菊二钱　钩尖三钱　桑芽三钱　赤芍一钱五分　大生地三钱　炙鳖甲一钱五分　炙龟板三钱　制香附三钱　知母一钱　川贝三钱　橘红一钱五分

三诊　十一月二十三日

目光较有神，脉和，血止，肝阳潜，甚佳。腰酸，当补肾。

绵仲三钱　杏仁三钱　赤白芍各一钱五分　枸杞三钱　菟丝子三钱　炙桑皮一钱五分　生熟地各三钱　滁菊一钱五分　佛手一钱五分

四诊　十一月二十八日

脉平正，舌绛糙。内热甚重，头痛即因内热，清之。

淡芩八分　鲜生地三钱　绵仲三钱　枸杞三钱　川连三分　赤芍一钱五分　滁菊二钱

庞奶奶　十一月二十日

吐血常发，膈旁痛即发作，已二十年。每痛发时必外感为之诱因，是肺有老伤，无除根之理。

炙苏子三钱　杏仁三钱　知母一钱　橘皮一钱五分　麦冬三钱　炙桑皮一钱五分　川贝三钱　三七二分　炒黑荆芥六分

张先生　十二月二日

吐血满口，剧咳，气喘，右膈痛。肺络已伤，病不廉，稍延即有生命之险，现在尚有一线生机。

茜根炭三钱　杏仁三钱　象贝三钱　炙苏子三钱　小蓟炭一钱五分　桑叶三钱　橘络一钱五分　炒乌药一钱　炙紫菀一钱　童便一杯　炒黑荆芥四分

二诊　十二月四日

脉软，血已止，唇间疮疡愈多。所谓一线生机者即此，以血中热毒能自达。面色甚劣，尚有危险。

丹皮一钱　赤芍一钱五分　桑枝三钱　荷叶一角，烧　茜根炭三钱　小蓟炭三钱　归身三钱　炒荆芥五分　炙紫菀一钱　杏仁三钱　乌药一钱

胡奶奶　十二月三日

先曾常发吐血病，近来加甚。气急，鼻扇，发热，肌肤暵燥，并且发白痦。此发热是阴虚而热，绝非外感，断断不可用透表苦寒诸药，须甘凉养阴培元，期以半个月，或见些微小效。病属至危极险之候，万不可乱用各种方药尝试。

天麦冬各三钱　杏仁三钱　川贝三钱　大生地三钱　炙苏子三钱　知母一钱　归身三钱　炙草六分

二诊　十二月三日

气急、鼻扇较前加甚，脉象舌色不变，面色亦不变，而病实已至甚危绝望之

境。此颇与桃花痣为近，不知从前亲属中有患肺痨者否，如其有之，则为痣甚确。

瓜蒌仁一钱五分　知母一钱　川贝三钱　归身三钱　细生地三钱　天麦冬各三钱　炙草六分　炙苏子三钱　炒白芍一钱五分　紫金锭半粒，磨冲

另：真獭肝一钱，虎头骨一钱，研细，每服五厘，与紫金锭同服，每日一次。

外用止汗：牡蛎一两，龙骨一两，糯米粉二两，共研粉扑周身。

余先生　十二月五日

吐血才止又发，面色脉象均平正。发作太频，是肺病最忌者，恐春分有问题。

老三七二分，研　炙款冬一钱　菟丝子三钱　桑枝三钱　杏仁三钱　丹皮一钱五分　制香附三钱　炙紫菀一钱　泽泻六分　藕节三个　佐金丸三分

二诊　十二月十五日

脉涩，尚平正，惟吐血屡发，总不是事。肺络损坏，固然亦有肝经关系，当弛缓交感神经。

花蕊石三钱，醋煅，研　赤芍一钱五分　朱茯神三钱　独活五分　童便一杯　炙僵蚕一钱　茜根炭一钱五分　炒乌药一钱　钩尖三钱　蒺藜三钱　小蓟炭一钱五分　地榆炭一钱　醋炒制香附三钱

三诊　十二月十八日

今日又吐血，色鲜。自觉热甚，毫不怕凉，胸膈有筋抽掣即吐血，是肺络中有一部分痉挛而然。何以如此，殊不明了。恐绵力不能任此病，勉方，如无效，谢不敏。

木瓜三钱　麦冬三钱　茜根炭三钱　钩尖三钱　丹皮一钱五分　荷叶一角，烧　蒺藜三钱　小蓟炭三钱　雅连三分　猺桂二分　童便一杯，冲

四诊 十二月二十二日

今日色脉好，神气安详，血亦较少，尚微闷，是虚甚所致。

茜根炭三钱　玉竹一钱　老三七二分，研　小蓟炭一钱五分　沙参一钱五分　蒺藜三钱　钩尖三钱　炒乌药一钱　炙紫菀一钱　川贝三钱　炙芪七分

五诊 十二月二十四日

吐血本未止，因受惊致脘闷、心悸。幸面色、脉象尚平正，宜予安神。

大生地三钱　朱茯神三钱　老三七一分，研　归身三钱　牡丹皮一钱五分　橘白络各一钱五分　沙参一钱五分　小蓟炭一钱五分　茜根炭三钱　炙芪一钱五分　童便半杯，冲　京墨汁半杯，冲

施先生 十二月十一日

吐血，咳不畅，瘠甚。湿热不重，脉无胃气，溲频数，延久当成瘵。

象川贝各三钱　杏仁三钱　炙桑皮一钱五分　丹皮一钱　黑荆芥四分　炙紫菀一钱　炙款冬一钱　炙黄肉四分　泽泻八分　茜根炭三钱

二诊 十二月十三日

脉弦，无胃气。血虽止，必再发。夜咳无痰，肺弱且燥。

天麦冬各三钱　川贝三钱　炙桑皮一钱　沙参一钱五分　玉竹一钱　杏仁三钱　炙紫菀一钱　阿胶一钱五分，蒲黄炒

三诊 十二月十八日

脉略起，舌润有湿。沙参、玉竹未中肯，故咳仍剧。

生熟苡仁各三钱　橘络一钱五分　炙紫菀一钱　川象贝各三钱　炙草六分　杏仁三钱　炒防风六分　阿胶一钱五分，蒲黄炒

四诊 十二月二十五日

咳不见减，舌润，脉少阳和之气。剧咳则呕，口味淡。宣肺不效，改予平胃。

枳实八分　川连三分　竹茹一钱五分　杏仁三钱　炙草六分　厚朴三分　橘红一钱五分

五诊 十二月二十八日

咳两月余不愈，宣肺、平胃都不效，舌有湿象，傍晚、黎明时较剧。久咳肺无不弱，可患。

江西子一钱　杏仁三钱　橘红一钱五分　苡仁三钱　象贝母三钱　炙草六分　姜夏一钱　云苓四钱

胡先生 一月四日

面与舌无血色，已成血痹，唇与爪下血色未变。是肝脾之血未动，故尚能勉强维持行动。脉洪有力，心房已起代偿作用，险甚。

归身三钱　枸杞三钱　秦艽一钱五分　大生地五钱　炒槐米四钱　天麻三钱　蒺藜三钱

朱先生 一月二十四日

脉虚软全不应指，舌无血色，胁痛，气急，头眩，手足冷而有盗汗，呕清水，食入即吐。病虽由温补过当而来，现因失血过多，全无阳和之气，且肝阳盛于上，阴涸于下，而中焦胃间独寒，脏气悉乱，不循常轨。温因碍于肝阳，凉则胃益不任。高年有此，洵属难治之候。现脉虽虚甚无火，然多量失血，乃大血管破裂，其发作是间歇性。脉虽无阳，亦不免再吐，再吐即脱矣，当以止血为先务。

花蕊石三钱，煅　川连三分　小蓟炭三钱　茜根炭三钱　吴萸二分　侧柏炭三钱　赤芍一钱五分　猺桂心二分，研冲　荷叶炭一角　童便一杯

张世兄 二月十五日

手脚麻，肌肤甲错，遍身暵热，舌干绛毛刺而无血色，脉洪大无力。脉之洪大，是无血起反应。肌肤甲错，手脚麻，遍身暵燥，因荣枯之故。壮热从内发出，非从外烁，此后纵然留得生命，亦不免为

血痹。衡量病情，委实在未可知之数。春分大节在迩，尤为险上加险。

天麦冬各三钱　白芍三钱　人参须一钱五分　细生地三钱　知母一钱　西洋参一钱五分　金斛三钱　归身一钱五分　童便一杯　五胆墨汁半盅

傅奶奶　三月十四日

吐血屡发且多，色脉平正，吐血虽倾盆盈碗，亦不觉苦。此肝逆也，从倒经治。

赤芍三钱　杭菊一钱五分　桑枝三钱　苁蓉三钱　猺桂二分　淮牛膝三钱　钩尖三钱　牡蛎三钱　鲜生地三钱

遗 精 类

钱先生　十一月一日

九月间曾吐血，现虽止却患遗，或有梦或无梦，面色较前略佳，仍嫌黄。左脉弦而无胃气，血与内分泌均不足，心房起代偿作用，故脉如此。殊非细故，当及今治之，迟则无及。

天麦冬各三钱　人参须一钱五分　茯苓三钱　大生地三钱　滁菊一钱五分　炒绵仲三钱　怀膝一钱五分　川贝三钱　丹皮一钱　杏仁三钱　泽泻八分　莲须一钱五分　炙莫肉四分　胡桃夹膜一钱

王先生　十月二十七日

脉近乎乱，遍身振摇并遗精，心肝肾三经俱病。病已五年，照例是慢性，然脉象却目前有危险，勉方试可乃已。

钩尖三钱　鲜生地五钱　天麻三钱　朱茯神三钱　归身三钱　虎胫骨五钱，炙，去髓　秦艽一钱五分　独活一钱　缕金丹二分，入煎

姚官官　十一月三日

脉涩，心跳，舌有虚象。患遗精，多汗，头晕，腰酸，骨楚。以上种种，尚不为害，惟规矩权衡不合。合之病证，当是

腺病，难复元。

滁菊一钱五分　天麻三钱　绵仲三钱，炒　白芍一钱五分　枸杞三钱　独活五分　莲须一钱五分　菟丝子三钱　牡蛎三钱

另：伤科地鳖紫金丹三厘，开水下，早起服，服后须暖衣避风。

陈先生　十一月十一日

色脉尚可，梦遗。凭药力止，其效有限，宜养心，最好扩大眼光，自命为豪杰，则病除。

天冬三钱　炙莫肉六分　莲须一钱五分　秫米三钱　泽泻八分　细生地三钱　法夏一钱五分　胡桃夹膜一钱

周先生　十一月二十一日

神枯，脉弦，无胃气。患遗精，咳嗽，心跳。病已入损途，不但难治，有险。

知母一钱　归身三钱　泽泻八分　炒绵仲三钱　天冬三钱　白芍一钱五分　炙莫肉五分　菟丝子三钱　川贝三钱　杏仁三钱　炙桑皮一钱五分　炙紫菀一钱　朱茯神三钱

黄先生　十二月十七日

见症是肺肾病，左脉略弦。此为别无何种坏象，是为病尚浅之故。遗精、目眩是虚。

天冬三钱　细生地三钱　炒绵仲三钱　橘络一钱五分　莲须二钱　菟丝子三钱　茜根炭三钱

张先生　一月十四日

脉舌尚平正，耳鸣，心悸，气上逆，遗精。以上各症数年不愈，病在肾亏。补益实无多用处，当以节欲及锻炼体魄为先务。

炒绵仲三钱　苁蓉三钱　大生地三钱　蒺藜三钱　菟丝子三钱　莲须一钱五分　知母一钱　天麻二钱　枸杞三钱　天冬三钱　炙芪二钱　茯神三钱

林先生　二月二日

精关不固，无梦而遗，其病根恐是用心太过之故。

制香附三钱　白芍一钱五分　煅龙骨三钱　茯神三钱　牡蛎三钱　天冬三钱　泽泻一钱　炙萸肉七分　炒绵仲三钱　菟丝子三钱　莲须一钱五分　胡桃夹膜一钱五分

二诊　二月十日

无梦而遗，药后瘥，须设法使运行，徒塞无益。

泽泻一钱　牡蛎三钱　姜夏一钱五分　天冬三钱　炙萸肉八分　莲须一钱五分　龙骨三钱　楂炭三钱　炒绵仲三钱　逍遥丸一钱，入煎　胡桃夹膜一钱五分

钱先生　二月十九日

左尺脉弦，矢燥，遗精。胃不和所致，不寐亦因胃，镇降必不效，当虚其肠，肠虚则胃和也。

郁李仁二钱　枳实八分　柏子仁三钱　炒秫米三钱　秦艽一钱五分　麻仁三钱　竹茹一钱五分　法夏一钱五分　炒防风八分

吴先生　二月二十三日

遗精甚频，相火食积、肾虚均有之，因戒烟则益不能固摄，殊非细故。

天冬三钱　金樱子三钱　枳实八分　楂炭三钱　炒绵仲三钱　炒栀皮一钱　炙萸肉六分　腹皮三钱　归身三钱　胡桃夹膜一钱五分

每晚用地骨皮一两，煎汤熏洗下部。

朱先生　三月五日

指头冷，舌苔不匀，患遗，脉有歇止，手微颤。行动虽如常，病则甚深。若见咳，便入窘途。

天麻三钱　归身三钱　炙草六分　天冬三钱　炙萸肉六分　莲须一钱五分　木瓜三钱　姜夏一钱　秫米三钱　人参须八分　胡桃夹膜一钱五分

黄先生　三月六日

能讲究摄生，无论何病皆易愈，遗精较肺病毕竟易除。

绵仲三钱　枳实一钱　炙萸肉六分　天冬三钱　竹茹一钱五分　泽泻八分　法夏一钱　莲须一钱五分　胡桃夹膜一钱五分

蔡先生　三月十八日

肝阳胆火悉数浮而不潜，复有遗精，病是上盛下虚。

滁菊花三钱　钩尖三钱　胆草二分　赤芍一钱五分　炙萸肉七分　泽泻七分　天冬三钱　枸杞三钱　归身三钱

另用：蝎蟀虫一个，辣椒子五粒，元寸少许，研末，粥丸如痧药大。每服二粒耳当复聪。

瘰疬类

吴奶奶　八月二十八日

喉蛾、颈疬、乳疬并见。其虚已甚，病在肝肾，极难治，环境大有关系。

制香附一钱五分　归身三钱　大生地三钱　陈阿胶一钱　橘白络各一钱　茯神一钱五分　白芍一钱　炙草六分　潞党一钱　绵仲三钱　菟丝子三钱　瘰疬舒肝丸一钱

二诊　九月四日

瘰疬日见其大，自是肝旺肾亏之候。然因肝病经不调，因之上盛下虚而有积瘀，非于临月时行经不可。

大生地五钱　天冬三钱　炙僵蚕一钱五分　归身三钱　佛手一钱　绵仲三钱　制香附三钱　菟丝三钱　川象、贝各三钱　杏仁三钱　蝼蛄一枚，炙，研冲

三诊　九月七日

瘰疬之病源是腺，亦是疬之一种，难得药效，效则多服，可除。

人参须一钱五分　大生地三钱　菟丝子三钱　赤芍一钱五分　佛手一钱五分　炙芪三

钱　炒绵仲三钱　归身三钱　制香附三钱
蝼蛄一枚,炙,冲

薛奶奶　九月九日

脉平,苔前半剥,患脘闷,多梦,心跳,冷汗。此种种见证与舌色均不甚妥当,肝旺血亏,神经过敏也。项结核尤其是虚损证据,口腻、形寒、发热乃疟疾,是另一件事,当先治。

白薇一钱　竹茹一钱　薏仁三钱　归身三钱　青蒿一钱　淡芩八分　生首乌三钱　橘络一钱五分　炙草六分

二诊　九月十一日

项间结核,山根①青脉,血不清。现在虽已退热,然容易外感,体气复虚,多标病,即本病亦难治。

归身三钱　川贝三钱　萆薢一钱五分　泽泻八分　炙草六分　蒺藜三钱　赤芍一钱五分　车前三钱　苡仁三钱　绵仲三钱

朱童　十一月十五日

发热,不过风寒食积,项核既非痰,乃肺结核。因虚而有,故劳倦即发,此与瘰疬同一难治。

滁菊一钱五分　淡芩八分　竹茹一钱五分　归身三钱　钩尖三钱　枳实八分　楂炭三钱　炙草六分　炒荆芥五分　炒栀皮一钱

张奶奶　十月二十六日

颈有瘰疬,入夜发热,内热重,舌有炱②苔,脉虚。病属损症,不易见效。

归身三钱　杏仁三钱　天麦冬各三钱　白芍一钱五分　炒绵仲三钱　炒黑荆芥四分　炙草六分　菟丝子三钱　瘰疬内消丸一钱五分

袁官官　一月二十二日

年十七,尚未发育,有瘰疬六七年,虚甚,濒于童痨,当补。

炒绵仲三钱　归身三钱　苁蓉三钱　炙芪三钱　菟丝子三钱　大生地四钱　枸杞三钱　姜夏一钱五分　瘰疬内消丸一钱五分

胡官官　二月五日

右眼皮忽然下垂,目光无神,眸子黄而不黑,神色颇形不足,痰多,涕多。此病发作于十四岁之冬至,其伏根当在襁褓时,乃腺体坏也。项间有结核即是证据,难治。

绵仲三钱　白芍一钱五分　橘络一钱五分　菟丝子三钱　蒸於术③一钱　归身三钱　云苓三钱　瘰疬内消丸一钱五分

张奶奶　二月十七日

脉弦无胃气,面色晦滞,患瘰疬年余,经阻不行。损证已成,难治。

归身三钱　大生地三钱　蒺藜三钱　赤芍二钱　天麻三钱　绵仲三钱　知母一钱　制香附三钱　生芪三钱　枸杞三钱　姜夏一钱　炒荆芥四分　瘰疬内消丸二钱

汪先生　二月二十一日

肺肾皆病,其瘰疬即是肺结核之症,何得云肺病渐瘥,不过饮食有味,寐安,为差强人意耳。

天麦冬各三钱　知母一钱　菟丝子三钱　炙紫菀一钱　川贝三钱　杏仁三钱　北沙参一钱五分　炒绵仲三钱　炙芪三钱　瘰疬内消丸一钱五分

张先生　二月二十一日

瘰疬为病,皆由虚损来。现在腰脚酸,遗精,不耐劳剧,皆损证,补之。

炒绵仲三钱　白芍一钱五分　莲须一钱五分　菟丝子三钱　金樱子三钱　川贝三钱　归身三钱　桑椹子三钱　炙芪一钱五分　蒺藜三钱　秦艽一钱五分　瘰疬内消丸一钱五分

---

① 山根:即鼻梁。

② 炱(tái):煤烟。此指黑色。《素问·风论》:"肾风之状,多汗恶风,面疣然浮肿,脊痛不能正立,其色炱。"

③ 於术:原作"子术",七卷本同,据文义改。

肾 病 类

史先生　十月七日

予温肺镇坠，哮喘更甚。色脉均与药合，而病反增剧，当责其虚，痰多乃本元虚故也。

炙款冬一钱　人参须八分　川贝三钱　姜夏一钱五分　杏仁三钱　橘白络各一钱五分　猺桂心一分　胆星八分　炙苏梗子各一钱五分

二诊　十月九日

温肺镇坠，喘咳均不见减，然详其色脉，毕竟当镇当温，或者前日之方为不及毂。

炙款冬一钱　杏仁三钱　姜夏一钱五分　归身三钱　炙紫菀一钱　炒乌药一钱　炙草六分　干姜炭二分　黑锡丹三分，入煎

三诊　十月十一日

喘已瘥，未净。除面色颇亮，是无妨，但不得除根。

炙紫菀一钱五分　炒乌药一钱五分　姜夏一钱五分　人参须一钱　归身三钱　杏仁三钱　炙草六分　橘络一钱五分　黑锡丹三分

四诊　十月十四日

肺寒不受补，现喘略平，再予温肺。

荆防各七分　苏子叶各一钱　归身三钱　杏仁三钱　炒乌药一钱　干姜二分　姜夏一钱　胆星一钱

五诊　十月十六日

气急、咳嗽均甚剧，舌糙脉数，腰酸，脘闷，胃呆。不可再温再镇，予纳肾气。

天麦冬各三钱　炙苏子三钱　象贝三钱　炙草六分　杏仁三钱　橘皮一钱五分　炙蛤蚧尾六分　炒白芍一钱五分　牡蛎三钱　炙款冬三钱　炙紫菀一钱

盛奶奶　十月十九日

见症是肾亏，脉虚，舌色亦虚，急补之。

炒绵仲三钱　杏仁三钱　象贝三钱　炒荆芥六分　菟丝子三钱　炙苏子三钱　天冬三钱　归身三钱

二诊　十月二十三日

脉尚可，舌苔花剥，腰酸痛，脚底亦痛。胃阴不足，肾亏，亟宜补益。

绵仲三钱　菟丝子三钱　金狗脊炙去毛，三钱　枸杞三钱　炙芪三钱　西洋参二钱　潞党二钱　滁菊二钱　怀牛膝三钱　归身三钱　大生地三钱

三诊　十月二十七日

伤风鼻塞，筋骨酸楚，下部为甚。当先祛风，俟外感除，再祛内风，然后可补。

炒荆防各七分　淡芩八分　竹茹一钱五分　赤苓三钱　秦艽一钱五分　枳实八分　羌活四分　蒺藜三钱　全当归三钱　延胡六分

四诊　十一月三日

骨楚，得风药不除。是血分不清，宜另服丸。经行不多，宜通。

全当归三钱　赤芍一钱五分　丹参八分　炒荆防各七分　延胡六分　炒金铃肉六分　秦艽一钱五分　杏仁三钱　象贝三钱

五诊　十一月十七日

风尚未净，略瘥。舌中心已见味蕾，颇有向愈之机，现在之头痛腰酸只是外感。

炒荆防各七分　秦艽一钱五分　天麻三钱　蒺藜三钱　赤芍一钱五分　炒绵仲三钱　莲须一钱五分

六诊　十一月二十日

血热肾亏，两臻其极，面色已渐亮。病有转机，但能保养，可以却病。

天冬三钱　赤芍三钱　菟丝子三钱　杏仁三钱　麦冬三钱　炒绵仲三钱　炒车前三

钱　琥珀四分，研　炙萸肉六分　草薢三钱
地骨皮露一两

七诊　十一月二十五日

脉滑，至数不甚分明，舌苔较前为
佳，肾热殊深。

滁菊二钱　草薢三钱　鲜生地四钱　地
骨皮三钱　炒车前三钱　蒺藜三钱　天冬三
钱　琥珀四分　泽泻六分　杏仁三钱

八诊　十一月三十日

病除十之七，舌苔已渐见味蕾，面色
亦较佳，可以略补。

西洋参八分　天麻八分　天冬三钱　滁
菊一钱五分　草薢三钱　地骨皮三钱　蒺藜三
钱　泽泻一钱　归身三钱　秦艽一钱五分　琥
珀四分

九诊　十二月二日

经准色正，舌面味蕾渐满布，病已除
十之八，宜略补肾。

绵仲三钱　枸杞三钱　延胡六分　天冬
三钱　菟丝子三钱　归身三钱　赤芍一钱五分
滁菊二钱

潘先生　十月二十一日

哮与气候年龄为进退，可以略瘥，不
能除根。舌有黑斑，肾俞酸楚，是其处有
伤，乃病根。

大生地三钱　茯神三钱　蛤蚧尾六分
钗斛三钱　杏仁三钱　人参须八分　制香附
三钱　炙苏子三钱

张先生　十月二十日

咳无力，气急，不能平卧，痰不得
出，脘痛，舌有热象，从肾不纳气治。

天麦冬各三钱　杏仁三钱　橘皮一钱五分
炙草六分　炙苏子三钱　象川贝各三钱　炒
乌药八分　蛤蚧尾四分，炙　归身三钱　绵
仲三钱　瓜蒌仁一钱五分

凌奶奶　十一月十一日

见证完全是肾病，脉亦虚，经不调。
以面色及脉测之，当是肾热。

炙芪三钱　菟丝子三钱　焦白术一钱
大生地三钱　炒绵仲三钱　川芎八分　天冬
三钱　天麻三钱　姜夏一钱五分　秦艽一钱五
分　木瓜三钱

二诊　十一月十四日

气坠略瘥，脘似乎痛，脉尚可，宜补
中益气。

炙芪三钱　川芎八分　绵仲三钱　焦白
术一钱　潞党一钱　左金丸四分　制香附三
钱　荜澄茄六分　醋炒升麻一分半

三诊　十一月十六日

肾虚气坠，发有定时，补中益气仅得
病之小半。现在盛年，不过大便不约，将
来恐成痫。

炙芪三钱　枸杞三钱　潞党三钱　焦白
术一钱五分　天冬三钱　川芎八分　姜夏一钱
回天丸半粒

夏奶奶　十二月二十日

脉气不宽，面色尤劣，虚甚，其气急
是肾不纳气。

天麦冬各三钱　牡蛎三钱　川贝三钱
五味子四分　炒乌药一钱　蛤蚧尾六分　炒
白芍一钱五分　知母一钱　杏仁三钱

二诊　十二月二十二日

咳虽瘥，病仍剧，爪下血色不华，舌
边剥，光剥无味蕾，咳剧时牵及腰痛，肺
肝肾皆病。

归身三钱　川贝三钱　炒乌药一钱　杏
仁三钱　麦冬三钱　制香附三钱　白芍一钱
云苓四钱　五味子四分　炒绵仲三钱　炙苏
子三钱

以上戊辰、己巳年案

卷六　时病门

疟疾类

潘先生　八月二十一日

本来湿重，现患疟，进疟药反增呃逆，脉数近乎乱，口渴，苔中心黑。病在血分，当使溲利。呃为寒热不匀，得大便当止，现不可攻。

赤猪苓各三钱　公丁香三分　归身三钱　苡仁六钱　柿蒂七个　细生地四钱　橘皮一钱五分　淡芩八分　鲜首乌三钱

二诊　八月二十二日

脉有胃气，略嫌数，舌中心苔黑，此有凝淤。呃已止，恐须便血，大便黑色，即是淤血。

归身三钱　炒槐米三钱　苡仁六钱　赤芍一钱五分　细生地三钱　云猪苓各三钱　橘皮一钱五分　鲜首乌三钱

三诊　八月二十三日

舌中黑苔已化，尚有寒热，热甚高且发作有时，甚不适，是痎疟之兼湿化者。

归身三钱　苡仁五钱　炒车前三钱　竹茹一钱五分　猪苓三钱　干首乌三钱　橘红络各一钱　花粉一钱　二妙丸一钱　川连三分　吴萸一分，同炒

四诊　八月二十五日

脉甚佳，面部湿疮亦干。惟舌色未全化，寒热未全除，病有向愈之机转。

油当归三钱　郁李仁三钱　柏子仁三钱　车前三钱　枳实一钱　麻仁三钱　赤猪苓各三钱　苡仁三钱　干首乌三钱

五诊　八月二十七日

诸恙悉瘥，色脉亦好，舌苔前半太光，黑苔尚未全化，大约亦不致便血。

苡仁五钱　炙草六分　麻仁三钱　杏仁三钱　归身三钱　腹皮三钱　枳实八分　郁李仁三钱　枳术丸一钱五分

六诊　九月一日

脉甚佳，眠食都好，舌尖绛，黑苔亦化。因有肝阳心火，故不能用心。苦头眩，可以清泄。

滁菊一钱五分　桑芽三钱　川贝三钱　赤苓三钱　泽泻一钱　钩尖三钱　杏仁三钱　西洋参三钱　方通八分　归身三钱　橘白络各一钱五分

七诊　九月五日

诸恙悉瘥，别无所苦，只须平剂调理。

潞党一钱　赤芍一钱五分　菟丝子三钱　赤猪苓各三钱　怀膝三钱　绵仲三钱　枸杞三钱　炒车前三钱　炒怀药三钱　泽泻八分　炙萸肉五分

刘先生　八月二十一日

寒热往来，口苦，咽干，胁痛。少阳见证毕具，是已化热，当清。

柴胡四分　枳实八分　炒牛蒡三钱　茅根三钱　淡芩一钱　竹茹一钱五分　法夏一钱　鲜首乌三钱

二诊　八月二十二日

舌苔已化燥转黄，热虽未除，不久当愈，大约一二日耳。

桂枝二分，泡水煎药　淡芩一钱　滁菊一钱五分　枳实八分　竹茹一钱五分　赤苓三钱

炒牛蒡三钱　芦根一两　鲜首乌三钱

三诊　八月二十五日

热仍未解，无起落，舌色已化，照例即可愈。

葛根一钱五分　川连三分　方通八分　羌活四分　淡芩一钱　赤猪苓各三钱　秦艽一钱五分

张先生　八月二十六日

泻止转疟，是里病外达，照例是轻减。惟舌色湿颇重，须防其陷而成痢，可以芳香化之。

厚朴花三分　木香一钱　炒车前三钱　佩兰叶三钱　赤猪苓各三钱　制香附三钱　白薇一钱　首乌三钱　归身三钱　苡仁四钱　枳实八分　竹茹一钱五分　干桂枝四分, 泡

杭奶奶　八月二十七日

先寒后热且战，是疟。掌热甚是虚，虚则外邪容易深入，口甜更有湿。病方趋剧，勿轻视，须加意慎摄。

荆防炭各五分　炙草六分　桑皮一钱五分　细生地三钱　白薇一钱　归身三钱　左金丸四分　防己一钱

陈宝宝　九月三日

脉颇佳，病是疟，舌苔边光。邪不得达，略扶正气。

柴胡七分　淡芩七分　法夏一钱　干首乌三钱　潞党七分　炙草四分　青陈皮各一钱

缪先生　九月六日

溲少，口淡，舌苔腻。疟得常山，本可以不发，因胃中不清楚，湿不得化，故再发，宜加意慎食。

赤猪苓各三钱　苡仁四钱　竹茹一钱五分　海南子七分　炒车前三钱　枳实一钱　淡芩八分　柴胡六分　生首乌三钱　炙草六分　归身三钱

张先生　九月七日

疟来辄呕，是柴胡证。

柴胡八分　淡芩八分　腹皮三钱　法夏一钱　枳实八分　竹茹一钱五分　赤苓三钱　白薇一钱　干首乌三钱

二诊　九月九日

疟虽止，尚形寒，须防再发。面色太黄，大便不实，更须防转痢或变瘅。

茵陈三钱　赤猪苓各三钱　车前三钱　白薇一钱　梗通八分　炙草六分　赤芍一钱五分　泽泻八分　归身三钱　莲须一钱五分　炙黄肉四分　桂枝四分, 泡

三诊　九月十三日

热退黄亦退，眠食均佳，是病已除。

归身三钱　茯苓三钱　楂炭三钱　竹茹一钱五分　炙草六分　腹皮三钱　方通八分

徐先生　十月五日

常有寒热，冷热不定，时间亦不定，然毕竟是疟。

青蒿五钱　常山三钱　苍耳子一钱五分, 绍酒浸一宿

此三味分研，筛过后再合研，用红枣泥同捣，丸如芡实大。每早晚服二丸，开水下。

刘小姐　十月七日

本是湿疟，热不得出。因湿热蒸则上行，用柴胡桂枝恰恰助病，是教猱升木，故呈脑症。疟是细事，脑症却极危险。

淡芩一钱　青蒿一钱五分　赤芍一钱五分　钩尖三钱　枳实一钱　竹茹一钱五分　茯苓三钱　花粉一钱　常山一钱

二诊　十月八日

仍祁寒壮热，神昏谵语，脉滑甚，非祛痰不可。

胆星二钱　常山一钱　枳实八分　归身三钱　姜夏一钱五分　炙草六分　竹沥一两, 冲入姜汁四点

三诊　十月九日

疟去太半，脑症悉除，痰尚未净。

胆星一钱五分　淡芩八分　槟榔六分　炙草六分　归身三钱　竹沥一两, 冲　枳实一

钱　常山一钱　瓜蒌三钱　姜夏一钱五分

四诊　十月十日

脉属阳脉，其恶寒喜热完全属痰，药后痰从大便出，为中肯綮，所以不适，病未除耳。

胆星二钱　常山一钱　煨草果一钱　制香附三钱　姜夏一钱五分　海南子八分　橘皮一钱五分　桂枝二分

五诊　十月十四日

脑症除，祁寒壮热亦除。惟仍头痛恶寒，脉滑象已大减，是痰已无多。脚甚酸，与月事有关。

归身三钱　炒车前三钱　赤芍一钱五分　炙草六分　茯苓三钱　炒荆芥八分　桂枝三分　淡芩一钱　生姜一片

六诊　十月二十六日

色脉较前为佳，不能寐，气上冲，仍宜安脑。

犀角二分，磨冲　薄荷一钱　猺桂心一分　归身三钱　沉香二分　珍珠母三钱　炙草六分　制香附一钱五分　大生地三钱　川连三分吴萸一分，同炒

杜小姐　十月六日

面黄微肿，口苦，逐日寒热，此必不忌口所致。病是疟，并见气急，伤风咳嗽。须谨慎，恐成大病。

白薇一钱　淡芩八分　竹茹一钱五分赤猪苓各三钱　青蒿一钱五分　枳实八分　楂炭三钱　方通八分　常山八分　炙草六分

二诊　十月八日

面色萎黄，舌无血色，已经由疟转瘅，此极难治。因是慢性，愈期太远，调护小有不慎，足以致命。

归身五钱　炙草六分　连翘三钱　炒栀皮一钱　茵陈三钱　大生地五钱　赤豆一两，泡

叶奶奶　十月十二日

脉滑，舌黄润，泛恶，逐日寒热，夜不安寐。病已经月，是温疟之夹食夹湿者。

枳实一钱　青蒿一钱　淡芩八分　腹皮三钱　竹茹一钱五分　槟榔六分　楂炭三钱常山八分　秦艽一钱五分

贺先生　十月十四日

寒热一日二三度发，且每年必发，舌如赭，脉弦，恶寒甚，胸膈发出疹子甚多，此物以能发出为佳。

白薇一钱　归身三钱　炒荆防各七分法夏一钱　葛根一钱　炙草六分　川芎五分薄荷一钱

二诊　十月十六日

舌色甚不平正，脉尚无他，发热未退，仍形寒，头空痛，从疟治。

淡芩八分　枳实八分　葛根一钱　白薇一钱　竹茹一钱五分　归身三钱　干首乌三钱炙甘草五分

三诊　十月十八日

脉颇缓和，舌色亦较平正，寒热亦退。惟小腹痛，此必寒从下受。

白薇一钱　赤芍一钱五分　葛根八分橘核络各一钱　归身三钱　防己一钱五分　干首乌三钱

另：阳和膏一张，加元寸五厘，贴小腹。

秦宝宝　十月十五日

疟间日发已月余，腹部有块，据面色，当非疟母。

槟榔一钱五分　常山一钱五分　小朴五分青蒿二钱

研末红枣泥为丸，每服一次。

姚先生　十月十六日

舌色白润，口味甜，脘闷，寒热一日数次发，头汗奇多，但头汗出，脉洪弦，病已经月，常发厥。病属湿疟，湿无出路，蒸郁则上行，更从而升之，所以发厥。

焦茅术三分　常山一钱　炒白芍一钱五分　赤猪苓各三钱　煨草果六分　归身三钱　淡芩八分　花粉一钱　炒车前三钱　川连三分　法半夏一钱

何奶奶　十月十九日

舌色作镜面苔，此为胃虚。肝胃病极深，食物不能化，不能吸收滋养则成积弱。其形寒发热是温疟，痒乃风痧未能出透之故。

鲜生地三钱　竹叶十片　白薇一钱　川芎五分　法夏一钱　川连三分　瓜蒌仁三钱　薄荷一钱　连翘壳三钱　鲜首乌三钱　茅根三钱，去心

史小姐　十月二十七日

病转间疟，先寒后热，寒可一时，热则竟日。寒时振战，脉与前日同，舌干微糙，口不知味，左膈痛，唇色较前日略红，气急略瘰，病情尚不为劣。皮肤色泽不甚好，有成肿胀之倾向。疟疾末路，转属肿与瘅，二者皆极险恶，须预先防止。膈旁痛处属肺部，故气急。忌咳，须避风。

川连三分　白薇一钱　青蒿一钱　淡芩六分　归身三钱　鲜首乌三钱　腹皮三钱　法夏一钱五分　炙草六分　瓜蒌仁一钱五分　鲜生地三钱　郁李仁三钱　红枣五个，去核

用常山二钱同煎，去常山，用文火将汤收膏，取枣煎药。

徐先生　十月二十七日

寒热互见，月余不退。初起恶寒，现在但热不寒。骨楚，脘闷，头空痛，舌有虚象，脉尚可。前此下午三时退热，现在下午三时始发热。病属痎疟，所以延长，当是不忌口之故。现已稍见虚证，忌口，期速愈。

白薇一钱　淡芩八分　制香附三钱　归身一钱　青蒿一钱　赤芍一钱五分　茯神三钱　炙草六分　常山六分

陈奶奶　十一月五日

每越十日发热三日，已第六次。面色略有异，征爪下微紫，是回归热。

藁本六分　常山八分　归身三钱　防风六分　煨草果六分　炙草六分　秦艽一钱五分

马奶奶　十一月六日

发热三日，先寒后热，无定时，面黄，脉舌不平正，口苦，月事不以时下，少且黑。

青蒿一钱　枳实八分　淡芩八分　常山八分　桃仁三钱　竹茹一钱五分　炙鳖甲三钱　全当归三钱　赤芍一钱五分　炙草六分　大生地三钱

二诊　十一月八日

恶寒已罢，热不退，面色甚劣，脉尚可，口苦，舌干苔黄。有积，当导之。

枳实一钱　竹茹一钱五分　葛根一钱五分　淡芩八分　川连三分　香葱白二个　腹皮三钱　楂炭三钱　瓜蒌三钱　元明粉四分

三诊　十一月十日

热未退，面色甚劣，脉则静，恶寒已罢，大约尚有三数日。

川连四分　淡芩一钱　象贝三钱　白芍一钱　姜夏一钱五分　葛根一钱　杏仁三钱　炙草六分　枳实八分　竹茹一钱五分

华官官　十一月七日

疟久不愈，面黄，胃强，腹胀硬，大便日行，是邪实正气已虚也，不可再误药，否则为童痨。

青蒿三钱　常山一钱五分　红枣十枚

三味同煎，用红枣收膏，隔二小时吃枣二枚。

二诊　十一月九日

面尘，脉细，疟久不愈，近患剧咳，面尘是败象。

杏仁三钱　橘红一钱五分　炙草六分　象贝三钱　防风八分　木香五分　炙苏子三钱　归身三钱　药枣三个

药枣为常山、青蒿、槟榔所煮成。

三诊 十一月十四日

药后疟减，面色黄，是病未除。食后吐，舌有厚苔，当是积。

枳实一钱 楂炭三钱 象贝三钱 桑叶三钱 腹皮三钱 赤猪苓各三钱 杏仁三钱 橘红一钱 炙草六分 归身三钱 茵陈一钱五分 炒车前三钱 常山八分

高先生 十一月十四日

三日疟已月余，面黄，脉无胃气，舌苔黑，口苦渴，脘闷。病延已久，因不忌口，须吃净素，否则成瘅。

归身三钱 淡芩八分 象贝三钱 知母一钱 炙草六分 杏仁三钱 瓜蒌三钱 枳实八分 竹茹一钱五分 人参须一钱五分 常山一钱五分 青蒿一钱 苍耳子六分, 酒浸一宿用

二诊 十一月二十日

疟止，面色未转，舌苔仍黑。须再服前药，以清余孽。

人参须一钱五分 青蒿一钱 茵陈三钱 炙鳖甲三钱 常山八分 象贝三钱 杏仁三钱 归身三钱 苍耳子六分, 酒浸

孙孩 十一月二十五日

内热奇重，唇绛目润，咬牙二十二起，发寒热，先冷后热，夜半退，退尚清，昨曾服抱龙丸。病属疟，丸非其治，舌边光，外邪有内陷光景，有险。

白薇一钱 川连三分 葛根一钱五分 炙草六分 橘红一钱五分 青蒿一钱 淡芩八分 象贝三钱 杏仁三钱 常山六分

二诊 十一月二十六日

大便如有痰，恐其转痢，如转痢是陷，故俗说疟后痢为重。陷者举之，葛根合法。

葛根一钱 象贝三钱 桔梗四分 炙草六分 白薇一钱 杏仁八分 橘红一钱五分 炒扁衣三钱 炒建曲一钱 常山八分 木香一钱

黄先生 十一月二十六日

病情是间疟，舌有热象，脉平，口疮甚好，此则病不延长。

淡芩八分 白薇一钱 青蒿一钱 常山一钱 枳实八分 竹茹一钱五分 赤苓三钱 方通八分

程宝宝 十二月十五日

疟不除，耳下之核亦与疟有关，因其处是少阳部位。

青蒿一钱 归身三钱 炙僵蚕一钱 常山一钱 赤芍一钱五分 炙草五分

季宝宝 十二月十六日

每晚寒热，天明退清，无所谓胎疟，即此便是疟疾。从疟治，舌润是感寒。

小朴三分 腹皮三钱 枳实八分 橘红一钱五分 炙草六分 象贝三钱 杏仁三钱 木香一钱 常山一钱 红枣五个 炒防风六分

应奶奶 二月十八日

脉寸小尺大，自觉气向下脘，胸闷，寒热如疟，日二三次，唇红，神气委顿，此病颇有出入。

柴胡四分 归身一钱五分 淡芩八分 炙草六分 川芎四分 白芍一钱 川连三分 杏仁三钱 花粉一钱

二诊 二月二十日

脉软，唇红，舌光。寒热起伏未清，惟恶寒已罢。先脉寸小而尺大，今则但虚。

人参须四分 青蒿一钱 淡芩六分 鲜首乌三钱 柴胡四分 白薇一钱 竹茹一钱五分 蔓荆子一钱, 炒 归身三钱

三诊 二月二十二日

闷甚，呼吸不畅，目光无神，脉仍见寸小尺大。热退后再作，咳嗽甚剧，风温不肯遽瘳，再清之。

川连三分 炙苏子一钱五分 桔梗六分

防风六分　羌活四分　淡芩八分　瓜蒌皮一钱五分　杏仁三钱　橘红一钱五分　炙草六分　归身三钱　茅根三钱　蔓荆子一钱，炒

四诊　二月二十三日

脉软，舌润，剧咳，气急，闷甚，痰薄白，大便溏。热有起伏，如疟，拟泻心。

川连四分，姜炒　淡芩八分　炙苏子三钱　法夏一钱五分　瓜蒌仁一钱五分　杏仁三钱　川象贝各三钱　赤芍一钱五分　柴胡五分　干生首乌各三钱　归身三钱

罗小姐　二月十八日

虽有冷汗，其舌色白，是热，此是疟。泻则内陷，当举之。凡手足先冷者当属脾，比较难愈。

柴胡六分　扁衣三钱，炒　芡实三钱　淡芩八分　建曲一钱，炒　云苓三钱　腹皮三钱　葛根八分　归身三钱　白芍二钱　牡蛎三钱，煅

痢疾类

许宝宝　八月二十日

下痢，汗多，舌边光，里急后重，次数颇频，当以通为止。

油当归三钱　木香一钱五分　枳实八分　小朴三分　槟榔八分　白头翁三钱　青陈皮各一钱　杏仁三钱

二诊　八月二十二日

痢迄不见减，已见虚象，后重甚，当勉强通之。

油当归五钱　枳实一钱五分　楂炭三钱　小朴三分　赤芍一钱五分　竹茹一钱五分　炒扁衣一钱五分　莱菔子三钱　木香一钱五分　川连三分

三诊　八月二十四日

痢略减，仍未除。剧咳，多痰。肺与大肠并病，再当以通为止。

油当归三钱　橘红一钱五分　小朴三分　槟榔六分　杏仁三钱　白头翁三钱　楂炭三钱　木香一钱五分　炒扁衣一钱五分　赤猪苓各三钱

四诊　八月二十五日

痢略瘥，咳增剧，此病甚利害，宜慎食。

前胡一钱　杏仁三钱　白头翁三钱　楂炭三钱　象贝三钱　枳实一钱五分　木香一钱五分　腹皮三钱　炒车前三钱　扁豆花一钱五分　归身三钱

五诊　八月二十七日

痢瘥未净除，颇见寒象，略温之。

归身三钱　象贝三钱　炙款冬一钱　白头翁三钱　杏仁三钱　木香一钱五分　炒荜拔五分，去皮　赤砂糖一钱

六诊　八月二十九日

痢瘥，色脉尚无败象。此病甚险，虽瘥，仍须慎食。

归身三钱　白头翁三钱　川象贝各三钱　扁豆花三钱　大生地三钱　杏仁三钱　木香一钱　人参须四分

七诊　九月三日

痢仍有三四次，色脉已转佳，当仍从原意进退。

归身三钱　炒建曲一钱　人参须一钱　白头翁三钱　楂炭三钱　西洋参一钱　炒扁衣三钱　木香一钱　云苓三钱　青陈皮各一钱

八诊　九月五日

痢减尚未净，溲较多，粪色由黑转黄。衡量症情，是就痊时光景。略有后重，未可涩止。

归身三钱　青陈皮各一钱　方通八分　炒建曲一钱　木香一钱　赤猪苓各三钱　炒扁衣三钱　楂炭三钱　焦白术八分

九诊　九月七日

痢仍未除，次数较少，所下系鲜血，色脉尚可，下血却甚可虑。

姜炒槐米三钱　赤芍一钱五分　木香一钱　杏仁三钱　归身三钱　焦白术八分　腹皮三钱　楂炭三钱　荜拔五分

十诊　九月十日

咳是痢久不愈，由肺传肠者，现在可以止。

木香一钱五分　建曲一钱　象贝三钱　橘红一钱五分　芡实三钱　云苓三钱　杏仁三钱　炒罂粟壳一钱

十一诊　九月十二日

痢除，微见掌热，溲赤，剧咳，宜补血兼事宣达。

归身三钱　焦白术一钱　方通八分　杏仁三钱　炙草六分　赤猪苓各三钱　象贝三钱　芡实三钱　建曲一钱　炒罂粟壳一钱，炒

汪老　八月二十日

下痢日五七次，秋气已深，年事复高，虽不重亦有险。手冷，舌无热象，咳，有汗，是亦肺传肠者。

油当归三钱　小朴三分　青陈皮各一钱　木香一钱五分　白头翁三钱　莱菔子一钱五分　杏仁三钱　制香附三钱

二诊　八月二十二日

痢已瘥，未净除，仍后重，舌色脉象较为正路，大份可以无妨。

青陈皮各一钱　莱菔子三钱，炒　白头翁三钱　木香一钱　油当归三钱　杏仁三钱　扁豆花三钱　制香附三钱　瓜蒌皮一钱五分　小朴三分

三诊　八月二十四日

痢已除，精气未复，脉气不宽，然甚正路。谨慎调护，可复健康。

茯苓五钱　腹皮三钱　橘红一钱五分　菟丝子三钱　归身三钱　杏仁三钱　绵仲三钱　苡仁五钱　泽泻六分

四诊　八月二十七日

痢除，虚甚，咳，多痰。当补，不能遽补。

归身三钱　杏仁三钱　炙草六分　菟丝子三钱　象贝三钱　橘红一钱五分　绵仲三钱　枸杞三钱　枳术丸一钱

刘先生　八月二十日

热兼痢，表里并病，色脉甚不平正，恐尚须时日，宜慎食。

葛根一钱　枳实八分　白头翁三钱　木香一钱五分　小朴三分　竹茹一钱五分　油当归三钱　青陈皮各一钱

二诊　八月二十二日

热增剧，痢止，是为里病外达，不为劣。舌苔灰腻，湿热甚重。

葛根一钱五分　淡芩八分　赤猪苓各三钱　梗通八分　苡仁四钱　赤芍一钱五分　象贝三钱　杏仁三钱　车前一钱五分，炒　干首乌三钱

三诊　八月二十四日

面色颇晦滞，每午辄先热后寒，咳，腹痛，多汗，不安寐，泻已止。

桂枝三分　淡芩一钱　象贝三钱　苡仁三钱　鲜首乌三钱　赤猪苓各三钱　葛根一钱　杏仁三钱　方通八分　炙草六分

孙奶奶　八月二十日

面色不华，脉沉数近乎乱，大便泄泻，骨楚甚，是感寒将成痢疾之候。

煨葛根一钱　木香一钱五分　枳实八分　秦艽一钱五分　建曲一钱　竹茹一钱五分　羌活四分　炒扁衣三钱

二诊　八月二十六日

热仍未除，有汗，形寒甚。病仍在表，当和营。

象贝三钱　橘红一钱五分　淡芩八分　楂炭三钱　杏仁三钱　炙草六分　腹皮三钱　葛根一钱　花粉一钱　桂枝三分，泡

尚先生　八月二十一日

舌苔颇腻，大便日三四行，腹痛。是将作痢，当从痢治。

油当归三钱　枳实八分　腹皮三钱　方

通八分　白头翁三钱　竹茹一钱五分　赤猪
苓各三钱　青陈皮各一钱　楂炭三钱　木香一
钱五分

二诊　八月二十三日

药后下痢次数反多，腹痛则除，舌
糙，脉数。痢本无止法，次数多不妨，特
阴伤宜兼顾。

油当归三钱　细生地三钱　川连三分
扁豆花一钱五分　白头翁三钱　西洋参一钱五
分　木香一钱五分　楂炭三钱

宋奶奶　八月二十五日

下痢红冻，一日三四十次，兼发厥
晕。旧病手温无汗，舌露底。红冻中有鲜
血，是即所谓穿孔性痢疾，大有危险。脉
尚缓软，有胃气，可以竭力挽救。

归身三钱　细生地四钱　木香一钱　钗
斛三钱　炙草六分　白头翁三钱　川连三分
制香附三钱　炒槐米三钱　鲜藕汁半杯　扁
豆花三钱　佛手一钱

陆奶奶　八月二十六日

色脉均虚甚，更下痢。为日虽浅，亦
有危险。

钗斛三钱　白头翁三钱　细生地三钱
青陈皮各一钱五分　木香一钱五分　油当归三
钱　制香附三钱　扁豆花一钱五分　川连三分

二诊　八月二十八日

痢瘥，又值经行，腰酸腹胀，头晕，
口淡，脉虽较瘥，舌剥甚。

人参须一钱五分　制香附三钱　归身三
钱　木香一钱五分　炒扁衣三钱　秦艽一钱五
分　延胡六分　丹参八分　赤芍一钱五分

黄先生　九月三日

舌润有黑斑，脉软，患痢。不但湿
重，且有瘀。凡患痢，皆忌见血，有烟瘾
更甚，况属深秋，病有大险。若能三数日
内即愈，即是大幸，否则可怖。

炒小朴四分　油当归三钱　制香附三钱
木香一钱五分　白头翁三钱　青陈皮各一钱

赤猪苓各三钱　扁豆花三钱

钱奶奶　九月五日

下痢无度，里急后重，病从食柿起，
而舌色甚干，亟须以通为止。

木香一钱五分　炒建曲一钱　油当归三
钱　川连三分　扁豆花三钱　白头翁三钱
赤芍一钱五分　姜炒枳实一钱五分

傅奶奶　九月六日

痢从五月起，愈后再发，现痢虽除，
仍后重，舌苔灰色，中心干，是病未除
也。痢无止法，强止则腹胀而成休息痢，
有喜尤不宜。

木香一钱五分　炒建曲一钱　人参须一
钱　炒川连三分　炒扁衣三钱　川芎四分
白头翁三钱　青陈皮各一钱

二诊　九月八日

舌黄，脉和，痢旋止旋作，总不全
愈，又患失眠。痢已久，就病型言之，是
休息痢，幸未见虚象。艰于成寐，心跳，
乃神经敏，当另治。

归身三钱　炙草六分　绵仲三钱　川芎
五分　桑寄生三钱　白芍一钱五分　大生地三
钱　菟丝子三钱　焦白术一钱　白头翁三钱
青陈皮各一钱　人参须一钱五分

三诊　九月十二日

久痢，见肛坠、腹痛且胀。胀便不能
补，抑色脉亦无虚象，还当理气。粪黄有
化热意，舌色仍寒。

青陈皮各一钱　白头翁三钱　木香一钱
焦白术一钱　槟榔三分　制香附三钱　川芎
四分　炒荜拨五分　绵仲三钱

四诊　九月十三日

得理气微温药而泻大作，且有血，腹
胀，后重。按舌苔既有寒象，温不当水
泻，或节候与其他原因。

焦白术一钱　木香一钱　白芍一钱　川
芎六分　归身三钱　茯苓三钱　炒绵仲三钱
炙芪一钱　炒荆芥三分　生苎麻根五钱

邬宝宝 九月六日

痢与泄泻更迭为患，阅时近年半，遂致脚肿，面部亦肿。久泻脾虚已甚，现仍未止，是有危险。

木香一钱五分 干姜炭三分 焦白术一钱 人参须七分 槟榔四分 炒苡仁四钱 云苓四钱 砂仁八分 制香附三钱

二诊 九月八日

休息痢致患脚肿腹硬，神气脉象较佳，可冀得愈，但无速效。

木香一钱五分 焦白术一钱 归身三钱 茯苓三钱 炒扁衣三钱 公丁香二分 炙草六分 潞党一钱五分，炒

三诊 九月十一日

脚仍肿，略软，大便仍不实，口唇燥烈，胃热脾虚，亦属险证。

西洋参一钱五分 炒扁衣三钱 归身三钱 公丁香七枚 木香一钱五分 炒建曲一钱 炙草六分

邬小姐 九月八日

泄泻，寒热，脉数，舌绛。内热奇重，恐其转痢。

葛根一钱五分 川连三分 炒建曲一钱 腹皮三钱 淡芩八分 炒扁衣三钱 茯苓三钱 楂炭三钱 焦谷芽三钱

二诊 九月九日

发热，下痢，面有火色。深秋痢疾变化最多，今年已第三次痢，是有宿根，非审慎不可。

葛根一钱 枳实八分 竹茹一钱五分 木香一钱五分 白头翁三钱 油当归四钱 扁豆花一钱五分 炒子芩八分

三诊 九月十一日

发热，下痢。痢已瘥，热未除，舌绛当清。

葛根一钱 炒扁衣三钱 茯苓三钱 芡实三钱 淡芩一钱 炒建曲一钱 炙草六分 腹皮三钱 归身三钱

宋宝宝 九月十日

秋温伏暑，经月不愈，大肉尽削，近日更患泄泻。心肺脑三部尚未见败象，惟肉削与痢为可怖，当止其泻。若转属痢，乃属危险。因虚已极，不任病也。

炒扁衣三钱 归身三钱 焦白术一钱 人参须八分 炒建曲一钱 炙草六分 干姜炭二分 公丁香七枚

钱先生 十月六日

下痢，舌有厚苔，里急后重不甚剧，次数亦不多。据舌色，宜先攻之。

枳实一钱五分 楂炭三钱 青陈皮各一钱 炒建曲一钱 腹皮三钱 木香一钱五分 白头翁三钱

钱世兄 十月十八日

前数日下痢，痢止便血，现在脉平，舌苔厚，尖剥。胃不能化，是为主病，便血反是副病，当节食。

枳实一钱 腹皮三钱 炒槐米三钱 楂炭三钱 竹茹一钱五分 细生地三钱 法夏一钱五分 馒头炭三钱 焦谷芽三钱 川芎五分

尤奶奶 十二月七日

里急后重是将转痢，正值戒烟，则肠胃不实，比较难愈。

木香一钱五分 炒白芍三钱 姜炒川连三分 归身四钱 姜炒厚朴二分 云苓三钱 炒扁衣三钱 白头翁四钱 姜炒枳实一钱

二诊 十二月二十日

胃热脾寒，故舌苔厚黄而大便不实，腹痛。

姜炒制香附三分 竹茹一钱五分 木香一钱五分 炒白芍一钱五分 青陈皮各一钱 淡芩八分 白头翁三钱 川连三分，姜炒 归身三钱

另用阳和膏一张，元寸五厘，猺桂心一分，贴当脐。

高官官 一月五日

腹痛下痢，是感寒停积。面色稍枯

蒌，则下血多，已受伤也。血痢为危证，慎防发热。

炒子芩八分　炙草六分　楂炭三钱　白头翁三钱　木香一钱五分　腹皮三钱　归身三钱　炒槐米一钱五分　川芎四分　炒黑荆芥四分　白芍一钱五分　赤芍三钱

二诊　一月八日

大便日行六七次而爽，是由痢转为泄泻，脾虚故也。药不宜凉，却亦不宜温，可健脾。

腹皮三钱　炒扁衣三钱　炒建曲一钱　归身三钱　木香一钱　炙草六分　芡实三钱　楂炭三钱　云苓三钱

毛奶奶　二月十四日

时邪感冒，太阳病则发热，太阴病则下痢，当从痢治。

木香一钱　枳实一钱五分　白头翁三钱　制香附三钱　油当归三钱　竹茹一钱五分　炙草六分　青陈皮各一钱

奚奶奶　二月二十日

脉时有时无，痢疾愈而复发，阅时两年。此不过肠胃薄，湿重，容易患痢，与休息痢有间。

木香一钱五分　白头翁三钱　川连三钱　赤芍三钱　淡芩八分　油当归三钱　枳实一钱　煨葛根一钱五分

陈奶奶　三月四日

腹痛，下痢红白，里急后重，舌苔抽心，无热象，并见泛恶，须防成噤口。

油当归三钱　川连四分　制小朴三钱　煨木香一钱五分　白头翁三钱　楂炭五钱　姜半夏一钱五分　赤白芍各一钱五分

夏宝宝　三月十四日

下痢五日，目光无神，里急后重，脉甚滑，舌干。是感寒已化热，有险。

油当归三钱　煨葛根一钱　淡芩八分　白头翁三钱　川连三钱　枳实一钱　竹茹一钱五分

二诊　三月十五日

痢未除，舌干，虚热，目光较昨晚为有神。仍里急后重，当兼顾阴虚。

油当归三钱　钗斛三钱　川连三分　枳实八分　白头翁三钱　木香一钱　竹茹一钱五分　扁豆花一钱

冯奶奶　三月二十四日

太阴受病从湿化，故口味甜、腹胀痛、舌润、不渴。头痛是表证，但表热已不重，此恐转痢。

木香一钱　炒建曲一钱　枳实八分　炒蔓荆子一钱　制小朴四分　炒扁衣三钱　赤芍一钱五分　腹皮三钱

费先生　三月二十四日

舌有湿象，面有风象，脉不鼓指。患痢四十日，日十余次，微带鲜血。痢最忌见血，虽行动如常，却有危险。

油当归三钱　秦艽一钱五分　川连三分　云猪苓各三钱　白头翁三钱　赤芍一钱五分　木香一钱　苡仁四钱

喉疾类

邹先生　十一月六日

发热形寒，头痛骨楚，喉头红肿有白点，是喉证。药后避风，并须吃素，否则有危险。

炙麻黄三分　淡芩八分　炙草六分　羌活四分　生石膏三钱　秦艽一钱五分　杏仁三钱

二诊　十一月七日

药后未得汗，故太阳病仍在，右边喉肿，白腐则除，此是喉蛾，乃虚证。

细生地三钱　淡芩八分　羌活四分　炒牛蒡三钱,研　生石膏三钱　秦艽一钱五分　赤芍一钱五分　炙僵蚕一钱五分　板蓝根三钱　炒荆防各八分

缪先生　十一月十二日

喉痛，不发热，痰带黑，喉间亦无异征，只是气候太热所致。

炒牛蒡二钱，研　炙僵蚕一钱　竹茹一钱五分　滁菊一钱五分　淡芩六分　枳实八分　钩尖三钱　赤猪苓各三钱　炙草六分

黄官官　十一月十四日

喉旁有红泡作痛，微有热，舌质绛。感寒化热之候，却非疫喉，恐其喉蛾。

炒牛蒡三钱，研　象贝三钱　橘红一钱五分　炒荆防各八分　炙僵蚕一钱五分　桑叶三钱　炙草六分　竹茹一钱五分

张先生　二月八日

发热形寒，无汗，喉头红肿而痛。色脉均形不足，症属感冒春寒，郁不得达。须亟疏解，否则成喉痧，药后避风。

葛根一钱　淡芩一钱　炙僵蚕一钱五分　炙麻黄三分　炒牛蒡三钱，研　秦艽一钱五分　炒防风八分　杏仁三钱　茅根三钱　板蓝根三钱

王先生　二月八日

喉头红肿有白点，作痛。昨发热形寒，现在不怕冷，脉软，是喉证。

葛根一钱五分　茅根三钱　杏仁三钱　炙僵蚕一钱五分　淡芩一钱　炒牛蒡三钱，研　象贝三钱　炙草六分　马勃八分　板蓝根三钱

另用：甘中黄一钱，硼砂二钱，薄荷一钱，泡汤漱口；板蓝根一钱五分，人中白一钱，冰片半分，薄荷一钱，青黛五分，研细吹喉。

祝奶奶　二月十六日

喉间白腐，不发热，形寒，无汗，内热颇盛。

生麻黄三分　赤猪苓各三钱　淡芩八分　板蓝根三钱　炒牛蒡三钱　川连三分　杏仁三钱　炙草六分　炙僵蚕一钱五分　葛根八分

舒奶奶　二月十九日

发热形寒，骨楚，喉间白腐，此喉证，得汗可愈。

秦艽一钱五分　生石膏三钱　杏仁三钱　板蓝根二钱　羌活四分　炙麻黄三分　炙草六分　桑寄生三钱　川连三分　胆草三分

二诊　二月二十日

脉甚调，药后得汗不多，胸脘闷，胫酸，喉仍痛。白腐已化，尚有风未除，再事清解，小发其汗。

炒防风七分　杏仁三钱　炙麻黄三分　羌活四分　僵蚕一钱五分，炙　生石膏三钱　炒牛蒡三钱　板蓝根一钱五分　甘中黄六分　淡芩一钱　花粉一钱

吴奶奶　三月五日

发热形寒，遍身骨楚，后脑酸，喉间有白点，是流行病前驱，亦兼喉症，当并治之。

炙麻黄三分　川连三分　杏仁三钱　生石膏三钱　淡芩一钱　炙草六分　葛根一钱五分　胆草二分　秦艽一钱五分

麻疹类

丁奶奶　十一月十四日

喉痛口臭，躁烦，泄泻，舌干。得麻葛，汗齐颈甚微，胸脘非常不适。是有疹子未能发出，恐是白面痧，病有危险。

葛根一钱五分　淡芩一钱　杏仁三钱　炙草六分　象贝三钱　生石膏三钱　橘红一钱五分　川连三分　炒牛蒡三钱　茅根五钱，去心

二诊　十一月十五日

仍头汗，热未清，神气较好，病颇见退，是不复出疹。然脉甚躁疾，邪未出。不发疹，恐不免延长。舌糙甚，嗣后变化颇难逆料。

炒牛蒡三钱　象川贝各三钱　炒栀皮一

钱　茅根三钱，去心　炙僵蚕一钱五分　杏仁三钱　竹茹一钱五分　枳实一钱　芦根四寸，去节　连翘三钱　川连三分　炙草六分

三诊　十一月十六日

疹点未发透，头汗多，热不退，痰黏甚，喉痛，颈项肿，颊车不利。此是猩红热。脉躁疾较昨日为减是好处，肺证较昨日重是坏处，仍在危险中。

炒牛蒡三钱　桑叶三钱　淡芩八分　马勃八分　象川贝各三钱　瓜蒌皮一钱五分　竹叶十五片　银花一钱五分　杏仁三钱　薄荷一钱　连翘三钱　炙苏子三钱　秦艽一钱五分　芦根四寸，去节

四诊　十一月十七日

痧子未出透，致项间耳下肿胀，甚痛。此等发于颐而势较重，当亟清之，溃则有大险。

炒牛蒡三钱　赤芍三钱　甘中黄一钱　杏仁三钱　炙僵蚕一钱五分　川象贝各三钱　板蓝根三钱　连翘三钱　薄荷一钱　炒黑荆防各七分

另：金黄散、金箍散各一两，菊花露、蜜糖调敷。

五诊　十一月二十日

项间痰核下移，入缺盆，此较好，脉滑，胃佳，气急而厥，口糜，是作痈脓之候。

炒荆芥八分　炙苏子三钱　细生地三钱　生石膏一钱五分　川象贝各三钱　白归身三钱　竹沥一两，冲　炙乳香四分

六诊　十一月二十三日

痧毒已有溃脓之势，虚甚，亟予内托。

炙芪三钱　赤芍三钱　杏仁三钱　乳没药各三分　归身三钱　川贝三钱　炙草六分　炙僵蚕一钱五分　炙皂角针一钱五分

蔡奶奶　一月二十六日

初喉痛，旋遍身发疹，颈部尤密，皆灌浆。现在热未退，形寒，骨楚，却不闷。通常以不闷为透达已净，此症是例外。太阳证俱在，虽不闷，未净达也。曾衄，不得强汗。病属猩红热，病情不循常轨，有险。

炙麻黄三分　杏仁三钱　淡芩一钱　生草六分　玉竹一钱　生石膏三钱　葛根一钱　无价散一分，冲

李小姐　二月六日

面色晦滞异常，脉乱，胸痞，曾见红点如痧子。此有瘀热在里，郁不得达，病延十三日，脏气均乱，故脉乱甚，险甚。险从速挽救，能否有济，实在不可知之数。

葛根一钱　鲜生地三钱　生石膏三钱　白茅根三钱　归身三钱　淡芩一钱　芦根五寸　无价散一分，冲

二诊　二月七日

脉仍乱，舌色甚不安详，但头汗出，肢凉，头热，气微。似乎较昨为佳，然危险仍在。此种脉象，仓猝间可以有不测，委实可虑。

天冬三钱　归身三钱　茯神三钱　知母一钱　牡蛎三钱　川贝三钱　橘络一钱五分　大生地三钱

三诊　二月八日

神气比较安详，脉亦已不乱，惟滑数殊甚，舌色面色有热象，可见是危险减少之证据也。

天冬三钱　归身三钱　滁菊一钱五分　桑枝三钱　知母一钱　大生地四钱　钩尖三钱　川贝三钱

四诊　二月十日

脉舌均较起色，病症亦见瘥减，或者可以无变化。

天麦冬各三钱　杏仁三钱　大生地四钱　知母一钱　瓜蒌皮一钱五分　滁菊二钱　川贝三钱　归身三钱　钩尖三钱　炒扁衣三钱

王先生　二月二十九日

本是猩红热，症初起当表则愈期速，失表则愈期缓。现在喉头红肿，脉洪弦，里热尚未清楚，却不可表，只宜养阴。但危险时期已过，静养数日即得。

鲜生地四钱　炙僵蚕一钱　花粉一钱　甘中黄八分　芦根五寸　知母一钱　川贝三钱　杏仁三钱　元参一钱　竹叶十五片　银花三钱　猪苓三钱　方通八分　滁菊三钱

二诊　二月三十日

疹点遍身均透，独面部无之，肺痛异常。此病当以面见红为顺，否则逆。仅内药恐不应，宜亟用芫荽外熨。

乌犀尖三分，磨冲　茅根三钱　知母一钱　杏仁三钱　橘络一钱五分　鲜生地五钱　芦根五寸　花粉一钱　元参一钱　溺菊三钱　川贝三钱

三诊　三月二日

舌绛苔干，脉颇乱，热尚未净，惟自觉胸中无不适处，呼吸促而气粗，左膈痛不能左侧卧。是肺叶有病，心房亦有病，且血分热甚，非重用犀角、地黄不可。

乌犀尖三分，磨冲　钩尖三钱　知母一钱　炙苏子三钱　鲜生地五钱　桑芽三钱　元参一钱　杏仁三钱　滁菊三钱　茯神三钱　川贝三钱　麦冬三钱

四诊　三月三日

今日脉较好，麻已回，舌绛糙殊甚，不能寐已多日。本可用珍珠母弛缓神经，惟该方中有猺桂、沉香，与阴虚内热不宜，去猺桂、沉香，又不能使人安眠，是当斡旋。鄙意昨日之脉，决非无因而至，且既有昨日之脉，今日不应平稳脉象，是必有心肌神经病已多年，特自己不知耳。凡有此种病，多早起脉好，下午脉坏，如其所测不谬，则暂时并无妨碍，惟当从容调理。又舌色经迭进犀角、地黄，犹且干绛。如此是不寐，是阴亏，当急救阴分，

阴复病瘥，当然能得安寐。即膈旁痛亦是无液之故，若得霍山老斛痛当止。

老山石斛三钱　知母一钱　滁菊三钱　珍珠母三钱　鲜生地五钱　元参三钱　天麦冬各三钱　川贝三钱　杏仁三钱　炙苏子三钱　沉香半分　犀角二分　猺桂一分　薄荷八分

金宝宝　三月一日

初起形寒、喉痛，现在发热、目赤。恐其出麻疹，须忌荤，并弗吃饼干。

葛根一钱　腹皮三钱　川连三分　楂炭三钱　茅根三钱　胆草二分　木香一钱　花粉一钱　枳实一钱

戴小姐　三月三日

麻疹遍身均有，面部亦有，喉不痛。症象颇顺，并不骨楚、胸闷，但能忌口避风，不难愈。

归身三钱　葛根一钱五分　茅根三钱　炙草六分　淡芩六分　赤芍一钱五分　象川贝各三钱　胆草一分

霍乱类

恽太太　二月五日

呕泻交作，有霍乱意，但现在脉已平正，得呕之后邪势已减也。

川连三分　枳实一钱　木香一钱五分　全当归三钱　小朴三分　竹茹一钱五分　青陈皮各一钱　防风八分　红花一钱五分　丹参一钱　桃仁三钱　秦艽一钱五分

谢宝宝　二月六日

目眶陷，呕痰，口涎甚多，鼻尖、耳轮、指头、颈均冷，且见气急，瘈疭。此非肺炎，乃霍乱转筋之候，势甚危急，以丸药开之。

厚朴四分　炒川连三分　炒枳实一钱　炒干姜二分　腹皮三钱　木香一钱　辟瘟丹半粒

二诊　二月七日

目上视，咬牙，皆脑症。呕吐黄水，眼皮有黑斑，血分更有郁热不达证象，甚险恶。目眶不陷，较之昨日为佳，然眼皮黑斑又是败象。

粉葛根一钱五分　川连三分　钩尖三钱　茅根三钱　生石膏三钱　淡芩一钱　炒防风八分　安脑丸半粒

沈左　六月一日

色黄且晦，肢寒，胸闷，脉沉细，唇黑。病属干霍乱，尚未发作，然潜伏于中者极可怕，恐有生命之险。

藿香一钱五分　干姜三分　杏仁四钱　辟瘟丹半粒，冲　姜夏一钱五分　小朴三分　陈皮三钱

许左　六月十五日

霍乱之后，经清化大致已清楚，黑苔已渐退，脉静，须养营善后。

银花二钱　芦根一两　归身三钱　天水散三钱　赤猪苓各三钱　茅根四钱，去心　竹叶十五片　梗通八分　炒车前三钱　鲜藿香叶一钱五分

韩右　六月十六日

舌黄边白，胸闷，腹痛，此痧气时疫为患。

香薷三分　小朴三分　银花一钱五分　辟瘟丹半粒，磨冲　藿香一钱五分　姜夏一钱五分　连翘三钱

蒋右　六月十八日

霍乱，血气本乱，刺不如法则愈乱，危乃不赀。而一般非医家刺，鲜有能如法者。

川连三分　姜夏一钱五分　木瓜一钱　辟瘟丹一粒，磨冲　小朴三分　枳实八分　鲜藿香一钱五分

姚左　六月二十日

洞泄，一日夜三五十次，兼见泛恶。此霍乱之初步也，温之则愈。

姜夏一钱　连翘三钱　薄荷一钱，后下　云猪苓各三钱　小朴四分　腹皮三钱　枳实一钱　炮姜六分　辟瘟丹半粒，磨冲

董右　六月二十三日

上为呕吐，下为泄泻，胸闷，泛恶，汗多，脉沉，面色枯白，目眶下陷。此霍乱重症，大危险。

制附块二钱　吴萸六分　姜夏一钱五分　川朴四分　干姜六分　辟瘟丹一粒，磨冲　鲜藿香叶一钱五分

二诊　六月二十四日

得温剂，霍乱遂定，胸闷未除，脉尚未起，宗前方小其制。

小朴三钱　姜夏一钱五分　泡姜三分　炙草六分　辟瘟丹半粒，磨冲　鲜藿香叶一钱五分

张左　六月二十四日

呕泻交作，腹痛，汗出如雨，面色甚劣，是霍乱之候。

小朴四分　炮姜炭六分　姜夏一钱五分　藿香一钱五分　川连三分　枳实一钱，炒　辟瘟丹一粒，冲

二诊　六月二十五日

药后呕泻均止，面色较好，症势已定，宜清暑善后。

小朴三分　姜夏一钱五分　白芍三钱　赤猪苓各三钱　藿香一钱五分　归身三钱　炙草六分

程左　七月十八日

形寒发热，骨楚，头痛，心慌，汗多，舌质略红，面色不甚好。证属暑月伤寒，恐其转霍乱。

赤白苓各三钱　辟瘟丹半分，研，冲服　制小朴二分　秦艽一钱五分　羌活八分　松节四分　姜炒川连二分　木香一钱五分　防风一钱　鲜藿香一钱五分

脑炎类

杜宝宝　十月九日

暵热神昏，直视，循衣摸床，遍身劲强作痉。此实脑膜炎之重者，病已到山穷水尽地步，勉强拟方以尽人事。劫津、舌衄亦属败象。

乌犀尖三分，磨冲　归身三钱　鲜生地三钱　知母一钱　元参一钱五分　天冬三钱　钩尖三钱　安脑丸两粒

二诊　十月十日

仍循衣摸床，不过神志稍清楚，颈仍未除，舌黑，齿干唇焦，目无神。肺中聚血，胆火在上。仍用前方，参以苦降。

乌犀尖三分，磨冲　赤芍三钱　西洋参二钱　鲜生地五钱　归身三钱　知母一钱　胆草三分　安脑丸二粒

三诊　十月十一日

据述顷见反侧不宁，仍循衣摸床。惟尚能维持现状，今日无溲。

鲜生地四钱　知母一钱　归身三钱　天冬三钱　钩尖三钱　蒺藜三钱　乌犀尖二分，冲　郁李仁三钱　安脑丸二粒　缕金丹二分

四诊　十月十二日

神色略好，脉仍数，稍稍有胃气，舌苔厚，膜蓝色，唇焦齿干，口碎目赤，微烦而咳。病仍在险中，不过较前两日为佳。

归身三钱　川象贝各三钱　细生地四钱　清炙草各六分　瓜蒌皮一钱五分　知母一钱　郁李仁三钱　钩尖三钱　蒺藜三钱　杏仁三钱　橘络一钱五分

五诊　十月十五日

神枯迄不回，右脉略躁，热虽略减，咳则甚剧，恐其转属肺炎。

鲜金斛三钱　川象贝各三钱　钩尖三钱　郁李仁三钱　鲜生地三钱　杏仁三钱　知母一钱　白归身三钱　天麦冬各三钱　炙草六分

六诊　十月十六日

今日依然无进步，热反增剧，脉数，鼻扇，耳聋，昏昏欲寐，苔焦如漆垢，大便不行。如此长久在危险中，委实可怕。

鲜生地八钱　钩尖五钱　郁李仁三钱　川象贝各三钱　蒺藜三钱　归身三钱　杏仁三钱　乌犀尖二分　元参一钱五分　知母一钱五分　天麻三钱

李宝宝　一月十三日

头摇，手瞤动，目圆，有时瘛疭，目上视。是为痉，亦即《金匮》刚痉。此病前此本无治法，近年已有效方。惟此病之来路，为大痘之后误食冰而发，则脏气皆乱，尤为难治，颇无把握，勉方冀幸。

大生地四钱　天麻三钱　炒防风一钱　炙僵蚕一钱五分　蒺藜三钱　独活一钱　蝎尾二分，炙　蚤休三分　胆草四分　钩尖三钱　安脑丸一粒

汪先生　一月十七日

发热形寒，汗多，面有火色，神昏谵语，时迷睡，惊惕瘛疭，唇吻瞤动。昨日起病，十三日曾因车覆受惊，是伤寒兼脑症之候，险重之证。

桂枝三分　淡芩一钱　炒车前一钱五分　胆草三分　炒小朴三分　白芍一钱五分　煅龙骨三钱　茯神三钱　川连三分　羌活四分　秦艽一钱五分

二诊　一月十八日

脉软，神识较清，唇吻瞤动除，汗亦敛，尚迷睡，舌苔已化热，入夜尚须防其热高。病虽减，毕竟是痉病，仍有险。

葛根一钱　胆草三分　楂炭三钱　赤芩三钱　秦艽一钱五分　淡芩一钱　枳实一钱　腹皮三钱　方通八分　炙草五分　竹茹一钱五分　车前三钱　橘皮一钱

戚宝宝　一月二十七日

不高兴两月余，脉舌与寻常略同，近

来昏不知人，至不能吮乳，颈项无力，目上视，溲多且清，大便绿色。是脑病也，极危险。亦极难治。

秦艽一钱五分　炙虎骨三钱　归身三钱　独活八分　乳没药各三分，去油　川椒三分　炒防风八分　胆草三分　蝎尾二枚，炙，研冲

二诊

药后目上视依然，颈项及手脚皆硬，涎黏，溲清，毕竟难治。

犀角粉一分半　川连三分　大生地三钱　羚羊片二分　赤芍一钱五分　枳实一钱　胆草三分　蝎尾二枚，炙

瞿宝宝　一月二十八日

病情完全是脑症，项强目斜，唇干苔糙，哑唇，气急，鼻扇，表热不扬，内热奇重，手足皆痉挛发强。此即古人所谓痉病，最是危险难治之病。脉尚无他，因病不在心。此病不宜用强心针，得针则血燥反甚。

乌犀尖四分　赤芍二钱　元参三钱　杏仁三钱　胆草五分　鲜生地五钱　钩尖五钱　炙苏子三钱

方先生　二月五日

头昏，泛恶，口味淡，欲吐不得，兼见泄泻。此是感春寒，而乃流行时症，恒由此变脑病，不可不慎。

川连三分　木香一钱五分　炒建曲一钱　枳实八分　小朴三分　炒扁衣三钱　赤苓三钱　淡芩一钱　炒防风八分　葛根一钱　炒车前三钱　桂枝三分，泡

二诊　二月七日

泛恶、泄泻均见瘥减，亦不恶寒，惟心中不适，脉舌均尚平正。有虚汗。

钩尖三钱　白芍一钱五分　归身三钱　茯神三钱　牡蛎三钱　炙草六分　橘红一钱五分　炒秫米三钱　黑沉香一分，冲

三诊　二月八日

心略安，便闭，头胀，脉舌自可，宜清镇兼补。

珍珠母三钱　炙草六分　大生地三钱　赤白芍各一钱　知母一钱　归身三钱　炙芪一钱五分　茯神三钱，辰砂拌

凌奶奶　二月七日

头痛抽搐，是脑症，颇多变化。若受热或盛怒，皆能增剧，寒则无妨。

滁菊二钱　赤芍一钱五分　常山一钱　川连三分　钩尖三钱　白薇一钱　炙草六分　淡芩八分

曹官官　二月十五日

病半个月，热不扬，目圆睁，独头动摇。是为痉，俗名摇头惊风，乃脑膜炎症也。粪纯青色，不啼，不开口，病有万险，绵力亦不足胜任，勉方试可乃已。

乌犀尖三分　大生地五钱　姜夏一钱　羚羊角三分　归身五钱　赤芍一钱五分　胆草三分　炙草六分　丹皮一钱　安脑丸一粒

二诊　二月十六日

今日略减，不过百分之二三，是减不足言。以规矩权衡候之，恐其成脑水肿。不测固不好，成脑水肿亦属残废。须急起直追，不问时日与药之剂数，尽量予之，或可冀幸万一。

乌犀尖三分，冲　蚤休三分　大生地五钱　蒺藜三钱　胆草五分　归身三钱　蝎尾二分，炙　炒防风一钱　独活一钱　木香一钱五分　安脑丸一粒

三诊　二月十七日

仍摇头目圆，此两层最坏，药力已甚峻，脑症不减，总属无望。顷见哑嘴，反自抓鼻，其虚已甚，宜兼事培元。

西洋参一钱　犀角片三分　归身四钱　全蝎一个，炙　人参须一钱　胆草五分　大生地四钱　元参一钱　滁菊一钱五分　知母一钱　独活一钱　银花三钱　川连三分　川贝三钱　安脑丸二粒

四诊　二月二十一日

病除十之六七，尚有危险。食物宜少，衣被宜略带暖，又不得使饿受热。

西洋参一钱五分　归身三钱　人参须三钱　胡广子一钱，米炒　炒白芍一钱　川贝三钱　大生地三钱　云苓三钱　法夏一钱　炙草五分　橘红一钱　全蝎一个，炙　胆草二分

邬先生　二月十九日

脑症本属危险，舌苔劫津，阴液已涸，尤属难治，委实无多，希望拟方，冀幸万一。

鲜生地五钱　全蝎一个　西洋参三钱　元参一钱五分　独活八分　羚羊角四分　安脑丸二粒

秦奶奶　二月二十一日

头痛两候，痛在后脑，形寒发热，咳嗽。又值经行，流行感冒，有成脑症倾向。

荆防各七分　淡芩一钱　橘红一钱五分　茅根三钱　赤芍一钱五分　象贝三钱　归身三钱　炙草六分　川连三分　杏仁三钱　葛根一钱五分　胆草二分

胡宝宝　二月二十二日

遍身劲强，其病为痉，脑症也。气喘不能自还，面色晦败，脉乱，舌枯。昨夜起病，遽见如许败象，病不可为，勉予安脑丸，先开其闭，再从厥阴进药。

天麻三钱　竹沥二两　炙苏子三钱　橘红一钱五分　独活一钱　杏仁三钱　鲜生地五钱　川贝三钱　归身三钱　白芍三钱　安脑丸一粒

张宝宝　二月二十二日

目瞬不已，头仰不得俯，是脑脊髓炎症，热不甚壮，脉不甚数，正是此病确据。此非霍乱，行军散非是。恐有变动，现在只就见症治病，不暇兼顾其他。

川连三分　赤芍一钱五分　归身三钱　炙草六分　胆草三分　蒺藜三钱　大生地四

钱　钩尖三钱　安脑丸一粒

袁太太　二月二十七日

色脉无变动，初起头痛，旋即呕吐清水，神昏谵语，卧不安席。此即流行性之脑炎症，其病从肝阳胆火郁而上逆所致，有险。

川连三分　归身四钱　姜夏一钱　葛根一钱五分　胆草五分　大生地五钱　秦艽一钱五分　炒防风八分　安脑丸一粒　瓜蒌仁一钱五分，去油

王奶奶　二月三十日

发热，口干不引饮，欲眩且痛，是流行性脑症之初步也。其经行腹痛是另一件事，愈后服宝月丹即除。

胆草四分　归身三钱　梗通八分　滁菊二钱　鲜生地三钱　赤苓三钱　车前三钱　桑芽三钱　炒荆防各七分　香豉三钱　葱白两个

曹先生　三月一日

后颈骨酸，头胀痛。确是流行性脑炎初步，此病治之得法，一药可愈，并不为害。

胆草四分　归身三钱　秦艽一钱五分　川连三分　大生地三钱　防风八分　茅根三钱

董奶奶　三月二日

头胀痛，后颈酸，骨楚，脘闷。确是流行脑症之初步，为程尚浅，可以即除。

胆草五分　川连三分　秦艽一钱　淡芩八分　鲜生地三钱　滁菊一钱五分　归身三钱　赤芍一钱五分　赤猪苓各三钱　方通八分　炙苏子三钱

王小姐　三月二日

发热不甚壮，脉不甚数，后颈酸，神志尚清楚。此是脑脊髓炎症尚未甚剧，可以即愈。

胆草四分　防风八分　鲜生地四钱　淡芩一钱　川连三分　归身三钱　炙草六分

茅根三钱　乌犀尖三分　安脑丸一粒

二诊　三月三日

神志清楚，色脉无变动，头仍后仰。病全未动，虚甚，当参用补益。

西洋参一钱五分　鲜生地五钱　归身三钱　滁菊三钱　胆草五分　川贝三钱　知母一钱　乌犀尖三分　安脑丸一粒

三诊　三月五日

神志清，后脑仍酸亦微强。病除十分之六七耳，尚有三四成，须服前药至完全无强痛乃止。

胆草四分　滁菊三钱　钩尖三钱　桑芽三钱　鲜生地三钱　归身三钱　云苓三钱　犀角粉一分

四诊　三月八日

大段已清楚，尚有些余波，已无妨。头昏亦不致再剧，风疹以发出为佳。

滁菊一钱五分　桑芽三钱　橘红一钱五分　钩尖三钱　法夏一钱五分　蒺藜三钱　西洋参一钱五分　归身三钱　云苓三钱　胆草一分

刘先生　三月三日

形寒，头胀，喉痛，颈酸。是流行脑病，但喉痛兼见，恐其发猩红热。

川连三分　胆草四分　归身三钱　竹茹一钱五分　滁菊二钱　鲜生地三钱　枳实一钱　赤猪苓各三钱　方通八分　芦根五寸　炒牛蒡二钱　炙僵蚕一钱

二诊　三月四日

病瘥减，未净除，苔厚，是有积。

枳实一钱　川连三分　鲜生地四钱　楂炭三钱　淡芩一钱　归身三钱　腹皮三钱　胆草四分　花粉一钱　滁菊三钱

三诊　三月五日

苔黄，稍已可攻，但病不重且不发热，还只宜消导。

楂炭三钱　瓜蒌三钱　川连三分　腹皮三钱　胆草三分　淡芩一钱　枳实一钱　归身三钱　秦艽一钱五分　葛根一钱

四诊　三月六日

唇舌都绛，舌黄厚，大便不行。是有积，颈酸头痛均减，是脑症见减，脉近乎迟，仍是脊髓炎症之脉。

胆草五分　竹茹一钱五分　川连三分　鲜生地五钱　滁菊三钱　楂炭三钱　淡芩一钱　炙僵蚕一钱五分　枳实一钱　腹皮三钱　归身三钱

吴奶奶　三月三日

头眩痛，后颈酸甚，确是流行脑症，脚麻肢凉，是此病之较重者。未经注射，可以治疗，较有希望。

滁菊三钱　胆草五分　归身三钱　川连三分　鲜生地四钱　制香附三钱　秦艽一钱五分　桑枝五钱

二诊　三月四日

舌质绛，脉略涩，头痛瘥减，尚未净除。

鲜生地四钱　桑芽三钱　炒防风一钱　滁菊三钱　川连三分　归身三钱　钩尖三钱　胆草二分　蒺藜三钱

三诊　三月五日

头眩、后脑酸均见瘥，未净除，已不妨。现所苦者脘闷欲呕，乃里热之故。

川连三分　胆草一分　楂炭三分　炒小朴二分　归身三钱　大生地三钱　淡芩一钱　腹皮三钱　春砂壳六分

毛宝宝　三月三日

颈向后仰，热不甚壮，确是脊膜炎症。病已半个月，婴儿才四个月，虽有灵丹，亦难挽救，因病太重而小孩太小也。

乌犀尖三分　鲜生地五钱　炙草六分　胆草五分　归身五钱　安脑丸一粒

柳宝宝　三月三日

病久且服羚羊太多，现在热不退，头后仰，遍身肿。婴儿才八个月，罹此重症，委实令人束手，勉方冀幸。

归身三钱　胆草三分　蝎尾一个，炙

滁菊三钱　大生地三钱　西洋参一钱　乌犀尖二分　安脑丸一粒

谢宝宝　三月四日

头颈酸，头痛，脘闷，泛恶，呕吐。是流行症脑炎，但此病尚未成，可以无须羚羊。里热颇重，更有积，当兼消导。

胆草四分　淡芩一钱　鲜生地五钱　炙草六分　川连三分　滁菊三钱　归身三钱芦根一两　元参一钱　枳实一钱　楂炭三钱腹皮三钱

李小姐　三月四日

脊髓膜炎已七日，头仰不得俯，内热奇重，身上并有水痘，有危险。

川连四分　赤猪苓各三钱　滁菊四钱淡芩一钱五分　胆草七分　钩尖三钱　胆草二分　归身三钱　芦根一尺　花粉一钱五分　鲜生地八钱

杨官官　三月五日

头痛，后脑酸，肢寒，发热，形寒。是流行感冒，不过未见脑症，乃前驱症状。

胆草三分　秦艽一钱五分　淡芩一钱滁菊一钱五分　防风八分　归身三钱　川连三分　葛根一钱

朱奶奶　三月八日

颈酸头痛，项强而气急。脑脊髓炎兼见肺症，是流行病之重者。

鲜生地五钱　滁菊三钱　淡芩一钱　胆草七分　川连三分　花粉一钱　芦根一两桑芽三钱　秦艽一钱五分　安脑丸一粒

薛宝宝　三月八日

发热，咳，有汗，泄泻，眼下环唇均隐青色。未种牛痘，此有大险，现在麻症、脑症流行，均不可不防，转属麻症，较为容易。

葛根一钱五分　腹皮三钱　淡芩一钱炙草六分　枳实一钱　楂炭三钱　川连三分炒扁衣三钱　杏仁三钱　象川贝各三钱　胆

草二分

浦先生　三月十九日

头痛，项强，自是感冒，无端晕厥，确是胆逆，降之即愈。

炒荆防各七分　胆草二分　赤芍三钱归身三钱　炙草六分　桑皮三钱　秦艽一钱五分　回天丸半粒

肝阳类

徐奶奶　八月二十五日

脉滑，舌苔微黄，经不调，有寒热，热发有定时，头痛，口苦，腰酸，夜不成寐。病属新凉感冒，胃中不和，值经行，遂致缠绵。肝阳稍重，宜黄芩为主。

淡芩一钱　竹茹一钱五分　炙草六分白薇一钱　延胡六分　秦艽一钱五分　枳实一钱　赤芍二钱　炒荆防各五分　归身三钱干首乌三钱

许先生　八月二十五日

风热为患，牙痛、头痛均肝阳，均细事，左尺脉弦硬却是问题。

滁菊一钱五分　桑芽三钱　炒荆防各五分钩尖三钱　细生地三钱　赤芍一钱五分　瓜蒌三钱

二诊　八月二十七日

左尺已不弦，却头痛更甚，面色发黑，据证象将作痢。

炒荆防各七分　木香一钱　炒建曲一钱白芷七分　炒扁衣三钱　茯苓三钱

三诊　九月十一日

偏头痛，当发热，然是少阳为病，然清镇必不效，当静摄。

赤芍一钱五分　牡蛎三钱　稽豆衣三钱生石决三钱　怀膝一钱五分　滁菊一钱五分逍遥丸一钱五分

俞奶奶

肝阳盛，内热重，上盛下虚，当

清肝。

滁菊二钱　钩尖三钱　桑芽三钱　炙草六分　赤芍一钱五分　归身二两　大生地三两　丹皮一两五钱　天冬二两　西洋参一两　天麦冬各二两　熟地三两　绵仲二两　元参一两　菟丝子二两　女贞子一两

上药煎透，去渣，加真阿胶四两，文火收膏，冰糖随意服。

吴先生　十月十八日

本是湿体，因气候太燥，反见郁蒸，向上而动。肝阳当清之，使下行，然后可补。

滁菊一钱五分　桑芽三钱　枳实八分　川贝三钱　钩尖三钱　赤芍一钱五分　竹茹一钱五分　防己三钱　法半夏一钱五分　秦艽一钱五分

田奶奶　十月二十日

舌微战，脉滑，初起寒热，泻后乃见肝阳，干呕，胃逆，口苦。宜泻肝胆，不宜泻脾胃。病尚未至不可收拾，药后可安。

钩尖三钱　川连三分　竹茹一钱五分　鲜生地三钱　生石决三钱　淡芩八分　枳实八分　煅龙齿三钱　逍遥丸一钱五分　法夏一钱五分　佛手一钱　蒺藜三钱

二诊　十月二十二日

与清镇之剂不甚有效，夜不成寐，虚火上升，舌仍战，目畏光，皆浮火在上，所以脚冷，当导之下行。

天麻三钱　钩尖三钱　炒扁衣三钱　鲜生地三钱　蒺藜三钱　滁菊二钱　法夏一钱　珍珠母三钱　制香附三钱　茯神三钱　川连四分　猺桂心三分

三诊　十月二十三日

药后得寐，脚温，大便行，均佳象。现在颇见虚象，当略事补益。

乌犀尖一分半　薄荷一钱　川连三分　猺桂二分　秫米三钱　沉香一分半　珍珠母三

钱　人参须八分　法夏一钱五分　天麻三钱　蒺藜三钱　鲜生地三钱　归身三钱

赵先生　十月二十五日

血燥值燥令，肝阳不潜，因而癣发于上。治不得其法致胀肿，癣入目能成大患，时师竟不注意及此，现当泻之。

滁菊二钱　鲜生地三分　猺桂心二分　麻仁三钱　钩尖四钱　川连三分　郁李仁三钱　丹皮一钱　蒺藜三钱　赤芍一钱五分

陈小姐　十月二十六日

喉间痰窒，早起觉舌强，腹胀。病属肝，姑事清胆。

钩尖三钱　炒防风六分　竹沥一两　制香附三钱　杭菊一钱五分　赤芍一钱五分　胆星一钱　佐金丸四分　姜夏一钱　川贝三钱

彭老太　十月二十八日

高年失明，不足为病，然亦气候关系，胆火上逆故也，宜苦降。

滁菊一钱五分　胆草二分　橘络一钱五分　赤芍一钱五分　西洋参一钱五分　草决明三钱　归身三钱　炒防风六分

二诊　十一月五日

得苦降，目光略好，脉亦较好。全无风象，是享高年之征，可仍前法。

西洋参一钱五分　钩尖三钱　滁菊一钱五分　胆草二分　草决明三钱　赤芍一钱五分　大生地三钱　归身三钱　佛手一钱五分

三诊　十一月十二日

气候有非时之暖，肝阳因而不潜，所以目眵。不可过用重药，以年事太高，正气衰，药重则反，自然反增病，稍凉当自愈。

滁菊二钱　赤芍三钱　草决明三钱　桑芽三钱　西洋参一钱五分　细生地三钱　竹茹一钱五分　橘络一钱五分　知母一钱　丹皮一钱　炙芪一钱　川连二分　胆草二分

林奶奶　十一月六日

围炉则头痛，行路则气急心跳，面部

微浮，面色太黄。肝阳夹湿夹虚，所以耳鸣。

西洋参一钱五分　竹茹一钱五分　钩尖三钱　杏仁三钱　枳实一钱　滁菊一钱五分　桑枝三钱　绵仲三钱　楂炭三钱　腹皮三钱　云苓神各三钱

二诊　十一月十二日

面色较前略佳，经行淋沥不净，头胀痛，耳鸣，面肿，皆虚象。

西洋参三钱　全当归三钱　桑枝三钱　炒绵仲三钱　赤芍一钱五分　大生地三钱　菟丝子三钱　桃仁三钱　制香附三钱

三诊　十一月十二日

脉略虚，舌苔则佳，经已净，面色较前为佳，带仍多，颇虚。当略补。

钗斛三钱　桑芽三钱　丹皮一钱五分　大生地四钱　钩尖三钱　车前三钱，炒　滁菊三钱　赤白苓各一钱五分　归身三钱

四诊　十一月十九日

头眩，饱闷，因乏力所致，失眠有关系。

制香附三钱　赤芍三钱　钩尖三钱　砂仁八分　滁菊二钱　归身三钱　绵仲三钱　蒺藜三钱　天麻三钱　虎骨三钱，炙　琥珀四分　怀膝三钱

五诊　十一月二十四日

自觉口唇裂，舌面却润，脉亦平正，面色较前为佳。血分太热，清之。

鲜生地四钱　元参一钱　滁菊二钱　丹皮一钱　炙草六分　钩尖三钱　钗斛三钱　归身三钱　桑枝三钱　佐金丸三分

陆先生　一月二十日

头眩，呕酸，多梦。是肝胆为病，从火化，故引饮。

滁菊一钱五分　栀皮一钱五分，姜炒　橘红络各一钱　钩尖三钱　赤芍一钱五分　独活八分　桑枝三钱　左金丸四分　秦艽一钱五分　蒺藜三钱　归身三钱

缪先生　一月二十四日

舌尖绛，后脑痛，左腿阳面微肿觉痛。痛恐是寒不是湿，湿即有，觉痒便不为害。惟局部感寒，肝阳在上，则有此症。

钩尖三钱　赤芍一钱五分　炒防风八分　桑枝三钱　橘叶三钱　海南子六分　秦艽一钱五分

应世兄　二月十三日

喉间有痰味咸，气急，虽不吐血，种种不适皆血证。此必肝之生气不能与春之生气相应之故。

天冬三钱　炒绵仲三钱　蛤蚧五分，炙，研冲　菟丝饼三钱　蒺藜三钱　胆草二分　滁菊二钱　炙苏子一钱五分　金匮肾气丸一钱半，入煎

刘先生　二月十四日

头眩耳聋均从胆腑来，幸而今年未服茸，否则早已不救。面有火色，胆气上逆，恰恰鹿茸相反，其补甚于砒霜。寐中被压是魇。

生石决三钱　钩尖三钱　淡芩八分　鲜生地四钱　滁菊三钱　桑芽三钱　赤芍一钱五分　木香一钱五分　川连三分

朱先生　二月十四日

面色形不足，舌干，前日患厥，小腹胀。阴亏内热重，肝盛则逆而上行，故厥，肝病肾亦病。

滁菊一钱五分　防风八分　赤芍二钱　元参一钱　蒺藜三钱　归身三钱　知母一钱　制香附三钱　川连四分

钱先生　二月十七日

心肾不交，因肝胆不潜，脉弦，舌绛。际此春阳发动之顷，于此病最不宜镇之，不如苦以降之。

川连三分　赤芍一钱五分　珍珠母三钱　归身三钱　胆草三分　猺桂二分　沉香二分　人参须一钱

王先生　二月十七日

头昏，鼻衄，自是里热大份，内热愈甚，则恶寒亦愈甚，热向内攻故也。须以渐减衣，若骤减又必伤风。

茅花一钱五分　川连三分　秦艽一钱五分　滁菊二钱　淡芩八分　赤芍一钱五分　钩尖三钱

王奶奶　三月十九日

完全肝胆为病，眩是肝阳。经阻是否有喜，尚未能断言，不过确非干血症。或者肝胆气逆，因而停止。果尔，稍迟当自行。

滁菊三钱　桑枝三钱　归身四钱　胆草一分　钩尖三钱　赤芍二钱　鲜生地五钱　制香附三钱　元参一钱

方先生　三月二十三日

头痛在颜额，痛自上午九时迄下午四时，肝阳为患。假使是外感，不当有定时。

制香附三钱　瓜蒌皮二钱　钩尖三钱　生石决三钱　茯神三钱　滁菊二钱　赤芍一钱五分　细生地三钱　竹茹一钱五分　炒苡仁四钱

以上戊辰、己巳年案

卷七 妇女门

经带类

王奶奶 二月十二日

经行后期，脉弦而弱，是血少也。

大生地三钱　绵仲炒，三钱　砂仁研，八分　云苓三钱　归身三钱　制香附三钱　赤白芍各一钱五分　丙种宝月丹两小粒，吞服

陈奶奶 二月十三日

经行七日不净，小腹痛，是当止之。

归身三钱　炙草六分　制香附三钱　桃仁泥一钱五分　赤芍一钱五分　红花一钱五分　延胡六分

另：阳和膏一张贴痛处。

王奶奶 二月十四日

色脉均佳，惟爪下郁血，腹胀，经不行，脉带数。血行不及四末，心房弛张增速以为救济，殊可虑。

全当归三钱　桃仁三钱　红花一钱五分　赤芍一钱五分　炙鳖甲三钱　炒绵仲三钱　制香附三钱　炒荆芥四分

缪小姐 二月十四日

眉心痛，舌苔中黄，值经行，耳肿，拟大柴胡下之。候其色脉，病殊不廉。

柴胡六分　生军四分　法夏一钱　枳实八分　炙草六分　杏仁三钱　归身三钱　薄荷一钱，后下

二诊　二月十五日

经行不多，后脑痛，心跳耳鸣，不发热。是肝阳胆火，当苦降。

归身三钱　赤芍三钱　云苓神各三钱　炒车前三钱　川连三分　延胡六分　炒金铃肉六分　炒绵仲三钱

三诊　二月十六日

诸恙悉瘥，耳痛不止且觉重听。此是胆火，决不聋，需以时日自愈。

归身三钱　延胡六分　法半夏一钱五分　赤芍一钱五分　橘络一钱五分　瓜蒌仁一钱五分，去油　当归龙荟丸三分，吞

胡奶奶 二月十八日

色脉均平正，而经行不调，时而头痛。责其肾虚，予清上实下。

赤芍一钱五分　炒绵仲三钱　枸杞三钱　煅龙齿三钱　怀膝三钱　菟丝子三钱　归身三钱　佛手一钱　川芎四分

王奶奶 二月十九日

爪下血色紫，是郁血，经不行，舌见寒象。腹痛、泄泻亦是寒，当温。

归身三钱　炒绵仲三钱　赤芍三钱　菟丝子三钱　炮姜炭三分　枸杞三钱　延胡八分　制香附三钱　猛桂心三分，研丸吞

陈奶奶 二月二十一日

小腹痛，冲任有瘀，黄带是湿，亦即因经络不通而有。

制香附三钱　赤白芍各一钱五分　川芎五分　归身四钱　车前三钱　防己三钱

二诊　三月十五日

初起经前后小腹皆痛，在非经前亦痛，痛则牵引及全身，倦甚者较难治，因肾热也。

炒车前三钱　防己三钱　延胡六分　赤芍一钱五分　莲须一钱五分　绵仲三钱　川连三分　制香附三钱　丙种宝月丹二小粒，吞服

江奶奶　三月九日

经阻腹胀，胃呆，食物不化，脉带弦。肝旺血不足，当理气兼事营养。

制香附四钱　赤芍一钱五分　青陈皮各一钱　砂仁八分　全当归三钱　佐金丸四分　枳实炭八分　法夏一钱　炒绵仲三钱　槟榔四分　炒小朴三分

邬奶奶　三月十二日

舌苔花，腰酸，带下，形寒，小腹痛，经一月再行，掌热。完全是肾虚阴亏证象，其腹痛当是寒，从下受。

炒荆防各六分　赤白芍各一钱五分　归身三钱　炒绵仲三钱　菟丝子三钱　细生地三钱　橘白络各一钱五分

另：阳和膏贴痛处。

周奶奶　三月十三日

经行不多，冲气上逆，故咳。无痰而腹硬，呕乃肝逆之故。

制香附三钱　赤芍一钱五分　全当归三钱　象贝三钱　延胡六分　川连三分　炒金铃肉六分　杏仁三钱　炙苏子三钱　砂仁八分

陈奶奶　三月十五日

经阻未行，面肿稍减，气喘略平，脉虚亦略瘥，腹仍硬。拟补泻兼用，试可乃已。

人参须一钱五分　赤芍二钱　全当归三钱　桃仁二钱　细生地四钱　炙鳖甲一钱五分　牡蛎三钱　银柴胡四分　䗪虫二只，去翅、足，炙，研冲

戴奶奶　三月十八日

不成寐，心慌，脉滑而动。此有瘀，便血则愈。腹不痛，瘀在上中焦。

全当归三钱　赤芍三钱　鲜生地三钱　怀膝三钱　车前三钱　川连四分　胆草三分　防己三钱　丹参一钱五分　西洋参三钱

蒋奶奶　三月二十四日

全体见贫血证象，脉虚，漏经不已，行且成崩。其泛恶，亦虚证。

太子参一钱五分　醋炒升麻一分　细生地三钱　牛角腮三钱　制香附三钱，醋炒　归身三钱　炒白芍三钱　炮姜炭二分　川芎五分　赤石脂三钱，煅研，入煎

张奶奶　三月二十四日

脉数，舌糙，眼下黑，胁痛，经行少，是肝肾病也。耳鸣，气上冲，经色黑，骨节痛，是因虚。此后将血行无序而痛苦增加，故虽虚，不可补，当以通为补。

草薢三钱　炙鳖甲三钱　全当归三钱　赤芍三钱　木瓜三钱　制香附三钱　蚕沙三钱　佐金丸三分　大黄䗪虫丸五分，吞

沈奶奶　八月十八日

经行如崩，旋即淋沥不净，腹中有块，腹硬，腿脚均肿，面色不华，气急，舌光。此为肝与冲任并病，乃子宫病之一种，将来有甚危险之变化，从速维持脏气，不得再行戕伐。

制香附三钱　茯神三钱　炒绵仲三钱　枸杞三钱　砂仁八分，研　橘皮一钱五分　猺桂心一分，研丸，吞

二诊　八月十九日

色脉较昨日为佳，病不见减。病深，本非旦夕可愈，虚甚，当固经。

制香附三钱　归身三钱　大生地三钱　川断三钱，炒　绵仲三钱，炒　牛角腮三钱，炙　人参须八分

三诊　八月二十日。

经略减，却见胸闷腹胀。病在肝脾不能运，强止无益。似乎有如痢状，恐新添外感所致，亦必须兼顾。

逍遥丸一钱五分　归身三钱　缩砂壳八分　大生地三钱　制香附三钱　炙草六分　茯苓神各三钱　鲜藕汁一杯

四诊　八月二十一日

病略瘥，尚未净，面色亦略转，所惜

者经病治之虽效，又添痢疾。

当归身三钱　制香附三钱　茯苓神各三钱　赤白芍各一钱五分　逍遥丸一钱　大生地三钱　西洋参一钱五分　橘络一钱五分　木香一钱　鲜藕汁一杯

姚右　八月二十三日

经行淋沥不净已一月余，脉舌均有象，当补以固之。然血分不清，根治颇费周折。

炒荆防各五分　炒车前三钱　归身二钱　潞党参二钱　蒺藜三钱　制香附三钱　赤白芍各一钱五分　绵仲三钱，炒　菟丝子三钱　枸杞三钱　滁菊一钱五分　佛手一钱

二诊　八月二十六日

经淋漓不净而腹部较大，胸脘亦闷，脉无喜征。补则闷甚，通则虞其成崩。

制香附三钱　赤白苓各三钱　宿砂仁八分　左金丸四分　归身三钱　赤芍一钱五分　川芎八分　潞党三钱

毛右　八月二十三日

倒经已三次发病，每发于产后，是肝逆也。

滁菊二钱　怀膝三钱　制香附三钱　金铃肉三钱　钩尖三钱　鲜生地三钱　川连三分　赤芍三钱　归身三钱　童便半杯

二诊　八月二十五日

倒经仍未全除，咽痛，脉数。肝逆血热，虽泻当清。

丹皮一钱五分　延胡一钱　赤芍三钱　金铃肉六分　怀膝三钱　制香附三钱　佐金丸四分　细生地三钱　秦艽一钱五分　炒荆芥五分　桑枝三钱

三诊　八月二十七日

呕血不止，心荡，脉数。此不是倒经，照例倒经并不痛苦，且亦无有止之不止者，是当作薄厥论。

地榆炭一钱　侧柏炭一钱　炒赤芍三钱　炒槐米三钱　棕皮炭三钱　炒当归三钱　炒

荆芥四分　怀膝三钱　龙眼肉十粒

四诊　九月一日

血止，气急平，脉数瘀减。现苦咳剧音哑，是金空之候。病已出险，伤元为难。

茜根炭三钱　归身三钱　麦冬三钱　川象贝各三钱　地榆炭一钱　细生地三钱　杏仁三钱　橘络一钱五分　藕汁半杯

五诊　九月三日

血止，仍微见气急、音哑，常呕吐清水，脉较前略有起色，肩背腰膝均感酸痛。肝肺肾三重要脏器皆病，调理复元极费周折。

归身三钱　细生地三钱　赤芍一钱五分　怀膝一钱五分　人参须一钱　法夏一钱　左金丸四分　炒绵仲三钱　金匮肾气丸一钱五分

六诊　九月五日

病情略有起色，脉仍不和，较前为佳，清上实下，尚属中肯。

滁菊一钱五分　赤芍一钱五分　细生地三钱　秦艽一钱五分　桑枝三钱　怀膝三钱　归身三钱　炒荆防各四分　天麦冬各三钱　制香附三钱　砂仁六分　元参一钱　枸杞三钱　橘红络各一钱五分

七诊　九月七日

病情较前为佳，见音哑喉痛，痰多，其热象则已减，虽略有血。不足为害。

炒牛蒡一钱五分　川象贝各三钱　橘红一钱五分　杏仁三钱　大生地四钱　炙僵蚕一钱五分　炙草六分　归身三钱　天冬三钱　秦艽一钱五分　滁菊一钱五分　炒绵仲三钱

八诊　九月十日

脉气不宽而热是虚象。病已减，本当美食将养，但现在尚非其时。

丹皮一钱　大生地三钱　天冬三钱　炒绵仲三钱　赤芍一钱五分　归身三钱　滁菊一钱五分　杏仁三钱　川贝三钱　炙僵蚕一钱

橘红一钱五分　川连三分

九诊　九月十三日

脉气仍不宽，呕痰，便溏，腹鸣，痰不爽。

左金丸三分　法夏一钱五分　制香附三钱　杏仁三钱　苡仁三钱　炙草六分　腹皮三钱　芡实三钱　归身一钱五分　细生地三钱　川象贝各三钱

陈奶奶　八月二十六日

头痛因经行不畅之故，此因冲任不通。冲脉上通巅顶，故其痛在头，年深月久，则头部因积瘀生虫，名天白蚁。所以然之故，流水不腐，渊停则为大患也。

全当归三钱　延胡六分　丹参一钱　蒺藜三钱　赤芍三钱　金铃肉六分　怀膝三钱　天麻三钱

沈奶奶　九月三日

月事四个月始行，有血块，腹胀腰酸，舌色淡白。防崩，当固之。

归身三钱　菟丝子三钱　制香附三钱　绵仲三钱　人参须八分　炒黑荆芥四分　川芎六分　大生地三钱　橘络一钱五分

沈师太　九月四日

舌干脉数，热象全见。刚剂之误，不辨自明。经行黑色，由于血热。血行速则经少，当呕清之。

细生地三钱　赤芍一钱五分　归身三钱　杏仁三钱　知母一钱　炒子芩八分　左金丸四分

二诊　九月六日

脉数，舌绛，内热奇重。胸闷气喘，均因热甚所致。

川连三分　鲜生地三钱　滁菊一钱五分　桑枝三钱　淡芩八分　丹皮一钱　赤芍一钱五分　钩尖三钱　象贝三钱　橘红一钱五分　炙草六分　杏仁三钱　炙苏子三钱　瓜蒌仁一钱五分

三诊　九月八日

脉较松，舌较润，内热较减，心肌神经病、胃病皆极重，猝不得愈，当事休养。胃呆便闭，不难设法。

人参须一钱五分　制香附三钱　橘红络各一钱　杏仁三钱　象川贝各三钱　法夏一钱　郁李仁三钱　麻仁三钱　左金丸四分

四诊　九月十二日

脉与舌均较前为佳，大约误药之证至此已告一段落，其本病却非旦夕可奏效者。

人参须一钱五分　制香附三钱　橘络一钱五分　杏仁三钱　川连三分　茯神三钱　瓜蒌三钱　归身三钱

沈奶奶　九月五日

经尚未净，舌无血色，面色亦不华。此即是崩，非止不可。

牛角腮三钱，炙　归身三钱　炙芪一钱五分　制香附三钱　炙草六分　天冬三钱　生熟地各三钱　砂仁八分

二诊　九月七日

血止，腹痛甚，脉较好，定痛当外治。

制香附一钱五分　归身三钱　白芍一钱五分　川芎五分　大生地三钱　炙草六分　干艾叶五分　砂仁六分　楂炭三钱

另用阳和膏一张贴小腹。

钱奶奶　九月六日

经行胀痛，色黑不多，腰酸腹胀，此须通之。

制香附三钱　左金丸四分　丹参一钱　炙草六分　炒车前三钱　赤芍一钱五分　归身三钱　丙种宝月丹二小粒

二诊　九月十一日

舌有裂纹，经行已转多，却日久不净，脘痛、脊痛而未有气恼，是肝气应节候而发者。

制香附三钱　茯神三钱　归身三钱　炙

草六分　左金丸四分　木香一钱　绵仲三钱,炒　桑枝三钱　楂炭三钱　生乳香二分,炙

周奶奶　九月十日

经阻脉无喜征,现患腹痛腰酸,头昏,咳嗽,泛恶,舌略有臰苔。属肝阳胆火,其腹痛为将行经。

滁菊一钱五分　大生地三钱　赤芍三钱　延胡六分　制香附三钱　杏仁三钱　桑枝三钱　金铃肉六分　楂炭三钱　木香八分　青陈皮各一钱

二诊　九月十三日

腹痛甚且呕,脉则较圆,臰苔亦除。是否有喜疑似,拟予营养。

归身三钱　炙草六分　淡芩八分,炒　川芎八分　桑枝三钱　白芍一钱五分　大生地三钱

朱奶奶　十月十三日

九年不孕,经不调,脉尚缓和,略见虚象,当补。经调,斯有弄璋之喜①。

制香附三钱　全当归三钱　西洋参一钱五分　赤白芍各一钱五分　川芎六分　大生地四钱　绵仲三钱,炒　菟丝子三钱　枸杞三钱　丙种宝月丹二小粒

费奶奶　十月十三日

腹胀,经不调,体颇肥盛,当侧重理气。

制香附三钱　赤白芍一钱五分　青陈皮各一钱　左金丸四分　佛手一钱　枳术丸一钱　砂仁五分　归身三钱

二诊　十月十九日

色脉均佳,临经腹痛,尚无大害,痰因体盛之故。

制香附三钱　川芎六分　延胡六分　赤芍三钱　全当归三钱　左金丸四分　橘皮一钱五分　炙草六分　佛手一钱　川贝三钱

丁奶奶　十月十四日

论脉象可受补,肝气太重,经漏及痛皆虚象,补当瘥。

高丽参一钱　法半夏一钱五分　逍遥丸一钱五分　白芍三钱　归身三钱　制香附三钱　细生地三钱　炙草六分　砂仁八分

二诊　十月十七日

色脉均较前为佳,得补经多,多反适,再补便止。头痛在两太阳,却是外感。

炒荆防各七分　川芎五分　炙草五分　蔓荆子一钱,炒　鲜生地三钱　白芍一钱　归身三钱　橘络一钱五分

周奶奶　十月十九日

舌色抽心,月事不调,经色黑,腹胀,头昏,当柔肝。

滁菊一钱五分　子芩六分　归身三钱　延胡六分　钩尖三钱　赤芍一钱五分　制香附三钱　大生地三钱　佐金丸四分

二诊　十月二十三日

肝乘脾,故腹鸣肝逆,故经不调。因虚,经一月再行则更虚,故面色不腴。似乎无病,却非细故。

炒荆防各六分　制香附三钱　佐金丸三分　木香二分　青陈皮各一钱　大生地三钱　炒白芍一钱五分　归身三钱　佛手一钱　潞党一钱　逍遥丸一钱五分

陆奶奶　十月二十三日

经阻三年,腹痛,面浮肿,气急,带多,拟缓药攻之。

潞党一钱　炙鳖甲三钱　桃仁三钱　红花一钱五分　三棱一钱　黑荆芥六分　赤芍三钱　延胡六分　制香附三钱　炒柴胡八分

陈奶奶　十月二十五日

冲任不通,故临经痛而多带。呕与头眩均属肝,宜疏达不宜升。

制香附三钱　延胡五分　炒白芍一钱五

①　弄璋之喜:旧时称生男为弄璋之喜。典出《诗经·小雅·斯干》:"乃生男子,载寝之床,载衣之裳,载弄之璋。"璋,一种玉器。

分　金铃肉五分，炒　左金丸三分　归身三钱　川芎六分　炒白芍一钱五分　丙种宝月丹二小粒，吞

吴奶奶　十月五日

因虚经行不畅，致种种不适，复因此引动肝气。此当补，补则经畅，通之反不通。

高丽参五分　茯神三钱　炙乳香四分　炙草六分　归身三钱　制香附三钱　左金丸四分　绵仲三钱，炒　秦艽一钱　丙种宝月丹三小粒

二诊　十月十日

脉舌无恙，然服补药不宜。口淡恐是感寒所致。有外感，进补当然不效。

炒荆防各八分　炒小朴三分　炒延胡七分　全当归三钱　制香附三钱　腹皮三钱　赤芍一钱五分　丹参八分

毛小姐　十月十九日

脉滑数，舌中心黄，里热颇盛，月事下须七八日始净，且色黑紫，是血热过甚之故。

炒子芩五分　炒荆芥六分　丹皮一钱　大生地三钱　赤芍一钱五分　归身三钱　桑芽三钱　砂仁四分

周小姐　十二月一日

面色微黄暗，经阻六个月，腹痛，脉软。是当攻，有微寒热，更当疏血分之邪。

炒柴胡四分　青蒿一钱　赤芍一钱五分　炙鳖甲三钱　白薇一钱　炙草六分　姜夏一钱　金匮肾气丸八分

二诊　十二月三日

经阻，舌色紫绛，面色亦稍晦滞。前药攻之不应，仅腰腿酸，是不可再攻，当清热为主。

丹皮一钱五分　赤芍三钱　天冬三钱　细生地三钱　归身三钱　绵仲三钱　炙草六分　炙鳖甲三钱　桃仁三钱　川芎六分　制

香附三钱

三诊　十二月六日。

神色较昨为佳，脉气不宽，无胃气。经阻当责其血逆。

全当归三钱　丹皮一钱五分　桃仁三钱　大生地四钱　赤芍三钱　炒车前三钱　炙鳖甲三钱　制香附三钱

四诊　十二月十日

经能自通，绝无妨碍，咳与经有关。

炙鳖甲一钱五分　炒车前一钱五分　制香附三钱　延胡六分　桃仁三钱　大生地四钱　金铃肉六分　归身三钱　赤芍二钱　丙种宝月丹二小粒

五诊　十二月十三日

脉太数，其余无他，咳较好，神色亦安详，其经阻不可强通。

制香附三钱　红花一钱五分　楂炭三钱　炙草六分　桃仁三钱　腹皮三钱　归身三钱

金奶奶　十二月二日

经常行不以时，腰酸，色脉均无恙。肾亏气虚，当补。

炙芪三钱　泽泻八分　萸肉六分，炙　菟丝子三钱　绵仲三钱　车前三钱　莲须一钱五分　左金丸四分　丙种宝月丹三小粒

二诊　十二月四日

气虚经不调，脉气不宽，得补略瘥。此须先去病，然后可冀生育。

大生地四钱　川芎五分　白芍一钱五分　天麻三钱　炙芪三钱　归身三钱　炙草六分　绵仲三钱　枸杞三钱　菟丝子三钱　丙种宝月丹三小粒

王奶奶　十二月十二日

月事淋沥不净已两个月，腰酸腹胀，是为淋。其后一步是崩，甚可虑。

潞党一钱五分　草薢一钱五分　绵仲三钱　萸肉四分，炙　天冬三钱　车前一钱五分　菟丝子三钱　归身三钱　川芎四分　炒荆芥四分，炙芪一钱五分

二诊　十二月十四日

经行两月不净，近日益多，有血块，腹胀，舌色渐淡。崩证已具，可怖，亟再止之。

炒黑荆芥六分　牛角腮三钱　归身三钱　天冬三钱　赤石脂三钱，煅研　炙芪三钱　绵仲三钱，炒　川芎六分　醋炒制香附三钱　棕皮炭五钱　蒺藜三钱

三诊　十二月十六日

血已止，带多，色略黄，是有湿。

归身三钱　炙芪一钱五分　绵仲三钱　制香附三钱　车前三钱　赤苓三钱　防己一钱　琥珀四分　莲须一钱五分

黄奶奶　十二月十四日

头晕，艰于成寐，经行较前次为多，而小腹反胀。此因虚甚复失眠所致。脉缓滑有神，是较前为佳。当补气，否则恐其经来太多，即不崩，虚体亦不任也。

潞党一钱　制香附三钱　炒绵仲三钱　逍遥丸一钱　茯神三钱　归身三钱　枸杞三钱　菟丝子三钱　珍珠母三钱

另：犀角半分，猺桂半分，沉香半分，川连半分，此四物同研，每服少许。

二诊　十二月十七日

舌苔露底，脉则较前为佳，已略能成寐，经未净，腹痛。恐略感寒，积弱之躯，其虚已甚，无论如何，培元为先务。

西洋参二钱　绵仲三钱，盐水炒　橘皮一钱　川贝三钱　麦冬三钱　大生地三钱　佛手一钱　归身三钱　钗斛三钱　菟丝子三钱　茯神三钱　陈阿胶三钱，蛤蚧粉炒

陆奶奶　十二月二十一日

舌有黑斑，经阻六个月，常发热，形寒，是积瘀为患。

炙鳖甲三钱　全当归三钱　桃仁三钱　炒荆防各七分　丹参八分　赤芍三钱　柴胡四分　䗪虫一个，去翅足，炙，研冲

二诊　十二月二十三日

得行瘀药，舌黑斑遽退，而舌战、中心剥，是虚也。

潞党一钱　炒荆芥六分　制香附三钱　赤芍一钱五分　桃仁二钱　全当归三钱　䗪虫一个，炙冲

尚奶奶　一月六日

经行后期小腹痛，脉舌平正，微见虚痛是感寒。

炒荆防各八分　赤芍一钱五分　全当归三钱　丹参八分　延胡六分　蚕沙三钱，包　丙种宝月丹二小粒

秦奶奶　一月十一日

手足少阴并病，痛在腹角，多赤带而疲乏。此殊不易愈，补泻均不甚宜。

茯神三钱，辰砂拌　绵仲三钱，炒　菟丝子三钱　炒车前三钱　琥珀五分，研丸，吞　大生地四钱　赤白芍各一钱五分　制香附三钱　木香八分　沙参三钱　虎骨四斤丸一钱五分

二诊　一月十四日

色脉较前为佳，腹角痛瘥，夜间腰胁作痛，舌有热象。心肝肾三脏并治，冀以渐取效。

茯神三钱，辰砂拌　大生地三钱　绵仲三钱　沙参一钱　归身三钱　菟丝子三钱　元参一钱　琥珀五分　木香一钱五分　制香附三钱　左金丸四分　虎骨四斤丸三钱

三诊　一月十九日

舌苔有湿证象，脉颇平，稍嫌起落不宽。旧时腹角痛是子宫病，最难效，现已瘥减，甚好。其余见证要皆末节。

制香附三钱　归身三钱　绵仲三钱，炒　莲须一钱五分　茯神三钱　左金丸四分　琥珀四分，研丸吞　元参一钱五分　钗斛三钱　车前三钱

胡奶奶　一月十三日

色脉均佳，黄带是湿热，尚未上行，故脏气无影响，然当及今防制，使弗上行

乃得。

炒车前三钱　川连三分　橘红一钱五分　赤猪苓各三钱　象贝三钱　归身三钱　草薢一钱五分　杏仁三钱

毛奶奶　一月十七日

经一月两次行，面色不华，余无他病。然为病甚深，倘不知摄养，行且成瘵。

大生地四钱　菟丝子三钱　炒车前三钱　绵仲三钱，炒　草薢一钱五分　人参须一钱五分　天冬三钱　归身三钱　琥珀四分，研丸吞

二诊　一月二十三日

现在色脉皆好，又在盛年，倘能摄养，无病不除。

归身三钱　枸杞三钱　莲须一钱五分　绵仲三钱，炒　天冬三钱　车前三钱　菟丝子三钱　桑椹三钱　橘络一钱五分

何奶奶　一月二十九日

经一月再行，且淋沥不净，溲频，溺道酸，舌绛，五更咳。肺肾皆热，证属淋。

炒车前三钱　地骨皮三钱　绵仲三钱　炒子芩一钱　大生地三钱　归身三钱　川芎五分　沙参一钱五分　杏仁三钱　草薢一钱

钱奶奶　二月八日

肝肾为病，经淋沥不净，当以通为止。

滁菊二钱　川连四分，炒　桃仁三钱　制香附三钱　淡芩一钱　红花一钱五分　茯神三钱　全当归三钱　炒车前一钱五分

章奶奶　二月八日

脉不虚，惟凝结，责责然杵指，此因有积瘀之故。冲任不通畅，血聚并道而行，故脉管觉湛然，经略多行不妨。

归身三钱　白芍一钱五分　薄荷一钱　炙草六分　炙鳖甲一钱五分　炒黑荆芥五分　制香附三钱　大生地三钱

二诊　二月十日

冲任有病，病根在肝，现在颇见虚象。痛是因不通，通却虑崩，难治。

全当归三钱　茯神三钱　大生地四钱　左金丸四分　炒荆芥四分　防风六分　制香附三钱　淡芩七分　炙鳖甲三钱

三诊　二月十二日

得鳖甲腹反不痛，可知痛正因为不通，经多亦因一部分不通，故药后经止，青色亦退，是其证据，左手脉大属肝阳。

滁菊二钱　大生地四钱　青蒿一钱　钩尖三钱　左金丸四分　炙鳖甲三钱　绵仲三钱，炒　归身三钱　制香附三钱　生石决三钱　逍遥丸一钱五分

刘奶奶　二月十四日

脉沉滑带缓，小腹冷，经行痛，常心跳。肝气郁，血行不得通，故有此见证。

制香附三钱　炙鳖甲三钱　赤白芍各一钱五分　茯神三钱　全当归三钱　绵仲三钱　滁菊一钱五分　左金丸四分　丙种宝月丹三小粒

吕小姐　二月十六日

干咳无痰，经阻，腹有瘕已阅时三年，经阻六七个月。病属难治，面色尚未变，是当行瘀，能否收效，殊无把握。

天麦冬各三钱　桑皮一钱五分　蚕沙三钱，包　金铃肉炒六分　象贝三钱　赤芍三钱　延胡炒五分　杏仁三钱　全当归三钱　炙鳖甲三钱

胎 前 类

陶奶奶　二月十八日

孕六个月，病才七日，大汗亡阳，手冷过肘，咳嗽气急，脉细无胃气，腰酸骨楚，生命危在呼吸。胎脉不见，恐胎儿与母体脱离关系。若见红，则母子两伤不保。一发千钧，能否挽回，实无把握，勉

强知不可为而为之，以尽人事。

大生地三钱　高丽参八分　桂枝三分　炙苏子三钱　桑寄生三钱　制附块八分　五味子三钱　白芍一钱五分　杏仁三钱　吴萸四分

二诊　二月十九日

手足略温，汗略敛，气急平，然只减十分之二三。汗仍黏，手与足仍带凉，喉痛，气痛。气虽略平，仅能平卧而已，危险依然。委实难治。

制附片八分　桂枝三分　细生地四钱　归身三钱　杏仁三钱　白芍二钱　贝母三钱　牡蛎三钱　炙草六分

沈奶奶　三月十二日

手凉，脉数，舌露底，是虚。经阻垂四月，右脉滑，微泛恶，形寒。是孕，自当兼顾。

炒绵仲三钱　炒荆芥八分　大生地四钱　桑寄生三钱　菟丝饼三钱　川芎六分　炒白芍三钱　炒子芩一钱

张奶奶　三月十八日

腰酸多带，经阻两月，别无病证。腹不胀，当是孕。黄带是湿热，极难治。

萆薢三钱　川芎五分　白芍三钱　石韦一钱五分　车前三钱，炒　桑寄生三钱　琥珀四分，研丸吞

陈奶奶　八月二十八日

孕八月，阴素亏，值秋燥，因更感液少。脉甚平和，面色略嫌不华，舌苔亦略不匀，治则并治。

钗斛三钱　绵仲三钱　杏仁三钱　橘络一钱五分　西洋参一钱五分　菟丝饼三钱　枸杞三钱　桑寄生三钱　炙芪一钱　竹茹一钱五分　细生地三钱

龚奶奶　九月十二日

经阻近三月，脉气不宽，腹坠痛，腰酸，诸症均昨日起。假使动胎亦不如是之速，姑予营养。

归身三钱　川芎六分　枸杞三钱　炙草六分　绵仲三钱　菟丝子三钱　桑寄生三钱

二诊　九月十四日

诸症均见瘥减，脉亦较有起色，当不致见红，其头眩从肝阳治。

滁菊一钱五分　桑枝三钱　绵仲三钱　炒子芩六分　钩尖三钱　归身三钱　菟丝子三钱　枸杞三钱

沈奶奶　十月五日

容易流产是滑胎，脉滑气宽更容易受胎，此当补。补之程途，近则免流产，远则可免孕。

潞党三钱　白芍三钱　天冬三钱　绵仲三钱　菟丝子三钱　归身三钱　大生地三钱　橘皮一钱五分　焦白术一钱　滁菊二钱

魏奶奶　十月十日

体气颇健全，头痛、咳是感风，经阻、脉圆湛，须防是喜。

象贝三钱　橘红一钱五分　淡芩八分　荆防炭各七分　杏仁三钱　归身三钱　竹茹一钱五分　桑叶三钱　炙草六分　蔓荆子一钱，炒

徐奶奶　十月十七日

经阻，脉滑，胸闷，泛恶，是喜征。腰酸腹痛，须防堕。

绵仲三钱　菟丝子三钱　炒荆芥八分　赤苓三钱　车前三钱　桑寄生三钱　归身三钱　枸杞三钱　青陈皮各一钱

洪奶奶　十月十八日

脉甚缓和，知胎未损。上吐血，现便血，此关系肝气。值燥令，致血妄行，亟止之，否则成难产。

炒槐米五钱　炒地榆五钱　炒绵仲三钱　枸杞三钱　炒棕皮五钱　赤芍一钱五分　菟丝子三钱　鲜生地一钱五分　天冬三钱　四制香附三钱　童便一杯，冲　橘络一钱五分

吴奶奶　十一月十九日

孕四月，腰酸，腿尾间亦酸。从未小

产，亦须防堕，以肾虚也。

归身三钱　天冬三钱　菟丝子三钱　羌活六分　炙芪三钱　炒绵仲三钱　枸杞三钱　桑寄生三钱　生苎根三钱

陈奶奶　十二月十三日

漏胎，经十个月不行，腹不加大，色脉均佳，必须止血，乃能长成。

全当归三钱　桃仁一钱五分　菟丝子三钱　蒺藜一钱五分　红花一钱　炒绵仲三钱　枸杞三分　羌活三分　制香附一钱五分　甲种宝月丹一粒

二诊　十二月十八日

漏胎，药后此月未漏，然稍久恐仍不免，当行血，亦从治也。

桃仁一钱五分　赤芍一钱　枸杞三钱　红花一钱　炒绵仲三钱　菟丝子三钱　全当归三钱　青陈皮各一钱

于奶奶　一月十九日

确是喜脉，孕十九个月不产，面有火色。肝胆皆逆，故头痛；所以不产，因初起八个月经仍行之故。例须补足，然后瓜熟蒂落，此亦推测之词，然是葡萄胎，便难矣。

鲜生地五钱　赤芍一钱五分　茯神三钱　炒江西子一钱　元参一钱五分　归身三钱　炒子芩八分

张奶奶　一月二十七日

孕九月余，脉软，无动滑意。照例当即产，但日数未足。若发动，却是难产。须亟予安胎，其痛当止之。

全当归三钱　桑寄生三钱　大生地四钱　绵仲三钱, 炒　苎麻根三钱　制香附三钱　菟丝子三钱　炙芪三钱　炒子芩八分　江西子一钱, 米炒　生乳香三分, 去油

孙奶奶　二月八日

经阻四个月，脘痛，骨楚，恶风，头眩胀。肝病，血不能养胎，当疏达。

炒荆防各八分　淡芩八分　生乳香二分,

去油　秦艽一钱五分　川连三分　归身三钱　炙草六分　桑寄生三钱　滁菊一钱五分　制香附三钱

蒋奶奶　二月十九日

孕七个月，先有黄带，后动胎，昨日下血甚多，两脉均无滑意，是胎元与母体已脱离关系，当然留之不住。但虽有血块，胎尚未下。胎不下则血不止，甚为可虑。

生熟地各三钱　绵仲三钱　枸杞三钱　潞党三钱　归身三钱　菟丝子三钱　云苓三钱　白芍三钱, 炒炙芪三钱　炒子芩一钱

章奶奶　二月二十五日

经阻两个月，脉滑而虚，腰酸，见红，当是小产。现既不见胎脉，且所下为血块，是不能留。

炙草六分　归身三钱　炒黑荆芥五分　绵仲三钱　桑寄生三钱　菟丝子三钱　苎麻根三钱　炒子芩六分

陈奶奶　三月五日

孕已九月，色脉均佳，宜补气补血则易产。

归身三钱　菟丝子三钱　炒白芍一钱五分　绵仲三钱　炙芪三钱　大生地五钱　枸杞三钱　橘络一钱五分　潞党二钱

刘奶奶　三月十七日。

小产后经不调，临经腹痛，脉舌均无恙。现经少而泛恶，仍腹痛，但前次小产之前亦有此病象，深恐是喜，亦不得不防。

归身三钱　枳壳六分　大生地三钱　白芍一钱五分　制香附三钱　木香一钱　炙草六分　川连三分

产后类

王奶奶　二月十三日产后经不行，爪下郁血，腹胀，此外无他。然此非细故，

恐有大病在后。

全当归三钱　柴胡六分　炙鳖甲三钱
丝瓜络一钱五分　砂仁八分　潞党一钱　桂
枝三分

沈奶奶　二月二十七日

产后手麻，是血虚湿重，无险，却不
能即愈。

归身四钱　防己二钱　法夏一钱五分
茵陈二钱　炒川连三分　云苓三钱　橘红一
钱五分　象贝三钱　炒荆芥四分　小朴三分
制香附三钱　蔻仁四分，研

李奶奶　三月十三日

色脉均平正，苦不成寐，心慌。病起
于产后，亦血不养筋之证。

钩尖三钱　天麻三钱　蝎尾二分，炙，研，
冲　细生地四钱　川连三分　猺桂心二分，
知母一钱　钗斛三钱　沉香二分，研，冲　阿
胶三钱，蛤粉炒

俞奶奶　三月二十三日

产后经淋漓不净，血色鲜红，初少，
现在腹胀痛，此崩之渐也。头眩目花，虚
象已见，急止之。

丹皮一钱五分　川芎四分　赤石脂三钱，
煅，研　人参须一钱五分　炒子芩一钱　牛角
腮三钱，炙　槐米五钱，炒　炮姜二分　陈棕
炭五钱

沈奶奶　八月二十二日

舌苔黄，脉滑，产后三日腹痛，呕。
因瘀而痛，因热而呕。

桃仁二钱　红花一钱五分　丹参一钱五分
赤芍二钱　制香附三钱　全当归三钱　左金
丸四分

二诊　八月二十五日

舌苔甚不平正，青黄灰腻并见，脉尚
勉强。药后恶露较多，呕痛未除。虽产
后，当慎养。

丹参一钱　桃仁三钱　竹茹一钱五分
制香附三钱　川连三分　炒荆芥二分　赤芍

二钱　枳实一钱　炙乳香三分　淡芩三分
牡蛎三钱

唐奶奶　八月二十二日

三个月流产，面色不华，脉有热象，
法当补益。

高丽参一钱　归身三钱　炙草六分　橘
红络各一钱　绵仲三钱　菟丝子三钱　大生
地三钱　制香附三钱

二诊　八月二十八日

色脉却尚平正，惟不受补。血已止，
微咳，不知饥，宜侧重营养。

归身三钱　川贝三钱　牡蛎三钱　炙草
六分　制香附三钱　大生地三钱　橘络一钱五
分　绵仲三钱　荜澄茄三分

席奶奶　八月二十六日

乳脉非不通，体质亦不虚，是乳量只
有此数，勉强补血，冀得增多，但恐不必
能效。

大生地四钱　归身三钱　生麦芽三钱
龙眼肉十粒

韩奶奶　九月十三日

流产后血不净，气急，脉舌尚平正。
是无大害，当补。

高丽参一钱　绵仲三钱　菟丝子三钱
枸杞三钱　炒怀药三钱　归身三钱　生熟地
各三钱　砂仁六分　佛手一钱

吕奶奶　十月二十一日

脉调，舌有虚象，产后乳少，不宜
冷食。

生麦芽三钱　炒白芍一钱五分　大生地
四钱　炙草六分　归身三钱　方通八分　王
不留行三钱　绵仲三钱，炒　七孔猪蹄一个

李奶奶　十月二十五日

产后二十余日，血从大便出，有结
块，有寒热，舌色平正，无寒象，脉濡
软，是当止之。

归身三钱　炒槐米三钱　大生地三钱
白芍一钱五分　炙草六分　川芎四分　棕皮

炭三钱　制香附三钱　炒黑荆芥七分

罗奶奶　十月二十一日

产后十三日，右胯骱酸楚如有筋掣，亦有块，不良于行，小腹亦痛，面色微，形不足。是有凝瘀在络，地位稍下，药效较难，拟里外兼治。

全当归三钱　川芎六分　赤白芍各一钱五分　大生地三钱　秦艽一钱五分　桃仁一钱五分　丹皮一钱　延胡六分

另用：羌活三钱，防风三钱，艾叶一两，乳没药各一钱，桂枝三钱，以上各味研末摊布上，缚小腹并以热水袋熨之。

周奶奶　十月二十九日

产后二十一日，热有起伏，表面并不甚热，然最高时至百零四度，唇焦，手颤，目瞤动，郑声，寐不安不长，似乎神迷，须臾即醒，醒则汗出，呼吸尚匀整，脉亦尚未见危象，惟脚冷，面肿，气上冲。实是下虚上盛，以参补之则振掉益甚，益不得安。且此属产后热，用清凉汗透均非其治，病情已入险恶境界，能否取效，实不可知。

天麻三钱　蒺藜三钱　桑枝四钱　赤芍三钱　归身三钱　乌犀尖一分半，磨，冲　知母一钱　细生地四钱　钩尖四钱　牡蛎三钱　炙鳖甲三钱　川连二分，炒　猺桂一分。

二诊　十月三十日

诸恙无甚出入，黎明时得安寐一刻钟，手抖较昨日略减。所得之进步仅此，本不敢有奢望，且服药甚少，故宜尔也。舌苔中结边润，脘闷甚。自云热，是痰亦是药积，当设法先除之。

天麻三钱　川连三分　姜夏一钱　钩尖三钱　归身三钱　瓜蒌霜一钱　细生地四分，炒　知母一钱　川贝三钱　橘络一钱　杏仁三钱　炙鳖甲二钱　青蒿一钱

三诊　十月三十日

原方加：

知母五分　元参一钱

西洋参、柠檬皮代茶。

蔡奶奶　十二月十一日

产后骨楚，发热，形寒，面色灰败，舌色亦劣，脉尚滑数，腹有癥结。

桃仁一钱五分　红花一钱五分　赤芍一钱五分　炒荆芥四分　归身三钱　秦艽一钱五分　制香附三钱　枳实八分　炒郁金一钱

傅奶奶　一月二十二日

产后两月迄不得健，面色不华，脉舌均有热象，腰酸乏力。就病证言之，是内肾太热；小腹两旁酸，是子宫亦有病。

天冬三钱　绵仲三钱　菟丝子三钱　莲须一钱五分　炙萸肉八分　泽泻八分　丹皮一钱　归身三钱　云苓三钱　茵陈一钱五分　炒车前一钱五分

二诊　一月二十八日，

略瘥，鼻准不亮，寐不酣，矢燥结，内热奇重。腰酸不任劳，确是肾亏。

高丽参八分　车前三钱　大生地三钱　绵仲三钱　草薢一钱五分　滁菊一钱五分　菟丝子三钱　丹皮一钱　知母一钱　天冬三钱　归身三钱

三诊　二月六日

产后经频行，十数日或二十余日，腰酸。补后略有起色，面色稍好，脉仍不和。虚甚，当再服。

高丽参一钱　滁菊二钱　制香附三钱　天冬三钱　绵仲三钱　归身三钱　大生地四钱　法夏一钱　丝瓜络一钱五分　炒子芩八分　知母一钱　炒车前一钱五分

癥瘕类

陈奶奶　九月三日

虚甚当补。小腹有瘕，是冲任有瘀，

其病源是肝气，经不行即因血少。伤风咳嗽，宜先解外。

前胡一钱　象贝三钱　炒荆防各八分　杏仁三钱　制香附三钱　归身三钱　大生地三钱　青陈皮各一钱

张奶奶 十月十日

舌苔不匀，脉少胃气，经阻一月，前此曾似乎血崩，现在苦腹胀，不思食。病为积聚，亦为血虚，用药颇虞顾此失彼，拟先扶正。

归身三钱　枳实一钱　大生地三钱　川贝三钱　炙草六分　腹皮三钱　制香附三钱　橘红一钱五分　人参须一钱五分　蒺藜三钱

二诊　十月十四日

舌苔已匀，脉有胃气，均较前为佳，病却依然。

人参须八分　法半夏一钱五分　天麻三钱　川贝三钱　蒺藜三钱　桑枝三钱　赤芍一钱　橘红一钱五分　归身三钱　乌梅丸三分，吞

三诊　十月十八日

舌苔不匀，经阻，脉滑，须防是喜。血分甚亏，腹中有瘕，宜补。

川连三分　竹茹一钱五分　归身三钱　干首乌三钱　橘皮一钱五分　白薇一钱　川芎八分　桑寄生三钱

王奶奶 十月十四日

脉微舌干，面色不华，患肝气窜痛，有痞块，时大时小。是为肥气，然病不止肝经，难治。

杭菊一钱五分　蒺藜三钱　郁金一钱　防风六分　天麻三钱　炒金铃肉六分　独活六分　赤芍一钱五分　制香附三钱　左金丸四分　青陈皮各一钱　归身三钱

二诊　十月十八日

面色甚劣，黄而瘁，经阻不行，脉少胃气，舌根无苔。虚甚，不可通经，小通不行，大通则崩也，当补。

潞党一钱五分　赤芍一钱五分　川芎六分　绵仲三钱　天麻三钱　归身三钱　细生地三钱　枸杞三钱　杏仁三钱　瓜蒌皮一钱五分

顾奶奶 十二月十五日

色脉均佳，肝气为患，有黄带，有瘕。带是湿，可另服丸。瘕可渐消，惟不能速效。

制香附三钱　炙鳖甲三钱　赤芍一钱五分　左金丸四分　郁金一钱　归身三钱　大生地四钱

朱奶奶 十二月十八日

腹痛，瘕块隐现不常，当疏肝调气。

制香附三钱　赤芍一钱五分　青陈皮各一钱　茯神三钱　归身三钱　木香一钱　郁金一钱　桃仁一钱五分

二诊　十二月二十一日

脉气不宽，舌质绛，血热而虚。腹瘕痛剧，此病恐不止六个月。一时不能遽消。

潞党一钱五分　制香附三钱　青陈皮各一钱　木香一钱　生乳香三分　细生地三钱　归身三钱　楂炭三钱　腹皮三钱

三诊　十二月二十三日

腹痛有瘕，瘕散则略可忍，聚则剧痛连尻，气下坠，溲不自禁，面色略黄，舌苔自可，稍有热象，脉软不鼓指。前曾攻血，血下瘕除，不久又发，痛处在小腹正中。

川芎一钱　归身三钱　白芍三钱　大生地四钱　木香一钱　制香附三钱　炙芪三钱　炙乳没各三分　桃仁一钱五分　红花一钱　佛手一钱五分

四诊　十二月二十六日

瘕散痛止。惟热甚，舌苔深黄，胃呆、多饮、便闭即因胃热之故。

大生地三钱　沙参一钱五分　炒白芍一钱五分　竹茹一钱五分　炙芪一钱五分　生乳香三分，去油　知母一钱　制香附三钱　川连

三分　归身三钱　佛手一钱

顾奶奶　十二月二十一日

面色微，形不足，有瘕，是肝气虚。舌苔略剥，经尚正路，拟理气。

制香附三钱　归身三钱　赤芍二钱　茯神三钱　天麻三钱　绵仲三钱　大生地三钱　川芎四分　砂仁八分，研　青陈皮各一钱五分

刘奶奶　一月六日

经阻四月，面黄，脉虚，腹中有块，大非轻证。

逍遥丸二钱　炙鳖甲三钱　菟丝子三钱　归身三钱　人参须五分　制香附三钱　炒荆芥七分　绵仲三钱，炒

赵奶奶　二月九日

经行腹痛，有块，两腿腰背均酸，色脉无恙，病在冲任。

制香附三钱　赤芍一钱五分　归身三钱　郁金一钱　天麻一钱五分　绵仲三钱，炒　车前三钱　丙种宝月丹二小粒

二诊　二月十一日

经行腹痛，腰酸，乳亦痛，腹中有块，兼见头眩眼花。病在肝肾，肝不能调血，肾不能作强，故有癥瘕，不任劳剧。

制香附三钱　桑枝三钱　炙芪三钱　菟丝子三钱　滁菊一钱五分　知母八分　绵仲三钱　归身三钱　炙鳖甲一钱五分　左金丸四分　丙种宝月丹二小粒

三诊　三月二日

原方加：

钗斛三钱　细生地三钱　胆草一分

张奶奶　三月十五日

去年经阻，九个月而行，嗣后由漏而崩，现已止。面色形不足，右脉虚甚，左脉却缓滑。如喜，此必有异征。据云腹有瘕，瘕先在下，现移上，此恐难治。

归身三钱　炙草六分　白芍三钱　绵仲三钱　菟丝子三钱　苁蓉三钱　制香附三钱　炙芪一钱五分　枸杞三钱

范奶奶　三月十七日

脉不甚起，面色亦形不足，右乳结核，阅时一年，已大如鸭卵。此是肝肾证，有形者是块，病不仅是块，割去此块危险而未必有效。

制香附三钱　炒白芍一钱五分　绵仲三钱　归身三钱　细生地三钱　佐金丸三分　丙种宝月丹二小粒，吞

陆奶奶　三月十八日

右脉弦，左脉沉涩。沉为在里，涩为荣气少，弦为急痛，为肝病；得兴奋药针而头痛，为胃气上逆；呕吐为肝乘脾。其痛绕脐，虽左右不定，意当偏左时多，苦痛，块有边际，当作蛔治。今按之而响，如漫肿无畔岸，痛作则坟起，痛止则消失，是奔豚气也。气与蛔皆当从厥阴治，一者止呕，二者定痛疏达为主。效难预料。

归身三钱　制香附四钱　姜夏一钱五分　茯神四钱　乌梅丸八分，入煎　川连四分　乳没药各一钱五分，生用，大通草同研

二诊　三月二十日

小腹块痛止之不应，胃气上逆因而作呕，乃胃不能降，所以呕也。拒按而有水声，此是奔豚之证。舌干带虚象，温之必不受，殊难治。

鲜生地五钱　金铃肉八分　赤猪苓各三钱　茯神三钱　制香附三钱　佐金丸三分，吞　延胡索二钱　乳没药各二钱　紫雪丹半分，冲

三诊　三月二十一日

面有火色，脉细数无阳和之气，多冷汗。据证情，桂枝加桂可用。虽渴，舌润，不引饮，是肾阳不能上承，非真渴可知。

桂枝四分　吴萸三分　猺桂心三分，研吞　牡蛎三钱　赤白芍各一钱五分　炙草六分　川连三分　龙骨二钱

四诊　三月二十六日

细数之脉是虚，便闭而呕则脏气皆逆。假令是肾寒，则面色当黑，今反亮，是浮火在上也。气从下出，未尝非佳象，强镇不得还，是导之下行。

云苓三钱　独活八分　猺桂三分，研吞　参须一钱五分　赤芍三钱　泽泻一钱　怀膝三钱　制香附三钱　川连三分，炒　归身三钱　小朴三分　延胡五分　巴豆霜一分　九节菖蒲四分

沈奶奶　三月二十二日

脉全无胃气，舌苔厚，有热象。腹瘕已十余年，无生命之险而不得健。春天尤不适，肝病也。

制香附三钱　归身三钱　元参一钱五分　赤白芍各一钱　郁金一钱　左金丸四分　金铃肉六分，炒　秦艽一钱五分　绵仲三钱，炒

杂 病 类

李奶奶　八月二十日

唇光，脉软，气急，经不调，腹胀。从受惊受湿起，合之见证，乃肝脾为病甚深，颇不易取效。

潞党八分　焦白术八分　宿砂壳六分　云苓四钱　炙草五分　细生地三钱　归身三钱　牡蛎三钱　苡仁四钱　木香一钱五分　制香附三钱　逍遥丸一钱

二诊　八月二十二日

色脉均较前诊为佳，据说药后诸恙瘥减，因剧劳复见血块，舌有虚象，脉尚可，仍当补益。

潞党二钱　绵仲三钱　细生地三钱　菟丝饼三钱　炙草六分　川芎四分　归身三钱　木香一钱　制香附三钱　茯神三钱

三诊　九月七日

脉较好，面色太黄，经未净，仍当补益，不可强止。

潞党一钱　炙芪一钱五分　炙草六分　川断一钱五分　绵仲三钱　佛手一钱　菟丝子三钱　枸杞三钱　琥珀四分，研吞　制香附三钱　砂仁八分　归身三钱　川芎四分

周奶奶　八月二十三日

经阻十二月，色脉均是孕征，腹部觉动微大，确与寻常胎孕不同。此即佛说结胎时未有灵魂加入之故，恐经久不产，延至二三年，最好设法去之。

滁菊一钱五分　钩尖二钱　桑枝三钱　赤芍一钱五分　绵仲三钱　菟丝子三钱　枸杞三钱

毛奶奶　八月二十三日

昨发肝气，近日面色更劣，脉尚无他。经当止，肝气当疏达。

制香附三钱　吴萸三分　绵仲三钱　宿砂仁五分　木香一钱　炙乳香三分　楂炭三钱　青陈皮各一钱　归身三钱　人参须一钱五分

二诊　八月二十五日

诸恙均见瘥减，颇见虚象，面色较前为佳，仍从原方进退。

人参须一钱五分　制香附三钱　绵仲三钱　莲须一钱五分　菟丝子三钱　枸杞三钱　滁菊一钱　左金丸四分

何奶奶　八月二十四日

脉缓软，舌根苔花，疲甚，更无他病症。据舌色是胃病，疲乏是肾病，恐成懈㑊。

制香附三钱　荜澄茄四分　丝瓜络一钱五分　归身三钱　赤白苓各三钱　绵仲三钱　虎骨四斤丸一钱五分

陈奶奶　八月二十四日

经阻，腹觉胀，头痛不能俯，脉滑数，骨楚，有外感肝阳。

炒荆防各七分　全当归三钱　滁菊一钱五分　赤芍一钱五分　细生地四钱　钩尖三钱　桑枝三钱　秦艽一钱五分　炒金铃肉五分

二诊　九月四日

体质渐虚，肝气甚重，肝旺则血益亏。

制香附三钱　赤芍一钱五分　佐金丸四分　茯神三钱　大生地四钱　炙乳香三钱　归身三钱　佛手一钱五分　木香八分

三诊　九月六日

经行色紫有块，腹胀，口味淡，少①有感冒，当兼顾。

归身三钱　丹参一钱　砂仁八分　左金丸四分　炙草六分　制香附三钱　赤芍一钱五分　炒荆芥六分　琥珀四分

姜奶奶　八月二十六日

经阻两个月，腹痛，脉无圆滑意，虽作呕，是并月。

全当归三钱　赤芍一钱五分　蚕沙三钱，包　丹参八分　延胡六分　制香附三钱　左金丸四分　炒车前一钱五分

朱奶奶　十月十三日

脉平，面色尚好，特无阳和之气。月事超前，骨楚，此外无他。腹中有气窜动，连及两乳，当疏肝。

制香附三钱　归身三钱　秦艽一钱五分　佐金丸四分　延胡七分　白芍一钱五分　桑枝三钱　丙种宝月丹二小粒

二诊　十月十六日。

咳颇剧，脉舌均尚平正，经色黄，不易净，是肾虚。

天冬三钱　子芩八分　杭菊一钱五分　川断一钱五分　钩尖三钱　制香附三钱　归身三钱　左金丸四分　细生地三钱　丙种宝月丹二小粒

三诊　十月十九日

咳剧不爽，喉不痒，脉舌均平正，月事淋沥不净已十日以上。咳当宣，经当止，当以通为止。

象川贝各三钱　杏仁三钱　红花一钱　炙苏子一钱五分　赤芍一钱五分　炒防风六分

枇杷叶三钱，去毛　桑叶三钱　全当归三钱　桃仁一钱五分

王奶奶　十月十六日

肝胃病甚深，不能化。恶心与泻皆胃之反应，带多经不调乃肝之病候。

川连四分　枳实八分　细生地四钱　吴萸三分　蒺藜三钱　归身三钱　杭菊一钱五分　天麻三钱　制香附三钱　青陈皮各一钱　琥珀四分，研吞　人参须一钱五分

二诊　十月十九日

脉甚佳，舌苔未化。虽饥不可多食，不宜进不消化之物，带饿可以养胃，因胃病深也。

归身三钱　白芍三钱　炙草六分　枸杞三钱　人参须一钱五分　橘络一钱五分　绵仲三钱，炒　枳实六分　竹茹一钱五分

冯奶奶　十月十九日

孕五月，便血不止，面有火色，唇绛燥，舌有湿象。其湿是因气候燥，生理起代偿作用之故；便血是肠风，可以止。略有肝阳，故面赤，当兼顾。

滁菊二钱　钩尖三钱　大生地四钱　归身三钱　蒺藜三钱　知母一钱　炒槐米四钱　炒子芩八分　炒荆芥四分　炒绵仲三钱　菟丝子三钱　生苎根三钱

朱奶奶　十月十九日

产后匝月初经，西医法治愈，旋又发热。曾服温剂，继之以冰，体工不胜其扰，脏气为乱，致气急鼻扇，脉尚无他。然但脉好不足为据，因心房不病，故脉无恙。其气急实是急性肺病，此为最吃紧，其余各症姑从缓治。

炙苏子三钱　象贝三钱　归身三钱　炒乌药一钱　杏仁三钱　炙紫菀一钱五分　炙桑皮一钱五分　炙草六分　炙鳖甲三钱

---

① 少：稍；略。

二诊　十月二十日

仍气急鼻扇，舌绛而干，脘痛略平，脉亦略好，但支气管炎证不除，总是危险。

赤芍一钱五分　杏仁三钱　炙苏子三钱　蛤蚧尾五分，炙冲　炙鳖甲二钱　炙桑皮一钱　炒乌药八分　炙紫菀一钱　炙乳香三分　归身三钱　桃仁三钱　牡蛎三钱

孙奶奶　十月十九日

舌苔隐青黑色，便难，患头眩，心悸，胸闷，气急，病在肝肾。

制香附三钱　地骨皮一钱五分　川连三分　绵仲三钱　金铃肉五分，炒　吴萸三分　茯神三钱　菟丝子三钱　杭菊一钱五分　炒荆芥四分　枸杞三钱

二诊　十月二十一日

色脉均佳，病是肾热，亦虚。

天冬三钱　绵仲三钱，炒　金铃肉六分　麦冬三钱　归身三钱　地骨皮三钱　菟丝子三钱　制香附三钱　川芎四分　橘络一钱五分

薛奶奶　十月十九日

伤风咳嗽，发热，脘闷，头胀，胃呆，形寒，肺燥故如此。

炒荆防各八分　淡芩八分　秦艽一钱五分　赤芍一钱五分　知母一钱　茅根三钱　竹茹一钱五分　枳实八分　细生地三钱　象川贝各三钱　杏仁三钱　橘红一钱五分

二诊　十月十一日

肝阳上逆，冲任不通，经少。照例月事不下，便遍身不适。当疏肝，咳是副症。

制香附三钱　佐金丸四分　滁菊二钱　赤芍三钱　枳实一钱　竹茹一钱五分　归身三钱　桃仁三钱

三诊　十月二十三日

适意些，经仍未行。胆火上逆，故觉眼热。

滁菊二钱　桑芽三钱　归身三钱　草决

明三钱　钩尖三钱　赤芍一钱五分　细生地三钱　绵仲三钱，炒　竹茹一钱五分　西洋参一钱五分

四诊　十月二十七日

舌有热象，剧咳，不能寐，头晕，骨楚。慎防发热，宜吃素。

象川贝各三钱　桑叶三钱　炙苏子三钱　杏仁三钱　橘红一钱五分　荆防炭各七分　秦艽一钱五分　炙草六分　左金丸四分

高奶奶　十月二十二日

右脉平正，有胃气，左脉不宽，舌有烂斑，据说向来如此，并无所苦。现患产后寒热已二十余日，迭经中西医诊治，针药并施，热迄未退，且恶露尚未净。近日热型颇乱，寒热亦不甚。照病之经历言之，恐有危险。若现在之病症，尚未至于不可收拾，故不如镇定为佳。

炙鳖甲二钱　赤芍一钱五分　青蒿八分　益母草一钱五分　全当归三钱　淡芩四分　赤苓三钱　丹参六分

李奶奶　十月二十四日

不发热，舌略糙，有时气急鼻扇，其势较前为减，脉亦较平正，仅乏力，腹痛，溲亦痛，骨楚，不能翻身。病在肾，其痛处是子宫及冲任领域，咳仍剧，大约急性肺病较减，肾与膀胱有发炎倾向。

象贝三钱　杏仁三钱　炙苏子三钱　赤豆一两，泡　方通八分　草梢一钱　犀黄丸二分

二诊　十月二十五日

腹痛得丸而止，旋复剧痛。总观见证，决是子宫病，当是产后瘀血未净之故，拟予行瘀。

炙鳖甲一钱五分　桃仁一钱五分　红花一钱　赤芍一钱　丹参五分　车前一钱五分　穿山甲一片，炙　炙没药二分，去油

李奶奶　十一月二日

肝胆气上逆，故头眩、经阻、腹胀。

脉弦，无胃气，当疏肝。

炙鳖甲三钱 桃仁三钱 金铃肉六分，炒 西洋参一钱五分 青陈皮各一钱 赤芍三钱 制香附三钱 杏仁三钱 延胡六分 茯神三钱 绵仲三钱，炒

二诊 十一月四日

头眩，经行，略有肝阳，舌苔、脉象平正，胃纳自可。虚尚不为甚，服药经当来。

归身三钱 绵仲三钱 穿山甲一片，炙 制香附三钱 赤芍三钱 菟丝子三钱 炙鳖甲一钱五分 滁菊一钱五分

三诊 十一月七日

色脉较前为佳，头尚昏，经未行，脉寸大，苦以降之。

川连三分 西洋参一钱五分 赤芍一钱五分 归身三钱 胆草二分 绵仲三钱

魏奶奶 十一月八日

脘痛，腹痛，痛在脐下，是肝肾并病。骨楚是外感，黄带是湿。

制香附三钱 左金丸四分 赤芍一钱五分 归身三钱 秦艽一钱五分 荜澄茄四分 炒车前三钱 细生地三钱

二诊 十一月十二日

虚甚，痛未除，不能进补，两太阳胀，则尚有外感。

炒荆防各七分 木香一钱 车前三钱，炒 琥珀四分，研吞 制香附三钱 楂炭三钱 莲须一钱五分 荜薢三钱 秦艽一钱五分 炙乳香四分 川连三分

三诊 十一月十四日

面色较亮，诸恙见瘥，脉气仍嫌不宽，黄带未除，大约此两事尚须时日。

归身三钱 制香附三钱 菟丝子三钱 泽泻八分 赤白芍各一钱五分 绵仲三钱 枸杞三钱 琥珀五分，研 车前三钱 橘络一钱 云苓三钱

四诊 十一月十六日

面色较亮，脉亦较佳，黄带减少，大佳。现惟食后作胀，头痛，此细事。其肢麻尚是内风。

砂仁六分 元参一钱五分 制香附三钱 左金丸四分 赤芍一钱五分 细生地三钱 炙草六分 橘皮一钱五分 钗斛三钱

五诊 十一月十九日

面色甚好，脉亦平，带已减少，尚腰酸，头眩。

滁菊一钱五分 赤芍二钱 车前三钱，炒 制香附三钱 桑枝三钱 秦艽一钱五分 归身三钱 绵仲三钱，炒 菟丝子三钱 琥珀五分，吞

钱奶奶 十一月二十八日

小腹胀，溲频数，大便不爽。此系寒从下受，当里外并治。为时已匝月，至少须三数日乃愈。

川芎四分 赤苓三钱 炒车前三钱 绵仲三钱 红花一钱 归尾一钱五分 木香一钱 滋肾丸一钱五分 猺桂心一分

另：阳和膏一张贴少腹。

二诊

较好，未净除，仍小腹痛、腰酸。

车前三钱 荜薢一钱五分 金铃肉六分 猺桂心一分 滁菊一钱五分 归身三钱 川芎五分 制香附一钱五分 滋肾丸一钱五分，入煎

陆奶奶 十一月三十日

胃气痛可止，脉甚佳，确是喜。惟漏胎最讨厌，竟有至三年以上不产者，以腹大能动为佳。若仅仅小动，其胎不成，不成即不下，延久如桃枭[①]，就在枯枝上，不落亦不熟不了。

绵仲三钱 菟丝子三钱 归身三钱 炙芪三钱 炒子芩一钱 大生地四钱 川连三

---

① 桃枭：经冬不落的干桃子。

分　枸杞三钱　生乳香三分　制香附三钱

陈奶奶 十一月三十日

舌无血色，中心无味蕾，咳痰中带血，脘闷，多黄带，阴痒。病属肝旺湿重，湿火犯肺，因而咳血，病绝深，不易治。

萆薢三钱　草梢一钱　琥珀五分，研吞归身三钱　制香附三钱　杏仁三钱　茯苓神各三钱　炒车前三钱　徙薪丹二分

二诊 十二月二日

舌无血色，根际一块驳，头痛，阴痒。现头已不甚痛，痒亦瘥。惟舌色未转，胃有病，血亦有病，此非旦夕间事，须以渐取效。

归身三钱　萆薢一钱五分　西洋参一钱五分　赤芍一钱五分　制香附三钱　胆草二分川连三分　杏仁三钱　茜根炭一钱五分　象川贝各三钱

邓奶奶 一月六日

肝气为病，脉促心跳，目眶陷，此外无他，是衰象。

蒺藜三钱　制香附三钱　茯神三钱　杏仁三钱　归身三钱　白芍一钱五分　炙草六分炒绵仲三钱　菟丝子三钱　左金丸四分

另：猪心一个，剖开洗净，入飞辰砂二钱，将猪心扎好，饭上蒸熟，捣数千杵，丸如绿豆大。每服五七丸，日服勿辍，加乌犀尖一钱尤佳。

戴奶奶 一月八日

兼证属脾，其腹痛必月一发者，因兼冲脉，故气上行。发益频者，渐虚故也。

木香一钱五分　赤芍一钱五分　归身三钱延胡六分　川连三分　小朴三分　制香附三钱　腹皮三钱　丙种宝月丹二小粒

陆奶奶 一月十一日

色脉均尚平正，经行时腹部、乳部皆感酸楚，是略虚之候。

制香附三钱　炒白芍一钱五分　砂仁五

分研，左金丸四分　炒荆芥四分　大生地三钱　归身三钱　延胡五分　绵仲三钱

陶奶奶 一月十四日

肝旺阴亏，心跳，经不调，舌苔花，当柔肝补肾。

制香附三钱　归身三钱　炙芪二钱　人参须一钱五分　莲须一钱五分　绵仲三钱，炒泽泻八分　枸杞三钱　左金丸三分

二诊 一月十七日

脉较好，眼花瘥，心跳未已，积弱之躯，猝难见效，虽瘥亦不足言。舌苔花，是烟为之。

茯神三钱　姜夏一钱五分　大生地三钱钗斛三钱　制香附三钱　炒绵仲三钱　潞党一钱五分　橘皮一钱五分

三诊 一月二十日

脉略有虚象，病较前瘥减，不寐、肩痛是虚。

西洋参二钱　钗斛三钱　茯神三钱　大生地三钱　归身三钱　炒绵仲三钱　蒺藜三钱　姜夏一钱五分　制香附三钱　车前一钱五分

四诊 二月一日

舌中心剥作血色，舌面颇干，脉起落不宽，口燥，胃呆，溲频，艰寐。是过分劳心所致，血不足，供不应求，亟补之。

西洋参一钱五分　法夏一钱　天冬三钱元参一钱　枸杞三钱　滁菊一钱五分　高丽参八分　橘络一钱五分　茯神三钱　苁蓉二钱钩尖三钱

五诊 二月四日

舌剥如血，脉弦，津液少，躁不得寐，头痛，肌肤麻，纯属肝胆为患。

滁菊二钱　赤芍一钱五分　元参一钱钩尖三钱　炒蔓荆子一钱　茯神三钱　桑芽三钱　防风五分，炒秦艽一钱五分　归身三钱鲜生地三钱　川连三分　吴萸一分，同炒

六诊　二月八日

舌苔抽心如血皮，脉软，艰于成寐。心火重，肝胆皆虚，是虚火，故泻心反不适。

西洋参一钱五分　滁菊二钱　钩尖三钱　鲜生地四钱　元参一钱五分　花龙骨三钱　天冬三钱　知母一钱　朱茯神三钱

七诊　二月十五日

诸恙渐瘥，脚软不能起立，舌苔仍抽心，寐则较好。

西洋参一钱五分　珍珠母三钱，打　鲜生地四钱　元参一钱五分　钩尖三钱　知母一钱　滁菊二钱　天麦冬各三钱　茯神三钱，辰砂拌　人参须一钱　龙骨二钱，煅　虎胫骨三钱，炙　逍遥丸一钱五分，入煎

刘奶奶　一月十八日

脉结腹痛，经不调，小腹觉冷，心跳，上热下寒之候。

滁菊一钱　归身三钱　炒绵仲三钱　制香附三钱　赤白芍各一钱　茯神三钱　枸杞三钱　左金丸四分，入煎　丙种宝月丹二小粒

尤奶奶　一月二十二日

舌胖胀，咽干，脉不宽，是热。腹痛，经后却是寒。上热下寒，寒在冲任。

炒绵仲三钱　钗斛三钱　川连三分　菟丝子三钱　滁菊一钱五分　炙草六分　归身三钱　钩尖三钱　丙种宝月丹二小粒

沈奶奶　一月二十二日

舌苔有热象，胃中小有食积，产后婴儿不育，因而乳硬，是肝气郁所致。乳部属肾肝，不调达，血失调节而凝，故经行有块，是由肝传肾之候。

制香附三钱　枳实八分　归身三钱　茯神三钱　淡芩八分　炙鳖甲三钱　大生地三钱　生乳香三分　左金丸四分　瘰疬内消丸一钱五分

蔡奶奶　一月二十四日

咳不爽而呕，脘闷如格，孕六月而有黄带，溲频兼有寒热，脉数，面色稍萎。虚而感寒，更有湿。病情奇复杂，现方趋剧，难治。

炒荆防各七分　车前三钱　萆薢一钱五分　归身三钱　姜夏一钱五分　川连三分　象贝三钱　生苎根三钱　绵仲三钱　杏仁三钱　桔梗四分

刘奶奶　一月九日

形寒颇甚，舌有黄苔两条，脉亦不和，经不调。其形寒是营卫不和，当非难治；脉不和，经阻，却有问题。喉间不适，头不清，连及耳部。可试徙薪丹，但当先除形寒。

青蒿一钱　桂枝三分　川连二分　归身三钱　淡芩一钱　鲜生地三钱　赤芍一钱五分

盛奶奶　二月十日

腹痛，脉软。何以软？为痛在下也。何以痛？因感寒，血气奔集以为挽救，因寒不得通，不通故痛。何以知之，为小腹冷也。

归身三钱　赤芍二钱　制香附三钱　木香一钱　楂炭三钱　青陈皮各一钱　丙种宝月丹三小粒

另：阳和膏一张贴少腹。

吕奶奶　二月十一日

经不调有块，产而不育，舌有热象，上热下寒之症。

制香附三钱　钩尖三钱　赤芍一钱五分　滁菊一钱五分　川连三分　绵仲三钱　蒺藜三钱　延胡六分　归身三钱　丙种宝月丹二小粒，吞

朱奶奶　二月十六日

发厥是因肝胆上逆之故，虽甚虚，鹿茸断不可服，犯之则厥更甚。当清，西洋参尚可服，最好暂弗议补。

滁菊二钱　知母一钱　元参一钱　归身四钱　赤芍一钱五分　川连四分　鲜生地四钱　制香附三钱　郁李仁三钱

二诊　二月十八日

肝阳胆火为患，寒热是疟，面黄即因此，经阻、便闭皆因脏气上逆之故。

茵陈三钱　秦艽一钱五分　常山八分　青蒿一钱　淡芩一钱　炙草六分　白薇一钱　川连三分　云苓三钱　茅根三钱　归身三钱

三诊　二月十九日

因厥而清肝胆，却因清肝而便血，是血因肝病不循常轨，得清药下行故也。假使上行，即成大患。

炒槐米三钱　大生地四钱　秦艽一钱五分　赤芍一钱五分　左金丸四分　归身三钱　西洋参一钱五分

夏奶奶　二月十九日

颇见内热，患腹痛病已两年，痛在当脐。照例是肠痛，故与月事无关。

细生地三钱　赤芍三钱　楂炭三钱　砂仁壳八分　淡芩八分　腹皮三钱　青陈皮各一钱　生乳香八分，去油

毛奶奶　三月二日

湿重气虚，又有肝阳上下交征，故头眩而气坠。

滁菊二钱　川芎四分　车前三钱　钩尖三钱　归身三钱　草薢一钱五分　胆草三分　赤猪苓各三钱　制香附三钱　逍遥丸一钱

陈奶奶　三月十日

腹胀肢麻，面肿，舌花，盗汗，发热，遍身见贫血证象。其先因产后漏不止，旋愈，近乃患此，是全身贫血，却是局部郁血，元气大亏，难治。

银柴胡五分　人参须一钱五分　归身三钱　炙鳖甲二钱　制香附三钱　鲜生地三钱　赤芍一钱五分　佛手一钱　佐金丸三分，吞　䗪虫二个，去翅足，炙，研冲

二诊　三月十一日

面部浮肿，脚亦肿，脉虚甚。明知是局部郁血，却不能攻，因虚甚，攻则气急。凡攻见气急者，作败症论，当另设法。脉溢出寸口，银胡亦在可商之列。

归身一钱五分　天冬三钱　炒川连三分　童便一杯，冲　白芍一钱　牡蛎一钱五分　制香附一钱　龟龄集二分，冲

潘奶奶　三月二十三日

腹胀两年，二便自可，脉无败象，舌色有热象，胃纳颇佳。经虽不调，常行且无肾病证据，当从肝治。

制香附三钱　砂仁六分，研　腹皮三钱　细生地三钱　川连三分　青陈皮各一钱　归身三钱　琥珀四分，研丸，吞

以上戊辰、己巳年案

卷八　小儿门

惊风类

林孩　一月十六日

厥逆作不止，是急惊。乳食皆变为痰，故喉间痰声如锯而目光无神，其舌色无热象，脉溢出寸口，当因而越之。

丝瓜蒂七个　生山栀二钱　淡豆豉三钱　姜夏一钱　胆星一钱　龙胆草二分

上药煎汤一大碗，强灌之，如吐再灌，尽剂为止。倘不吐，可多进，令吐无伤也，吐后予丸药。

另方：

归身三钱　炙草六分　青陈皮各一钱　枳实八分　竹茹一钱五分　安脑丸一粒，药化服

二诊　一月十七日

厥为急惊，可以导之下行，所谓厥，多下之是也。热不退，更宜解外。

柴胡五分　枳实五分　川连三分　葛根一钱　梗通八分　车前三钱　泻青散二分，入煎

三诊　一月十八日

惊风之后继以壮热，是厥阴证之一种。啼不成声及无涕泪皆虚象，所谓三阴皆虚也。青为热甚，虽虚不可温。

炙苏子三钱　杏仁三钱　连翘三钱　薄荷一钱　淡芩八分　川芎三分　炙草六分　归身三钱　桑叶三钱　橘红一钱五分　川象贝各三钱

四诊　一月二十日

咳全不爽，涎多，喉间痰塞，无汗，热亦未退。婴儿才六个月，病重又太小不任药，是有危险。

炙麻黄三分　葛根一钱五分　橘红一钱五分　炙草六分　杏仁三钱　归身三钱　川芎四分　象川贝各三钱　泻青散二分，入煎

杜孩　二月十一日

发热，微咳多痰，寐中惊，手抽搐，经推拿后得虎黄色粪，多汗，颇佳。醒时神色尚无他，寐则目上视，是急惊。此儿向有胎火湿疮，因外治逼湿毒向里。值春寒，感冒为诱因，致发痉，是外治湿疮之过。现既得粪，不可更服诸香药，只宜清透退热，热退神自安，惊自止。亦不可再推，因食积既除，再推便虚，虚即成慢惊，反难治。凡有湿疮，其血液本少，因血液少不足以养神经，故易惊，以故更不可发汗。凡此皆经验之谈，慎之。

葛根一钱五分　茅根三钱　川连三分　桑叶三钱　淡芩一钱　防风八分　炙草六分　竹叶十片　归身三钱　赤苓三钱　猪苓三钱　方通八分　象贝三钱　杏仁三钱　花粉一钱

方孩　二月十三日

两目瞳孔互异，遍身劲强振颤，屡经推拿，昨仍发厥，舌尖红干而光。七个月婴儿罹此重病，延时已十四日，危险已甚，希望甚少，勉强处方，冀幸而得救。

川连三分　独活八分　大生地三钱　淡芩八分　归身三钱　炙草六分　钩尖三钱　乌犀尖二分　龙胆草三分　安脑丸一粒，药化服

王孩　二月十三日

目上视，牙关劲强，是急惊，有大

危险。

钩尖三钱，后下　防风八分　蒺藜三钱
炙草六分　独活八分　归身三钱　安脑丸一
粒，药化服　蝎尾一分，炙去毒，研冲

雷孩　二月十四日

感寒泄泻，继而发热，山根青色，眼
白亦青，肝热甚，有成惊之倾向。肌肤尚
和，清之。

川连三分　淡芩八分　钩尖三钱，后下
葛根一钱五分　茅根三钱　扁衣三钱　炙草六
分　归身三钱

二诊　二月十五日

神气较好，热未清，舌光，是伤食。

淡芩一钱　象贝三钱　方通八分　杏仁
三钱　枳实一钱　竹茹一钱五分　茅根三钱
楂炭三钱　腹皮三钱　云苓三钱

恽孩　一月十四日

不发热，咳痰多，窒不得出，常摇头
咬牙作痉。此是交感神经痉挛为患，襁褓
中有此，甚可虑。现在可以治愈，特恐病
根不除。

钩尖三钱，后下　蚤休二分　归身三钱
蒺藜三钱　炙草五分　指迷茯苓丸一钱，入煎

胡孩　一月十五日

山根以下直至人王部均隐青紫色，是
内伤不轻。据云曾服回春丹，是为热病所
忌，有大危险，在后勉强予退热，倘热退
但咳，即较易着手。

葛根一钱　象贝三钱　方通八分　杏仁
三钱　橘红一钱五分　川连三分　茅根三钱
炒扁衣三钱　建曲一钱，炒　云猪苓各三钱

乐孩　二月九日

人王部色暗隐黑，大便绿色，舌边
光，热有起落，舌中有糙苔。病已月余，
延时太久，有险。

葛根一钱　木香一钱　建曲一钱，炒
云苓三钱　炙草六分　茅根三钱　馒头炭
三钱

二诊　二月十日

人王部仍隐青色，颇躁，不安详。是
有成慢惊之倾向，甚可虑。

钩尖三钱，后下　薄荷一钱，后下　花粉
八分　淡芩一钱　桑枝三钱　防风六分，炒
葛根一钱　川贝三钱　茅根三钱　川连三分

三诊　二月十一日

尚未退热，面色仍隐青，溲多，舌边
光，大便已嫌其太多。

葛根一钱五分　淡芩一钱　杏仁三钱
炙草六分　炒扁衣三钱　炙苏子三钱　焦建
曲一钱　芦根五寸　橘红一钱五分　茅根三钱
象贝三钱　炒防风五分　竹叶十片

四诊　二月十三日

表热已退，面色仍隐青，舌边光质
绛。是有里热，清之。

川连三分　淡芩八分　赤芍一钱五分
炙草六分　象贝三钱　杏仁三钱　薄荷一钱，
后下　炒扁衣三钱　茅根三钱　瓜蒌皮一钱五
分　车前三钱，炒　方通八分

魏孩　二月九日

面色晦滞，眼皮发肿，气急鼻扇，肺
气不宣，头向后仰，面色隐青，是为天
吊。四个月婴儿，肺脑症并见，且如此之
甚，委实无能为力。

麦冬三钱　杏仁三钱　桑叶三钱　橘红
一钱五分　炙苏子三钱　钩尖三钱，后下　蒺
藜三钱　川连三分　车前三钱，炒　梗通八分
归身三钱　安脑丸一粒，药化服

尹孩　二月十七日

头仍摇，燥甚，脉则较有胃气，神色
视昨日略佳，危险仍在，希望较多。温之
不可，以无阴也。凡阴燥皆不得用大凉，
兹拟如东垣甘温除大热法。

归身三钱　大生地三钱　钩尖三钱，后下
槐米三钱，炒　炙草六分　钗斛三钱　枸杞三
钱　猺桂心冲，二分

二诊　二月十八日

两手脉行皆有序，右手较有胃气，面色微黄，肌肤暵燥，舌焦苔干，唇裂，鼻孔有干疮，指上有血痕，皆虚极成损之候。据脉象已不致有猝然不虞，所可虑者是损。当培元养营，渐渐恢复。

霍石斛三钱，另煎冲　天冬三钱　细生地三钱　竹茹一钱五分　知母一钱　川贝三钱　茅根三钱，去心

张孩　二月二十四日

无涕泪，手指瞤动，喉间痰鸣，目光有痉意，头向后仰。此是痉，俗名天吊，乃惊风之重者。婴儿才四个月，病起于痧后，极为难治，委实无把握。舌干绛，勉予犀角地黄，冀幸万一。

乌犀尖三分，磨，冲　大生地四钱　归身三钱　川贝三钱　橘红一钱五分　钩尖三钱，后下　独活八分　蝎尾三分，炙，研，冲　秦艽一钱五分　安脑丸一粒，药化服

李孩　二月二十五日

面色灰败，肺气垂绝，气喘不能自还，兼见痉证。病不可为，且即晚便有不测，不甘束手，姑勉拟汤药以尽人事。

乌犀尖三分，研冲　归身三钱　炙苏子三钱　杏仁三钱　蝎尾二分，炙，研冲　独活一钱　天麻三钱　鲜生地四钱　人参须八分，另煎，冲　川连三分　安脑丸一粒，药化服

张宝宝　二月二十六日

微见啮唇弄舌，脉平，瘛尚安，头仍后仰，囟满而复陷，仍是问题。表热已解，里热甚炽。手握叉指，皆惊风症状。肺病则已除，拟大剂养营频服。

霍石斛一钱五分　竹沥二两，冲　细生地三钱　炙草六分　煨天麻三钱　胆草一分　杏仁三钱　胆星一钱　归身三钱　橘络一钱五分　乌犀尖一分，磨冲

二诊　二月二十七日

昨日种种败象今日均见瘥减，实出意料之外。目睛尚未和，已不上视，气急鼻扇除。此因黑粪得下，肠胃纤维神经缓和之故，当然是佳朕，希望较多。

乌犀尖二分，研，冲　蝎尾二分，去毒，炙，冲　归身三钱　川贝三钱　杏仁三钱　细生地三钱　人参须八分　天麻三钱　独活六分　橘红一钱五分　枳实八分　缕金丹二分

周宝宝　三月三日

暵热甚壮，啼无泪。此是惊风，为日已久，难治，勉方冀幸。

滁菊三钱　胆草四分　鲜生地三钱　归身三钱　蒺藜三钱　炙草六分　安脑丸一粒，药化服　乌犀尖三分，刨片，先煎

二诊　三月四日

热较减，神气较好，惟仍无泪，是惊未净除。咳不要紧，并非主要病症，惊乃主要病症。

胆草四分　鲜生地四钱　川连三分　归身三钱　炙苏子三钱　杏仁三钱　滁菊三钱　象川贝各三钱　淡芩一钱　安脑丸一粒，药化服

三诊　三月五日

神气较好，啼仍无泪，颇倦。是神经已见弛缓，惊之危险略减，仍在险中。

象川贝各三钱　杏仁三钱　桑叶三钱　橘红一钱五分　川连三分　胆草三分　归身三钱　滁菊一钱五分　炒香豉三钱　栀皮一钱，炒　安脑丸一粒，药化服

四诊　三月六日

神气较好，热较退，仍无泪。面色泛青，尚在险中。

滁菊三钱　鲜生地五钱　归身三钱　川连三分　芦根一两，胆草三分　桑叶三钱　川贝三钱

费孩　三月六日

大便略青，舌有些微白点，迷睡，热有起落，面色不华。予疏解，略事健脾。

炒香豉三钱　炒栀皮一钱　炙草六分

归身三钱　赤苓三钱　方通八分　象贝三钱
杏仁三钱　橘红一钱五分　茅根三钱　炒枣
仁三钱

二诊　三月七日

寐中手脚瞤动，行且成惊，亟予
防止。

滁菊三钱　归身三钱　胆草二分　炒扁
衣三钱　鲜生地三钱　象贝三钱　杏仁三钱
炒枣仁三钱　橘红一钱五分　桑芽三钱　葛
根八分　安脑九一粒，药化服

三诊　三月八日

神气尚勉强，面色不华，咳不爽，微
热。尚有内伏之邪，当达之向外，再须防
出痧疹。

葛根一钱　川连二分　淡芩一钱　炙草
六分　归身三钱　象川贝各三钱　橘红一钱五
分　杏仁三钱　桑叶三钱　炙苏子二钱

梁孩　三月六日

舌边光，粪青，是外感陷不得出之
症。瑟瑟有惊意，前途变化正多，有险。

葛根一钱五分　腹皮三钱　炒扁衣三钱
建曲一钱，炒　云苓三钱　象贝三钱　杏仁三
钱　橘红一钱五分　炙草六分　茅根三钱　胆
草二分

宋孩　三月十二日

惊风发痧之后，面色枯，形神躁烦，
舌疮，颅骨似乎放大，观其症象，恐成解
颅。症情损则已成，是否解颅，尚未能确
定，姑用平剂营养。

归身三钱　细生地三钱　钩尖三钱，后下
杭菊一钱五分　赤芍一钱五分　川连三分　蒺
藜三钱

曹孩　三月十六日

咂唇弄舌，除面色带黄，手温，脉
起，病象为邪退正复，颇有希望。

高丽参一钱，另煎冲　钗斛三钱　法夏一
钱　归身三钱　白芍一钱五分　橘皮一钱五分
炙草六分　云苓三钱　杏仁三钱

二诊　三月十七日

慢惊，病情略有起色，仍在危险中。

天麻三钱　猺桂二分，研，冲　归身三钱
炙草六分　细生地三钱　蝎尾二分，去翘足，
炙冲

三诊　三月十八日

脉见滑象，是阴证转阳之候，咳较
爽，属佳朕，庆更生矣。

象川贝各三钱　杏仁三钱　桔梗六分
炙草六分　天冬三钱　炙苏子三钱　橘红一
钱五分　归身三钱

何孩　三月二十七日

发热，咳嗽，口渴，舌苔黄厚。有
积，宜导，防出疹。

葛根一钱五分　竹茹一钱五分　象贝三钱
橘红一钱五分　枳实八分　麻仁丸一钱，入煎
杏仁三钱

二诊

热退不清，大便溏而黏且青色，照例
不青，细询病因，因服回春丹故青。此儿
有生命危险。

葛根一钱五分　云苓三钱　炙甘草六分
杏仁三钱　茅根三钱，去心　腹皮三钱　焦谷
芽三钱　象贝三钱　橘红一钱五分

三诊

热可炙手，后脑更热，无些微汗，目
光无神，啼无泪，虚象甚著。今已入阴
分，皆回春丹有以致之，仍下青粪，委实
无办法，且以辛温救逆。

熟附块一钱　钩尖三钱　云苓三钱　青
蒿一钱　柴胡八分　姜夏一钱五分　炒扁衣三
钱　陈皮一钱

四诊

无汗，无泪，神色些微见好，然危险
仍在。便溏，色青，恐成慢惊。

制附块一钱五分　姜夏一钱五分　焦白
术一钱　杏仁三钱　归身三钱　柴胡八分
青蒿一钱　云苓三钱　象贝三钱　炙草六分

五诊

有汗不多，啼仍无泪，舌色不甚红，粪作青色，面部青脉满布。确有成慢惊之倾向，现当止其泻。

制附块一钱　云苓三钱　梗通八分　苡仁四钱　柴胡八分　土炒白术一钱　炙草六分　白芍一钱五分

六诊

大便仍有青色，病仍未除，不过较前有起色。

制附块八分　腹皮三钱　白芍一钱五分　茵陈三钱　炒故纸一钱　炙甘草六分　云苓三钱　白术一钱，土炒　苡仁四钱

七诊

大便今才正路，可谓顽强之极，面色尚未复元，此可无虑。

炙草六分　归身三钱　苡仁四钱　炒扁衣四钱　芡实三钱　云猪苓各三钱　白芍一钱五分，炒　法夏一钱五分　橘红一钱五分　炒故纸一钱

沈孩　七月二十二日

热颇壮，有汗不解，口糜，唇舌干绛，脉数。温邪化火之候。

竹叶十片　银花一钱五分　川连三分　栀皮一钱五分，炒　茅根三钱　赤猪苓各三钱　连翘三钱　淡芩八分　葛根二钱　梗通五分　西瓜皮三钱

二诊　七月二十三日

病不过温疟，惟气候不正，更值断乳，恐其增剧，便溏亦不甚妥当。

葛根一钱五分　赤芍一钱五分　楂炭三钱　银花二钱　茅根四钱　煨姜一片　炒扁衣三钱　腹皮三钱　云苓三钱　竹叶一钱五分　木香一钱　炙草六分

三诊　七月二十四日

病势颇不循常规，细询原是因痧子之后，发热兼旬不退，瘠甚，遍身津润，便溏溲清，面部青脉满布，舌有糜处，慢脾已成，脾无阳也。更服羚羊，安能有挽救希望。拟从荡惊汤法，先用轻剂，逐渐加重，若得转机，只算幸免。骤用大剂，药力太暴，要亦非宜。

制附块一钱　吴萸六分　柴胡一钱　腹皮三钱　薤白一钱　桂心三分　姜夏一钱五分　云苓三钱　炒扁衣三钱　白芍一钱五分

四诊　七月二十五日

药后颇有起色，面部尚有青色脉，目光略有异征。仍未出险，便溏亦是问题。

制附块一钱　吴萸六分　柴胡八分　腹皮三钱　炒扁衣三钱　猺桂心四分，研冲　姜夏一钱　葛根一钱　薤白一钱　枳实一钱

五诊　七月二十七日

前方颇中肯，神气亦尚好，惟面部青脉尚未净除，可无大妨。大便正路，须谨慎调护，并慎食。

枳实八分　杏仁三钱　苡仁三钱　归身三钱　楂炭三钱　云苓三钱　薄荷一钱，后下　橘红一钱五分　炒白芍一钱五分　腹皮三钱　馒头炭三钱，自加　炒扁衣三钱

王孩　七月十四日

舌有结苔，面色黄，指纹直透三关，肠胃薄而积不得出，胃撑大则纤维神经紧张。若复受惊，斯手足抽搐成急惊矣。

钩尖三钱　枳实八分　海南子八分　姜夏一钱五分　炙草六分　茯神三钱　竹茹一钱五分　楂炭三钱　柴胡八分　木瓜三钱

二诊　七月十五日

虚证甚显，热高而嗫口弄舌。病仅四日，遽至此，病势甚暴。法当从治，退热然后可以免于难。

制附块一钱五分　姜夏一钱五分　吴萸四分　薤白一钱五分　大生地三钱　炙草七分　柴胡一钱

三诊　七月十六日

脉已缓和，烦躁亦减，病有转机，从此不误药可望渐瘥，须茹素避风。

归身三钱　云苓三钱　姜夏一钱五分　杏仁三钱　炙草一钱　柴胡一钱　腹皮三钱　楂炭三钱

四诊　七月十七日

热已瘥减未清，色脉尚好，结苔未尽化，大便虽行不多，尚有余，积除然后热清。

白芍三钱，炒　陈皮一钱　制附块四分　姜夏一钱五分　归身三钱　银柴胡四分　炙甘草八分　半硫丸三分，药化，冷服

五诊　七月十八日

大便多，是吉象，热未除，是余波，病已脱险。

柴胡八分　云苓三钱　归身三钱　枣仁三钱，炒　姜夏一钱五分　炙草六分　杏仁三钱　生白芍一钱五分

六诊　七月二十日

面黄燥甚，此外无他，只须养营善后。

归身三钱　生白芍三钱　生草一钱　生地五钱　炒枣仁三钱　陈皮八分

朱孩　七月十七日

虚甚，行且成慢惊，二十余日中本当自复，所以不复者，必有种种原因。婴儿自己药片，初病服之本佳，至传变后即嫌太克伐矣，此亦元气不复原因之一。

大熟地三钱　苁蓉三钱　云苓三钱　姜夏一钱五分　炒怀药三钱　猺桂三分，研，冲　熟附子一钱　陈皮一钱

二诊　七月十八日

慢惊本不易治，前方甚中肯，宜多服。

熟附块二钱　熟地四钱　姜夏一钱五分　白芍三钱　淡吴萸六分　苁蓉三钱　云苓三钱　陈皮一钱

史孩　五月十八日

项间有核，头部有疮，目光无神，眉眼口鼻皆瞤动而头不能自支。此有大险，勉拟大建中汤，减小其剂，冷服。

制附块一钱　姜夏一钱　白芍一钱五分　川椒三分　云苓三钱　炙草六分

二诊　五月十九日

照例天柱倒不救，予大建中汤，居然瘥减。若能幸免，真有命矣。

制附块一钱五分　云苓三钱　姜夏一钱五分　白芍二钱　川椒四分　吴萸六分　炙草一钱

三诊　五月二十日

颈软较好，目光总无神，不发热，舌剥，有汗。得大建中小剂略瘥而已，仍有危险，且项间有核，恐终竟不治。

制附块一钱　姜夏一钱　吴萸三分　木瓜一钱五分　白芍一钱五分　川椒三分　桂枝三分　炙草六分　乳没药各一钱，去油

四诊　五月二十一日

颈软又较减，神色亦略起，病较前为退。惟目光仍无神而已，见口渴，亦难题也。

制附块八分　吴萸三分　白芍一钱五分　枳实八分　云苓六钱　川椒三分　炙草六分　槟榔六分　楂炭三钱

五诊　五月二十二日

连进大建中三剂，神气胜，项仍软，湿重痰多，阴证未净除。

制附块八分　木瓜三钱　茵陈三钱　防己三钱　川椒四分　秦艽一钱五分　虎骨三钱，炙　枳实姜炒，一钱　白芍一钱　云苓三钱　乳没药生用，去油，各一钱

六诊　五月二十四日

颈骨已有力，项间核亦消，诚可谓起死回生，大幸事也。尚有余波，拟改用祛风之剂。

桂枝三分　制附块八分　虎骨去髓炙，三钱　枳实一钱　白芍三钱　川椒三分　秦艽一钱五分　炙草六分　槟榔八分

七诊　五月二十五日

迭进阳药，仍见阳不足，咳而多痰，且见气促，仍有危险。

桂枝三分　制附块八分　杏仁四钱　天麻三钱　参须七分　姜夏一钱　小朴三分　虎骨去髓炙，三钱　乳没药生用，去油，勿见火，各一钱

八诊　五月二十六日

仍见阳不足，回阳剂中略参风药便大不适，非大建中不可，殊令人不易措手。

制附块一钱　桂枝三分　柴胡四钱　姜夏一钱　腹皮三钱　川椒四分　吴萸四分　薤白八分　云苓三钱　白芍一钱五分

九诊　五月二十七日

神色仍见阳虚。不过较前日略好。

制附块一钱　川椒四分　云苓三钱　制香附三钱　杏仁三钱　姜夏五钱　陈皮五钱　炙草六分

十诊　五月二十九日

迭进大建中。病除十之八九，今日神色甚佳，已出险矣。

制附片八分　姜夏五钱　炒谷芽三钱　薤白八分　川椒三分　茯神三钱　炙草六分　杏仁三钱

十一诊　五月三十日

色脉已平正，略见阳不足，亦不甚，较前已不可道里计。现惟寐中啼哭及鼻塞不通，此外无他。舌有剥出，食物宜少。

制附块四分　姜夏一钱　茯苓神各二钱　陈皮一钱　薤白四分　川椒二分，炙草四分　焦谷芽三钱　杏仁三钱

王孩　九月十三日

剧咳失音，面色晦滞，病已一候，恐成肺喘惊风。因此种面色，病有入脑之倾向。

炙苏子三钱　川象贝各三钱　杏仁三钱　桑叶三钱　蝉衣八分　钩尖三钱　橘红一钱五分　天竺黄五分

恽童　十月二十八日

手抽搐略无定时，寒热不扬，肌肤暵燥，目直视，不识人。病已入脑，是即所谓痉病，最忌强心补血诸针。

胆草三分　钩尖三钱　归身三钱　赤芍一钱五分　犀角三分　防风一钱　枳实一钱　安脑丸一粒

黄孩　十一月二十二日

两手无脉，结喉旁人迎脉亦不见，乳下有脉甚乱，目不能瞬，口不能开，肢体不能动，面色晦败。昨有谵语，遍体神经弛缓，全失弹力性，此为惊之一种，危甚。

吴萸四分　钩尖三钱，后下　归身三钱　川连三分，炒　蜀椒四分　独活六分　姜夏一钱　回天丸一粒

丁孩　十二月十四日

病才瘥后，受惊致见抽搐，人王部隐青色，迷睡，行且大抽搐，有甚大危险在后。

钩尖三钱，后下　蝎尾二分，炙、冲　滁菊二钱　归身四钱　象贝三钱　杏仁三钱　炙草八分　枳实一钱

二诊　十二月十五日

热退抽搐止，惊风已告一段落。

象贝三钱　杏仁三钱　归身三钱　焦谷芽三钱　炙草六分　橘皮一钱五分

黄宝宝　十二月十五日

舌光苔结，此因初生时吃牛奶，胃壁受伤之证据。现啼不扬而指掐有力，是惊风也。

钩尖三钱　焦谷芽三钱　蝎尾二分，炙、研冲　赤芍一钱五分　胆草三分　归身三钱　回天丸一角，药化服

郑孩　十二月三十日

肺闭息滞，见鱼口状，唇黑，目珠不瞬。病已大危，勉强挽救，明知未必有效，毕竟贤于坐视。

生山栀二钱　南瓜蒂三个，切　防风一钱　淡豆豉五钱　杏仁三钱

煎一大杯浓汁，尽量予服，得吐或泻最好，下午如仍气急目定，予安脑丸一粒开水化服。

金孩　二月十七日

病从去年十一月起，发热、咳嗽以渐加重，迄今反复四次。前昨手脚抽搐，现在目光无神，气急，躁扰不宁，脉无胃气，面无血色，舌焦且剥。形神全枯，脏气悉坏，血液全干，可三五日延耳。

乌犀尖二分　大生地三钱　天冬三钱　人参五分　法夏八分　归身一钱五分　五味子七粒

二诊　二月十八日

齿枯，舌苔劫津，撮空，目无神。症状与昨日略相似，所不同者，热象显著，委实无血液。虽里热外达，元气不能支，仍无多希望。

元参一钱　归身四钱　鲜生地四钱　炙草六钱　蒺藜三钱　钩尖四钱　犀角片三分　人参须一钱　胆草二分　安脑丸二粒

金孩　三月三日

剧咳，壮热，头汗，瑟瑟有惊意。病已久，恐其热入头脑便不易治。当以药力预防之。

胆草二分　防风六分　炙草六分　归身三钱　枳实一钱　象贝三钱　竹茹一钱五分　淡芩八分　杏仁三钱　川连三分

天痘类

金宝宝　一月十二日

天痘六日，疹点红活而不甚密，脉象颇好，有汗，热亦不甚壮，能吮乳，能寐，大便不泻。是为顺征，谨慎调护，无险。

归身一钱五分　紫草茸四分　云苓一钱五分　川芎五分　炙草四分　橘络一钱

袁童　一月十四日

吐泻，起病才两日，右目起内障，虹彩之边黑色缺一块现白地，手冷，脉伏，形神躁烦。此病无端而起，亦未服药，以病理衡之，是必天痘郁不得出之故，否则无此病。能实不能治，勉强拟方，以冀万一。

乌犀尖先煎，三分　川连三分　大生地三钱　姜夏一钱　无价散一分

孙宝宝　二月四日

水痘已回，神色不爽慧，肢凉不清，舌苔花而润，大便溏泄，啼无泪，迷睡。此有余邪未清，不可升散，宜消导。照例痘后不得有余邪，因最是缠绵，延久即难免有变端也。

枳实八分　竹茹一钱五分　归身三钱　建曲炒，一钱　木香一钱　扁衣炒，三钱　腹皮三钱　楂炭三钱　川连三分　枣仁三钱　芦根四寸　茅根三钱

二诊　二月八日

水痘之后，又发壮热，面红，脉数，人王部隐青色，鼻尖微凉，手亦凉。此当出痘，其水痘直是痘之前驱。

葛根一钱五分　归身三钱　炙草六分　茅根三钱　紫草茸一钱　杏仁三钱　象贝三钱　无价散一分，冲

陈孩　二月十二日

春寒咳嗽，粪青色，山根亦隐青色，手背起瘰，是将发水痘。未种痘，甚可虑。

枳实一钱　木香一钱五分　葛根一钱五分　象贝三钱　楂炭三钱　扁衣三钱，炒　茅根三钱　杏仁三钱　腹皮三钱　建曲一钱，炒　淡芩八分　炙苏子三钱　防风五分，炒

李宝宝　二月二十二日

五月小孩，天痘五日，痘点不分清根盘，不红润，颗粒之顶不湛圆，见腹鸣泄

泻，是塌陷也，是为大逆。凡痘顺者不药可愈，小逆即难治，大逆有万险。万万不宜凉药，勉方温托，冀能幸而转机。

归身三钱　鹿角霜三钱　紫草茸八分　胆草三分　炙草六分　枸杞三钱　川贝四钱　猺桂心二分，冲　赤芍一钱五分　木香八分

二诊　二月二十三日

粪色转老黄，只有两次，是佳象。塌陷之痘已较为圆湛，且不气急鼻扇，亦属好现象。现在所见之症，惟痒为美中不足。痒故常摇头，因虚而痒也。

归身三钱　橘红络各一钱　川贝三钱　炙芪七分　炙草六分　赤芍一钱　紫草茸四分

杨宝宝　三月七日

天痘才回，不谨于口致发热，苔厚而糙。有积，表热不甚壮。但病之变化必剧，在理当发肿。

川连炒，四分　淡芩一钱　杏仁三钱　腹皮三钱　炒枳实一钱　炙苏子三钱　楂炭四钱　秦艽一钱五分　归身三钱　馒头炭四钱　薄荷一钱　连翘三钱　槟榔四分

张童　十一月十五日

天花已回，尚在落屑期，此不可吹风，不宜外出。

归身三钱　杏仁三钱　川贝三钱　白芍一钱五分　橘红一钱五分　云苓三钱　炙草六分

二诊　十一月十九日

色脉均平正，天痘至此已完全告一段落，可以略补。

象贝三钱　归身三钱　菟丝子三钱　杏仁三钱　炙草六分　焦白术一钱　天麦冬各三钱　绵仲三钱　云苓三钱

张孩　十一月二十四日

病在督脉，行且成惊。其红瘰在未种痘前发见，亦属可虑，病有甚大危险。

葛根一钱　杏仁三钱　炙草六分　姜夏一钱　象贝三钱　茅根三钱　橘皮一钱五分　枳实八分

二诊　十一月二十七日

面部红点已灌浆，证状是水痘。所谓水痘，乃副痘，非正痘，但舌尖亦有兼见，气急鼻扇，且婴儿未满二十日，当然危险。

归身三钱　炙草六分　芡实三钱　云苓三钱　川芎四分　扁衣三钱，炒　乌犀尖一分，磨冲　炙苏子一钱

张孩　十二月十二日

天痘五日，遍身满布，尚未行浆，根脚太散，花点太密，见泄泻、呕吐，是为逆象。泻则有塌陷之虞，呕则虚。因痘非吃不可，呕不能吃，即不能灌浆也。

归身三钱　炙草六分　象川贝各三钱　姜夏八分　竹茹一钱五分　杏仁三钱　焦白术一钱，土炒　木香一钱　橘皮一钱五分　炒扁衣三钱　炒建曲一钱　川芎四分　糯米一撮，煎三四沸，去米用汤煎药

尹孩　十二月二十一日

水痘、痧子都是不要紧的病，但是发病时，或受凉，或吃荤，或吃核桃，便变做极危险之病。此孩壮热，手冷，脉微近于伏，便溏，烦躁，乃痘毒内陷之症，有生命危险。

炙麻黄二分　葛根一钱　生石膏一钱五分　淡芩六分　炙草六分　杏仁三钱　无价散半分

二诊　十二月二十二日

大瘥，已无险，便不爽，尚防转痢，须忌口。

木香一钱　炒扁衣三钱　建曲一钱，炒　杏仁三钱　橘红一钱五分　腹皮三钱　楂炭三钱　炙草六分

三诊　十二月二十三日

尚气急，咳嗽，溲如米泔。咳为余邪出路，无妨。

象贝三钱　杏仁三钱　炙苏子三钱　橘红一钱五分　炙草六分　赤苓三钱　方通八分

秦官官　十二月二十八日

天痘八日，浆不黄，顶不满而见泄泻，昨日清水泻止却下胶黏白物如痢，面部痘点密，甚至于肿。泻与肿与塌陷均逆象，法当温托，然痘症总不可逆，逆则无论如何皆险，此尤其重者。

归身三钱　鹿角霜三钱　江西子一钱，土炒　川芎四分　赤芍一钱五分　炒扁衣三钱　炒建曲一钱　赤白苓各三钱　猺桂心一分，研　姜夏一钱　毛血片一分

二诊　十二月二十九日

泻略减，次数仍有八次之多，是药力未及彀，故痘顶仍不起，须再托之。热与咳均属第二层，最紧要是止泻举陷。

生芪一钱五分　归身三钱　天麻三钱　鹿角霜三钱　姜夏一钱　橘皮一钱五分　炒扁衣三钱　芡实三钱　云苓三钱　江西子一钱，土炒

张宝宝　十二月十一日

药后大便不实，环唇隐青，无表证，当补脾。

焦白术一钱　姜夏一钱　炙草五分　木香八分，煨　公丁香二分　橘红一钱五分　归身一钱五分

痧疹类

陆女童　十月二十六日

发热见红点，泛恶。是将作痧疹，当达之。

葛根一钱五分　淡芩八分　茅根三钱　橘皮三钱　炙草六分　川连三分　象贝一钱五分　炒荆防各五分　香葱白二个

二诊　十月二十七日

痧子，面部不见，头眩，口苦，舌尖绛，但头汗，热有起伏，宜外熨。

淡芩八分　栀皮一钱，炒　薄荷一钱　炒香豉三钱　炙草六分　炒牛蒡二钱　杏仁三钱　桑叶三钱　茅根三钱

外用芫荽菜泡汤熨。

三诊　十月二十八日

热不扬，痧点不透，胸闷。是病不得外达也，色脉尚无他，透之。

葛根一钱　杏仁三钱　炙草六分　归身三钱　象贝三钱　橘红一钱五分　茅根三钱　淡芩一钱　无价散半分，冲

田孩　十月十四日

种痘后发热，见红点。是将作痧疹，透之。

葛根一钱五分　杏仁三钱　竹茹一钱五分　炒扁衣三钱　象贝三钱　橘红一钱五分　枳实八分　炒建曲一钱　茅根三钱　炒防风七分

二诊　十月十九日

咳嗽，热未净，神气较好，舌润脉平。痧已回，尚有余波，再予清透。

薄荷八分，后下　葛根八分　炙草六分　杏仁三钱　归身三钱　茅根三钱　象贝三钱　赤猪苓各三钱　方通八分　橘红一钱五分

三诊　十月二十一日

发热，有微汗，下青粪，舌色白润，咳，欲吐不得而渴。前已服透剂，曾见过痧点，当再事清透兼消导，表里两解之。

炒扁衣三钱　炒建曲一钱　腹皮三钱　楂炭三钱　枳实八分　馒头炭三钱　葛根一钱　象贝三钱　杏仁三钱　炙草六分　茅根三钱　赤苓三钱　方通八分

许孩　十月二十三日

手足转温，粪有黑块在胶液中，此奶积得下之症。现唇舌皆燥，微弄舌，是化热也。肌腠隐红点，现风痧流行，自不可不防，须达之向外。

葛根一钱五分　淡芩八分　芦根五寸，去节　橘红一钱五分　花粉一钱　连翘三钱　杏

仁三钱　薄荷一钱　茅根三钱　象贝三钱
无价散五厘，冲

刘小姐　十二月四日

痧后发肿，脘痛。当是不谨于口，切忌碱水面食及饼干等。

炒枳壳八分　象川贝各三钱　川连三分　杏仁三钱　赤苓三钱　猪苓三钱　梗通八分　炒车前三钱　归身三钱　炙草六分　竹茹一钱五分

二诊　十二月六日

痧后不忌口，致发肿，溲多，当自退。

川连三分　枳壳八分　海南子六分　赤苓三钱　车前三钱，炒　方通八分　归身三钱

三诊　十二月九日

痧后不忌口，误食碱水面，致遍身发肿，且有寒热，此是本体化学作用起变化。

橘皮一钱五分　枳实五分　竹茹一钱五分　木香一钱　炙草六分　青陈皮各一钱

黄孩　十二月四日

咳不爽，遍身红点，舌色干绛，苔不匀。里热甚，初起即阴液干涸，是不可强责其汗。病奇重，有危险在后。

鲜生地三钱　葛根一钱　桑叶三钱　归身三钱　炙草六分　橘红一钱五分　淡芩一钱　竹茹一钱五分　象贝三钱　杏仁三钱　无价散一分，冲

二诊　十二月五日

痧子已净，故热退神清。遍身作痒，舌绛，余邪为湿，当事分利。

淡芩八分　枳实八分　秦艽一钱五分　竹茹一钱五分　归身三钱　炙草六分　赤猪苓各三钱　炒车前一钱五分

三诊　十二月七日

痧后再发热，项间有结核。热为余邪未清，核属虚。有成损之倾向，慎之。

归身三钱　炙草六分　木香一钱　杏仁

三钱　象贝三钱　橘红一钱五分　桔梗六分　炙苏子三钱　赤芍一钱五分　云苓三钱

黄孩　十二月五日

痧回，咳不爽，是痧子未净；舌下有腐处，是即余邪寻出路。然舌下见腐为坏象，现在颇躁，无泪，便泄，是有危险。

薄荷一钱　象贝三钱　杏仁三钱　桑叶三钱　橘红一钱五分　炙草六分　炒扁衣三钱　炒建曲一钱　云苓三钱　葛根八分　炒牛蒡一钱五分

二诊　十二月六日

不发热，舌底腐处较昨日为大，是有湿毒在内。

赤芍三钱　板蓝根三钱　炒牛蒡三钱　象川贝各三钱　胆草二分　炙僵蚕一钱五分　甘中黄一钱　归身三钱

三诊　十二月七日

照昨方加徙薪丹，每日十丸。

罗孩　十二月五日

气急鼻扇，面浮，无血色，肌肤甲错，有红点，神昏谵语，脉乱。此痧子不能外达之坏病，为时已晚，难冀挽回，勉强拟方，以尽人事。

象贝三钱　杏仁三钱　炙苏子三钱　炙草六分　薄荷一钱　归身三钱　无价散一分，冲

贝孩　十二月二十四日

咳嗽，发热，面部痧点满布。此是痧疹透达，达即得。不可吃荤，手肿当另治。

葛根一钱　杏仁三钱　炙草六分　象贝三钱　橘红一钱五分　淡芩六分　炒防风六分　茅根三钱

二诊　十二月二十五日

痧回仍烦躁，微咳，热不退。余邪不清，恐多变化。

葛根一钱　茅根三钱　象贝三钱　炙草六分　杏仁三钱　无价散半分，冲　橘红一钱五分

童孩　一月二十三日

咳不出，气急鼻扇。肺气将闭，闭则惊，开之则出痧疹，以能出为佳，否则险。

炙麻黄三分　葛根一钱五分　桑叶三钱　橘红一钱五分　杏仁三钱　象贝三钱　炒建曲一钱　炒扁衣三钱

二诊　一月二十四日

咳甚剧，热旬日不退，微有汗，气急鼻扇不见轻减。此恐出痧子，宜避风吃素。

葛根一钱五分　橘红一钱五分　杏仁三钱　枳实八分　法夏一钱五分　柴胡八分　象贝三钱　桑叶三钱　竹茹一钱五分　茅根三钱，去心

三诊　一月二十四日

咳嗽发热兼见，气急，恐其咳剧成急性肺病，亦宜防出痧子。

葛根一钱五分　象贝三钱　橘红一钱五分　赤猪苓各三钱　黄芩八分　杏仁三钱　桑叶三钱　方通八分

四诊　一月二十六日

现在咳嗽本极难治，因气候关系，常变急性重大肺病，幸此孩是受热停食。恐出痧疹，须谨慎调护，少予食物。

黄芩八分　炒荆防各七分　杏仁三钱　橘红一钱五分　楂炭三钱　薄荷一钱，后下　象贝三钱　枳实八分　梨皮一个

五诊　一月二十七日

痧子出不透，热入营分，唇殷红，舌花剥，便溏，气急，啼无声。重险之候。

薄荷一钱　葛根一钱五分　象贝三钱　橘红一钱五分　炙草六分　炒牛蒡三钱　淡芩八分　桑叶三钱　归身三钱　无价散一分，冲

六诊　一月二十八日

痧点虽透，唇殷舌光，神色昏蒙，仍有危险。

葛根一钱五分　薄荷一钱，后下　川连三分　象贝三钱　桑叶三钱　炒牛蒡三钱，研　茅根五钱，去心　连翘三钱　淡芩八分　橘红一钱五分　杏仁三钱　炙苏子二钱　荆芥六分，炒　竹叶十五片

七诊　一月二十九日

色脉颇好，神气亦佳，微形寒。是余邪未净，仍宜茹素。

羌活四分　葛根一钱五分　杏仁三钱　淡芩六分　炒荆防各六分　象贝三钱　炙草六分　茅根三钱，去心

郭孩　一月二十三日

种痘尚未出透而发热，见红点，是痧疹也。与牛痘并发，亦不妨事，症势尚顺。惟环唇青色，大便溏泄，此却非宜，当托之向外，以免下陷。

归身三钱　象贝三钱　橘红一钱五分　法夏一钱五分　建曲一钱，炒　川芎六分　赤芍一钱五分　杏仁三钱　扁衣三钱，炒　赤猪苓各三钱

二诊　一月二十四日

痧子颇顺，痒是漏风，虽无妨，宜慎。凡痧麻皆不可逆，漏风逆也。

炒荆防各七分　葛根一钱五分　杏仁三钱　归身三钱　茅根三钱，去心　薄荷一钱，后下　象贝三钱　淡芩七分　炙草六分

三诊　一月二十五日

痧子已无问题，第一当慎食。

枳实八分　腹皮三钱　炒扁衣三钱　六一散三钱，包　楂炭三钱　谷芽三钱，炒　建曲一钱，炒

张宝宝　一月二十四日

喉间红肿，左耳下腺肿颇硬，热不畅，无甚汗，咳亦不爽，舌糙，脉滑数。形神躁烦，恐其出疹，因现在外邪郁而不达。此病当先发表，后通大便，先通大便则逆。

炙麻黄三分　生石膏三钱　板蓝根三钱

炙僵蚕—钱五分　炒牛蒡二钱，研　淡芩—钱
茅根三钱　芦根四寸，去节　甘中黄八分　葛
根—钱五分

朱宝宝　二月十二日

痧子已无望其再出，面色枯萎，鼻扇
不止，肺伤郁血即不可救。无汗而热，拟
麻桂黄芩合剂。

炙麻黄三分　桂枝三分　淡芩八分　象
贝三钱　杏仁三钱　炙苏子三钱　炙草六分
玉竹—钱

李孩　二月十五日

痧子未能透，致唇肿口不能开，眼亦
为眵封不能开，遍身湿毒太重，恐有生命
危险。

鲜生地四钱　芦根六寸　赤苓三钱　炒
车前三钱　杏仁三钱　茅根三钱　赤芍三钱
梗通八分　薄荷—钱，后下　象贝三钱　橘红
—钱五分　无价散—分，冲

二诊　二月十六日

药后似乎略好，舌色平正，湿疮虽属
疥，亦是胎毒。因疮疡家不可发汗，故值
痧疹则难治。

薄荷—钱，后下　茅根三钱，去心　赤芍
三钱　象贝三钱　连翘三钱　赤苓三钱　僵
蚕—钱五分，炙　杏仁三钱　炙苏子三钱　方
通八分

岳孩　二月十八日

有微汗，热壮躁甚，舌苔稍厚，痧子
未能外达故如此。病不算重，调护却须注
意，倘不如法则增剧。

葛根—钱五分　象贝三钱　杏仁三钱
楂炭三钱　淡芩八分　枳实八分　腹皮三钱
馒头炭三钱　炙草六分

二诊　二月十九日

痧点见而不透，色泽亦不鲜明，微见
鼻扇，大便泄泻，一夜十余次，舌尖光，
是内陷也。及今挽救尚来得及，惟须谨慎
调护，忌各种香药。

川象贝各三钱　杏仁三钱　炙苏子三钱
葛根—钱五分　炒扁衣三钱　芡实三钱　炙
草六分　茅根三钱，去心　无价散—分，冲

李孩　二月十九日

时邪感冒，当出痧疹，本当达之向
外，误服保赤散，泻则内陷。现在目无
神，气急鼻扇，舌伸出唇外，皆恶候，有
大危险。

川芎四分　归身三钱　炙草五分　象川
贝各三钱　杏仁三钱　桔梗五分　炙苏子三钱
橘红—钱五分　枳实八分　淡芩八分　无价
散二分，冲

二诊　二月二十日

种种恶候已除，热未退，咳不爽。是
不免出痧，宜避风吃素，并用芫荽外熨，
助其透达。

葛根—钱五分　杏仁三钱　象川贝各三钱
橘络—钱五分　炙草六分　桔梗—钱　炙苏
子三钱　归身三钱　茅根三钱，去心

张孩　二月十九日

咳全不爽已多日，昨日发热，仍是痧
子未能透达之故。其传变必为泄泻陷里，
否则成急性肺病，极险。

葛根—钱五分　炙苏子三钱　薄荷—钱，
后下　杏仁三钱　象川贝各三钱　茅根三钱，
去心　炙草六分　桑叶三钱　桔梗六分

二诊　二月二十日

时邪感冒，本当出痧疹，乃误食猪
肉，面色苍白，剧咳，鼻扇，口糜。是犯
痧子之禁，生命在不可知之数。

枳壳八分　猪苓三钱　葛根—钱五分
炙苏子三钱　腹皮三钱　楂炭三钱　杏仁三
钱　象贝三钱　竹茹—钱五分　茅根三钱　馒
头炭三钱

舒孩　二月二十三日

时邪感冒，发热，咳不爽，呵欠，是
将出痧疹之候，曾服犀角一元、保赤散一
服，表邪未清，不得攻下。病在阳分，不

得服犀角阴药，两药均误，致手足舞蹈如瘛疭状，是有生命之虞。

炒牛蒡三钱　淡芩八分　杏仁三钱　炙草六分　炙苏子六分　葛根一钱五分　象贝三钱　橘红一钱五分　归身三钱　川连三分

二诊　二月二十四日

唇红舌绛，热略退未净除，目赤眵多，内热尚炽。

川连三分　鲜生地三钱　炒扁衣三钱　茅根三钱，去心　淡芩八分　炙草六分　炒建曲一钱　草决明三钱

何孩　二月二十日

气急鼻扇，痧隐，泄泻，泪无，汗无。热陷于里，阴分已涸竭故也。人王部青色，法在不救，勉拟犀角地黄大剂，冀幸万一。

乌犀尖三分，磨，冲　鲜生地五钱　生草八分　川连三分　象贝三钱　杏仁三钱　炙苏子三钱　橘红一钱五分　知母一钱　茅根去心，三钱

张孩　二月二十日

痧后热尚未净，舌苔已化燥。本可即愈，舌边光却是余邪陷里之证，乃抱龙丸之成绩，强抑，胃不能受，故吐。

薄荷一钱，后下　象贝三钱　橘红一钱五分　川芎四分　连翘三钱　杏仁三钱　炙草六分　归身三钱　川连三分

顾孩　二月二十六日

九龙姜性最悍，痧子不当用，且服之一钱之多，不死已幸矣。重复泄泻，较之不泻为佳，然有险。

归身三钱　炒扁衣三钱　云苓三钱　木香八分　炙草六分　芡实三钱　梗通八分　煨葛根八分

周孩　二月二十六日

粗点痧，仅发于两脚至膝而止，身半以上隐于肤腠不甚显明，共发四次。此亦痧疹，因湿胜故在下，然上半身不出，病总不愈。

葛根一钱五分　川连三分　茅根三钱　腹皮三钱　淡芩八分　防己三钱　木香一钱　猪苓三钱　无价散一分

二诊　二月二十七日

痧子由下而上为逆，湿太重，脾不运，跗肿亦有问题，当兼顾。

葛根八分　槟榔四分　防己三钱　木香八分　炒小朴三分　川连三分，炒　云苓五钱

林孩　二月二十八日

喉痧至结毒则告一段落，可无生命之险。

象贝三钱　炙僵蚕一钱五分　杏仁三钱　板蓝根三钱　赤芍二钱　炙草六分　醒消丸一钱五分

二诊　二月三十日

痧后误吃面食，故肿。耳下肿是结毒，当外治。有微热，尚不可吃荤。

连翘三钱　川贝三钱　炒香豉三钱　归身三钱　赤芍一钱五分　香葱白一个　枳壳六分　炙僵蚕一钱　杏仁三钱

三诊　三月二日

头面手足均肿，喉间有疮，唇之外皮亦有疮。症状为瘟毒，不热，尚属第二等者，然甚重。

炒荆防各八分　马勃八分　炙僵蚕一钱五分　赤芍一钱　银花三钱　炒牛蒡三钱，研　赤猪苓各三钱　炒车前三钱　连翘三钱　胆草二分　梗通八分　甘中黄一钱　板蓝根三钱

王孩　三月九日

痧后咳嗽，经月不愈，面色苍白，痰不爽，如沫而多，咳夜甚，不咳时亦气急异常，脉虚。不能再宣达，肺寒不可更用凉润，病情有险。

人参须五分　五味子四分　干姜炭二分　细辛一分　白芍一钱　杏仁一钱五分　炙苏子一钱五分

二诊 三月十一日

神气较好，咳较爽，气急较瘥，肌肤甲错亦见减。病未全除，全除须一月。现在出险而已，仍须忌荤。

象川贝各三钱 归身三钱 杏仁三钱 炙草六分 天麦冬各三钱 橘红一钱五分 炒白芍一钱五分 炙桑皮一钱五分 炙苏子三钱

三诊 三月十三日

色脉均极正当，衰弱已甚，亟须培养元气，天明时之痰声不足虑，行当自除。童稚体虚，但慎调护，其恢复当较成人为易。

川贝三钱 杏仁三钱 天冬三钱 知母三钱 炙芪三钱 归身三钱 白芍一钱五分 阿胶三钱，蛤粉炒 橘络一钱五分

罗孩 三月十日

痧后余邪未清，手掌较热，舌剥，咳夜重。此虚，不宜再发表。

川象贝各三钱 杏仁三钱 橘红一钱五分 归身三钱 炙草六分 细生地三钱 知母一钱 赤芍一钱五分

二诊 三月十四日

痧后咬牙，掌热，咳嗽，乃大虚之候，肌肉削，即成损。

知母一钱 天冬三钱 川贝三钱 归身三钱 细生地三钱 杏仁三钱 钗斛三钱 炙草六分 枸杞三钱

林孩 三月十四日

痧后咳，因痧未出透，余邪借咳为出路，当因势利导，令畅咳乃佳，不可强止。白沫是肺热，亦是虚。

象贝三钱 杏仁三钱 桔梗六分 橘红一钱五分 炙草六分 桑叶三钱 防风六分，炒 枳实八分 竹茹一钱五分 淡芩八分 鸬鹚咳丸一钱五分

奚孩 三月十五日

痧后发热，咳嗽，面色晦滞，舌剥纹紫，是有危险。水痘非险，余邪自达为之也。

连翘三钱 淡芩八分 竹茹一钱五分 薄荷一钱 知母一钱 象贝三钱 杏仁三钱 炒扁衣三钱 建曲一钱，炒 归身三钱 云苓五钱 鸬鹚咳丸一钱五分

何孩 三月十六日

壮热，有汗，痧点布而面上独无，目光无神，舌光润。痧子郁不得达，上行则惊，下行则泻，均不妥，须防。

葛根一钱五分 杏仁三钱 象贝三钱 橘红一钱五分 桑叶三钱 茅根三钱 赤苓三钱 方通八分 芦根一尺

叶孩 三月十六日

面色晦滞，目光无神，咳不出，故气急鼻扇，并非咳少。此病吃紧处只在咳，本当出痧子，咳畅方能出，咳不畅毛窍皆闭，故不得出。现已成急性肺病，故目珠不活而神昏。

象贝三钱 炙苏子三钱 桔梗六分 炙草六分 桑叶三钱 淡芩八分 川连三分 归身三钱 防风六分 橘红一钱五分

朱孩 三月十六日

痧未出透而隐隐已十天，现在暵热，无汗，舌苔黄厚，目光无神，神色皆昏迷，咳全不爽。症情万分危险，其舌色是腑证，然非主要症，主要证候在因未达之邪自寻出路而咳，咳不得畅，故神昏。亟须竭力宣达，另扶正气，冀幸万一。

川象贝各三钱 防风八分，炒 杏仁三钱 炙草六分 归身三钱 枳实一钱 竹茹一钱五分 炙苏子三钱 楂炭三钱 腹皮三钱 知母一钱 淡芩八分 梨汁半杯，冲 馒头炭三钱

林宝宝 二月十一日

麻证误食核桃，胃中受伤，故舌光而有刺。是有险，亟予透达。

茅根三钱 杏仁三钱 桑叶三钱 葛根一钱五分 淡芩一钱五分 橘红一钱五分 象

贝三钱　炙草六分　无价散半分，冲

马孩　二月十八日

此是麻证，现在第十日。凡麻证，皆封眼，剧咳，壮热，此为应有证象。抓鼻是虚，咬牙是痉，乃入脑之象，最是危险，此为不应有症。热闭不得出，更助其传里，因而有此证情。万险，或者尚可挽救，但无把握。

葛根三钱　归身三钱　方通八分　象贝三钱　赤苓三钱　炙草六分　橘红一钱五分　鲜生地三钱　茅根三钱　杏仁三钱　生石膏一钱五分　淡芩一钱

二诊　二月十九日晨

溲多，齿润，舌光。便不当烦躁，气急。今不尔，是将作衄。此是小逆，余外各切都正当，脉太数。

鲜生地三钱　归身三钱　炙苏子三钱　炙草六分　连翘三钱　茅根三钱　淡芩一钱　杏仁三钱　象贝三钱　薄荷一钱　茅花一钱五分　栀皮一钱，炒

三诊　二月十九日午

耳后肿是瘟毒，其势甚暴，非从速消之不可。拟内外并治，冀得脱险。

炒牛蒡三钱　马勃八分　炙僵蚕一钱五分　银花三钱　胆草三分　滁菊二钱　赤芍一钱五分　川贝三钱　枳实一钱　竹茹一钱五分　甘中黄一钱

四诊　二月十九日晚

原方加：

乌犀尖三分，磨冲　归身三钱　鲜生地四钱　胆草二分

五诊　二月二十日晨

颐肿已略软，继续敷药，可免溃脓之险。麻回脉平都尚无大坏象，即小小烦躁亦属应有。惟面部仍有灌脓之瘰，此实不当有之物，亦未经见过。有如此之甚者，深以为虑。

鲜生地三钱　赤芍一钱五分　胆草一分

象川贝各三钱　知母一钱　甘中黄一钱　炙苏子三钱　炙僵蚕一钱五分　归身三钱　乌犀尖一分半，磨，冲　杏仁三钱　银花三钱

六诊　二月二十日晚

麻回，音略哑，此是麻症当有证象。寐安，有溲，均好。大便尚未正轨，肠胃气化未复，故不退热，尚未可予以食物，只宜略进米汤。此外别无败象，须以时日，当瘥。

归身三钱　炙草六分　大生地三钱　茅根三钱　杏仁三钱　知母一钱　草决明三钱　川贝三钱　胆草一分　川连一分　花粉一钱

七诊　二月二十一日

颔下肿处已全软，寐安，脉甚和，粪溏色黄黏腻，比较昨日为正路，舌光是胃虚，此外无他。是已脱险，有此现象无虑，更有目疾。

大生地三钱　归身三钱　橘络一钱五分　赤白芍各三钱　滁菊一钱五分　草决明三钱　杏仁三钱　元参二钱　花粉一钱

八诊　二月二十二日晨

手常入口，大虚之候，脉亦虚甚。麻已回，热尚未清。此时更服凉药，必增烦躁，当从权进补，冀不生枝节。

炙芪三钱　钗斛三钱　知母一钱　归身三钱　姜夏一钱　川贝三钱　杏仁三钱　橘红一钱五分　大生地五钱　茯神三钱

九诊　二月二十二日晚

麻证之后，热不清，夜间且略高，是虚热。音哑，口糜，目封。以上各节惟口糜为最重要，因胃阴伤也。

竹叶十片　滁菊一钱五分　生石膏一钱　知母一钱　川贝三钱　人参须五分　杏仁三钱

十诊　二月二十三日

手动不已，频自抓唇，自是虚甚之候。昨药甚补，药后虽闷，能安寐，尚算能受补，是好消息。口中津液奇干，急须

救津。不气急，亦尚未动肝风，当以培元为主。惟病太重，尚未能乐观耳。

西洋参三钱，另煎，冲　钗斛三钱　天冬三钱　知母一钱　川贝三钱　法夏五分　钩尖三钱　杏仁三钱　归身三钱　鲜生地五钱

十一诊　二月二十四日

津液并不算干，脉数有胃气。惟不能酣寐，手自抓鼻，及两手自持不止。昨夜大便两次，第一次纯青色，二次黄色，亦不甚正当。麻则已回，论脉及神气呼吸均不坏。不能寐，手自抓，有青粪，是病之要点。虚已略回，青粪须考虑。现在确不能说顺手，但决无不测。舌苔甚厚，其不寐是胃不和。

枳壳六分　竹茹一钱五分　川贝三钱　秫米三钱　归身三钱　焦谷芽三钱　法夏一钱　腹皮三钱

马小姐　二月二十二日

壮热，汗多，略咳，舌苔厚，舌尖红。是时邪感冒，兼有宿积。

葛根一钱五分　腹皮三钱　川连三分　淡芩一钱　竹茹一钱五分　枳实一钱　炙草六分　茅根三钱　杏仁三钱　楂炭三钱　馒头炭三钱

二诊　二月二十三日

得粪多许，病当减。咳剧，只予宣达，恐其出痧子，仍带透发。

葛根一钱　建曲一钱，炒　扁衣三钱，炒　淡芩八分　象贝三钱　焦谷芽三钱，炒　橘红一钱五分　杏仁三钱　炙草六分　薄荷一钱，后下

三诊　二月二十五日

内热颇重，痧尚未透全，亦封眼，可知不廉。

葛根一钱五分　生石膏一钱五分　川连三分　茅根三钱　芦根五寸　归身三钱　炙草五分　淡芩一钱　无价散半分

四诊　二月二十七日

头摇不止，热壮。痧子未回，遽呈流行性脑炎症状，自是险症。现在姑止痧子，以治脑为主。

川连三分　胆草四分　淡芩一钱　象贝三钱　羌活五分　防风六分，炒　炙苏子三钱　归身三钱　炙草六分　杏仁三钱　大生地三钱　秦艽一钱五分　葛根一钱

五诊　二月二十八日晨

寐较安，神色亦好，头摇较少。急性病既转机，便无妨。

川连三分　胆草三分　元参一钱五分　甘中黄一钱　杏仁三钱　归身三钱　鲜生地四钱　板蓝根三钱　茅根三钱　芦根一尺　炙苏子三钱　象贝三钱

六诊　二月二十八日晚

舌略糙，脉平，规矩权衡不坏。

葛根一钱　方通八分　茅根三钱　炒车前三钱　芦根六寸　鲜生地四钱　胆草三分　赤猪苓各三钱　花粉一钱

七诊　二月二十九日

此儿因痧后脑炎，致邪不得外达，现在咳不爽，头仍摇，脑炎尚未全除，咳嗽恐其延久。固然无生命之险，惟咳若不得即愈，成百日咳，亦属可虑。

葛根一钱五分　象川贝各三钱　杏仁三钱　炙苏子三钱　橘红一钱五分　瓜蒌皮二钱　胆草三分　归身三钱　桑叶三钱

八诊　二月三十日

舌尖红，遍身嘆燥，是犀角证，入血分也。

川连三分　胆草五分　杏仁三钱　鲜生地五钱　归身五钱　滁菊三钱　方通八分　钩尖三钱　川贝三钱　炙草六分　猪苓三钱　安脑丸一粒，药化服　乌犀尖四分，刨片，先煎

九诊　三月二日

热退尚未净，脉与神气均好，微咳，气急。咳为痧后余邪出路，宜令畅，畅则

气不急。索食是胃气已复，食物宜少予、频予。尚须忌口，只宜粥汤及乳。

连翘三钱　炙草六分　归身三钱　栀皮一钱,炒　淡芩八分　炙苏子三钱　桑叶三钱　杏仁三钱　橘红一钱五分

十诊　三月三日

汗多，热较退，现在似已清，惟有晶痦，痦本不妨，但恐黎明时仍作微热。脉甚好，神气亦好，当不致有何变动。见痦亦是虚象，宜养血。

归身三钱　细生地三钱　知母一钱　赤芍一钱　川贝三钱　炙草六分　杏仁三钱

十一诊　三月六日

色脉实已无病，早起热不除或当渐除。衡量情形，当补。

焦白术八分　焦谷芽三钱　杏仁三钱　炒白芍一钱　炙草六分　桑皮一钱五分　云苓三钱　归身三钱

咳嗽类

钱孩　一月十二日

发热自退，咳剧，须宣达。神色、脉象均好，无妨。

炙苏子三钱　象贝三钱　杏仁三钱　桑叶三钱　橘红一钱五分　淡芩六分　茅根三钱,去心　竹茹一钱五分　枳实八分

吴孩　一月二十三日

咳经月不止，舌有热象，并有些微寒热，清之。

薄荷一钱,后下　桑叶三钱　淡芩八分　象贝三钱　杏仁三钱　橘红一钱五分　桔梗四分　茅根三钱　炙苏子三钱　瓜蒌皮一钱五分

唐孩　二月二十日

咳全不爽，舌边光，曾服金鼠矢而未种牛痘，是则生命在不可知之数矣。

葛根一钱五分　川连二分　炙苏子三钱　川芎四分　象贝三钱　橘红一钱五分　淡芩五分　桔梗六分　杏仁三钱

龚宝宝　二月二十四日

咳嗽，发热，舌有热象。病在肝胃，清宣可愈。

淡芩一钱　象贝三钱　炙草六分　杏仁三钱　桑叶三钱　葛根一钱五分　橘红一钱五分　川连三分　芦根五钱

黄宝宝　二月二十九日

咳剧，不发热，夜甚。是有积，胃逆，故夜咳。

枳实一钱　竹茹一钱五分　杏仁三钱　炙苏子三钱　楂炭三钱　淡芩一钱　象川贝各三钱　腹皮三钱

陈宝宝　三月二日

剧咳，不发热，两便自可。但宜宣肺，勿吃荤。

象贝三钱　橘红一钱五分　杏仁三钱　炒防风八分　炙苏子一钱五分　淡芩八分　桔梗五分　云苓三钱　腹皮三钱　楂炭三钱　枳实六分　胆草一分

张孩　三月二十二日

伤风初起，仅喉痒，咳嗽不爽，则以渐传里。传里之后，发热则为急性肺炎，外出则为痧疹，不可忽略。

炒防风八分　杏仁三钱　橘红一钱五分　炙苏子三钱　炒荆芥六分　象贝三钱　桔梗六分　香葱白一个

二诊　三月二十三日

热退，咳亦减，肺炎与痧子均可幸免。咳未净除，当再宣达。

川象贝各三钱　杏仁三钱　炙苏子三钱　桔梗六分　炒防风六分　橘红一钱五分　淡芩六分

郑孩　三月二十三日

久咳不愈，色脉均佳，惟咳甚剧。婴儿仅八个月，伤肺则为顿咳，发热则为肺炎，是为可虑。

枳壳八分　焦谷芽三钱　象贝三钱　杏

仁三钱　沙参一钱　炙苏子三钱　橘红一钱五分　鸬鹚咳丸一钱五分

裘孩　三月二十三日

咳嗽未除，昨发热，现已退。虚象仍在，舌已化燥，当易甘温为甘凉。

细生地三钱　杏仁三钱　川象贝各三钱　炙苏子三钱　知母一钱　云苓三钱　归身三钱　鸬鹚咳丸一钱五分，入煎

葛孩　十月六日

喉间痰声辘辘，颜额热，手冷，面部规矩权衡不合，此儿甚矜贵。

胆星八分　炙草六分　小朴二分　枳实八分　葛根一钱　楂炭三钱　腹皮三钱　归身一钱五分

徐童　十月五日

剧咳致吐血，观其色脉，肺气已伤。若痰沫则险，痰黏则危。

麦冬三钱　象川贝各三钱　杏仁三钱　橘络一钱五分　茜根炭三钱　炙草六分　炙款冬一钱　苡仁三钱　蚕豆花露一两，冲

赵孩　十月十六日

神色不甚健全，病不过小小感冒，然先天不足，殊矜贵。

象贝三钱　杏仁三钱　腹皮三钱　橘红一钱五分　炒荆防各八分　薄荷一钱，后下　竹茹一钱五分　馒头炭三钱　炒香豉一钱

二诊　十月十九日

仍壮热，舌润纹紫，咳夜剧，有惊象，体弱甚可虑。

葛根一钱　杏仁三钱　橘皮一钱五分　楂炭三钱　炙草六分　象贝三钱　枳实八分　腹皮三钱　归身三钱　焦谷芽三钱

三诊　十月二十一日

神色尚好，热亦退，大份无妨。

象贝三钱　杏仁三钱　归身三钱　炙草六分　钩尖三钱　焦谷芽三钱　馒头炭三钱

黄孩　十月二十日

大病之后，肌肉已充，元气未复，口味甜，喉痒，是新有感冒。

象贝三钱　杏仁三钱　橘红一钱五分　炒防风八分　炒车前三钱　云苓三钱　炙草六分　归身三钱　防己八分

二诊　十月二十二日

神气较活泼，胃纳不香，有苔，前半光，是因食物太多之故，宜带饥便瘥。喉痒是伤风。

前胡一钱　象贝三钱　杏仁三钱　橘红一钱五分　桔梗四分　炙草六分　炒防风六分　归身三钱

三诊　十月二十五日

色脉均佳，其咳是伤风，无大害，宜素食。

象川贝各三钱　杏仁三钱　橘络一钱五分　炙草六分　归身三钱　炙苏子三钱　炙款冬一钱　炒防风八分

边孩　十一月二十四日

咳黄腻痰，脉洪滑，舌有热象。为日尚浅，只算风热为患，延久却是肺痈。

桑叶三钱　桔梗六分　杏仁三钱　橘红一钱五分　兜铃一钱　竹茹一钱五分　象贝三钱　生草六分　炒防风六分　淡芩六分

唐孩　十一月二十六日

咳，发热。今早因剧咳吐血，本是时症，须防痧子。吐血则用药掣肘，幸神色尚好。

象贝三钱　杏仁三钱　桑叶三钱　炒防风六分　橘红一钱五分　炙苏子三钱　炙草六分　丹皮八分　淡芩八分　薄荷一钱　茅根三钱　白薇一钱

施孩　十一月二十六日

颜额见焦黄色，眼帘微肿，咳剧不能寐。病全在肺，不鼻扇，尚无妨。

天麦冬各三钱　杏仁三钱　归身三钱　川象贝各三钱　炙紫菀一钱　橘红一钱五分　炙草六分　炙苏子一钱五分

王孩　十一月二十八日

热尚未退，气急鼻扇，剧咳。已成急性支气管炎症，当专力治肺，一面宣达，佐以分利，其发热姑置之。

象贝三钱　杏仁三钱　归身三钱　橘红一钱五分　前胡一钱　淡芩一钱　炙苏子三钱　赤苓三钱　炙草六分　梗通八分　炒车前三钱　炒防风八分　茅根三钱，去心

二诊　十一月三十日

气管热已减，表热仍未退，病情较前为减。

淡芩八分　竹茹一钱五分　腹皮三钱　枳实八分　象贝三钱　炙草六分　杏仁三钱　炙苏子三钱　茅根三钱，去心　葛根一钱　楂炭三钱　方通八分

三诊　十二月二日

鼻扇有间歇时，色脉较前又略佳，颇有向愈光景。鼻扇，须净除，方无险。

淡芩一钱　枳实一钱　竹茹一钱五分　象贝三钱　杏仁三钱　炙苏子三钱　橘红一钱五分　前胡一钱　炒防风八分　茅根三钱

张孩　十二月三日

壮热，汗漐漐然，营卫不得和。舌苔厚白，边尖皆略光。此因外感，郁不得达，故咳不爽，手战，舌亦战。恐其成惊，不可吃，只宜带饿。

枳实一钱　竹茹一钱五分　茅根三钱　淡芩一钱　炙草六分　桑叶三钱　葛根一钱五分　象贝三钱　楂炭三钱　腹皮三钱　馒头炭三钱

二诊　十二月五日

苔厚，舌边光，热未退，头痛。是有积，宜两解，如大柴胡法。

柴胡六分　葛根一钱五分　枳实一钱　麻仁丸一钱，入煎　秦艽一钱五分　炙草六分　淡芩八分

戴孩　十二月五日

舌苔颇糙，腹痛，是食积。惟见气急鼻扇，内热甚重，腹痛无妨，咳嗽要紧。

淡芩一钱　竹叶十五片　象贝三钱　杏仁三钱　桑叶三钱　橘红一钱五分　炙苏子三钱　木香一钱

二诊　十二月七日

咳瘥，热退，舌质绛，苔剥，腹痛，便溏，宜慎食。

竹茹一钱五分　淡芩八分　细生地三钱　木香一钱　象贝三钱　杏仁三钱　橘红一钱五分　炙草六分　白芍一钱五分，炒

三诊　十二月九日

唇舌都绛，舌面有毛刺，胃热甚重，亟清之。

芦根四寸，去节　竹叶十片　淡芩一钱　鲜生地三钱　炙草六分　杏仁三钱　象贝三钱　橘红络各一钱五分

王孩　十二月十三日

咳嗽有黄涕，舌有苔，吮乳时咳，其为胃热可知。

淡芩八分　枳实一钱　竹茹一钱五分　姜夏一钱　杏仁三钱　象贝三钱　桑叶三钱　薄荷一钱，后下　炙草六分　馒头炭三钱

沈孩　十二月二十六日

咳嗽，气急，鼻扇，面色灰败。是急性肺炎已至不可收拾之境，勉方以尽人事。

炙苏子三钱　杏仁三钱　炙桑皮一钱五分　橘红一钱五分　炒乌药一钱　象川贝各三钱　淡芩八分　梨汁半杯，冲

食积类

李孩　一月十四日

舌光，面黄而肿，病在半个月以上，发热不退，是伤食感寒之候。

枳实一钱　腹皮三钱　云苓三钱　竹茹一钱五分　木香一钱五分　杏仁三钱　楂炭三钱　公丁香四个　炒香豉三钱　方通八分

二诊 一月十六日

舌光色白，神气萎顿，热尚未退，面色仍黄。病有险，亟宜慎食。

茵陈三钱 方通八分 楂炭三钱 赤猪苓各三钱 炒车前三钱 归身三钱 腹皮三钱 木香一钱 炙草六分

殷孩 一月二十八日

色脉甚佳，咳痰不爽，胃呆，腹痛。因吃年糕起，当消导。

腹皮三钱 楂炭三钱 象贝三钱 枳实一钱 橘红一钱五分 炙草六分 竹茹一钱五分。虚人三钱 茅根三钱 焦谷芽三钱 炒荆芥四分

朱官官 二月二日

脉缓舌剥，是多食伤胃，故腹痛，宜消导。

枳实一钱 腹皮三钱 赤芍一钱五分 竹茹一钱五分 木香一钱五分 云苓三钱 楂炭三钱 归身三钱

王孩 二月三日

舌剥，咳，因胃气不降，是伤食之故。其咳必夜剧，猝不得愈。

枳实八分 淡芩八分 橘红一钱 竹茹一钱五分 象贝三钱 归身三钱 秫米三钱 法夏一钱 防风四分 蒸於术五分 焦谷芽三钱

农宝宝 二月十五日

舌疳，脉弱，面黄，胃尚好而不肯行动，从大病后不复元，迄今经年，亦疳证，乃慢性重大险症。

潞党一钱五分 云苓三钱 木香一钱 蝎尾三分，研，冲 焦白术一钱 炙草六分 制香附三钱 霞天膏三钱

二诊 二月十九日

从疳积治，反见泄泻。再服当不泻，脉虚甚，病绝险。

潞党一钱 云苓三钱 木香一钱 枣仁三钱，炒 霞天膏三钱，冲 焦白术一钱 炙

草六分 炙芪三钱 蝎尾三分，炙 伏龙肝一钱五分 柴胡六分

陈宝宝 二月二十三日

山根隐青，舌后半苔厚，发热，泄泻，是感寒停积。热盛则易惊，不可不防。

枳实一钱 楂炭三钱 焦谷芽三钱 竹茹一钱五分 腹皮三钱 象川贝各三钱 杏仁三钱 葛根一钱五分 淡芩八分

张宝宝 二月二十四日

舌边光，苔厚，粪青紫色。食积多，胃肠无消化力，其病必剧。

枳实一钱 扁衣三钱，炒 建曲一钱，炒 杏仁三钱 葛根一钱 木香一钱 川连三分 腹皮三钱 象贝三钱 楂炭三钱 馒头炭三钱

二诊 二月二十五日

原方加：

淡芩一钱

王孩 二月二十八日

苔黄厚，积甚多。胃气上逆乃头痛主因，本可达原饮，惟现在须防脑炎。

槟榔六分 枳实一钱 归身三钱 川连三分 竹茹一钱五分 白薇一钱 胆草三分 常山六分 藁本五分

刘孩 三月五日

舌绛苔干，是热泻，因有积。色白是不消化，不是寒。

楂炭三钱 川连三分 方通八分 枳实一钱 淡芩一钱 象贝三钱 腹皮三钱 赤苓三钱 杏仁三钱 葛根八分 馒头炭三钱

黄宝宝 三月五日

神气甚好，咳夜剧，是有积。

象贝三钱 炙草六分 归身三钱 杏仁三钱 防风六分 桑叶三钱 方通八分 橘红一钱五分 法夏一钱

邓孩 三月六日

候色脉无甚病证，大便色白是伤食。

惟其伤食，故吃弗落。

枳实一钱　腹皮三钱　竹茹一钱五分
楂炭三钱　归身三钱　炙草六分　馒头炭
三钱

朱孩　三月十四日

便溏是伤食，神色脉象尚好，应无
大害。

枳实八分　木香一钱　云苓三钱　扁衣
三钱，炒　楂炭三钱　腹皮三钱　建曲一钱，
炒　馒头炭三钱

吴孩　三月十八日

脉平，舌尖绛，中心有结苔，此因有
积。胃气不降，故咳不止。其舌尖绛是已
动虚火，汗太多，宜止之。

川连三分　竹茹一钱五分　牡蛎三钱
蒌仁一钱五分，去油　枳实八分　白芍一钱五分
杏仁三钱　川贝三钱　淡芩八分　桔梗四分

顾童　三月十九日

发热三天，寐中辄惊跳。此非虚，乃
停积所致。故大便不爽，咳亦因胃逆。

竹茹一钱五分　楂炭三钱　淡芩八分
川连三分　枳实八分　腹皮三钱　小朴二分，
炒　茅根三钱

鲍童　三月二十二日

瘄后不咳，热退，本属佳朕。今又发
热，便溏，腹胀，是食复也。禁止一切杂
食，但吃粥乃得。

枳实八分　连翘三钱　楂炭三钱　葛根
八分　竹茹一钱五分　薄荷一钱，后下　腹皮
三钱　馒头炭三钱

周孩　三月二十三日

顿咳久不愈，舌燥而剥，咳夜甚。此
因胃中有积，胃气不降故尔。

枳实一钱　沙参一钱五分　杏仁三钱
橘红一钱五分　竹茹一钱五分　象贝三钱　桔
梗六分　淡芩八分　炙草六分　鸬鹚咳丸一
钱五分

程孩　十二月二日

食积为患，胃气逆，故牙痛龈肿。

石膏一钱五分　枳实八分　炙草五分
淡芩八分　竹茹一钱五分　麻仁丸五分

史孩　八月二十四日

舌边尖光，中心苔略糙，神气略萎
顿，泄泻发热，是感寒停积之候。却不能
过温，脾寒胃热也。

竹茹一钱五分　木香一钱五分　建曲一钱，
炒　杏仁三钱　枳实一钱　扁衣三钱，炒　象
贝三钱　赤猪苓各三钱　芡实三钱　炙草六分
方通八分　葛根一钱

陈孩　八月二十五日

伤食而痢，色脉尚无他，惟所食过
多，恐尚有大变化。

枳实炭一钱五分　油当归三钱　楂炭三
钱　木香一钱五分　槟榔八分　白头翁三钱
焦谷芽三钱　馒头炭四钱

二诊　八月二十六日

痢除，色脉均佳。当养营善后，可以
开荤，还宜慎食。

归身三钱　潞党一钱　云苓三钱　炒扁
衣三钱　白芍一钱五分　炙草六分　苡仁三钱
橘络一钱五分

许孩　十月七日

食物太多，消化力不及彀，故舌光。
已伤食，更进食不已，不病何待。今已发
热，更恣予食物，且成大病。

枳实一钱　楂炭三钱　云苓三钱　馒头
炭三钱　竹茹一钱五分　炙草六分　腹皮三钱

何孩　十月十六日

壮热，手冷，舌剥。感寒停积，虽有
涕泪，亦须防起惊，以胃肠实故也。

腹皮三钱　枳实一钱　炙草六分　栀皮
一钱，炒　楂炭三钱　象贝三钱　橘红一钱五
分　薄荷一钱　香豉三钱，炒　荆防各七分
馒头炭三钱

泄泻类

蒋宝宝　一月九日

脉缓滑，舌色、神气亦都平正，患泄泻夜甚，当是感寒停积。

炒建曲一钱　腹皮三钱　馒头炭三钱　炒扁衣三钱　楂炭三钱　炒车前一钱五分　茨实三钱　木香一钱五分

庞孩　一月十三日

感寒故腹泻，咳亦因感冒，因泻去水多则渴。

炒荆防各七分　杏仁三钱　川贝三钱　桔梗四分　橘红一钱五分　炙草六分　炒扁衣三钱

二诊　一月十四日

发热，泄泻，舌无寒象，咳不爽，恐成痢。

炒建曲一钱　楂炭三钱　茨实三钱　炒扁衣三钱　木香一钱五分　云苓三钱　腹皮三钱　制香附三钱　馒头炭三钱

陆孩　二月九日

头向后仰为脊髓炎，脉当迟；向前倾为天柱倒，手足当弛缓。今不尔，是两者都非，是病得之恐怖，本易入脑，但现在无脑症，凡安脑药及香药皆不宜乱服。大便泄泻，颜额微热，可略事升举解肌。今用最轻剂等于弗药，徐候其自复为最稳当。

薄荷一钱，后下　炒扁衣三钱　归身三钱　茅根三钱　钩尖三钱　炒建曲一钱　木香八分　炙草六分

赵宝宝　二月十二日

泄泻是感寒，神气安详，自无大害。凡热当外达，泻则陷，是当止之。如痰则是痢，当以通为止。

葛根一钱　腹皮三钱　枳实一钱，炒　归身三钱　木香八分　炒建曲一钱　白头翁三钱，酒洗

邬孩　二月十四日

泄泻，舌无寒象。常患此，别无病。肠胃薄，宜摒除杂食。

木香一钱五分　炒建曲一钱　云苓三钱　薄荷一钱，后下　炒扁衣三钱　茨实三钱　炙草六分

二诊　二月十五日

泄泻甚剧，多白沫，余无病，神气脉象亦好，拟予健脾。

木香一钱五分　茨实三钱　炙草六分　炒扁衣三钱　炒建曲一钱　云苓三钱　梗通八分　焦白术一钱

三诊　二月十七日

脉舌均无寒象，泻则不止，于病理不合。

木香一钱五分　炒扁衣三钱　炒建曲一钱　云苓三钱　泽泻八分　茨实三钱　方通八分　馒头炭三钱

李孩　二月十四日

感寒泄泻，尚未化热，然胃中本热，今有表邪陷里之倾向，是当举之，不当温化。

葛根一钱五分　木香一钱　炒扁衣三钱　炒建曲一钱　云苓三钱　腹皮三钱　楂炭三钱　炙草六分　川芎四分

二诊　二月十七日

面黄不甚腴润，舌绛干，边光，是已化热。恐其惊厥，因舌色面色均不平正。

葛根一钱　薄荷一钱，后下　川连三分　炒扁衣三钱　茨实三钱　云苓三钱　茅根三钱，去心　芦根六寸

三诊　二月二十日

热尚未退，咳不甚畅，神色则甚好，脉颇平正，是无妨碍。仍须防出痧疹，宜慎调护。

茅根三钱，去心　葛根一钱五分　象贝三钱　淡芩八分　橘红一钱五分　桑叶三钱　归

身三钱　杏仁三钱　竹茹一钱五分　炒扁衣三钱

许孩　二月十七日

感寒泄泻，舌尖光，根际有厚苔。是有积，积与寒并，故泻是当举，须防发热，但热是里病，外达，热乃愈。

葛根一钱五分　炒建曲一钱　炒枳实八分　炮姜二分，竹茹一钱五分　云苓三钱　木香八分　馒头炭三钱

金孩　二月二十四日

泄泻次数多，目赤，微烦，先寒后热，却有泪。才三日，须防惊。

木香一钱五分　川连三分　淡芩八分　葛根一钱　赤苓三钱　木通八分　茅根三钱　草决明三钱

二诊　二月二十五日

壮热无汗，泄泻，见手颤，防成惊，须速除其热。

枳实一钱　楂炭三钱　钩尖三钱，后下　竹茹一钱五分　腹皮三钱　葛根一钱五分　淡芩一钱　炙草六分　茅根三钱　胆草一分　木香一钱

改方　二月二十六日

川连三分　象贝三钱　葛根一钱　炙草六分　茅根三钱　橘红一钱五分　杏仁三钱　桑叶三钱　淡芩一钱

方孩　三月十九日

泄泻，粪色黄。是感寒，当略温之。

小朴三分，炒　枳实一钱　川贝三钱　腹皮三钱　楂炭三钱　炒扁衣三钱　云苓三钱　木香一钱五分

罗孩　八月二十一日

感寒泄泻，已经转痢。当予健脾，不可强止。

炒扁衣三钱　炒建曲一钱　腹皮三钱　楂炭三钱　芡实三钱　木香一钱五分　青陈皮各一钱

蔡孩　八月二十三日

泄泻日四五次，舌苔黄厚尖光，热有起伏。热病屡感寒，停积却有成痢之倾向，更须防起惊。

枳实一钱　炒建曲一钱　木香一钱　楂炭三钱　钩尖三钱　腹皮三钱　栀皮一钱，炒　焦谷芽三钱　柴胡五分

二诊　八月二十四日

泄泻瘥减，神气亦好，舌有黄厚苔，是尚有积。

枳实一钱　竹茹一钱五分　钩尖三钱　焦谷芽三钱　楂炭三钱　腹皮三钱　木香一钱　茯苓三钱

孙孩　八月二十九日

手温囟陷，泄泻日十余次，甚多系黄水。舌苔厚而松，舌尖光，与邪同陷，故外表不热，而后脑较热。现脉尚无他，面色亦尚可，不气急。可速速治疗，此病变化颇多，可以成痢，可以传脑。

木香一钱五分　芡实四钱　煨葛根一钱　焦谷芽三钱　赤苓三钱　苡仁四钱　炒扁衣三钱　煨生姜一片　灶心土五钱

王孩　九月四日

发热，泄泻，泛恶。此孩是神经质，易起惊。

葛根一钱五分　川连三分　木香八分　炒扁衣三钱　炒建曲一钱　馒头炭三钱　云苓三钱　炙草六分　杏仁三钱　橘红一钱五分　香葱白一个

朱孩　十月五日

泄泻清水，日五六次，舌面糙，尖光。乃脾阳下陷之故，举之。

川芎四分　炒扁衣三钱　炒建曲一钱　芡实三钱　云苓三钱　炙草六分　煨葛根八分　煨姜一片

二诊　十月七日

泄泻略减未除，却微发热，当止泻，又当达热向外。

葛根一钱五分　腹皮三钱　木香一钱五分
楂炭三钱　枳实三钱　炒建曲三钱　炒扁衣
三钱　茯苓三钱　升麻一分

王孩　十二月十二日

泄泻，多汗，手足常动，舌光中剥，
却根际有苔。是热陷而泻，故躁而惊。

葛根一钱　淡芩八分　建曲一钱，炒
炙草六分　枳实一钱　炒扁衣三钱　秦艽一
钱五分　杏仁三钱　象贝三钱　防风六分　桑
叶三钱　橘红一钱五分　蒺藜一钱五分

杂 病 类

徐孩　一月二十八日

婴儿三个月，胎火奇重，青脉满布，
鼻塞口干。此不易长成，因有先天病故。

滁菊三钱　钩尖三钱，后下　车前三钱
淡芩一钱　川连三分　大生地三钱　桑芽
三钱

郁孩　一月二十一日

两个月婴儿，寒热，耳烂，颌下有
疮，舌战，二便尚可，肝胆之气逆故尔。
此儿胎火太重，恐甚矜贵。

炒荆防各七分　赤芍一钱五分　赤苓三钱
车前三钱，炒　方通八分　茅根三钱，去心
生草五分　川连三分

田孩　一月二十四日

湿疮、红瘰是胎毒，能自发出甚佳，
若逼之向里则有生命之险。

赤芍一钱五分　归身三钱　蒺藜二钱
炙僵蚕一钱五分　川贝三钱　杏仁三钱　梗
通八分　车前三钱，炒

余宝宝　一月二十九日

两目皆起翳障，右目瞳仁已坏，项
强，脚痛，终日迷睡。此因药力太暴，未
能治病，反乱脏气，所以如此。候其脉
舌，暂时尚无生命之险。然既不能愈，并
不能坏，苦乃弥甚。勉事和解，俟其脏气

自复，冀得保全生命，再能使左目见物，
即是万幸。

大生地四钱　赤芍二钱　枣仁三钱，炒
柏子仁三钱　草决明三钱　胆草四分　归身
三钱　郁李仁三钱　天冬三钱　犀角粉二分，
冲　梨汁半杯，冲　安脑丸一粒

二诊　二月二日

两目皆有翳障，右目瞳仁确已全坏，
左目神水不清，亦不能恢复。脉较前为
佳，停匀有序，表里热全退，手足瘛疭。
惟睾丸上悬，舌色光润，深恐肾气不能自
还。若药后睾丸得下，即生命可望保全。

草决明三钱　夜明砂三钱，炒枯　泽泻
六分　滁菊三钱　归身三钱　上猺桂半分，研，
冲　蒺藜三钱　赤芍二钱　杏仁三钱　胆草
三分　人参须一钱，另煎冲

宋孩　三月十四日

大肉尽削，肌肤甲错，咳不止，热不
退，舌殷红而光，面部见红块如疖。虚损
已成，本不治，便臭，尚是一线希望。

知母一钱　天冬三钱　川贝三钱　归身
三钱　炙草六分　杏仁三钱　猺桂心二分，冲
细生地三钱

陆童　九月十二日

肤燥见红点，此非痧子，乃血中湿热
从肤腠外达，甚佳。鼻衄，当清。

滁菊一钱五分　茅花一钱五分　象贝三钱
桑枝三钱　薄荷一钱　赤芍三钱　川芎四分
杏仁三钱

张宝宝　十月十四日

先便血，旋面部发湿疮，而便血略
减，神气脉舌均好，无妨，可导之下行。

淡芩五分　赤芍一钱五分　川贝三钱
怀膝三钱　炒槐米三钱　法夏一钱五分　炙
草六分　炙僵蚕一钱五分　炒荆芥四分

二诊　十月十八日

疮痒，便血不止，目眵，脱肛。肝热
在上，肾虚于下，虽神气甚好，而所患之

病绝非童稚所应有。

焦白术一钱　杏仁三钱　茵陈三钱　川芎六分　归身三钱　枸杞三钱　生芪三钱　炒荆芥六分　棕皮炭三钱

张孩　十月二十三日

初起痢疾，腹硬，便溏，旋热退，更见血，是逐渐传变光景。病已四个月，候其面色，当成疳积，拟补脾。

木香一钱　腹皮三钱　象贝三钱　杏仁三钱　橘红一钱五分　炒荆芥八分　炒防风八分

王孩　十月二十五日

遍身如干癣作痒，齐腰而还，下半身则无。是因血燥，不可逼之向里，否则有危险。

炒荆防各七分　蒺藜三钱　炙僵蚕一钱五分　赤芍一钱五分　连翘三钱　淡芩八分　归身三钱　二妙丸一钱，入煎

丁孩　十月二十八日

舌剥且干，无涕泪，腹胀，上及胸脘，二便均多，病因中毒起。

当归龙荟丸四分，吞　西洋参七分　生甘草七分

金孩　十月七日

脏腑有权，故病能从皮肤外达。毕竟是病，假使内部清楚，即无物可发。

蒺藜三钱　炒防风八分　象贝三钱　赤芩三钱　木通八分　橘皮一钱五分　连翘三钱　炒车前三钱　杏仁三钱　桑枝三钱

陈童　十一月十二日

风块愈发愈好，当以药力助之，不过此孩血不清，其病毒来自先天，恐不能健全。

归身三钱　蒺藜三钱　赤芍一钱五分　桑枝三钱　炒防风六分　炙草六分　天麻三钱

二诊　十一月十四日

遍身痤痱，面有癫疯，肢凉，丸大囊肿，胸骨高，先天症甚显著。

归身四钱　大生地五钱　蒺藜三钱　天麻三钱　防风八分　桑枝三钱　杏仁三钱　滁菊二钱　枸杞三钱　苁蓉三钱　泽泻六分

三诊　十一月十六日

遍身痤痱，别无所苦，肾囊湿肿，是外达之象。但亦不可过当，深恐外证过剧，则体工起反应，当以平剂培元。

归身三钱　赤芍一钱五分　杏仁三钱　天麻三钱　蒺藜三钱　绵仲三钱，炒　炙草六分

四诊　十一月二十日

唇燥裂，肢凉，便闭，见证如下疳。童稚有此，其为先天病无疑，姑事分利，以减其势。

萆薢一钱五分　草梢一钱　桑枝三钱　丹皮一钱　归身三钱　车前三钱，炒　木通八分　土茯苓三钱

李孩　十一月二十七日

腺体已坏，运动神经亦坏，故半身不遂，涎多。婴儿有此，得自痧疹之后，阅时经年，是不可为。

回天丸半粒，六味地黄丸三钱煎汤去渣，下丸药。

徐童　十二月六日

湿热上燔，寒热，头昏，耳烂，面肿，脚软。宜苦降，宜忌口。

胆草二分　赤芍二钱　淡芩八分　归身三钱　炒川连三分　炒车前二钱　炙草六分　茵陈三钱

以上戊辰、己巳年案

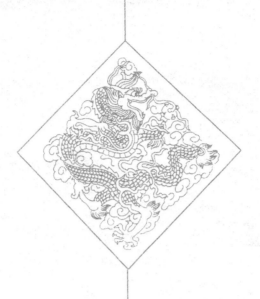

恽铁樵医学学术思想研究

恽树钰（1878—1935），字铁樵，江苏武进人。恽氏幼年孤苦，立志读书，学贯中西，享誉文坛，因少时为病所困，中年又频遭丧子之痛，故毅然弃文从医。恽氏家世知医，早年曾粗涉医道，后又遍览古今医书，旁通西洋医学，临证效如桴鼓，医术名闻遐迩，于1920年正式挂牌行医，为民国时期著名医家之一。学术方面，恽氏强调中医不可废，改进中医要以中医为主体，力主中西医汇通，对近现代中医学的发展有很大的影响，至今仍有十分重要的现实意义。

一、阐释经典　昌明学术

（一）对《内经》的阐发

恽氏阐发《内经》，既是学术方面的探讨，也是同反对中医的言论进行斗争的需要。时值余云岫作《灵素商兑》，借攻击《内经》而攻击中医，旨在消灭中医。恽氏针锋相对，专著《群经见智录》一书以驳斥余氏的谬论，强调《内经》不可废，认为"医书浩瀚，必通《素问》，然后得起纲领"。

1. 提出《内经》之读法

首先，当以怀疑的眼光读《内经》。恽氏认为《内经》其书发源甚远，流传过程中经过多次集合与删节，不但文字复杂，理论也未必首尾贯通。纵观全书，错简者有之，讹字者有之，误训者有之，经文误释者亦有之，就《内经》读《内经》，不易通也。因此，"吾侪今日读《内经》，当以怀疑的眼光读之，不当盲无别择，一味信仰，遇不可解之处，曲为之说"，否则将流弊无穷。

其次，当博考唐以前名家之说。此法于推求《内经》旨趣有两方面的意义。一方面，唐以前诸名家之书去古未远，较

后人所见为真，既可以分析《内经》之真伪，又可以交互印证而得其系统和范围。另一方面，可以实地应用，用《内经》学理以诊病。"读无方之书如《内经》者，而欲施诸实用，恐非有十倍常人智慧之人而又苦学，不能为工。仓公之脉色，仲景之汤药，皆运用无方之书而施诸实用者，诚不得不推为医中圣人也。"

最后，宜集中精力，勿讲外观。"所谓施诸实用者，非于方案中引一二句《内经》以壮门面之谓……仲景《伤寒》撰用《素问》，乃全书不见引证《内经》，仅《序例》中《阴阳应象论》数语，其余无迹象可寻。此真能读《内经》者。吾愿今后医家，以能真实运用《内经》为目的，不必讲外观。精神有所专注，然后收效乃宏。专讲门面，荒其真实功力矣。"

2. 提挈《内经》之纲领

恽氏认为，《素问·玉版论要》中"揆度奇恒，道在于一，神转不回，回则不转，乃失其机"，系全面理解《内经》的关键之处，"倘此处不能了了，即全书不能了了"。

何谓奇恒？"奇对于恒言。恒，常也；奇，非常也。不病，人之常也；病，人之非常也。即奇，病也；恒，不病也。揆度奇恒，审察其人病不病也。岐伯曰：'奇恒者，言奇病也。'盖谓奇恒之法，乃揆度不循常规而病之法，因不言循常规而不病者。深一层言之，其又虽有病，苟循常规，病无害也；其人虽无病，苟不循常规，大病且来，预测之而不爽。何以知其循常规或不循常规，曰：此所谓奇恒也，当有事于揆度，故曰'奇恒事也，揆度事也'。"可见，奇恒即人之病与不病；揆度，即审察之过程，其方法与依据在于"一"。

一"？恽氏认为"一"即为，"故曰：善言人者，必有验于天。天之意义若何？曰：远矣，大矣。虽然亦即《内经》全书之所言也……故《平人气象论》曰：常以不病调病人，医不病，故为病人平息以调之为法。准此以谈，是《内经》全书皆言奇病也……转为恒，回为奇，故奇恒回转，可为《内经》之总提纲。奇恒之道在于一，则一又为总纲之总纲。不明了此一字，千言万语，均无当也"。以上论述说明人与自然界是密不可分的统一体，要把"奇恒"置于天道之中去研究，这样才能够掌握《内经》的奥旨。

3.《内经》《易经》宜相参

医诚与《易》相通。恽氏认为《易经》并不神秘，此书于《内经》有密切之关系，"《内经》之理论，即《易经》之理论"。"《内经》常言'少壮老病已''生长化收藏'，此十字即《易》之精义。含生之伦，无论动植，莫不有少壮老病已，生长化收藏。而尤妙者，在生则必长，少则必壮，壮则必老，老则必已，已者自己，生者自生，万汇纷纭，绝无一刻停息。毕竟孰为之？孰会致此？则时序为之也。夏暖秋必凉，冬寒春必温，假使无温凉寒暑之变化，则无生老病死之变化。自今日言之，南北极终年冰雪，动植不生，殆近于无变化者。古人虽不知有南北极，然早已洞明此理，故《内经》全书言四时，其著者如'彼春之暖，为夏之暑；秋之忿，为冬之怒'，如敷和、升明、备化、审平、静顺各纪之类。《易经》则曰：'法象莫大乎天地，变化莫大于四时。'知万事万物，无不变化，故书名曰《易》。知万事万物之变化，由于四时寒暑；四时寒暑之变化，由于日月运行。欲万物不变，非四时不行不可；欲四

时不行，非日月不运不可。故曰：'易不可见，则乾坤或几乎息矣。''乾坤毁，则易不可见矣。'四时为基础，《内经》与《易经》，同建筑于此基础之上者也。"可见，《内经》与《易经》均言四时的运动变化，四时的变化为万物变化之本，而阴阳的变化又为四时变化之本。《内经》所强调的"阴阳者，天地之道也，万物之纲纪，变化之父母，生杀之本始，神明之府也"，与《易经》"法象莫大乎天地，变通莫大乎四时"互为印证，则更加明白晓畅。

4. 五行乃四时代名词

恽氏认为《内经》言五行配以五脏，是源自于天之四时。就五行属性而言，"《内经》认为人类生老病死皆受四时寒暑支配，故以四时为全书总骨干。四时有风寒暑湿之变化，则立六气之说以属之于天；四时有生长收藏之变化，则立五行之论以属之于地。五行六气，皆所以说明四时者也。今姑置六气而言五行。春为发陈，乃万物向荣之候，此时植物之生意最著，则用'木'字以代表春季。夏日溽暑，骄阳若火，则以'火'字代表夏季。秋时万木黄落，有肃杀之气，比之兵革，则以'金'字代表秋季。金，兵也。冬令寒，惟水亦寒。冬为夏之对，水为火之对，故以'水'字代表冬季。夏至一阴生，其时为一岁之中央，其气候多湿，故以'土'字代表长夏。"

就五行生克而言，"其云木生火者，谓春既尽，夏当来，夏从春生也；火生土者，谓夏之季月为长夏，长夏从夏生也；土生金者，谓长夏尽为秋，秋以长夏来也；金生水者，秋尽为冬日也；水生木者，冬尽则为春也。春主生，所以能成生之功者，实拜冬日秘藏之赐；夏主长，所以能长之功者，拜春日发陈之赐；秋主

收，所以能成收之功者，拜夏日长养之赐；冬主藏，所以能成藏之功者，拜秋日成实之赐，故曰相生也。"　"春行秋令，勾萌乍达，肃杀之气加之，春之功用败矣；夏行冬令，严寒折盛热，闭不得发，长养之功隳矣；秋行夏令，收束不得，发泄无余，秀不实矣；冬见长夏郁蒸之气，寒水不冰，当收反泄，盖藏竭矣；长夏为夏至阴生之候，行春令，则阳亢不知矣，故曰克也。"可见，五行的生克即五季气候的常与变。

恽氏对于《内经》的解释见解独到，不仅有助于深入理解和应用中医基础理论，也有助于阐明中医学理论体系的科学性，在捍卫中医学方面功不可没。

（二）对《伤寒论》的研究

1.《伤寒》六经之要义

恽氏认为《伤寒论》第一重要之处为六经，而第一难解之处亦为六经。如此处不解，则全书皆模糊影响。对于伤寒六经的含义，恽氏较为赞同日本学者喜多村的观点，即"本经无六经字面。所谓三阴三阳，不过假以标表里寒热虚实之义，固非脏腑经络相配之谓也"。详而言之，"所谓三阴三阳，所以标病位也。阳刚阴柔，阳动阴静，阳热阴寒，阳实阴虚，是即常理。凡病属阳属热属实者，谓之三阳；属阴属寒属虚者，谓之三阴。细而析之，则邪在表而热实者，太阳也；邪在半表里而热实者，少阳也；邪入胃而热实者，阳明也。又邪在表而虚寒者，少阴也；邪在半表里而虚寒者，厥阴也；邪入胃而虚寒者，太阴也。惟表热甚，则里亦热。故里虽乃热，而病未入胃，尚属之太阳。表寒甚则里亦寒，故里虽乃寒，而病未入胃，尚属之少阴。少阳与厥阴共，病羁留于半表里间之名也；阳明与太阴共，邪犯胃之称也。故不论表里寒热，病总入

胃中者，谓之阳明与太阴。盖六病之次，阳则太阳、少阳、阳明，阴则少阴、厥阴、太阴。但阳则动而相传，阴则静而不传。然其传变，则太阳与少阴为表里，少阳与厥阴为表里，阳明与太阴为表里。是以太阳虚，则是少阴；少阴实，则是太阳；少阳虚，则是厥阴；厥阴实，则是少阳；阳明虚，则是太阴；太阴实，则是阳明。是乃病传变化之定理，三阴三阳之大略也"。在此基础上，恽氏进一步明确提出六经来从六气，而六气来从四时，故六经之三阳三阴，非与脏腑配合之谓也。

2.伤寒论治方法

章巨膺先生指出，恽氏对《内经》《伤寒》研究颇深，且重视实践，不尚空谈。恽氏认为，《伤寒论》一百十三方，简而言之包括汗、吐、下、温、清、和、补七法，而七法更约之，则仅得两法：其一，使其经不传；其二，使其病传入阳明。因病到阳明，少有变化，故阳明无死证：经证，清之以白虎；腑证，下之以承气，病无不愈。因此，使病传阳明，是治疗伤寒的一个主要关键。就伤寒病而言，三阳中当以太阳证和阳明证为重心，三阴中当以少阴证为重心。此为恽氏多年临证之心得。

二、改进中医　主次分明

恽氏认为中医学自有渊源，其传承不辍的重要原因是能与世俱移；中医学又是平正的，是近情着理人人可解的，不是玄妙的，也不是艰深难晓不可思议的。但是，当时中医界因循守旧的思想阻碍了自身的发展，而一般人对中医学说又很难理解，若想捍卫中医，必须对中医加以改进。"改进中医，整理学术，是欲使退化之中医进步，欲使凌乱之学术整齐"，

本逐末，以科学化为时髦，而……似，忘其本来……可以借助他山，……不能援儒入墨"。

1. 改进中医当以中医学术为主体

恽氏特别强调以中医学术为主体改进中医，认为《内经》医易相参为中医学的根本，不能废弃，"否则西医菲薄中医，中医不能自申其说，竟无话可说"。他还主张"医者不当以《内经》止"，而应"发皇古意，融会新知"，"若夫号称新中医，于《内经》之学理全未领会，是于自身未能了了，乃采用一二种西药以自炫……而嚣然自得，以为能改良中医，此则不但本书绝对不承认，西医且笑存之。又不但为西医所笑，若技止于此，则吾中医当淘汰不远矣"。

2. 改进中医当先使中医学理民众化

恽氏认为改进中医的第一要义，"在将古书晦涩之医理，诠释明白，使尽人可喻"。只有使中医理论通俗化，才能易于普及，否则"中医尽能愈病，总无人能以其愈病之理由愈人"，"仅仅搬出仲景、孙思邈，持高压论调，或专议五行六气，总难得现时代知识阶级之同情"。

3. 改进中医当有运用方药真确之标准

恽氏重视中医的改良与创新，指出新中医的理论和应用要与临床密切结合。他认为中医学"是创作的，其实是刷新的。中国医学可贵处在于验方，而其受人指摘所在，在无标准"，因此"改进中医，不在方药，而在运用方药有其真确之标准，此层功夫无止境"。

4. 改进中药非采用化学提炼之谓

恽氏认为"改进药物，当从医生治植物学始，而其最初之一步，在将各种药物制成标本，注明出处、性味、成效，此则为益多而无弊，且轻而易举。孜孜为

之，一方既可以添学识，一方可以为医学校教育品，将来更可以自己种植，杜塞漏卮，是一举而数善备也"。其理由在于"天然物品所含之成分，其精密远过人工配置，且中医治病，以顺生理之自然为原则。动植同禀天地之化育而生成，人生脏气，失其平衡则病，因动植所禀，各有偏胜，取其偏胜，以纠正不平衡之脏气，故云药物补偏救弊，若加以提炼，便与顺自然之原则相背。天下事无绝对利弊，有表面精致悦目易服之利，便有里面反自然之弊"。

恽氏改进中医的思想和方法在西学东渐的大背景下是十分难能可贵的，在维护中医方面是异军突起的。他的真知灼见、振臂高呼不仅在当时振聋发聩，即使对今天的中医界也颇有参考的意义和价值。其改进中医，一则提倡多学科研究中医，一则提倡以怀疑的态度治学，二者体现出恽氏对医学的实践性和真理的相对性有着非常清晰的认识，这种理性和明智的观点，也成为其提倡中西医汇通的思想基础。

三、中西汇通　应时中和

作为对后世影响很大的中西医汇通医家，恽氏既有深厚的国学基础，又熟悉西方近代科学的研究方法；既勤于钻研中医古籍，又擅于翻译西文小说。可以说，恽氏对中西文化的了解非常全面，这也为他从近代科学的高度进行中西医汇通的探索提供了有利的条件。

1. 中西医汇通重在比较研究

恽氏认为中西医学各有短长，而中西医汇通当是与时势相适应，使中医学与西医学相磨相荡、自然中和，即中医学受到西医学的影响而改良，其方法为取诸人善，"若欲取诸人以为善，当先能知己知

彼"。只有知己知彼，才能对"何者当因，何者当革"，对如何"吸收他国新文明"，做到心中有数。在对中西医学的比较研究中，恽氏认识到"中西医之不同，乃由于中西文化之不同"，指出不能用西医学说注释中医经典，即不只是治法和药物的不同，而是根本方法不同之两种学说。这种观点和方法摒弃了机械的中西医概念对号入座的方法，较前人有了很大的进步，于我们今天的治学也是十分重要的方法论的参考。

通过对中西医学发展史的比较研究，恽氏指出中医为确有实效之有用之学，而西医生理学的研究较中医更为直观具体，因此"以当前之事实为因缘，以将来之进化为结果，则居今日而言医学改革，苟非与西洋医学相周旋，更无第二途径。夫所谓与西洋医学相周旋，初非舍己从人之谓……又非漫然杂糅之谓……必须有整齐之系统，独立之组织"。

2. 中西医对勘发扬中医特色

恽氏认为，从中医思维特点及核心学说出发，寻找中医临床经验中蕴含的规律性，是中西汇通的重点。他对此进行了许多开创性的工作。

首先，对勘中西医思维方法之不同。恽氏指出西医研究事物的方法是"研究物质之内景，两两对勘，然后知内景若何变化，斯势力若何变化"，西医从解剖入手，把结构和机能统一起来，用结构及其变化解释机能的变化。西医学的整体观建立在解剖基础之上，力求详尽研究各部分的特点及其互相联系，把整体看作各层次及其互相联系的综合体，其特点是层次清楚，可用实验验证。而中医的研究方法是通过临床治验，"就势力变化之不同，以推测内景而为之说，见某种势力有变化，悬拟必其所附之物质内景有若何变化"，

是从研究机体功能变化出发的。中医学的整体观建立在象的基础上，从人们直接感觉到的疾病现象，经过思索去挖掘疾病的本质，并通过经验不断积累和验证，逐步形成了一套认识机体生理病理变化，疾病产生机制及其演变规律，以及诊断思维层次和分析疾病特质的理论体系，即五行、阴阳，脏腑等理论体系，在诊治疾病中视野较宽，要求充分考虑体质、营养、生活环境、时令季节、心理因素以至社会影响等各个方面。可以看出，基于不同思维方式所建立起来的不同的整体观念，直接决定了西医学和中医学不同的发展方向。然而，无论中西医都强调通过现象到本质的思维方法。中医受中国唯物主义的影响很深，把机体看作各种脏气互相联系维持功能平衡的整体，侧重于观察机体内部的阴阳平衡、矛盾变化、五行胜复，形成了自己独特的认识疾病本质的范畴，加之观测手段的缺乏，就更强调思维的作用，要求思维的全面性和灵活性。由于中国唯物主义哲学缺乏物质结构的概念，相应地，中医也缺乏严格的器质性病变的概念，中医概念中定性的与经验性的成分多，定量的成分少，较难用测试手段予以评定。对此，恽氏提出"明病理，识病机，然后是医学"，把阐发病理，探寻规律作为中西汇通的首要任务，强调中西汇通一定要注意"合化"，成熟的予以吸收融合，不成熟的则不必勉强。

其次，对勘中西医病理之不同。在《中医新论汇编》中，恽氏列专篇讨论了中西病理的不同之处。比如水肿一病，西医学认为"静脉血归流障碍，小血管内血压增加，或因管壁之渗漏机过剩"等原因，使"液体集于皮之蜂窝组织内部，故肿"。中医学则认为"肾者，胃之关，关门不利，故聚水而从其类也，上下溢于

人肤肿。肤肿者，聚水而生病也。

之始起也，目窝上微肿，如新卧起之状，阴股间肿，腹乃大，其水已成矣。其原因在湿土太过，阳光不治，而大寒在下，肾气伤也。故《气交变大论》曰：岁水不及，湿乃盛行，长气反用，民病腹满身重，濡泻，寒疡流水，腰股痛发，腘腨股膝不便，烦冤，足痿，清厥，脚下痛，甚则跗肿。寒疾于下，甚则腹满浮肿"。恽氏认为以上两说一相比较，则所同者为水肿之病名，至病理则完全不同。西医病理从血肉之躯研究所得，而中医学所据之《内经》则从四时运行推考而得，非解剖所能明了，也非由解剖而得。

最后，对勘中西医治病用药之不同。恽氏指出："西国解剖学、生理学、组织学、医化学，无一不精而且详人，细而真确；我国旧医籍粗而无条理，夸诞而恍惚，两者比较，岂但不可同年而语，直令人欲将旧医籍付之一炬而后快。"虽然西医学论病详细真确，然而医学之目的在疗病，西医应用之科学虽精，治病之功能则不健全，其原因在于反自然，在于执着，在于试药，在于未知四时五行，而中医治病则顺自然之变，调阴阳之偏，虽然论病粗略，但疗效显著。若一言以蔽之，则西医"建基础于科学之上，与体工疾病之形能无与也。惟其与形能无与，而又执着于病灶，故治甲病而乙病继见，则转而治乙病，丙病继见，则转而治丙病，甲病与乙、丙病之联带关系则不甚注意，是以竭厥奔赴，常在病之马后，有焦头烂额之功，无曲突徙薪之事。又惟其建基础于科学之上，凡热度表所不能量，显微镜所不能见，则置而不讲，故药性无温凉，药效无定位，因而药方无君臣佐使，有效药，无效方。科学非即事实，舍试验则无从得特效药，故所重者在试验。体工之为物极

神秘，其病状可以随所投药而呈变相，无有穷时。不讲形能，则照例常追随于病后，则其试验亦无有穷时。故由西医之道，可以终身在试验之中"。

恽氏曾说："医病如治庖，醯酱豉盐，糖酒葱蒜，常人治肴恃此，良庖所用者亦只此，而为味则迥然不同，所以然之故，在火候与份量，无他谬巧也。"中西医汇通旨在改进中医，西医所长在运用科学技术以诊病，因此恽氏特别重视应用现代科学方法以改良中医，他把实现中西汇通的条件归纳为"其一是古文字的眼光，其二是新世纪的知识，其三是临床治病的经验"。因此"中医之改良，借助于科学，试验于动物，自当事半功倍"。

3. 统一病名当以中医为主

恽氏提倡中西医汇通之时，正是取消中医和维护中医斗争激烈之时，当时的中央国医馆受余云岫等人的影响，曾一度想要取消中医病名，为此，恽氏从四个方面据理力争，强调统一病名当以中医为主。

首先，"中西医学基础不同，外国以病灶定名，以细菌定名，中国则以脏腑定名，以气候定名，此因中西文化不同之故。建议书第二节云：'天下事物，只有一个真是，西医病名，既立于科学基础上，今若新造病名，必不能异于西医，能异于西医，即不能合于科学，不然，科学将有两可之是。'此说可商。鄙意以为科学是进步的，昨日之是，今日已非，故不能谓现在之科学即是真是。西医尽多议论与事实不符之处，是其明证，此其一也"。

其次，"天下之真是，原只有一个，但究此真是之方法，则殊途同归，方法却不是一个。譬之算学，用数学求得得数，用代数亦求得得数，方法不同，得数同也，如谓数学之得数不是代数之得数，则

非确论。故西方科学，不是学术唯一之途径，东方医术，自有立脚点，此其二也"。

第三，"若以西名为主名，不废中国学说，则名实不相副；若废中国学说，则中医即破产，不于此，则于彼，更无回旋余地。例如《伤寒》一书，包括支气管炎、肋膜炎、腹膜炎、胸水、腹水，乃至流行性脑脊髓膜炎、日射病、虎列拉等等，假使用此诸名色，初步，《伤寒论》本文，将渐次无人研读；继一步，必《伤寒》方无人能用；及后一步，必讲究注射灭菌，如此则中医消灭，中药消灭。是故用中国病名为统一病名，在所必争，事非得已，不止名从主人而已，此其三也"。

最后，"名者实之宾，先有事实，然后有名，鄙意以为整理中医，当先从诠明学理起。今贵馆既从正名着手，自是一种方法，但定名之时，眼光须注重于本身学说，因学说是主，名是宾，今若不顾一切，惟名是务，则有宾而无主……今统一病名，而用西名为主体，则与本身之学术冲突，与整理改进之初心相背，仅有此统一之名，将来可以步步荆棘，则此番定名之工作何为者？此其四也"。

恽铁樵先生怀有高度的对国家和民族的历史责任感，在中医发展生死存亡的关头揭竿而起，成为捍卫中医，反对逆流斗争的中坚力量。他站在"中医不可废"的立场上，勇于接受新的科学知识，成为中西医汇通学派的代表人物，谢观赞其"别树一帜，为革新家所宗"，为中医学术注入了新的活力。同时，为使中医后继有人，先生先后筹资创办了"铁樵函授中医学校""铁樵医药事务所"等教育机构，培养学员千余人，身体力行地推广中医教育，使中医学界人才辈出。先生一生勤奋治学，著述甚多，治验丰富，传道有方，为中医药事业的振兴和发展做出了重要的贡献，成为中医学历史上一座不朽的精神丰碑，激励着我们为实现中医学伟大复兴的中国梦而不断奋斗！

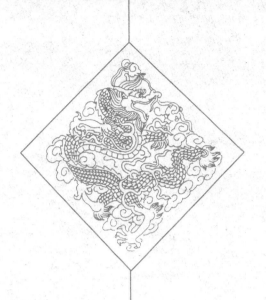

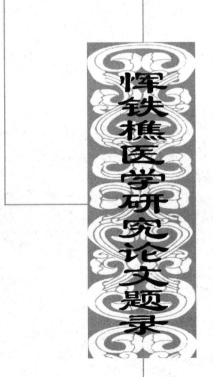

恽铁樵医学研究论文题录

1. 沙塔娜提·穆罕默德，刘佩珍. 近代中西医汇通派医家张锡纯与恽铁樵临证用药方剂计量学研究. 中华中医药学刊，2014，32（8）：1827－1830.

2. 沙塔娜提·穆罕默德，毕肯·阿不得克里木，周铭心等. 近代中西医汇通派4位医家临证用药方剂计量学研究. 世界科学技术——中医药现代化，2014，（1）：11－20.

3. 于志峰. 浅析恽铁樵论黄苔主积在肠. 中医文献杂志，2014，32（2）：6.

4. 姜厚德. 一波三折治伤寒——记恽铁樵的一例病案. 家庭中医药，2014，（4）：13－14.

5. 熊俊. 恽铁樵儿科治疗经验探析. 中国中医药信息杂志，2011，18（11）：89－90.

6. 陆翔. 恽铁樵温病观评析. 中医杂志，2011，52（11）：907－909.

7. 陈清光，邢斌. 儒医恽铁樵启示录. 辽宁中医杂志，2011，38（7）：1350－1351.

8. 熊俊. 恽铁樵中医教育思想初探. 中国中医药信息杂志，2010，17（7）：99－100.

9. 熊俊. 浅析恽铁樵函授中医学校的特色. 中医文献杂志，2010，28（1）：41－42.

10. 杨枝青，毕丽娟，杨杏林等. 恽铁樵与陆渊雷学术观点比较. 中华医史杂志，2010，40（4）：206－209.

11. 陆翔. 恽铁樵《内经》观初探. 南京中医药大学学报，2009，25（2）：90－92.

12. 刘理想. 论《生理新语》中恽铁樵的重视人体"救济功能"思想. 中华中医药学刊，2008，26（8）：1690－1691.

13. 张家玮，关静，王峰，王岭. 从《群经见智录》中的五脏阴阳观谈中医学术发展之路. 中华中医药学刊，2008，26（8）：1671－1673.

14. 王致谱. 名医恽铁樵的治学之路及医事活动. 中医药文化，2006，（4）：44－48.

15 姜厚德. 误服香药恽铁樵力挽沉疴. 家庭中医药，2005，12（10）：7.

16. 杨奕望. 恽铁樵事略并医案赏析. 医古文知识，2005，22（3）：17－18.

17. 林乾良. 八十年旧案求破——恽铁樵医案介绍. 医古文知识，2005，22（1）：14－15.

18. 狄忍安. 文坛伯乐 中医大家——恽铁樵先生传略. 医古文知识，2004，21（4）：14－15.

19. 吴中云. 恽铁樵与中西医汇通派. 科技潮，1998，（9）.

20. 许天德. 恽铁樵运用附子的经验. 辽宁中医杂志，1990，14（10）：7－9.

21. 肖工，刘延伶. 杰出的中医理论家恽铁樵. 医学与哲学（人文社会医学版），1983，（3）：40－43.